关节结构与功能
全面解析

Joint Structure and Function
A Comprehensive Analysis

第 6 版

主　编

Pamela K.Levangie

Cynthia C.Norkin

Michael D.Lewek

主　译

刘　楠　王于领

副主译

王茂源　廖麟荣

王　欣　李圣节

人民卫生出版社
·北京·

Joint Structure and Function: A Comprehensive Analysis, 6th edition
The original English language work has been published by:
The F.A. Davis Company,
Philadelphia, Pennsylvania

图书在版编目（CIP）数据

关节结构与功能：全面解析 /（美）帕梅拉·K. 莱万吉（Pamela K. Levangie），（美）辛西娅·C. 诺尔金（Cynthia C. Norkin），（美）迈克尔·D. 莱韦克（Michael D. Lewek）主编；刘楠，王于领主译. -- 北京：人民卫生出版社，2024. 12
ISBN 978-7-117-36225-2

Ⅰ.①关… Ⅱ.①帕…②辛…③迈…④刘…⑤王… Ⅲ.①关节 – 人体解剖②关节 – 运动功能 Ⅳ.①R322. 7②R684

中国国家版本馆 CIP 数据核字（2024）第 083212 号

| 人卫智网 | www.ipmph.com | 医学教育、学术、考试、健康，购书智慧智能综合服务平台 |
| 人卫官网 | www.pmph.com | 人卫官方资讯发布平台 |

图字：01-2021-3205 号

关节结构与功能：全面解析
Guanjie Jiegou Yu Gongneng Quanmian Jiexi

主　　译：刘　楠　王于领
出版发行：人民卫生出版社（中继线 010-59780011）
地　　址：北京市朝阳区潘家园南里 19 号
邮　　编：100021
E - mail：pmph@pmph.com
购书热线：010-59787592　010-59787584　010-65264830
印　　刷：人卫印务（北京）有限公司
经　　销：新华书店
开　　本：889×1194　1/16　印张：28　字数：1188 千字
版　　次：2024 年 12 月第 1 版
印　　次：2024 年 12 月第 1 次印刷
标准书号：ISBN 978-7-117-36225-2
定　　价：269.00 元

译者名录

（按姓氏笔画排序）

王　欣	山东绿叶医疗集团	宋佳凝	首都医科大学附属北京康复医院
王于领	中山大学附属第六医院	张　峰	河北医科大学第三医院
王茂源	赣南医科大学第一附属医院	张立超	上海中医药大学附属岳阳中西医结合医院
田梦晨	南京中医药大学	陆伟伟	上海市老年医学中心
刘　洋	连云港长寿医院	陈　斌	上海市养志康复医院
刘　楠	北京大学第三医院	陈铮威	北京协和医院
刘燕平	福建中医药大学附属康复医院	陈碧云	福建医科大学附属第一医院
许志生	浙江大学医学院附属第一医院	贺沛辰	南方医科大学珠江医院
李　凯	景德镇市第二人民医院	敖学恒	昆明滇池康悦医院
李　翔	福建中医药大学康复医学院	高　玙	上海交通大学医学院附属新华医院
李圣节	中国人民解放军总医院第二医学中心	郭玉筱	英国诺丁汉大学
李艳梅	昆明医科大学第二附属医院	盛　尧	浙江体育职业技术学院附属体育医院
何佩珏	四川大学华西医院	廖麟荣	广东医科大学附属东莞第一医院
沈雪彦	复旦大学附属华山医院		

主 编

Pamela K. Levangie, PT, DPT, DSc, FAPTA
Professor Emerita
Department of Physical Therapy
School of Health and Rehabilitation Sciences
MGH Institute of Health Professions
Boston, Massachusetts

Cynthia C. Norkin, PT, EdD
Professor Emerita
Division of Physical Therapy
College of Health Sciences and Professions
Ohio University
Athens, Ohio

Michael D. Lewek, PT, PhD
Associate Professor
Division of Physical Therapy
Department of Allied Health Sciences
University of North Carolina at Chapel Hill
Chapel Hill, North Carolina

编者名录

Noelle M. Austin, PT, MS
Certified Hand Therapist
CJ Education & Consulting, LLC
www.cj-education.com
Lynchburg, VA 24503

David B. Berry, PhD
Department of Bioengineering, Nanoengineering,
    Orthopaedic Surgery
UC San Diego
San Diego, California

John Borstad, PT, PhD
Professor and Chair
College of St. Scholastica
Duluth, Minnesota

Gary Chleboun, PT, PhD
Professor of Physical Therapy
Director, School of Rehabilitation and Communication
    Sciences
Ohio University
Athens, Ohio

Diane Dalton, PT, DPT, OCS
Board Certified Clinical Specialist in Orthopaedic
    Physical Therapy
Clinical Associate Professor
College of Health & Rehabilitation Sciences: Sargent College
Boston University
Boston, Massachusetts

Janice Eng, PhD, BSR (PT/OT), MSc
Professor and Canada Research Chair
University of British Columbia
Vancouver, British Columbia, Canada

Jeff Hartman, PT, DPT, MPH
Assistant Professor
Northwestern University, Feinberg School of Medicine
Department of Physical Therapy & Human Movement
    Sciences
Chicago, Illinois

Michael A. Hunt, PhD, BHK, MPT, MSc
Associate Professor
Department of Physical Therapy
University of British Columbia
Vancouver, British Columbia, Canada

Benjamin Kivlan, PT, PhD, SCS, OCS
Board Certified Clinical Specialist in Sports and
    Orthopaedic Physical Therapy
Assistant Professor
Duquesne University
Rangos School of Health Sciences
Department of Physical Therapy
Pittsburgh, Pennsylvania

David S. Logerstedt, PT, PhD, MPT, MA
Board Certified Clinical Specialist in Sports Physical
    Therapy
Assistant Professor
University of the Sciences
Philadelphia, Pennsylvania

Paula M. Ludewig, PT, PhD, FAPTA
Professor, Division of Physical Therapy
Department of Rehabilitation Medicine
University of Minnesota
Minneapolis, Minnesota

Lee N. Marinko PT, ScD OCS, OMT, FAAOMPT
Board Certified Clinical Specialist in Orthopaedic
    Physical Therapy
Fellow American Academy of Orthopaedic Manual
    Physical Therapists
Clinical Assistant Professor
Boston University
Boston, Massachusetts

RobRoy L. Martin, PT, PhD
Certified Strength and Conditioning Specialist
Professor
Duquesne University
Pittsburgh, Pennsylvania

Sandra J. Olney, BSc (PT&OT), PhD, MD (hon)
Professor Emeritus
School of Rehabilitation Therapy
Queens University
Kingston, Ontario, Canada

Pamela D. Ritzline, PT, EdD
Dean, School of Behavioral and Health Sciences
Professor, Physical Therapy
Walsh University
North Canton, Ohio

Amee Seitz, PT, PhD, DPT, MS, OCS
Board Certified Clinical Specialist in Orthopaedic Physical
    Therapy
Associate Professor
Northwestern University, Feinberg School of Medicine
Department of Physical Therapy & Human Movement
    Sciences
Chicago, Illinois

Bahar Shahidi, PT, PhD, DPT
Assistant Professor
Department of Orthopaedic Surgery
UC San Diego
San Diego, California

Susan M. Sigward, PT, PhD
Athletic Trainer, Certified
Associate Professor of Clinical Physical Therapy
Division of Biokinesiology and Physical Therapy
University of Southern California
Los Angeles, California

Lynn Snyder-Mackler, PT, ATC, ScD, SCS, FAPTA
Board-certified Clinical Specialist in Sports Physical
    Therapy
Athletic Trainer, Certified
Alumni Distinguished Professor
Department of Physical Therapy
University of Delaware
Newark, Delaware

Julie Ann Starr, PT, DPT
Board Certified Clinical Specialist in Cardiovascular and
    Pulmonary Physical Therapy
Clinical Associate Professor
College of Health and Rehabilitation Sciences, Sargent
    College
Boston University
Boston, Massachusetts

Samuel R. Ward, PT, PhD, FAPTA
Professor and Vice Chair of Research
Departments of Orthopaedic Surgery, Radiology, and
    Bioengineering
UC San Diego
San Diego, California

Elizabeth Wellsandt, PT, PhD, DPT, OCS
Board Certified Clinical Specialist in Orthopaedic Physical
    Therapy
Assistant Professor
University of Nebraska Medical Center
Division of Physical Therapy Education
Omaha, Nebraska

献　辞

我很荣幸代表 Michael Lewek 博士和我本人，将第 6 版《关节结构与功能》献给我们的同事和我的朋友 Cynthia Norkin 博士。Norkin 博士在本书出版前不久去世。1973 年，她和我都加入了波士顿大学萨金特联合健康学院（当时的名称）物理治疗专业的教师队伍。在与人合作教授"功能解剖学"数年后，诺金博士希望能将一沓沓复印的教学材料改编成教科书。她（艰难地）说服了我并（较容易地）说服了 F.A. Davis 出版社，使我们相信了市场上有这一需求，当时联合医疗保健类教科书还很少。几年后，第 1 版问世。1984 年，Norkin 博士成为俄亥俄大学物理治疗专业的创始主任，直到 1995 年退休。从第 2 版到第 5 版，我和她一直保持着密切而富有成效的合作。在 Lewek 博士加入编辑团队的同时，她的健康问题也限制了她参与第 6 版的编写工作，但她仍然是我们积极热情的支持者。我永远感谢 Norkin 博士，是她推动我接受了一个我自己绝不会主动承担的项目。《关节结构与功能》这本书对我的职业生涯产生了深远的影响；更重要的是，该书多年来影响了十多万学生的职业生涯。她的遗产和影响永存。

Pamela K. Levangie

前　言

随着第 6 版《关节结构与功能：全面解析》的出版，我们这项征程已经持续了近 40 年。最初编写这本书时，当时的文本针对的是循证人体运动学基础方面的实质性空白，而对典型和受损运动的理解恰恰需要建立在这些基础之上。随着研究和信息技术的不断进步，现在人们在获取和使用大量信息方面有了多种选择。我们在第 6 版修订中的目标是满足当代读者的需求和偏好，同时延续我们的传统，使这本书成为那些寻求人体运动学最新概念的读者可选和首选的资源。

第 6 版的更新注重反映成人学习理解和学习偏好的变化。

- 增加并优化了辅助理解基本概念的插图。
- 保留了备受好评的知识框，并细分为基本概念、拓展概念和病例应用三种单元，以方便读者按需阅读。
- 每章开头附有章节大纲，使章节导航更有效率。

- 每个复杂关节章节的开头新增解剖概述表，以便快速回顾相关肌肉组织。
- 吸纳了新一代研究教育工作者，包括新的章节撰稿人和编辑团队的新成员 Michael D. Lewek 博士。

虽然学习者和辅助学习的技术在不断发展，但《关节结构与功能：全面解析》仍坚持致力于为理解人体结构与功能的原理提供坚实、现代和循证的基础，同时尽可能做到通俗易懂、简明扼要。我们非常珍惜这个能够为学生和医疗工作者的专业发展提供帮助、为社会健康做出贡献的机会。

Pamela K. Levangie

Cynthia C. Norkin

Michael D. Lewek

致　谢

第 6 版《关节结构与功能》的出版离不开许多人和团体的共同努力。首先,我们要感谢我们尊敬的、不断壮大的撰稿人团队所付出的时间、努力和专业知识,与他们合作是我们的荣幸。因此,我们要感谢 Sam Ward 博士、David Berry 博士、Behar Shahidi 博士、Susan Sigward 博士、Gary Chleboun 博士、Diane Dalton 博士、Julie Starr 博士、Pam Ritzline 博士、Paula Ludewig 博士、John Borstad 博士、Amee Seitz 博士、Jeff Hartman 博士、RobRoy Martin 博士、Ben Kivlan 博士、Lynn Snyder-Mackler 博士、David Logerstedt 博士、Elizabeth Wellsandt 博士、Lee Marinko 博士、Michael Hunt 博士、Janice Eng 博士、Sandra Olney 博士,以及 Noelle Austin 女士。我们还要感谢我们的同事和学生,感谢他们多年来不断提出值得欢迎的建议。

我们还要继续感谢 F.A. Davis 对《关节结构与功能》及其辅助材料的未来所做的投资。特别要感谢我们的策划编辑 Laura Horowitz,以及提供大力支持的 Melissa Duffield(高级组稿编辑)、Jason Torres(摄影师)、George Lang(内容策划总监)、Robert Butler(生产经理)、Carolyn O'Brien(艺术与设计经理)和 Katherine Margeson(插图协调员)。我们必须一如既往地感谢多年来为读者提供宝贵图片的艺术家们。这些艺术家包括过去版本的艺术家 Joe Farnum、Timothy Malone、Anne Raines 和 Dartmouth Publishing 公司。第 6 版新加入了 Dragonfly Media Group,帮助我们将图片提升到一个新的水平。

最后,我们要感谢我们的同事和家人,没有他们的支持,我们不可能完成这项工作,我们对他们永远感激不尽。

目　录

第一篇

关节结构与功能基本概念

1

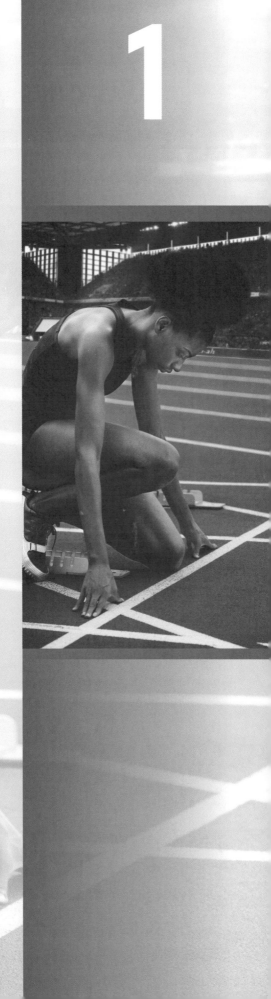

第1章 关节结构与功能的生物力学应用

Samuel R. Ward, PT, PhD, FAPTA; Bahar Shahidi, PT, PhD, DPT; David B. Berry, PhD

章节大纲

概述

人具有产生多个姿势和动作的能力，这些姿势和动作需要人体结构产生和响应能够产生和控制身体关节运动的力。尽管我们不可能在某个特定的时间点上获取所有参与人体肌肉骨骼功能的运动学要素，但了解一些支配身体对主动和被动应力反应的物理原理，是理解人体功能和功能障碍的前提。

本书将通过研究骨性节段、关节相关的结缔组织结构和肌肉的作用，以及施加在这些结构上的外力来研究与人类肌肉骨骼功能相关的复杂情况。我们将建立一个概念性框架，为理解施加在人体主要（大）关节复合体的压力和人体对这些应力的反应提供基础。我们将引用一些临床场景和个案来帮助读者更好地理解这些原理的实际应用。本书涵盖了用于理解单个关节及其在姿势和运动中相互依赖的功能所必需的关键生物力学原理。尽管神经控制在运动系统中有着不可或缺的作用，但本书不对神经肌肉系统相关的控制器和反馈机制理论进行阐述。

本章将探讨在对产生或控制运动的内部和外部力量进行分析时必须考虑的生物力学原理。重点将主要放在刚体分析上；接下来的两章将探讨力如何影响可形变的结缔组织（第2章）以及肌肉是如何产生力同时如何受到力的影响（第3章）。随后的几章通过对人体关节复合体的局部探索，来检验力、应力、组织行为和功能的互动性质。最后两章将把关节复合体的功能整合入姿势（第13章）和步态（第14章）的综合任务中。

为了重点关注本章介绍的生物力学原理的临床相关应用，以下病例应用将会提供一个便于探索生物力学相关原理的框架。

病例应用 1-1

20 岁的 John Alexander，身高 5 英尺 9 英寸（1.75m），体重 165 磅（约 75kg 或 734N）。John 是大学曲棍球队的成员。在一次比赛中，另一名球员跌倒时撞击到他的右膝后外侧，造成运动损伤。体格检查和磁共振成像（magnetic resonance imaging，MRI）诊断为内侧副韧带撕裂、前交叉韧带（anterior cruciate ligament，ACL）部分撕裂和内侧半月板部分撕裂。John 同意骨科专家的建议，即在进行风险更大的选择（如手术）之前，先进行膝关节肌力量训练。最初的重点是加强股四头肌。大学的健身中心有一台腿部蹬举机（图 1-1A）和一个踝部负重沙袋（图 1-1B）可供 John 使用。

在本章中，我们将结合 John 的伤情和强化目标，考虑每一项康复训练方案中的生物力学。

人体运动本身就很复杂，涉及多个节段（骨杠杆）和通常同时施加在两个或多个节段上的力。为了建立一个可以被理解和应用于临床的概念模型，常用的策略是一次仅关注一个节段。针对 John Alexander 的问题，分析重点将放在腿 - 足节段，把它看作是作用于膝关节的刚性单元。图 1-2 是腿蹬踏和踝部负重情况下腿 - 足节段的示意图。虽然腿 - 足节段是该图的重点，但也保留了相邻的部分（股骨远端、腿部蹬踏机踏板和踝部负重带）以保存动作场景的完整性。在后文的图示中，为了清晰，省略了股骨、踏板和踝部负重，但被展示这些部分和物体所产生的力。这种对某一节段（或选定的几个节段）的

限制性可视化被称为自由体图（free body diagram）或空间图（space diagram）[1]。当所有的力都能按比例添加到所分析的节段上时，称为"自由体图"。若仅显示力而不显示力的大小，追

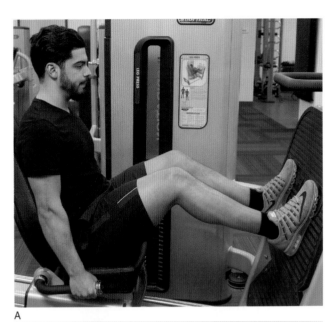

A

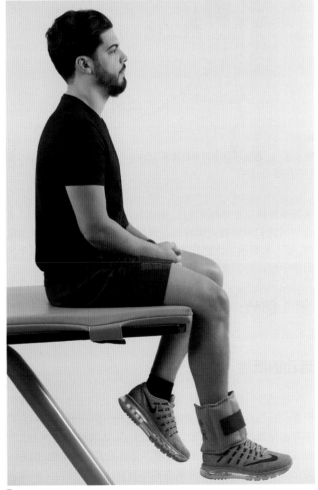

B

图 1-1　A. 用于加强髋部和膝部伸肌群的腿部蹬踏机。B. 用于加强膝关节伸肌的踝部负重沙袋

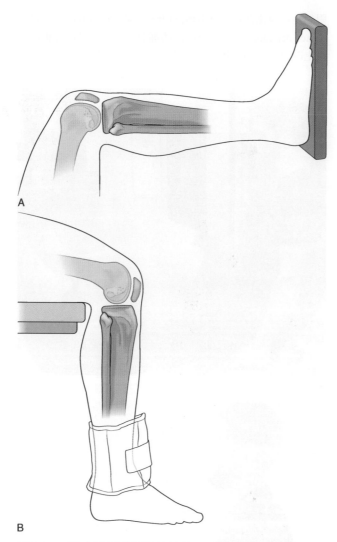

图 1-2 A.静置于腿部蹬举机踏板上的腿-足节段。B.带有踝部负重沙袋的腿-足节段

求简单理解而非图例准确性,则称为"空间图"。

当我们开始研究脚踝负重或腿蹬踏训练中的腿-足节段时,第一步是描述该部分正在或将要发生的运动。这涉及生物力学中的运动学领域(kinematics)。

第1部分:运动学和动力学概述

运动的概述

运动学包括一组概念,这些概念允许我们描述一个节段的位移(displacement)(位置随时间的变化)或运动(motion),而不考虑导致该运动的力量。从字面上看,人类骨骼是一个由节段或杠杆组成的系统。虽然骨骼不是真正的刚性结构,但为了简化分析,我们将假设骨骼为刚性杠杆。五个运动学变量可以完整地描述一个节段的运动或位移:①位移(运动)的类型;②位移在空间的定位;③节段位移的方向;④位移的大小;⑤位移变化率(速度)或速度变化率(加速度)。

位移的类型

平移和旋转是两种基本的运动类型,可以发生于任何刚性节段。一般运动通过平移和旋转的联合运动实现。

平移运动

平移运动(translatory motion)(即线性位移,linear displacement)是指一个节段在一条直线上的运动。在人体运动中,单独的平移运动较少见。然而,在临床上,在关节松动时会出现单独平移运动的例子,即临床医务人员在两个关节面之间施加近乎线性的运动(滑动),如在膝关节处将胫骨平台在股骨上滑动。事实上,在人体运动中,如果没有伴随着某一节段的旋转(旋转运动)运动(即使这种旋转几乎看不到),身体节段很少发生平移。

旋转运动

旋转运动(rotary motion)(角位移,angular displacement)是指一个节段围绕一根固定轴[即旋转中心(center of rotation,CoR)]以一弯曲路径发生运动。在真正的旋转运动中,同一节段上的每个点在同一时间内以相同的角度并且与旋转中心保持恒定的距离移动。只有当平移运动受到限制,迫使该节段围绕一固定轴旋转时,才会发生真正的旋转运动。这在人体运动中很少发生。在图 1-3 的例子中,腿-足节段上的所有点似乎都在同一时间,以相同的角度围绕一根看似固定的轴线运动。实际上,没有任何身体节段是真正围绕固定轴线运动的;由于并没有完全约束节段来产生单纯的旋转,所有的关节轴线在运动过程中或多或少都会发生轻微移动。

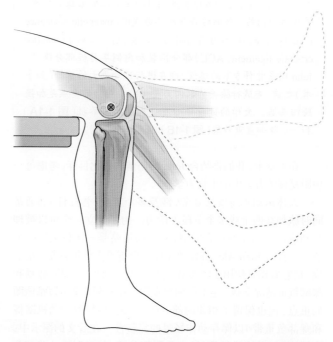

图 1-3 旋转运动。腿-足节段的每一点都在同一时间通过相同的角度与固定(或相对固定)的旋转中心或轴线保持恒定的距离移动

一般运动

当非阶段性部位移动时,往往合并或者旋转和平移(即一般运动),因此,可以用一些术语来描述其结果。

曲线(curvilinear)(平面或平面的)运动是指同一节段在两个维度上(平行于一个平面,最多有三个自由度)平移和旋转的联合运动[2-4]。当发生这种类型的运动时,节段移动轴并非固定不变,而是随着物体的移动在空间中移动。节段在其移动路径中任何部分出现的旋转轴被称为瞬时旋转中心(instantaneous center of rotation,ICoR)或瞬时旋转轴(instantaneous axis of rotation,IaR)。以曲线路径移动的物体或节段,可以被认为是围绕一个在极远处的固定旋转中心发生旋转[3,4];也就是说,曲线路径可以被认为是一个具有极远轴线大圆上的一段。

三维运动是节段在所有三个维度(平面)上移动的一般运动。正如被看作是围绕远处旋转中心发生的曲线运动,三维运动可被看作是围绕一根螺旋运动轴(Helical axis of motion,HaM)发生的运动[3]。

如上所述,一个身体节段的运动很少受到韧带、肌肉或作用在其上的骨性力量充分约束而产生单独的旋转运动。相反,在一个关节节段上的主要旋转运动通常伴随着少量平移(和常伴随次要旋转)。大多数关节围绕一系列瞬时旋转中心发生旋转。某一关节运动(如膝关节屈曲)的"轴"通常是这些瞬时旋转中心的中点,而不是一个真正固定的旋转中心。由于大多数节段实际上沿曲线路径运动,因此真正的旋转中心是节段真正的旋转运动所围绕的点,这些点通常离关节较远[3,4]。

位移在空间的定位

节段在空间中的旋转或平移位移定位通常使用三维直角坐标系作为参照框架。我们常规假设人体处于解剖位(身体直立,面向前,掌心向前),描述人体运动坐标系中 x 轴、y 轴和 z 轴的原点位于人体的质心(center of mass,CoM)(**图 1-4**)。根据 Panjabi 和 White 描述的通用系统,x 轴贯穿人体左右两侧,标记为冠状轴;y 轴贯穿头脚,标记为垂直轴;z 轴贯穿身体前后,标记为矢状轴(anteroposterior,A-P axis)[3]。一个节段的运动可以围绕一根轴(旋转)或沿一个轴(平移)进行。一个不受限制的节段可以围绕三轴中任一轴发生旋转或平移,使该节段拥有六种潜在运动类型。节段可发生的运动类型数量也被称为自由度。一个完全不受约束的节段有六个自由度,可以围绕三轴旋转(三个自由度),也可以沿三轴平移(另外三个自由度)。当然,身体中各个部分并非无约束,因此自由度往往少于六个。

身体节段的旋转不仅可描述为围绕三轴的轴心发生,还可描述为在三个主平面(cardinal planes)中某平面或与之平行的平面中移动(**图 1-4**)。当身体节段围绕特定轴旋转时,该节段也在垂直于其旋转轴的平面内移动。身体节段围绕 x 轴(冠状轴)的旋转发生在矢状面(sagittal plane)上。身体节段最易观察到的矢状运动是前后向运动(如上肢盂肱关节的屈/伸)。

身体节段围绕 y 轴(垂直轴)的旋转发生在水平面上。最

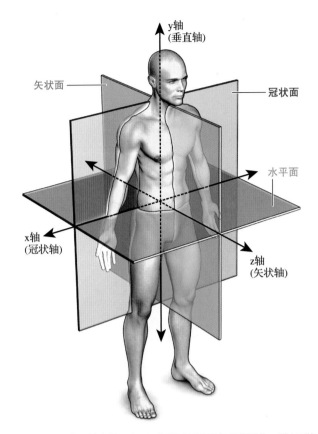

图 1-4　解剖位置的身体示意图,分别展示了直角坐标系的 x 轴(冠状面)、y 轴(矢状面)和 z 轴(水平面)

易被观察到的水平面运动是与地面相平行节段的运动(如下肢髋关节的旋内/旋外)。关节处的水平面运动往往是围绕单轴发生的,该轴穿过旋转的长骨,使轴线并不完全垂直。因此,我们经常使用纵轴(或长轴)一词来代替"垂直轴"。身体节段围绕 z 轴(矢状轴)的旋转发生在冠状面上。最易观察到的冠状面(也称为冠状面)运动是节段的侧向运动(如上肢盂肱关节的外展/内收)。

身体节段的旋转和平移并不局限于沿着或围绕主轴或在主平面内的运动。事实上,发生在主平面的运动是例外情况而非常规情况。尽管这可帮助描述关节处可发生的运动,但主平面和轴是对人类运动的过度简化。更常见的是将关节的三维运动描述为两个或多个自由度运动。

位移的方向

即使节段的位移被限制在单轴上,此节段围绕或沿该轴发生的旋转或平移运动仍可出现两个不同的方向(**图 1-5**)。对于旋转运动,节段围绕轴线的运动方向可以分为顺时针和逆时针。

屈和伸是指节段围绕同一轴和在同一平面(单轴或单平面)内方向相反的两种运动(**图 1-5A**)。屈和伸一般发生在矢状面,围绕冠状轴,但也有例外(如拇指的腕掌关节屈伸)。节段的外展和内收是围绕 A-P 轴和在冠状面发生,方向相反(尽管拇指的腕掌内收和外展也是例外(**图 1-5B**)。从解剖学上看,外展时节段远离身体中线,而内收时节段朝向身体中线。当运

动节段是身体中线的一部分（如躯干或头部）时，旋转运动通常被称为侧屈（向右或向左）。

旋内和旋外是节段方向相反的运动，通常围绕水平面的垂直轴（纵轴）发生（图 1-5C）。在解剖学上，当节段平行于地面

并向中线移动时发生旋内，而旋外则相反。当节段是中线的一部分（如头部或躯干）时，水平面的旋转被简单地称为向右旋转或向左旋转。运动一般命名规则的例外情况也必须建立在对每个关节的基础上。

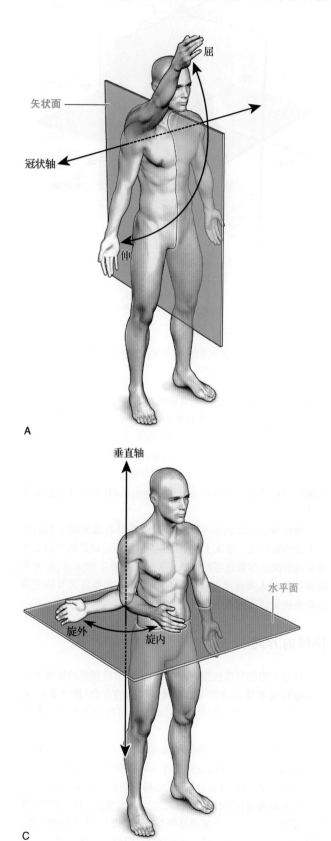

A

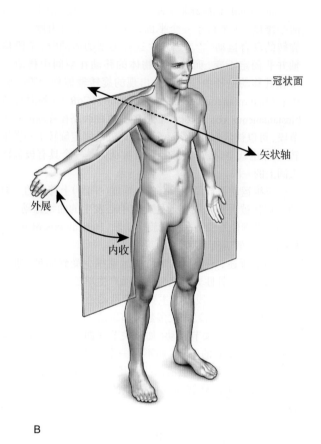

B

C

图 1-5 运动的解剖学定义。**A**. 屈和伸分别是向前和向后的运动，通常在矢状面上围绕冠状轴发生。**B**. 外展和内收分别是远离和朝向身体中线的运动，通常在主平面上围绕矢状轴发生。**C**. 旋内和旋外分别是朝向和远离身体中线的"滚动"，通常在水平面上围绕垂直轴（纵轴）发生

位移的大小

身体节段可以产生旋转运动（或角位移）的大小被称为其活动范围（range of motion, ROM）。临床上测量有效关节活动范围时使用最广泛的标准方法是测角法，其单位是度。如果一个物体旋转了一整圈，它就移动了360°。

一个节段的平移运动（位移）可通过物体或节段位移的线性距离来量化。描述平移运动的单位与描述长度的单位相同。测量的国际通用（Systeme International, SI）单位是米（m）[或毫米（mm）或厘米（cm）]；美国使用的单位是英尺（或英寸）。本文将使用国际单位制，但也会标明与美国单位制的转换关系方便理解（1英寸=2.54cm）。临床上常用全身线性位移距离测量。例如，用6分钟步行测试（针对心肺功能的测试）测量某人在6分钟内行走的距离，单位为英尺或米。

位移的速率

虽然节段的位移大小很重要，但其位置的变化率（单位时间内的位移）也同样重要。单位时间内的位移被称为速率，而单位时间内某一方向上的位移则被称为速度。如果速度随时间变化，那么单位时间内速度的变化就叫做加速度。

线性速度（一个节段平移的速度）用国际单位中的米/秒（m/s）或美国单位中的英尺/秒（ft/s）表示；相对应的加速度单位是米/秒的平方（m/s²）和英尺/秒的平方（ft/s²）。角速度（旋转段的速度）用度/秒（deg/s）表示，而角加速度则是度/秒的平方（deg/s²）。

电子测角仪或三维运动分析系统可用于记录位移随时间的变化情况。在总结位移信息时，这类系统的输出结果越来越多地展现在人们面前。计算机生成的时间序列图，如图1-6所示，不仅用图形描述了每个时间点上两个骨性节段之间的角度（或一个节段在空间中的旋转），而且还描述了运动的方向。图中直线的斜率陡度代表角速度。图1-7描绘了一个身体节段（或节段上某点）在不考虑关节角度的变化时，线性加速度随时间的变化。

力的概述

力的定义

人体运动的运动学描述可为我们直观地展示运动，但不能让我们了解运动发生的原因。想要了解运动如何产生，就需要对力进行研究。身体或身体节段处于运动或静止状态取决于施加在身体上的力。简单地说，力是一个物体推或拉另一个物体。任何时候，两个物体相互接触时都会发生某种程度的推力或拉力。力（推力或拉力）的国际单位是牛顿（N）；美式单位是磅（lb）。这种把力归为推力或拉力的概念可方便地描述人体运动中遇到的力。

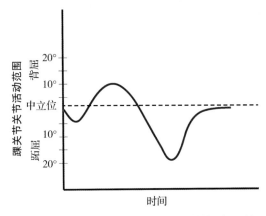

图1-6　y轴（纵轴）表示关节的运动范围，x轴（横轴）表示时间，产生的时间序列图则描绘了关节位置随时间的变化。图中描述位置变化连线的斜率反映了关节变化的速度

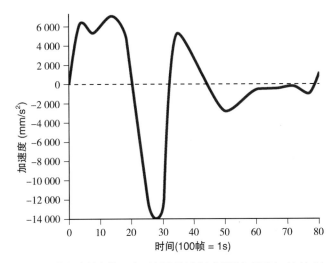

图1-7　节段上某点的运动可以通过绘制该节段的加速度（y轴）与时间（x轴）来显示。斜率和趋势代表了随着节段的运动，加速度增加或减少（由 Courtesy of Fetters L. Boston University, 2003）

> **基本概念 1-1**
> **力**

尽管力被简单地描述为推力或拉力，但由于只能测量力的效应（如加速度），它也被描述为一种"理论概念"。如果一个物体上的力（F）与该物体的加速度（a）和质量（m）成正比，就可以描述该力，即：

$$力 =（质量）（加速度）$$

$$或 F=（m）（a）$$

因为质量以千克（kg）为单位，而加速度以 m/s² 为单位，所以力的单位实际上是 kg·m/s²，简而言之即牛顿（N）。1 牛顿是指 1kg 以 1m/s² 的速度加速所需的力（相应地，1 磅是指以 1 英尺/s² 的速度加速 1 斯勒格[1] 所需的力）。在美国单位中，"斯勒格"是一个很少使用的质量单位术语。

---

[1] 译者注：斯勒格是美制质量单位 slug，1 斯勒格≈14.59kg。

外力是来自身体外部作用在身体的推力或拉力。重力（g），即地球质量对另一质量的吸引力，是在正常情况下持续影响所有物体的一种外力。一个物体的重量（W）在没有任何阻力的情况下，以 9.8m/s² （或 32.2 英尺 /s²）的加速度对该物体质量产生的重力。

也就是说：

$$重量 =（质量）（重力）$$

$$或 W=（m）（g）$$

因为重量是一种力，适当的单位是牛顿（或磅）。然而，人们经常看到以千克（kg）作为重量的单位，然而千克更确切来说是质量的单位。在美制单位系统中，通常用磅来表示质量（1kg=2.2磅），更准确地说磅是力的单位。

拓展概念 1-1
力和质量单位的术语

力和质量的单位在方言中经常被错误地使用。使用公制系统的人群希望秤上显示的重量是千克而不是牛顿。对于一般美国人来说，他们对力和质量理解比较模糊，他们正确地认识到"重量"以磅为单位，但却错误地以为磅是一个质量单位。由于人们通常倾向于从重量（作用在物体质量上的重力）的角度来考虑质量，因此在美国，磅经常被用来代表物体的质量。为了保持使用习惯，同时为了科学目的明确区分力的单位和质量单位，一种尝试是将"磅"和"千克"指定为质量单位，并将相应的力的单位指定为"磅力"和"千克力"[3,4]。当千克被用作力的单位时：

$$1 千克力 =9.8 牛$$

当磅被用作质量单位时：

$$1 磅 =0.031 斯勒格$$

这些换算假设无阻力的重力加速度分别为 9.8m/s[2] 或 32.2 英尺 /s[2]。对于不熟悉千克力和斯勒格的读者来说，显而易见，这些术语并未普遍使用。

质量和力的量度之间的区别很重要，因为质量是一个标量（没有作用线或方向），而牛顿和磅是力的量度，具有矢量特性。在本书中，我们将统一使用牛顿和磅这两个术语作为力的单位，并使用千克这一术语作为相应的质量单位。术语"斯勒格"并不常用，在后文中也不再使用。

一般情况下，躯体都会受到重力的影响，所以当试图确定作用在身体某节段的力时，应首先考虑重力。然而，重力只是可能影响身体及其节段众多外力之一。其他可能对人体或其中一部分施加推力或拉力的例子有：风（空气对人体的推力）、水（水对人体的推力）、其他人（检查者对 John Alexander 腿的推力或拉力）和其他物体（地板对足的推力、踝关节重量对腿的拉力）。此处要点是身体或任何一个节段上的力必须来自接触身体或其节段的物体，重力例外。我们可以用这样的假设来规避这个例外，即重力（地球的吸引力）"接触"地球上的所有物体，因此形成常设规则，即一个部分上的所有力必须来自接触该部分的物体（包

括重力）。反之亦然：任何接触某节段的物体都一定会在该节段上产生一个力，尽管有时这个力的大小可以忽略不计。

基本概念 1-2
力的主要规则

- 所有施加在该节段上的力一定来自与该节段接触的物体
- 任何接触该节段的物体都一定会在该节段上产生一个力（尽管其大小可能可以忽略不计）
- 可以认为重力是"接触"了所有物体

内力是指作用于身体结构、来自体内部结构的力（即身体内两个结构的接触）。几个常见的例子是肌肉（肱二头肌对桡骨的拉力）、韧带（韧带对它所连接的骨的拉力）和骨（一块骨在关节处对另一块骨的推力）所产生的力。外力可以促进或限制运动，而内力则被认为是启动运动的关键。显然，内力既可控制或抵消由外力产生的运动，又可抵消其他内力。本书后续章节的大部分介绍和讨论都与内力在产生或控制关节旋转及保持关节结构的完整性（稳定性），以对抗外力和其他内力所产生影响的相互作用。

力矢量

无论力的来源或所作用的物体，所有的力都是矢量。力可用箭头（矢量）来表示：①基点在被作用的物体上（作用点）；②轴和箭头在所施加力的方向上（方向 / 定向）；③轴的长度代表所施加力的程度（大小）。当我们开始研究力矢量时（至少本章中），图中每个矢量的作用点（基点）都将放在受力的节段或物体上——这通常也是讨论的对象。

咖啡杯与前臂 - 手的接触和肌肉在前臂 - 手的拉力分别展示了外力和内力。图 1-8 显示了前臂 - 手部位持一个咖啡杯（外力）的示意图。由于咖啡杯与前臂 - 手接触，咖啡杯一定会对手施加一个力（在本例中是向下的重力）。这个力被称为马克杯施加在前臂 / 手部的力（mug-on-forearm/hand, Mfh），用矢量表示。前臂 - 手节段上的施力点位于杯子施加拉力的那只手

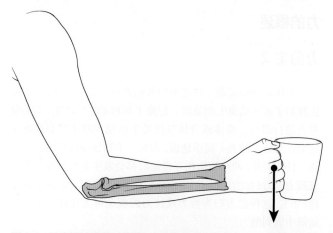

图 1-8 马克杯的重量对前臂 - 手节段的拉力矢量（MFh）示意图，其大小与马克杯质量成正比（相当于马克杯的重量）

上；作用线和方向表示拉力的方向和杯子相对于前臂 - 手的拉力角度；而长度则表示杯子的拉力大小（相当于重量）。MFh 是一个外力，尽管杯子与身体接触，但杯子的重量并不是身体的一部分。图 1-9 显示了肘部屈肌的力（内力）拉动前臂和手部。施力点在前臂的肌肉附着处，朝向和方向向着肌肉中心（"拉"总是向着力的来源）。这种力被称为前臂 / 手部肌肉力（muscle-on-forearm/hand，用矢量 MFh 表示）。尽管将力指定为"外力"或"内力"适用于某些情况，但对于外力（如杯子）和内力（如肌肉），绘制（或可视化）力的规则是一样的。

　　根据力的作用点和力的来源，矢量可以表示对某节段的推力或拉力。图 1-10 显示了对前臂施加外部阻力的推力和拉力矢量。在图 1-10A 中，推力矢量的方向远离徒手阻力；在图 1-10B 中，拉力矢量的方向朝向徒手阻力。这两个矢量看起来相似，如果力的大小相同，那么对前臂 - 手节段的影响也相同。

> **基本概念 1-3**
> **力矢量**
>
> 力矢量的特点：
> - 在被作用物体上有一个作用点
> - 力线和方向 / 朝向，表明在与被作用物体成角、朝向物体的拉力或远离物体的推力
> - 力线可（成比例）代表力的大小（推或拉的大小）
> - 可以延伸力线来评估两个或多个力矢量之间的关系，或评估力矢量与相邻物体或点的关系
> - 用"X 作用在 Y 上"（X-on-Y）命名力，其中第一部分（"X"）将始终确定力的来源，而第二部分（"Y"）将始终确定被作用的物体或节段

重力

　　如上所述，重力是人体在维持姿势和运动时遇到的恒定且重要的力之一。基于此，在研究力的问题时，应首先考虑重力。

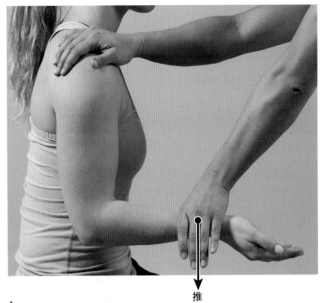
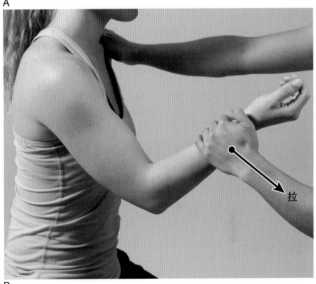

图 1-10　推力与拉力。A. 临床医务人员对前臂是以推的方式施加阻力的。B. 临床医务人员在前臂徒手施加拉力作为阻力。这两个矢量看起来很相似，若把临床医务人员的手移开，则无法区分是推力还是拉力

作为矢量，可以用作用点、作用线 / 方向 / 方位和大小来全面描述重力。重力作用在该物体或节段上的质心（center of mass，CoM）或重心（center of gravity，CoG），这假设了该物体或节段的所有质量几乎都集中于此处。认为每个物体或节段都只有一个质心。

　　在对称物体中，质心位于物体的几何中心。在非对称物体中，由于质量必须均匀地分布在质量中心周围，质心将位于较重的一端。在质心位于物体之外的情况中，仍然是重力的作用点。物体的质心可以粗略看作是物体的平衡点（假设你能用一根手指平衡物体）。

　　尽管大多数力的方向和朝向随力的来源而变化，但作用在物体上的重力总是垂直向下，朝向它的来源——地球的中心。引力矢量通常被称为重力线（line of gravity，LoG）。重力线的长度可以按比例绘制（如在自由体图中，长度由力的大小决定），

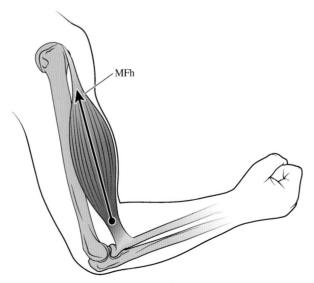

图 1-9　前臂 / 手部肌肉矢量（MFh）表示肌肉对前臂和手部的拉力

或者当探索该矢量与其他力、点或物体的关系时，可以将其延长（像任何矢量）。最好将重力线想象成一根与物体质心相连、末端拴着重量块的弦（铅垂线）。

节段质心和重力的构成

每个身体节段都有自己的质心和重力线。**图 1-11A** 显示了上臂、前臂和手部质心的重力（分别为上臂、前臂和手的矢量），其中手被视为一独立节段。将两个或更多的节段视为独立的刚性节段常是有效的方法（如病例应用中的腿-足节段）。在**图 1-11B** 中，前臂和手的重力被合并为一个矢量（GFH），作用在这两个节段的联合质心。在**图 1-11C** 中，三部分的引力由同一矢量（GAFH）表示，作用在三部分的质心。

当合并两个节段的质量时（如**图 1-11B** 中的前臂和手或**图 1-11C** 中的上臂、前臂和手），新的施力点（新的质心）将位于原来两个节段的质心之间、原质心的连线上。当相连的节段质量不等时，新的质心将靠近更重的节段。新的矢量和原始矢量对合并后对节段的影响相同，被称为合力。将两个或多个力合并成一个合力的过程称为力的合成。当身体节段像**图 1-11D** 那样重新排列时，确定联合质心位置（GAFH 的作用点）的规则保持不变，但质心可能位于身体之外；GAFH 的大小保持不变。

人体的质心

当身体的所有节段结合起来，被视为处在解剖位置的刚性整体时，身体的质心大约位于第二骶椎（S_2）前方。解剖位置下，质心的准确位置取决于该人的身体成分（体重分布）。在**图 1-12** 中，当处于解剖位置站立时，重心线在双足之间［支撑面（base of support, BoS）］；重力线与躯干和四肢平行。如果人在平卧位（仍然是解剖位置），从身体质心投射出来的重力线将垂直于躯干和四肢，而不是像站立位那样平行。在现实中，人不是僵硬的，不会完全保持在解剖位置。相反，机体不断地重新安排身体各节段之间的关系。随着身体各节段的重新排列，质心位置可能随之改变。

示例 1-1

将个体看作是由刚性上身［头-上臂-躯干（head-arms-trunk, HAT）］和刚性下肢节段构成，每个节段将有自己的质心。如果躯干向前倾斜（见**图 1-13**），躯体各节段的质量保持不变，但重新排列后身体节段联合质心的位置，从原来的骨盆内转移到原来两个质心之间连线上。由于头部、手臂和躯干的质量通常是下肢的两倍，新的质心将更接近上身节段（HAT）。重新定位的质心在物理上位于身体之外，重力线也相应地在支撑面内向前移动。

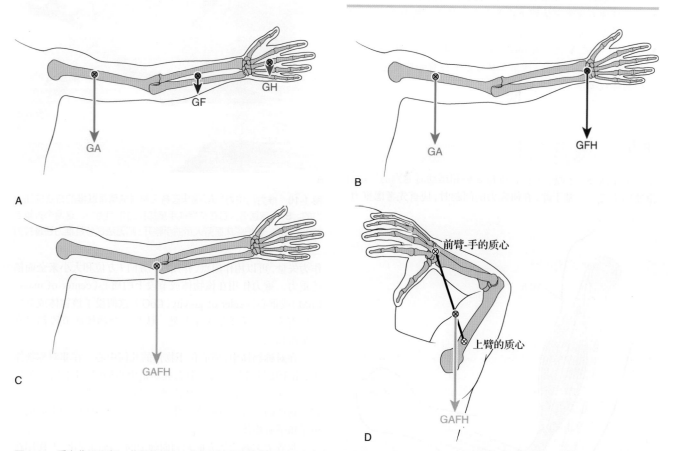

图 1-11 重力作用于每一节段的质心，或者可以显示为作用于两个或多个节段组合后的质心。**A.** 重力分别作用于手臂（GA）、前臂（GF）和手（GH）节段的质心。**B.** 作用于前臂和手组合质量的重力可以表示为同一结果矢量（GFH），其作用点在这两个部分的新联合质心。**C.** 作用于上臂-前臂-手组合质量的重力表示为同一结果矢量（GAFH），应用于所有三个部分的新联合质心。**D.** 当重新调整手臂和前臂部分的质量时，重力矢量的应用点 GAFH 转移到新的质心，该质心仍然位于连接原始质心的连线之间

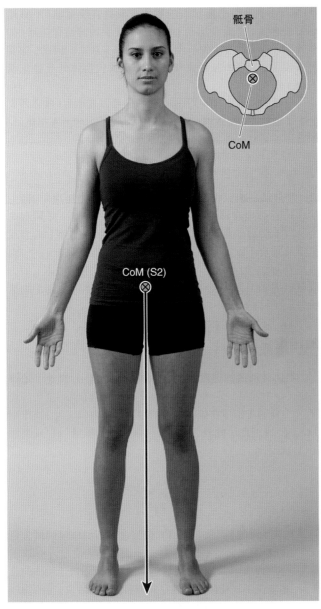

图 1-12　人体的质心（CoM）大约位于 S_2，在骶骨前方（插图）。延伸的重力线（LoG）位于双足间的支撑面（BoS）内

质心、重力线和稳定性

在**图 1-13** 中，重力线落在支撑面即足部的前方。物体要想稳定，重力线必须落在支撑面内。当重力线在支撑面外时，物体就会失稳，继而跌落。

当物体的支撑面很大时，重力线不太可能移到支撑面之外，这时，该物体比较稳定。当一个人两腿分开站立时（**图 1-14**），支撑面很宽，即便躯干向两侧大幅度移动也不会使重力线移出支撑面，人也不会摔倒。当躯干向两侧移动时，质心在身体内保持大致相同的位置，而重力线则在宽大的支撑面内移动。此时可把重力线看成是一条铅垂线，只要铅垂线不离开支撑面，人就不会跌倒。

正如在支撑面大时物体更稳定一样，物体在质心低的时候（靠近地面）也很稳定。当质心较低时，从质心到支撑面的垂直

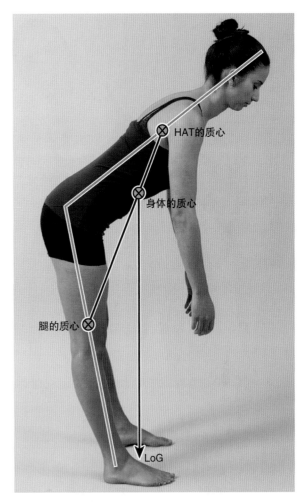

图 1-13　头、上臂和躯干（HAT）相对于下肢（腿）的重新排列，使质心（CoM）位置随之发生变化，并使重力线（LoG）在支撑面上向前移动

重力线较短，因此，不太可能在支撑部分外"摆动"。

静力学和动力学概述

在研究作用于身体或身体某节段的力时，我们主要关注这些力对身体或身体特定节段的影响。如果作用在某一节段上的所有力都是"平衡"的（平衡的状态），该节段将保持静止或匀速运动。如果这些力不"平衡"，该节段就会产生加速度。静力学是对物体保持静止状态条件的研究。动力学是对物体运动条件的研究。牛顿的前两条定律决定了一个物体是静态的还是动态的。

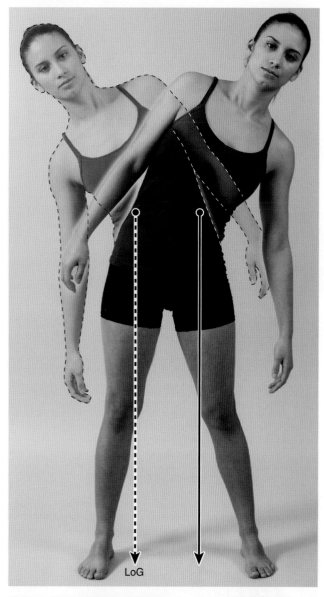

图 1-14 宽大的支撑面允许重力线（LoG）发生大幅度偏移，而 LoG 不会落在支撑面（双足间距离较大）之外

牛顿惯性定律

牛顿第一定律，即惯性定律，确定了一个物体处于平衡状态的条件。惯性是一个物体的属性，它既能对抗线性运动的开始，又能对抗线性运动的改变，并且与物体质量成正比。同样，惯性矩是一个物体抵抗旋转运动和旋转运动变化的属性。术语力矩（也称为扭矩）是指力所产生旋转角度的大小。惯性定律指出，除非受到不平衡的力（产生平移）或扭矩（产生旋转）的作用，否则物体将保持静止或匀速运动。如果作用在物体上的力或扭矩平衡，物体不产生运动（静态平衡）。然而，受平衡力或扭矩作用的物体也可能处于匀速运动状态，即以恒定的速度和方向运动。速度（变化率）是描述速度和方向 / 方位的矢量。物体可以任意速度处于平衡状态，但其速度将保持不变。当物体的速度不变但不为零时，该物体则处于运动状态且为动态平衡

状态。处于动态平衡状态的物体可发生直线运动（平移运动）、绕轴运动（旋转运动）或者平移和旋转的结合运动（如曲线运动）。在人体关节中，动态平衡不常见。因此，除非另有说明，本书所指的平衡将被简单指代物体处于静止状态（静态平衡）。

牛顿的惯性定律（或平衡定律）还可以表述为：物体若要处于平衡状态，则施加在该物体上所有力（F）和所有扭矩（τ）的总和必须为零。

$$\Sigma F=0 \text{ 且 } \Sigma \tau=0$$

物体的平衡只由施加在该物体上的力或力矩决定，即力的作用点必须在该物体上。为了维持平衡状态，必须有两个及以上的力参与，但在平衡状态下，施加在物体上的力或扭矩的数量不限。如果对物体施加单个（有且只有一个）力或扭矩，此时力或扭矩的总和不为零。当作用在物体上的力或扭矩之和不为零时（$F \neq 0$ 或 $\tau \neq 0$），物体一定处于加速状态。

加速度定律

物体运动的加速度大小由牛顿第二定律，即加速度定律来定义。牛顿第二定律指出，物体的线性加速度（a）或角加速度（α）分别与作用在该物体上的净不平衡力（$F_{不平衡}$）或扭矩（$\tau_{不平衡}$）成正比。此外，加速度与该物体的质量（m）或惯性矩（I）成反比。

$$a=F_{不平衡} \div m$$

$$\alpha=\tau_{不平衡} \div I$$

值得注意的是"惯性矩（I）"的概念远不如质量的概念直观。惯性矩的定义是 $I=mr^2$，其中 m 是物体的质量，r 是该质量与旋转轴的距离。因此，旋转运动的阻力既取决于物体的总质量，也取决于该物体质量的空间分布。换句话说，重的物体比轻的物体旋转惯性更大，而质量分布远离旋转轴的物体比质量集中在旋转轴附近的物体旋转惯性更大。

被净不平衡力或力矩作用的物体一定在加速，物体的加速度方向即净不平衡力或力矩的方向。净不平衡力将产生平移运动；净不平衡力矩将产生旋转运动；不平衡力和力矩的结合将产生一般运动（如曲线运动）。

> **基本概念 1-5**
> **加速度定律的应用（惯性）**

简单来说，加速度定律是：与对一个具有一定质量（m）的物体施加较小不平衡推力或拉力相比，施加较大的不平衡推力或拉力（$F_{不平衡}$）会产生更大的线性加速度（a）。同样，将给定大小的不平衡推力或拉力施加在一个质量大或惯性矩大的物体上，比将同样的推力或拉力施加在一个质量小或惯性矩小的物体上产生的加速度小。从加速度度定律可以看出，惯性（物体或身体对速度变化的阻力）是加速度的阻力，与身体或物体的质量成正比。物体的质量或惯性矩越大，使

物体运动或改变其运动所需的净不平衡力或扭矩就越大。坐在轮椅上时，身材高大的女性比瘦小的女性惯性大，助手必须对坐着身材高大女性的轮椅施加更大的推力，才能推动轮椅。

线性和共轴力系统中的平移运动

可用力的合成过程来确定某节段上是否存在一个（或多个）净（不平衡）力，因为这将决定该节段是处于静止状态还是运动状态。此外，净不平衡力的方向/朝向和位置决定了该节段的运动类型和方向。在图 1-11 和图 1-13 简化了力的合成过程。这个过程取决于力与力之间的关系，即这些力的关系是线性的、共轴存在还是处在平行的力系统中的。当作用于同一节段的力的作用线位于同一平面内且作用于同一直线上（共线和共面）时，这两个向量是线性系统的一部分。如果两个力共线但不共面（相互平行）或共面但不共线（相互成角），则这两个力不属于同一线性力系统。

线性力系统

当两个或多个作用在同一节段上的力位于同一直线和同一平面上时，就存在一个线性力系统；这些力作用的延长线将完全重合（图 1-15A）。线性力系统中的力有正与负之分。向

上（y 轴）、向前（z 轴）或向右（x 轴）施加的力记为正，而向下、向后或向左施加的力记为负。

确定线性力系统中的合力

所有属于同一线性力系统中力的合力或净效应，可以组成单一合力（净）矢量（图 1-15B）。合力的作用线与原组成力的作用线在同一直线和平面上；其大小相当于组成力的算术和，并沿净力的方向。由于同一线性系统中所有力共线共面，因此合力的作用点将位于各分力的共轴作用线上。

将一骨节从其相邻骨节上移开的净力被称为牵引力。牵引力会引起构成关节的骨节分离。在图 1-15B 中，GAwLf 是作用在腿 - 足节段/部分唯一的力，表明腿 - 足节段正在加速向下远离股骨。除非力的总和为零，否则物体不可能处于静止状态，因此必须至少有一个额外的力作用在腿 - 足节段上，才能使其处于静止状态。这个力必须来自某个能接触到腿 - 足节段的物体。

滑膜关节（如膝关节）的两块骨由结缔组织构成的关节囊相连接（某种意义上来说也是"相接触"的）。虽然我们看到的是简化图示，但关节囊韧带（腿 - 足节段上的关节囊）上的力可以沿 GAwLf 的力线拉起腿 - 足节段（图 1-15C），且力的大小与GAwLf 相等，方向相反；因此，作用于腿 - 足节段的净力为零，腿 - 足节段处于平衡状态。

图 1-15C 中并未以简化的方式显示关节囊施加的拉力。

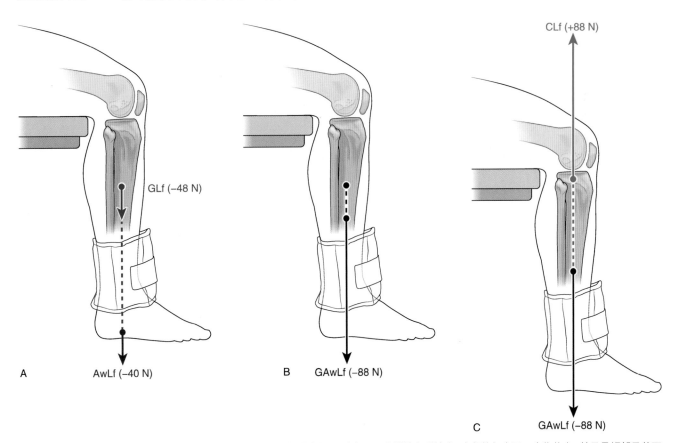

图 1-15　线性力系统中的合力。A. 腿 - 足部重力（GLf）和踝部重力（AwLf）在同一个线性力系统中，它们施加在同一个物体上，并且是相邻且共面的。B. 腿 - 踝 - 足部重力（GAwLf）是 GLf 和 AwLf 的合力，其大小为 –88N（原来的两个力 –48N 和 –40N 的总和），其作用点在 GLf 和 AwLf 之间（略微朝向更大的力）。C. 腿 - 足节段上必须存在一个等于 CLf 的力，以使线性力之和为零，腿 - 足节段处于静止状态

实际上,关节囊像一个环绕着关节的套筒在三维空间中包绕相邻的骨,套筒周边都附着在关节的近端和远端。因此,关节囊产生的力是一组施加在相邻关节面周边的力。**图 1-16** 是一个普通滑膜关节的关节囊的矢状面示意图。拉动关节囊前部和后部的力,必须在各自的施力点上沿关节囊纤维的直线方向。力总是一条直线;即使关节囊纤维在其骨质附着点以外的部位改变方向,力也会继续保持在同一条直线上。即便只是在二维图像中,还是明显观察到关节囊的前部和后部纤维将从不同方向拉动(关节囊不能"推")关节远端节段,产生相互成角(而非直线)的作用力。

图 1-16 所示的力是平行力系统的一部分。

共轴力系统

施加在同一物体上但作用线相互成角的力非常常见(在人体中普遍存在)。为了理解作用在某一节段上两个或多个力在平行力系统中的净效应(合力),需要采用有别于线性力系统中力的合成方法来进行。平行力系统中的任何两个力都可以通过平行四边形法则合成为单一合力。

确定共轴力系统中的合力

在运用平行四边形法则合成力时,两个力同时取自同一个平面平行力系(一个物体上可以存在多个平行力)。**图 1-17A** 是 John Alexander 的腿 - 足节段,其合力 GAwLf 如**图 1-15B** 所示,加上腿 - 足节段上的关节囊前部(AcLf)和后部(PcLf)的力。延长力 AcLf 和 PcLf 以确定共同作用点和它们之间的关

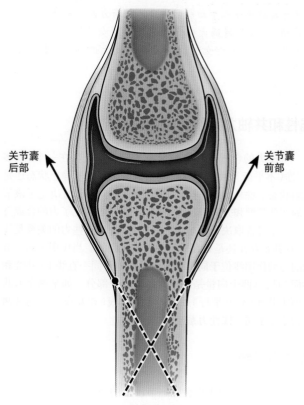

关节囊
后部

关节囊
前部

图 1-16 这个普通滑膜关节的矢状面显示了关节囊前部和后部对关节远端部分的拉力。这两个力施加在同一个物体上,彼此成一定的角度,延长时会相交。这些力形成了合力系统

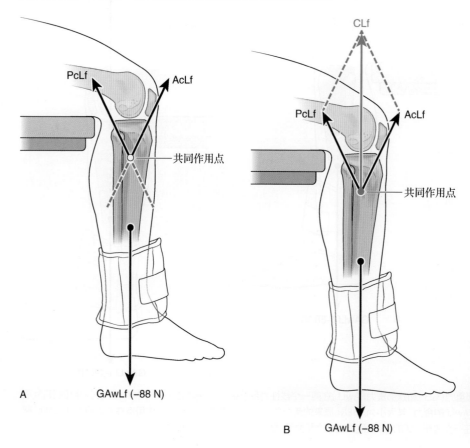

图 1-17 合力的构成。**A.** 可以延长关节囊前部(AcLf)和后部(PcLf)作用于腿 - 足节段的力矢量来确定它们的共同作用点。**B.** AcLf 和 PcLf 现在显示为从它们的共同作用点出发,画出平行四边形的其余两边。AcLf 和 PcLf 的合力是平行四边形的对角线(CLf)。腿 - 足节段上的关节囊(CLf)对腿 - 足节段的影响与 AcLf+PcLf 合力相同

系。如**图 1-17B** 所示，力 AcLf 和 PcLf（现在从共同作用点开始）形成平行四边形的两边，通过添加与 AcLf 和 PcLf 平行的虚线来构建平行四边形。合力（CLf）是平行四边形的对角线，作用点与原向量相同，长度由两条虚线的交点决定。请注意，**图 1-17B** 中的力 CLf 与**图 1-15C** 中的 CLf 基本相同，表明上文所使用的简化方法虽然是对关节囊周围拉力的过度简化，但合理地表达了关节囊前后部纤维对腿 - 足节段的联合拉力。

两个平行力的合力大小与原来的两个力有一个固定的比例关系。这种关系既取决于组成矢量的大小，也取决于组成矢量之间的角度（方向）。两个平行力的合力总小于两个力的总和（如**图 1-17B** 中 CLf＜AcLf＋PcLf），一个推力或拉力的合力比两个分散的推力或拉力效能更高，虽然这两种情况下净效果相同。

平行四边形的概念可以促进对两个同时存在的净力效应理解（也是一种可视化方法）。如果已知合力的分量大小和相交角度，可以用三角函数来确定合力的大小。由于角度值在研究环境之外很难得知，从概念上看数学（三角）解决方案是有价值的，但在临床上却不如平行四边形合成这种"视觉"解决方案实用。

拓展概念 1-2
平行四边形合力的三角函数

假设 AcLf 和 PcLf（**图 1-17A** 所示）的大小均为 51N，两个力之间的夹角为 60°（θ）（**图 1-18**）。画一个平行四边形，通过绘制 AcLf 和 PcLf 的平行线（分别为 AcLf₁ 和 PcLf₁）构建一个平行四边形；平行四边形的对角线即为合力（CLf）。这个力把平行四边形分成两个相等的三角形。可以用余弦定律来确定合力（CLf）大小，当三角形不是直角三角形时，用余弦定律计算与已知角相对的三角形边长。

参考三角形（阴影部分）由力 PcLf、AcLf₁ 和 CLf 组成。为了应用余弦定律，必须已知角 β，因为矢量 CLf（我们要求其长度）是该角的"对边"。我们已经确定**图 1-18** 中的角度（θ）为 60°。如果延长 PcLf（如**图 1-18** 中的红色虚线所示），角 θ 会被复制，因为 AeLf₁ 与 AcLf 平行，所以它与 PcLf 的角度相同。角 β 是角 α 的补角，或者说

$$\beta=180°-60°=120°$$

通过例子中给出的变量，CLf 的大小可以通过以下公式求解：

$$CLf=\sqrt{PcLf^2+AcLf^2-2(PcLf)(AcLf)(cos\beta)}$$

如果 PcLf 和 AcLf 的数值都是 51N，并且角度为 120°，那么力 CLf=88N。

反作用力定律

牛顿第三定律（作用与反作用定律）通常表述为：对于每一个动作，都有一对相等且相反的作用力。换句话说，当一物体对另一物体施加一个力时，后一物体必然同时对前一个物体施加一个大小相等、方向相反的力。这两个施加在相接触物体上的

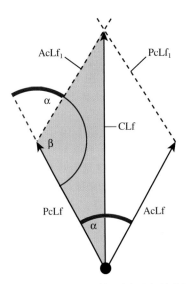

图 1-18　已知 AcLf 和 PcLf 的大小，以及它们之间的应用角度（α），可以用三角形的余弦定律来计算 CLf 的大小。相关角（β）的角度是 α 的补角（180°－α）

力是一对相互作用力，也可以称为作用力 - 反作用力（或简称反作用力）。

拓展概念 1-3
作用力与反作用力

在**图 1-17B** 中，关节囊对腿 - 足节段的合力（CLf）是由关节囊在腿 - 足节段施加的拉力。如果关节囊接触并拉动腿 - 足节段，那么腿 - 足节段也必须接触并拉动关节囊，腿 - 足节段产生对关节囊的力（LfC）。CLf 和 LfC 是一对作用力 - 反作用力，由于两个物体必须相互接触，所以它们共存。由于一直关注在施加于腿 - 足节段的力上，理论上可以忽略 LfC。然而，前面提到 John 这个病例的内侧副韧带受伤了，而它与膝关节囊密切相关，具有类似的拉力线。我们随后需要考虑对关节囊（及其相关韧带）的拉力，以了解康复训练对 John 膝关节受损结构的影响。

反作用力总是与作用力在同一直线上，分别施加于相接触的物体。由于两物体间都是相互推或拉的关系，反作用力的方向总是与作用力相反。因为作用力和反作用力的施力点不在同一个物体上，所以反作用力不与作用力在同一系统中，通常也不是同一空间图的一部分。但在人体中，没有任何一个节段是孤立存在的（就像在空间图中那样），反作用力可能是人体功能的重要考虑因素。

重力和接触力

我们用另一个场景来演示施加在一个物体上的力和其反作用力之间微妙却重要的区别。我们通常认为，当我们称体重时，秤上显示的是我们的体重。然而，"重量"是重力对人质量的拉力（施加于人体的重力或 GP），而不是施加在秤上的。如果重量

没有施加在秤上,它就不能作用在秤上。秤上显示的是"人与秤"的接触力(推力)(PS),而不是"重力与人"的接触。可以通过牛顿第一和第三定律来确定这些力之间的区别及关系。

站在秤上的人是静止的(**图 1-19**),此时人一定处于平衡状态($\Sigma F=0$)。如果作用在人体上向下的重力(GP)大小为734N(人的重量),那么也必须有一个等大而向上的力作用在人体上,人才能保持不动。在**图 1-19**中,除了重力之外,唯一与人接触的物体是秤。因此,秤必须对人施加一个向上的推力(秤对人,或 SP),大小等于重力对人的拉力(+734N)。根据牛顿第三定律(和常识),如果秤对人有推力,人也一定会对秤有推力。就像反作用力一样,"人对秤"的作用力大小相等(734N),方向相反(向下),但施加在秤上(人对秤,**图 1-19** 中的 PS)。在这种情况下,尽管力作用于不同物体,但人的重量(GP)和人对秤的推力(PS)相等。

我们并不总是区分人自身的重力和秤对人的反作用力。然而,如果有其他东西接触到人或秤时,作用力和反作用力就非常重要了。如果人在秤上时拿着东西,虽然人的重量不变,但人和秤之间的接触力会增加。同样,当一个人站在秤上时,手轻轻下压浴室台面时,由于接触到一个新的表面,会使重量明显减轻。经常遇到物体与支撑面的接触及其重量可互换使用的情况。认识到重力对身体或某节段(重量)的拉力和接触面与身体或该节段的接触力之间的区别,就可以更灵活地理解如何在必要时改变这些力。

人对秤(PS)和秤对人(SP)的反作用力由两个接触面相互推挤而产生。当反作用力产生于接触面的推动时,这对力通常被称为接触力(F_C)。当接触力垂直于产生接触力的表面时,也使用法向力(normal force, F_N)这个术语[5-9]。接触力是反作用力的一种类型。

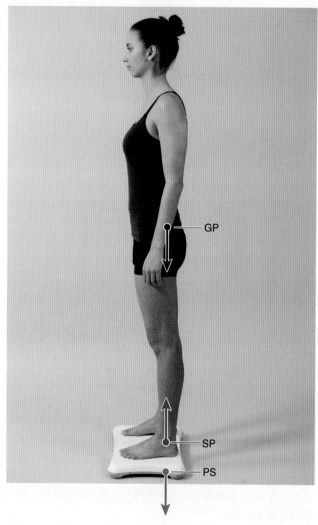

图 1-19 尽管人们通常认为秤测量的是站在秤上的人的重量(人体的重力,GP),但实际上它测量的是人与秤的接触力(PS)。因为在这个图中,除了重力和秤,没有其他东西与人体产生接触,所以秤对人的推力(SP)必须与重力(GP)大小相等,方向相反,才能使处于静止状态的人身上的力之和等于零。根据牛顿第二定律,SP 有一个人对秤的反作用力(PS),其大小相等,方向相反,并作用于秤。只要没有其他额外的接触,那么 GP、SP 和 PS 的大小都是相等的。也就是说,人的"重量"(GP)等于人与秤的接触力(PS)

基本概念 1-6
作用力 - 反作用力

- 每当两个物体或节段接触时,这两个物体或节段会相互施加力。因此,每一个力都有一个反作用力,或者说是一对作用 - 反作用力的一部分。
- 接触力这一术语通常用来表示作用力 - 反作用力中的一个或两个力,其中接触物体的"接触"是一种推力(而不是一种拉力)。
- 根据定义,反作用力中的两个力施加在不同物体上,不是同一力系中的一部分,不能合成(既不能相加,也不能相互抵消)。
- 一个物体的静态或动态状态不会被没有接触它的物体或没有施加在它身上的力所影响。
- 我们对一个力的反作用力应该有一定认识,但如果对反作用力所在的物体或该物体上的其他力不感兴趣,则可以在图形和概念上忽略。

额外的线性力考量

回到病例 John Alexander 的腿 - 足节段,当他坐位下踝部负重悬空时,腿 - 足节段的平衡取决于关节囊(及其相关韧带)对腿 - 足节段的向上拉力(CLf),其大小与足踝自身重力和外加负重的向下拉力(GAwLf)相等。

我们现在知道,如果关节囊对腿 - 足节段的拉力为 88N,那么根据牛顿第三定律(反作用力定律),腿 - 足节段也必须对关节囊施加大小等于 88N 的拉力(腿 - 足节段对关节囊,或LfC)。(注意:**图 1-20** 中的矢量 CLf 和 LfC 虽然作用于不同物体,但实际上共线共面。这些矢量在图中分开,可以分别观察。)John 内侧副韧带损伤。内侧副韧带加强了膝关节囊,其拉力作用线与膝关节囊施加的作用线相似。因此,对关节囊的拉力可能会对受伤的内侧副韧带产生拉力。为了解腿 - 足节段对关节囊的拉力如何影响关节囊(及其相关韧带),我们需要探讨拉力和产生拉力的力。

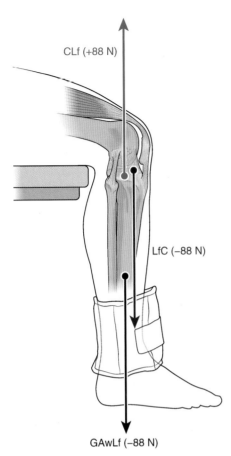

图 1-20　关节囊对腿 - 足节段的拉力（CLf）需要抵消重力和踝关节负重（GAwLf），以使腿 - 足节段保持静止。牛顿第三定律（反作用力定律）指出，如果关节囊对腿 - 足节段产生一个拉力（CLf），腿 - 足节段也必须对关节囊（LfC）产生一个大小相等、方向相反的拉力。（注意：向量 CLf 和 LfC 虽然应用于不同物体，但实际上是共线共面。在图中分开表示以便显示清楚）

拉伸力

　　与其他任何被动结构（包括骨骼等相对坚固的材料）的张力类似，关节囊也有张力，是由作用在同一物体上反向拉力产生。如果物体上没有两个反向拉力（都是拉伸力），物体上就不可能有张力。

　　我们假设腿 - 足节段以 88N 的力拉关节囊（LfC）。牛顿第一定律（平衡定律）告诉我们，如果 LfC 是作用在关节囊上唯一的力，那么关节囊不可能处于平衡状态（静止）。因此，至少还有一个力作用在关节囊上，而且这个力必须来自"接触"关节囊的物体。关节囊远端与腿 - 足部相连，近端与股骨相连，因此股骨也与关节囊相接触的结构（股骨于关节囊，或 FC）（图 1-21）。如果关节囊处于平衡状态，FC 的大小也必须是 88N（LfC+FC=0）。腿 / 足作用在关节囊上的力与股骨作用在关节囊上的力方向相反（每个力都是拉力），因此在关节囊中产生张力。我们可以把关节囊比喻为把两块骨连在一起的细绳。就像拔河比赛中的绳子一样，关节囊被同等大小的力拉向相反的方向，并将在整个过程中受到同等的张力。为了使关节囊及其相关的韧带能够将关节的骨固定在一起，关节囊韧带组织必须有足够的组织完整性，来承受来自相邻骨的拉力所带来的拉伸应力。

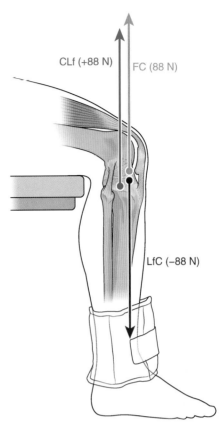

图 1-21　要使膝关节囊处于平衡状态，必须有第二个接触膝关节囊的力。因为股骨是唯一接触关节囊的其他"物体"，股骨对关节囊（FC）的拉力必须与腿 - 足节段对关节囊（LfC）的拉力大小相等（88N），方向相反。因为 FC 和 LfC 以相反方向拉动关节囊，这些力在关节囊中产生张力，也就是拉伸力

基本概念 1-7
张力和拉伸力

- 物体上的拉伸力（或拉力的合力）总是大小相等，方向相反，并平行于物体的长轴。
- 拉伸力共线共面，施加在同一个物体上；因此，拉伸力是同一线性力系统的一部分。
- 在同质性的柔性或刚性结构的两端施加的拉伸力，在沿结构长轴上所有点产生相同的张力（在没有额外接触和摩擦的情况下）。

关节牵引

　　关节囊和韧带并不总是处于紧张状态。John 由于腿 - 足节段悬空，关节囊韧带结构处于紧张状态，抵消了重力和踝部负重的向下拉力（见图 1-20）。如果有其他人用手以 88N 的力向上支撑 John 的足部（手于腿 - 足节段）时，由于不再需要关节囊韧带结构的向上拉，这将消除关节囊（和韧带）的张力。事实上，关节囊韧带结构可能变得松弛。如果逐渐减少手部向上支撑的力（并假设关节囊韧带结构最初是松弛的），则至少会有一个小的净不平衡力向下，导致腿 - 足节段加速离开股骨，加

速度与净不平衡力成正比(牛顿第二定律)。一个骨节远离另一个骨节的运动被称为关节分离(joint distraction)[3]。随着手部支持力的减少,关节囊的张力会随之增加,直到关节囊的张力再次完全抵消了重力和踝关节负重对腿-足节段产生的88N向下拉力;腿-足节段再次恢复平衡状态。

重力和踝关节负重(单独或共同)对腿-足节段的拉扯可以称为牵引力[3]或关节牵引力。牵引力的方向是远离并垂直于被作用的关节面,引起关节面的分离。值得注意的是,此处的牵引力指刚性非形变性骨的分离。在可形变体之间或内部的牵引更为复杂,将在第2章中介绍。

拓展概念1-4
关节牵引的加速度

虽然在临床上不可行,但我们可以计算腿-足节段向下的加速度。

重力和踝部负重是88N。要计算加速度(a=F_{unbal}÷m),必须知道腿-足节段和踝部负重的质量(不仅仅是重量)。回顾一下,1N是使1kg以$1m/s^2$的速度加速所需的力,重量(以牛顿为单位,或相当于以$kg \cdot m/s^2$为单位)是质量(以kg为单位)乘以重力加速度,或者:

$$W=(m)(9.8m/s^2)$$

求解质量,88N的重量相当于$88kg \cdot m/s^2 \div 9.8m/s^2 = 8.97kg$。因此,腿-足节段和踝部负重加起来的质量约为9kg。假设在这个静态例子中,向下的力为-88N,手向上的支持50N和关节囊的拉力10N所抵消,腿-足节段的净不平衡力为-28N(-88+50+10)。因此:

$$a=\frac{-28kg \cdot m/s^2}{9kg}$$

$$a=-3.11m/s^2$$

在人体中,除非关节囊和韧带(或跨越关节的肌肉)失去作用,否则在关节牵引中一个或两个节段相互远离的加速度非常短暂。在施加于腿-足节段上的牵引力被关节囊的拉力平衡之前,John的腿-足节段不会长时间加速离开股骨(几毫秒)。假设John在踝部负重挂在腿-足节段时是放松的(我们并未要求他做任何事情),关节牵引的检查将完全集中在关节囊韧带结构的张力上。John的韧带损伤可能会引起对疼痛敏感的结缔组织紧张而产生疼痛。

基本概念1-8
关节牵引和牵引力

- 牵引力会引起关节表面的分离。
- 每个关节节段上必须至少有一个(或一个合力)牵引力,每个牵引力都垂直于关节表面,与相邻节段上的牵引力方向相反,并远离其关节表面。
- 关节牵引可以是动态(通过节段的不等或相反的加速)或静态的(当相连接节段的组织中的拉力被同等或更大的牵引力所平衡)。

关节挤压和关节的反作用力

用一只手支撑John Alexander的腿-足节段部分,可以最大限度地减少或消除他受损关节囊韧带结构的张力。如果手对腿-足节段的向上的支持力增加到90N,而重力和踝部负重的向下拉力维持在-88N,这些力的总和将导致腿-足节段受到2N向上不平衡的净力。当腿-足节段与位于胫骨平台上方的股骨接触时,会出现新的力。当新的接触力,即股骨对腿-足节段(FLf),达到-2N的大小时,腿-足节段的向上加速将停止,此时腿-足节段恢复平衡。

当一个关节的两个骨节被推到一起并相互"接触"时,所产生的反作用力(接触)也称为关节反作用力。关节反作用力是指相邻关节表面之间有接触后就会产生的接触力。由于关节中这两块骨必须相互推动,因此关节反作用力取决于相邻关节节段上是否存在一个力。这些力将垂直于并指向关节表面。在每个节段上引起关节反作用力的力被称为挤压力。正如牵引力将关节表面分开产生关节囊韧带拉伸力一样,挤压力将关节表面推到一起,产生关节反作用力。在刚才的例子中,手对腿-足节段的推动是一个挤压力。尽管股骨上也必然有一个挤压力,由股骨能够推向腿-足节段,但我们在分析时不考虑这点。

基本概念1-9
关节挤压和关节反作用力

- 关节挤压力在关节表面之间产生接触。
- 在每个相邻的关节节段上必须至少有一个挤压力(或一个合力),每个挤压力都垂直于并指向该节段的关节表面,并且相邻关节段上的挤压力方向相反。

拓展概念1-5
关节的锁定

当关节上有净压缩力(而没有剪切力)时,关节囊韧带结构通常处于无张力状态。然而,有一个重要的例外。当关节的主动或被动旋转引起关节囊韧带结构的充分扭曲时,囊韧带结构将相邻的关节面拉近并相接触。这被称为关节的"锁定"。尽管在第1章中这被写入了"拓展概念",但这个概念将在第2章以及在随后的章节中对个别关节复合体的检查中进行阐述。在这些章节中,锁定的概念将成为"基本概念"。

回顾牛顿平衡定律

鉴于John受伤的关节囊韧带结构中产生的潜在拉伸力,

对他来说踝部负重似乎不是一个好选择，除非我们打算继续用手（或者一张长凳）来支撑他的腿 - 足节段。让我们探讨腿蹬举运动的多种可能性，看看改变运动会如何改变作用在膝关节处的力量。

在腿蹬举运动中（**图 1-22A**），腿 - 足节段仍然受到 –48N 重力（GLf）的作用，但腿 - 足节段方向的改变意味着重力的方向也发生了变化。腿 - 足节段还受到踏板（踏板于腿 - 足节段，或 FpLf）的接触，力的大小未知。在这种情况下，GLf 和 FpLf 不属于同一线性力系（既不共线也不共面），因此我们不能基于对腿 - 足节段重力的理解来对踏板上力的大小做出假设。

垂直和水平线性力系

牛顿平衡定律已经定义：物体上力的总和必须是零（ΣF=0）。我们可以将牛顿平衡定律细化为：作用在处于平衡状态物体上的垂直力（F_V）之和必须为零（$F_V=0$），同时作用在同一物体上的水平力（F_H）之和必须为零（$F_H=0$）。为了满足这组更具体的条件，必须至少有一个额外的垂直力（F_V）和一个额外的水平力（F_H）作用在腿 - 足节段上，这两个力的大小和方向分别与重力 - 腿 / 足和踏板 - 腿 / 足相反（**图 1-22B**）。还未确定 F_V 和 F_H 的来源。

我们知道，股骨与关节囊接触，并可能在腿 - 足节段上产生力的作用。鉴于这些可能性，F_H 可能是股骨对腿 - 足节段的

推力，因为踏板可以推动腿 - 足节段与股骨接触，产生股骨对腿 / 足的力。F_V 的来源很难确定，关节囊（仍然接触腿 - 足节段）的可能性不大；似乎没有物体与腿 - 足节段接触。为了确定 F_V，我们必须承认所有接触力的附加属性。只要两个物体之间有接触，就有可能在两个物体的接触面上产生摩擦力。然而，只有当接触物体上同时存在反向剪切力时，摩擦力才会有大小之分。

剪切力和摩擦力

剪切力（shear force，F_S）是任何平行于接触面（或与曲面相切）作用线的力（或力的分量），它在使表面之间产生运动趋势。［注意：这里讨论的是两个刚性（不可形变）结构（如骨骼）之间的剪切力。可形变结构内的剪切力将在第 2 章中介绍。］

只要一个物体上有一个接触力，该物体上就可能存在一个摩擦力（friction force，Fr）。摩擦力总是平行于接触面（或与曲面相切），方向与潜在的运动方向相反。要使摩擦力有大小，必须存在一个净剪切力，在两个接触物体之间产生或试图产生运动。剪切力和摩擦力有一个共同的特性，即它们都是平行于接触面的力，但剪切力总是沿着运动（或潜在运动）方向，而摩擦力总是沿着与运动或潜在运动相反的方向。为了理解摩擦力的大小，我们需要进一步探讨摩擦力的相关问题。

静摩擦和动摩擦

物体上摩擦力大小是物体之间接触面大小和接触面的光滑或粗糙度有关的函数。当两个互相接触且具有净剪切力的物体不在对方截面（剪切面）上移动时（物体是静止的），每个物体上的静摩擦力（Fr_s）小于或等于静摩擦系数（μ_S）与每个物体上的接触力（F_C）的乘积；也就是：

$$Fr_S \leq \mu_S F_C$$

给定材料的静摩擦系数是恒定值。例如，冰与冰之间的 μ_S 约为 0.05；木材与木材之间的 μ_S 值低至 0.25。随着接触面变得更软或更粗糙，μ_S 会增加。随着物体之间接触程度（F_C）增加，潜在摩擦力也会增加。物体上的接触力越大，接触面越粗糙，潜在摩擦力就越大。当你摩擦双手取暖时，双手的接触使两只手都获得温暖（左右手都存在摩擦力）。如果你想增加摩擦力，就在摩擦时更用力地把双手按在一起（增加接触力）。用力按压双手会增加双手之间的接触力，增加摩擦力的最大值（因为表面仍然是皮肤对皮肤，摩擦系数保持不变）。通常认为，两个表面之间的摩擦力大小与接触表面积大小有关。而事实上，决定摩擦力大小的两个因素是接触面间压力大小和接触面的摩擦系数[2]。

在**图 1-23A** 中，一个重达 445N（约 45kg 或 100 磅）的大箱子放在地板上。地板对箱子（FB）的推力大小必然等于箱子的重量（GB），箱子没有移动，所以 $F_V=0$。因为没有任何东西试图使箱子平行于所接触的地板移动，所以箱子和地板上都没有摩擦力。然而，一旦这个人开始推箱子（**图 1-23B**），就会产生剪切力（人对箱子，或 MB），同时产生对箱子的摩擦力（FrB）。（注意：尽管这个例子说明了一定问题，但**图 1-23B** 过于简化，

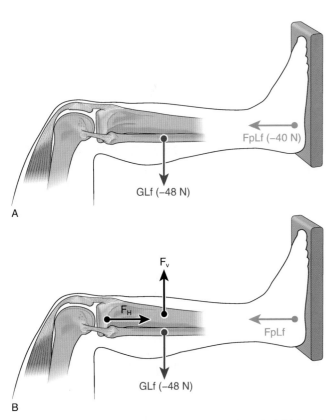

图 1-22　A. 在 John 开始腿蹬举训练之前，腿 - 足节段受到重力（GLf）和踏板（踏板 - 腿 / 足，或 FpLf）的接触。GLf 和 FpLf 不属于同一线性力系；腿 - 足节段不可能只在这两个力的作用下处于平衡状态。B. 腿 - 足节段上必须存在一个额外的垂直力（F_V）和一个额外的水平力（F_H），以使其垂直力和水平力的总和均为零

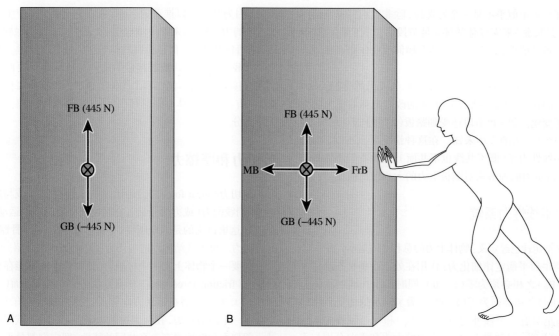

图 1-23 A.箱子受到重力(GB)和地板对箱子的接触力(FB)的作用。因为没有产生运动的趋势,故不存在摩擦力(因此图中没有显示摩擦力)。B.人对箱子的拉力(MB)引起一个反向摩擦力(FrB)

因为图中所有的力都作用在同一个点上。尽管地板对箱子的作用确实通过箱子的质量中心,但力施加于箱子底部;施加在箱子上的摩擦力也作用在箱子底部,而不是如图所示。)假设人对箱子的剪切力不足以移动箱子,可以计算出箱子摩擦力的最大潜在值。

当箱子不移动时,箱子上的最大摩擦力是箱子在木地板上的静摩擦系数(0.25)和地板对箱子接触力(445N)的乘积:

$$FrB \leq (0.25)(445N)$$

$$FrB \leq 111.25N$$

只要箱子不动,箱子上的摩擦力的大小将等于剪切力(人对箱子)的大小,因为 FII=0。当我们在不移动箱子的情况下增加对箱子的推力时,摩擦力将同时增加相同的力,在这个例子中计算出的最大摩擦力为 111.25N。静摩擦力的大小将随着物体上剪切力的变化而改变,但静摩擦力不能超过其最大值。

如果人对箱子的推力超过 111.25N,箱子将开始移动,因为静摩擦力的大小不能超过111.25N;而人的推力方向上会有一个不平衡的净力。一旦物体开始移动,就必须计算动摩擦力(Fr_K)的大小。与静摩擦力不同,动摩擦力在任何情况下都是恒定的,等于接触力(F_C)和动摩擦系数(μ_K)的乘积:

$$Fr_K = (\mu_K)(F_C)$$

对于任何一组接触面,动摩擦系数(μ_K)的大小总是小于静摩擦系数(μ_S)。因此,摩擦力的大小总是在物体即将移动之前最大(当剪切力的大小与静摩擦力的最大值相同时)。一旦剪切力超过静摩擦力的最大值,物体开始移动,摩擦力值就会从最大的静摩擦力值下降到较小的动摩擦力值,导致物体上的净不平衡力突然增加,即使人的推力是一样的。摩擦力大小的

突然下降引起一个常见情况,即越来越用力地推,使箱子沿着地板移动,然后突然发现自己和箱子的加速度过快。

基本概念 1-10
摩擦力和剪切力

- 只要两个物体接触,就可能存在剪切力和摩擦力。
- 剪切力是平行于物体接触面(或与曲面相切)的任何力(或力的分量),它试图引起物体接触面间的相对运动,并施加于在运动或潜在运动的方向上。
- 摩擦力平行于任何物体的接触面(或与曲面相切),但总是与接触面之间潜在或相对运动的方向相反。
- 只有当有一个净(合力)剪切力施加在物体上时,摩擦力才有大小。
- 静摩擦力可以随着施加在物体上的净剪切力的改变而改变,而不论物体上的剪力或力的大小或运动物体的速度如何,动摩擦力保持不变。
- 剪切力和摩擦力总是平行于接触面,而必须同时存在的接触力(或接触力的分量)垂直于接触面。因此,剪切力和摩擦力与接触力(或更正确地说,与接触面"正常"的接触力分量)垂直。

考虑垂直和水平的线性力平衡

我们现在可以回到 John 腿蹬举的例子上。理解剪切力和摩擦力后可以确定**图 1-22B** 中 F_v 的来源,并计算出 FpLf、F_v 和 F_H 的大小。

因为重力(GLf)平行于踏板,有可能使腿 - 足节段从踏板上滑落(见**图 1-22B**),因此 GLf 是一个剪切力(平行于接触面)。如果垂直排列的踏板和腿 - 足节段之间存在剪切力,也存

在垂直的摩擦力，方向与剪切力（GLf）相反。因此，图 1-22B 中的未知 F_V 可能是来自与踏板接触的腿 - 足摩擦力。

腿 - 足节段处于平衡状态，只有两个垂直力。因此，腿 / 足部摩擦力（F_V）的大小必须等于 248N 的剪切力（GLf）（尽管方向相反）。如果 John 的鞋底和金属踏板之间的静摩擦系数估计为 $\mu_S=0.6$（略高于木头对木头），我们可以求出踏板对足部的接触力（FpLf），当足部摩擦力（F_V）为 48N 时：

$$48N=(0.6)(F_C)$$

$$F_C \text{ 或 FpLf}=80N$$

如果图 1-22B 中计算出踏板对腿 / 脚的接触力（FpLf）是 –80N（指向左边），那么股骨对腿 / 足的力必然为 +80N（指向右边），因为水平力的总和必须是零，腿 - 足节段才处于平衡状态。

第二部分：动力学 - 对旋转和平移的力和运动的理解

当讨论旋转运动和一般运动时，我们将继续基于二维分析进行讨论和演示（如上文示例），以加深对概念的理解。尽管在教学中很少叠加第三个维度，但后续章节将在概念上引入并作简单介绍。

当一个物体完全不受约束（未附着于任何物体）时，不管施力的角度如何，施加在或穿过物体质心的单一力将使物体产生线性位移（图 1-24A-C）。然而，施加于骨性节段上的力却很少通过物体的质心。当施加到不受约束的物体上的力没有通过其质心时，物体则产生旋转和平移的联合运动（图 1-25）。因此，骨性节段的独立线性运动是不典型的（如果发生的话），旋转和一般形态的运动则更为常见。

扭矩或力矩

为了使一个物体或节段产生独立的旋转运动（角位移），必须对该物体或节段施加与初始力相平行的第二个力。当施加另一个大小相等、方向相反、与初始力平行的力（图 1-26）时，两个力的平移效应将相互抵消，并发生单独的旋转运动。如果物体是

不受约束的，就像图 1-26 中的木块，它将围绕两个力的中间点做旋转运动。如果物体受到其中一个力的约束（如果 FB_2 的作用点是固定的），物体则将围绕约束力的作用点发生旋转（图 1-27）。大小相等、方向相反、平行且作用于同一物体不同点的两个力称为力偶。作用在同一物体上的彼此相距一定距离的力偶将始终产生力矩或扭矩（τ）。扭矩（可与力矩互换使用）是力偶中其中一个力的大小与力之间最短垂直距离的乘积，称为力臂（MA）：

$$\tau=(F)(MA)$$

因为扭矩与所施加的力的大小（力偶中，力的大小是相等的）和力偶之间的距离成正比，所以扭矩可以被认为是旋转的强度。因此，力偶中的力越大，旋转的强度就越大；力偶之间的距离越远（MA 越大），旋转的强度就越大。

力的单位是牛顿，距离的单位是米；因此，扭矩的单位是**牛顿米（Nm）**（在美国是英尺 - 磅）。关节节段旋转或扭矩的方向也可以用屈 / 伸、旋内 / 旋外或外展 / 内收来标记。因此，在关节屈曲方向上的力矩可以称为**屈曲力矩**或**屈曲扭矩**。

平行力系统

因为力偶中的力是相互平行的，这两个力是平行力系统的一部分，当施加在同一物体上的两个或多个力相互平行时，**平行力系统**就存在。每个平行力产生的扭矩由力的大小乘以其力矩臂来确定，力矩臂是从力到段的约束点或到任意选择的点的最短距离段（只要同一点用于每个平行力）。

确定平行力系统中的合力

由同一平行力系统中的力产生的净扭矩或合扭矩可以通过将每个力的扭矩相加来确定，并考虑它们的正号或负号。按照惯例，顺时针扭矩被认为是负的，而逆时针扭矩被认为是正的。

在图 1-28 中，三个力作用于独立于其他物体的节段。力的大小 F_1、F_2、F_3 分别为 5N、3N、7N。F_1、F_2、F_3 与物体上任意点的最短距离（力臂）分别为 0.25m、0.12m、0.12m。F_1 和 F_2 是顺时针方向，而 F_3 是逆时针方向（与选择的旋转点相关）。合力矩为：

$$\tau_{net}=(0.25m)(-5N)+(0.12m)(-3N)+(0.12m)(+7N)$$

$$\tau_{net}=-0.77Nm$$

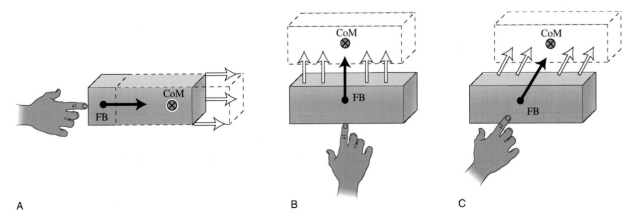

A   B   C

图 1-24 不管施力的角度如何，单独施加在通过木块质心（CoM）的力（手指 - 木块，或 FB）将在不平衡力的方向上产生线性位移（平移运动）

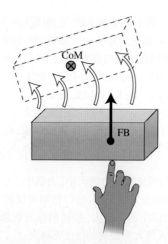

图 1-25　当不通过质心（CoM）单独的力（手指推动物块，FB）施加到木块上时，木块将发生旋转和平移运动的联合运动（即一般运动）

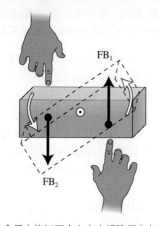

图 1-26　手指在盒子上施加两个力大小相等但方向相反（FB_1 和 FB_2）。FB_1 和 FB_2 构成一个力偶，假设物体没有被约束，那么物块将围绕力的中间点产生独立的旋转运动

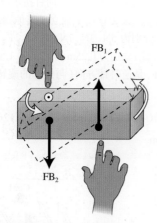

图 1-27　FB_1 和 FB_2 是两个作用于物体上大小相等，但方向相反的力。但是，FB_2 的作用点是固定的。FB_1 和 FB_2 构成一个围绕 FB_2 固定施力点发生独立旋转的力偶

也就是说，将有一个顺时针方向的旋转，合力矩大小为 0.77Nm。

因为**图 1-28** 中的合力矩是围绕一个不在节段质心的点计算的，节段不仅会旋转，还会平移。当我们考虑到这三种力（$F_1 \sim F_3$）都是垂直向上的力时，这一点就很明显了；这些力不仅产生旋转（扭矩），还产生平移。垂直力之和产

生 15N 的净向上平移力，向上平动与净力矩 –0.77Nm 同时发生。

基本概念 1-11
回顾牛顿平衡定律

根据牛顿平衡定律，对于处于平衡状态的物体或线段，$\Sigma F=0$。我们详细说明了处于平衡状态的物体或线段，$\Sigma F_V=0$ 和 $\Sigma F_H=0$。现在，我们可以进一步指定，对于处于平衡状态的物体或线段，$\Sigma \tau=0$。要使对象或线段处于平衡状态，必须满足以下 3 个条件：

$$\Sigma F_V=0$$
$$\Sigma F_H=0$$
$$\Sigma \tau=0$$

如果**图 1-28** 中的目标是旋转而不是平移节段（如人体关节的作用一样），则必须通过添加额外新的力来抵消节段不必要的上移。然而，让我们首先合并 F_1 和 F_2 为一个合力来简化问题，因为这两个力都将产生节段的顺时针旋转。在**图 1-29** 中，力 F_1 和 F_2 已合成为合力 F_{1-2}，并添加了一个新矢量（F_4）。

（注意：在这个特定的图中，力 F_4 可能更容易显示为向下推动，如灰色虚线箭头所示。但是，我们将继续使用箭头底部位于作用点，如标记为 F_4 的向量所示。）

力 F_4（**图 1-29**）的大小为 –15N。加上 F_4，垂直力（F_{1-2}、F_3 和 F_4）之和现在为零。力 F_4 通过管段的假设旋转点。因为它通过该点，所以在距离该点 0m 处应用；因此，F_4 产生的扭矩为零（–15N×0）。通过参考点或旋转点施加的任何力都不会产生扭矩。虽然矢量 F_4 的添加导致垂直平衡，但净扭矩仍然为 –0.77Nm。添加 F_4 所产生的效果就是人体内发生的情况。身体分段将平移（伴随或不伴随旋转），直到遇到相等和相反的约束，此时分段上的平移力平衡，并产生纯旋转。

识别关节轴围绕哪个身体节段旋转

图 1-30A 显示了 John 的腿 - 足节段，其位置与腿蹬举训练中的位置相同，但没有接触踏板。如果 John 仍然处于放松状

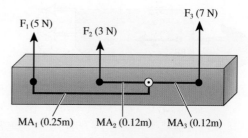

图 1-28　三个平行力的合力矩由力矩之和得到，力矩是每个力（F_1、F_2 和 F_3）和它的运动臂（MA；从指定的旋转点的距离）

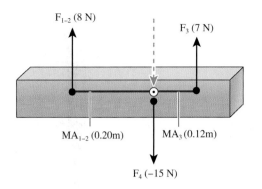

图 1-29　力 F_1 和 F_2（最初如图 1-28 所示）已合成为力 F_{1-2}。通过旋转点施加 F_4，将产生垂直平衡，而不会产生任何额外扭矩，因为 F_4 穿过轴（没有力矩臂）。物体现在将沿不平衡扭矩方向绕固定轴旋转

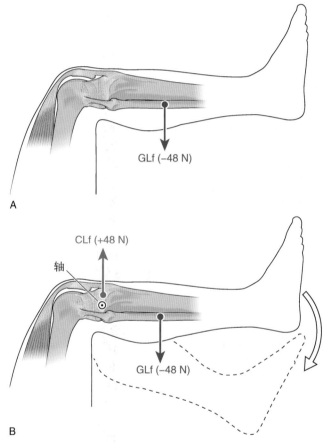

图 1-30　A. 单独的腿 / 足重力会导致腿 - 足节段向下平移。B. 随着腿足节段向下平移，膝关节（CLf）的囊韧带变得越来越紧。当 CLf 达到 48N 并限制进一步向下运动时，CLf 和 GLf 形成力偶，使膝关节围绕约束力的作用点 CLf 顺时针旋转

态，他的腿 - 足节段部分就不能保持平衡。最初，由于向下的重力（GLf），腿 - 足节段会线性向下平移。在这种情况下，重力是一种剪切力，因为它平行于股骨髁和胫骨平台的接触面。尽管剪切力有可能产生相反的摩擦力，但滑膜关节中非常小的摩擦系数（估计值低至 0.005）意味着摩擦的大小可以忽略不计[3]。因此，根据之前的示例，腿 - 足节段会向下平移，直到膝关节囊随着我们的动作而变得紧张，继而产生对腿 - 足节段关节囊的力（CLf）（图 1-30B）。随着腿足节向下平移，关节囊中的张力会增加，直到 CLf 达到 48N。我们现在可以看到，腿 - 足节段

关节囊（CLf）与腿 / 足重力形成力偶（GLf）。腿 - 足节段则继续围绕约束力的作用点（轴）进行独立旋转。

在人体中，关节节段的运动最终通过关节反作用力（骨性接触）或囊韧带拉力得到控制。限制进一步平移的关节反作用力或囊韧带拉力的作用点成为旋转运动的固定枢轴点（力偶的一半）。先平移（到限制点）后旋转（围绕该点）产生的净效应是该节段的轻微曲线运动。由于运动是曲线运动，因此在运动过程中旋转轴会略微移动。如果关节处的正常关节限制不足（如受损组织），则会出现过度的平移运动并且可能会发生瞬时旋转中心的过度偏移。

尽管公认关节的瞬时旋转中心随着身体节段的运动而移动，但通常的做法是将关节轴识别为围绕其发生固定点的关节旋转。这通常被假定为连续瞬时旋转中心的中心。然而必须承认，这种做法在某种程度上过于简化了对身体节段扭矩的评估。

弯曲力矩和扭矩

当平行力作用于原本就处于平衡状态（既无旋转也无平移）的刚性物体上时，作用到物体上特定点的扭矩（力矩）也可以被认为是弯曲力矩[3,4]。

如果将大小为 10N 的平行力 F_1 和 F_2 作用到物体上（图 1-31A），则物体将围绕固定旋转点（F_1 的作用点）旋转，因为 F_1 和 F_2 是一个力偶。引入一个新的力（F_3）可以恢复物体的平衡，F_1 和 F_3 则均为 F_2 大小的一半（$\Sigma F_v=0$）（图 1-31B）。尽管该节段既不旋转也不平移，如果物体不是刚性的，F_1 和 F_3 会围绕三角形的顶点节段"弯曲"；因此，平衡状态下的力偶也可以被认为是弯曲力矩。因为产生弯曲效果需要所有三个平行力，所以弯曲力矩也可以称为三点弯曲。有时，骨性节段受到某种方式的弯曲力从而导致产生损伤（即骨折）。骨强度往往使用三点弯曲试验进行评估（图 1-31C）。

扭矩有时被认为是扭矩或力矩的特殊情况（或子类别）。当一个所谓的扭力切向施加到一个节段的外围并与该节段的旋转轴相距一段距离时，会（倾向）产生节段内围绕纵轴的旋转（图 1-32A）。一个常见的例子来说明这种扭转力矩产生的结果，即身体长骨中的螺旋骨折（图 1-32B）。

肌肉力量

总肌肉力矢量

肌肉对骨节段施加的力实际上是许多单独的力（肌肉纤维）拉动共同作用点的结果。肌肉中的每根纤维都可以用一个力矢量表示，该力矢量与肌肉附着处的其他纤维矢量会聚，形成一个合力系统，其合力由总肌肉力矢量（Fms）表示（图 1-33）。肌肉力矢量可以通过在肌肉中部对称地绘制一条通过肌肉纤维的动作线来近似表达。任何肌肉的拉力方向总是朝向肌肉的中心。每块肌肉同时对其每个附着点施加力（拉力）。因此，每块肌肉至少会产生两个力矢量，分别位于肌肉附着的两个（或更多）节段中的每个节段上；两个（或更多）向量中的每一个都指向肌肉的中间。活动肌肉产生的运动类型和方向收缩取决于作用在其每个骨附件上的净力和净扭矩。

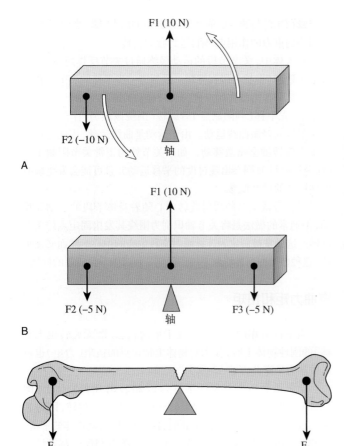

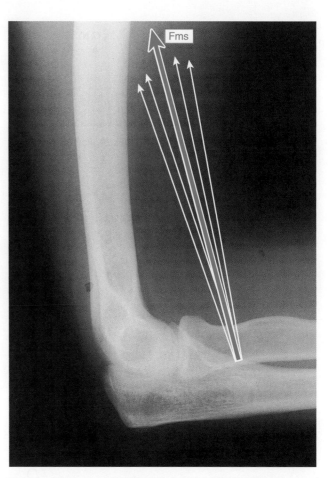

图 1-33 例如肱二头肌肌纤维会集中作用于尺骨上, 总肌肉力(Fms) 是所有单个肌肉纤维拉力的结果

只有当肌肉产生的扭矩超过相反的扭矩时, 肌肉才会在其拉动方向上旋转一段。

图 1-31 A. 力偶(F₁ 和 F₂)将围绕固定力(F₁)产生旋转。B. 当第三个力(F₃)被添加到力偶(F₁ 和 F₂)时, 会产生一个弯矩, 导致旋转和平移平衡, 但倾向于围绕固定力(F₁)的作用点 "弯曲" 物体。C. 弯矩(或三点弯曲)原理常用于长骨(如股骨)的生物力学测试

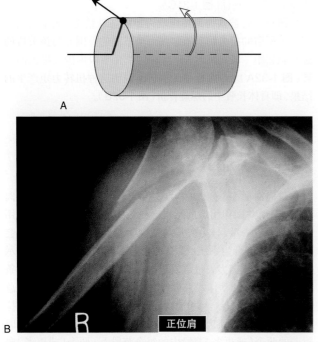

图 1-32 A. 施加到长段外围的切向力(距纵轴有一定距离)会产生 "扭矩", 该力矩与力的大小及其距纵轴的距离成正比。B. 肱骨的螺旋骨折由骨上的扭转力矩引起

拓展概念 1-6
肌肉力量测量

　　人体中肌肉力量的大小通常是估计的, 因为在没有侵入性测量工具的情况下, 无法确定其实际大小(肌肉对其附着物的拉力)。肌电图(EMG)可以测量肌肉的电活动。电活动与运动单位活动成正比, 而运动单位活动又与等长肌肉力量成正比(参见第 3 章)。然而, 电活动和运动单位的数量都不是绝对力量的衡量标准, 因为肌肉对其机械环境(如长度、速度)非常敏感。肌肉的临床 "力量" 是通过使用重量、力传感器或等速设备等来测量的。然而, 实际上, 直接或间接测量的是施加到关节上的扭矩。虽然在已知外力(重力、重量等)力臂的情况下, 可以估计节段上的净扭矩, 但对产生净扭矩的单个内力的大小却很难量化。即使单个肌肉处于活动状态(几乎不可能发生), 也很难分离出关节反作用力、囊韧带拉力和微小摩擦力等力的影响。结果就是如果不通过手术将装置直接植入肌腱, 就无法在活体中评估单个肌肉的实际拉力大小, 这本身可能会改变通常由肌肉产生的力。需要注意的是, 个体肌肉力量通常可以使用不同复杂程度的数学模型来模拟。这些模型的输出结果则是对肌肉力量最佳的评估。

　　在空间图中, 我们通常只考虑识别肌肉的拉力。然而, 应

该认识到我们有意忽略了同一块肌肉对一个或多个其他节段的伴随拉力。

解剖滑轮

通常，肌肉的纤维或肌肉的肌腱缠绕在骨头上或因骨突出存在而发生走行的偏转。当肌肉的拉力方向改变时，引发肌肉纤维/肌腱发生偏转的骨骼或骨突出形成**解剖滑轮**。滑轮（如果不考虑摩擦力的存在）在不改变力的大小的情况下改变力的方向。接下来我们将进一步阐述，解剖滑轮对力的作用线的改变将影响肌肉产生扭矩的能力。

解剖滑轮、作用线和力矩臂

任何滑轮都是通过重新定向力的方向使任务更容易。人体运动的"任务"是旋转身体节段。解剖滑轮（在大多数情况下）通过使肌肉的作用线远离关节轴，从而增加肌肉力的力臂，降低任务难度。通过增加肌肉力的力臂（MA），相同大小的力（F）将产生更大的扭矩（记住 $\tau=F\times MA$）。

籽骨位于肌腱穿过关节的位置，其功能是改变肌肉或肌腱作用线的方向，从而增强肌肉围绕一个或多个关节轴产生扭矩的能力。人体内有几块籽骨，最大的是髌骨。

示例 1-2
髌骨作为解剖滑轮

解剖滑轮的典型例子是由髌骨形成的滑轮。股四头肌腹肌与股骨平行。肌肉的肌腱穿过膝关节并通过胫骨结节处的髌腱附着在胫骨上。膝关节伸展运动中关节轴被认为穿过股骨髁。股四头肌（QLf）的力臂是力矢量到关节轴的最短距离。若没有髌骨，股四头肌的力线腿-足节段（胫骨）上的肌腱将跟随胫骨结节处的髌腱，并平行于腿-足节段（**图 1-34A**）。然而，髌骨嵌入股四头肌腱中，将肌腱推离股骨，改变了髌腱与胫骨的夹角并且股四头肌的力线将远离膝关节轴（**图 1-34B**）。改变股四头肌对胫骨的力线是为了增加力臂。如果给定一个较大的力臂，相同大小的股四头肌力将产生更大的扭矩（和更大的角加速度），如**图 1-34B** 中扭矩比**图 1-34A** 中更大。

基本概念 1-12
肌肉力量矢量

- 尽管人们可以选择每次只考虑一个节段，然而实际上肌肉中的主动或被动张力会对附着在肌肉上的所有节段产生力（拉力）。
- 肌肉力矢量的作用点位于该节段上的连接点。
- 肌肉作用线在作用点的纤维或肌腱的方向上。
- 肌肉力矢量（与所有矢量一样）由直线表示。一旦肌肉的作用线在肌肉的作用点处接近肌腱或肌纤维的排列方向，无论肌纤维或肌腱在作用点之外的方向发生任何变化，肌肉力矢量都会继续保持直线。
- 肌肉力的大小通常是一个假设或理论值，因为肌肉对其附着点的绝对拉力无法进行无创测量。

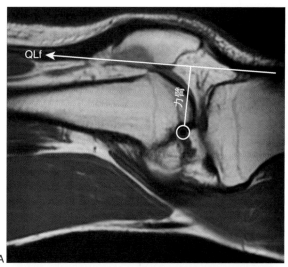

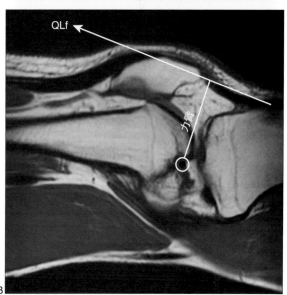

图 1-34　膝关节 MRI 矢状面 T1 加权。A. 没有髌骨情况下股四头肌的力线和力臂。B. 借助髌骨的滑轮效应，肌肉的力线偏离关节轴，增加肌肉力量的力臂

重新审视扭矩

我们现在准备在踝关节负重示例中从伸膝的位置开始将股四头肌拉力添加到腿足节段；也就是说，现在是时候让 John Alexander 尝试伸展膝关节。

力的力矩臂的变化

要想了解启动股四头肌收缩对 John Alexander 的腿-足节段的影响，我们需要确定相关力的力臂。**图 1-35A** 显示了股四头肌（QLf）对腿-足节段的拉力以及重力和脚踝重量的合拉力（GAwLf）。对于某些向量，找到力和关节之间的最短（或垂直）距离（力臂）需要延伸力向量。力的效果不会因为以图形方式延伸向量而改变，当然也不会改变力的大小。当 GAwLf 在**图 1-35A**（虚线）中延伸时，该力的大小仍然为 −88N，但其力臂（MA）实际上为零，因为延伸的向量通过膝关节轴（MA ≈ 0）。因此，当膝关节仍处于屈曲 90° 时，重力和脚踝重

量对腿 - 足产生的扭矩可以忽略不计。鉴于 GAwLf 在此膝关节位置不产生扭矩，股四头肌施加的相对较小的力（通过其相对较大的力臂施加，在本例中估计为 0.03m）将在膝关节伸展方向产生净合成扭矩。一旦膝关节不再处于 90°，该情况就会发生改变，因为施加到腿 - 足节段的力产生的扭矩将随着腿 - 足节段的方向改变而改变。如果**图 1-35B** 中 GAwLf 的力臂为 0.27m，那么 288N 的力将产生 23.76Nm 的顺时针（膝关节屈曲）扭矩。股四头肌必须产生 23.76Nm 的逆时针（伸展）扭矩以保持旋转平衡。如果股四头肌的力臂为 0.05m，则股四头肌力必须为 475.2N（约 107lb）才能将腿足节段保持在 45°。股四

头肌力量实际上必须大于 475.2N，以便在继续伸膝的方向上产生净不平衡扭矩。

图 1-35C 显示了膝关节伸展（膝关节屈曲 0°）末端的腿 - 足节段。GAwLf 现在垂直于腿 - 足节段，并且离关节轴更远（其力臂增加到估计 0.36m）。股四头肌的拉力线现在比膝关节处于 45° 时更靠近关节轴，从而力臂减小。GAwLf 的大小保持不变，为 288N。但是，GAwLf 现在产生了一个顺时针（屈曲）扭矩 31.68Nm。如果减少的股四头肌的力臂现在是 0.01m，肌肉将必须产生 3 168N（712lb）的力来保持这膝关节完全伸展（旋转平衡）。

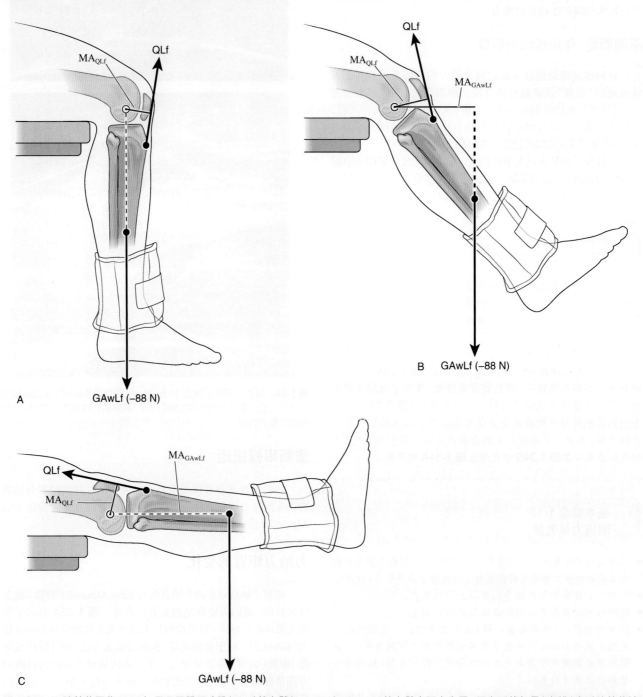

图 1-35 **A.** 膝关节屈曲 90° 时，显示了股四头肌（QLf）的力臂（MA QLf）。GA wLf 的力臂实际上为零，因为延伸矢量（虚线）穿过膝关节轴。**B.** 在膝关节屈曲 45° 时，MA QLf 略有增加，但 GA wLf（MA GAwLf）的力臂显著增加，因此大大增加了股四头肌现在努力伸展膝关节的扭矩。**C.** 在膝关节屈曲 0° 时，MA QLf 略微变小，而 MA GAwLf 大幅增加。股四头肌现在必须极大地增加其收缩力，以产生足够的扭矩来保持膝关节完全伸展

每当以垂直 90° 角向某节段长轴施加力时（如**图 1-35C** 中的 GWbLf），该力的力臂最大。力臂将平行于该节段（杠杆）的长轴，在这种条件下，也可以称为**力的杠杆臂**。因为当力与节段成 90° 时，力的力臂最大，因此当力以该角度施加时，给定的力矩大小也将是最大的。当 John Alexander 收缩股四头肌进行伸膝动作时，股四头肌必须在完全伸展的膝关节上施加最大的力量，因而这是最难维持的膝关节位置角度了。

基本概念 1-13
力矩臂和扭矩

- 随着力的力臂增加，其产生扭矩的潜力增加。
- 当力以 90° 施加到该节段时，力的力臂最大。
- 当力的作用线通过施加力的部分的旋转中心时，力的力臂最小（0.0）。
- 当该节段与地面水平时，重力将以 90° 施加到该节段上，当该节段垂直于地面时将在 0° 处施加。
- 当力矩平行于该节段时，术语杠杆臂也可用于描述从力矢量到关节轴的最短距离。

拓展概念 1-7
功、能量和功率

功、能量和功率是运动学和动力学变量的组合。虽然这些术语不是本章的重点，但生物力学中的这些重要概念与肌肉力量的产生有关，值得简要讨论。**功**被定义为在一定距离上施加的力，并以焦耳（J）（或 Nm）为单位表示。

$$W = F \times D$$

如果检查者在测试时向远侧前臂施加 10N 的负荷——肘关节屈曲（见**图 1-10**）并且前臂远端在施力点移动 2cm，检查者将完成 0.2J（10N × 0.02m）的工作。**功率**是工作产生的速率，以瓦特（W）（或 J/s）表示。

$$P = W \div 时间$$

如果检查者在 2s 内使前臂远端移动 2cm，他或她将产生 0.1W 的功率。尽管这个概念看似微不足道，但在谈论力时，功率经常被误用。功率是工作产生的速率，比简单的力产生复杂得多。最后一个概念是**能量**。能量是做功的能力，以与功相同的单位表示（焦耳）。

改变扭矩的角加速度

我们将**图 1-35A-C** 中的踝关节重量训练分析为一系列定格帧或单个时间点。当然，人体运动不是一系列的平衡点，而是骨节围绕关节轴旋转，随着节段通过其运动弧移动，其旋转（角）加速度也会发生变化。我们确定股四头肌需要在膝关节屈曲 0° 时以大约 3 168N 的力收缩，以抵抗肢体重量和踝关节重量的屈曲（顺时针）扭矩（**图 1-35C**）。如果在膝关节屈曲 90° 时产生 3 168N 的股四头肌收缩（**图 1-35A**），则踝关节重量和

肢体重量（GAwLf）几乎不会提供抵抗由于力矩臂较小而产生屈曲扭矩。股四头肌收缩会产生很大的净伸展扭矩（ΣT）。净扭矩将接着产生腿足部分的显著角加速度。［注：牛顿第二定律（加速度定律）不仅表明线性加速度与净不平衡力成正比，而且角（旋转）加速度与净不平衡扭矩成正比。］如果在伸膝时股四头肌继续以 3 168N 的力收缩，净不平衡伸展扭矩将逐渐下降，因为 GAwLf 产生的屈曲扭矩随着 GawLf 的力矩臂的增加而逐渐增加，达到全膝伸直时的最大力矩和屈曲扭矩。随着净不平衡扭矩的减小，腿足部分的角加速度也减小。当膝关节后部结构以及重力和负重靴有助于检查进一步的膝关节伸展（当 Στ=0 和 ΣF=0 时腿-足部分恢复平衡时，角加速度将在全膝伸展点达到零）。即使股四头肌收缩的力是恒定的，腿足的重量和脚踝的重量是恒定的，肢体的角加速度也会随力的力臂的变化而变化。［注意：股四头肌的一个特征是它的力臂最大点大约在膝关节 ROM 的中间。节段 ROM 中肌肉力臂最大的点，从而可产生最大的潜在扭矩，基本上在每块肌肉上是独一无二的，并且无法通过任何规则预测。］

力矩臂和力的作用角

我们已知当一个节段绕着其关节轴旋转或是改变其在空间中的方向时，力的力臂会发生改变。力矩臂的长度与作用在该节段的力的角度直接相关。**力的作用角**通常是在关节周围一侧进行测量，即力矢量与力的交点所形成的角。任何时候对一个节段施加力，至少形成两个角。观察者会自动倾向于找到锐角（而不是钝角）。为了确定作用力的角度，无论该角度是锐角（小于 90°）还是钝角（大于 90°），目光都将放在关节轴一侧的角度。

图 1-36 显示了 4 个力矢量（如肱肌）相对于前臂的不同作用力角度。可以看出作用力的角度如何影响力臂的大小。当作用力的角度很小（约 35°）时，力臂就会很小（**图 1-36A**）。随着作用力的角度增加（约 70°），力臂增加，因为矢量离关节轴更远（**图 1-36B**）。当力的作用角为 90° 时，力臂尽可能大（**图 1-36C**）。当应用角度超过 90°（如 145°）时（**图 1-36D**），从矢量的延伸尾部开始测量力臂；随着作用力的角度继续增加超过 90°，延伸的尾部摆动得更靠近关节轴。正如我们在**图 1-35A-C** 中的股四头肌中看到的那样，随着肌肉力的力臂发生变化，它产生扭矩的能力也会发生变化。

在**图 1-36A-D** 中，随着节段根据不同的 ROM 进行移动时，力臂和扭矩发生了变化。当节段通过其关节 ROM 时，力臂和重力角度也会发生变化。然而，重力作用角变化的基础与肌肉不同。重力总是垂直向下。因此，导致重力作用角变化的是节段在空间中的方向，而不是关节角度。

在**图 1-37A** 中，肘关节呈 90°，前臂与地面平行（水平）。因此，前臂重力将以 90° 施加到前臂，前臂重力的力臂将达到最大。在**图 1-37B** 中，肘关节仍处于 90°，但前臂不再与地面平行。因此，前臂重力（及其扭矩）的力臂会减小。因为该节段重力大小不会随着节段在空间中移动而改变，节段的重量（G）产生的扭矩直接取决于该节段在空间中的位置，而不是关节角度。

重力在非节段物体中具有固定质心，然而在身体节段中，重力的表现则不完全一致，因为其他外力（如徒手阻力、机械

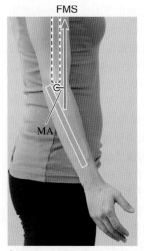
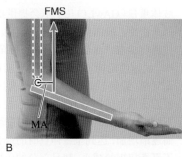
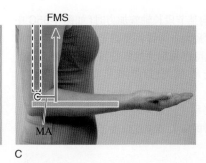
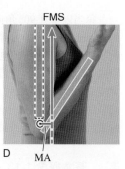

图 1-36 作用在前臂上的力的角度（力矢量与轴一侧的杠杆之间的角度）的变化会导致力（Fms）的力臂（MA）发生变化。A. 当应用角度最小（约35°）时，力臂最小。B. 随着 Fms 应用角度的增加（70°），MA 增加。C. 当力以 90° 施加到杠杆时，MA 最大。D. 当 Fms 的应用角度大于 90°（145°）时，必须延长力矢量才能确定 MA 的长度

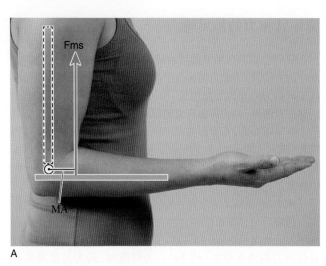
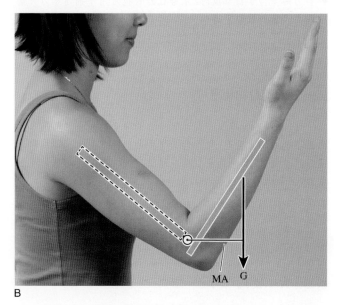

图 1-37 A. 当前臂平行于地面（水平）时，重力（G）的作用角始终为 90°，而力的力臂（MA）将达到最大。B. 尽管肘部仍处于屈曲 90°，但 G 的作用角度现在与前臂成 45°，并且 MA 小于在位置 A 时的大小

阻力或额外负荷）可能将力的作用点改变到身体节段的不同点。当外力作用点发生变化时，该力的力臂（和扭矩）也会发生变化。由于关节运动的徒手阻力远离关节轴，因此产生相同扭矩所需的力更小，因为力臂更大。

> **基本概念 1-14**
> **力矩臂和作用角度**

对于所有力（内部和外部）：

- 当力施加在或尽可能接近与它所作用的节段成 90°（垂直）时，力的力臂最大。
- 当力施加在或尽可能接近节段的 0° 或 180°（平行）时，力的力臂最小。
- 若身体节段在空间中发生移动，则肌肉力的作用角度（和力

臂）会随着它所穿过的关节的角度而变化。

- 无论关节角度如何，重力的作用角（和力臂）都将随着空间中节段的方向而变化。
- 大多数肌肉与它们附着的骨节平行排列；因此，应用角度接近 90° 的肌肉是例外而不是规则。

通过改变质心来改变重力力矩臂

图 1-38 显示了腹部肌肉的三个分级训练。L5 到 S1 的椎骨间隙在这里被认为是一个假想的轴，头-臂-躯干（HAT）围绕它旋转。在每个图中，臂的位置略有不同，这导致质量的重新排列和质心的移动。在图 1-38A 中，手臂举过头顶。因此，头-臂-躯干的质心更靠近头部（头侧），与另外两个位置

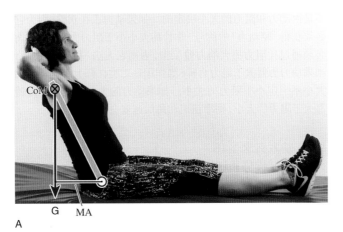

A

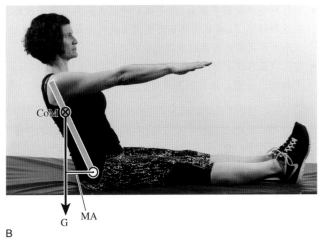

B

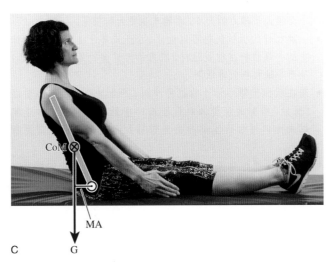

C

图 1-38 仰卧起坐时手臂位置的变化会导致上半身的质心(CoM)移动,力臂(MA)发生变化,重力扭矩(G)从位置 A 开始减小到位置 C

中双臂放置在相反的一侧时相比,重心离旋转轴更远(更大的力臂)。重力产生的扭矩是逆时针方向的(躯干伸展扭矩或力矩)。为了保持这个姿势(旋转平衡),腹部肌肉必须在相反的方向产生一个相等的扭矩(一个等效的屈曲力矩)。在图 1-38B 和 C 中,当手臂下降时,质心向下移动。头臂躯干重心的重新定位使重心更靠近旋转轴。因为当手臂下降时上身的重量不会改变,重力施加到上身的扭矩大小与力臂的减少成比例地减小。降低的重力扭矩需要腹部肌肉的反向扭矩更小来维持平衡。因此,保持图 1-38C 中的位置最容易,而保持图 1-38A 中的位置最难。

杠杆系统或杠杆类型

用于评估内力和外力相对扭矩的一个角度是**杠杆系统**或**杠杆类型**。虽然将杠杆系统的术语应用于人类运动需要一些重要的高度简化,但这些词汇(如主平面和轴的术语)提供了一个有用的参考框架和通用术语,使我们能够将复杂的动力学分解为可描述的组成部分。

杠杆是任何围绕支点旋转的刚性节段。每当两个力以产生相反扭矩的方式施加到杠杆上时,就存在杠杆系统。要将杠杆的概念应用于骨性节段,我们还必须考虑骨性节段的关节轴是相对固定的(如上文所言,这个假设不十分准确)。然而,通常将杠杆的概念应用于骨性节段来计算两个力产生的净旋转,如①肌肉力和②重力或外力。

在杠杆系统中,产生合成扭矩的力(作用于旋转方向的力)称为**动力(EF)**。因为另一个力必须产生相反的扭矩,所以它被称为**阻力(RF)**。另一种考虑作用在杠杆上的力和阻力的方法是,在扭矩游戏中,作用力总是赢家,而阻力在产生节段旋转时总是输家。作用力的力矩臂称为**动力臂(EA)**,而阻力的力矩臂称为**阻力臂(RA)**。一旦识别并标记了作用力和阻力,轴的位置以及作用力和阻力臂的相对距离将决定杠杆的等级。

第一类杠杆,其旋转轴位于作用力的作用点和阻力的作用点之间的某个位置(图 1-39A)。**第二类杠杆**,阻力在旋转轴和作用力的作用点之间有一个作用点(图 1-39B);这样就导致了动力臂始终大于阻力臂。**第三类杠杆**,作用力的作用点位于旋转轴与阻力作用点之间(图 1-39C);这样就导致了阻力臂始终大于动力臂。

> **基本概念 1-15**
> **杠杆系统中的肌肉**

- 当肌肉**向心收缩**(主动缩短)时,肌肉必须沿其收缩的方向移动它所附着的节段。因此,肌肉正在"获胜",并将成为驱动的力量。在大多数情况下,这些肌肉作用于三类杠杆。
- 当肌肉**离心收缩**(主动拉长)时,肌肉的作用方向必须与节段运动相反;也就是说,肌肉一定是"失去"了,就是阻力。当肌肉离心收缩时,它通常用于控制(减慢)由作用力产生的部分的加速度,并且在大多数情况下作用于二类杠杆。

- 当杠杆处于旋转平衡时,作用在杠杆上的肌肉会**等长收缩**。在这种情况下,将肌肉标记为作用力或阻力是任意的,因此肌肉所作用的杠杆类别取决于标记。
- 有几块肌肉位于轴的一侧,而被肌肉移动的肢体的重心作用于轴的另一侧。这些肌肉作用于人体中相当不寻常的一类杠杆。

机械优势

　　机械优势(M Ad)是衡量杠杆系统的效率(与阻力相比,作用力的相对有效性)的一种方式。机械优势与杠杆的分类有关,并且便于我们理解外力的扭矩(粗略估计)与肌肉力的扭矩(基于外力扭矩粗略估计)之间的关系。杠杆的机械优势是动力臂(EA;动力的力臂)于阻力臂(RA;阻力的力臂)的比率,或:

$$M\ Ad=EA/RA$$

　　当动力臂大于阻力臂时(如**图 1-39B** 中的第二类杠杆),机械优势将大于 1。当机械优势大于 1 时,动力则通过更大的力臂发挥作用,并且仍能以小于阻力的大小产生更大的"获胜"扭矩。"优势"即为小力量可以打败大力量。

　　当动力臂小于阻力臂时(如**图 1-39C** 中的三类杠杆),机械优势将始终小于 1。第三类杠杆"机械效率低下"或处于"劣势",因为动力臂较小,动力必须始终大于阻力,力的扭矩才能"获胜"(产生一个更大的扭矩)。

　　重要的是要注意杠杆的机械优势是由力的长度决定的,而不是由动力和阻力的大小决定的。如果动力正在获胜(因为它必须获得"驱动力"的称号)并且其大小小于阻力大小,则肌肉必须通过比阻力更大的力臂工作,否则它无法"获胜"。但是,如果动力力臂大于阻力力臂(如作用在二类杠杆上),则动力的大小不一定小于阻力的大小。如果动力的大小和动力的力臂都大于阻力的大小,则净扭矩和角加速度会很大。

基本概念 1-16
机械优势和杠杆的类别

- 在所有二类杠杆中,杠杆的机械优势(M Ad)总是大于1。作用力的大小可以(但不一定)小于阻力的大小。
- 在所有三类杠杆中,杠杆的机械优势总是小于1。动力的大小必须大于阻力的大小,才能产生更大的扭矩。
- 一类杠杆的机械优势可以大于、小于或等于1。然而,身体中的一级杠杆往往是这样,肌肉的力臂会比外力的力臂短,从而导致杠杆效率低下。
- 当在机械优势小于1的杠杆中时,产生足够的肌肉力量以"获胜"所需的能量消耗被肌肉产生最小线性位移和速度以成比例增加远端部分的角位移和角速度的能量需要所抵消。
- 当外力是机械优势大于1的杠杆(如二类杠杆)中的作用力时,作用力可以比阻力小,但在角度上获得较小的角位移和速度。

　　大多数肌肉的力臂小于它们所对抗的外力的力臂,因为大多数肌肉比外力更靠近关节轴。因此,肌肉必须能够产生足够大的力,而不仅仅是为了"获胜"(共同作为驱动力工作)而且在外力"获胜"时倾向于控制外力。如第 3 章所示,肌肉的结构通常是为了在通过小力臂工作时优化产生足够扭矩所需的大力的产生,无论是作为阻力起离心作用还是作为作用力共同起作用。

杠杆系统分析力的局限性

　　虽然这里描述的杠杆系统的概念框架提供了有用的术语和一些关于节段旋转和肌肉功能的额外见解,但这种方法有明显的局限性。我们对杠杆系统的讨论忽略了一个既定事实,即杠杆的旋转至少需要一个力偶。动力和阻力不是力偶,因为动力和阻力产生相反方向的旋转(而力偶共同作用产生相同方向的旋转)。"耦合"中的第二个力通常是关节限制(关节反作用力或囊韧带力),可以作为旋转的支点。因此,分析人体运动的简单杠杆系统方法需要过度简化,从而未能考虑到影响人体功能和结构完整性的关键因素。人体各部分的扭矩不仅仅是由一个肌肉群和一个外力产生的,而是由许多因素产生的。力包括垂直和水平平移力在简单的杠杆方法中通常被忽略。

力的组成

　　在分析股四头肌力在腿 - 足节段产生伸展扭矩时(**图**

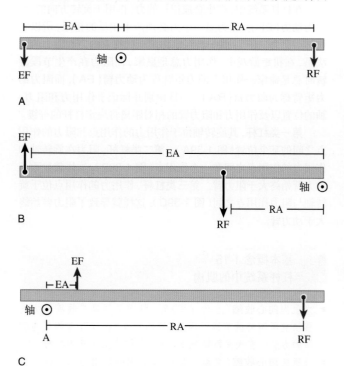

图 1-39　**A**. 一类杠杆:轴位于动力(EF)和阻力(RF)之间。**B**. 二类杠杆:RF 位于轴和 EF 之间,因此动力臂(EA)总是大于阻力臂(RA)。**C**.三类杠杆:EF 位于轴和 RF 之间,因此 RA 始终大于 EA

1-35A-C），我们没有确定产生膝伸展扭矩实际所需的力偶的第二部分。我们也没有确定腿 - 足节段平移平衡（$\Sigma F_V = 0$ 和 $\Sigma F_H = 0$）的建立机制——这是关节绕相对固定轴旋转的必要条件。为了检查满足这些条件的程度（净拉伸扭矩和平移平衡），我们需要了解如何将力分解为它们的组成部分。

当力以 90° 施加到杠杆上时，恒定大小的力会产生最大扭矩。在相同力的其他作用角度，即使力的大小不变，扭矩也会更小。如果相同大小的力在作用角度不是 90° 时产生较小的扭矩，则其中一些力肯定会产生旋转以外的其他作用。事实上，通常认为扭矩仅由指向旋转的那部分力产生。当力以其他角度（大于或小于 90°），则以 90° 角施加到杠杆上的力分量将有助于旋转。因此，以 90° 角施加到线段上的那部分力称为**力（Fy）的垂直（旋转或"y"）分量**。旋转分量是"y"分量，因为身体部分的长轴通常是参考线或基本上是 x 轴。因此，垂直于线段的分量是 y 轴。

Fy 的大小可以通过**力的分解**过程以图形方式确定。在力的分解中，原始（或总）力（F_{TOT}）被分解为两个相互垂直的分量。正如两个同时产生的力可以合成一个单一的合成向量（由平行四边形合成），一个向量（F_{TOT}）可以分解为两个同时产生的分量。在这种情况下，合力将被特殊处理，以便一个分向量（Fy）垂直于线段而第二个分向量（Fx）平行于线段绘制。

将力分解为垂直和平行分量

图 1-40 显示了将股四头肌（QLf 或 F_{TOT}）分解为垂直（Fy_{QLf}）和平行（Fx_{QLf}）分量的三个步骤：

步骤 1（图 1-40A）。一条出发于原力（QLf）作用点的线垂直于原力杠杆的长轴（这是合力 Fy 的"草稿"线）。出发于 QLf

作用点的第二条线平行于原力杠杆的长轴（这是合力 Fx 的"草稿"线）。Fx 和 Fy 分量线应画得足够长，以达到或超过原始矢量 QLf 的长度（即相应箭头位置）。

步骤 2（图 1-40B）通过绘制（从 F_{TOT} 或 QLf 矢量的箭头）平行于每个 Fx 和 Fy 分量的线来完成（闭合）矩形。

步骤 3（图 1-40C）所有的线条都被"修剪"，只留下完整的矩形。分力 Fy（旋转分力）和 Fx（平移分力）各自形成矩形的一侧，有一个共同的作用点，并在矩形的角处有箭头；合力 QLf（F_{TOT}）现在是矩形的对角线。重要的是，矢量 Fy 和 Fx 的长度被"修剪"到矩形的范围内，以保持 Fx、Fy 和 F_{TOT} 之间的比例关系。这种比例关系将允许确定 F_{TOT} 的主要和相对影响。

垂直和平行力效应

关注股四头肌力的分量（图 1-40C 中的 Fy_{QLf} 和 Fx_{QLf}）而不是股四头肌"总"力（QLf），可以更容易地看出 QLf 的分量有可能产生三种不同的腿 - 足节段的运动：垂直运动、水平运动和旋转运动。分量 Fx_{QLf}（图 1-40C）将倾向于产生垂直平移运动，而分量 Fy_{QLf} 将产生旋转并倾向于产生水平平移。由于力分量（如 Fy_{QLf}）可能会同时产生旋转和平移，因此将分量标记为"旋转"和"平移"可能会造成混淆。因此，在本章的其余部分，我们将 Fy 专门称为垂直分量，而 Fx 专门称为平行分量；Fy 和 Fx（旋转或平移）的效果将取决于具体场景。

我们已经确定某节段是否处于平衡状态需要评估 ΣF_V、ΣF_H 和 $\Sigma \tau$（牛顿平衡定律）。然而，考虑到垂直于线段并在空间中水平方向的力（如图 1-40C 中的 Fy_{QLf}），随着线段在空间中的运动，可能会在空间中垂直定向，同时仍保持垂直到这些

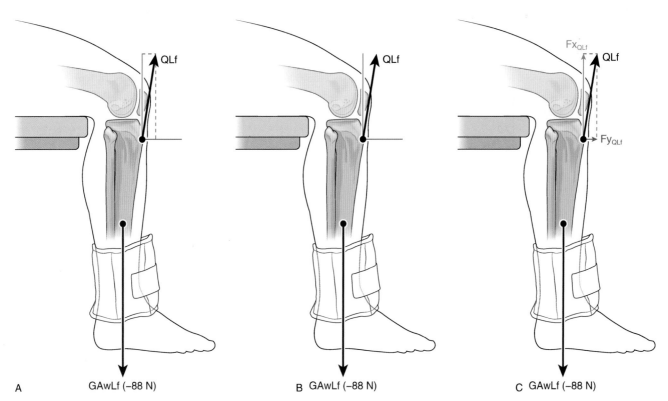

A　GAwLf (–88 N)　　　B　GAwLf (–88 N)　　　C　GAwLf (–88 N)

图 1-40　当一个力（如 QLf）分解为其分量时，从原始 QLf 力的施加点绘制两条与骨骼长轴垂直和平行的线（A）；从原 QLf 力的箭头处画平行线完成一个矩形（B）；并且垂直（Fy）和平行（Fx）分量向量是矩形的相邻边（C），它们与原始力具有共同的作用点。原始力（QLf）是矩形的对角线

段（如果膝关节移动到完全伸展）。

Fx 分量可能会发生相同的空间方向变化。因为力或力分量与线段的关系是理解力对关节的影响（而不是力是否垂直）的关键因素或空间水平，我们将继续评估平移，通过考虑 Fx（ΣFx）和 Fy（ΣFy）分量的总和来确定身体节段的平衡。身体部分的旋转平衡将通过确定由力或力分量（$\Sigma\tau$）贡献的扭矩总和来评估。

确定分力的大小

在按比例绘制的图中，相对向量长度可以用于估计合力。如果向量未按比例绘制，Fy 和 Fx 的相对大小必须通过使用正弦（sin）和余弦（cos）三角函数确定。

分力 Fx 和 Fy 总是由它们的合力（F_{TOT}）分成两个直角三角形所组成的矩形的两条边。基于**图 1-41** 中的股四头肌力（QLf）示例，**图 1-41** 的 A 部分突出显示了股四头肌矢量（QLf）及其分量。矩形的阴影部分是感兴趣的三角形，因为角度（θ）是股四头肌的作用角（QLf 与膝关节轴一侧腿足节段长轴之间的角度）。矢量 QLf 是三角形的斜边（最长边），现在被指定为 1 000N。在此示例中，作用角 θ 为 25°。矢量 Fx 是角 θ 邻边，向量 Fy 是角 θ 的对边。**图 1-41B** 显示了与**图 1-41A** 中相同的矩形，但在评估直角三角形中的元素时重新定向为更常见的矩形。应该注意的是，角度 θ 的"对边"并不是我们最初标记的垂直分量（Fy），而是大小相同（见**图 1-41B**），因为它们是矩形的对边，并且因此长度相等。

三角函数可用于求解 Fx（Fx_{QLf}）和 Fy（Fy_{QLf}）的大小，其中作用角 θ 为 25°，QLf 为 1 000N。（注：对三角函数感兴趣的读者，详情请参阅扩展概念 1-8。）

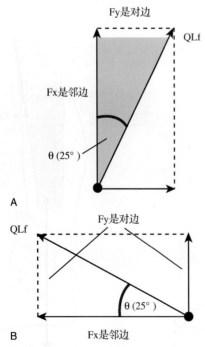

图 1-41　三角学回顾。A. 向量 QLf 及其 Fx 和 Fy 分量按照图 1-40C 进行复制放大。参考三角形（阴影）显示 QLf 是斜边，Fx 是与角 θ 相邻的边，Fy（或其等效长度）是角 θ 的对边。B. 同一个图形在空间中重新定位以提供可视化替代方案

$$Fx_{QLf}=(\cos25°)(1\,000N)=(0.91)(1\,000N)=910N$$

$$Fy_{QLf}=(\sin25°)(1\,000N)=(0.42)(1\,000N)=420N$$

应该认识到，Fx 和 Fy 分量的大小之和将始终大于合力（F_{TOT}）的大小。与力的合一样，合力更"有效"。然而，对任何一组力的平移或旋转效应的分析将产生数学上等效的结果，无论是在适当的分析中使用合力还是力分量。

拓展概念 1-8
力的三角分解

勾股定理给出了直角（90°）三角形三边长度之间的关系：$A^2+B^2=C^2$，其中 C 是三角形斜边的长度（与 90° 相对的边），A 和 B 分别是与角 θ 相邻和相反的边的长度（**图 1-42A**）。当三边中至少两条边的长度（大小）已知时，此等式很有用。然而，在力的解析中，我们通常最多只知道斜边的长度和一个角度。在这些情况下，正弦和余弦规则允许计算三角形中的未知长度：

$$\sin\theta=\text{对边}/\text{斜边}$$

$$\cos\theta=\text{邻边}/\text{斜边}$$

这些公式可用于求解相邻边的长度（Fx）或对侧（Fy）当角度为 θ（作用力的角度）并且斜边（力的大小）是已知的：

$$\text{对边}=(\sin\theta)(\text{斜边})$$

$$\text{邻边}=(\cos\theta)(\text{斜边})$$

三角函数中的正弦和余弦函数的值不是任意数字。

正弦值和余弦值反映了任何给定角度的三角形边长之间的固定关系。在**图 1-42B** 中，绘制了一个角为 25° 的直角三角形。大三角形被分成三个不同大小的小三角形；对于最小到最大的三角形，斜边分别被指定为 10cm、15cm 和 20cm 的缩放值。Fy（对边）的相应值将分别为 4.2cm、6.3cm 和 8.5cm；Fx（邻边）的相应值将分别为 9.1cm、13.6cm 和 18.1cm。无论三角形的大小如何，这些 25° 三角形之一的任何两条边的比率都将相同，并且该比率将是该角度的三角函数值。

1. 对于三个三角形中的每一个的（对边 / 斜边），sin25° 的值为 0.42：（4.2/10=0.42）、（6.3/15=0.42）和（8.5/20=0.42）。

2. 对于三个三角形中的每一个的（邻边 / 斜边），cos25° 的值为 0.91：（9.1/10=0.91）、（13.6/15=0.91）和（18.1/20=0.91）。

3. 对于三个直角三角形中的每一个的（对边 / 邻边），切线（tan 或 sin/cos）25° 的值为 0.46：（4.2/9.1=0.46）、（6.3/13.6=0.46）和（8.5/18.1=0.46）。

这是"证明"，对于给定的 F_{TOT} 应用角度，Fx 和 Fy 与 F_{TOT} 具有固定的比例关系并且彼此之间也具有固定的关系，而不管 F_{TOT} 的大小（也不管 F_{TOT} 的方向如何）空间中的部分或力是内部的还是外部的。

力分量和力的作用角

我们已经确定，当节段绕其关节轴旋转时，恒定大小的力的力臂（以及因此的扭矩）将发生变化，并且力臂的变化是随着节段旋转所产生施力角度变化的函数。因为力的垂直分量

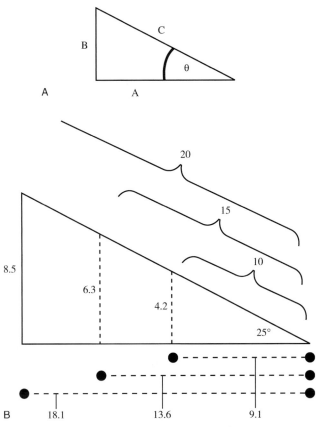

图 1-42 三角学回顾。A. 勾股定理指出 $A^2+B^2=C^2$，其中 A、B 和 C 是直角三角形的边。B. 对于给定的角度 θ（如 25°），对边和与角相邻的边的长度将有无论三角形的大小如何，彼此之间以及与原始力之间的关系都是固定的

（Fy）实际上是产生大部分扭矩（如果不是全部）的总力的一部分，所以由恒定大小的力产生的扭矩的变化必然意味着 Fy 的大小正在变化。这是非常合乎逻辑的，因为 Fy 的大小是作用力的角度（Fy=［sinθ］［斜边］）并且我们已经确定，当线段围绕关节轴移动时，力的施加角度会发生变化。

当一个力以 90° 施加到该节段时，我们已经确定力矩臂是该力所能达到的最大值。类似地，Fy 分量将达到最大值，并且在大小上等于总力（F_{TOT}）；当 F_{TOT} 也为 90° 时，在 F_{TOT} 的应用点垂直于线段（Fy）绘制的线与 F_{TOT} 完全重合。因此，当力以 90° 施加到一个节段时，力臂和 Fy 都具有最大的幅度。重要的是，随着 Fy 的增加，Fx 也会成比例地减少。随着 F_{TOT} 的应用角度接近 90°（垂直于线段），其垂直分量（Fy）将变长，而其平行分量（Fx）将变短。相应地，作为 F_{TOT} 接近 0° 的应用角（平行于线段），其平行分量（Fx）将变长，其垂直分量将变短。即，Fx 和 Fy 的大小成反比。

人体的大部分肌肉：①几乎平行于它们所附着的部分，②无论关节角度如何，都有相对较小的拉力角（Fx 大于 Fy），以及③几乎总是拉向（沿）关节轴。这种肌肉排列的效果是，肌肉力通常具有相对较小且有助于旋转的 Fy 分量，具有较大的几乎总是压缩的 Fx 分量。因此，肌肉产生的大部分力都有助于关节挤压，而不是关节旋转。这种结构增强了关节的稳定性，但意味着肌肉必须产生很大的合力才能产生足够的扭矩来移动杠杆穿过空间。

基本概念 1-17
肌肉力量的组成部分

- 大部分肌肉的作用角（拉力角）较小，动作线与骨杠杆平行而不是垂直于骨杠杆。
- 对于大多数肌肉来说，肌肉力的平行（Fx）分量大于垂直（Fy）分量。
- 大多数肌肉力量的平行分量（Fx）有助于关节压缩，使肌肉成为重要的关节稳定结构。

总的来说，大多数肌肉力的分析不适用于外力。重力在其方向上受到限制（始终垂直向下），因此具有一定的可预测性（当肢体段与地面平行时，重力扭矩始终最大）。其他外力（如徒手阻力）几乎没有任何限制，因此，大多数情况下与节段没有可预测的关系或对节段的影响。然而，与作用角和力臂、Fy 分量、Fx 分量和扭矩的相应大小相关的力原理适用于任何和所有力，包括那些在临床情况下经常遇到的力。

施加外力以使扭矩最大化

在图 1-43 中，外力［手 - 腿 / 足（HLf）］以相同大小的力施加到腿 - 足节段上的两个不同作用点。如果目标是最大程度地增加股四头肌（伸展）力，以保持腿 - 足节段的位置（Στ=0），而由治疗师施加相反屈曲力的肌肉努力最小（以较少的工作加强股四头肌），此种策略与另一种策略相比具有明显的优势。在图 1-43A 中，HLf 的力臂比图 1-43B 中的 HLf 小得多，因为抵抗手的位置更靠近膝关节。通过将阻力手向下移动到腿 - 足部分（图 1-43B），HLf 的力臂显著增加。

图 1-43B 中由 HLf 产生的屈曲扭矩将远大于图 1-43A 中由相同大小的力产生的屈曲扭矩。由于股四头肌的关节角和拉力角在两种情况下相同（其力臂不变），因此肌肉必须增加图 1-43B 中的收缩力以产生更大的伸展扭矩，需要保持腿 - 足节段的平衡。阻力（和相应的股四头肌力）的类似操作可以通过改变徒手阻力的施加角度来进行。如果抵抗者上方图 1-43B 应用于腿部 45°（而不是 90°），只有大约一半的外加力（HLf）会抵抗旋转（Fy HLf≪HLf）；当徒手阻力施加在 90° 到腿，HLf=Fy HLf。了解操纵外力臂和施加角度的能力将允许施加力的人增加或减少对股四头肌的挑战，这取决于训练的目标。

基本概念 1-18
施加外力以最大化扭矩产生

- 可以通过增加所施加的力的大小来增加来自外力的扭矩。
- 通过向杠杆施加垂直（或接近垂直）的力，可以增加外力的扭矩。
- 可以通过增加力的作用点与关节轴的距离来增加外力的扭矩。

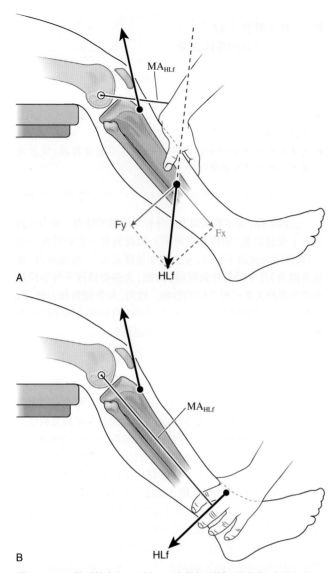

A

B

图 1-43 A. 徒手施力（HLf）以 90° 角施加到腿 - 足节段，但位于相对靠近膝关节轴的点上。B. 当 HLf 的作用点离膝关节轴线更远时，相同大小的徒手阻力会产生更大的扭矩，因为力臂（MA）更大

力分量的平移效果

让我们再次回到 John 和卧蹲踏训练案例中来。目标是使该段处于平移平衡状态（ΣFx=0 和 ΣFy=0）同时拥有股四头肌产生净伸展扭矩。为了理解力的复杂相互作用，我们必须确定已经施加到腿 - 足节段的力的平移效应，并确定需要哪些额外的力（如果有的话）来产生平移平衡。

在图 1-44 中，重力和脚踝重量作用在腿 - 足节段（GAwLf）和股四头肌的 Fx 分量（Fx_{QLf}）都平行于腿 - 足节段，方向相反，并且足够共面和共线被视为线性力系统的一部分。GAwLf 是关节牵引力，因为它远离膝关节，而矢量 Fx_{QLf} 是关节压缩力，因为它指向膝关节。给定 GWbLf(-88N) 和 Fx_{QLf} 的大小（由我们之前的三角计算确定，对于这个股四头肌力的应用角度，该角为 910N），有一个明显的净不平衡平行力 822N（向上）。

鉴于股四头肌的这种向上拉力，腿足将向上平移，直到它接触到相邻的股骨（关节反作用力），导致股骨对腿 / 足（FLf）

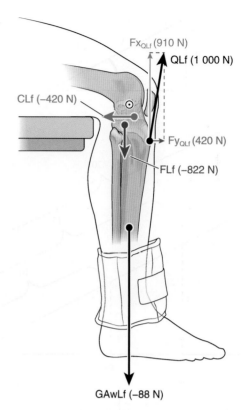

GAwLf (–88 N)

图 1-44 $GAwLf$ 和 Fx_{QLf} 的力（分别为 -88N 和 910N，）都平行于腿 - 足节段，向上的净力为 822N。腿 - 足节段将向上平移，直到碰到股骨，此时股骨 - 腿 / 足（FLf）将以 -822N 的力向下推。Fy_{QLf}（420N）将腿 - 足节段向右（前）平移，直到囊韧带组织（CLf）中的张力检查进一步平移。当 CLf 达到 420N 的力时，CLf 和 Fy_{QLf} 将构成一个力偶，并且腿 - 足节段将围绕囊韧带结构的约束点枢转（旋转）

的力在一条类似的线上，应该是能够抵消四头肌的净向上拉力（FLf=-822N）。

Fy_{QLf} 经三角函数计算为右侧 420N。在图 1-44 中，在 Fy_{QLf} 产生旋转而不是平移之前，必须有另一个 420N 的力（或多个力）向左。该力最明显的来源是腿 - 足节段（CLf）上囊韧带结构的拉力，这些结构定位于检查胫骨从股骨髁下方的平移。[注意：还有其他可能的力可能是缺失 Fy 分量的来源，但这里的关键是认识到平移平衡需要额外的力，而不是确定来源。]

力分量的旋转效果

在图 1-44 中，CLf 和 Fy_{QLf} 垂直于腿 - 足节段。对于垂直于线段的任何力都是如此，如果阻止平移，这些力将有助于线节段的旋转。这两个力符合力偶的条件，因为它们以相反的方向施加到同一段，具有相等的大小，并在相同的方向（伸展）上产生腿 - 足节段的旋转。一旦膝关节滑囊内的张力达到 420N（胫骨平台向右或向前小幅移动后），腿 - 足节段的旋转将围绕膝关节滑囊的枢轴点开始。

到目前为止，在本章中，扭矩已计算为 FxMA（或 $F_{TOT}×MA$）。当力未以 90° 施加到该段时（对于图 1-44 中的股四头肌力是正确的），扭矩可以等效地计算为 Fy × MA，尽管 Fy 组件的力臂（MA）与 F_{TOT} 的力臂不同（Fy=F_{TOT} 时除外）。在图 1-44 中，可以看出 QLf(F_{TOT}) 与膝关节轴之间的最短距

离不同于 Fy$_{QLf}$ 与关节轴之间的最短距离。无论力的扭矩是使用 F$_{TOT}$×MA 还是使用 Fy×MA 计算，扭矩的乘积（大小）都将相同。如果 Fy$_{QLf}$ 的力臂为 0.06m，则 Fy$_{QLf}$ 将产生 25.2Nm（420N×0.06m）的扭矩。

$$(F_{TOT} \times MAF_{TOT}) = (Fy \times MA\,Fy)$$

拓展概念 1-9
由平行（Fx）力分量产生的旋转

通常，只有与骨节垂直的力（或力分量）才会在该节上产生扭矩。然而，任何力（包括 Fx 分力）与距离关节轴一定距离的动作线将产生围绕该轴的旋转（例如图 1-44 中的 Fx QLf）。因为对于任何给定的力，Fx 分量对扭矩的贡献（与其对平移的贡献相反）通常很小（或小于 Fy），仅基于 Fy 估计扭矩通常被认为是对总力产生的扭矩的合理（尽管保守）估计。

基本概念 1-19
力分量和关节运动

- 绕关节轴旋转要求 ΣFx=0。如果 ΣFx≠0，则该段（单独或与旋转结合）在 Fx 方向上将有一个初始平移运动，直到平移通过囊韧带力或联合反作用力。
- 绕关节轴旋转需要检查平移（ΣFy=0）。如果 ΣFy≠0，则该节段（单独或与旋转结合）将沿合力的净 Fy 方向进行初始平移运动，直到平移被囊韧带力或关节反作用力检查。检查平移后，将发生旋转（现在有一个力偶）。
- 节段上的大部分扭矩将由以 90° 角（Fy）和距关节轴一定距离施加到节段上的力或力分量产生。
- 当目标是关节的旋转时，需要在所需运动方向上的净不平衡扭矩（Στ≠0）。
- 节段上的净不平衡扭矩越大，节段的角加速度就越大。

多节段（闭链）力分析

John Alexander 的踝部负重训练和卧位蹬踏练习的主要区别在于腿 - 足节段是"固定的"，或者在使用腿举时两端负重。腿 - 足节段的远端受其与脚踏板接触的限制，不能在空间中自由移动；近端与股骨相连，在空间中也不能自由移动。每当一个节段或一组节段的一端在空间中自由移动时，这被称为开链。当一个节段或一组节段的两端以某种方式受到约束（并且不能在空间中自由移动）时，这被称为闭链。

拓展概念 1-10
开链和闭链

形容词"动力学的"或"运动学的"通常用于修饰术语开链和闭链。尽管任何一种都可能是合理的，但对于哪种更受欢迎并没有达成共识。在这个时刻，术语"开链"和"闭链"现在使用非常普遍，以至于修饰语似乎不再必要。然而，有必要避免将"闭链"一词误用为"承重"（不幸的是，这是一个常用但不恰当的同义词）。节段可通过近端关节附件和远端承重在两端固定。然而，节段可以承重而不固定在两端（并且不受封闭链的约束）。开链和闭链对两个或更多部分的影响将在后续章节中遇到，因为这对于理解创造或限制人类运动的力量具有重大意义。

当腿 - 足节段处于闭链式卧位蹬踏训练中时，力的分析变得更加复杂。在闭链运动中，运动链中某一段的运动可以通过施加在链条其他地方的力产生。图 1-45 是卧位蹬踏训练的过度简化表示，仅显示了臀大肌作用于股骨的力。股骨在一个封闭的运动链中，腿 - 足节段是因为股骨近端连接到骨盆，腿 - 足节段远端连接到足底，髋关节和膝关节位于两者之间。在这个例子中，相关的部分从腿 - 足节段转移到股骨。

在图 1-45 中，臀大肌（Fy$_{Gm}$）的垂直分量会导致股骨顺时针（伸展）旋转。臀大肌是一块大肌肉，可以对股骨施加相当大的力，其 Fy 分量位于距膝关节轴相当远的位置（具有大的力

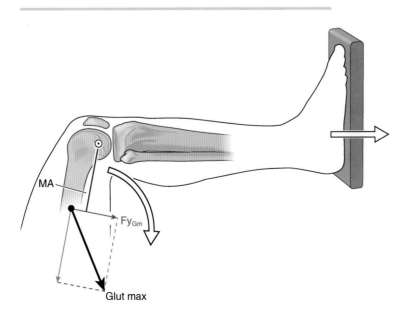

图 1-45　臀大肌的力（缩写为 Glut max）以闭合链应用于股骨。这从分力 Fy$_{Gm}$ 导致的髋关节伸展将腿 - 足节段向右推靠在踏板上并在膝关节处产生伸展扭矩

臂）。也就是说，Fy_{Gm}——虽然没有穿过膝关节——会产生股骨围绕膝关节轴（膝关节伸展）的大量顺时针旋转（扭矩）；这发生在一个封闭链中，因为股骨顺时针旋转会导致股骨接触腿 - 足段并将腿 - 足段向右推（蹬踏训练的目标）。在卧位蹬踏训练中，腿上的股四头肌力和股骨上的臀肌最大力都会同时产生伸膝扭矩。[注意：鉴于**图 1-45** 中图形比例的限制，臀大肌矢量及其分量的大小被图中矢量的长度大大低估了。此外，臀大肌在股骨上的实际作用点比图中显示的更近端（更靠左），因为正确的作用点超出了图的限制。因此，图中大大低估了 Fy_{Gm} 对股骨和膝关节的影响。]

由于卧位蹬踏训练涉及股骨和腿足部分的力，因此完整的分析将涉及（至少）来源的识别，所有力（及其分量）对腿 - 足和股骨节段的大小和影响——这一任务超出了本章的范围或意图。然而，闭链蹬踏训练的复杂性意味着 John Alexander 将使用他的臀大肌和股四头肌，尽管目标是股四头肌。John 不可能单独将运动孤立到股四头肌。这是设计锻炼以增强肌肉或肌肉群的重要概念。尽管负重训练更具"功能性"（更接近日常生活活动），但可用于执行此类训练的力量组合数量众多且并不总是可预测（或可控）。也就是说，他可以简单地通过将负荷转移到另一块肌肉或肌肉群来避免使用较弱或受伤的肌肉（或多块肌肉）。

与股四头肌相比，臀大肌具有更大的力臂和产生力的能力，这使得臀大肌可能比股四头肌在卧位蹬踏训练中贡献更多的伸膝扭矩。然而，我们将继续分析卧位蹬踏训练，就好像股

四头肌是原动力一样，因为这个假设简化了演示，同时相当充分地传达了重要原则。

图 1-46 再次显示了下肢卧蹬踏训练中的腿足部分。重力（GLf）以 48N 的力矩作用在腿 - 足节段。股四头肌（QLf）显示产生相同的 1 000N 收缩，具有相同的 Fx_{QLf} 和 Fy_{QLf} 分量，显示用于踝部重量训练（参见**图 1-44**）因为只要膝关节处于 90°，股四头肌的应用角度就保持不变。脚踏板接触并在腿 - 足节段上产生力（脚踏板对腿 / 脚，或 FpLf）。假设腿部卧蹬踏机上有40N 的重量（与踝部重量训练中使用的重量相同）。脚踏板在腿 - 足节段（FpLf）上的推力不能大于机器上的重量，因此 FpLf 的大小为 40N。尽管脚和脚踏板（相对）之间可能存在摩擦力净向上剪切，但因其幅度将是最小的，所以没有被考虑在内。我们将通过平衡已经存在的力来确定作用在腿足部分上的任何额外的力。

图 1-46 表示净压缩力为 –950N（ΣFx），假设 Fx_{QLf} 和 FpLf 的大小分别为 –910N 和 –40N（向左）。给定 Fy_{QLf} 和 GLf 的大小，分别为 420N 和 –48N，净向上力为 372N（ΣFy）。这些净 Fx 和 Fy 力将导致腿 - 足节段向左和向上移动。然而，目标是在胫骨平台和股骨髁之间没有任何向上滑动（剪切）的情况下将腿 - 足节段向右移动以抵抗足板的阻力。因此，John Alexander 必须对腿足部分施加一些额外的力才能完成工作。

给定 –950N 的净 Fx 分量，腿足将向左平移，直至碰到股骨，此时将产生股骨对腿 / 脚（FLf）的力（**图 1-47**）。尽管 950N

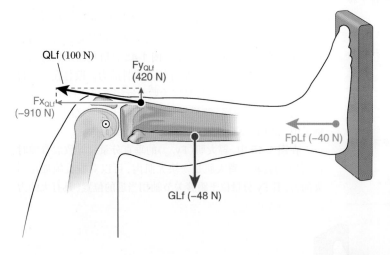

图 1-46 股四头肌（QLf）及其受力显示了膝关节屈 90° 时卧蹬踏训练的分量、重力（GLf）和腿 - 足部分上的踏板（FpLf）。尽管足部和踏板之间可能存在摩擦力（与净向上剪切相反），但其大小很小，因此从图中省略

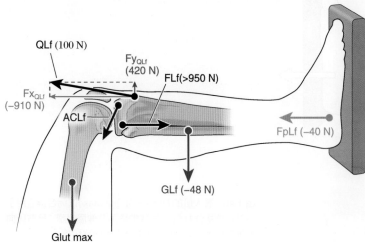

图 1-47 股骨与腿 - 足节段（FLf）及其组成部分的接触已添加到力分析中，以及前交叉韧带和腿 - 足节段上的关节囊（ACLf）的力。股骨上臀大肌的力（Glut max）被阴影化，仅作为 FLf 潜在来源之一的提醒

的 FLf 力足以防止踏板将腿向左推,但 FLf 的大小必须超过 950N 才能将踏板实际平移(推)到适合本练习的右侧。[注意:臀肌的力在图 1-47 中显示为阴影矢量,以提醒读者分析比我们显示的更复杂。]

在图 1-47 中有 372N 的净向上(Fy)力。再次假设足部和踏板之间的摩擦幅度不足以提供帮助,我们现在必须确定一种结构,以防止股骨髁上胫骨平台的这种前滑(向上剪切)。可能的来源是囊韧带力——更具体地说,前囊和前交叉韧带(ACL)中的张力。因此,前交叉/腿/足囊(ACLf)的复合囊韧带力已添加到图中。尽管尚未尝试将 ACLf 分解为其分量,但其 Fy 分量(后位移)应约为 588N。ACLf 还将有 Fx 分量,其大小取决于拉力角度,但会进一步提高了 Fx QLf 和 FpLf 已经产生的 950N 关节压缩力。因此,在相同膝关节位置和相同幅度的股四头肌收缩情况下,卧位蹬踏训练中的关节压力将显著超过为踝关节负重训练估计的 822N 压力。

虽然我们没有估计腿足节段上所有力产生的净扭矩(以确认存在净膝伸扭矩),但该示例足以证明力分析的复杂性,即使在非常简单的情况下,同时还表明,如果有条不紊地应用牛顿定律的原理是相当简单的。

尽管对作用力的角度(以及伴随的 Fy 分量和力臂)进行了非常粗略的估计,我们关于脚踝重量和卧蹬踏训练净效应的发现与至少一组研究人员的发现相当一致(尽管我们在重量靴和卧蹬踏训练中使用了最小阻力,他们的负载显著更重)[7,8]。这组研究人员还证明了生物力学分析(即使使用复杂的仪器)的不精确性,因为他们使用来自相同受试者的相同数据发现了不同的结果(如关节压缩力和关节剪切力的大小)。不同的数学建模变量。他们的结果也与之前至少一项研究中的一些发现相矛盾[9]。

总结

- 本章的目标是使用 John Alexander 的病例介绍建立概念框架所必需的生物力学原理,以查看力及其对关节 ROM 中各个点处的关节的影响(主要使用简单化的二维方法)基于顺序静态分析而不是动态分析。
- 在试图理解或解释极其复杂的人类功能现象(为理解功能障碍奠定基础)时,我们发现了这个概念框架的许多(但不是全部)局限性。我们特别注意肌肉力、重力(或其他外力)和关节约束之间的相互依存关系。
- 需要关节限制(关节反作用力或囊韧带力)来完成关节旋转经常被低估,仅在这些限制存在问题时才进行评估,而在它们发挥作用时却被忽略。为了避免这种遗漏,我们接下来将探讨关节约束(骨骼、软骨、囊/韧带/筋膜)以及肌肉及其肌腱的结构组成和特性(第 2 章和第 3 章)。
- 各种组织的组成和行为是关键了解这些组织可能在其他组织上产生的压力(每单位面积的力),或者这些组织必须做出响应。
- 掌握章节概念后,读者应该理解每个关节复合体的正常和异常功能的基础。

问题思考

1. 说出三种运动类型,并分别举例说明。
2. 头部的旋转发生在什么平面上,围绕什么轴?
3. 命名运动平面是动力学的一部分还是运动学的一部分?为什么?
4. 旋转中心(或瞬时旋转中心)与固定轴有何不同?这种区别如何适用于人体关节的运动?
5. 力的定义是什么,力的测量单位是什么,施加到段上的力的来源是什么?
6. 所有力矢量的共同特征是什么?所有引力矢量都有哪些共同特征?
7. 所有稳定物体的重力线(重力矢量)可以做哪些概括?
8. 当物体在空间中移动时,刚体的质心和重心会发生什么变化?
9. 身体各节重新排列后,身体的重心和重心会发生什么变化?如果右上肢被截肢,身体的重心会发生什么变化?提供一张简单的图来支持你的答案。
10. 一个学生右手拿着她秋季学期课程的所有书籍。额外的重量对她的重心有什么影响?对她的重力线有何影响?她的身体最有可能如何应对这种变化?
11. 描述一个刚学走路的孩子的典型步态。为什么孩子会这样走路?
12. 给出一个 90kg 体重的人躺在床上时施加的接触力的名称、作用点、大小和方向。
13. 作用力-反作用力是同一线性力系统的一部分吗?请论证你的答案。
14. 物体上的摩擦力必须存在什么条件才能有大小?在什么条件下摩擦力的大小总是最大的?
15. 接触力、剪切力、摩擦力的区别是什么?
16. 一名重 90kg(882N,或约 198 磅)的男子躺在床上,颈椎牵引力为 5kg(49N,或约 12 磅),悬挂在水平绳索上。假设整个身体是一个未分段的对象并且身体处于平衡状态,确定作用在身体上的所有力(假设床与皮肤之间的 μ_S 为 0.25)。
17. 一个重 90kg(882N,或约 198 磅)的人躺在床上。站在他床脚的护士抓住他的脚踝,将他拉向床脚。将此人视为单个未分段的物体,确定护士必须对此人施加的最小力以启动运动(假设床与皮肤之间的 μ_S 为 0.25)。
18. 现在假设问题 17 患者的腿-足节段与他未分割的身体的其余部分通过他膝关节处的囊韧带结构相连,当护士开始将此人拉向床脚时,膝关节囊韧带结构的张力必须是多少?引起囊韧带结构张力的力的名称是什么?导致膝关节节段分离的力的名称是什么?
19. 如何以图形方式确定两个力施加到同一段且彼此以一定角度相交的净(合成)效应?这个过程叫什么?
20. 产生节段旋转的最低要求是什么?用于表示旋转幅度的术语是什么?
21. 力臂的定义是什么?力臂如何影响力旋转节段的能力?
22. 如果在关节轴同一侧的身体节段上存在两个方向相反的

力，如何确定哪个是作用力，哪个是阻力？

23. 解剖滑轮如何影响肌肉力（Fms）的大小和方向？

24. 肌肉"力量"和肌肉"功率"经常互换使用。这两个术语有什么区别？

25. 哪些因素会导致节段上的净扭矩改变？

26. 当肌肉是旋转节段上的作用力时，肌肉会进行什么样的收缩？肌肉在旋转节段受到阻力时，会产生什么样的收缩？

27. 机械优势大于 1 的好处是什么？肌肉最常在有或没有机械优势的情况下使用杠杆吗？这给肌肉功能带来了哪些挑战？

28. 使用下面的值，确定杠杆的类别、它的机械优势、肌肉正在执行什么样的收缩，以及重力作用在前臂上和球在前臂上的合力的作用点（手将被考虑）前臂的一部分。这里 Fms=肌肉力，MA= 力臂，G= 前臂重力，B= 前臂球（假设所有力都垂直于前臂杠杆施加）：

Fms=500N（逆时针），MA=2cm

G=32N（顺时针），MA=18cm

B=20N（顺时针），MA=28cm

29. 描述力的垂直分量和力的力臂之间的关系。施加到节段的任何力的力臂何时可能最大？

30. 描述如何在空间中定位腿 - 足节段，以便重力对腿 - 足节段施加最小扭矩。你将如何定位腿 - 足节段，以便重力施加最大的扭矩？

31. 肌肉（Fms）抵抗重力（G）的阻力围绕关节旋转一段。确定至少一个 Fms 和 G 以外的力，必须施加到该段上才能使这

些段发生旋转。

32. 如果不是所有肌肉的力量都有助于旋转，那么"浪费"的力量会怎样？

33. 除了旋转之外，垂直力对节段中关节有什么影响？

34. 当一个力以 135° 施加到一个段上时，这个力的比例是多少？力的多大比例将平移该段，该力的方向是压缩还是分散？

35. 股四头肌以 500N 的力以 45° 的角度作用于游离的腿 - 足节段（不现实，但已简化）。确定腿 - 足节段在膝关节处成功伸展所需的力（不是大小或位置）。

（郭玉筱　李翔　译　廖麟荣　王于领　审）

参考文献

1. LeVeau B (ed): Williams and Lissner's Biomechanics of Human Motion (ed. 3). Philadelphia, WB Saunders, 1992.
2. Hall S (ed): Basic Biomechanics (ed. 3). Boston, WCB/McGraw-Hill, 1999.
3. Panjabi MW, White A (eds): Biomechanics of the Musculoskeletal System. Philadelphia, Churchill-Livingstone, 2001.
4. Brinckmann PF, Frobin W, Leivseth G (eds): Musculoskeletal Biomechanics. New York, Thieme, 2002.
5. Hamilton D, Haennel R: Validity and reliability of the 6-minute walk test in a cardiac rehabilitation population. J Cardiopulm Rehabil 20:156, 2000.
6. Cromer A (ed): Physics for the Life Science (ed. 2). New York, McGraw-Hill, 1994.
7. Escamilla R, Flesig G, Zheng N, et al: Biomechanics of the knee during closed kinetic chain and open kinetic chain exercises. Med Sci Sports Exerc 30:556, 1998.
8. Zheng N, Flesig G, Escamilla R, et al: An analytical model of the knee for estimation of internal forces during exercise. J Biomech 31:963, 1998.
9. Lutz G, Palmitier R, An K, et al: Comparison of tibiofemoral joint forces during open-kinetic-chain and closed-kinetic-chain exercises. J Bone Joint Surg Am 75:732, 1993.

第 2 章　人体关节的复杂构造

Susan M. Sigward, PhD, PT, ATC

章节大纲

概述

功能结构

　　人体的关节，就像使用在建筑、家具和机器中的零件一样，将不同的构件连接在一起，并且允许这些构件之间产生活动。关节的结构反映出这些功能的需求。**功能结构**的格言，由美国建筑师路易斯·沙利文（Louis Sullivan）创造，并经一战后的德国[1]包豪斯设计学院（Bauhaus school of design）得到推广，即物体或建筑的外观（结构）应由其功能决定。虽然木凳和带软坐垫、扶手和靠背的椅子都是用来坐的，但结构上的差异显示出设计功能分别是用来短期和长期支撑的。踏脚凳的功能是支撑重量，以便将各构件连接起来以提供稳定性，并且可以由坚固的材料（如重型木材）制成。然而，如果踏脚凳需要便携和可折叠，同时在打开时仍保持稳定，则设计和材料组成将变得更加复杂。铝制踏步梯较轻，有一个带锁紧装置的金属支柱,在梯子两侧的交叉处有铰链。当支架解锁时,梯子可以折叠;当支架锁定时,梯子仍然稳定(**图2-1**)。如果梯子打开,但支架未锁定,则过度移动会影响其稳定性。必须同时满足稳定性和灵活性要求的人体关节比有利于稳定性的关节更复杂。人体关节的要求和设计越复杂,关节必须承受的应力就越大,关节出现问题的风险就越大。

　　构造包括物体的结构和组成,结构或材料(或两者)的变化都会影响功能。**图2-2**所示的假肢反映了身体构造(结构和组成)与功能之间的关系。脚的弯曲设计允许结构在施加体重时弯曲,而脚跟伸展时提供稳定的支撑。假肢的弯曲设计既能吸收冲击,又能为随后的前进提供弹性反冲。材料(通常是碳纤维复合材料)的变化会影响弹性反冲量。下肢截肢患者可以根据功能需求订购不同材质的假肢。高弹性材料较难拉伸且具有较大的后坐力,用于大负荷和高速度活动(如跑步、跳跃),而弹性较小的材料用于行走。下肢截肢的田径运动员可用不太稳定(无脚跟延展)但后坐力更大的假肢来增加移动性(速度)(**图2-3**)[2]。

　　在人造结构中,构造大部分是相对静止的。尽管踏步梯可以折叠,但所有零部件的形态保持不变。人类的结构、功能和形态是动态的和互动的。细胞成分和组织结构会影响组织的形态,反之,也会受施加到组织上的应力类型和数量的影响;应力由施加在组织上的功能需求决定。随着功能的改变,组织上的应力将发生变化,并可能向细胞和细胞外元素发出信号,以改变成分和形状,从而改变组织的形态(**图2-4**)。

　　随着人类的进化,组织的材料特性和人体关节的形状会发生变化,这可能是去适应典型和非典型运动期间的要求造成的。这种状况在发育性髋关节发育不良的病例中得到了说明。髋关

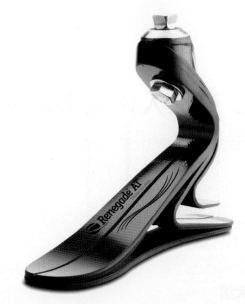

图2-2　这种假肢的设计通过它的设计和组成来促进步态。弯曲叶片在加载过程中弯曲,然后在叶片反冲时协助推进。鞋跟部位增加稳定性(照片由 Freedom Innovations 提供)

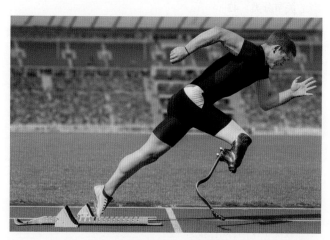

图2-3　当目标是最大限度地提高移动性(速度),即使以牺牲稳定性为代价时,假肢的形状也会发生变化。随着假肢刀片的前进,脚跟可以起到缓冲和弹性反冲作用,从而获得更强的推进力

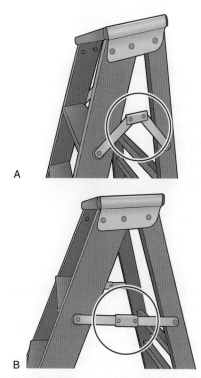

图2-1　折叠式踏步梯接头。A.当锁扣解锁时,踏步梯的侧面可自由移动(活动)。B.当锁扣闭合时,可防止梯子侧面移动,从而提供必要的稳定性

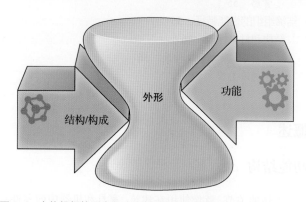

图2-4　人体组织的形态取决于结缔组织的整体组成和结构以及功能用途。组织的大小及其组成将决定组织能够承受的载荷类型。然而,组织可能适应改变的功能需求,以响应导致影响组织形态的细胞和细胞外事件的转移应力

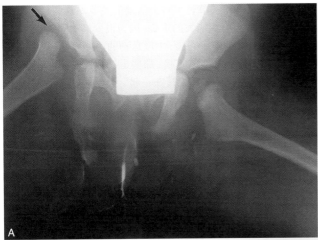

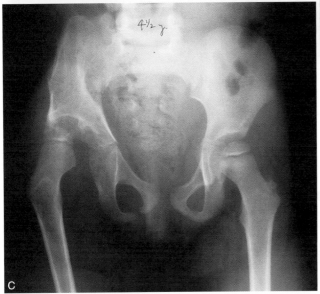

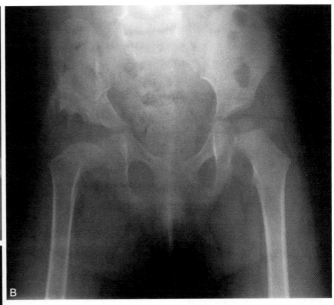

图 2-5　发育性髋关节发育不良。A. 箭头所指为这名 16 个月大男孩术前所见的右髋关节先天性畸形。作为对比, 请注意同一张胶片中儿童正常左髋关节的结构(大部分股骨头和髋臼是软骨, 因此在 X 线照片上是透明的)。B. 手术创建髋臼窝(髂骨后截骨术)6 个月后的一张照片显示, 相对于新髋臼, 股骨头的位置有所改善。C. 在 4 岁半时, 股骨头充分固定在现在圆形的髋臼中, 以支撑所有活动

节的结构成分在出生前就已经形成了。股骨头部和髋臼的成熟形状取决于这两种结构随时间的功能相互作用。胎儿发育期间髋臼和股骨头之间接触减少可能导致髋臼变浅或股骨头变小(形状改变), 以及髋臼软骨的缺陷(成分的改变)[3,4]。通过创建更深的髋臼或在髋臼中重新定位股骨头(例如, 通过手术干预)来改变婴儿髋关节的应力通常会导致股骨 - 髋臼关节结构和组成的适应性变化[5]; 这些变化将改善髋关节的活动性和稳定性(图 2-5)。朱利叶斯·沃尔夫(Julius Wolff)在 19 世纪末描述了骨骼对应力变化的适应(现称为 Wolff 定律[6])。然而, 形态和功能之间的相互作用并非骨骼所独有, 而是所有活体组织所共有的。

　　人体关节的所有组成部分, 包括骨骼、软骨、韧带、肌肉和肌腱, 都会根据功能需求调整其外观和构成。这些需求会随着制动、不活动或训练而改变。了解功能需求和组织对这些需求的反应, 治疗师可以在康复过程中调整关节结构的功能需求(应力), 以优化目标组织结构和功能。

▶ **基本概念 2-1**
　关节功能、结构 / 构成和形态的相互作用

- 关节的形态取决于关节的功能及其结构(设计)和构成

(材料)。

- 大多数人类关节具有稳定性和灵活性的双重属性, 尽管其中一个属性可能占据主导地位。
- 随着对灵活性和稳定性要求的增加, 关节的构造和构成变得更加复杂。
- 人体组织和关节中的结构 / 构成、功能和形态要素是动态的、相互作用的; 一个要素的改变可能会影响其他一个或两个要素。

人体关节的复杂构造

　　通过了解骨构成的性质和关节必须发挥的功能, 人体关节构造的复杂性由此可见一斑。人类骨骼大约有 200 块由关节连接的骨头。骨骼大小不一, 从豌豆大小的小脚趾远端指骨到大腿的长股骨。骨骼的形状从圆形到扁平, 骨骼末端的轮廓从凸面到凹面各异。关节的构造能够为整个结构共同提供灵活性和稳定性的任务是一个相当大的工程问题。

　　人体的关节构造由简单到复杂均存在。简单的人体关节通常以稳定性为主要功能; 较复杂的关节通常以活动性为主要

功能,但不能完全牺牲稳定性,理想情况下,实现通常所说的**动态稳定性**。稳定性关节可以是紧靠在一起的,也可以是平放在一起,关节之间的运动相对较小。由于关节需要在不完全牺牲稳定性的情况下增加灵活性,因此需要额外的结构成分,附加的结构成分,如关节囊、韧带和副关节结构,有助于在灵活性和稳定性需求之间达成平衡。人体关节的分类是根据关节的结构或移动度来命名的。从结构上讲,关节可分为**纤维关节**、**软骨关节**或**滑膜关节**,每个关节都将指将骨与骨连接在一起的结缔组织,可以有或没有滑膜关节腔。**不动关节**、**微动关节**和**可动关节**的分类是按照关节的活动度来进行分类的。不动关节是那些很少或没有运动的关节,微动关节允许最小到中等的运动,可动关节是可自由活动的关节。这两种不同的分类方式实际上有相当大的重叠,因为很少移动的关节(不动关节)通常由纤维组织连接,中度运动的关节通常由**透明(关节)软骨**或**纤维软骨**直接连接,那些运动频繁的关节(可动关节)由一个滑膜关节结构连接在一起。因此,我们将使用更简便的结构命名法确定关节分类,以描述每个类别的结构和功能(运动)。

关节分类

纤维、软骨和滑膜关节的示例如**图2-6**所示。

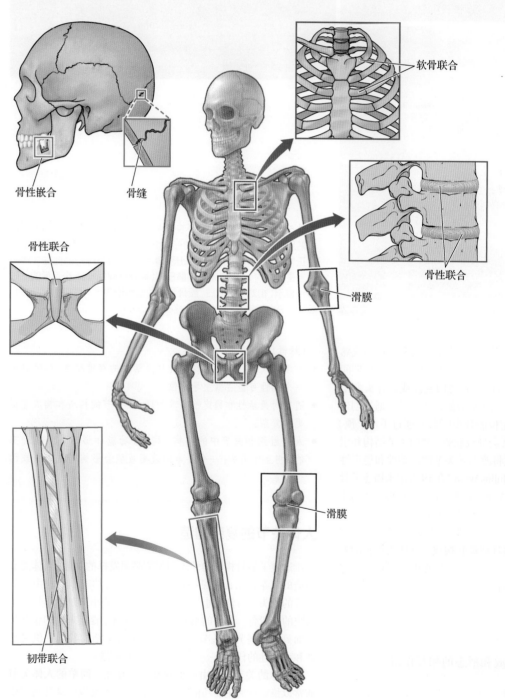

图 2-6　纤维状关节允许骨骼之间的微小运动或不能运动;示例(绿色方框)包括骨缝(例如,颅骨额骨和顶骨之间),骨性嵌合(例如,在每颗牙齿和下颌骨之间),以及韧带联合(例如,胫骨远端和腓骨之间)。软骨关节(蓝色方框)通过透明或纤维软骨将一个骨面直接连接到另一个骨面;示例包括骨性联合(例如,椎体之间和耻骨之间)和软骨联合(前 7 根肋骨和胸骨之间)。在膝关节和肘关节等滑膜关节(红色方框)中,骨骼通过内衬滑膜的纤维囊间接连接

纤维关节

纤维关节的骨结构由骨间纤维结缔组织连接在一起,骨间纤维结缔组织将一块骨直接连接到另一块骨上。由此创造了一个坚实的结缔组织 - 骨界面,允许微小移动或无移动,从而将其功能分类为不动关节。人体内有三种不同类型的纤维关节:骨缝(例如,颅骨中的额骨和顶骨之间),骨性嵌合(例如,在每颗牙齿和下颌骨之间),韧带联合(例如,胫骨远端和腓骨之间),见**图2-6**)。

骨缝关节是两个骨成分通过胶原骨缝韧带或膜连接在一起的关节。骨骼部件的末端形状使边缘相互扣锁或交叠。这种类型的关节仅在生命早期的头骨中发现,允许少量活动。骨缝关节中两块相对的骨头在生命后期融合,并形成骨性连接。

骨性嵌合关节是一种由纤维结缔组织连接的关节,骨骼部件的表面像钉子钉入洞中一样相互连接。人体内唯一存在的骨性嵌合关节是牙齿与下颌骨或上颌骨之间的关节。

联合关节是一种纤维关节,其中两个骨通过骨间韧带、纤维索或腱膜直接连接。前七根肋骨与胸骨的连接就是一个例子。透明软骨连结也指发育中的骨骼中两个骨化中心之间的透明软骨联合。在**图2-5C**中,软骨骨化中心显示为股骨头和股骨颈之间的间隙。这些关节的功能是允许骨骼生长,同时提供稳定性,并允许极少量的活动性。靠近长骨末端和骨盆的骨骺生长板也是软骨联合。当骨生长完成时,这些关节骨化并转化为骨性连结。

> **基本概念 2-2**
> **纤维和软骨关节**
>
> ● 纤维关节包括骨缝、嵌合和韧带联合。
> ● 两种类型的软骨关节是软骨联合和透明软骨联合。
> ● 与滑膜关节相比,由纤维或软骨结缔组织直接连接的骨骼可提供较少的运动和更大的稳定性,其中软骨关节通常比纤维关节更易移动。

滑膜关节

滑膜关节的关节结构不同于纤维关节和软骨关节。在滑膜关节中,由于没有结缔组织直接连接相邻的骨表面,因此骨的末端可以彼此自由移动。骨通过包裹关节的纤维滑膜内衬关节腔间接彼此连接。滑膜关节的实例包括肘关节和膝关节(见**图2-6**)。滑膜关节以类似的方式构建(**图2-7**),并具有以下共同特征(图中红色数字):①**关节腔**,由围绕关节的②**纤维关节囊**包围;沿纤维囊内部表面排列的③**滑膜**;覆盖相邻骨骼关节面的④**透明软骨**;和在关节囊内关节表面形成薄膜的⑤**滑液**[7]。滑膜关节还可包括相关结构,如加强关节囊的关节囊韧带、减少结构间摩擦的黏液囊、纤维软骨附件(椎间盘、半月板、板或唇),这些结构通常有助于关节稳定性,同时最大限度地减少活动度的丧失,以及提供缓冲的脂肪垫。所有滑膜关节均有肌肉或其相关肌腱穿越。关节囊和与关节相关的其他

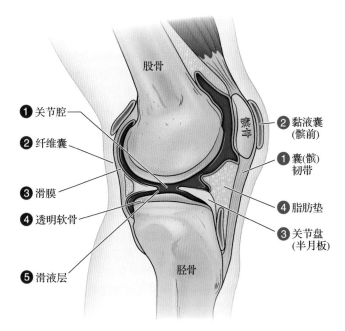

图2-7 滑膜关节如膝关节的构成通常包括(红色标出):①关节腔,由围绕关节的②纤维关节囊包围;沿纤维囊内部表面排列的③滑膜;覆盖相邻骨骼关节面的④透明软骨;和在关节囊内关节表面形成薄膜的⑤滑液。滑膜关节也可包括相关结构(如膝盖),例如(蓝色标出):①囊韧带,②黏液囊,③附属结构,如半月板、椎间盘、板或唇,④脂肪垫

结构通常保持关节表面对齐,并实际上能进行运动引导。被动关节结构的稳定和肌肉及其相关肌腱的主动稳定将限制关节牵张和相邻骨骼的过度平移[8]。

> **病例应用 2-1**
>
> Sione Tanielu 是一名16岁的足球运动员,当另一名球员从背后抢断他时,他的脚踝过度背屈。他支撑胫腓关节远端的韧带撕裂了。该关节在结构上被归类为纤维关节(韧带联合),由胫腓前、后韧带以及骨间膜支撑。尽管该结构允许胫骨远端和腓骨之间相对较小但很重要的运动,但该关节的稳定性至关重要,因为胫骨和腓骨共同构成滑膜(双关节)距小腿(踝)关节的近段。Sione 的远端胫腓关节的断裂(过度活动)将极大地影响距骨关节的稳定性,如果不能完全防止有效负重,则应限制其活动。

关节囊

滑膜关节腔是两块骨头之间的区域,由关节囊包围;关节囊由两层组成:外层纤维层和内层滑膜层(见**图2-7**)。外层纤维层围绕关节骨的末端包裹整个关节。其主要功能是为关节腔提供一个外壳,并通过被动约束增强关节稳定性[9]。内层滑膜层沿关节腔排列,为关节软骨提供润滑和营养[10]。关节囊的内外两层都含有感觉神经纤维,这些神经纤维为中枢神经系统提供重要信息,例如位置感和关节需要的主动肌肉支撑。

关节囊的纤维层由致密的不规则结缔组织组成,其厚度和成分随关节而异,因此提供了不同程度的被动约束。例如,髋

关节囊厚而致密，保证了承受相当大应力的负重关节的稳定性。其他关节囊，如盂肱关节囊，薄而松，在增加活动性的同时稳定性较差。纤维囊的厚度、纤维方向和构成取决于施加在其上的应力，取决于关节囊的动力学性质。对于肩关节不稳（慢性半脱位的盂肱关节）患者，关节囊承受反复拉伸应力，从而改变组织成分；与典型关机囊相比，关节囊中的胶原纤维和弹性蛋白纤维更大、更密集。这些适应可以增加囊膜的强度和抗拉伸变形的能力[8]。与之相反的，关节囊承受反复压缩力的部分可能出现纤维软骨组织的发育[9,11]。

囊韧带是囊膜的局部增厚，其纤维方向不同于囊膜。这些被动组织根据其方向提供额外的关节稳定性或运动约束，方向受该关节处典型应力的影响。例如，髋关节的髂股韧带加强了关节囊前侧，因为它从髂前下棘延伸并向外扇形连接到股骨粗隆间线（图 2-8）。当韧带扇分成上下两条时，韧带形成倒 Y 形[12]。髋关节前囊的加强为髋关节伸展提供了所需的额外约束，增强了被动关节稳定性，减少了主动髋屈肌活动的需要，以控制髋关节发生的强大伸展力矩。

关节囊的滑膜层是纤维关节囊的内层。滑膜不覆盖关节软骨或软骨 / 椎间盘（若有），但会出现在可能存在的其他关节内结构（如膝关节内的交叉韧带）。滑膜层分为两层：内膜和内膜下。**内膜**由沿关节间隙排列的一薄层表面细胞组成[10]。这些细胞负责清除关节腔中的碎片、修复滑膜的结构，应对抗原和组织破坏以及透明质酸（滑液的一种成分）的合成[10]。内膜富含毛细血管、淋巴管和神经纤维。内膜下层位于内膜外（表面），是一个由高度血管化的纤维结缔组织组成的松散网膜，使其能自由移动。内膜下层支撑内膜，并在其外表面与纤维囊融合。内膜下的血管将氧气、营养物质和免疫细胞输送到关节。

邻近感觉神经的分支和来自关节附近肌肉的神经分支通过纤维层穿过关节囊[9]。纤维囊内有大直径感觉传出神经和薄髓鞘神经；滑膜中发现无髓 C 型纤维[13]。在纤维状关节囊中发现的关节受体对关节囊的拉伸或压缩以及由于滑液增加（关节肿胀）产生的任何内压增加敏感。以膝关节及其关节囊为例，大多数关节受体位于前交叉韧带（ACL）嵌入处附近的关节囊内膜下层。内膜下囊和前交叉韧带中的机械感受器［主要是鲁菲尼（Ruffini）受体］主要对拉伸作出反应（例如，膝盖伸展末端）。帕西尼（Pacini）受体很少被记录，并且被认为是受到压力而激活的。游离神经末梢比机械感受器数量更多，并且作为对炎症和疼痛刺激作出反应的伤害感受器发挥作用（表 2-1）[14,15]。总之，除其他功能外，感觉刺激通过调节静息肌肉张力和启动肌肉收缩的反射性变化，来提高关节的主动稳定性[13]。

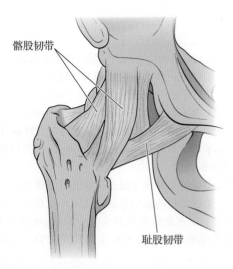

图 2-8 髂股韧带加强髋关节囊前侧，为强大的髋关节伸展力矩提供额外的被动保护

滑液

滑液是一种覆盖关节囊和关节软骨滑膜内表面的薄膜，有助于保持关节表面润滑并减少摩擦[16,17]。滑液还为透明软骨提供营养，透明软骨覆盖关节面，随着关节的挤压和放松，滑液进出软骨。滑液的成分与血浆的成分相似，除了滑液还含有透明质酸（玻尿酸）和一种叫做润滑剂的糖蛋白[18]。滑液中的透明质酸成分决定了滑液的黏性，对关节润滑至关重要。玻尿酸可以减少关节囊的滑膜褶皱和关节面之间的摩擦[10]。润滑剂是滑液的组成部分，被认为是负责软骨与软骨的润滑[10,16,19,20]。

尽管要应对不同的负荷，但正常的关节软骨只出现最小的磨损，这是由于软骨基质的结构和润滑液的存在[17,19,20]。尽管已经提出了一些模型来解释滑膜关节在不同的负荷条件下是如何润滑的（例如，"边界润滑"和"液膜润滑"），普遍的共识是，没有一个单一的模型足以解释人类关节的润滑[16]。然而，人们认识到，滑液中透明质酸或润滑剂浓度的变化会影响整体的润滑和摩擦量。许多实验已经证实，滑膜关节的摩擦系数远远低于目前可用的人工关节的摩擦系数[17]。摩擦系数越低，运动阻力就越小。有部分证据支持注射透明质酸钠和润滑剂来缓解髋关节或膝关节骨关节炎的症状[21,22]。

正常的滑液是一种所有的滑膜关节处都少量存在的，透明的、淡黄色的、黏稠的液体[20]。滑膜层的血管和关节囊内的滑液之间存在着直接的交换，营养物质在关节囊内得到供应，废物可以通过扩散从关节间隙带走。当关节受伤或患病时，关节

表 2-1 关节感受器

类型	名称	敏感	位置
Ⅰ	Ruffini	拉伸，通常是在极端伸展时	关节囊屈侧的纤维层，骨膜、韧带和肌腱[10]
Ⅱ	Pacini 或 Pacini 型	静水压的压迫或变化和关节运动[1]	位于整个关节囊，特别是在深层和脂肪垫中
Ⅲ	Golgi, Golgi-Mazzoni	压力和过度用力的关节运动以致的极端运动	关节囊的内层（滑膜），韧带和肌腱[10]
Ⅳ	无髓鞘的游离神经末梢	无害和有害的机械应力或生物力学应力	位于关节囊滑膜层的血管周围，以及邻近的脂肪垫和副韧带、肌腱和骨膜中

内的滑液量会增加,并与疼痛程度有关[23]。滑液,像所有的黏性物质一样,可以抵抗剪切负荷[16]。

关节囊滑膜层的变化常见于炎症性关节炎,如类风湿性关节炎,与关节软骨的退化有关。炎症细胞水平的增加妨碍了滑液的润滑功能。关节囊滑膜层的增生肥厚并出现了肉毒杆菌,肉芽组织浸润,进一步破坏了关节软骨。风湿病是全身性的,会影响到身体超过一个以上的关节。因此,这最终导致了关节活动能力和功能的下降[24]。

透明软骨

透明软骨(hyaline cartilage),来自希腊语 hyalos,意思是"玻璃",形成了一个相对较薄的(1~7mm)膜覆盖在滑膜关节的骨头末端。它提供了一个光滑的、有弹性的、低摩擦的表面,在人的一生中对承受和分配力量非常重要。关于其组成和功能的详细情况将在本章的特定结缔组织的构成一节中讨论。

 病例应用 2-2

Enid Brown 是一名 50 岁的女性,最近被诊断为类风湿性关节炎。在过去一年中,她的手、右膝和颈部一直有僵硬和酸痛的感觉。最近,她发现她的双手手指的关节发红和肿胀。她在抓取东西时有疼痛和咯吱声,特别是试图拧开罐子盖子的时候。她的主治医生把她转诊给风湿病医生,后者给出了类风湿性关节炎的诊断。类风湿性关节炎是一种自身免疫性疾病,其特征是滑膜关节的炎症、肿胀和肥大,从而导致了 Enid 描述的症状。这种疾病是渐进发展的,炎症反应将最终损害关节软骨和周围结缔组织的健康,如关节囊和韧带。

▶ **基本概念 2-3**
滑膜关节囊

滑膜关节囊:

- 为关节腔提供一个封闭的空间
- 通过纤维层来被动限制和稳定关节
- 通过滑膜层向关节内结构提供润滑和营养
- 在纤维层和滑膜层都有感觉感受器,收集关节位置、运动和疼痛相关的信息

滑膜关节相关结构

纤维软骨膜、唇膜、板和盘有助于增加关节的适配性("配合"),吸收关节压迫力,增加稳定性,并促进运动。例如,膝关节内侧和外侧的楔形纤维软骨半月板加深了相对平坦的胫骨平台,使胫骨与大凸的股骨髁更加适配。更大的接触面积不仅增加了关节的稳定性,还允许关节压力分布在更大的表面积上,从而降低关节应力。事实上,据估计,根据关节角度的不同,膝盖半月板承受了整个膝盖 45%~70% 的负荷[25]。在另一个例子中,纤维软骨唇加深并延伸其所附着关节面的关节

凹。髋臼唇附着在骨盆髋臼的整个周围,通过加深髋臼和产生将股骨头固定在髋臼中的负压来增强关节稳定性[26]。纤维软骨关节盘可一直延伸到关节,并将关节分成两个单独的腔。胸锁关节的关节盘横切入关节,其连接方式可增加关节稳定性,同时作为运动的枢轴点。在每种情况下,纤维软骨副关节结构在几乎不牺牲或不牺牲活动性的情况下提供了更高的关节稳定性。

韧带在保持关节表面对齐以及引导和限制运动方面发挥着重要作用。关节表面的过度分离或平移受到韧带被动张力的限制,同时也受到纤维关节囊和穿过关节的肌肉肌腱的限制。如前所述,韧带可与关节囊协同发挥功能,并在关节囊中出现增厚(如髂股韧带、盂肱韧带)。其他韧带与关节囊不同,可能由致密的白色带状或绳状结缔组织组成(如前交叉韧带、膝关节侧副韧带)。韧带通常根据其位置、形状、骨质附着物和彼此之间的关系进行描述性命名[6]。脊柱前纵韧带的名称来源于其位置(前)和形状(纵)。肘关节和膝关节的内侧和外侧副韧带是以位置命名的韧带例子。韧带,如连接肩胛骨的喙突和肱骨的喙肱韧带,以及连接桡骨和尺骨的桡尺韧带,都是因其骨性附着处而命名。踝关节处的三角韧带则因其形状而得名。有时,韧带是以最早发现它们的人命名的(例如,Bigelow 发现的 Y 型韧带——髂股韧带的别称)。

尽管肌腱的主要任务是将肌肉产生的力传递给其骨质附着处,以产生或限制关节的旋转,但主动和被动的肌肉力可以通过产生关节压力或限制骨间过度或不必要的平移运动来稳定关节。肌腱的形状和构造在整个身体中都是不同的[27-29]。它们可以是圆形和绳索状的结构,如肘部的肱二头肌肌腱或绕在内踝上的胫骨后肌腱。肌腱也可以像冈上肌、背阔肌和胸大肌的肌腱一样扁平。非常宽的扁平肌腱通常被称为**腱膜**。肌腱也可以位于肌肉内,以允许短肌纤维连接到中央肌腱,如比目鱼肌和三角肌[27]。黏液囊是扁平致密的不规则结缔组织囊,内有一层滑膜,内侧被一层液膜隔开。黏液囊多存在于彼此非常接近可能相互移动的结构间,如肌腱和骨、骨和皮肤、肌肉和骨或韧带和骨之间。位于皮肤和骨骼之间的囊(如膝关节髌前囊)称为皮下囊[6]。腱下滑囊位于肌腱和骨骼之间,而肌下滑囊位于肌肉和骨骼之间。

▶ **基本概念 2-4**
滑膜关节稳定性

一般来说,与纤维性或软骨性关节相比,滑膜关节允许两个相邻的骨头之间有最大的活动性。然而,活动性的增加可能以牺牲稳定性为代价。有几个特点可能解释滑膜关节如何在不严重影响活动性的情况下增强稳定性:

- 韧带是关节的被动稳定器,可以与关节囊融为一体,也可以作为独立结构存在。
- 纤维软骨半月板、唇板、板和盘通过加深关节面和增加关节的顺应性来保障关节的被动稳定性。

滑膜关节的分类

滑膜关节可以根据骨质部分两端的形状和构造进一步划

分成亚类[30]。这些分类描述了简单的几何形状,包括平面、球窝、髁状体、鞍状体、铰链和枢轴(图 2-9)。重要的是要记住,关节表面和几何形状更为复杂,这些几何学分类对关节面的方向和功能进行了简单描述[31]。这些分类中的滑膜关节也可以根据关节处"大致可见的"旋转运动轴的数量来分类:单轴、双轴和三轴[32-34]。一个关节的实际运动方向和幅度不仅可由关节的几何形状决定,也可由周围的关节结构决定。

单轴(也称为单平面)关节是指骨部件在一个平面内围绕单一轴线(一个自由度)进行可见旋转的关节。铰链和枢轴关节是单轴的。铰链关节在机械上类似于门铰链,其中圆柱形部件装入凹形部件。肘关节的肱尺关节是铰链关节的一个例子,由肱骨远端的滑车和尺骨近端的滑车切迹形成(见图 2-9A)。枢轴接头具有在环形部件内旋转的圆柱形部件。近端桡尺关节就是一个例子,尺骨上的环形韧带和桡骨切口形成一个环形,桡骨小头部在该环形内旋转(见图 2-9B)。

双轴(也称为双平面)关节是指骨骼组件在两个平面内围绕两个轴(两个自由度)进行可见旋转的关节。髁状突和鞍关节都是双向活动的。术语椭球体常可与髁状突互换使用。桡腕关节是髁状突关节的一个例子,由舟骨、月骨和舟月韧带在矢状面和冠状面上的凸面形成,在桡骨远端有相应的凹面(见图 2-9C)。鞍形关节具有复杂的结构,其中两个部分在一个平面上为凸形,在其垂直平面上为凹形。这种形状类似于马鞍,马鞍的前后凹面垂直于内侧到外侧的凸面。拇指的腕掌关节是鞍关节的一个例子,由第一掌骨底部的梯形关节构成(见图 2-9D)。第一掌骨底部的凸面在屈伸时在梯形的凹面上移动,而在外展/内收时,掌骨的凹面在梯形的凸面上移动。

三轴或多轴关节是指骨骼组件在三个平面内围绕三个轴(三个自由度)自由旋转的关节。该类关节中的两种类型的关节面是平面关节和球窝关节。平面关节是两个相对平坦的表面之间的关节。相接的表面可以有各种各样的结构,具有轻微但大多不重要的曲率,允许在两个或多个骨骼之间旋转和滑动。这些关节的例子可以在腕骨间关节中看到,例如头状骨和钩骨之间的关节(见图 2-9E)。球窝关节由一个球形凸面形成,该凸面插入一个凹面球窝。球窝关节的一个例子是髋关节(股骨髋臼关节),由股骨凸头和凹窝形成(见图 2-9F)。屈/伸的旋转运动发生在围绕冠状轴的矢状面内;外展/内收发生在绕前后轴的冠状面内,旋内/旋外发生在绕纵轴的横断面。

关节运动

在描述滑膜关节的亚分类时,根据围绕一个(单轴)、两个(双轴)或三个(三轴/多轴)运动轴的"可见"运动对关节进行分类。滑膜关节的骨质部分的旋转运动被称为**骨运动**。在骨杠杆的骨运动中,关节内相邻的关节面会翻转它们彼此之间的接触点;这种关节接触点的移动被称为**关节运动学**。

骨运动

骨运动学是指关节在生理学运动期间,骨杠杆在空间中的旋转运动[32]。这些运动通常用运动发生的平面(矢状面、冠状面和横断面)、运动发生的轴(分别为冠状轴、前后轴和纵向轴)以及运动方向(屈/伸、外展/内收和旋内/旋外)来描述。

关节运动

通常在骨运动过程中,一个关节面相对稳定,作为运动的基础,而另一个关节面在稳定关节面的基础上进行运动。术语"滚动"、"滑动"和"旋转"用于描述运动节段在更稳定的节段上可能发生的关节接触的不同类型的变化[17,32-34]。关节接触中的这些变化称为关节运动或附属运动。与骨运动不同,关节运动在正常情况下不能随意独立出现[32,34]。

滚动(图 2-10A)是指一个关节面在另一个关节面上滚动,如轮胎在道路上滚动。在纯滚动运动中,运动表面和稳定表面之间的接触点不断增加。滑动(图 2-10B),也称为滑行,是指一个组件在另一个组件上的线性平移,如刹车时车轮打滑。在纯滑动中,滑动面上的同一点在稳定部件的变化接触点上不断

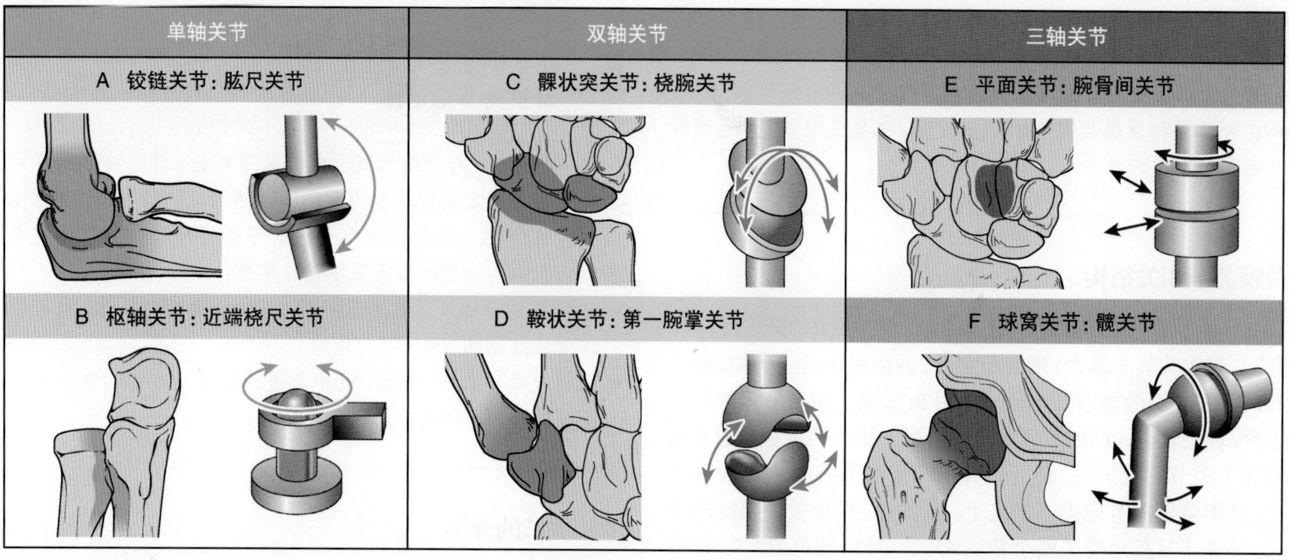

单轴关节	双轴关节	三轴关节
A 铰链关节:肱尺关节	C 髁状突关节:桡腕关节	E 平面关节:腕骨间关节
B 枢轴关节:近端桡尺关节	D 鞍状关节:第一腕掌关节	F 球窝关节:髋关节

图 2-9 滑膜关节可以根据关节几何结构和关节处可见骨段运动的轴数进行亚分类。每种类型的关节都有一个相应的机械运动方式的样本

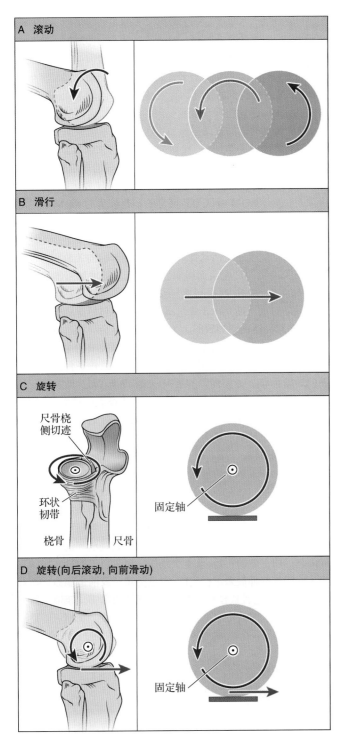

图 2-10　关节运动包括：滚动（股骨在胫骨平台上向后滚动）（A），滑动（股骨在胫骨平台上向前滑动）（B），旋转（桡骨环状韧带内的桡骨小头）（C）。当股骨在胫骨平台上同时向后滚动和向前滑动时（D），其效果似乎是股骨髁围绕相对固定的轴旋转

动继续移动的轴发生。

单轴、双轴和三轴关节分别具有一种、两种和三种活动度。White 和 Panjabi[34] 称关节运动及其相关的关节内（关节运动）成分有可能有六个活动度：围绕三个轴旋转产生的三个活动度及沿这三个轴平移产生的三个活动度。第一章中的运动描述一节和本文的其他章节也提到了六种活动度的可能。六种活动度和三种活动度的模型其实并不冲突，因为 White 和 Panjabi 的模型是对较为简单模型的阐述。White 和 Panjabi 的模型至少是一些使用手法治疗进行关节干预的基础。

在人体的关节运动中，滚动和滑动经常以不同的比例同时发生，以保持关节的完整性。而关节面的滚动方向与进行杠杆运动的骨运动方向一致（见图 2-10A），根据运动关节面和稳定关节面的形状，骨运动 / 关节运动关系会有所不同。这种关系的变化通常被称为凸凹定律[35]。

当凸面关节面在相对稳定的凹面上移动时，凸面滚动方向与预期的骨杠杆的骨运动方向相同。然而，凸面的滑动方向将与滚动**方向相反**，以保持最佳接触。对图 2-10D 所示的例子进行阐述，在膝关节负重屈曲的初始阶段，凸起的股骨髁在固定的胫骨平台上向后滚动，与股骨后方旋转（弯曲）的方向一致（图 2-11）。在最初的滚动之后，股骨髁必须开始**向前**滑动，同时继续**向后**滚动，以使股骨髁不从胫骨后平台上滚落（图 2-11A）。这种滚动和滑动的组合在屈膝时，只有在膝关节屈曲的最后阶段，股骨髁在胫骨后平台上的纯旋转才是近似的。这与凹关节面在稳定凸表面上移动时所看到的情况相反。尽管滚动仍然与

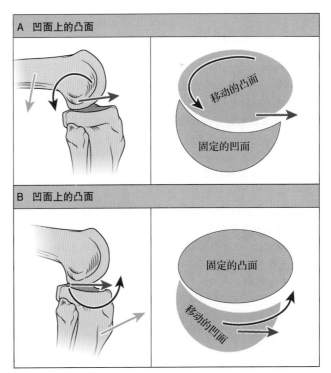

图 2-11　凸凹定律。A. 在股骨的屈曲过程中，凸形的股骨髁在一个固定的凹面上移动；凸起的股骨髁向后滑动（红色箭头），与股骨弯曲的方向相同（橙色箭头），同时向前方滑动（绿色箭头），与滚动的方向相反。B. 在胫骨伸展过程中，凹陷的胫骨平台向前方滚动（红色箭头），与伸展的胫骨（橙色箭头）方向相同，并向前方滑动（绿色箭头），与滚动方向相同

移动。滚动和滑动的组合通常在大多数生理运动中同时出现。旋转是指移动组件的旋转，如顶部旋转时。在围绕固定轴的纯旋转中，移动部件的接触点发生变化，但稳定部件上的接触点不发生变化（图 2-10C）。当滚动和滑动方向相反且数量大致相等时，也可能导致绕相对固定轴旋转（图 2-10D）。当滚动和滑动不相称时，产生的"旋转"可能围绕一个不固定但随着运

节段的骨运动方向相同,但滑动通常与关节面滚动**方向相同**。在胫骨伸展期间(如在坐姿中),凹陷的胫骨平台**向前滚动**,方向与胫骨向前旋转(伸展)的方向相同。胫骨平台也必须沿着与滚轴相同的方向向前滑动,以完全伸展胫骨,同时保持胫骨平台与股骨髁的接触(图 2-11B)。关节在其全部骨运动(生理学)活动范围内运动的能力取决于接触关节节段根据运动表面形状要求和周围组织的适当约束进行滚动、滑动或旋转的能力。

为了使关节面在骨杠杆旋转(骨运动)时能向适当的方向自由移动(关节运动),关节必须有一定的"**关节活动**"。当关节处于**松散**位置时,检查者可以测试一个关节在另一个关节面上的移动自由度,通常是测试一个关节面在另一个关节面上可获得的被动(手动)滑动度。关节的松散位置通常为关节范围内关节囊和韧带对被动滑动约束最小的点。如果起支持作用的关节结构过度松弛(例如,拉伸或撕裂),关节可因活动度过大而变得不稳定。如果关节结构过度紧张(如适应性短缩或肥大),关节在关节面间的活动就会减少;骨杠杆的运动将受到限制,因为适当的关节内运动将不再伴随生理上的运动。

对于大多数滑膜关节,活动范围中有一个点,在这个点上关节面之间的关节间隙最小或没有。这被称为关节的紧密挤压位置,是活动范围中韧带和关节囊拉紧度最大的点。**闭锁位置**通常(但并非总是)在关节活动范围的末端,是关节最稳定的位置,最能抵抗易导致关节表面分离的牵张力;几乎不可能或根本不可能进行关节运动。膝关节和指间关节的闭锁位置是关节完全伸展的位置[32]。对于许多关节来说,一个关节的闭锁位置也可以被称为"锁定"位置,对于膝关节来说也是如此。

病例应用 2-3

James Connelly,62 岁的男性,从梯子上摔下来,导致胫骨平台骨折。他被打上了从大腿到脚踝的长石膏,使他的膝关节保持 20 度的弯曲,持续了 6 周。拆除石膏后,尽管有证据表明胫骨平台骨折愈合后没有对胫骨平台造成任何破坏,他的主动屈膝或完全伸膝能力受限。虽然长时间的石膏固定后膝关节周围肌肉无力是正常的,但关节囊和关节韧带的制动是 James 出现关节运动问题的重要因素。如果股骨髁或胫骨平台的关节运动(滚动、滑动和旋转)因关节囊韧带的结构过紧而过度受限,胫骨(或股骨)的屈曲和伸展运动将受限。通过手法关节松动技术(增加关节活动度)促进胫骨在膝关节的关节运动对 James 进行治疗,可能比强迫胫骨弯曲或伸展来提高关节活动度更有效、更安全。

关节活动度

关节的解剖或生理活动度(range of motion, ROM)是指在关节结构的解剖范围内,围绕一个轴和特定平面内,关节能够**被动旋转**的运动范围[32]。解剖上的运动范围(骨的活动度)受许多因素影响,包括关节表面的形状、关节囊、韧带、肌肉体积、毗连骨结构和周围的肌肉肌腱组织,其中任何一个因素都会影响到关节的关节运动和骨运动。在一些关节中,ROM 只受软组

织结构的限制,不受骨运动的限制。其他关节除了明确有软组织限制外,还有骨运动限制。肘的肱尺关节在伸展时受到尺骨和肱骨的骨质窝的接触而受限,而屈曲时则多因前臂和肱二头肌肌腹的接近而受限。检查者在每个关节进行被动运动至生理ROM 末端时感受到的感觉称为末端感觉。使用 Kaltenborn[35] 首推的术语,因软组织靠近而受限的运动(如典型的肘关节屈曲)被认为具有**软**的末端感觉;因关节囊韧带紧张而受限的运动(如典型的膝关节伸展)被认为具有**紧**的末端感觉;有骨性限制的动作(如典型的伸肘动作)被认为有**硬**的末端感觉。

当运动超过或未能达到通常的解剖上的(骨运动)活动度极限时,关节 ROM 被认为是反常的。当被动的 ROM 超过通常允许的限度时,该关节可被称为**活动过度**。当被动 ROM 小于关节通常允许的限度时,该关节可被称为**活动低下**。无论是关节的活动过度还是活动低下,不仅对受影响的关节同时也对邻近的关节结构产生负面影响。关节压力的增加可能导致关节结构的进一步改变,并可能导致活动与参与的受限。

活动过度可能是由于骨组织或软组织(包括薄弱的肌肉组织)无法抑制运动而导致的。关节约束不足会导致过度的关节活动和稳定性不足。例如,前交叉韧带是膝关节的主要稳定韧带,除在其他运动中提供保护外,还能防止胫骨平台在股骨髁上的过度前移。如果周围的肌肉(如腘绳肌)和其他的关节结构(关节囊、韧带和半月板)不能充分替代撕裂的韧带,该韧带的撕裂会导致膝关节不稳。其结果可能是避免或停止对现在不稳定的膝关节施加压力的动作,并通过过度的压力对其他关节结构造成损伤。

关节活动度低下可能是由骨或软骨运动受阻引起的,也可能是由关节囊、韧带或肌肉不能充分伸长导致的反常关节活动度所致。例如,当躯体越过支撑的肢体时,髋关节常在步态的站立相末期伸展。对于髋关节骨关节炎,髋关节伸展可能受到关节面过度增生或不平以及屈髋肌因髋关节疼痛引起的过度紧张的限制。由于伸髋不足,步幅会缩短。患者可以通过增加站立相末期腰椎的伸展来进行代偿,以增加步长及前进能力。随着时间的发展,这种代偿可能会对下背部造成损害。挛缩是指关节周围的软组织结构的短缩并伴有纤维化改变。挛缩可能是活动度低下的另一个原因,也可能是长期持续活动度低下的结果。

基本概念 2-5
关节运动

- **骨运动**:关节的骨杠杆在一个或多个平面内围绕一个或多个轴的旋转运动。
- **关节运动**:一个相邻关节面在另一个关节面上的滚动、滑动或旋转。
- **凸凹定律**:在稳定凹面上移动的凸面关节面通常沿一个方向滚动,并沿**相反方向**滑动;在稳定凸面上移动的凹面关节面通常以**相同方向**进行滚动和滑动。
- **生理性 ROM**:在关节结构的解剖范围内,作为骨运动和关节运动的功能要素,在一个平面内通常的关节被动旋转度。
- **末端感觉**:检查者在每个关节可用被动 ROM 末端感受到的软、紧或硬感觉,取决于检查关节结构的进一步运动。

运动链

在第 1 章的**多节段（闭链）力分析**这一节中，介绍了开放链和闭合链的概念，以明确施加在一个节段上的力是如何影响另一节段的。这些概念也与理解各节段在空间中移动的相互依赖性相关。工程师起初认为所谓的"运动"链是由以多个插销为中心关节（字面上是指一段大型铰链）链接在一起的一系列坚固节段。在开链中，节段的一端可以自由移动，而另一端是固定的；链中的一个链段（关节）运动，而不引起链中其他链段（关节）的运动，尽管这些节段也在空间中运动（**图 2-12A**）。在闭链中，链的两端是固定的；在一个链段（关节）处的移动不仅会移动空间中的一个或多个其他链段，还会在链中的一个或多个其他链段（关节）中产生移动[32]（**图 2-12B**）。

术语**"闭链"**通常用于人体在负重条件下的运动，其中肢体的远端部分不能自由移动（见**第 1 章 扩展概念 1-10**）。在负重下，一个关节的运动通常伴随着一个或多个关节的运动，以使身体保持稳定。例如，在开链（非承重）条件下，右脚不固定在地面上；右膝可独立于相邻髋关节和踝关节而屈曲（**图 2-13A**）。当双脚负重并固定在地面上时，如果头部保持直立且重心保持在支撑面内，若双侧膝关节屈曲，则会导致髋关节屈曲和踝关节背屈（**图 2-13B**）。此种情况下（双侧负重中很常见），闭链包括右脚之间的所有关节，从右下肢向上，穿过骨盆，沿着左侧向下到达左脚。闭链也被认为是从负重脚延伸到空间相对固定的头部（垂直定向于支撑面上方的眼睛）。虽然负重和闭链有时是同义的，但**图 2-13A** 和 B 中的人在这两种情况下都是负重的。只有当链条的两端固定时，无论是通过承重还是通过其他约束或恰当机制，承重和闭链都是同义的。

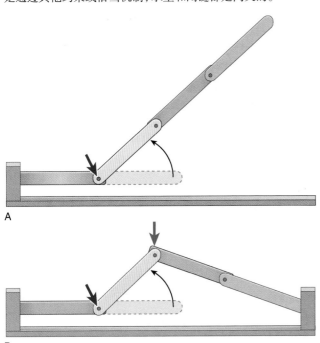

图 2-12 力学开链和闭链。**A.** 在有 4 个节段（仅一端固定）的开链中，一段的旋转可以围绕一个轴（红色箭头）进行，而不会导致其他轴的旋转。**B.** 在有 4 个节段（两端固定）的闭链中，同一段的旋转不仅导致围绕的同一轴（红色箭头）的旋转，而且还会导致围绕的至少另一轴（蓝色箭头）的旋转

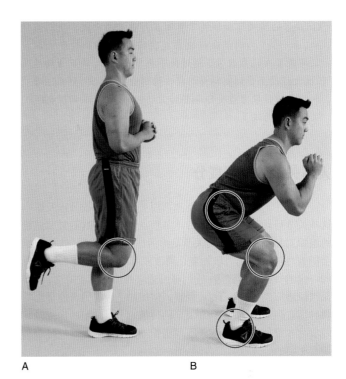

图 2-13 人体运动中的开链和闭链。**A.** 在开链中，膝关节屈曲可能在髋关节和踝关节不运动的情况下发生。**B.** 在闭链中，膝关节屈曲必须伴随髋关节屈曲和踝关节背屈，以保持头部直立，并使重心线位于支撑面内

在人体运动中，身体各部分，尤其是上肢，经常可以自由地向远端（或一端）进行开链运动。开链中骨骼的运动可相互独立，也可以多种组合方式运行，仅受链中每个关节的自由度和运动范围的限制。如果开链中的一个关节因反常的结构受限而固定，则运动损失可由链中近端或远端关节的更多运动来弥补。在图 2-12A 中，红色箭头处关节的固定不会限制远端关节的完整 ROM。闭链的关节运动更易预测，因为相邻节段的相互依存减少了选择空间。如果闭链中的一个关节被固定，相邻关节处的运动也可能丧失。在**图 2-12B** 中，将关节固定在红色箭头处将阻止下一个关节（蓝色箭头）的任何运动，也可能阻止下一个关节轴的任何运动。开链和闭链的概念对于理解人体运动的运动学和动力学概念、治疗性运动的效果以及损伤和疾病对人体关节的影响非常有意义。因此，本文将引用这些概念，以了解关节损伤或疾病可导致的功能丧失程度。

病例应用 2-4

George Chen 是一名 40 岁的电工和企业主，他在玩冰球时被另一名运动员的球棍勾住了溜冰鞋。最终导致 George 双踝（胫腓踝）骨折，接受了切开复位内固定手术。手术医生沿腓骨远端放置了钢板和螺钉，并放置了额外的螺钉以固定内踝和稳定远端胫腓关节。有一段时间他拄着腋杖不负重，之后使用步行靴行走。当停止使用步行靴时，George 的伤脚只有 5° 的背屈和 20° 的跖屈，且距下运动受限。目前 George 的脚 / 踝关节受限影响了他负重时的整个下肢链。踝关节活动受限，距下关节无法活动，

George 的膝关节和髋关节弯曲在负重活动中极其受到影响，如行走（特别是在斜坡上）、爬楼梯、坐在低椅子上以及蹲着帮女儿系鞋带。通过徒手关节松动术，距下活动度（很大程度上受到制动而非损伤的影响）可以恢复，但胫骨和腓骨的僵硬可能会限制胫腓骨功能的恢复，从而限制踝关节功能的恢复。

人体关节的组织成分

在阐述了构成纤维、软骨和滑膜关节的关节成分以及影响这些关节运动范围的因素后，本节重点介绍构成这些关节结构的组织：结缔组织。人类关节是由活性组织组成的，这些组织会随着环境或功能需求的变化而改变其结构。组织需要营养和一定的负荷才能存活；它们可以适应外加负荷或需求，但如果组织适应失败，它们也可受损。组织的适应能力可能会面临各种因素包括损伤、疾病和衰老的挑战。了解组织的构成及其对负荷和重负的反应，对于了解组织如何适应或不适应外加负荷是必要的。

结缔组织成分

本章迄今为止讨论的关节结构均由结缔组织组成，包括骨骼、黏液囊、关节囊、软骨、椎间盘、关节唇、半月板、关节盘、韧带和肌腱。这些关节结构分为三大类结缔组织，包括骨、软骨和**致密结缔组织**。虽然结缔组织还有其他分类，但本章将主要详述这三种分类。随着技术的进步，我们对结缔组织的总体解剖结构、微结构、成分和生物力学行为的了解也在不断加深。尽管结缔组织类型各不相同，但它们之间存在常见共同成分。结缔组织的特点是广泛分布的细胞和大量的**细胞外基质**。在微观层面上，细胞外基质分为**纤维间成分**（也被称为**基质**）和**纤维状**（纤维）**成分**两种。神经和肌肉等组织的功能主要取决于细胞结构，而结缔组织的功能则受到其细胞外成分的巨大影响。

细胞

所有结缔组织细胞的主要（但不是唯一）功能是合成结缔组织的细胞外基质。成纤维细胞是大多数结缔组织的基本细胞。根据其力学和生理环境，成纤维细胞可能特化为**成软骨细胞**（软骨）、**成肌腱细胞**（肌腱）或**成骨细胞**（骨）；这些细胞成熟后代谢活性降低，称为**纤维细胞**、**软骨细胞**、**肌腱细胞**和**骨细胞**。"母细胞"和"细胞"之间的区别主要基于外观，这反映了细胞的合成活动。一般来说，"母细胞"在分泌细胞外基质的纤维和纤维间成分方面代谢更为活跃，而"细胞"则是维持细胞外基质纤维间成分更为成熟的细胞。在适当的环境或刺激下，分化的结缔组织细胞可以"去分化"并改变其产生的细胞外基质的类型。例如，肌腱细胞在承受长期压力时可以产生软骨样（而不是肌腱样）组织[36-38]。这些发现表明，结缔组织结构可以通过负荷条件的改变而改变；因此，有可能通过调整力学环境，使结缔组织合成一些不同的材料以增强其功能。

细胞外基质

细胞外基质是细胞外结缔组织的一部分。结缔组织几乎整个由它组成，并决定了其组织功能。细胞外基质主要包含蛋白质和水，并组成其纤维和周围的纤维间成分。

纤维成分

细胞外基质的纤维成分包含两大类结构蛋白：胶原蛋白和弹力蛋白[11]。**胶原蛋白**是大多数结缔组织的主要物质，存在于所有多细胞有机组织中。它是人体内最丰富的蛋白质，占哺乳动物所有蛋白质的25%~30%[39]。胶原蛋白具有与钢相似的抗拉强度，负责结缔组织结构的功能完整性和结缔组织对张力的拮抗[39-47]。

虽已经发现了许多类型的胶原蛋白，但大多胶原蛋白的功能尚未了解透彻[39-43]。纤维胶原蛋白（Ⅰ型、Ⅱ型和Ⅲ型）是最常见的。Ⅰ型胶原蛋白占人体总胶原蛋白的90%，存在于大多数结缔组织中，包括肌腱、韧带、半月板、纤维软骨、关节囊、滑膜、骨骼、关节唇和皮肤[39-45]。Ⅰ型胶原主要负责组织的拉伸强度。Ⅱ型胶原主要存在于软骨和椎间盘这些压力很常见的部位中[40,41]。Ⅲ型胶原存在于皮肤、关节囊、肌肉和腱鞘以及愈合组织中，与Ⅰ型胶原一样，拉伸应力也很常见[41,47]。

胶原蛋白的基本组成部分是三条多肽链的三重螺旋，称为**原胶原蛋白分子**。原胶原蛋白分子成群聚集形成微纤维；微纤维依次组成不同大小的纤维[44,47]（**图 2-14**）。交联可起到稳定并加强纤维的作用，交联可以是分子内（胶原分子内的肽链之间）或分子间（相邻纤维分子之间）[48]。当更多的胶原被添加到纤维中，并且相邻分子之间发生更多的交联时，纤维增粗；因此，更成熟的纤维更大，包含更多的交联，使其更牢固。一般来说，肌腱和韧带中的Ⅰ型胶原的组织继续遵循一种层次结构，其中的纤维聚集形成连续较大的聚合体或束。连续束的具体描述和命名因资源而异，但似乎都同意一种分层模式[27,44]。连续束的具体描述和命名因资源而异，但似乎都按照同一种分级模式[27,44]。如**图 2-14**所示，胶原纤维束在一起形成**胶原纤维**。胶原纤维之间形成的交联可以许多不同的方式排列，并且大小和长度不同。在大多数疏松组织中，胶原纤维呈波浪状，

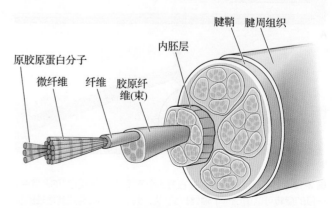

图 2-14 以肌腱为例，致密结缔组织具有从原胶原蛋白分子（左）开始到合成组织（右）的层次结构，连续的束包在内皮鞘中，最终形成腱鞘或腱旁组织

称为卷曲。当胶原纤维被拉伸时，卷曲消失。胶原纤维束形成连续较大的束，最终构成肌腱或韧带。

胶原纤维束被包裹在肌腱中叫做腱鞘的疏松结缔组织鞘中（见**图 2-14**）。这些鞘包裹着供应肌腱的神经、淋巴管和血管，并包括与邻近纤维的交联。腱鞘作为一个整体环绕肌腱，在其表面下与腱内膜相连。包裹骨骼或肌腱的肌腱没有副腱，但被腱鞘覆盖，腱鞘上有滑膜衬里，与肌腱接触以减少摩擦[27]。缠绕在骨头或肌腱上的肌腱没有副腱，而是被腱鞘覆盖，腱鞘有滑膜，与肌腱交接以减少摩擦[27]。

弹性蛋白也存在于许多结缔组织中，但与胶原蛋白不同的是，该分子是由单一的类阿尔法链组成，没有三螺旋[11]。类阿尔法链相互交联，形成类橡胶样的弹性纤维。当纤维被拉伸时，每个弹性蛋白分子都会解卷成更多的延伸形态（**图 2-15A**），当移除拉伸力后会自发重新卷起（**图 2-15B**）。弹性蛋白纤维自由分支，在所有关节结构中都有，包括皮肤、气管支气管树和动脉壁。与胶原蛋白相比，弹性蛋白在细胞外基质中的纤维成分所占比例要少很多。正如人们所期望的，需要"供给"的组织含有更多的弹性蛋白。主动脉含有大约 30% 的弹性蛋白和 20% 的胶原蛋白（占组织干重的百分比），颈椎的颈部韧带有 75% 的弹性蛋白和 15% 的胶原蛋白，而跟腱只含有 4.4% 的弹性蛋白和 86% 的胶原蛋白。

纤维间质成分

结缔组织的纤维间成分，通常被称为基质，主要包含水和蛋白质，称为**蛋白聚糖**（proteoglycans，PG），附有**糖胺聚糖**（glycosaminoglycans，GAG）[49-51]。一个 PG 可包含大约 100 个 GAG，这些蛋白聚糖从蛋白质核心伸出，形成一个类似瓶刷的形状[52,53]。透明质酸是一种不附着于蛋白质核心的 GAG，但以可变化长度的游离 GAG 链（如肌腱或韧带）或大量 PG 附着的核心分子（如软骨）的形式存在。

一个大的软骨 PG 称为**软骨蛋白聚糖**。软骨蛋白聚糖的蛋白质核心有从其上竖立出来的 GAG（如硫酸软骨素和硫酸

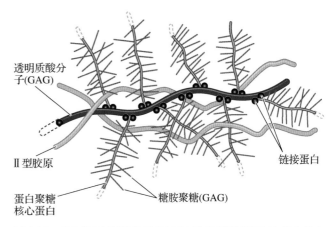

图 2-16　关节软骨的细胞外基质（ECM）包括附着于其蛋白核心的大软骨蛋白聚糖（PG）和糖胺聚糖（GAG）。蛋白核心通过链接蛋白稳定在透明质酸纤维上。在本例中，这些纤维间成分位于 II 型胶原纤维之间

角蛋白）；蛋白核心通过单独的连接蛋白连接到透明质酸链[52]（**图 2-16**）。这些 PG 的大聚集体及其附着的 GAG 主要负责软骨细胞外基质的水结合，并赋予关节软骨对压力的承受能力。一些与关节软骨相关的 GAG（透明质酸、硫酸软骨素和氨基葡萄糖）被用作治疗骨关节炎的注射剂或补充剂，尽管其疗效尚未被证实[54]。

结缔组织（骨、软骨、肌腱或韧带）细胞外基质中的 PG 通过其附着的 GAG 影响其水合作用[53]。GAG 链将水吸引到纤维间基质中，在周围的纤维胶原网上产生拉伸力。胶原纤维防止并抑制肿胀，从而增加细胞外基质的硬度。这种增加的硬度使组织能够承受压力。PGs 还作为营养物质和生长因子的储存库，这些营养物质和生长因子可能在引导或限制胶原纤维的大小方面发挥作用。组织中 PG 的数量和类型是结缔组织形态 - 功能相互作用的另一个例子，因为承受高压力的组织（如软骨）比抵抗张力的组织具有更多的 PG 和不同的 GAG[37,38]。**表 2-2** 简要介绍了在与滑膜关节相关的结缔组织中细胞外成分的变化。

> ### 基本概念 2-6
> ### 结缔组织成分
>
> 结缔组织是骨、软骨还是致密结缔组织（肌腱或韧带）取决于其细胞和细胞外成分。根据对组织的需求（形态 / 功能相互作用），细胞成分可能会发生变化：
>
> - 细胞
>   - 成纤维细胞 / 纤维细胞：可分化为其他细胞类型的基本细胞形式，是韧带中的主要细胞，成纤维细胞产生细胞外基质
>   - 成肌腱细胞：在肌腱中发现
>   - 成软骨细胞 / 软骨细胞：在软骨中发现
>   - 成骨细胞：在骨骼中发现
> - 细胞外基质
>   - 纤维间成分：水、PG 和 GAG
>   - 纤维成分：胶原蛋白（主要为 I 型或 II 型）和弹性蛋白

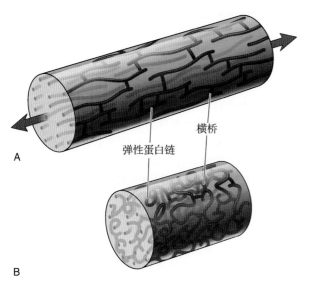

图 2-15　A. 当弹性蛋白纤维受到张力（拉伸）时，纤维链会拉直，纤维会延长，其长度部分受限于纤维链的交联。B. 当弹性纤维上的张力被释放时，纤维链回缩，弹性纤维会缩短

表2-2　特定结缔组织的细胞外基质成分

组织	含水量*	胶原蛋白†	PG/GAG†	注释
骨骼	25%	25%～30% 主要是 I 型	主要是 CS	65%～70% 干重为无机物
软骨	60%～85%	10%～30% >90% II 型	总计 8%～10% 为 PG	细胞占总重量的 10%
韧带	70%	75% 90% 的 I 型主要是 DS 10% 的 III 型	<1% 主要是 DS	干重的 20% 未知
肌腱	60%～75%	80% 95% 的 I 型 <5% 的 III 型	0.2%～1% 主要是 DS	比韧带含有更多线性胶原纤维
关节囊	70%	90% 主要是 I 型	CS, DS	一些弹性蛋白
半月板	70%～78%	60%～90% 主要是 I 型	<10%	纤维软骨
纤维环	65%～70%	50%～60% I 型和 II 型	20%CS, KS	
髓核	65%～90%	20%～30% 主要是 II 型	65%	

* 含水量为组织总重量的百分比。

† 胶原蛋白和 PG 的含量是去除水分后组织干重的百分比。

CS, 硫酸软骨素 (与压力相关); DS, 硫酸皮肤素 (与拉力相关); GAG, 糖胺聚糖; KS, 硫酸角质素 (软骨中常见); PG, 蛋白聚糖。

特殊结缔组织的构成

下面的段落简要概述了与滑膜关节相关的结缔组织结构的特征。

韧带

韧带属特异质结构, 仅含有少量细胞 (约占组织体积的 10%～20%, 主要由成纤维细胞组成) 和大量细胞外基质 (约占组织体积的 80%～90%)。在大多数韧带中, 细胞外基质的纤维成分主要由 I 型胶原蛋白和不同数量的弹性蛋白组成。一个显著的例外是脊柱的黄韧带, 其颜色明显偏黄, 含有大量的弹性蛋白 (占其组织干重的 75%)[11]。韧带中的 I 型胶原纤维被相对低密度的纤维间蛋白聚糖紧密包裹。大多数韧带的层次结构与肌腱相似 (见图 2-14)[55], 其纤维束排列方向与施加的拉力一致。在不同的韧带中, 胶原纤维的排列和胶原纤维 / 弹性蛋白纤维的比例会不同, 取决于这些结构维持稳定性和允许特定关节活动的相对能力。

根据关节角度的不同, 韧带受到不同方向拉力的影响, 因此韧带中的胶原纤维沿多个方向排列以允许韧带能够在多个方向上抵抗拉力。例如, 膝关节内侧副韧带的后部纤维可能因延展而受到应力, 而当内翻应力作用于膝关节时, 中部纤维则受到张力。

韧带的外观和构成在其附着于骨的附着点附近发生改变。韧带可以通过纤维软骨直接植入骨骼内, 也可以通过纤维附着体间接植入骨骼内[56]。通过纤维附着, 胶原纤维融合进骨膜中, 又通过 Sharpey 纤维 [Sharpey's fibers; 又称穿通纤维 (perforating fiber)] 附着到下面的骨皮质上。这些纤维附着物好比植根于地面的树木, Sharpey 纤维则充当韧带 (肌腱) 的"根"。在纤维软骨的直接植入处, 韧带 - 骨骼接合区域的硬化降低了韧带在附着点处断裂的可能性; 然而, 它是退行性改变的常见部位, 通常在骨骼内部[56-59]。

肌腱

肌腱和韧带具有相似的组成和基本结构, 尽管肌腱中的细胞主要是成肌腱细胞和肌腱细胞, 其细胞外基质成分的构成比例和组织略有不同[51]。肌腱主要含有 I 型胶原蛋白 (超过 95%), 肌腱腱鞘含有 III 型胶原蛋白[43,59]。与韧带相比, 肌腱含有略多的 I 型胶原蛋白, 略少的 III 型胶原蛋白 (见表 2-2)。肌腱中 I 型胶原蛋白的增加 (与韧带相比) 被认为是对更大拉力的适应, 因为 I 型胶原蛋白被认为比 III 型胶原蛋白更坚韧[43]。

肌腱的胶原纤维形成更巨大的束, 被图 2-14 所示的腱鞘包裹[46]。腱内膜鞘的疏松结缔组织鞘主要含有 III 型胶原纤维, 包裹着神经、淋巴管和供应肌腱的血管[43]。肌腱的每一束都与肌肉 - 肌腱移行处的一组互不相连的肌纤维或运动单位相连接[60,61]。几个纤维束可形成一个更大的肌腱束, 也被包裹在腱内膜中。腱鞘的腱外膜包裹着整个肌腱。腱周组织是具有双层腱鞘的网状组织，松散地附着在腱鞘的外表面。腱鞘和腱周组织有时被称统称为**腱鞘膜**。在承受高强度摩擦的肌腱中，如肌腱穿过骨突起或纤维隧道时，腱周组织可能变成一种滑膜内衬鞘，称为**腱鞘膜**（或腱鞘）。表位膜通过允许肌腱自由滑过相邻结构来保护肌腱，并在肌腱受伤时提供替代细胞的来源。肌腱上的拉力是由肌肉的收缩所产生的力。与韧带相比，施加在肌腱上的力往往一个方向，因此肌腱中的胶原纤维更直和更平行。肌腱一端连接骨骼，另一端连接到肌肉，每个都有独特的结构。

肌腱和韧带一样，可以通过两种方式中的一种附着在骨上：纤维软骨或纤维化的起止点[56]。肌腱与骨骼的纤维软骨附着处在肌腱结构上以约 1mm 的长度单位逐渐变化，根据组织学观察分为四个分区（见**图 2-17**）。起止点的第一区由肌腱中间成分延续下来的固有肌腱组成。第二区包含未钙化的纤维软骨，标志着从肌腱到骨骼过渡的开始。第三区为钙化纤维软骨，第四区为骨骼。组织的变化是渐进的和连续的，这被认为有助于在肌腱和骨骼非常不同材料之间的有效载荷转移。**分界线**经常出现在钙化和非钙化的部分之间，代表硬组织和软组织之间的边界；然而，分界线并不是一条绝对的分界界线。结缔组织组成发生显著变化时，表明肌腱插入点受到压缩和拉力的影响。

纤维附着点可分为两类：骨膜附着点和骨附着点[56,58]。在骨膜附着点，肌腱纤维附着在骨膜上，骨膜提供肌腱与骨的间接连接。在骨附着点，肌腱直接附着在骨骼上。这两种附着体是可以互相转化的，骨膜附着体随着年龄的增长有时会转变为骨附着体。这些附着体转化的例子包括三角肌与肱骨、肩胛骨和锁骨的附着体。肌腱与骨的外科重建术后形成的新附着点起初是纤维状的，但随着时间的推移可能会形成纤维软骨附着[56]。

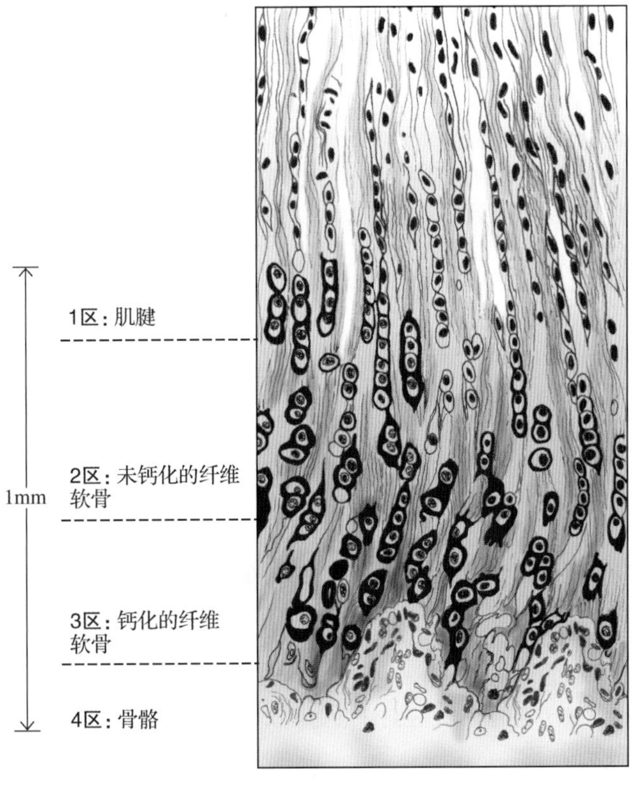

肌腱与肌肉在**肌 - 腱连接处**（myotendinous junction，MTJ）的连接，是通过由肌纤维与肌腱在此处交错、高度融合而形成的膜达成的[60,61]（**图 2-18**）。肌纤维细胞膜与肌腱的成纤维细胞、PG 和胶原蛋白之间有直接的联系。肌腱的腱内膜和腱鞘分别与肌内膜和腱外膜融合，在肌纤维周围形成一个结缔组织网。肌 - 腱连接处的交错结构对肌 - 腱单位的正常功能至关重要，肌 - 腱单位对力学环境非常敏感，当负荷减少时，往往变得更平坦、更少折叠。这种变化削弱了关节，可使其更容易受伤。因此，当肌肉和肌腱在制动一段时间后开始承受负荷时，负荷应该从较低水平开始并逐渐增加，以降低受伤风险。

基本概念 2-7
肌腱和韧带结缔组织

- 主要含有 I 型胶原蛋白，在所有胶原蛋白类型中具有最大的抗拉伸强度。
- 通过胶原蛋白的排列来应对承受的应力，与韧带相比，肌腱具有因线性肌肉牵拉而形成的更平行的排列，以抵抗关节上多个方向的应力。
- 含有具有层次机构的胶原蛋白，该结构与所承受的作用力相一致，以适应这些组织所承受的高张力。
- 附着到骨骼上，通过组织成分的逐渐变化以"弥散"组织 - 骨骼交界处的负荷，可预防损伤[56]。
- 含有对负荷变化高度敏感的附着点，尤其是负荷衰减。

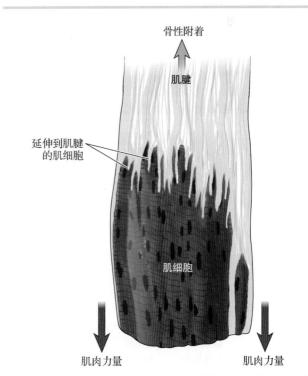

图 2-18　肌 - 腱连接点。肌细胞与肌腱相互交错。腱内膜融合到肌内膜，腱鞘融合到肌外膜，形成肌纤维周围结缔组织网

图 2-17　骨骼 - 肌腱（或韧带）纤维软骨连接点。共有四个分区，从纯肌腱（1 区）到骨骼（4 区）。在 1 区和 3 区之间，材质逐渐从纤维软骨（2 区）过渡到矿物化的纤维软骨（3 区）

软骨

软骨通常分为以下类型:纤维软骨、透明(关节)软骨和弹性软骨[62]。透明软骨排列在骨骼的关节端,是滑膜关节的显著特征之一。纤维软骨在许多软骨关节中形成黏合物质,例如在脊柱和胸肋关节的椎间关节。纤维软骨也可存在于一些滑膜关节的结构中,如椎间盘或椎板。弹性软骨存在于耳朵和会厌中,且弹性蛋白含量比纤维软骨多[62]。弹性软骨不作进一步讨论,因为它不会出现在关节内或关节周围。

透明软骨

透明(关节)软骨包括软骨细胞和更成熟的软骨细胞,比肌腱和韧带含有更多纤维间质的细胞外基质[63]。软骨细胞产生胶原蛋白,PG(主要是蛋白多聚糖),以及所有被挤压到细胞外基质的GAG。细胞外基质的纤维成分包括一些弹性蛋白和其他类型的胶原蛋白,但Ⅱ型胶原蛋白约占胶原蛋白含量的90%～95%[63]。胶原蛋白分散在细胞外基质的纤维间质成分中[49],形成一个包围和压缩PG及其附着的水分子的网[49,63]。关节软骨比其他关节结构含有更多的PG。

关节软骨的三个不同层(区)位于滑膜关节的骨末端[64](图2-19)。在最外层(第1区:切向区),Ⅱ型胶原纤维与关节表面平行排列(切向区)排列。这一层面对着位于关节囊内的关节腔。这种光滑的外层有助于减少反向关节表面之间的摩擦,并且分散关节表面上的力。在下一层(第2区:中间或过渡区),Ⅱ型胶原纤维形成开放网。胶原蛋白网络保留纤维间质PG和水,赋予软骨吸收压力的能力。在第三层(第3区:径向区),垂直(径向)胶原纤维穿过非钙化和钙化软骨的界面,在钙化软骨中找到安全的固定位[6,49]。软骨的钙化层,有时也被称为第四区,毗邻软骨下骨,并将软骨牢固地锚定在骨上[63]。这一钙化层是不透水的,限制了营养物质从骨骼下方的血管进入软骨的能力[65]。钙化软骨和非钙化软骨之间的界面是分界标记[62,63]——类似于在肌腱与骨的纤维软骨连接中发现的钙化和非钙化的区域。

透明软骨被认为几乎没有细胞的新陈代谢,是基于其组织的以下事实:①细胞少,无血管;②依靠扩散未提供营养;

③只含有分化终期细胞。正常情况下,**软骨内骨化**会导致关节软骨钙化层被取代。钙化前区会朝着软骨的非钙化区域缓慢推进,与钙化软骨的吸收速度以及细胞形成新的细胞外基质速度保持平衡[66,67]。在衰退过程中,随着深层软骨(如3区)逐渐被骨骼取代,平衡发生变化,导致软骨表面变得更薄。在涉及软骨下骨微骨折的损伤中,骨骼中的次生骨化中心可能被激活,导致新的骨生长,并扩展到软骨钙化层,将分界线向外推进,使非钙化层变薄[68]。

关节软骨的构造就是结构与功能间相互作用的一个显著例子。聚合的PG会吸引大量的水分,在软骨中产生渗透性膨胀力[69]。当关节软骨受压(例如负重时),膨胀力在胶原蛋白网中产生环状张力,导致产生相反的力来保持其PG和水的含量;当关节上的膨胀力和负荷达到平衡时,关节软骨停止退变[70]。因此,软骨对压力的抵抗取决于两点:①大量的聚合PG和②完整的胶原蛋白网。在关节运动过程中或当软骨受压时,软骨中的部分液体成分通过最外层胶原蛋白层(1区)中的孔隙渗出到关节间隙中。随后,在去除负荷后,液体回流进软骨,携带关节间隙中滑液的营养物质,为软骨细胞提供营养。由于透明软骨缺乏血管,它的营养供应完全来自滑膜液的这种流动;因此,液体的自由流动对透明软骨的存活至关重要。

液体的流动性受作用力大小和持续时间的影响[71]。如果作用力过大或持续时间过长,则会因缺乏压缩和释放而减少液体流动[69]。负荷减少时,液体的流动性也会减少。在承受过久的负荷或无负荷后,透明软骨由于液体流动性不足而导致的营养供应不足,可能会发生退行性改变[72]。因此,软骨的健康似乎取决于中等压力的交替循环承受与释放[73]。

过度摩擦力或创伤对外表胶原蛋白层的损伤,会磨损能够抵抗PG膨胀力的网状结构。最初,随着PG吸收更多的水,关节软骨膨胀并变厚,因为没有现在缺失的表面胶原蛋白网带来的反作用力[74]。最终,液体流动减慢,细胞营养减少以及合成新的细胞外基质的能力降低。没有了表面胶原蛋白网的遏制,PG开始逃逸到滑膜液中,软骨逐渐遭受侵蚀和变薄。这就是骨关节炎发展演进的过程[74]。

纤维软骨

纤维软骨的成分不同于透明软骨。细胞组成包括成纤维细胞、纤维细胞,有时还有纤维软骨细胞。与透明软骨相比,纤维软骨的含水量和蛋白聚糖含量较少,胶原蛋白的含量较多。虽然纤维软骨中存在Ⅱ型胶原蛋白,但Ⅰ型胶原蛋白更为常见遍。这些稠密的胶原纤维有助于吸收和保留水分。纤维软骨主要利用胶原蛋白的结构来保留组织中的水分,而透明软骨则利用PG的结构和化学吸引力[75]。

通常认为,胶原纤维的组织结构在纤维软骨的各区域之间有所不同,并与该区域的功能有关。例如,胶原纤维在膝关节半月板的表层随机排列,但在深部呈环形排列;在整个深部及周围可以观察到辐状纤维[75]。环形纤维中的张力可以抵抗软骨压缩引起的变形,径向纤维则被认为可以防止环形纤维的纵向分裂[76]。

虽然纤维软骨有一些血液供应(不像透明软骨),但血液供应仍然有限。纤维软骨的血液供应通常仅见于毗邻血管化关节囊附件的更多周边区域[26,75]。因此,通过负荷而弥散,就像

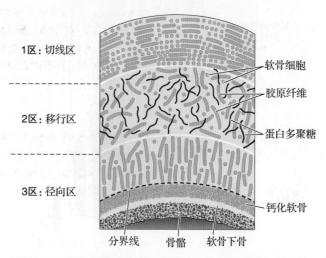

图2-19 透明软骨结构含有以其独特的胶原纤维组织而命名的"区域"

1区:切线区
2区:移行区
3区:径向区
软骨细胞
胶原纤维
蛋白多聚糖
钙化软骨
分界线 骨骼 软骨下骨

在透明软骨中一样，仍然是许多纤维软骨结构的营养物和代谢物交换的必要条件。

病例应用 2-5

　　Katie 是一名 17 岁的足球运动员，她的膝盖内侧半月板撕裂。在接受了 5 周的物理治疗后，当屈膝时，她的膝关节始终感到疼痛、肿胀和一些活动限制。在讨论手术选择时，她的医生告诉她，如果她想要修复半月板，只有在半月板边缘撕裂时才能修复。半月板的中央部分没有血液供应，半月板愈合需要血液供应。如果撕裂进入半月板的中心部分，则无法修复，外科医生将不得不切除部分撕裂的半月板。半月板通常会减轻膝关节软骨（尤其是较平坦的胫骨平台）上的一些负重。因此，切除部分半月板可能会增加关节软骨的负荷（和变形），减少通过无血管透明软骨的液体流量，并随着时间的推移使 Katie 的膝关节面临发生骨性关节炎的风险。如果半月板撕裂仅限于半月板的外部，那么修复和愈合这一轻微血管化的部分是可行的。

基本概念 2-8
软骨

- 透明软骨主要含有 II 型胶原蛋白，再加上细胞外基质中相对较高比例的 PG 和水，可以抵抗压力。
- 纤维软骨通常同时包含 I 型和 II 型胶原，表明组织同时经历压缩和拉伸应力。
- 透明软骨完全无血管；纤维软骨的血供有限，仅限于靠近滑膜囊的区域。
- 血管透明软骨和少量或没有血管部分的纤维软骨依赖于滑膜液来提供营养，并通过压缩的施加和释放来清除废物。

骨骼

　　骨骼是所有结缔组织中最坚硬的。细胞外基质由有机纤维（主要是 I 型胶原）和无机矿物晶体（主要是**羟基磷灰石**）组成，它们填充在纤维周围[6,11]。有机材料赋予骨骼柔韧性和抗拉强度，而无机材料赋予骨骼抗压强度[77]。骨的细胞成分包括成纤维细胞、成骨细胞、骨细胞、破骨细胞和可分化为成骨细胞的祖细胞。成纤维细胞产生 I 型胶原蛋白和其他细胞外基质成分。成骨细胞是主要的骨形成细胞，不仅负责骨的合成，而且还负责无机材料的沉积和矿化。成骨细胞也分泌前胶原（I 型胶原的前体）到周围基质中。破骨细胞是大的单核细胞衍生的多形性细胞，负责骨吸收。吸收和沉积之间的动态平衡由营养、激素状态和力学负荷进行微调[77]。

　　骨有两层，一层为外层的致密层，一层为内层的海绵层（**图 2-20**）[6]。内层被称为**松质骨**（也叫**骨小梁**或**海绵状骨**）；外层被称为**密质骨**（也称为**皮质骨**）。在松质骨中，钙化组织形成薄板，称为**骨小梁**，与骨骼的应力方向一致排列成线。骨小

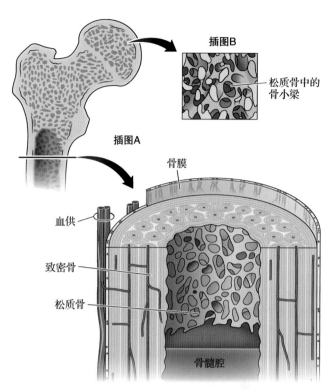

图 2-20　用股骨代表典型的长骨，骨干的横截面（**插图 A**）显示致密的骨外层是致密（皮质）骨，而内部是松质状（海绵状或小梁）骨。松质骨显示沿应力线排列的薄小梁板（**插图 B**）。骨骼的整个外表面（不包括关节表面）被一个薄薄的纤维骨膜所包围，其携带着进出骨骼的血管

梁承受来自各个方向的负荷，会影响骨密度的分布和骨小梁的方向[78]。某些区域的骨密度增加而其他区域的密度减少，这是骨骼对其承载负荷的反应。松质骨被一层致密的皮质骨覆盖，呈同心层排列。

拓展概念 2-1
骨骼强度

　　致密骨的抗压强度约为 250 兆帕（MPa），大于混凝土（约 4MPa）或木材（100MPa），但小于钢（400～1 500MPa）。骨骼的强度大约跟铸铁（140～300MPa）类似，但重量要轻得多。骨骼的牵张强度不如其抗压缩强度，其牵张强度取决于密度（矿化）以及负荷施加在骨小梁上的方向。如果负荷是沿着骨骼的长轴施加，骨骼强度就会更大。

　　骨膜是一层纤维层，覆盖除关节面外的所有骨骼表面。来自韧带和肌腱的胶原纤维融合到骨膜中，来自附着肌腱和韧带的 Sharpey 纤维从骨膜传递到更深的骨层。骨膜内含成骨细胞和破骨细胞的前体细胞，包括许多供应营养的毛细血管。因此，骨膜起到了储存细胞的作用，以提供骨生长和修复的需要。如果骨膜和其下方的骨骼因创伤或手术而受损，骨骼的愈合能力将会下降。

　　在显微镜下，皮质骨和松质骨均表现出两种不同类型的骨结构：**编织骨和板层骨**。在编织（初级）骨中，胶原纤维不规则

地排列,形成一种类似于编织材料的粗、细纤维交替的结构。编织骨是未成熟骨,没有下层结构生长迅速。常见于新生儿、骨折骨痂和长骨的干骺端。板层骨需要细胞外基质结构才能形成,形成平行层,是构成大部分成人骨骼中较成熟的骨。

骨骼在整个生命中都是动态的和重塑的,因为它随力量的变化而变化,如肌腱的拉力增加、体重的变化,或新活动的应力[78]。骨骼形状(结构)的变化与功能匹配,如本章前面提到的,被称为沃尔夫定律(Wolff's law)。施加新的或增加的力会导致成骨细胞活性增加,从而导致骨量增加。随着常规力的减少,破骨细胞活性占优势,骨量减少。内部影响,如衰老、营养状况、代谢过程和疾病等,也可能影响骨的重塑,因为骨骼的生理与力学功能是相互影响的[77,79]。

骨合成和骨降解之间的不平衡,即破骨细胞分解或吸收骨骼的速度比成骨细胞重塑或重建骨的速度更快,会导致**骨质疏松症**[80]。在骨质疏松症中,与正常骨骼相比,骨骼的矿物质密度(每单位体积的质量)降低,因此骨骼更脆,更容易骨折。当细胞持续合成细胞外基质的其他成分时,骨矿化也可能减少;这被称为**骨质减少**。制动的骨骼通常会骨质减少。

 病例应用 2-6

June Sabato 在 56 岁时被诊断出患有多发性硬化症。最近正处于症状恶化期,她的医生让她暂时服用糖皮质激素(一种类固醇)来缓解她的症状。服用类固醇后,June 的症状缓解了,但她想知道为什么医生没有让她长期服用。她的医生解释说,类固醇会影响负责骨骼健康的细胞,并可能使她患上骨质疏松症。如果药物会损害成骨细胞的功能,增加破骨细胞的生成,就像类固醇一样,骨形成和降解间的平衡破坏会导致更多的骨降解,骨骼会更脆,并且有发生骨折的风险[79]。

 拓展概念 2-2
组织的体外培养

现今结缔组织可在实验室条件下生长,以便后期植入来置换受损的组织。例如,新的软骨细胞可以培养,然后注射到软骨变性区域(自体软骨植入)[81]。起始点是成纤维细胞(通常取自受损软骨,可在体外再生),常种植在某种细胞外网或支架中。

结缔组织的性能特征

像钢这样的匀质材料,无论施加力的方向如何,都表现出相同的力学性能,称为**各向同性**材料。相反,异质材料,如结缔组织,其性能取决于施加力的大小和方向,称为**各向异性**材料。结缔组织被称为**异质组织**,因为它们是由固体成分和半固体成分的混合物组成的。组织材料作为一个整体,其功能取决于不同成分的特性组合、结构中每个成分的不同比例以及这些成分之间的相互作用[32,33,82]。

结构和材料性能

人体关节构成在日常活动中承受着不断变化的力,而且必须有能力承受这些力量,以提供支撑和保护。这些构成的力学性能决定了不同的结构和组织是如何提供支撑。力学性能取决于结构和材料的性能。结构性能要考虑到横截面积和长度等特点。材料性能提供了有关组织本身的成分特性信息。

载荷、作用力和延伸度

术语**载荷**指的是施加于结构上的一个或多个力。第 1 章讨论了许多例子,包括踝部重量、腿对足底的和重力对下肢的力。作用力的大小、方向和速率,以及组织的大小和成分,都会影响组织对载荷的反应。

当力作用于物体上时,它会产生**变形**(形状的变化)。拉力引起延伸,压力引起压缩。**载荷 - 变形曲线**(**图 2-21**)是根据施加的载荷(力)导致变形的结果绘制而出,反映出关于特定材料或结构强度的特征信息[83-85]。结缔组织的载荷 - 变形曲线反映了材料的**坡脚、弹性、塑性、极限强度和刚度**,以及材料衰竭前可吸收的能量值(即载荷变形曲线下的面积)。当载荷(例如,拉力)首次施加到组织上,只需极小的力施于组织的卷曲(波纹度或松弛度),即可使纤维拉直。这被称为曲线的**坡脚区域**。纤维拉直后,存在一个载荷与变形呈线性关系的区域;载荷的增加将产生成比例(但不一定相等)的变形增加。这被称为**弹性区域**。该线性区域的坡度代表材料的刚度(其中刚度是长度的变化基于力的变化)。与刚度相反的是**柔度**。如果载荷 - 变形曲线的坡度很陡(载荷的大幅度增加导致变形的幅度增加很小),则材料表现出高刚度和低柔度。如果曲线的坡度是平缓的(相对较小的载荷会导致变形成比例地大幅度增加),则材料表现出低刚度和高柔度。如果载荷仅限于弹性区域,则材料的变形不是永久性的;载荷移除后,结构将恢复到其原始尺寸。在弹性区域的末端(**屈服点**),当去除载荷时,材料将不再恢复

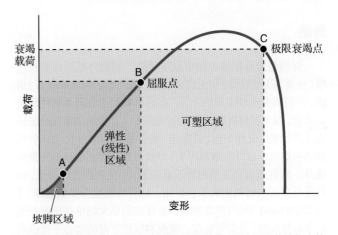

图 2-21 结缔组织拉力试验的载荷 - 变形曲线。最初,卷曲被极小的力(坡脚区域)拉直。胶原纤维的实际拉伸发生在以线性(A 到 B)为特征的弹性区域。当弹性区域在屈服点(B)结束后,进一步施加力会导致变形,从而导致组织结构(塑性区域)的后续变化。超出塑性区域的负荷的持续或增加可能导致组织在其极限衰竭点(C)处断裂,此时材料无法再承受载荷

到其原始状态。尽管去除载荷后,结构看起来完好无损,但材料不会恢复其原始长度或形状;变形是永久性的。屈服点与组织过度衰竭之间的载荷 - 变形曲线的部分是**塑性区域**。材料的载荷处于塑性范围内时,任何原始结构的恢复可能只能通过人工合成和重组新的组织成分来实现,就像在某些韧带扭伤中发生的那样。如果载荷继续增加,使组织变形超过塑性区域,材料将达到**极限衰竭点**。当达到此点时所应用的载荷是**衰竭载荷**。

　　载荷 - 变形曲线上的力取决于结构的大小及其构成。同等长度下,横截面积更大的结构比横截面积更小的结构,能承受更多的力,变形更小(**图 2-22A**)。当承力时,同等横截面积下,较长的结构比较短的结构变形更多(**图 2-22B**)。如果两个组织由相同的材料构成,则横截面积越大的组织抗拉强度(刚度)越大,而长度越长的组织的刚度越小。由于在测试过程中,力和形变取决于组织的结构特征(横截面积和长度),因此载荷 - 变形曲线反映了被测试结构的"结构性能"。拉力的测量单位为牛顿(N),压缩强度(压强)的测量单位为帕斯卡(Pa),伸长或压缩的测量单位为毫米(mm)或微毫米(μm)等。

应力和应变

　　当载荷(力)施加到结构或材料上时,材料内部会产生与

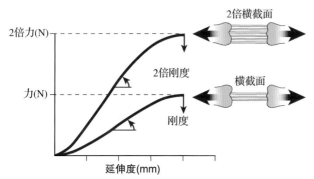

A　纤维更多=↑　　强度=↑　　刚度:延伸度至衰竭点是一致的

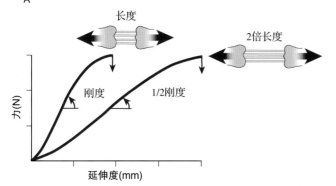

B　纤维更长=↑　　延伸度至衰竭点=↓　刚度:作用力相同

图 2-22　同一组织的横截面积和长度的变化将影响其对载荷(力)的整体反应。A. 随着横截面积的增加,组织在失效前在任何特定长度都能承受更大的力(更硬)。B. 随着组织长度的增加,在同等载荷下组织可以拉得更长远(更软)。曲线直线部分的斜率即刚度。(*Adapted from Butler DL, Grood ES, Noyes FR, et al: Biomechanics of ligaments and tendons. Exerc Sport Sci Rev 6: 144, 1978; with permission from Lippincott Williams & Wilkins.*)

作用力相反的力。材料内的这些力取决于材料的构成。如果我们考虑到组织结构的力学性能(横截面面积和长度),测试可以揭示组织的某些材料性能。我们可以通过将作用力的大小转换为与组织大小无关的数值:应力,来控制组织的长度或者横截面积。应力是施加于材料单位横截面上的力,可以用以下公式进行数学表示,其中 F= 作用力,A= 面积:

$$应力 = F/A$$

应力以帕(Pa=N/m²)或兆帕(MPa=N/mm²)表示。这些都是测量压强的单位,也是单位面积承受的力。然而,压强是由垂直于材料表面施加的压力产生的。结构或材料的长度(或横截面)的百分比变化称为应变[86,87]。与应力一样,应变不能直接测量,但可以用以下公式进行数学计算,其中 L1= 初始长度,L2= 终末长度:

$$应变 = (L2-L1) \div L1$$

应变用百分比表示,因此没有单位。

　　发生在人体组织中的应变类型取决于载荷如何作用于组织。如果两个作用力沿同一条线反向施加于材料上,它们会产生离心或拉伸载荷(拉伸应力),并在结构或材料内产生拉伸应变(**图 2-23A**)[33,34]。如果两个作用力沿同一条线相向施加,它们就构成压缩载荷(压缩应力),并在结构中造成压缩应变(**图 2-23B**)。如果两个作用力是平行的,施加的方向相反,但不在同一条线上,它们产生剪切载荷(剪切力;**图 2-23C**)。垂直于结构长轴的作用力产生扭转荷载(扭曲应变;**图 2-23D**)。当纵向力施加于如股骨这样的弯曲结构时(侧向和前后向轻微弯曲),弯曲载荷在凸侧产生拉伸应力,在凹侧产生压缩应力(**图 2-23E**)[88]。

　　人体组织中产生的应力和应变类型取决于材料、施加载荷的类型、施加载荷的位置、载荷的方向和大小以及载荷的速率和持续时间[88,89]。由于应力和应变根据其计算公式,与材料的长度或横截面无关,因此可以认为应力 - 应变曲线反映了组织的**材料性能**,而载荷 - 变形曲线反映了组织的结构性能。

　　应力 - 应变曲线(**图 2-24**)可用于比较一种材料与另一种材料的强度性能,或同一组织在不同条件下的比较(例如制动前后的韧带)。应力 - 应变曲线包含与载荷 - 变形曲线相同的分界点,但曲线形状与应力和应变的大小会随材料的构成而变化。材料在压缩或拉伸载荷下的刚度以应力 - 应变曲线(弹性区域)线性部分的斜率表示。刚度(也可以被称为**杨氏模量或弹性模量**),是通过在曲线弹性范围(线性部分)内任意两个连续点的应力变化(Δ)除以应变变化(Δ)得出的。

　　每种材料都有其独特的应力 - 应变曲线。韧带的应力 - 应变信息可作为示例,以便更好地理解应力 - 应变曲线中的可用信息(见**图 2-24**)。在坡脚区域,施加于韧带上的最小量的力就会导致韧带的变形;压力较低,应变(长度的变化)通常在1%~2% 的范围内。实验室测试通过测量韧带上的力和在力传递到骨骼之前吸收韧带纤维松弛所需的韧带延长度,来确定韧带的坡脚区域。在应力 - 应变曲线的弹性(线性区域)中,胶原纤维实际上正在被拉伸,并抵抗所施加的力。应力 - 应变曲线线性区域的斜率反映了胶原的类型、纤维的大小和胶原分子

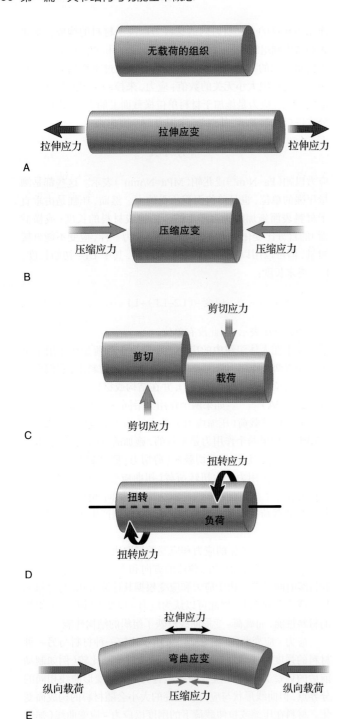

A

B

C

D

E

图 2-23 结缔组织可承受各种类型的应力（载荷）并由此产生的变形（应变）。A. 拉伸应力。B. 压缩应力。C. 剪切力。D. 扭转应力。E. 弯曲应力

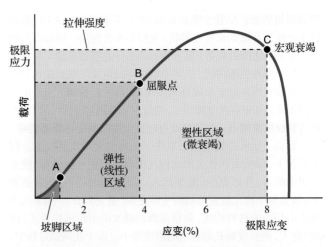

图 2-24 胶原材料的应力 - 应变曲线示例。结果与组织尺寸无关，因此反映了组织的制作材料。坡脚区域是从力开始施加到纤维开始拉伸的区域，高达约 1% 的应变（A）；弹性区域（A-B）是应力和应变成比例（线性）增加的区域，特定活动导致约 4% 的应变；B-C 是组织结构造成微损伤（微破坏）的塑性区域。在极限应力和应变点，组织完全衰竭（宏观衰竭），组织中的应力降至零

造成组织的明显衰竭（**宏观衰竭**）。术语**极限应力**和**极限应变**分别描述了在组织衰竭之前的应力和应变。在韧带或肌腱的案例中，结缔组织纤维破坏造成结构中间的衰竭称为**断裂**。如果衰竭发生在韧带或肌腱的骨附着处，则称为**撕脱**。当骨骼发生衰竭时，被称为**骨折**。缓慢的加载负荷速率往往会导致撕脱或骨折，而快速的加载负荷速率则会导致中间物质撕裂。

每种类型的结缔组织在衰竭前都能够承受不同百分比的应变。一般来说，韧带和肌腱变形大于软骨，软骨变形大于骨骼。然而，总的变形也取决于结构的尺寸（长度、宽度或深度）。

拓展概念 2-3

皮质骨具有高硬度（高弹性模量）和低依从性，而皮下脂肪具有低硬度（低弹性模量）和高依从性。皮质骨的硬度在 17～25 亿帕（GPa）之间，与木材相似。相比下，金属（比骨硬得多）具有陡峭的弹性区域，表明较大的力导致相对较小的变形；金属也有一个长而平坦的可塑区域，表明材料在衰竭前的峰值载荷下发生了广泛的变形。相比之下，玻璃也有一个陡峭的弹性区域（虽然不像金属那么陡峭），但几乎没有可塑区域，因为玻璃一旦达到弹性极限就会突然衰竭[88]。

基本概念 2-9
韧带扭伤

当对韧带施加大力（应力）时，如果力足够大，则会发生以下事件：

1. 韧带似乎稍微拉长，但对组织内长度的增加没有抵抗（胶原纤维只是拉直）。这是坡脚区域的反应。

2. 韧带实际上会拉长（胶原纤维会拉伸），因为压力的增

之间的交联。当应力被消除时，韧带将恢复到其预应力的尺寸，尽管这个恢复可能需要一些时间。正常活动伴随的韧带应力通常会产生高达大约 4% 的应变[90,91]。在韧带的可塑区域，当应力去除后韧带不能回归到原始长度，则胶原纤维的衰竭（**微衰竭**）开始发生。微衰竭的临床例子包括 I 级和 II 级韧带扭伤。这种负荷水平的恢复涉及愈合的各个方面，如新组织的合成和胶原分子的交联来修复损伤。如果力继续施加在可塑区域之外，剩余的胶原纤维会承受增加的应力，并依次迅速破裂，

加会产生相应更大的韧带应变。这是一种弹性响应。

3. 韧带内的一些纤维会开始撕裂，破坏胶原蛋白的交联。这种程度的可塑反应被认为是韧带Ⅰ级扭伤。

4. 韧带纤维的进一步撕裂将继续，而一些纤维继续保持完整。这种反应在可塑范围内，更接近宏观衰竭，被认为是韧带Ⅱ级扭伤。

5. 韧带将完全撕裂（断裂）。宏观衰竭被认为是韧带Ⅲ级扭伤。

黏弹性

所有的结缔组织都是**黏弹性**材料：它们结合了弹性和**黏度**的特性，使它们的行为取决于时间、速率和历史[88,89]。弹性（例如，弹性响应）是指在去除变形载荷后，材料恢复到其原始长度或形状的能力。弹性意味着组织的变形与施加的力或负荷成正比。结缔组织的弹性质量主要取决于胶原蛋白和弹性蛋白的含量和组织。

当材料被拉伸时，做的是正功（功＝力×力臂），拉伸材料中的能量增加。弹性材料储存了这种能量，并很容易将其作为负功返回，这样被拉伸的弹性材料就可以立即反缩到它的原始尺寸。例如，在许多功能活动中（比如行走、跑步、跳跃），延长（离心）肌肉收缩拉伸附着的肌腱，在随后肌腱单元的缩短（向心）收缩期间返回这种弹性能量，并有助于肌肉产生张力的能力[90-92]。

黏度是指材料对流动的阻力。它是一种流体的特性，取决于组织的 PG 和水的组成。高黏度的组织将表现出较高的变形阻力，而粘性较低的流体将更容易变形。当施力于粘性材料时，组织表现出时间依赖性和速率依赖性的特性。随着温度升高或缓慢加载负荷而黏度降低，随着压力增加或快速加载负荷而黏度增加。

拓展概念 2-4
黏度

当或多或少需要抵抗变形时，可使用具有不同黏度的机油。当温度较高时，机油的阻力将更低，因此可以使用类型更黏的机油（10W-30）来保持润滑。在寒冷的冬季，黏性较低的油（5W-30）仍然允许油更易变形（在这种情况下流动），并覆盖发动机表面。

时间 - 依赖和速率 - 依赖的性能

黏弹性材料能够承受形变力量导致的形状变化，并在去除力后回到原有状态。然而，它们的黏性质量使变形和恢复到原来的形状依赖于时间。黏弹性材料具有蠕变、应力 - 放松和应变率敏感性的特性[89]。

蠕变

如果对黏弹性组织施加弹力，将立即产生弹性反应；如果在形状立即改变后保持相同的力，材料的变形将逐渐继续。这种组织反应被称为蠕变。例如，如果在弹力带的末端悬挂一个重量，则将立即出现弹性变形。然而，随着时间的推移，它也会随着重量的推移而逐渐进一步延长。在对恒定（如拉伸）载荷的初始弹性响应后，结缔组织也会逐渐蠕变（继续伸长），然后在去除载荷去除后逐渐回到组织的原始长度（恢复）。在临床环境中，这可能适用于拉伸一个缩短的组织：当组织逐渐拉长时，临床医生维持一个恒定的力。对于软骨和骨骼，使用压缩载荷来测试蠕变；还测试材料随着时间推移的压痕深度，以及当载荷被去除后所需的恢复时间（**图 2-25A**）。

应力 - 放松

如果一个黏弹性组织被拉伸到一个固定的长度（恒定的应变），保持该长度所需的力（应力）将随着时间的推移而减小。（**图 2-25B**）。这被称为应力 - 放松。在临床环境中，治疗师可能会认为这是拉伸阻力下降（更少的力量来保持相同的组织长度）。

应变率敏感性

大多数黏弹性组织在快速加载和缓慢加载时的行为不同，这被称为应变率敏感性[93]。当快速施加负荷时，组织比缓慢施加负荷更硬，需要更大的力让组织变形（**图 2-25C**）。在快速加载的条件下，蠕变和应力 - 放松也会更显著。

 病例应用 2-7

Angie Bagoda 是一名 21 岁的女性，她接受了前交叉韧带撕裂的手术修复。但是手术后一个月，她的膝关节完全伸展仍没有恢复。此时需要对膝关节囊内韧带状进行更激进的拉伸。利用对组织蠕变的理解，治疗师以最小疼痛感，对 Angie 的膝盖施加外力。然后，同样的力量在相同的水平上维持长达 2 分钟，以诱导关节囊内韧带亚组织的蠕变变形（延长）。短暂休息后，重复这个过程，组织开始逐渐延长。治疗后冰敷，有助于组织中因胶原纤维联接断裂引起的炎症最小化。

如果 Angie 不能忍受组织蠕变所需的持续力量，就可以尝试另一种策略。治疗师可以将关节牵拉到疼痛点后，保持在这一位置，无需进一步率伸组织。膝盖一直在这个位置保持着，直到保持这个位置所需的外力减少，Angie 感觉关节囊内韧带组织的张力放松（应力 - 放松）。

短暂休息后，Angie 的膝盖伸到新痛点位置后，重复上述过程。在应力 - 放松后，囊内韧带组织很可能会在再次达到不适点之前允许稍微延长些。与第一种技术一样，之后使用冰敷是一种合理的预防措施。

无论是使用组织蠕变还是应力放松来延长 Angie 短缩的囊内韧带组织结构，总长度变化可能不超过 2%～6% 的应变，以避免紧密组织的损伤（微衰竭）。

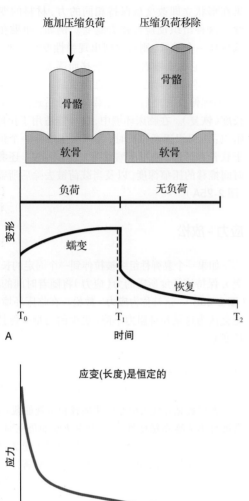

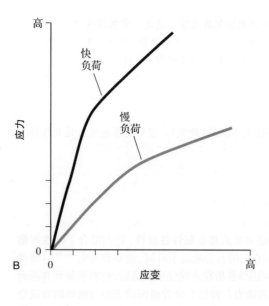

图 2-25 致密结缔组织的时间依赖和速率依赖的特性。**A.** 蠕变：当组织（例如软骨）承受固定的力（例如骨压缩）时，软骨中的原始压痕随着时间的增加而增加（T_0 到 T_1）；当去除负荷时（T_1），组织以非线性的方式逐渐恢复其原始的形状（T_1 到 T_2）。**B.** 应力松弛：如果组织被拉伸到一个固定的长度，并保持在那里（恒定的应变），保持这个长度所需的应力将随着时间的推移而减小。**C.** 如果组织被快速加载负荷（快速加载），则同一组织的变形（应变）需要比缓慢加载时更多的力（应力）

特定组织性能

结缔组织根据承受的外力改变其结构或组成（从而改变其功能）；也就是说，它们随着时间的推移适应外力的变化。施加在肌腱的压缩力变化会导致肌腱组织中所包含的 GAG 和 PG 的数量和类型的变化[37,38]；拉力的增加可导致 I 型胶原蛋白的增加。这种适应行为说明了结缔组织的动态性质，以及结构、组成和功能之间的强大关系。结缔组织对负荷变化的反应，这种非凡的能力（即对施加需求的特定适应）通常被称为**对受迫需求的特定适应性**（specific adaptation to imposed demand, SAID）**原则**[94]。组织适应的原则已被用来创建"物理压力理论"，可以用来指导病人在康复期间的干预方法[95]。虽然适应性反应有一些共同之处，但我们也将研究特定类型的结缔组织的特性，以更好地理解它们对应力和应变的反应。

骨骼

皮质骨比松质骨（骨小梁）更硬；也就是说，皮质骨比松质

骨能够承受更大程度的应力和更少的变形（应变）。然而，皮质骨的应变超过 2% 会导致组织衰竭（骨折），而松质骨在体内衰竭前可以维持 75% 的应变（但压力较低）[88]。压力的类型以及它如何应用于给定组织也会有所不同。当皮质骨受到压迫时，骨骼的纵向阶段显示强度最大（在衰竭前能够承受高压力）。在拉伸试验中，股骨的纵截面显示的硬度是横截面的两倍。一般来说，与拉伸应力相比，皮质骨在衰竭前可以承受更高的压缩应力，松质骨也是如此。换句话说，骨骼在压缩时可以承受更大的压力（伴随更小的变形）[88]。

与其他组织一样，在短时间内对骨骼施加的大负荷会产生高应力和低应变（应变率敏感性），而在较长时间内施加负荷会产生低应力和高应变（蠕变和应力 - 放松）。负荷定期增加导致松质骨肥大的生理学变化。如果随着时间的推移负荷减少或缺失，松质骨的小梁则变小变弱。负荷的速率、频率、持续时间、大小和类型都会影响骨骼适应。频繁的低强度载荷会导致应力骨折，而单次高负荷的施加会导致衰竭。由于蠕变应变，骨骼随着重复负荷而失去硬度和强度。在组织有时间恢复到原始形状之前，再次（不断地）加载时，就会出现**蠕变应变**。随

着每一次新的外力施加,组织(仍然处于变形状态)越来越趋近或进入可塑区域。

肌腱

肌腱在受到持续拉伸负荷时表现出蠕变,最常见的是通过肌肉收缩产生应力时。随着肌腱进入弹性区域的增加,首先是纤维内胶原分子之间的滑移,然后纤维间的滑移,最后是胶原纤维的严重破坏(可塑性或微衰竭)。然而,肌腱中的纤维并不完全平行。首先变直的纤维(到达曲线坡脚的末端)可能是第一个在增加或持续的外力下衰竭的纤维,或者较小较弱的纤维可能在更大更强的纤维之前断裂。大多数正常活动负荷使肌腱处于坡脚区域和线性区域的第一部分。

肌腱对间歇性张力的生理学变化是厚度和强度的适度增加[96]。不同肌腱间应力 - 应变曲线的差异反映了 I 型和 III 型胶原的比例、交联的差异、胶原纤维的成熟度、纤维的组织、基质浓度的变化和水分含量的差异。肌腱的横截面积、材料和长度决定了肌腱可以抵抗的力量和可以承受的延长度[41,97]。正常情况下,横截面积较大的肌腱应能够比横截面积较小的肌腱承受更大的力,除非横截面积较大的肌腱由较弱的材料组成,因此,可以合理地假设"厚"跟腱比"薄"掌长肌腱更强[96]。在不寻常的情况下,这种关系可能不成立。例如,受伤肌腱的直径可能比未受伤的肌腱大得多,但受伤的肌腱含有较少的胶原、更小的纤维和更少的交联,使其比对应的较小肌腱更弱[97]。跟腱炎是一种肌腱退行性疾病,其特征是局部增厚和胶原纤维紊乱,降低肌腱硬度,使其更易损伤[98]。

在正常情况下,肌腱最脆弱的部位是两端,而不是中间。由于肌腱附着于骨骼时成分的变化(导致组织内力分布不均匀),因此起止点是退行性变化和损伤的常见部位[56,58]。肌腱连接处(myotendinous junction, MTJ)似乎比起止点更强,尽管 MTJ 是肌肉应变和拉力的共同作用部位[99]。然而,MTJ 的强度取决于肌肉和肌腱组织的交错,因此任何扭曲 MTJ 形式的损伤都可能会降低其抗拉强度,并使其容易进一步损伤。

一般条件下,健康的肌腱很少断裂,能够承受较大的拉力而不受伤[100]。然而,虚弱的肌腱更有可能受伤。受制动影响的韧带在 MTJ 处出现萎缩,内折叠丧失,胶原蛋白浓度和交联减少[99-101]。暴露于糖皮质激素、营养不足、激素失衡、透析、慢性负荷进入应力 - 应变曲线高线性区域且恢复时间不足,以及突然的大负荷,即使是在生理水平的负荷(组织承受的正常水平),也可能使肌腱容易损伤;换句话说,同样的负荷对肌腱产生更多变形。

韧带很容易适应负荷的大小和方向的变化。持续受到压缩影响的肌腱会改变其组成成分,类似于软骨,从而导致其抗拉强度的下降[102]。相反,受拉伸载荷影响的肌腱,特别是长时间的生理负荷,会增加其大小、胶原浓度和胶原交联[103-105]。渐进性加载负荷成功地应用于治疗肌腱功能障碍,可能是通过诱导肌腱组成成分的改变[97,106-109]。

韧带

如前所述,肌腱和韧带在机械力学上非常相似。韧带对间歇张力的生理学变化,是厚度和强度的增加[83,84]。联接体必须承受各个方向的力,因此它们的胶原纤维方向各不相同,这使它们对拉伸应力的抵抗力稍低,但能够更好地在载荷方向范围内发挥作用而不受损。这是另一个形式(此案例中,胶原纤维方向)跟随功能的例子。

软骨

软骨中有三种力相互作用,以抵抗所施加的载荷:①细胞外基质的纤维部分生成的应力(II型胶原蛋白),②在间质液(PG 和水)中产生的肿胀压力,以及③流体通过细胞外基质产生的摩擦阻力[49]。软骨的压缩减少了软骨的体积,增加了压力,导致间质液向外流动。液体流动穿过细胞外基质,产生的摩擦对抗组织内的流动(摩擦阻力)。一开始流体的排出迅速发生,并导致变形速度加快。随后,当软骨中的压缩应力与所施加的负荷平衡时,流体的流动和变形逐渐减少和停止[68,69,93]。磁共振成像(magnetic resonance imaging, MRI)使研究活体受试者关节软骨体积和厚度的变化成为可能。在一项对 8 名志愿者膝关节的 MRI 研究中,Eckstein 和同事[110]研究发现,在运动(50 个屈膝)后 3~7 分钟,多达 13% 的液体从髌骨软骨中移位。

软骨胶原蛋白的拉伸行为与韧带和肌腱相似,但引起的方式不同。当被压缩的 PG 和水撞击胶原纤维时,在表面胶原网络中产生软骨内的拉伸应力[63]。软骨应力 - 应变曲线的脚趾区域的非线性行为被认为是由胶原网和 PG 之间的阻力引起的,而不是在肌腱和韧带中看到的胶原纤维的拉直。在弹性区域,软骨胶原纤维变得紧绷,并像韧带和肌腱纤维一样被拉伸。软骨不同区域的软骨标本(图 2-19)显示出拉伸行为的差异,可能是由于区域间胶原纤维方向的不同[63]。软骨对抗剪切的阻力取决于胶原蛋白的数量,因为 PG 对剪切的阻力很小。剪切力容易在钙化软骨层和软骨下骨之间的界面形成。

> **基本概念 2-10**
> **负荷变化对结缔组织的影响**
>
> - 如果结缔组织没有少量周期性地加载负荷(应力),它们就会变得更弱,失去它们典型的结构。
> - 随着典型加载模式的减少,结缔组织变化会迅速发生。
> - 正常结构和功能的恢复需要逐步加载负荷。
> - 负载应根据目标结缔组织的类型进行定制。

伴随疾病、损伤、制动、运动和过度使用的常见变化

关节的每个部分都具有一个或多个特定的功能,这对关节的整体性能至关重要。因此,任何影响关节某一部分的东西都会破坏关节的整体功能。同样地,任何影响关节运动或关节应力的东西都会影响构成该关节的所有结构。治疗师要牢记这种形式和功能之间的关系在受伤后康复过程中至关重要。例如,当骨折时,骨折可能是决定后续治疗方案的主要病因,但

缺乏运动和骨愈合所需的负荷减少也会对软骨、韧带、关节囊、肌腱和肌肉产生次要影响。理想的康复方案应考虑了所有受损结构的行为，并包括能诱导每个结构积极适应的定制干预措施。这意味着了解每个组织对负荷变化的适应时程和性质。

复杂关节比单关节更容易受损伤、疾病或衰老的影响。由于复杂结构通常是为了最大限度增加关节活动度（range of motion, ROM），同时最大限度地减少稳定性的损失，所以复杂关节会包含更多附件，更易遭受过多的磨损。复杂关节的功能取决于许多相关因素。例如，关节囊必须产生具有适当成分和足量的滑膜液，来润滑和滋养关节。透明软骨必须足够光滑以便于关节表面移动，但需具有渗透性，才能从关节液中获得营养。软骨必须进行周期性的加载和卸载压缩负荷，以促进关节液的运动；而胶原蛋白网必须完整，来容纳 PG 的关节液。韧带和关节囊必须足够坚固，为稳定提供足够的支持，但又必须足够灵活，允许正常的关节运动而不过度限制。同时韧带必须能够承受肌肉运动时产生的应力。

疾病

疾病、损伤、制动和过度使用的影响可以通过关节结构的正常功能为分析基础来说明。例如，当关节滑膜受到类风湿性关节炎等疾病的侵袭时，滑膜液的产生和成分可能会发生改变，从而影响关节的润滑。类风湿性关节炎的疾病过程和关节结构的变化远不仅仅是滑膜液的改变。骨关节炎可能是遗传或力学引起的，以软骨为主要目标的不同疾病周期。随着软骨的侵蚀和分裂，关节表面之间的摩擦增加，从而进一步加速了侵蚀过程。

损伤

一个或更多的关节组成结构受伤后，关节支撑很可能会下降。比如一个可折叠的梯子（见图 2-1）两侧间的支架不稳定，则不稳定可能会导致功能的损坏和中断。如果在损坏的梯子上放置了重负荷，两侧将在压缩载荷下过度分离，梯子可能会坍塌，进而损坏梯子的其他部件，更不用说梯子上的人了。

人类关节支撑能力下降的影响与可折叠梯子相似。如果关节韧带撕裂，骨骼表面可能会分离，并可能导致骨骼的正常力线摆动或偏离。力线的改变导致韧带撕裂一侧的关节开口异常。其他韧带、肌腱和关节囊可能会受到更多负荷，导致它们被过度拉伸或压缩，无法提供保护。关节的完整侧在运动或负重时可能会受到异常的压缩。在犬类实验中，不稳定的膝关节是通过前交叉韧带横切形成，横切后不久就会出现关节软骨的形态学、生化、生物力学和代谢方面的变化[111]。随后关节软骨变厚，表现为纤维颤动，并形成骨赘。软骨含水量远高于另一侧膝关节，膝关节滑膜液含量增加。此外，骨转换急剧增加，软骨下骨增厚[111]。根据 Van Osch 和同事的研究，关节不稳定是继发性骨关节炎的主要原因[112]。认识到关节损伤，特别是韧带损伤，会导致骨关节炎，这意味着需要更多的努力来预防和治疗年轻人的运动损伤。

制动（应力消除）

任何干扰特定关节结构正常功能的过程或事件都将启动一系列事件，最终影响关节及其周围结构。制动对关节的结构和功能特别有害，比如石膏、减重（如卧床）或去神经支配。

制动也可能是对疼痛和炎症的自我应对。导致炎症和肿胀的关节损伤需将关节处于一个松散的位置（囊内韧带结构处于张力最小的位置），以适应关节腔内液体体积的增加。这个位置因为疼痛最轻，最为舒适。每个关节都有自己压力最小和关节腔内容量最大的位置。对于膝关节和髋关节，舒适的位置在屈曲 30°～45° 之间；对于踝关节，该位置为跖屈 15°[32]。如果关节在舒适的位置制动几周，关节囊将适应（缩短和延长）和周围软组织形成挛缩[113]。因此，在重新活动后的关节恢复正常运动范围会很困难。

对韧带和肌腱的影响

负荷减少会造成韧带和肌腱的胶原含量减少和交联减少，但是胶原纤维的整体大小可能保持不变；因此结缔组织变弱。以前正常负荷的承载，现在可能会造成破坏性的应力和应变[83,84]。没有负荷会导致肌腱的肌肉肌腱连接处失去交错结构，使其变弱[99]。这些适应过程相当快。在制动 8 周后，韧带和肌腱的抗拉强度和硬度下降了 50%[83,84]。我们假设韧带和肌腱最终恢复了其力学性能，但其恢复的时间过程似乎很缓慢，而且恢复的总时间未知。一般来说，机械性能损失的时间过程发生在几周内，而恢复可能需要 12～18 个月或更长时间[85]。渐渐再次载荷对于恢复肌腱和韧带强度是必要的，要有足够时间慢慢增加负荷，使组织有时间通过弹性反冲和蠕变恢复到原来的形状。

对关节表面和骨骼的影响

制动的影响并不局限于周围的软组织，也可能影响关节表面和关节下方的骨骼。生化和形态学变化可能包括：关节腔内纤维脂肪结缔组织的增殖，滑膜褶皱之间的粘连，软骨萎缩，局部骨质疏松，由于破骨细胞吸收骨质和 Sharpey 纤维，PG 含量下降，关节软骨的水含量增加导致韧带止点处弱化[49,114,115]。关节软骨变薄和软化，在压缩试验负荷下的变形增加高达 42%。由于制动引起关节结构的变化，关节可用的 ROM、加载和衰竭之间的时间以及骨韧带复合体的能量吸收能力可能明显降低。关节的肿胀可能也会抑制和削弱关节周围的肌肉[116-119]。因此，关节不能正常行使功能，有额外损伤的高风险[120]。**表 2-3** 总结了长时间制动可能产生的影响。

> ### 基本概念 2-11
> ### 制动的害处
>
> 关节结构在制动期间将发生潜在的实质性变化：
> - 骨骼：胶原蛋白和矿物质含量降低（骨质减少）
> - 关节囊：收缩，增加运动阻力（更硬）
> - 韧带：交联强度降低，抗拉强度或各方向强度降低（较弱）
> - 肌腱：交联减少，胶原蛋白组织排列紊乱，抗拉强度降低

（较弱）

- 肌肉：肌节连续丢失，收缩蛋白（肌动蛋白 / 肌凝蛋白）减少，导致力量变小
- 软骨：肿胀，PG 浓度降低（较软、较弱）

这些变化在 8 周内发生，但恢复可能需要 18 个月或更长时间。

病例应用 2-8

　　Jamelle Watkins 在一次车祸中右股骨骨折。骨折内固定后，他被给予拐杖，并被告知腿上不要负重。虽然骨折必须愈合，但这种类型的制动对他受伤的腿部关节健康有一些影响。如果没有适当的软骨负荷，透明软骨会膨胀，使表面胶原网络紧张，减少营养物质向软骨的扩散，使表面胶原层更容易受到损伤。Jamelle 可以通过肌肉收缩（导致关节表面的压迫）和关节 ROM 来给予软骨负荷。关节运动交替挤压和减压关节表面，维持软骨营养，并帮助维持关节囊的活动。一旦 Jamelle 能够进行下肢负重，就应该考虑到透明软骨（以及其他结构）可能发生的变化，并逐步恢复负重。Jamelle 很幸运，他不需要完全固定他的腿。当关节运动和负重需要限制以促进愈合的情况下，最好使用可移动支架而不是石膏，以便患者可以去除移动支架进行 ROM 运动（假定患者依从限制条件）。当非负重和关节固定是骨折愈合的必要条件时，一旦新骨开始形成，大约会在 3-4 周时将术后石膏更换成支架。

表 2-3　增加和减少负荷对结缔组织的影响

组织	负荷减少	负荷增加
肌腱和韧带	• 胶原蛋白浓度降低 • 交联量减少 • 抗拉强度降低	• 横截面面积增加 • 胶原蛋白浓度增加 • 交联量增加 • 抗拉强度增加 • 硬度增加
半月板	• PG 减少	• PG 增加
骨	• 胶原蛋白合成减少 • 骨形成减少 • 骨吸收量增加	• 骨密度增加 • 胶原蛋白和骨的合成增加
软骨	• 软骨变薄 • 软骨下骨的进化 • PG 合成减少 • PG 聚合较少	• PG 合成量增加 • 体积增加？
关节囊	• 胶原纤维紊乱 • 交联现象异常	未进行特别检查
滑膜	• 黏合剂的形成 • 纤维脂肪组织增殖到关节间隙	未进行特别检查

PG，蛋白聚糖。

认识到了制动的不良影响，接下来我们可以制定若干措施，以帮助尽量减少后果。这些包括：①关节手术后使用持续被动运动（continuous passive motion，CPM）设备；②骨折和扭伤后减少石膏时间；③开发动态夹板设备允许关节运动，同时防止可能损伤结构愈合的不良运动；④使用分级加载负荷；和⑤将恢复期延长到几个月，而不是几天或几周。CPM 设备可以在生理 ROM 的指定范围内，重复被动活动关节，运动的速度和范围可以被控制。CPM 设备在低负荷条件下活动关节，进而产生中等频率交替压缩，从而刺激软骨的形成。与主动运动相比，这些装置控制载荷更容易，因此更容易避免肌肉主动收缩产生的潜在有害的压缩拉伸应力和应变。尽管连续被动运动不足以维持正常的组织强度，但是被证明可以防止在制动过程中发生的一些肌腱变弱[121]。

运动

　　所有组织更偏好循序渐进增加负荷，适应机械力增加的需求。运动会影响细胞的形状和生理功能，可直接影响力线矩阵。不同组织对运动的反应不同，其取决于刺激的性质，包括负荷的强度、类型和频率。结缔组织对运动的反应机制似乎涉及细胞侦测组织应变及继发的组织类型和体积的改变。变形的强度、类型和频率都很重要。低频压缩负荷会增加软骨的形成，而高频率可以增强骨合成。较高的强度或持续的压缩负荷将诱导纤维软骨形成，而拉伸负荷将诱导类似于肌腱或韧带组织形成。根据穆勒和马卢夫的物理压力理论[95]，维持结缔组织的正常机械状态似乎需要重复加载超过一定的（尽管通常是未知的）阈值水平负荷。低于这个阈值，前面描述的制动影响会迅速发生。

骨骼对运动的反应

　　负重下运动有助于骨沉积和骨骼肌力量增加[122,123]。这种骨骼反应已被熟知一百多年，现在运动被用作预防骨丢失的治疗措施[124]。一项系统综述显示，16 项研究中有 11 项显示绝经后妇女运动或运动结合钙或雌激素可改善骨密度[123]。骨形成似乎对应变和（或者更可能对）施加负荷的大小非常敏感。极低幅度的高频振动已被证明可以增加小梁形成 34%[125]。这表明，即使是非常低的负荷，远低于身体损伤的阈值，也可能增加骨密度。Rubin 等人认为极少的高频（10~30Hz）的机械信号，在站立和行走等长期活动中不断地撞击骨骼，是调节骨骼结构的因素[125-127]。即使是短暂的负荷也是有效的；只有 10 分钟的低负荷、高频刺激已经被证明可以防止废用性骨丢失。Lanyon 认为，正常负重活动中的不对称应变产生了不断变化的应变分布，这种变化诱导了骨适应；特别是新的应变分布导致成骨反应[128]。他进一步建议，旨在控制骨结构的运动方案可以有效地利用适应性（再）建模反应这一特征，每个运动阶段包括尽可能多的新应变分布——最好涉及每天（或交替几天）重复最大应变和应变率。

软骨对运动的反应

　　软骨对制动的反应已经被描述过，但其对生理负荷增加的

反应在很大程度上是未知的。透明软骨的健康状况取决于压缩载荷的施加和释放。软骨细胞通过细胞膜蛋白和胶原纤维之间的附着直接连接到其微环境中，机械力被传导到细胞内的合成活动中。这种传导发生的机制以及可优化软骨结构的负荷的大小和频率尚不清楚。该研究领域具有前景，因为目前软骨损伤愈合非常差；科学家也在积极研究使用移植材料修复软骨缺损。自从 Salter 的工作以来[129]，众所周知，运动改善了软骨问题的组织形成，但形成的组织是纤维软骨，而不是透明软骨。与成纤维细胞（骨骼、韧带和肌腱）不同，软骨细胞不容易迁移到并修复已经损伤的区域。损伤延伸到软骨下骨时被认为愈合潜力更好，因为间充质细胞（来自骨髓）可以在正确的负荷条件下分化成软骨细胞，因此使用钻孔（在软骨下骨中制造人为损伤）来手术治疗骨软骨损伤[130]。目前还没有关于制动或运动后人类关节软骨变化的定量数据，尽管 MRI 提示这方面有前景。循环的低幅度、低频（小于 1Hz）的压缩负荷可能最能诱导或维持软骨结构。

肌腱对运动的反应

肌腱通过增加胶原浓度、胶原交联、抗拉强度和硬度来应对拉伸负荷的增加。Woo 等人结果表明，经过 12 个月的伸肌训练，指伸肌增加了体重、强度、胶原含量和硬度，以匹配在同一治疗方案没有反应的较强壮指屈肌[105]。鸡的跟腱在间歇性剧烈跑步后，发生了生物化学的变化，伴随着胶原合成、交联、抗拉强度和硬度增加，但肌腱的大小和重量没有变化[131,132]。胶原负荷量的缓慢增加会导致肌腱肥大和交联量的增加[132-134]。换句话说，结构上和材料上的变化都可以发生。有趣的是，运动似乎也抵消了结缔组织随年龄增长而发生的一些变化[135]。在假设肌腱能够适应更高负荷的情况下，渐进性拉伸负荷已被成功地用于治疗慢性肌腱疾病（一度被认为会适得其反）[106-109,136]。

韧带对运动的反应

运动对于修复中的韧带，在预防消极和促进积极变化方面的作用已经得到了很好的证明，但运动对正常韧带的影响尚不清楚[137-139]。制动后正常韧带结构和力学的恢复是一个缓慢的过程，可能需要几个月。运动可能会缩短这一过程，但加载负荷量和适应时间尚不清楚。

拓展概念 2-5

运动可以帮助促进制动后组织的恢复。可能促进下肢组织恢复的运动类型包括：
- 骨骼：行走，重心转移的站立，弹跳，加载压力或去除压力
- 软骨：ROM 允许下的中等负荷，行走，等长收缩
- 关节：温和渐进的拉伸应力，应力方向的变化
- 肌腱：渐进式抗拉载荷，强度训练
- 肌肉：不同速度的渐进拉伸负荷（招募不同的运动单位）和低负荷运动至疲劳（诱导代谢适应）

- 关节囊：在整个生理 ROM 过程中重复运动

即使在制动期间也可以使用等长肌肉收缩（肌肉收缩而无关节运动的肌肉收缩），但建议在这一期间避免大负荷。

基本概念 2-12
结缔组织的适应性

- 所有的结缔组织都将通过结构或材料特性的改变来适应增加的负荷（形式跟随功能）。
- 新施加的负荷必须是渐进的；随着组织适应新的负载条件，负荷必须改变，以诱导进一步的适应。
- 结缔组织类型与负荷类型和负荷量匹配：
  - 压缩：软骨或骨骼；
  - 张力：韧带或肌腱。
- 负荷量和频率的优化，以及人类组织适应的本质，在很大程度上仍是未知的。

过度使用

虽然人们很容易认识到制动有负面后果，但持续和重复加载负荷在关节结构上也可能产生不良影响。损坏可通过两种方式之一发生：①突然施加大负荷，以及②重复或持续施加低负荷。前者是非生理负荷，会产生较大的压力和压力，从而导致其显微镜或宏观尺度上的组织（如扭伤、肌腱断裂、骨折）衰竭。典型但持续或重复的生理负荷也可能导致组织可塑化或衰竭。去除负荷后恢复到正常组织形状需要的时间未知。当一个结构在恢复（恢复到原来的形状）之前被施加新的载荷时，该组织可能会进入可塑范围并发生微故障。在持续拉伸负荷下的韧带或关节囊可能会发生永久的长度变化。例如，前交叉韧带断裂后，膝关节囊后方的负荷增加可能导致可塑变形（永久性拉伸），导致膝关节过伸。持续压缩负荷的软骨会蠕变，如果负荷持续足够长时间，可能致永久变形。软骨某一点的刚性持续压力可能导致细胞凋亡，通透性和液体流动进一步降低[62]。

因此，关节及其支撑结构受到反复的负荷后，可能会受到伤害，因为它们在经历下一个加载周期之前没有足够的时间来恢复。由这种类型的反复性应变负荷引起的损伤可称为**过度使用损伤**或**综合征**、**重复性运动障碍**或**重复性劳损**[7]。这些疾病在运动员、舞者、农民、音乐家、工厂和办公室的工作人员中很常见。这种损伤对女性的影响比例比男性更大，但原因未知[140]。Hart 和他的同事们假设，在结缔组织结构的调节中可能存在内在的性别差异，这可能与女性在怀孕期间和整个月经周期中波动的激素水平有关[140]。接受手术的反复运动障碍的人类受试者的肌腱活检材料显示，一些肌腱有炎症变化，一些肌腱有退行性变化[141]。鉴于迄今为止的研究结果，简单的组织疲劳似乎并不能充分解释反复性运动障碍的病因，需要更多的研究来确定反复性运动障碍涉及的原因、结局、预防和治疗的所有因素。

Mueller 和 Maluf 的物理应力理论[95]（**图 2-26**）反映了这

样一个概念,即物理压力是维持组织健康所必需的,而且组织至少有适应压力变化的有限能力(形式和功能的相互作用)。组织可以通过肥大等适应来有效应对增加的或新的压力,而压力减少会导致应力耐受性降低(如肌萎缩)。当充分暴露于过度压力或减压时,可能会发生组织衰竭(死亡)。这种应激理论的局限性是,适应性和非适应性应力之间的界限是未知的,正如我们在本章中已经看到的,它依赖于不同类型的结缔组织中无数的相关因素。

> **基本概念 2-13**
> **慢性过度使用损伤**

- 慢性过度使用损伤可能与在组织仍处于变形状态时施加重复或持续的负荷有关。
- 恢复时间,而不是负荷大小,可能是组织对过度使用损伤易感性的关键变量。
- 系统性因素(如激素、营养)和神经生理因素(如牵涉痛、局灶性肌张力障碍)在反复性损伤中的作用仍有待探索。

总结

- 本章介绍了关节设计的基本原理和人体关节的分类系统,并介绍了在人类关节中发现的材料及其特性,以及疾病、制动和过度使用对关节结构的影响。
- 关节结构的健康状况、强度和功能取决于压力和应变的阈值量;这个阈值可以上下移动,这取决于组织的状态。
- 软骨和骨骼的营养和健康取决于关节的运动和肌肉的收缩。软骨营养依赖于全 ROM 的关节运动,以确保整个关节软骨获得生存所需的营养。
- 韧带和肌腱需要施加应力和应变,以维持或增加其力量。在康复过程早期应用的分级负荷和运动可刺激胶原蛋白合成,并帮助胶原纤维力线排列。肌肉活动和负重产生的应力和应变,促进骨骼密度和强度增加。相反,当没有应力和应变时,骨密度和强度会下降。
- 组织有一个阈值,低于阈值会萎缩,超过阈值会受伤(见图2-26)。这个阈值可以通过渐进式负荷调整来改变,使组织能够承受新功能活动伴随的外力变化。
- 软骨修复机械学的不充分和骨骼、韧带和肌腱的缓慢恢复表明,通过避免过度的重负荷来防止损伤和关节结构的修复是至关重要的。理想的负荷是渐进增加的。治疗师必须熟练地以适当的方向、大小和频率加载组织负荷,以防止组织变弱或诱导组织适应。

在接下来的章节中,我们将探讨身体中每个主要关节的具体结构和功能。了解正常关节结构和功能的基本要素,了解功能可能引起的关节结构变化(反之亦然),是了解人类关节的复杂性质,以及识别异常关节功能,分析损伤、疾病或老化对关节结构和功能影响的必要条件。

问题思考

1. 髁突关节是单轴、双轴或三轴关节? 它有多少个自由度?
2. 在人体中,关节在什么条件下才会形成一条闭链? 闭链对功能的影响是什么?
3. 所有滑膜关节的共同元素是什么? 每个元素的目的是什么?
4. 关节处的半月板或圆盘的作用是什么?
5. 描述当杠杆的凸端在一个固定的凹面上移动时所发生的骨运动学和关节运动学。
6. 定义与关节内运动相关的自旋、滑动和滚动运动。当股骨在负重胫骨上弯曲时,发生哪些动作?
7. 描述一个关节的紧密位置和松散位置意味着什么。关节在哪个位置更稳定,为什么?
8. 定义人类的关节运动术语活动度过大和活动度过小。
9. 所有结缔组织组成的共同成分是什么? 这些成分在初级结缔组织中有哪些方面不同?
10. 蛋白聚糖(PG)分布在结缔组织的哪些部分? 它们的功能是什么?
11. 有哪些因素会影响组织的弹性和衰竭点?
12. 关节囊、韧带和肌腱附着在骨骼上的方式是什么? 这些组织是否更有可能在附着点或中介物质上衰竭? 为什么呢?
13. 描述透明软骨各层(区)中纤维的分化成分和排列,以及每种纤维支持透明软骨功能的目的。
14. 以下哪一种对正常关节软骨的正常营养有破坏性,为什么: 长时负荷、偶尔负荷、罕见负荷?
15. 骨骼与其他结缔组织、松质骨与皮质骨有什么区别?
16. 定义结缔组织中的应力、应变、硬度、屈服点、可塑性区域和最终衰竭。
17. 载荷 - 变形曲线和应力 - 应变曲线之间有什么区别?
18. 区分黏弹性材料中的卷曲、弹性和蠕变响应。
19. 当加载速度增加时,黏弹性组织会发生什么? 当组织温热时会发生什么? 与相同成分的较薄的组织相比,较厚的组织对压力有何反应?
20. 描述以下每个组织衰竭时会发生什么: 韧带、肌腱、软骨、骨骼。
21. 制动对结缔组织的一般影响是什么? 当组织重新活动时,

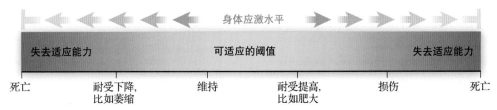

图 2-26　基于 Muller 和 Maluf 的物理应力理论,结缔组织结构对不同水平的负荷(物理应力水平)的反应[95]

对这些变化有什么影响？

22. 描述过度使用可能如何影响结缔组织。

（李凯 陆伟伟 译 王茂源 王于领 审）

参考文献

1. Michl J: Form follows WHAT? the modernist notion of function. Mag Fac Archit Town Plan 10:2031, 1995.
2. Nolan L: Carbon fibre prostheses and running in amputees: A review. Foot Ankle Surg 14:125, 2008.
3. Dezateux C, Rosendahl K: Developmental dysplasia of the hip. The Lancet 369:1541, 2007.
4. Weinstein SL: Natural history of congenital hip dislocation (CDH) and hip dysplasia. Clin Orthop 225:62, 1987.
5. Lindstrom JR, Ponseti IV, Wenger DR: Acetabular development after reduction in congenital dislocation of the hip. J Bone Joint Surg Am 61:112, 1979.
6. Standring S (ed): Gray's Anatomy: The Anatomical Basis of Clinical Practice (ed. 41). New York, Elsevier Health Sciences, 2016.
7. Allan DA: Structure and physiology of joints and their relationship to repetitive strain injuries. Clin Orthop 351:32, 1998.
8. Rodeo SA, Suzuki K, Yamauchi M, et al: Analysis of collagen and elastic fibers in shoulder capsule in patients with shoulder instability. Am J Sports Med 26:634, 1998.
9. Ralphs JR, Benjamin M: The joint capsule: Structure, composition, ageing and disease. J Anat 184:503, 1994.
10. Smith MD: The normal synovium. Open Rheumatol J 5, 2011.
11. Culav EM, Clark CH, Merrilees MJ: Connective tissues: Matrix composition and its relevance to physical therapy. Phys Ther 79:308, 1999.
12. Wagner FV, Negrão JR, Campos J, et al: Capsular ligaments of the hip: Anatomic, histologic, and positional study in cadaveric specimens with MR arthrography. Radiology 263:189, 2012.
13. Zimny ML: Mechanoreceptors in articular tissues. Am J Anat 182:16, 1988.
14. Grigg P: Articular neurophysiology. In Zachazewski JE, Magee DJ, Quillen WS (eds): Athletic Injuries and Rehabilitation. Philadelphia, WB Saunders, 1996.
15. Hogervorst T, Brand RA: Mechanoreceptors in joint function. J Bone Joint Surg Am 80:1365, 1998.
16. Armstrong C, Mow V: Friction, lubrication and wear of synovial joints. In Owen R, Goodfellow J, Bullough P (eds): Scientific Foundations of Orthopaedics and Traumatology. Philadelphia, WB Saunders, 1980.
17. Goodfellow J, O'Connor J: The design of synovial joints. In Owen R, Goodfellow J, Bullough P (eds): Scientific Foundations of Orthopaedics and Traumatology. Philadelphia, WB Saunders, 1980.
18. Fye KH: Arthrocentesis, synovial fluid analysis and synovial biopsy. In Klippel JH, Stone JH, Crofford LJ, et al (eds): Primer on the Rheumatic Diseases (ed. 13). New York, Springer, 2008.
19. Rhee DK, Marcelino J, Baker M, et al: The secreted glycoprotein lubricin protects cartilage surfaces and inhibits synovial cell overgrowth. J Clin Invest 115:622, 2005.
20. Jay GD, Torres JR, Warman ML, et al: The role of lubricin in the mechanical behavior of synovial fluid. Proc Natl Acad Sci U S A 104:6194, 2007.
21. Witteveen AG, Hofstad CJ, Kerkhoffs GM: Hyaluronic acid and other conservative treatment options for osteoarthritis of the ankle. The Cochrane Library, 2015.
22. Brzusek D, Petron D: Treating knee osteoarthritis with intra-articular hyaluronans. Curr Med Res Opin 24:3307, 2008.
23. Kraus VB, Stabler TV, Kong S, et al: Measurement of synovial fluid volume using urea. Osteoarthritis Cartilage 15:1217, 2007.
24. Oegema T, Lewis J, Mikecz K, et al: Osteoarthritis and rheumatoid arthritis. In Einhorn T, Buckwalter J, O'Keefe R (eds): Orthopaedic Basic Science: Foundations of Clinical Practice (ed. 3), American Academy of Orthopaedic Surgeons, 2007.
25. Shrive N, O'Connor J, Goodfellow J: Load-bearing in the knee joint. Clin Orthop 131:279, 1978.
26. Safran MR: The acetabular labrum: Anatomic and functional characteristics and rationale for surgical intervention. J Am Acad Orthop Surg 18:338, 2010.
27. Benjamin M, Kaiser E, Milz S: Structure-function relationships in tendons: A review. J Anat 212:211, 2008.
28. Michener LA, Kulig K: Not all tendons are created equal: Implications for differing treatment approaches. J Orthop Sports Phys Ther 45:829, 2015.
29. Frank C, Shrive N, Lo I, et al: Form and function of tendon and ligament. In Einhorn T, Buckwalter J, O'Keefe R (eds): Orthopaedic Basic Science: Foundations of Clinical Practice (ed. 3), p 192. American Academy of Orthopaedic Surgeons, 2007.
30. MacConaill M: A structuro-functional classification of synovial articular units. Ir J Med Sci 142:19, 1973.
31. Zatsiorsky VM: Kinematics of Human Motion (ed. 1). Champaign, IL, Human Kinetics, 1998.
32. Houglum PA, Bertoti DB: Brunnstrom's Clinical Kinesiology (ed. 6). Philadelphia, FA Davis, 2012.
33. Gowitzke BA, Milner M: Scientific Bases of Human Movement (ed. 3). Baltimore, Williams & Wilkins, 1988.
34. White AA, Panjabi MM: Clinical Biomechanics of the Spine (ed. 2). Philadelphia, Lippincott, 1990.
35. Kaltenborn FM, Evjenth O, Hinsen W: Mobilization of the Extremity Joints (ed. 3). Oslo, Olaf Norlis Bokhandel, 1980.
36. Covizi D, Felisbino S, Gomes L, et al: Regional adaptations in three rat tendons. Tissue Cell 33:483, 2001.
37. Vogel KG, Ördög A, Pogany G, et al: Proteoglycans in the compressed region of human tibialis posterior tendon and in ligaments. J Orthop Res 11:68, 1993.
38. Vogel KG, Thonar EJ: Keratan sulfate is a component of proteoglycans in the compressed region of adult bovine flexor tendon. J Orthop Res 6:434, 1988.
39. Eyre DR: Collagen: Molecular diversity in the body's protein scaffold. Science 207:1315, 1980.
40. Eyre D: The collagens of articular cartilage. Semin Arthritis Rheum 21:2–11, 1991.
41. Burgeson RE, Nimni ME: Collagen types. molecular structure and tissue distribution. Clin Orthop 282:250, 1992.
42. Kuivaniemi H, Tromp G, Prockop DJ: Mutations in fibrillar collagens (types I, II, III, and XI), fibril-associated collagen (type IX), and network-forming collagen (type X) cause a spectrum of diseases of bone, cartilage, and blood vessels. Hum Mutat 9:300, 1997.
43. Myllyharju J, Kivirikko KI: Collagens and collagen-related diseases. Ann Med 33:7, 2001.
44. Kannus P: Structure of the tendon connective tissue. Scand J Med Sci Sports 10:312, 2000.
45. Eriksen HA, Pajala A, Leppilahti J, et al: Increased content of type III collagen at the rupture site of human achilles tendon. J Orthop Res 20:1352, 2002.
46. Liu SH, Yang R, Al-Shaikh R, et al: Collagen in tendon, ligament, and bone healing: A current review. Clin Orthop 318:265, 1995.
47. Kastelic J, Galeski A, Baer E: The multicomposite structure of tendon. Connect Tissue Res 6:11–23, 1978.
48. Bailey A, Robins S, Balian G: Biological significance of the intermolecular crosslinks of collagen. Nature 251:105, 1974.
49. Cohen NP, Foster RJ, Mow VC: Composition and dynamics of articular cartilage: Structure, function, and maintaining healthy state. J Orthop Sports Phys Ther 28:203, 1998.
50. Bosman FT, Stamenkovic I: Functional structure and composition of the extracellular matrix. J Pathol 200:423, 2003.
51. Rumian AP, Wallace AL, Birch HL: Tendons and ligaments are anatomically distinct but overlap in molecular and morphological features—a comparative study in an ovine model. J Orthop Res 25:458, 2007.
52. Luo W, Guo C, Zheng J, et al: Aggrecan from start to finish. J Bone Miner Metab 18:51, 2000.
53. Roughley PJ, Lee ER: Cartilage proteoglycans: Structure and potential functions. Microsc Res Tech 28:385, 1994.
54. Towheed T, Maxwell L, Anastassiades TP, et al: Glucosamine therapy for treating osteoarthritis. The Cochrane Library, 2005.
55. Tozer S, Duprez D: Tendon and ligament: Development, repair and disease. Birth Defects Res C Embryo Today 75:226, 2005.
56. Benjamin M, Toumi H, Ralphs J, et al: Where tendons and ligaments meet bone: Attachment sites ('entheses') in relation to exercise and/or mechanical load. J Anat 208:471, 2006.
57. Oakes B: Tendon/ligament basic science. In Harries M, Williams C, Stanish WD, et al (eds): Oxford Textbook of Sports Medicine (ed. 2). Oxford University Press, 1998.
58. Benjamin M, Kumai T, Milz S, et al: The skeletal attachment of tendons—tendon 'entheses'. Comp Biochem Physiol A Mol Integr Physiol 133:931, 2002.
59. Benjamin M, Ralphs J: Tendons and ligaments-an overview. Histol Histopathol 12:1135, 1997.
60. Tidball JG, Chan M: Adhesive strength of single muscle cells to basement membrane at myotendinous junctions. J Appl Physiol 67:1063, 1989.
61. Trotter JA: Structure–function considerations of muscle–tendon junctions. Comp Biochem Physiol A Mol Integr Physiol 133:1127, 2002.
62. Walker JM: Cartilage of human joints and related structures. In Zachazewski JE, Magee DJ, Quillen WS (eds): Athletic Injuries and Rehabilitation. Philadelphia, WB Saunders, 1996.
63. Ghadially F: Structure and function of articular cartilage. Clin Rheum Dis 7:3, 1980.
64. Izadifar Z, Chen X, Kulyk W: Strategic design and fabrication of engi-

neered scaffolds for articular cartilage repair. J Func Biomater 3:799, 2012.

65. Chubinskaya S, Malfait A, Wimmer M: Form and function of articular cartilage., In O'Keefe RJ, Jacobs JJ, Chu CR, et al (eds): Orthopaedic Basic Science: Foundations of Clinical Practice (ed. 4). American Academy of Orthopaedic Surgeons, 2012.

66. Lane LB, Bullough PG: Age-related changes in the thickness of the calcified zone and the number of tidemarks in adult human articular cartilage. J Bone Joint Surg Br 62:372, 1980.

67. Bullough PG, Jagannath A: The morphology of the calcification front in articular cartilage its significance in joint function. J Bone Joint Surg Br 65:72, 1983.

68. O'Driscoll SW: The healing and regeneration of articular cartilage. J Bone Joint Surg Am 80:1795, 1998.

69. Mow VC, Holmes MH, Lai WM: Fluid transport and mechanical properties of articular cartilage: A review. J Biomech 17:377, 1984.

70. Bachrach NM, Mow VC, Guilak F: Incompressibility of the solid matrix of articular cartilage under high hydrostatic pressures. J Biomech 31:445, 1998.

71. Mansour JM, Mow VC: The permeability of articular cartilage under compressive strain and at high pressures. J Bone Joint Surg Am 58:509, 1976.

72. McDonough AL: Effects of immobilization and exercise on articular cartilage—a review of literature. J Orthop Sports Phys Ther 3:2, 1981.

73. Athanasiou KA, Shah AR, Hernandez RJ, et al: Basic science of articular cartilage repair. Clin Sports Med 20:223, 2001.

74. Poole AR: An introduction to the pathophysiology of osteoarthritis. Front Mol Biosci 4:D662–670, 1999.

75. Sanchez-Adams J, Guilak F: Form and function of the knee meniscus. In O'Keefe RJ, Jacobs JJ, Chu CR, et al (eds): Orthopaedic Basic Science: Foundations of Clinical Practice (ed. 4). American Academy of Orthopaedic Surgeons, 2012.

76. Beaufils P, Verdonk R (eds): The Meniscus. Berlin, Springer-Verlag, 2010.

77. Mankin HJ, Mankin CJ: Metabolic bone disease: An update. Instr Course Lect 52:769, 2003.

78. Carter D, Orr T, Fyhrie DP: Relationships between loading history and femoral cancellous bone architecture. J Biomech 22:231, 1989.

79. Feng X, McDonald JM: Disorders of bone remodeling. Annu Rev Pathol 6:121, 2011.

80. Gambert SR, Schultz BM, Hamdy RC: Osteoporosis. clinical features, prevention, and treatment. Endocrinol Metab Clin North Am 24:317, 1995.

81. Gillogly SD, Voight M, Blackburn T: Treatment of articular cartilage defects of the knee with autologous chondrocyte implantation. J Orthop Sports Phys Ther 28:241, 1998.

82. Decraemer W, Maes M, Vanhuyse V, et al: A non-linear viscoelastic constitutive equation for soft biological tissues, based upon a structural model. J Biomech 13:559, 1980.

83. Noyes FR, DeLucas JL, Torvik PJ: Biomechanics of anterior cruciate ligament failure: An analysis of strain-rate sensitivity and mechanisms of failure in primates. J Bone Joint Surg Am 56:236, 1974.

84. Noyes FR, Torvik PJ, Hyde WB, et al: Biomechanics of ligament failure. II. An analysis of immobilization, exercise, and reconditioning effects in primates. J Bone Joint Surg Am 56:1406–1418, 1974.

85. Woo SL, Gomez MA, Woo YK, et al: Mechanical properties of tendons and ligaments. II. The relationships of immobilization and exercise on tissue remodeling. Biorheology 19:397, 1982.

86. Goldstein SA, Armstrong TJ, Chaffin DB, et al: Analysis of cumulative strain in tendons and tendon sheaths. J Biomech 20:1, 1987.

87. To SY, Kwan MK, Woo SL: Simultaneous measurements of strains on two surfaces of tendons and ligaments. J Biomech 21:511, 1988.

88. Nordin M, Frankel VH: Basic Biomechanics of the Musculoskeletal System (ed 4). Philadelphia, Lippincott Williams & Wilkins, 2012.

89. Özkaya N, Nordin M, Goldsheyder D, et al: Fundamentals of Biomechanics: Equilibrium, Motion, and Deformation (ed. 3). New York, Springer-Verlag, 2012.

90. Alexander RM: Tendon elasticity and muscle function. Comp Biochem Physiol A Mol Integr Physiol 133:1001, 2002.

91. Alexander R: Springs for wings. Science 268:50, 1995.

92. Finni T, Ikegawa S, Komi PV: Concentric force enhancement during human movement. Acta Physiol Scand 173:369, 2001.

93. Walker JM: Pathomechanics and classification of cartilage lesions, facilitation of repair. J Orthop Sports Phys Ther 28:216, 1998.

94. Chetlin R: Contemporary issues in resistance training: What works? ACSM Fit Society Page Fall:12, 2002.

95. Mueller MJ, Maluf KS: Tissue adaptation to physical stress: A proposed "physical stress theory" to guide physical therapist practice, education, and research. Phys Ther 82:383, 2002.

96. Birch H, McLaughlin L, Smith R, et al: Treadmill exercise-induced tendon hypertrophy: Assessment of tendons with different mechanical functions. Equine Vet J Suppl 31:222, 1999.

97. Curwin S: Tendon injuries: Pathophysiology and treatment. In Zachazewski J, Magee D, Quillen W (eds): Athletic Injuries and Rehabilitation. Philadelphia, WB Saunders, 1996.

98. Arya S, Kulig K: Tendinopathy alters mechanical and material properties of the achilles tendon. J Appl Physiol 108:670, 2010.

99. Tidball JG, Salem G, Zernicke R: Site and mechanical conditions for failure of skeletal muscle in experimental strain injuries. J Appl Physiol 74:1280, 1993.

100. Barfred T: Kinesiological comments on subcutaneous ruptures of the achilles tendon. Acta Orthop Scand 42:397, 1971.

101. Matsumoto F, Trudel G, Uhthoff HK, et al: Mechanical effects of immobilization on the achilles' tendon. Arch Phys Med Rehabil 84:662, 2003.

102. Benjamin M, Ralphs J: Fibrocartilage in tendons and ligaments—an adaptation to compressive load. J Anat 193:481, 1998.

103. Viidik A: Tensile strength properties of achilles tendon systems in trained and untrained rabbits. Acta Orthop Scand 40:261, 1969.

104. Kasashima Y, Smith RKW, Birch H, et al: Exercise-induced tendon hypertrophy: Cross-sectional area changes during growth are influenced by exercise. Equine Vet J Suppl 34:264, 2002.

105. Woo S, Ritter M, Amiel D, et al: The biomechanical and biochemical properties of swine tendons—long term effects of exercise on the digital extensors. Connect Tissue Res 7:177, 1980.

106. Stanish WD, Curwin S, Mandell S: Tendinitis: Its Etiology and Treatment. New York, Oxford University Press, 2001.

107. Silbernagel K, Thome R, Thome P, et al: Eccentric overload training for patients with chronic achilles tendon pain–a randomised controlled study with reliability testing of the evaluation methods. Scand J Med Sci Sports 11:197, 2001.

108. Curwin S: The aetiology and treatment of tendonitis. In Harries M, Williams C, Stanish W (eds), p 610. Oxford Textbook of Sports Medicine. New York, Oxford University Press, 1998.

109. Kingma JJ, de Knikker R, Wittink HM, et al: Eccentric overload training in patients with chronic achilles tendinopathy: A systematic review. Br J Sports Med 41:e3, 2006.

110. Eckstein F, Tieschky M, Faber SC, et al: Effect of physical exercise on cartilage volume and thickness in vivo: MR imaging study. Radiology 207:243, 1998.

111. Brandt KD, Schauwecker DS, Dansereau S, et al: Bone scintigraphy in the canine cruciate deficiency model of osteoarthritis. comparison of the unstable and contralateral knee. J Rheumatol 24:140, 1997.

112. Van Osch G, van der Kraan P, Blankevoort L, et al: Relation of ligament damage with site specific cartilage loss and osteophyte formation in collagenase induced osteoarthritis in mice. J Rheumatol 23:1227, 1996.

113. Perry J: Contractures: A historical perspective. Clin Orthop 219:8, 1987.

114. Akeson W, Amiel D, Abel M, et al: Effects of immobilization on joints. Clin Orthop 219:28, 1987.

115. Enneking WF, Horowitz M: The intra-articular effects of immobilization on the human knee. J Bone Joint Surg Am 54:973, 1972.

116. de Andrade JR, Grant C, Dixon AS: Joint distension and reflex muscle inhibition in the knee. J Bone Joint Surg Am 47:313, 1965.

117. Young A, Stokes M, Iles JF: Effects of joint pathology on muscle. Clin Orthop 219:21, 1987.

118. Spencer JD, Hayes KC, Alexander IJ: Knee joint effusion and quadriceps reflex inhibition in man. Arch Phys Med Rehabil 65:171, 1984.

119. Stokes M, Young A: The contribution of reflex inhibition to arthrogenous muscle weakness. Clin Sci 67:7, 1984.

120. Djurasovic M, Aldridge JW, Grumbles R, et al: Knee joint immobilization decreases aggrecan gene expression in the meniscus. Am J Sports Med 26:460, 1998.

121. Loitz BJ, Zernicke RF, Vailas AC, et al: Effects of short-term immobilization versus continuous passive motion on the biomechanical and biochemical properties of the rabbit tendon. Clin Orthop 244:265, 1989.

122. Turner C: Three rules for bone adaptation to mechanical stimuli. Bone 23:399, 1998.

123. Wolff I, Van Croonenborg J, Kemper H, et al: The effect of exercise training programs on bone mass: A meta-analysis of published controlled trials in pre-and postmenopausal women. Osteoporosis Int 9:1, 1999.

124. Todd JA, Robinson RJ: Osteoporosis and exercise. Postgrad Med J 79:320, 2003.

125. Rubin C, Turner AS, Bain S, et al: Anabolism: Low mechanical signals strengthen long bones. Nature 412:603, 2001.

126. Rubin C, Turner A, Mallinckrodt C, et al: Mechanical strain, induced noninvasively in the high-frequency domain, is anabolic to cancellous bone, but not cortical bone. Bone 30:445, 2002.

127. Rubin C, Xu G, Judex S: The anabolic activity of bone tissue, suppressed by disuse, is normalized by brief exposure to extremely low-magnitude mechanical stimuli. FASEB J 15:2225, 2001.

128. Lanyon L: Using functional loading to influence bone mass and architecture: Objectives, mechanisms, and relationship with estrogen of the mechanically adaptive process in bone. Bone 18 (Suppl 1):S37, 1996.

129. Salter RB: History of rest and motion and the scientific basis for early

continuous passive motion. Hand Clin 12:1, 1996.

130. Vanwanseele B, Lucchinetti E, Stüssi E: The effects of immobilization on the characteristics of articular cartilage: Current concepts and future directions. Osteoarthr Cartil 10:408, 2002.

131. Curwin SL, Vailas AC, Wood J: Immature tendon adaptation to strenuous exercise. J Appl Physiol 65:2297, 1988.

132. Gerriets JE, Curwin SL, Last JA: Tendon hypertrophy is associated with increased hydroxylation of nonhelical lysine residues at two specific cross-linking sites in type I collagen. J Biol Chem 268:25553, 1993.

133. Hitchcock T, Light T, Bunch W, et al: The effect of immediate constrained digital motion on the strength of flexor tendon repairs in chickens. J Hand Surg 12:590, 1987.

134. Buchanan CI, Marsh RL: Effects of exercise on the biomechanical, biochemical and structural properties of tendons. Comp Biochem Physiol A Mol Integr Physiol 133:1101, 2002.

135. Nielsen HM, Skalicky M, Viidik A: Influence of physical exercise on aging rats. III. Life-long exercise modifies the aging changes of the mechanical properties of limb muscle tendons. Mech Ageing Dev 100:243, 1998.

136. Stanish WD, Rubinovich RM, Curwin S: Eccentric exercise in chronic tendinitis. Clin Orthop 208:65, 1986.

137. Vailas AC, Tipton CM, Matthes RD, et al: Physical activity and its influence on the repair process of medial collateral ligaments. Connect Tissue Res 9:25, 1981.

138. Zuckerman J, Stull GA: Ligamentous separation force in rats as influenced by training, detraining, and cage restriction. Med Sci Sports 5:44, 1973.

139. Gomez MA, Woo SL, Amiel D, et al: The effects of increased tension on healing medial collateral ligaments. Am J Sports Med 19:347, 1991.

140. Hart DA, Archambault JM, Kydd A, et al: Gender and neurogenic variables in tendon biology and repetitive motion disorders. Clin Orthop 351:44, 1998.

141. Józsa LG, Kannus P: Human Tendons: Anatomy, Physiology, and Pathology. Champaign, IL, Human Kinetics, 1997.

第 3 章　肌肉结构与功能

Gary Chleboun, PT, PhD

3

章节提纲

概述

　　骨骼肌和关节都具有维持身体的灵活性和稳定性的作用。肌肉通过产生和控制围绕关节轴骨性杠杆的运动来提供活动性；通过限制邻近节段关节面的过度活动来提供稳定性。如果没有肌肉，身体既不能支撑起自身，也不能对抗重力。

　　人体在神经系统的控制下，肌肉功能和关节杠杆系统复杂的相互作用产生运动。临床医务人员通常通过评估患者的肌肉功能来确定其状态，以决定帮助患者重获或提升功能的恰当干预措施。若要了解肌肉功能，可以从对肌肉结构的清晰画像入手，从每条肌纤维中的可收缩蛋白，到由肌纤维组织而成的整块肌肉。人体运动是在检查完肌肉结构后，我们检查肌纤维的基本力学特点，包括肌肉的完整性以及在肌群中的特性。为了了解肌肉功能，我们将分析在日常活动、工作、体育和玩耍中，肌肉在关节处做功而发生的复杂运动。在患者应用部分将针对经筛选的常见肌肉损伤，应用与基本肌肉结构和功能相关的原则。

肌肉结构的组成要素

骨骼肌由肌肉组织（可收缩）和结缔组织（非可收缩）构成。肌肉组织有在化学、电或力学刺激下产生张力的能力。此外，其中结缔组织在受到被动负荷时可产生张力[1]。可收缩和非可收缩组织的特性和他们相互关联的关系，造就了肌肉的独特特性。

肌纤维的组成

可收缩蛋白

骨骼肌由数千条**肌束**构成，肌束由**肌纤维**构成。肌束中的每一条肌纤维都是由数条**肌原纤维**构成的，而每一条肌原纤维由大量肌丝构成（**图 3-1**）。肌肉中还含有不同的结缔组织成分，将在后文中阐述。肌纤维的排序、数量、尺寸和类型可因肌肉而异，但每一条纤维都是一个单独的肌细胞，被称为**肌膜**的细胞膜包裹[2-4]。和人体其他细胞类似，肌纤维由细胞质构成，这种细胞质在肌肉中被称为**肌质**。细胞（纤维）的肌质含有肌肉纤维的可收缩结构肌原纤维，还含有细胞代谢所需的核糖体、糖原和线粒体等非肌原纤维结构。

肌纤维内包含许多肌原纤维束。纤维内的每条肌原纤维由粗（肌球蛋白）和细（肌动蛋白）**肌丝**组成，由**肌动蛋白、肌球蛋白、肌钙蛋白和原肌球蛋白**的蛋白质分子形成（**图 3-2**）。肌动蛋白和肌球蛋白肌丝的相互作用是肌肉收缩必备的成分。肌动蛋白肌丝由两条相互缠绕的链状肌动蛋白分子链构成。球状蛋白质**肌钙蛋白**的分子位于两个肌动蛋白串之间的凹槽中，蛋白质**原肌球蛋白**附着在每个肌钙蛋白分子上。肌钙蛋白和原肌球蛋白分子控制着肌动蛋白与肌球蛋白肌丝的结合。

每个肌球蛋白分子都有称为**官能团**的球状膨大[5]。官能团能够旋转，是连接肌动蛋白的结合位点，在肌肉收缩和放松时起关键作用。

通过显微镜观察整条肌原纤维时，粗（肌球蛋白）和细（肌

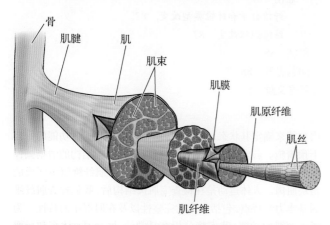

图 3-1 肌纤维的组成。一组肌纤维形成的束状结构称为肌束。肌纤维被称为肌膜的细胞膜包裹。肌纤维包含称为肌原纤维的肌原纤维结构。肌原纤维由较粗的肌球蛋白和较细的肌动蛋白肌丝构成

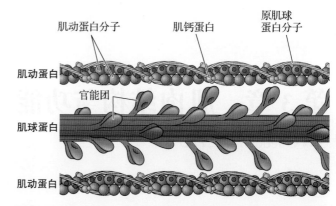

图 3-2 肌丝。细（肌动蛋白）肌丝由组织成两条链的球状肌动蛋白分子组成，肌钙蛋白分子位于两条链之间的凹槽中。原肌球蛋白分子很小，表现为沿着肌动蛋白链中的凹槽排列。粗（肌球蛋白）肌丝显示了可以连接到肌动蛋白分子上特定结合位点的官能团

动蛋白）肌丝交替形成独特的条纹图案（**图 3-3**）。因此，骨骼肌也被称为**横纹肌**。

结构蛋白

肌纤维还由几种结构蛋白组成[6,7]。其中一些蛋白质（**中间丝**）为肌纤维提供结构支架，而其他蛋白质（如**结蛋白**）可能参与沿着纤维方向力的传递并传递至相邻纤维。肌联蛋白是另一种蛋白质，当肌肉收缩和被动张力出现时，在维持粗肌丝位置中具有特别重要的作用[8-11]。肌联蛋白是一种体积较大的蛋白质，它顺着附着在粗肌丝上，跨过空隙将粗细肌丝连接到 Z 盘上（**图 3-4**）。认为结蛋白是产生肌肉被动（而非主动）张力的要素之一。

收缩单位

收缩单位的组织

肌节是肌肉的收缩单位，并通过有助于识别粗细肌丝排列的条状或带状区域来区分（见**图 3-3A**）。肌原纤维中，位于任意两个 Z 盘间的部分称为**肌节**。Z 盘沿着肌原纤维以固定的长度间隔开，在作为肌节边界的同时，还将每个肌节的细肌丝相互连接。肌节在粗肌丝和一小部分细肌丝的延伸部分称为**各向异性**，或者更常被称为 **A 带**。仅包含肌动蛋白丝的区域被称为**各向同性**，或者更常被称为 **I 带**[5]。术语"各向异性"和"各向同性"是指当光线照射到纤维不同部分时出现的情况。A 带区域为肌球蛋白丝的宽度，其中有一个中心区域，该区域内细肌丝无重叠，称为 **H 区**。H 区中央由粗肌丝较宽的中间部分组成，称为 **M 线**。

横桥的相互作用

肌肉收缩起始于每个肌节内粗细肌丝的相互作用。这种相互作用由到达运动终板的神经冲动引起，并引起沿肌肉纤维传导的电脉冲或**动作电位**[12]。动作电位引起钙离子的释放[13]，

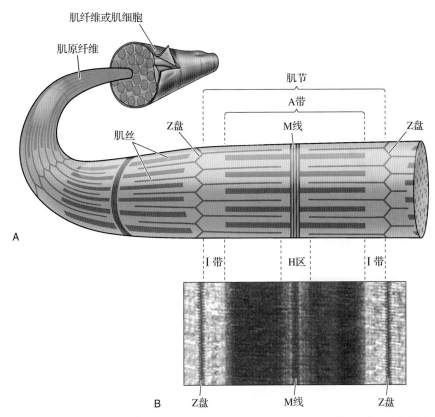

图 3-3　静止肌肉中的肌原纤维，A 为示意图，B 为电子显微镜下图像。肌节是位于 Z 盘间的肌原纤维部分。肌节中 A 带部分包含肌球蛋白和肌动蛋白丝的重叠部分。A 带中仅包含非重叠肌球蛋白丝的部分称为 H 区。M 线位于 H 区中央，包含横向的肌球蛋白丝，将一条肌球蛋白丝与另一条肌球蛋白丝相连。I 带仅包含肌动蛋白纤维

钙离子引起**肌钙蛋白**重新定位原肌球蛋白分子，使**肌动蛋白**上的受体位点保持自由状态，使**肌球蛋白**官能团可以与肌动蛋白结合。这种较长肌丝的结合称为**横桥**。肌节的张力是由**三磷酸腺苷（ATP）**水解和肌球蛋白官能团中**二磷酸腺苷（ADP）**的释放产生的[1, 13-15]（**图 3-5**）。

肌肉收缩的类型

　　细肌丝滑向并滑过粗肌丝，同时伴随着每个肌节中横桥的形成和重新形成，导致肌纤维缩短并产生张力（**图 3-6**）。当有足够多的肌节主动缩短且肌纤维的一端或两端可以自由移动时，该肌纤维会缩短。肌肉的主动缩短称为**向心收缩**或**缩短收缩**，此时肌节长度（Z 盘间的距离）比纤维静止时（**图 3-6A**）短（**图 3-6B**）。与细肌丝与粗丝重叠的缩短收缩相反，肌肉可能会发生**离心收缩**或**延长收缩**，此时肌节长度大于静止纤维中的长度（**图 3-6C**）。在延长收缩时，细肌丝被肌肉外力拉动离开粗肌丝；随肌肉延长，横桥被打破并重新形成。随横桥的重新形成，肌肉会产生张力。当横桥循环产生的力与外力相匹配（$\Sigma F=0$）时，活动肌纤维的长度不会变化。肌纤维长度不变的收缩称为**等长收缩**（**图 3-6D**）。

拓展概念 3-1
术语：肌肉动作与肌肉收缩

　　在描述肌肉"收缩"类型时，可能更准确的方法是使用术语"动作"。由于收缩这个词本身的意思是拉在一起或缩短，所以说"离心收缩"或"延长收缩"与缩短这个词的本质是相矛盾的。然而，在离心收缩时，收缩单位（横桥）试图收缩并将细肌丝拉向粗肌丝，但由于活动肌肉受到的外部力量大于肌肉的内部力量，导致肌肉被延长。因此，术语收缩意味着试图缩短，而术语离心则描述延长。本书中我们选择使用更常用的术语收缩，但需要意识到这里指代的是肌肉动作的同义词。

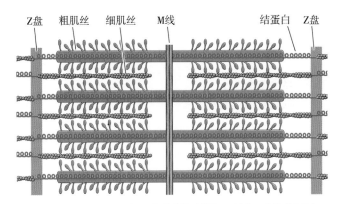

图 3-4　结蛋白分子沿粗肌丝附着并跨越粗肌丝和 Z 盘间的区域

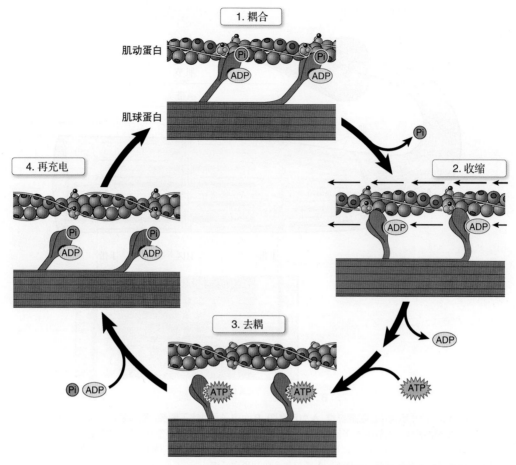

图 3-5 横桥循环。1. 耦合：在钙离子存在时，肌钙蛋白-钙复合物移动以暴露肌动蛋白的活性位点，从而形成横桥。2. 收缩：释放二磷酸腺苷（ADP）和无机磷酸盐（Pi），产生肌球蛋白官能团的动力冲程，将细肌丝相对于粗肌丝拉动。3. 去耦：ATP 与球蛋白官能团结合，从肌动蛋白横桥从分子活性位点释放。4. 再充电。ATP 发生水解，产生 ADP 和 Pi，与肌球蛋白官能团相结合，使官能团翘起后重新连接到肌动蛋白结合位点。耦合、收缩、去耦和再充电迅速发生，肌肉发生平滑收缩

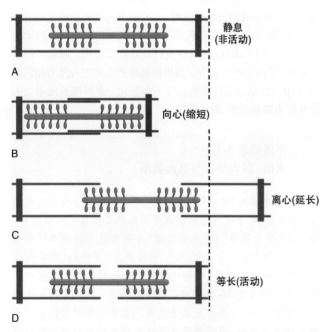

图 3-6 从收缩过程中肌节长度变化（或没有变化）的角度看肌肉收缩的类型。A. 肌节的静息长度。B. 向心或缩短肌肉收缩。C. 离心或延长肌肉收缩。D. 长度不变的等长收缩

病例应用 3-1

一个夏天的晚上，50 岁的 Vik Patel 先生正在打垒球。他在试图接住飞来的球时，右脚向后退了一步，轻轻滑了一下。滑倒时，他的踝关节被迫背屈，但 Vik 试图通过收缩跖屈肌用脚推球。当他想要推开的那一刻，右小腿肌肉感到一阵刺痛。由于背屈力产生的外部力矩（力矩）大于跖屈力矩，因此跖屈肌发生离心收缩（延长）。这种情况是引起肌肉或肌腱损伤常见的机制，会导致肌肉或肌腱局部疼痛。

基本概念 3-1
肌肉收缩的真相

以下总结了肌节水平肌肉收缩的重要事实：

- 当形成横桥时，会产生张力。
- 钙离子流入启动肌肉收缩。
- ATP 水解为横桥循环提供能量。
- 在向心收缩中，细肌丝被拉向粗肌丝，形成、断裂和重新形

成横桥。

- 在离心收缩中,细肌丝被拉离粗肌丝,横桥断裂、重新形成,然后再次断裂。
- 在等长收缩中,肌节长度不变。

运动单位

运动单位的组织

虽然肌节是产生肌肉张力的基本单位,但实际上肌节为**运动单位**的一部分,运动单位是一种更大的复合体。运动单位由 **α 运动神经元**和它支配的所有肌纤维构成。当运动单位中的肌肉纤维接收到由 α 运动神经元所传递的刺激时,收缩过程开始[3](**图 3-7**)。神经元的胞体位于脊髓腹侧角。神经细胞**轴突**从细胞体延伸到肌肉,形成几个或多达数千个小分支。每个小分支末端是运动终板,运动终板非常接近单根肌纤维的肌膜。轴突分支终端的所有肌纤维及对应的细胞体和轴突都是运动单位的一部分。

整块肌肉收缩是诸多运动单位非同步(并非所有运动单位同时)和反复放电的结果[1]。整块肌肉收缩的幅度可以通过改变运动单位激活的数量和频率来达到。肌肉中运动单位的数量和结构因肌肉而异。

运动单位因神经元细胞体大小、轴突直径、肌纤维数量和肌纤维类型而异[1]。这些结构上的任何变化都会影响运动单位的功能。一些运动单位细胞体较小,而另一些细胞体较大。有直径较小细胞体的运动单位,轴突直径也较小。神经冲动通过较小直径轴突的时间,比通过较大直径轴突的时间更长。因此,在小直径运动单位中,刺激到达肌纤维所需的时间比在大直径轴突运动单位的时间更长。

运动单位的大小由它所支配肌纤维的数量和运动神经轴突的大小决定。纤维的数量可以从两三千到数千不等。若当

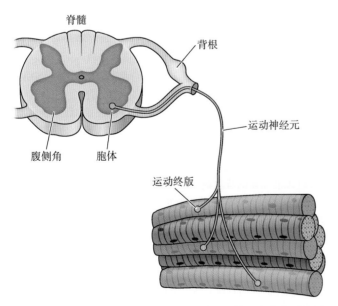

图 3-7　一个 α 运动神经元。细胞体通过腹侧角的运动轴突,离开脊髓腹侧。由单轴突支配的肌纤维并非一定连续地从一个到下一个

肌肉用于控制精细运动或进行小幅力量调整时,肌肉有较小的运动单位。这种运动单位通常细胞体小且轴突直径小。用于产生大力量和大运动的肌肉通常运动单位大、细胞体大和轴突直径大。控制眼球运动小肌肉的运动单位可能仅包含 9 条肌纤维,而腓肠肌的运动单位包含大约 2 000 条肌纤维[1]。若运动单位的肌纤维数量多,则该肌肉中所包含的运动单位数量相对较少,反之亦然。颈阔肌运动单位相对较小,每个运动单位包含约 25 条肌纤维,该肌总共包含 1 000 个运动单位。相比而言,由于腓肠肌的运动单位相对较大,每个单位包含约 2 000 条肌纤维,但该肌中运动单位的数量相对较少(约 600 个)。在大多数情况下,肌肉通常由大小运动单位混合而成。

运动单位的募集

当发生等长肌肉动作时,神经系统通常首先募集细胞体小、运动纤维少的运动单位,然后随力量增加,募集更大的运动单位[16,17]。这种募集策略被称为**运动单位募集的大小原则**[16]。与大运动单位相比,小运动单位所产生的张力更小,耗能也更少,因此这种募集策略根据运动所需的力来决定。从这个角度来说,这符合能量守恒定律。若几个小的运动单位就能够完成任务,就不需要募集大的运动单位。若小运动单位无法完成任务要求,则需要募集更大的运动单位。但募集策略可能不仅基于能量守恒定律,还根据任务性质的不同产生不同的募集方式(如肱二头肌等多任务肌肉,在屈曲和旋后时募集方式不同)[18]。此外,肌肉的动作类型(向心、离心或等长)可能也会影响运动单位募集的顺序[17,19]。协同肌群中各块肌肉间的募集策略也可能有所不同,正如股四头肌的四块肌肉,虽然功能性任务相同,但募集策略却有差异[20]。

运动单位的放电频率也会影响力的调节。放电频率和力之间的关系很简单,运动单位放电频率越高,肌肉力量就越大。募集或放电频率对肌肉力量发展的影响可能因肌肉而异。远端较小的肌肉通常更依赖于放电频率的增加,而近端较大的肌肉可能更依赖于额外运动单位的募集[21]。最后,与维持稳定的发力相比,在保持特定姿势出现疲劳收缩时,运动单位的募集可能会更快[22-24]。例如,当进行足跖屈肌的高速离心收缩时,患者可能会选择性地募集快速运动单位,而不是按照先慢速后快速的顺序来募集运动单位。这可能会引起肌肉力量过高,增加受伤风险。从上述简短讨论中可以明显看出,运动单位的募集是一个纷繁复杂的话题。

> **基本概念 3-2**
> **主动肌肉张力总结**

肌肉主动张力可能受以下因素影响:

1. 运动单位中肌纤维的数量(影响对刺激的反应程度)。
2. 支配运动单位的轴突直径(决定神经冲动的传导速度)。
3. 任意时刻放电的运动单位数量(影响肌肉的总力反应)。
4. 运动单位的放电频率(影响肌肉的总力量反应)。

肌肉结构

纤维类型

在人类骨骼肌中发现了三种主要的肌肉纤维类型,每种所占比例各不相同。可以从组织化学、代谢、形态和力学上区分这些纤维类型。尽管在不同资料中使用不同的命名体系,但本书中将三种主要的肌纤维类型称为 I 型(慢速)、IIA 型(中等)和 IIX 型(快速)(表 3-1)[1,4,5]。在该分类体系(人类骨骼肌纤维最常用的分型系统)中,使用不同酸碱性条件下的肌原纤维 ATP 酶活性来描述纤维类型。事实上,这个分类方法已经确定了几种纤维的中间类型。

表 3-1　骨骼肌纤维的特点

	I 型 (慢速氧化)	IIA 型 (快速氧化糖酵解)	IIX 型 (快速糖酵解)
直径	小	中等	大
肌肉颜色	红	红	白
毛细血管	致密	致密	疏松
肌红蛋白含量	高	中等	低
收缩速度	慢	快	快
疲劳速率	慢	中等	快

> **拓展概念 3-2**
> **其他肌纤维分类方法**
>
> 另一种分类方法使用肌肉对代谢酶的反应来区分纤维型,确定了三种主要纤维类型:快速糖酵解(FG)、快速氧化糖酵解(FOG)和慢速氧化(SO)[4,25,26]。这种命名法根据细胞酶与基质反应的组合,来确定肌原纤维 ATP 酶活性(快与慢)、琥珀酸脱氢酶活性(氧化电位)和 α- 甘油磷酸脱氢酶活性(糖酵解电位)。通常认为这两种方案(FG/SO 与 I/II 类型)可以互换;但事实并非如此。IIA 型和 IIX 型的代谢酶活性似乎重叠性很高。代谢酶活性水平取决于肌肉训练程度这个事实表明,这两种分类方法可能是不同的。另一种使用免疫组织化学分析(使用抗体鉴定肌球蛋白分子的部分)的方法发现,I、IIA 和 IIX 型纤维对不同类型肌球蛋白分子产生特异性反应[肌球蛋白重链(MHC)I、MHC IIA 和 MHC IIX][25]。这种方法与肌球蛋白 ATP 酶系统联合提供了对肌肉收缩特性的预估。无论使用哪种分类方法,都应该记住,实际上纤维类型是一个连续体,各类型间并没有确切的区别。

身体中所有骨骼肌都由三种类型纤维混合而成,但在不同个体中,相同肌肉中每种纤维占比有差异。普遍认为个体间纤维类型的差异由基因决定。在尸体研究中,股外侧肌、股直肌和三角肌约含有 50% II 型纤维和 50% I 型纤维[2];腓肠肌含有约 30% 的 II 型纤维和 70% I 型纤维;腘绳肌含有约

50%～55% II 型纤维和 45%～50% I 型纤维[27-29]。在年轻受试者的肌肉活检研究中,股外侧肌通常含有约 54% II 型纤维和 46% I 型纤维[30,31]。尽管差异可能不大,但纤维类型会随年龄增加而变化,II 型纤维的数量和尺寸会减少。这可能是文献中报道的纤维类型百分比差异的原因。

与上述肌肉相比,比目鱼肌中 I 型纤维的含量高达 80%[27,30,32]。与 II 型纤维相比,由于 I 型纤维不会迅速疲劳,因此 I 型纤维相对含量较高的肌肉能够持续进行活动,例如比目鱼肌。这些肌肉通常称为**稳定肌**或**姿势肌**。在比目鱼肌中,相对较小、较慢的运动单位(运动单位中细胞体小、轴突直径小和肌纤维数量少)在直立时几乎持续保持活跃,通过小幅度调节肌肉张力,保持身体平衡并抵消重力的影响。II 型纤维含量较高的肌肉,例如腘绳肌和腓肠肌,有时被认为是**活动肌**或**非姿势肌**。这些肌肉通常参与大范围关节运动(ROM)[27-29]。每根 II 型纤维所产生的力量比 I 型纤维略多,收缩速度更快,功率输出更高[33]。虽然肌纤维类型在决定肌肉功能方面很重要,但肌肉结构的其他方面在决定肌肉功能方面也起着重要作用。

> **病例应用 3-2**
>
> 由于纤维类型与肌肉功能有关,因此在某些情况下,可以合理地假设哪些肌肉可能会先受伤。当 Vik Patel 尝试跑步时踝部跖屈肌负荷过大。由于比目鱼肌主要由 I 型纤维(姿势控制)构成,而腓肠肌主要由 II 型纤维(力量和灵活性)构成,在离心收缩相腓肠肌可能会被选择性地募集,因此在 Vik 的案例中,腓肠肌受影响的概率更大。

肌肉构造:尺寸、排列和长度

人体内许多肌肉的快肌纤维和慢肌纤维占比大致相等。因此,肌肉的功能不是仅由这一种特征来决定的。事实上,整块肌肉结构对功能决定性可能比纤维类型更加重要[34,35]。描述骨骼肌结构时,还应包括纤维相对于力轴的排列(**羽状量**)、**肌纤维长度**、**肌肉长度**、**肌肉质量**和**生理性横截面积**(physiological cross-sectional area, PCSA)。这些结构要素的变化不仅会影响肌肉的整体形状和大小,还会影响骨骼肌的功能。

有两个影响肌肉功能最重要的结构特征:肌纤维长度和 PCSA。静息状态的纤维长度由沿纤维的肌节数决定(通常称为串联肌节数量)。纤维能够缩短或延长的程度取决于串联肌节的数量;肌肉缩短是每个肌节对缩短贡献的集合,即肌节越多,纤维能缩短的程度越多。因此,包含更多肌节的串联长纤维比短肌纤维能缩短的程度更大。例如,若肌纤维能够缩短到静息长度的 50% 左右,即 6cm 长的肌纤维可以缩短至 3cm,而 4cm 长的肌纤维只能缩短至 2cm。与包含较短纤维的肌肉相比,包含长纤维和缩短能力更强的肌肉将能够使与其相连接的骨杠杆移动更远的距离。由于肌纤维的排列也会影响长度-缩短关系,因此肌纤维长度和其能够移动骨杠杆距离间并不总是存在直接关系。

PCSA 是肌肉垂直于肌纤维方向的横截面积。肌肉产生的

力量与肌肉纤维内部平行（并排排列）的肌节数量成正比。因此，若肌肉中含有大量纤维（如羽状肌）或纤维尺寸增加（增加肌原纤维），肌肉产生力的能力也将增加[34]。

我们通过比较股四头肌和腘绳肌的例子，来看肌肉结构和功能间的关系。股四头肌的 PCSA 更大，而腘绳肌的纤维更长[36-39]。这些构造特点表明股四头肌的功能是产生力量，而腘绳肌的功能是产生更大范围的关节活动。通常腘绳肌是跨双关节（髋关节和膝关节）的肌肉，可以预测肌肉需要更长的纤维才能在髋关节和膝关节运动时发生更大幅度的运动。

肌束（肌纤维组）的排列因肌肉而异（图 3-8）。肌束可能平行于肌肉长轴，如梭状肌（图 3-8A）；或与长轴成一定角度，如单羽状肌（图 3-8B）、双羽状肌（图 3-8C）或多羽状肌（图 3-8D）。平行纤维排列（平行于肌肉的长轴并彼此平行）的肌肉被称为梭状肌或带状肌。在如胸锁乳突肌或缝匠肌等梭状肌中，肌束很长，在肌肉全长中延伸。然而，在同样被认为是梭状肌的腹直肌中，肌束被纤维交叉点分成短段。通常情况下，具有平行纤维排列的梭状肌含有更长的纤维，因此比含有羽状纤维排列的肌肉能产生更大的骨杠杆运动角度。

由于纤维排列类似于羽毛中的纤维排列，纤维排列与肌肉长轴成角的肌肉称为羽状肌。构成羽状肌束的纤维通常比大部分梭状肌纤维更短且数量更多。在如拇长屈肌等单羽肌中，斜肌束仅在中央腱单侧呈扇形散开。在如股二头肌和胫骨前肌等双羽肌中，肌束倾斜地排列在中央腱两侧。在如比目鱼肌或肩胛下肌多羽肌中，斜束会排列在数个肌腱上。

由于羽状肌中肌纤维成角，破坏了肌纤维长度与可移动骨杠杆距离间的直接关系，并减少沿肌肉长轴方向力的大小。仅部分羽状肌产生的力量会引起骨杠杆的运动。事实上，纤维与肌肉长轴成角越大，肌肉施加在肌腱上的力越小。这种作用力的减少符合羽状角余弦函数。人体中许多肌肉在静息状态下羽状角都小于 30°。因此，作用在肌腱处的力最多会减少 13%（$\cos 30° = 0.87$）[4]。当肌肉收缩缩短时，羽状角倾斜度变大，可能增加对肌腱处力的影响[13]。从理论上来说，这会减小作用在肌腱处的力。然而，通常情况下，羽状肌由于纤维堆积、肌纤维量增加使 PCSA 增加，从而抵消羽状肌腱角度对作用在肌腱处力的损失。因此，对于比目鱼肌等羽状肌，尽管羽状肌丧失了部分力量，但仍然能够将大部分力传递至他们所附着的肌腱处。

肌肉内的结缔组织

肌肉内结缔组织的构型

与身体中其他软组织相同，肌肉和肌纤维由结缔组织包覆和支撑。**单条肌肉纤维被称为肌内膜**的结缔组织包覆。在肌纤维内，特定蛋白质（如前面提到的中间丝和结蛋白）将肌原纤维与肌内膜相连接。肌束（肌纤维组）被称为**肌束膜**的结缔组织包覆。肌内膜和肌束膜与称为**肌外膜**的结缔组织鞘相连，肌外膜包覆整块肌肉（图 3-9）。**肌肉肌腱连接处**是肌肉纤维与肌腱结缔组织相连接的复杂结构。许多特殊蛋白质排列在此处加固这种连接。肌腱通过穿通纤维附着在骨骼上，并与骨膜相连。尽管肌肉肌腱连接处结构坚固，并能够将更大的力从肌肉传递至肌腱，但肌肉肌腱连接处是肌肉拉伤的常见部位。

与肌肉有关的结缔组织还包括筋膜、腱膜和腱鞘。筋膜可分为两层：浅层和深层。由疏松结缔组织构成的**浅筋膜**层位于真皮（皮肤）下方。该层有助于皮肤的活动性，充当隔热层，并且可能包覆与皮肤相连接的肌肉，例如颈部的颈阔肌。**深筋膜**层由紧密排列的胶原纤维组成。深筋膜附着在肌肉和骨骼上，可能形成束、带或支持带。例如，下肢股骨深筋膜形成称为**髂胫束**或带的束状结构，将两条下肢肌肉（阔筋膜张肌和臀大肌）的拉力传递到胫骨（图 3-10）。**支持带**是由局部筋膜横向增厚而形成的。每条支持带形成一个环，两端连接骨，中间有肌腱穿行（图 3-11）。支持带维持肌腱与相应关节及关节轴的关系，也防止肌腱在肌肉动作过程中移位。有时，深筋膜与腱膜无法区分，腱膜是直接或间接附着在肌肉、筋膜、骨、软骨和其他肌

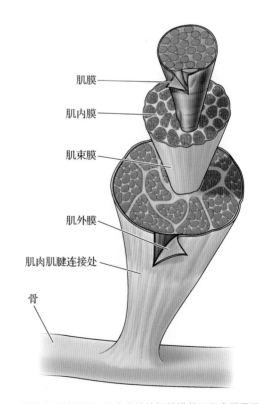

肌膜

肌内膜

肌束膜

肌外膜

肌肉肌腱连接处

骨

图 3-9 肌肉内结缔组织。肌肉内结缔组织横截面示意图显示，围绕单根纤维及其肌膜的肌内膜，围绕纤维组（束）的肌周膜，以及作为结缔组织外层的肌外膜

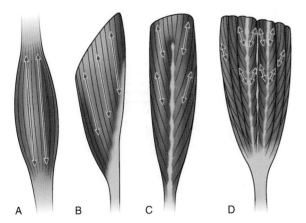

A B C D

图 3-8 肌肉中肌束的排列。A. 梭状肌。B. 单羽肌。C. 双羽肌。D. 多羽肌

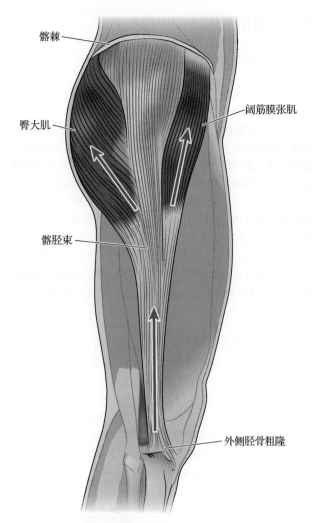

髂棘

臀大肌

阔筋膜张肌

髂胫束

外侧胫骨粗隆

图 3-10 髂胫束。左下肢侧面观显示深筋膜髂胫束从髂棘粗隆向胫骨外侧延展

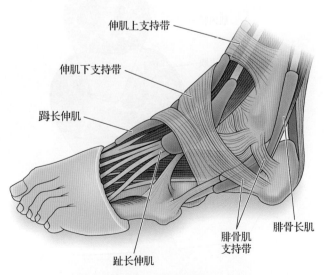

伸肌上支持带

伸肌下支持带

踇长伸肌

趾长伸肌

腓骨肌
支持带

腓骨长肌

图 3-11 上、下支持带和腓骨支持带为形成进入足部肌肉的隧道,保持每条肌腱与其所跨过关节和关节轴的位置

肉上的致密、白色、紧致的片状胶原纤维。腱膜将肌肉产生的力分配至他们所附着的结构上[40]。

肌肉的平行和串联弹性成分

肌肉中所有的结缔组织互相连接,形成肌肉的平行和串联被动弹性成分。肌肉周围的结缔组织,加上肌膜、弹性蛋白肌联蛋白和其他结构(即神经和血管),形成肌肉的平行弹性成分。由于这些组织与肌肉收缩单位平行,当肌肉延长或缩短时,这些组织也会相应延长或缩短。例如,肌节在静息状态时,梭状肌肌束中的胶原纤维是松弛的,但在离心收缩时随肌节长度的增加而变直并紧绷。随肌膜延长,它也变得更硬(增加进一步延长阻力)。延长时肌束膜阻力的增加可能防止肌纤维束过度牵伸,并可能使肌肉在肌腱处产生张力[41-44]。当肌节从静息状态缩短时,平行的弹性胶原纤维松弛出现弯曲(卷曲)。静息状态下任何可能存在于平行弹性组织中的张力,都会因肌节缩短而减少。由于肌肉中有许多平行的弹性成分,增加或减少被动张力会显著影响肌肉输出的总(主动加被动)张力。下一节将讨论这种长度和张力间的关系。

与平行弹性成分相反,肌腱是包含在肌肉内的主要**串联弹性结构**(**图 3-12**)。通常认为肌腱与收缩部分相串联起作用。当肌肉处于静息状态时,肌腱松弛并可能卷曲(松弛)(**图 3-12A**)。当肌肉主动产生张力时,肌腱将处于紧张状态。当肌肉中收缩部分主动缩短时,会在肌腱处施加拉力(**图 3-12B**)。肌纤维产生的主动拉力必须足够大才能弥补肌腱的松弛(顺应性),以使肌肉拉力可通过肌腱传递至骨杠杆。但由于肌腱的顺应性(或延展性)相对较小(在人体肌肉中约为 3%～5%),因此肌肉产生的大部分力可用于移动骨杠杆,而不会消耗在牵伸肌腱上。当肌肉需要在离心收缩中控制或制动杠杆时,肌腱也

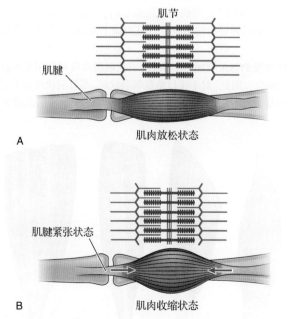

肌节

肌腱

A 肌肉放松状态

肌腱紧张状态

B 肌肉收缩状态

图 3-12 串联弹性部分。A. 肌肉处于松弛状态,肌腱松弛(胶原纤维发生卷曲或弯曲)。由于肌肉处于静息状态,肌肉上方的肌节图示中粗细肌丝的重叠度最小。B. 肌肉处于主动短缩位置时,肌腱处于紧张状态。肌肉上方的肌节图示中细肌丝大量重叠并形成横桥

会处于紧张状态。只有当肌肉完全放松并处于相对缩短的位置时，肌腱才会处于压力减少状态。

肌肉功能

肌肉张力

肌肉最重要的特点是产生张力和在附着的骨杠杆上产生力的能力。肌肉张力有主动张力或被动张力两类，肌肉产生的总张力包括主动和被动两部分。在第 1 章中已将总张力定义为肌力（muscle force，Fms），肌力是一个向量，包括：

1. 幅度
2. 两个附着点（肌肉附着在近端和远端的点）
3. 动作线
4. 拉力的方向

作用点、动作线和拉力的方向是第 1 章中肌力讨论的主要部分，现在我们需要将注意力转向总张力（Fms 的大小）的决定因素，包括肌肉的被动（非收缩）和主动（收缩）张力。

被动张力

被动张力是指肌肉平行弹性成分产生的张力。平行弹性部分通过将肌肉拉长超过组织的松弛长度而产生被动张力，即通过牵伸肌肉产生。当肌肉被拉长时，平行弹性部分被牵伸，肌肉平行弹性部分中肌纤维产生的主动张力增加（图 3-13）。随肌肉缩短，平行部分可被牵伸程度越来越少（紧张）。当缩短肌肉中平行弹性部分松弛时，他们对肌肉总张力几乎没有或很小有贡献。

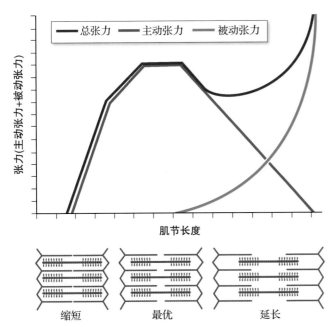

图 3-13　骨骼肌等长肌节长度 - 张力关系。主动张力曲线在最佳肌节长度处将出现平台期。随肌肉拉长，由于可以形成的横桥更少，主动张力会降低。当肌肉缩短时，由于细肌丝相互交叉，主动张力也会降低。随平行弹性部分牵拉程度越来越大，被动张力随肌肉延长而增加（一旦卷曲消失）。肌纤维总张力是被动和主动张力的总和

　　被动肌肉硬度是骨骼肌的一个重要特性。离断肌肉（未连接到骨和关节）的被动硬度是被动长度 - 张力关系的斜率。斜率越陡，肌肉硬度越大。附着在骨上并穿过关节肌肉的被动硬度是力矩 - 角度关系的斜率。肌联蛋白是肌肉的主要成分，它决定了肌肉硬度（全 ROM 中的牵伸阻力）[9, 45, 46]。另一方面，肌肉内外的结缔组织（肌外膜和肌内膜）负责肌肉可拉长的程度[41]。这通常被称为肌肉**延展性**或**柔韧性**。

主动张力

主动张力是指由肌肉的收缩元素产生的张力。肌肉中的主动张力是由细丝在粗丝上的横桥形成和运动引发的。肌肉可以产生的主动张力取决于神经因素和肌肉纤维的机械特性。可以调节主动张力的神经因素包括被募集的运动单位的频率、数量和大小。影响主动张力大小的肌肉力学特性是等长长度 - 张力关系和力 - 速度关系。

等长长度 - 张力关系

肌肉生理学的基本概念之一是肌纤维中等长张力的发展与肌纤维中肌节长度间的直接关系[47]。确定这种关系一直是支持肌丝滑动理论的主要证据。等长肌节长度 - 张力关系是在严格控制的情况下，通过离断的单条肌纤维实验确定而来。肌节有最佳长度，在这个长度下肌纤维能产生的等长总张力最大（图 3-13）。此时肌节内粗细肌丝的位置可形成横桥的数量最多，肌纤维在最佳肌节长度时能产生最大的等长张力。若肌纤维在最佳长度基础上被拉长或缩短（图 3-13），肌纤维能产生的主动张力减少。

当肌纤维延长超过最佳肌节长度时，粗细肌丝间的重叠较少，形成横桥的可能性小，主动张力也会降低。然而，平行弹性部分中的被动张力可能会随这些部分或肌肉牵伸而增加。这种被动弹性张力会加入肌节所产生的主动张力中，虽然主动张力降低，但总张力（Fms）却更大（图 3-13）。

当肌纤维从最佳肌节长度缩短时，肌纤维中潜在的等长主动张力也会同样降低。当肌节长度较短时，Z 盘间的距离缩小，细肌丝相互重叠。粗细肌丝重叠可能会干扰肌球蛋白分子形成横桥，主动张力降低。然而，肌纤维缩短情况下，被动平行弹性部分相对或完全松弛，此时对短缩肌纤维已经减小的主动张力几乎没有贡献。净效应是指在缩短肌纤维中肌肉总张力（Fms）最小（图 3-13）。

必须记住，肌节长度 - 张力关系由等长收缩决定，因此从严格意义上讲，该关系仅适用于肌肉等长收缩。此外，正如我们将在下一节中看到的，可能仅能在离断肌肉实验中才会看到肌节的延长和缩短。肌节长度在动态收缩（向心和离心收缩）期间会发生明显变化，可能影响肌肉产生的张力。但在动态收缩期间，长度 - 张力关系必须与力 - 速度关系联合使用，来确定长度及速度对肌张力的影响。

长度 - 张力关系的应用

将长度 - 张力关系应用于整块肌肉并应用于肌肉 - 关节系统并不容易。例如，整块肌肉中的肌节长度并不均匀，更不用说功能相似的肌肉间的长度了。这意味着在特定关节位置下特定的肌肉长度时，肌节可能会有许多不同长度对应长度 - 张力关系上的不同点。此外，当肌肉作用于关节时，所产生的力矩不仅与肌力（取决于肌肉长度）有关，还与肌肉的力臂有关。这表明在某个关节角度下，肌肉长度可能较短（这表明力会较低），但力臂可能相对较长，可提供更大的关节力矩。从这些例子中可以看出，肌节长度 - 张力关系对于理解肌肉生理学很重要，但我们在考虑整块肌肉和关节系统时还需要关注其他重要因素。

很少有实验确定完整人体肌肉中的等长肌节长度 - 张力关系[48-52]。在人体腕部和腿部肌肉实验中，正常关节运动中肌节长度变化范围非常小，且都在最佳长度附近。在这种方式下肌肉不会因太长或太短而处于不利状态。**图 3-14** 显示了桡侧腕短伸肌和股二头肌长头的预测长度 - 张力关系[37,48]。

另一个关于肌节长度 - 张力关系的经验性应用是观察到肌肉在关节极端运动情况下产生等长张力的能力减弱。由于跨一个以上关节肌肉的长度变化相对大于跨单关节肌肉，这种情况可能只发生在跨越一个以上关节（双关节或多关节肌肉）的肌肉中。当跨多关节肌肉所跨过的所有关节都同时尝试全范围关节活动时，肌肉产生的力矩可能会减少。这种力矩产生的减少通常被称为**主动不足**，特别是当肌肉无法主动充分缩短来完成肌肉所跨过所有关节的全部可用范围时。虽然可以用

使肌肉力量减少的长度变化来解释力矩减少，但如力臂变化和拮抗肌延长的被动限制等其他因素也起着重要作用。但由于在关节运动过程中肌节长度似乎保持在接近于最佳长度的长度，力臂变化和拮抗肌的被动限制带来的影响可能比所设想的更重要[48-54]。因此，术语"主动不足"指比肌肉主动长度 - 张力减少特性要更广泛得多的概念。

病例应用 3-3

39 岁的 Angie Frenden 女士，桡神经因肱骨中段移位性骨折而受到挤压伤。尽管随时间推移可能恢复，但 Angie 目前在使用受影响的手有效抓握物体时存在困难。

手指屈肌穿过腕关节、腕掌关节、掌指关节和指间关节。如果手指屈肌同时屈曲所有关节，手指屈肌缩短程度最大时所产生的力矩较小，不太可能完成所有关节屈曲的 ROM；这会使有效握力降低（**图 3-15A**）。当手指伸肌在所有关节屈曲时被动牵伸时，可能会限制运动并产生反向的被动力，加重这个问题。

在 Angie 的桡神经恢复过程中，受桡神经支配的腕伸肌可以防止手指屈肌屈腕，从而在腕部使手指屈肌维持轻微伸展。在更有利的长度张力下，手指屈肌可以充分缩短来完成手指屈曲 ROM，提升抓握效率（**图 3-15B**）。手指伸肌的潜在反向被动张力也在手腕伸展位下部分释放。

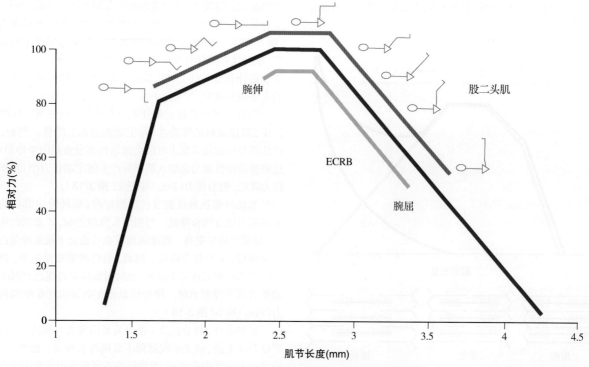

图 3-14　桡侧腕短伸肌（ECRB）和股二头肌长头的肌节长度 - 张力关系，图中每块肌肉都从其最缩短的位置（左）到其最拉长的位置（右）收缩。深红线是根据已知人体粗细肌丝的长度所推测的肌肉长度 - 张力关系。并没有发现肌肉使用到所假设的全范围长度 - 张力关系。ECRB 数据由术中肌节长度的激光衍射测量确定，股二头肌的数据通过超声测量随关节位置变化分束长度的计算得出[35]。(*Adapted from Chleboun GS, France AR, Crill MT, et al: In vivo measurement of fascicle length and pennation angle of the human biceps femoris muscle. Cells Tissues Organs 169: 401, 2001; with permission.*)

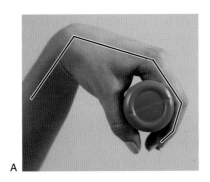

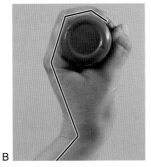

图 3-15　随肌肉缩短，主动张力降低。A. 由于手指屈肌尝试在腕部和手指屈曲时缩短，因此个体在尝试抓握时却不能有效完成。此外，在腕部和手指屈曲下牵伸手指伸肌时，可能也会限制屈曲范围。B. 通过维持腕部轻微伸展，手指屈肌在腕部被拉伸，这让手屈肌能够在手指处缩短更多，提升抓握效率。腕部轻微伸展也能减少手指伸肌中可能存在的抵抗性张力

力 - 速度关系

　　另一个影响肌肉内张力发展的因素是肌丝的缩短速度。缩短速度是指在形成和重新形成横桥时肌丝相互滑过的速度。向心或离心收缩速度会影响肌肉产生力量的能力，称为**力 - 速度关系**。

　　根据离断肌肉的实验结果，力 - 速度关系表明肌肉收缩速度受负荷增加的影响[55]。从临床角度来看，这种关系可以用相反的变量关系来表述，即所产生的力会影响肌肉收缩速度（图 3-16）。在向心收缩中，随收缩速度降低肌肉产生的力增加。在等长收缩中，收缩速度为零且产生的力可能大于向心收缩。在离心收缩中，随收缩速度的增加，被拉长肌肉可能产生的力增加，然后趋于平稳。净效应是离心收缩（无论速度如何）可能产生的力最大，而向心收缩（无论速度如何）可能产生的力最小。这种关系不仅在实验条件下离断肌肉负荷提升时可见，而且在某种程度上在移动骨杠杆的完整肌肉中也可见[56-58]。最后谨记，缩短速度与肌纤维类型及肌纤维长度有关。请注意，肌肉拉伤通常发生在肌肉高速离心动作（如短跑）时。在此类活动中，假设力 - 速度曲线能预测肌肉正在产生力的最大值，那么这个力可能会引起肌肉或肌腱损伤。

　　如前所述，由于肌节长度和收缩速度都会影响肌肉张力的发展，在理解力产生时必须将长度 - 张力关系与力 - 速度关系相结合来看。长度 - 张力曲线数据基于等长收缩（恒速）。事实上，人类大部分运动都不是以恒定的收缩速度发生，由于力会

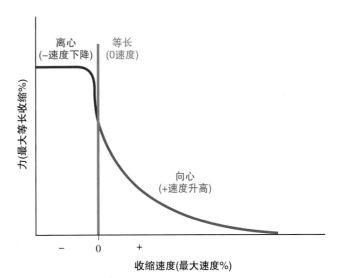

图 3-16　骨骼肌力 - 速度曲线。在肌肉最大速度收缩（向心收缩）时，不会产生力（换句话说，只有在肌肉没有负荷的情况下才能达到最大的缩短速度）。随缩短速度降低，在向心收缩时肌肉可以产生的力增加。在零速度时，肌肉等长收缩。当肌肉主动延长（离心收缩）时，力量会急剧增加，然后趋于平稳

随速度和长度的变化而变化，这会增加我们理解力产生能力的复杂性。

▶ 基本概念 3-3
影响主动肌肉张力的因素

为增加我们对主动张力发展的理解，肌肉力量还受到几个额外因素影响：

1. 运动单位中肌纤维的数量（影响对刺激的反应程度）。
2. 支配运动单位的轴突直径（决定神经冲动的传导速度）。
3. 任意时刻募集的运动单位数量（影响肌肉的总力反应）。
4. 运动单位的放电频率（影响肌肉的总力反应）。
5. 形成的横桥越多张力越大。
6. 生理横截面大的肌肉比横截面小的肌肉产生的张力更大。
7. 张力随主动收缩速度降低和主动延长速度增加而增加。

肌肉动作类型

　　我们前面介绍了等长、向心和离心肌肉收缩在肌节水平的情况。回顾：当肌纤维被激活形成横桥时，纤维中的肌节长度将维持恒定、缩短或延长，具体形式取决于所施加的负荷。当肌肉激活且肌节长度不变时，发生等长收缩；当肌节缩短时发生向心收缩；当肌节拉长（负荷大于肌节的力）时发生离心收缩。此处我们不使用较旧的术语等张收缩，因为它指的是相等或恒定的张力，这在人体正常运动中很少发生。

　　在肌节或纤维水平的情况可应用于整块肌肉。当整块肌肉激活且它所附着的骨未发生移动时，肌肉动作称为等长收缩。在不改变肘关节角度的情况下，手部持重时肌肉正进行等长收缩。发生等长收缩时，关节没有移动，即没有"做功"。做功的公式是 W=F×d，其中 W 是功，F 是肌肉产生的力，d

是移动的距离。尽管没有做功，但能量会通过 ATP 水解消耗（见图 3-5）。

发生向心收缩时，肌肉所附着的骨将随肌肉缩短而相互靠近。由于关节发生运动，说明肌肉在做**正功**。在三种肌肉收缩类型中，向心收缩消耗的能量最高。发生离心收缩时，当肌肉试图控制外力产生关节运动时，相邻的骨彼此远离，随关节活动肌肉延长（拉长）。离心收缩期间所做的功称为**负功**；由于外力大于肌肉产生的内部力量，此时是在肌肉上做功，而非肌肉做功。与向心收缩和等长收缩相比，肌肉离心收缩时消耗的能量最少。

正如在力 - 速度关系中所见，肌肉产生的张力根据收缩类型而变化。由于等长收缩有更多时间募集运动单位，因此比向心收缩能产生更大张力[59]。通常情况下，离心收缩产生的张力大于等长或向心收缩产生的张力[60]。然而，这种关系可能不适用于关节运动角度中所有点时的所有肌肉[57,61,62]。离心收缩时肌肉张力大于向心收缩，部分是由于横桥连接和分离中的力学因素或肌肉神经激活改变导致[63]。

我们通常认为肌肉收缩发生在近端部分（即"起点"）固定而远端部分（即"止点"）移动的情况。然而，在正常的功能性活动中，常发生近端部分移动而远端部分静止的情况。例如，在引体向上运动（**图 3-17**）中，肱肌和肱二头肌移动肱骨，而前臂（尺骨和桡骨）保持基本静止。我们有时将其称为肌肉的**反向动作**。肌肉收缩时是远端部分或是近端部分移动，取决于所需的运动、外力以及稳定其他关节的能力。因此，在引体向上的例子中，肱肌和肱二头肌缩短（同心收缩）抬高肱骨（及与肱骨所连接的身体）。

力矩的产生

临床医务人员常需要评估患者的肌力。无论是使用仪器

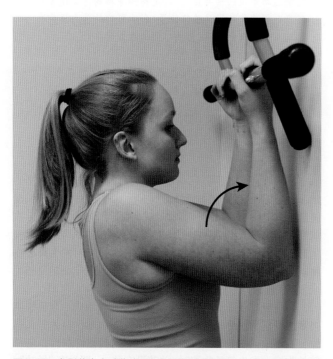

图 3-17 在引体向上动作中，肱肌和肱二头肌通过将近端部分（肱骨）向远端部分（前臂）移动使肘部屈曲，有时被称为肌肉的"反向动作"

（如等速器械）或徒手肌力评估，实际上我们都是在评估肌肉产生的关节力矩。在许多针对肌肉生理的实验中，都将肌肉从骨骼离断，以便在肌肉激活时测量实际肌力。当肌肉附着在骨骼上时就会产生力，但我们所评估的是节段所产生的旋转力（力矩）。肌肉产生力矩（关节旋转）的能力由肌力和力臂决定。

众所周知，肌肉的力臂会随关节位置的变化而变化，影响力矩产生。如**图 3-18** 所示，若肱二头肌在三种情况下都产生 10N 力，在**图 3-18C** 中力矩（肌肉"力量"）最大，在**图 3-18A** 中最小。但我们现在还知道，由于肌肉长度也在变化，肌肉产生力量的能力（总肌肉张力或 Fms）不会恒定不变，而是会随肌肉延长或缩短而变化。此外，在动态运动过程中，缩短或延长的速度会影响肌肉产生主动力的大小，从而影响总肌力和力矩的产生[4,57]。

肌肉和肌腱的相互作用

肌肉收缩和运动过程中肌肉和肌腱（包括腱膜）的相互作用具有重要的功能意义。让我们先看一个简单的例子。实际上在等长收缩时，肌肉会稍微缩短，而肌腱会稍微拉长（见**图 3-12B**）。在许多肌肉等长收缩时，肌腱可能会比其静止长度延长 10%（**图 3-19**）[64-68]。肌腱的顺应性（或在负荷下延长的能力）对增强肌肉产生的力矩非常重要。这是**增强式锻炼**（plyometric exercises）的基础，其中肌肉 / 肌腱复合体在向心收缩前已被拉伸。相信收缩前拉伸有助于在向心收缩期时产生更大的力矩。尽管对力矩增加的确切机制尚有争议，但有证据表明，当肌腱拉长时，肌纤维更倾向于维持相对恒定的长度（等长），为向心收缩储存能量[69-73]。

等速运动和测试

技术进步促进了测试和锻炼设备的发展，这些设备的出现，使我们可以对部分影响肌肉功能的变量进行操作和控制。在等速运动和测试或等速肌肉收缩中，设备可预设将骨的角速度在整个关节 ROM 过程中保持恒定[74]。因为在等速运动时肌束不会按照恒定速度缩短，与其把"等速收缩"说是一种肌肉动作，不如将其描述成一种关节运动[75]。由于等速设备中关节运动的角速度恒定（ΣT=0），因此在整个 ROM 过程中，所有点的阻力力矩都等于肌肉产生的力矩。因此，随肌肉所产生的力矩变化，阻力力矩大小也相应变化。这为测试肌肉力量（力矩）提供了一种好方法。许多临床实践中都使用如 Biodex 等等速设备来测量。

相比自由重量，等速运动的优势在于等速运动理论上可以适应肌肉力矩的变化，因为肌肉的力臂和长度 - 张力在整个 ROM 过程中都在变化。只要达到预设速度，等速设备会始终与肌肉力矩想匹配[74]。

在高角速度下向心收缩的最大等速力矩小于在低角速度下产生的力矩。根据肌肉的力 - 速度关系，预测这种力矩将随收缩速度增加而下降。事实上，对于关节活动范围内的任意特定点，等长力矩值高于关节范围内相同点在任何速度下的向心力矩值。因此，向心等速收缩的角速度越接近零（0= 等长），等速力矩越大[76,77]。

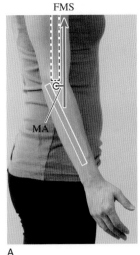
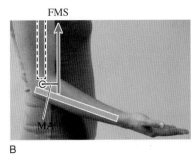
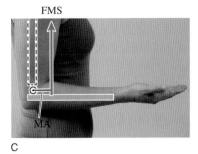
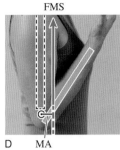

图 3-18　即使所产生的力(Fms)保持不变,肌肉产生的力矩随在关节运动过程中肌肉力臂的变化而变化。然而,主动和被动张力都会随活动肌肉的长度及收缩类型和速度而变化

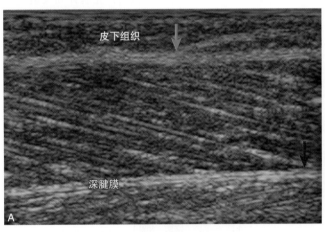
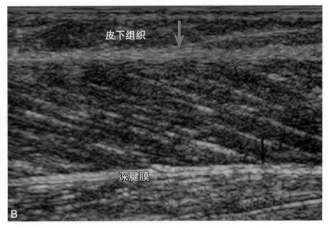

图 3-19　内侧腓肠肌的超声图像。A. 放松。B. 等长收缩。在 A 和 B 中,蓝色箭头代表皮下组织中的固定参考点,红色箭头代表肌腱腱膜上的固定点。由于肌腱在等长收缩期间伸展,请注意 B 图中腱膜上的止点(红色箭头)与 A 图中相同参考点相比如何向左(近端)移动

等速设备广泛用于确定肌肉在不同速度下可产生的关节力矩值、力量训练及比较两个肌群间的相对力量。大多数等速设备还可以量化离心肌肉力矩。等速肌力评估为肌肉功能提供了许多重要信息,等速运动能有效增强力量。然而,等速评估和运动也有一些限制。例如,在更高速度下,速度恒定的运动范围减少,并且功能性运动很少以恒定速度进行。一些研究表明等速测试或运动可能能够区分功能性任务表现或可能增强功能性活动的训练效果,但另一些研究表明其不能[78-81]。

> **拓展概念 3-4**

在肌肉或肌群损伤后康复各阶段,由于不想损伤正在愈合的肌肉或肌腱组织,因此限制肌肉产生力能带来益处。减少肌力最有效的方法是减少所施加的阻力。但根据本节的讨论,临床医务人员可以选择让患者在等速设备上(或通过可提供恒定外部阻力的其他方法)以更高速的方法进行运动,这会使肌力下降。虽然这不是常用的运动训练方式,但在某些情况下这种方法可能很有效。

> **基本概念 3-4**
> **影响主动关节张力内在和外在因素总结**

肌肉收缩速度受以下因素影响:

- 运动单位的募集顺序:通常传导速度较慢的单位优先募集。
- 运动单位中的肌纤维类型:与包含 I 型肌纤维的单位相比,包含 II 型肌纤维的单位更快地产生最大张力;横桥形成、断裂和重新形成的速度可能也会不同。
- 肌纤维长度:长纤维比短纤维缩短速度更快。
- 阻力的大小:对于给定产生的肌力,肌肉动作时的阻力越大,收缩速度越慢。

张力的大小受以下因素影响:

- 运动单位尺寸:较大的运动单位能产生更大的张力。
- 肌肉横截面中肌纤维的数量和大小:横截面越大,肌肉产生的张力就越大。
- 放电的运动单位数量:肌肉中放电的运动单位数量越多,张力就越大。
- 运动单元放电频率:运动单元放电频率越高,张力越大。
- 肌节长度:长度越接近最佳长度,所产生的等长张力就

越大。

- 纤维排列：羽状纤维排列能提供更多数量的肌纤维和更大的横截面积，因此与梭状肌相比，羽状肌可能产生更大张力。
- 肌肉收缩的类型：与向心收缩相比，等长收缩能产生更大张力；与等长收缩相比，离心收缩能产生更大张力。
- 速度：随缩短速度增加，向心收缩的张力降低。随着主动牵伸速度的增加，离心收缩的张力增加。

肌肉的分类

可根据形状（如菱形的菱形肌和三角形的三角肌）、头的数量（二头肌、三头肌或四头肌）、位置（股二头肌、胫骨前肌）或位置和功能的组合（趾长伸肌、拇短屈肌）。可根据肌群执行的动作或在特定动作中发挥的特定作用进行分类。当肌肉根据动作分类时，可被视为是任何特定动作的"屈肌"、"伸肌"或"旋转肌"。当肌肉根据作用分类时，单块肌肉或肌群可被称为特定运动的**主动肌、拮抗肌或协同肌**。在本节中，我们将探讨肌肉在运动过程中作用、肌肉结构和力臂的分类。

根据肌肉在运动中作用分类

术语**主动肌（原动肌）**指作用是在关节处产生所需运动的肌肉。例如，屈曲动作中，屈肌是主动肌。然而，通常将术语主动肌用在动作中优先被募集或能产生较大力量的屈肌。屈曲时，伸肌出现相反运动，被称为**拮抗肌**。虽然拮抗肌不会主动收缩阻碍运动，但拮抗肌有对抗该动作的可能性。

通常，当主动肌（如腘绳肌）要执行某运动（膝关节屈曲）时，拮抗肌（股四头肌）不会同时收缩。然而，若主动肌和潜在拮抗剂同时收缩，则会发生**共同收缩**（**图 3-20**）。关节周围肌肉的共同收缩（主动肌和拮抗肌有目的地同时收缩）为关节提供稳定性，这表示在某些情况下可能需要协同。非自主性共同收缩阻碍了所期望的动作时，不希望有共同收缩出现，例如发生在影响肌肉功能控制的疾病中（如脑性瘫痪）。

协助主动肌（原动肌）执行所需动作的肌肉称为**协同肌**。三角肌前部是盂肱关节强有力的屈肌，通常被认为是主动肌。较小的喙肱肌也可以产生肩关节屈曲，但要弱得多。因此，喙肱肌有时被称为协同肌，或可称为肩屈的协同原动肌。

协同肌可通过直接协助主动肌来完成所需的动作（如喙肱肌），协同肌还可以通过提供阶段稳定性或防止出现不必要的动作来间接协助主动肌。在**图 3-15B**的例子中，其中腕伸肌与手指屈肌协同维持手指屈肌的长度张力，促进有效抓握。由于腕屈会影响手指屈肌发力，腕伸肌可防止不必要的腕屈（如**图 3-15A**所示）。

有时，需要在两块肌肉协同作用下才能产生两者都不能单独产生的运动。桡侧腕长伸肌和短伸肌单独会同时产生

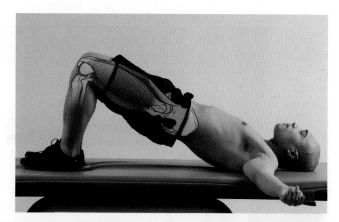

图 3-20　股四头肌和腘绳肌的共同收缩在膝关节处同时提供屈和伸力矩，以在臀桥动作中髋伸时提供膝关节稳定性

腕伸和桡偏。尺侧腕伸肌单独会同时产生腕伸和尺偏。当桡侧腕长和短伸肌与尺侧腕伸肌同时做功时，由于肌肉所产生桡偏和尺偏分量相抵消，仅出现腕伸动作（**图 3-21**）。在腕部伸展过程中，指长伸肌可以作为协同肌辅助腕关节伸展。

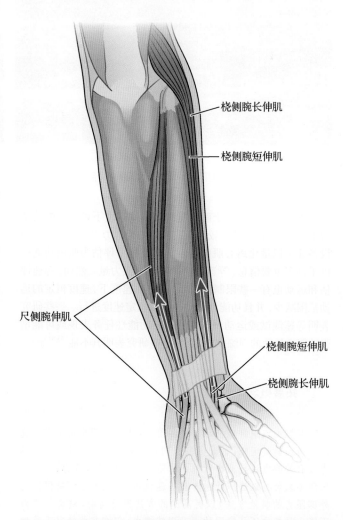

桡侧腕长伸肌

桡侧腕短伸肌

尺侧腕伸肌

桡侧腕短伸肌

桡侧腕长伸肌

图 3-21　协同肌活动。当桡侧腕长伸肌和短伸肌与尺侧腕伸肌协同做功时，腕关节（分别为桡侧和尺侧）的偏移相互抵消，肌肉协同做功产生腕关节伸展

根据肌肉构造分类

按简单功能来对肌肉进行分类，例如屈肌/伸肌或主动肌/拮抗肌，有助于简化对众多肌肉描述并解释其动作任务。然而，肌肉的角色可以改变。一种情况下可能是拮抗肌，而在另一种情况下可能是协同肌。我们看一个前面用过的例子。桡侧腕长伸肌在腕尺偏时是尺侧腕伸肌的拮抗肌，但如前所述，在腕伸时是协同肌。尽管角色发生明显变化，但具有相似功能的肌肉也具有相似结构特征。因为肌肉结构在决定潜在肌肉收缩力和速度方面起着重要作用，且有已有几项研究证实肌肉功能组具有相似结构。在动物和人类实验中都验证了该结果[4,39,82-85]。

在下肢，与半腱肌、股薄肌和缝匠肌等屈膝肌相比，伸膝肌的纤维长度较短，横截面积较大。与伸膝肌相比，虽然屈膝肌产生力的能力相应降低，但较长的肌肉在髋关节和膝关节处能缩短（增加偏移）更多的能力，使这些肌肉能完成更大范围的运动以及拥有更大的收缩速度（**图 3-22**）。比目鱼肌（踝跖屈肌）纤维短但横截面积大，使其与纤维长但横截面积较小的胫前肌（踝背屈肌）区分开来。虽然我们可以依据构造对肌肉进行分类，但也会有例外。例如，半膜肌（屈膝肌）的纤维长度与膝伸肌相似。

根据力臂长度分类

肌肉与关节的关系也可作为肌肉的分类依据。肌肉力臂长度是确定关节力矩的重要组成部分，再结合纤维长度，共同确定肌肉可活动的关节范围[4]。纤维长度与力臂的比率，为确

定在产生关节力矩和关节产生 ROM 时哪些因素起的作用更大。例如，与腕屈肌相比，腕伸肌的纤维长度与力臂的比率要高得多，说明腕伸肌纤维长度比力臂作用更大，而腕屈肌力臂比纤维长度作用更大[48]。

尽管所有骨骼肌都有相似的基本构造，但肌肉间在肌纤维的数量、大小、排列和类型方面差异巨大。因此，仅将肌肉尝试分为几组可能不甚恰当。有证据表明，特定运动任务似乎由来自肌肉而非肌群的运动单位亚群共同完成，因此，运动单位可能是用来描述肌肉动作更合适的方式[21]。然而，在运动单位分类系统被广泛使用和接受之前，需要对这方面进行更多研究。

影响肌肉功能的因素

除了已经验证过的会影响肌肉功能的因素，以下这些也是需要考虑的：
- 关节类型以及肌肉附着点位置
- 肌肉跨过关节的数量
- 被动不足
- 感觉感受器

关节类型和肌肉附着点位置

由于关节的结构决定了将要发生运动的类型（屈伸）以及运动范围，关节类型也会肌肉功能产生影响。肌肉相对于关节的位置或作用线决定了肌肉将进行的运动。一般来说（但有例外），跨过关节前部的肌肉是屈肌，而位于关节后部的肌肉是伸

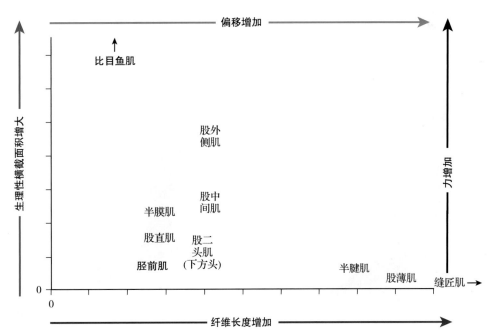

图 3-22 肌肉结构关系[4,82]。比目鱼肌（跖屈肌）生理性横截面积（PCSA，左 y 轴）较大，超出图形范围，相对具有产生更大力量的能力（右 y 轴），这与 PCSA 小、产生力能力低的胫前肌（背屈肌）形成对比。然而，胫前肌（下 x 轴）纤维长，能更大范围偏移（缩短的能力）（上 x 轴）。股外侧肌和股内侧肌是伸膝肌，其 PCSA 和产生力的能力比半腱肌、股薄肌和缝匠肌（缝匠肌的纤维长度偏移超过图示范围）大。然而，与跨单关节的股肌、股二头肌（下方头）、股二头肌、长头、股直肌、半膜肌相比，这些屈膝肌缩短能力（偏移）更大，增强了他们能够在髋部和膝部产生活动范围的能力

肌。位于外侧和内侧的肌肉分别作为外展肌和内收肌，也可作为旋转肌。

以肱二头肌为例，其远端附着点靠近关节轴，通常能使骨杠杆发生大范围活动（图3-23A），而肱桡肌的远端附着点与关节轴的距离较远（图3-23B）。然而，附着点远离关节的肌肉所产生地大部分力在关节活动范围中都指向并压向关节（$F_X > F_Y$），他们的作用是为关节提供稳定性。正如前面的例子中，与肘部全范围伸展相比，肱二头肌在90°时对稳定性的相对贡献较小（见图1-36）。在全范围伸展时，肱二头肌力量更多朝向关节方向（Fx），产生更大的压缩力。肌肉在其压缩力分量最大处所能提供的关节稳定性也最大，而此处其旋转力分量也相对最小。

通常，作用于关节的一组肌肉比作用于同一关节的另一组肌肉产生更大的力矩。主动肌-拮抗肌强度正常比率失调，可能会造成关节处肌肉不平衡，并可能增加关节面损伤风险。例如，髋外旋肌无力导致髋外旋和内旋间的力量失衡，这可能导致步态中髋内旋过度。正常关节的主动肌-拮抗肌强度比率通常可作为确定关节损伤后治疗目标的基础。

关节数量

许多功能性活动需要多个关节的协调运动才能完成，这些关节由跨越相协作关节的肌肉组合来控制。为了产生有目的性的运动模式，有学者认为运动控制可以最大限度地减少完成任务所需的肌肉力量（最少运动单位活动），从而将能量消耗和肌肉疲劳降到最低。这些运动控制策略试图确保运动有效完成。有几种理论尝试解释单关节运动和多关节运动控制间的差异[86]。这是当前甚至会延续数年的研究关注点。

单关节肌肉倾向于产生力量和做功，常以向心和等长方式收缩。相比之下，在离心动态运动中，跨多关节肌肉在募集后用来控制力矩的精细调节，而非做向心收缩[87-89]，但在这些一般假设中也有例外情况。例如，在一些动物中，跨双关节肌肉倾向于向心收缩产生正功，而单关节肌肉则发生离心收缩[90]。

在多轴复杂运动中，往往会募集跨多关节肌肉。当需要屈肘伴旋后时，肱二头肌（多关节肌肉）将与肱肌（单关节肌肉）共同做功[91]。然而，如果需要在前臂旋前时屈肘，将主要由肱肌完成。若是肱二头肌参与该运动，需要同时活动前臂旋前肌来对抗不希望出现的肱二头肌旋后才能完成。

单关节肌肉在非横向关节运动中提供协助可能也是单关节和多关节肌肉协同做功的方式之一[89,92]。如第1章（图1-45）所述，臀大肌协助伸膝。来看另一个例子，从椅子上站起来的动作需要同时伸髋部和膝部。虽然股肌不会跨过膝关节，但实际上跨单关节的伸膝肌（股内侧肌、中间肌和外侧肌）可以"辅助"跨双关节腘绳肌（和单关节臀大肌）伸髋部。在人从椅子上站起来时，考虑腘绳肌活跃且试图维持长度恒定（如40cm）。当股肌缩短并相对于位于负重状态胫骨上的股骨时，膝关节伸展将拉动活跃的腘绳肌，而这些肌肉基本上起硬杆作用。随膝关节伸展增加，腘绳肌会将骨盆拉向后，伸髋关节，但腘绳肌长度几乎没有缩短（图3-24）。

被动不足

当个体前臂垂直置于桌面、手向前下放松、腕部屈曲时，手指往往呈伸展状（图3-25A）。由于腕部屈曲时，手指伸肌被拉伸且长度不足以（可伸展）维持手指屈曲时，手指伸展。被动肌肉长度不足被称为**被动不足**（passive insufficiency）。若在之前的位置下将腕向后移动呈现腕伸状，则放松的手指将呈屈曲状（图3-25B）。由于手指屈肌在腕伸时被拉伸，但长度不足以让手指保持伸展状，此时手指屈曲。虽然被动不足的"不足"部分也可能是异常的，但实际上，正常情况下也会有被动不足。

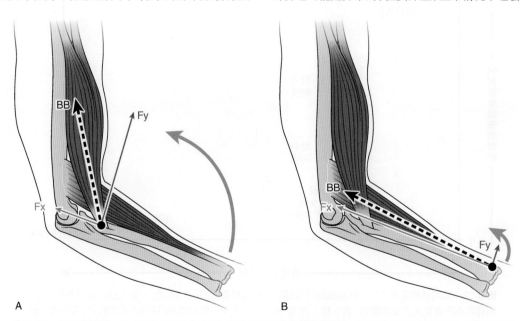

A

B

图3-23 肌肉的位置。A. 由于肱二头肌（BB）在桡骨上的附着点靠近肘关节，其实质性的旋转分量（Fy）将为远端的前臂产生较大活动范围。B. 肱桡肌（BR）附着在远离肘关节的桡骨上：由于旋转分量较小，仅能在前臂远端产生很小的活动范围。然而，应注意，肱桡肌的压缩分量（Fx）远大于肱二头肌的压缩分量，使肱桡肌成为更强的稳定肌

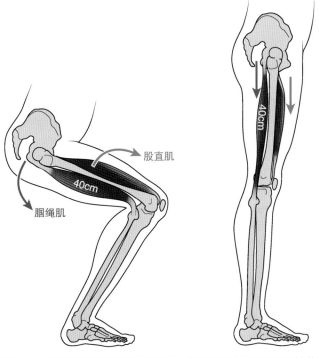

图 3-24　协助伸髋的单关节股四头肌。股四头肌中的股直肌可以伸膝,而活跃的腘绳肌维持长度稳定(如 40cm); 股直肌的伸膝动作会拉动 "不可伸展" 的腘绳肌,然后拉动骨盆后部以产生髋部伸展

在正常情况下,单关节肌肉很少 (如果有的话) 由于伸展性不足而限制关节达到全范围关节活动。但双关节或多关节肌通常会因为伸展性不足,无法在肌肉跨过的所有关节上同时进行全范围关节活动。这些被拉伸的肌肉所产生的被动张力足以引起活动 (如图 3-25 中的手指屈伸所示) 或限制运动。例如,跨双关节的股直肌 (髋屈肌和膝伸肌) 在髋伸时被拉伸,可能会限制可达到的屈膝范围。类似,跨双关节的腘绳肌 (髋伸肌和膝屈肌) 在全范围屈髋时被拉伸,可能会限制全范围伸

膝。被动不足也可能伴随主动不足同时发生。在图 3-15A 中,手指屈曲 ROM 不足以使手部在腕屈位置下完成有效抓握。不仅活动的手指屈肌不能充分缩短以同时完成腕关节和指关节的屈曲 (主动不足),而且非活动的手指伸肌同时也存在被动不足。也就是说,在所跨过的所有关节上手指伸肌都被动拉伸,同时不能足够伸展来使关节发生完全弯曲。在这个例子中,手指伸肌的被动不足加剧了手指屈肌的主动不足。尽管在常活动通常不会遇到被动不足的问题 (伴或不伴主动不足),但在体育活动中可能会遇到由于被动不足而引起的问题。

感觉感受器

引起随意运动的正常运动控制取决于皮层下行运动通路、肌肉动作和持续的感觉信息流的协调。在表演或参加体育赛事时,技艺高超的舞者和运动员的动作似乎总是看起来很轻松。为了达到这种技能水平,经常练习这些动作的同时,还需要来自多系统的持续感觉信息。肌肉的反馈来于两种特别重要的感受器: **高尔基腱器** (Golgi tendon organ, GTO) 和**肌梭**。高尔基腱器位于肌肉肌腱交界处的肌腱中 (图 3-26),对张力敏感,可因肌肉主动收缩过度被动牵拉而激活。当高尔基腱器兴奋时,会通过 I b 传入神经元向中枢神经系统发送信息以调节肌肉张力。然而,肌肉张力的微调并非单一控制就能完成,肌肉还需要接收其他反馈系统 (肌梭) 提供的信息。

肌梭由 2～10 条称为梭内纤维的特殊肌纤维构成,被结缔组织鞘包裹后散布在整块肌肉中。这些梭状纤维对肌纤维 (也称为**梭外纤维**) 的长度和肌长速度敏感。肌梭向中枢神经系统发送与肌肉牵拉状况相关的信息。当肌肉受到被动拉伸时,肌梭通过 I a 组传入神经元向脊髓和中枢神经系统发送信息 (**图 3-26**)。根据该信息的内容结合其他进入脊髓的输入信息,将会影响运动。当肌纤维变短时,肌梭不再被拉伸,此时停止发送信息。当肌梭信号减弱时,中枢神经系统通过 γ 运动神经元向梭内肌纤维发送收缩信息,使肌梭中央稍微拉伸以增加敏感

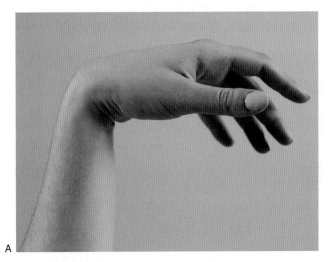
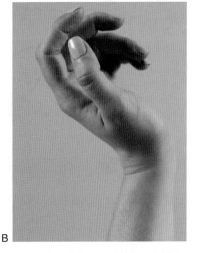

图 3-25　被动不足。A. 腕屈时,不活动的手指伸肌在腕部被拉伸,产生足够的被动张力使掌指 (MCP) 关节、近端指间 (PIP) 关节和远端指间 (DIP) 关节伸展。B. 腕屈时,不活动的手指屈肌在腕部被拉伸,产生足够的被动张力使 MCP、PIP 和 DIP 关节屈曲。由于肌肉和肌腱被动延展性不足以让手指保持屈 (A) 或伸 (B) 状态,这些是 "被动不足" 的例子

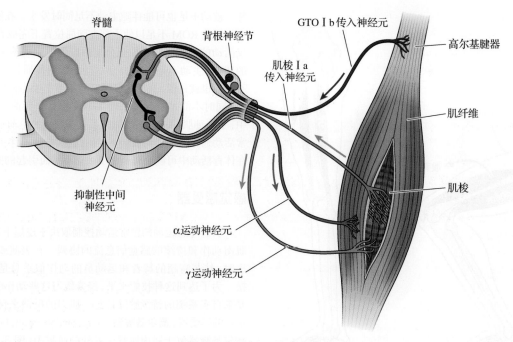

图 3-26 步行时高尔基腱器的功能

度,从而使拉伸能够对当前较短肌肉长度再次变化做出反应。

当用叩诊锤敲击肌腱时,肌梭负责将收缩信息传递至肌肉(图 3-27)。轻敲肌腱引起的肌肉快速拉伸使肌梭激活,肌肉通过短暂收缩方式响应肌梭的信息。这种反应有多种名称,例如**腱反射**(deep tendon reflex, DTR)、**肌梭反射**(muscle spindle reflex, MSR)或**牵张反射**。高尔基腱器和肌梭在运动过程中向中枢神经系统持续提供反馈,以便做出恰当调整,并且通过监测肌肉长度的变化来帮助保护肌肉免受伤害。

牵张反射有助于预防肌肉损伤,但这却会引起治疗或训练计划中的一些问题,因为在这些计划中,肌肉牵伸可提高灵活

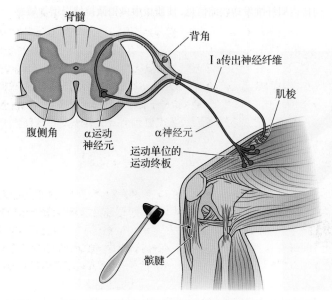

图 3-27 牵张反射。当肌梭受到叩诊锤敲击而被牵伸时,Ⅰa 传入神经元可直接向 α 运动神经元发送信息,使被牵伸的肌肉收缩。(*Adapted from Smith LK, Weiss EL, Lehmkuhl LD(eds): Brunnstrom's Clinical Kinesiology(ed. 5). Philadelphia, FA Davis, 1996; 100; with permission.*)

性和并促进关节全范围活动的恢复。在刻意进行肌肉牵伸时,肌肉收缩或运动单位的反射性激活,可能在牵伸过程中产生阻力,并可能使牵伸变得困难而无效。有试验研究了在牵伸过程中可能阻止反射性激活和运动单位激活的牵伸方法[93,94]。肌肉的非收缩成分也会产生牵伸阻力,也是在进行肌肉牵伸计划时需要考虑到的。

关节囊和韧带中的感受器可能通过向中枢神经系统发出的信号,对肌肉活动产生积极或消极影响。关节内和关节周围的伤害感受器和其他感受器具有兴奋屈肌和抑制伸肌的作用。即便是存在少量肉眼无法检测到的关节积液或关节囊挤压,也会引起抑制[95-97]。

随意运动的控制并非仅通过高尔基腱器和肌梭等反馈系统来完成。由于**前馈控制**可对肌肉动作进行预期控制,因此在随意运动中起着重要作用。例如,在为四肢运动做准备时,腹部和骨盆底肌群会首先收缩以稳定躯干[98,99]。前馈控制依赖于视觉和听觉系统的感觉输入,通过学习恰当运动模式并预测运动的控制。

制动、损伤和衰老的效果

制动

制动会影响肌肉结构和功能。制动的效果取决于固定的位置(缩短或延长)、肌肉内纤维类型占比以及制动的时长。

在短缩位下制动

制动在短缩位的肌肉会通过以下结构变化来适应新休息位:
- 肌节数量减少,肌节长度代偿性增加[100-102];
- 肌周组织数量增加[103];

- 肌内膜增厚[103]；
- 胶原纤维朝更加向外周的方向走行[104]；
- 结缔组织与肌肉纤维组织的比例增加；
- 肌肉质量减少和肌肉萎缩[101,105,106]。

短缩位制动引起的功能变化反映了结构变化。肌节数量减少，肌节长度增加，改变了肌肉的长度 - 张力关系，从而肌肉在对应于新的短缩位下产生最大张力，而非在该肌肉"典型"的最佳位置处。尽管当肌肉制动在短缩位下所产生张力能力的改变可能有积极作用，但肌肉（通常称为"适应性缩短"）在制动解除后将无法立即恢复正常功能。已适应缩短状态的肌肉将抵抗延长，可能引起关节活动受限。此外，肌肉的整体张力产生能力下降，结缔组织相对于肌肉纤维组织的增加导致被动牵伸时的刚度增加。

在伸长位下制动

制动在伸长位的肌肉比制动在短缩位的肌肉表现出的结构和功能变化少。主要结构变化为：

- 肌节数量增加，使伸长位下肌节长度减少；
- 肌内膜和肌周结缔组织增加；
- 肌肉肥大后可能会出现萎缩[101,103,107]。

制动在伸长位而非短缩位时，肌肉的主要功能变化是最大张力产生能力增加和长度 - 张力曲线向延长制动位置的位移。肌肉的被动张力（通常称为"适应性拉长"）接近制动前的肌肉张力[101]。

预防短缩位制动的影响可能只需要短时间的日常运动。在动物模型试验中，每天仅 30 分钟的 ROM 活动，即可消除了短缩位制动的负面影响[108,109]。当运动频率降低到 1 次 / 周、连续超过 3 周时，活动将对制动无积极效果[110]。如果无法每天运动（如骨折），那么制动后主动和被动强化再活动可逆转制动时发生的肌节数量和结缔组织改变[111,112]。然而，如果再活动过于激进，那么结缔组织结构更有可能出现损伤。此处谨记，肌肉对制动反应的解释都是基于动物模型试验中的特定肌肉得出的。在临床上，在通过延长骨来补偿短肢的情况下，人类骨骼肌肌节数量可能能够发生类似于动物的适应情况。一项案例研究显示，当在几周内非常缓慢地延长股骨时，股外侧肌通过肌节数量增加来发生适应[113]。尽管有这份案例研究的结果，但尚不清楚这些变化是否会发生在所有人类肌肉中，也不清楚需要什么条件才能发生。

损伤

过度使用

过度使用可能累及肌腱、韧带、滑囊、神经、软骨和肌肉。这些损伤的常见病因是没有时间使组织完全性修复的重复性创伤。重复力的累积效应会导致微创伤，进而引发炎症过程并引起肿胀。最容易受过度使用损伤影响的组织是肌腱[114]。肌肉和肌腱会因重复性次最大负荷、快速施加负荷以及活动（收缩）肌腱单位受到外力牵伸而疲劳[115,116]。滑囊可能会发炎，同时反复创伤导致法氏囊壁积液和增厚。神经可能因肌肉肥大、柔韧性下降和关节力学改变而受到压迫性损伤[117]。

肌肉拉伤

当肌肉因外力（例如体重）而拉长时，肌肉的单次强力收缩可能会导致肌肉拉伤。通常在肌肉和肌腱交界面（肌腱连接处）出现损伤[28,118,119]。随后发生局部出血和明显的急性炎症反应，导致肿胀、发红和疼痛[120]。

离心收缩引起的肌肉损伤

即便是一次离心收缩也可能引起肌肉损伤[121]。离心收缩（下坡行走）30～40 分钟或重复 15～20 次高负荷离心收缩后，最大自主收缩持续显著减少。此外，还报告出现协调性障碍、迟发性肌肉酸痛（delayed-onset muscle soreness, DOMS）、肿胀和肌肉僵硬度快速增加。DOMS 在运动后 2～4 天达到峰值[122-124]。DOMS 发生在离心收缩的肌肉中，而不发生在向心收缩的肌肉中[122]。导致 DOMS 的原因尚不明确。已知它与肌肉所承受的力有关，可能是肌纤维或其相关结缔组织发生机械应变的结果[123,125-128]。形态学证据表明，Z 盘变形（Z 盘流）和在离心活动后其他局灶性病变引起酸痛[129]。生物力学和组织化学研究证实了胶原蛋白分解和其他结缔组织变化的存在[122]。

老化

纤维数量和纤维类型改变

随年龄增长，肌少症（sarcopenia, 即肌肉量减少）会导致骨骼肌力量下降。肌少症是由于肌肉纤维丧失及现有纤维尺寸减小而发生的。一些肌肉（如股外侧肌）在 70 多岁和 80 多岁的人中表现出 25% 至 30% 的纤维丧失[130,131]。通常认为 II 型肌纤维的数量和尺寸逐渐减小，I 型肌纤维相对占比增加。但最近使用免疫组织化学方法进行纤维分型（确定肌肉中特定 MHC 含量）的数据表明，I 型和 II 型纤维的比例保持相对稳定[132]。纤维类型比例保持相对稳定的现象可能很大程度上发生在保持活跃的老年人中，而不活跃的老年人可能 I 型纤维占比更大[132]。运动单位的数量也会下降，而余下的每个运动单位中拥有更多的纤维[133-136]。

结缔组织改变

老龄化会增加肌肉内的结缔组织的数量，包括肌内膜、肌束膜和肌外膜。通常认为结缔组织增加会导致 ROM 减小和肌肉僵硬度增加[137,138]，尽管有报道称肌肉僵硬可能不会随着年龄的增长而改变或减少[139-142]。所有这些变化都由肌肉力量下降所致，因此，更重要的是肌肉力量的丧失。这种肌肉力量的丧失，是肌肉能够保持大力量快速度收缩的能力，力量丧失则成为老年人跌倒的原因之一[143,144]。抗阻训练似乎对老化的肌肉有积极的影响，带来肌肉纤维的增粗，力量和功能表现的提高[145-150]。然而，抗阻训练的效用对于老年人来说远不如年轻人那么好[151]。

总结

- 影响肌肉功能的因素有很多。从决定肌肉结构的单个蛋白质和整块肌肉结构，到决定肌肉功能的神经和生物力学关系，肌肉结构与功能间的相互关系通常最为复杂且难以区分。

- 肌肉适应性更强，而且在许多方面比与他们有关的关节更为复杂。人工关节已用于替代人体原本的关节，但目前尚无法设计出一种可用于替代人体肌肉结构的人工组织。

- 所有骨骼肌都遵循本章中所介绍的结构和功能一般原则。肌肉产生的力量为运动提供动力。在人体运动过程中，肌肉不仅为肢体提供移动的力量，同时还提供稳定性。

　　在后续章节中，将探讨特定肌肉的结构和功能以及肌肉与特定关节间的关系。本书最后两章将研究肌肉在直立姿势下支撑身体及行走时产生运动的方式。

问题思考

1. 肌肉中的收缩和非收缩成分分别是什么？
2. 等长、向心、离心肌肉收缩时，粗细肌丝间的关系如何变化？
3. 肌联蛋白在主动肌肉收缩和被动肌肉延长中的作用是什么？
4. 运动单位的大小与肌肉力量的产生间有什么关系？
5. 与腓肠肌相比，比目鱼肌中纤维类型分布如何分布，这对比目鱼肌的功能特性有何影响？
6. 股四头肌与腘绳肌的功能有何相似或不同之处？
7. 影响主动肌张力发展的因素有哪些？建议可以限制以下每块肌肉张力发展的上肢摆位：肱二头肌、肱三头肌和指深屈肌。上述肌肉在什么上肢位置下可以被动限制运动？
8. 用手臂撑扶手将自己放低到椅上的过程需要哪些上肢肌肉参与？肌肉发生离心收缩还是向心收缩，为什么？
9. 当使用徒手肌力测试来测试力量时，我们究竟测量的是什么？除了肌肉长度的变化，为什么 ROM 中不同点的肌肉力量会发生变化？
10. 画出肱二头肌力臂从肘部完全伸展到完全屈曲过程中的变化。力臂的变化如何影响肌肉功能？
11. 以下每个动作中的主动肌、拮抗肌和协同肌是什么：肩外展、肩屈曲和髋外展？
12. 根据肌肉结构，手指屈肌和手指伸肌在功能上有什么区别？
13. 等速运动与动态(自由)举重和等长收缩等其他类型的运动有何不同？
14. 将肌肉维持在短缩位与延长位时，分别会产生什么效果？
15. 随着年龄的增长，骨骼肌会发生哪些适应性变化？

（王欣　译　廖麟荣　王于领　审）

参考文献

1. MacIntosh BR, Gardiner P, McComas AJ: Skeletal Muscle: Form and Function (ed. 2). Champaign, IL, Human Kinetics, 2006.

2. Pogar J, Weightman D, et al: Johnson moment arm. Data on the distribution of fibre types in thirty-six human muscles: An autopsy study. J Neurol Sci 18:111, 1973.

3. Hesse B, Frober R, Fischer MS, et al: Functional differentiation of the human perivertebral musculature revisited by means of muscle fibre type composition. Ann Anat 195:570, 2013.

4. Lieber RL: Skeletal Muscle Structure and Function: Implications for Rehabilitation (ed. 3). Philadelphia, Wolters Kluwer Lippincott Williams & Wilkins, 2010.

5. Jones DA, Round JM, de Haan A: Skeletal Muscle from Molecules to Movement. New York, Churchill Livingstone, 2004.

6. Gillies AR, Lieber RL: Structure and function of the skeletal muscle extracellular matrix. Muscle Nerve 44:318, 2011.

7. Higham TE, Biewener AA: Functional and architectural complexity within and between muscles: regional variation and intermuscular force transmission. Philos Trans R Soc Lond B Biol Sci 366:1477, 2011.

8. Horowits R, Kempner ES, Bisher ME, et al: A physiological role for titin and nebulin in skeletal muscle. Nature 323:160, 1986.

9. Herzog JA, Leonard TR, Jinha A, et al: Titin (visco-) elasticity in skeletal muscle myofibrils. Mol Cell Biomech 11:1, 2014.

10. Leonard TR, Herzog W: Regulation of muscle force in the absence of actin-myosin-based cross-bridge interaction. Am J Physiol Cell Physiol 299:C14, 2010.

11. Fukuda N, Granzier HL, Ishiwata S, et al: Physiological functions of the giant elastic protein titin in mammalian striated muscle. J Physiol Sci 58:151, 2008.

12. Dulhunty AF: Excitation-contraction coupling from the 1950s into the new millennium. Clin Exp Pharmacol Physiol 33:763, 2006.

13. Koeppen BM, Stanton BA: Berne and Levy Physiology (ed. 6). Philadelphia: Mosby, 2008.

14. Huxley AF, Simmons RM: Proposed mechanism of force generation in striated muscle. Nature 233:533, 1971.

15. Muretta JM, Rohde JA, Johnsrud DO, et al: Direct real-time detection of the structural and biochemical events in the myosin power stroke. Proc Natl Acad Sci U S A 112:14272, 2015.

16. Henneman E, Somjen G, Carpenter DO: Functional significance of cell size in spinal motoneurons. J Neurophysiol 28:560, 1965.

17. Linnamo V, Moritani T, Nicol C, et al: Motor unit activation patterns during isometric, concentric and eccentric actions at different force levels. J Electromyogr Kinesiol 13:93, 2003.

18. Perot C, Dupont AL, Vanhoutte C: Relative contribution of the long and short heads of the biceps brachii during single or dual isometric tasks. J Electromyogr Kinesiol 6:3, 1996.

19. Howell JN, Fuglevand AJ, Walsh ML, et al: Motor unit activity during isometric and concentric-eccentric contractions of the human first dorsal interosseus muscle. J Neurophysiol 74:901, 1995.

20. Akima H, Takahashi H, Kuno S, et al: Coactivation pattern in human quadriceps during isokinetic knee-extension by muscle functional MRI. Eur J Appl Physiol 91:7, 2004.

21. Conwit RA, Stashuk D, Tracy B, et al: The relationship of motor unit size, firing rate and force. Clin Neurophysiol 110:1270, 1999.

22. Maluf KS, Enoka RM: Task failure during fatiguing contractions performed by humans. J Appl Physiol 99:389, 2005.

23. Williams PS, Hoffman, RL, Clark BC: Cortical and Spinal Mechanisms of Task Failure of Sustained Submaximal Fatiguing Contractions. PloS One 9:e93284, 2014.

24. Thomas JS, Ross AJ, Russ DW, et al: Time to task failure of trunk extensor muscles differs with load type. J Mot Behav 43:27, 2011.

25. Peter JB, Barnard RJ, Edgerton VR, et al: Metabolic profiles on three fiber types of skeletal muscle in guinea pigs and rabbits. Biochem 11: 2627, 1972.

26. Staron RS: Human skeletal muscle fiber types: Delineation, development, and distribution. Can J Appl Physiol 22:307, 1997.

27. Dahmane R, Djordjevic S, Smerdu V: Adaptive potential of human biceps femoris muscle demonstrated by histochemical, immunohistochemical and mechanomyographical methods. Med Bio Eng Comput 44:999, 2006.

28. Garrett WE, Califf JC, Bassett FH: Histochemical correlates of hamstring injuries. Am J Sports Med 12:98, 1984.

29. Eriksson K, Hamberg P, Jansson E, et al: Semitendinosus muscle in anterior cruciate ligament surgery: Morphology and function. Arthroscopy 17: 808, 2001.

30. Staron RS, Leonardi MJ, Karapondo DL, et al: Strength and skeletal muscle adaptations in heavy-resistance-trained women after detraining and retraining. J Appl Physiol 70:631, 1991.

31. Anderson J, Aagaard P. Effects of strength training on muscle fiber types and size; consequences for athletes training for high-intensity sport. Scand J Med Sci Sports 2:32, 2010.

32. Saltin B, Henriksson J, Nygaard E, et al: Fiber types and metabolic potentials of skeletal muscles in sedentary man and endurance runners. Ann N Y Acad Sci 301:3, 1977.

33. Bottinelli R, Pellegrino MA, Canepari M, et al: Specific contributions of

various muscle fiber types to human muscle performance: an in vitro study. J Electromyogr Kinesiol 9:87, 1999.

34. Lieber RL, Friden J: Clinical significance of skeletal muscle architecture. Clin Orthop Relat Res 383:140, 2001.

35. Lieber RL, Ward SR: Skeletal muscle design to meet function demands. Philos Trans R Soc Lond B Biol Sci 366:1466, 2011.

36. Blazevich AJ, Gill ND, Zhou S: Intra- and intermuscular variation in human quadriceps femoris architecture assessed in vivo. J Anat. 209:289, 2006.

37. Chleboun GS, France AR, Crill MT, et al: In vivo measurement of fascicle length and pennation angle of the human biceps femoris muscle. Cells Tissues Organs 169:401, 2001.

38. Stevens DE, Smith CB, Harwood B, et al: In vivo measurement of fascial length and pennation of the human anconeus muscle at several elbow joint angles. J Anat 225:502, 2014.

39. Ward SR, Eng CM, Smallwood LH, et al: Are current measurements of lower extremity muscle architecture accurate? Clin Orthop Relat Res 467:1074, 2009.

40. Finni T: Structural and functional features of human muscle-tendon unit. Scand J Med Sci Sports 16:147, 2006.

41. Purslow PP: The structure and functional significance of variations in the connective tissue within muscle. Comp Biochem Physiol 133:947, 2002.

42. Purslow PP: Strain-induced reorientation of an intramuscular connective tissue network: Implications for passive muscle elasticity. J Biomech 22:21, 1989.

43. Tijs C, van Dieën JH, Maas H: Effects of epimuscular myofascial force transmission on sarcomere length of passive muscles in the rat hindlimb. Physiol Rep 3:e12608, 2015.

44. Tian M, Herbert RD, et al: Myofascial force transmission between the human soleus and gastrocnemius muscles during passive knee motion. J Appl Physiol 113:517, 2012.

45. Granzier H, Labeit S: Structure-function relations of the giant elastic protein titin in striated and smooth muscle cells. Muscle Nerve 36:740, 2007.

46. Martonfalvi Z, Kellermayer M: Individual globular domains and domain unfolding visualized in overstretched titin molecules with atomic force microscopy. PloS One 9:e85847, 2014.

47. Gordon AM, Huxley AF, Julian FJ: The variation in isometric tension with sarcomere length in vertebrate muscle fibers. J Physiol 184:170, 1966.

48. Lieber RL, Ljung B, Friden J: Intraoperative sarcomere length measurements reveal differential design of human wrist extensor muscles. J Exp Biol 200:19, 1997.

49. Ichinose Y, Kawakami Y, Ito M, et al: Estimation of active force-length characteristics of human vastus lateralis muscle. Acta Anat (Basel) 159:78, 1997.

50. Lieber RL, Loren GJ, Friden J: In vivo measurement of human wrist extensor muscle sarcomere length changes. J Neurophysiol 71:874, 1994.

51. Burkholder TJ, Lieber RL: Sarcomere length operating range of vertebrate muscle during movement. J Exp Biol 204:1529, 2001.

52. Maganaris CN: Force-length characteristics of in vivo human skeletal muscle. Acta Physiol Scand 172:279, 2001.

53. Lutz GJ, Rome LC: Built for jumping: The design of the frog muscular system. Science 263:370, 1994.

54. Hale R, Dorman D, Gonzalez RV: Individual muscle force parameters and fiber operating ranges for elbow flexion-extension and forearm pronation-supination. J Biomech 44:650, 2011.

55. Hill AV: First and Last Experiments in Muscle Mechanics. Cambridge, UK, Cambridge University Press, 1970.

56. Racz L, Beres S, Hortobagyi T, et al: Contraction history affects the in vivo quadriceps torque-velocity relationship in humans. Eur J Appl Physiol 87:393, 2002.

57. Perrine JJ, Edgerton VR: Muscle force-velocity and power-velocity relationships under isokinetic loading. Med Sci Sports 10:159, 1978.

58. Jaric S: Force-velocity relationship of muscle performing multi-joint maximum performance tasks. Int J Sports Med 36:699, 2015.

59. Knapik JJ, Wright JE, Mawdsley RH, et al: Muscle groups through a range of joint motion. Phys Ther 63:938, 1983.

60. Hollander DB, Kraemer RR, Kilpatrick MW, et al: Maximal eccentric and concentric strength discrepancies between young men and women for dynamic resistance exercise. J Strength Cond Res 21:34, 2007.

61. Linnamo V, Strojnik V, Komi PV: Maximal force during eccentric and isometric actions at different elbow angles. Eur J Appl Physiol 96:672, 2006.

62. Yang J, Lee J, Lee B, et al: The effects of elbow joint angle changes on elbow flexor and extensor muscle strength and activation. J Phys Ther Sci 26:1079, 2014.

63. Enoka RM: Neuromechanics of Human Movement (ed. 4). Champaign, IL, Human Kinetics, 2008.

64. Magnusson SP, Narici MV, Maganaris CN, et al: Human tendon behaviour and adaptation, in vivo. J Physiol 586:71, 2008.

65. Bojsen-Moller J, Magnusson SP: Heterogenous loading of the human achilles tendon in vivo. Exerc Sport Sci Rev 43:190, 2015.

66. Weisinger HP, Kosters A, et al: Effects of increased loading on in vivo tendon properties: A systematic review. Med Sci Sports Exerc 47:1885, 2015.

67. Malliaras P, Kamal B, Nowell A, et al: Patellar tendon adaptation in relation to load-intensity and contraction type. J Biomech 46:1893, 2013.

68. Heinemeier KM, Kjaer M: In vivo investigation of tendon responses to mechanical loading. J Musculoskelet Neuronal Interact 11:115, 2011.

69. Ishikawa M, Niemela E, Komi PV: Interaction between fascicle and tendinous tissues in short-contact stretch-shortening cycle exercise with varying eccentric intensities. J Appl Physiol 99:217, 2005.

70. Kopper B, Csende Z, et al: Stretch-shortening cycle characteristics during vertical jumps carried out with small and large range of motion. J Electromyogr Kinesiol 24:233, 2014.

71. Ishikawa M, Komi PV, Finni T, et al: Contribution of the tendinous tissue to force enhancement during stretch-shortening cycle exercise depends on the prestretch and concentric phase intensities. J Electromyogr Kinesiol 16:423, 2006.

72. Kurokawa S, Fukunaga T, Fukashiro S: Behavior of fascicles and tendinous structures of human gastrocnemius during vertical jumping. J Appl Physiol 90:1349, 2001.

73. Hauraix H, Nordez A, Guilheim G, et al: In vivo maximal fascicle-shortening velocity during plantar flexion in humans. J Appl Physiol 119:1262, 2015.

74. Hislop H, Perrine JJ: The isokinetic exercise concept. Phys Ther 47:114, 1967.

75. Ichinose Y, Kawakami Y, Ito M, et al: In vivo estimation of contraction velocity of human vastus lateralis muscle during "isokinetic" action. J Appl Physiol 88:851, 2000.

76. Phillips BA, Lo SK, Mastaglia FL: Isokinetic and isometric torque values using a Kin-Com dynamometer in normal subjects aged 20 to 69 years. Isokinetics Exerc Sci 8:147, 2000.

77. Burkett LN, Alvar B, Irvin J: Comparing isometric and isokinetic peak strength values using slow speeds on a Cybex 340 isokinetic dynamometer machine. Isokinetics Exerc Sci 8:213, 2000.

78. Morriss CJ, Tolfrey K, Coppack RJ: Effects of short-term isokinetic training on standing long-jump performance in untrained men. J Strength Cond Res 15:498, 2001.

79. Kovaleski JE, Heitman RH, Trundle TL, et al: Isotonic preload versus isokinetic knee extension resistance training. Med Sci Sports Exerc 27:895, 1995.

80. Cordova ML, Ingersoll CD, Kovaleski JE, et al: A comparison of isokinetic and isotonic predictions of a functional task. J Athl Train 30:319, 1995.

81. Guilhem G, Cornu C, Guevel A: A methodoligic approach for normalizing angular work and velocity during isotonic and isokinetic eccentric training. J Athl Train 47:125, 2012.

82. Lieber RL, Ward SR: Skeletal muscle design to meet functional demands. Philos Trans R Soc Long B Biol Sci 366: 1466, 2011.

83. Lieber RL, Friden J: Implications of muscle design on surgical reconstruction of upper extremities. Clin Orthop Rel Res 419:267, 2004.

84. Burkholder T, Fingado B, Baron S, et al: Relationship between muscle fiber types and sizes and muscle architectural properties in the mouse hindlimb. J Morphol 221:177, 1994.

85. Wickiewicz TL, Roy RR, Powell PL, et al: Muscle architecture of the human lower limb. Clin Orthop 179:275, 1983.

86. Dounskaia N: Control of human limb movements: The leading joint hypothesis and its practical applications. Exerc Sport Sci Rev 38:201, 2010.

87. van Ingen Schenau GJ, Dorssers WM, Welter TG, et al: The control of mono-articular muscles in multijoint leg extensions in man. J Physiol 484:247, 1995.

88. Sergio LE, Ostry DJ: Coordination of mono- and bi-articular muscles in multi-degree of freedom elbow movements. Exp Brain Res 97:551, 1994.

89. Biewener AA: Locomotion as an emergent property of muscle contractile dynamics. J Exp Biol 219:285, 2016.

90. Carroll AM, Biewener AA: Mono- versus biarticular muscle function in relation to speed and gait changes: In vivo analysis of the goat triceps brachii. J Exp Biol 212:3349, 2009.

91. van Groeningen CJJE, Erkelens CJ: Task-dependent differences between mono- and bi-articular heads of the triceps brachii muscle. Exp Brain Res 100:345, 1994.

92. Kaya M, Jinha A, Leonard TR, et al: Multi-functionality of the cat medial gastrocnemius during locomotion. J Biomech 38:1291, 2005.

93. Guissard N, Duchateau J: Neural aspects of muscle stretching. Ex Sports Sci Rev 34:154, 2006.

94. Clark L, O'Leary CR, Hong J, et al: The acute effects of stretching on presynaptic inhibition and peak power. J Sports Med Phys Fitness 54:605, 2014.

95. Young A, Stokes M, Iles JF, et al: Effects of joint pathology on muscle. Clin Orthop 219:21, 1987.

96. Spencer J, Hayes KC, Alexander IJ: Knee joint effusion and quadriceps reflex inhibition in man. Arch Phys Med Rehabil 65:171, 1984.

97. Stokes M, Young A: The contribution of reflex inhibition to arthrogenous muscle weakness. Clin Sci 67:7, 1984.

98. Allison GT, Morris SL, Lay B: Feedforward responses of transversus abdominis are directionally specific and act asymmetrically: Implications for core stability theories. J Orthop Sports Phys Ther 38:228, 2008.
99. Sjödahl J, Kvist J, Gutke A, et al: The postural reponse of the pelvic floor muscles during limb movements: a methodological electromyography study in parous women without lumbopelvic pain. Clin Biomech 24:183, 2009.
100. Tabary JC, Tabary C, Tardieu C, et al: Physiological and structural changes in the cat's soleus muscle due to immobilization at different lengths by plaster casts. J Physiol 224:231, 1987.
101. Williams PE, Goldspink G: Changes in sarcomere length and physiological properties in immobilized muscle. J Anat 127:459, 1978.
102. Baker JH, Matsumoto DE: Adaptation of skeletal muscle to immobilization in a shortened position. Muscle Nerve 11:231, 1988.
103. Williams PE, Goldspink G: Connective tissue changes in immobilized muscle. J Anat 138: 343, 1984.
104. Okita M, Yoshimura T, Nakano J, et al: Effects of reduced joint mobility on sarcomere length, collagen fibril arrangement in the endomysium, and hyaluronan in rat soleus muscle. J Mus Res Cell Motil 25:159, 2004.
105. Booth F: Physiologic and biomechanical effects of immobilization on muscle. Clin Orthop 219:15, 1986.
106. Huijing PA, Jaspers RT: Adaptation of muscle size and myofascial force transmission: a review and some new experimental results. Scand J Med Sci Sports 15:349, 2005.
107. Ponten E, Friden J: Immobilization of the rabbit tibialis anterior muscle in a lengthened position causes addition of sarcomeres in series and extra-cellular matrix proliferation. J Biomech 41:1801, 2008.
108. Williams PE: Use of intermittent stretch in the prevention of serial sarcomere loss in immobilized muscle. Ann Rheum Dis 49:316, 1990.
109. Van Dyke JM, Bain JL, Riley DA: Preserving sarcomere number after tenotomy requires stretch and contraction. Muscle Nerve 45:367, 2012.
110. Comes ARS, Coutinho EL, Franca CN, et al: Effect of one stretch a week applied to the immobilized soleus muscle on rat muscle fiber morphology. Braz J Med Biol Res 37:1473, 2004.
111. Kannus P, Jozsa L, Kvist M, et al: Effects of immobilization and subsequent low- and high-intensity exercise on morphology of rat calf muscles. Scand J Med Sci Sports Exer 8:160, 1998.
112. Riley DA, Van Dyke JM: The effects of active and passive stretching on muscle length. Phys Med Rehabil Clin N Am 23:51, 2012.
113. Boakes JL, Foran J, Ward SR, et al: Muscle adaptation by serial sarco-mere addition 1 year after femoral lengthening. Clin Orthop Relat Res 456:250, 2007.
114. Pleacher MD, Glazer JL: Lower extremity soft tissue conditions. Curr Sports Med Rep 4:255, 2005.
115. Maganaris CN, Narici MV, Almekinders LC, et al: Biomechanics and pathophysiology of overuse tendon injuries—Ideas on insertional tend-inopathy. Sports Med 34:1005, 2004.
116. Reinking M: Tendinopathy in athletes. Phys Ther Sport 13:3, 2012.
117. Herring SA, Nilson KL: Introduction to overuse injuries. Clin Sports Med 6:225, 1987.
118. Garrett WE: Muscle strain injuries. Am J Sports Med 24(Suppl 6):S2, 1996.
119. Liu H, William E, Moorman C, et al: Injury rate, mechanism, and risk factors of hamstring strain injuries in sports: A review of the literature. J Sport Health Sci 1:92, 2012.
120. Mann G, Shabat S, Friedman A, et al: Hamstring injuries. Orthopedics 30:536, 2007.
121. Proske U, Allen TJ: Damage to skeletal muscle from eccentric exercise. Exerc Sport Sci Rev 33:98, 2005.
122. Clarkson PM, Hubal MJ: Exercise-induced muscle damage in humans. Am J Phys Med Rehabil 81(Suppl 11):S52, 2002.
123. Howell JN, Chleboun GS, Conatser RR: Muscle stiffness, strength loss, swelling and soreness following exercise-induced injury in humans. J Physiol 464:183, 1993.
124. Chleboun GS, Howell JN, Conatser RR, et al: Relationship between muscle swelling and stiffness after eccentric exercise. Med Sci Sports Exerc 30:529, 1998.
125. Butterfield TA, Herzog W: Effect of altering starting length and activa-tion timing of muscle on fiber strain and muscle damage. J Appl Physiol. 100:1489, 2006.
126. Lieber RL, Friden J: Muscle damage is not a function of muscle force but active muscle strain. J Appl Physiol 74:520, 1993.
127. Warren GL, Hayes DA, Lowe DA, et al: Mechanical factors in the initiation of eccentric contraction-induced injury in rat soleus muscle. J Physiol 464:457, 1993.
128. Damas N, Felipe R, et al: The effect of eccentric contraction velocity on muscle damage: A review. Isokinet Exerc Sci 21:1, 2013.
129. Morgan DL, Proske U: Popping sarcomere hypothesis explains stretch-induced muscle damage. Clin Exp Pharmacol Physio 31:541, 2004.
130. Lexell J: Human aging, muscle mass, and fiber type composition. J Gerontol A Biol Sci Med Sci 50:11, 1995.
131. Charlier R, Mertens E, Lefevre J, et al: Muscle mass and muscle function over the adult life span: A cross-sectional study in Flemish adults. Arch Gerontol Geriatr 61:161, 2015.
132. Reeves ND, Narici MV, Maganaris CN: Myotendinous plasticity to ageing and resistance exercise in humans. Exp Physiol 91:483, 2006.
133. McNeil CJ, Doherty TJ, Stashuk DW, et al: Motor unit number estimates in the tibialis anterior muscle of young, old, and very old men. Muscle Nerve 31:461, 2005.
134. McKinnon NB, Montero-Odasso M: Motor unit loss is accompanied by decreased peak muscle power in the lower limb of older adults. Exp Gerontol 70:111, 2015.
135. Power GA, Dalton BH, et al: Motor Unit Survival in Lifelong Runners Is Muscle Dependent. Med Sci Sports Exerc 44:1235, 2012.
136. Galea V: Changes in motor unit estimates with aging. J Clin Neuro-physiol 13:253, 1996.
137. Gao Y, Kostrominova TY, Faulkner JA, et al: Age-related changes in the mechanical properties of the epimysium in skeletal muscle of rats. J Biomech 41:45, 2008.
138. Gajdosik R, Vander Linden DW, Williams AK: Influence of age on concentric isokinetic torque and passive extensibility variable of the calf muscle of women. Eur J Appl Physiol 74:279, 1996.
139. Winegard KJ, Hicks AL, Vandervoort AA: An evaluation of the length-tension relationship in elderly human plantarflexor muscles. J Gerontol A Biol Sci Med Sci 52:B337, 1997.
140. Oatis CA: The use of a mechanical model to describe the stiffness and damping characteristics of the knee joint in healthy adults. Phys Ther 73:740, 1993.
141. Brown M, Fisher JS, Salsich G: Stiffness and muscle function with age and reduced muscle use. J Orthop Res 17:409, 1999.
142. Hsu MJ, Wei SH, et al: Leg stiffness and electromyography of knee extensors/flexors: Comparison between older and younger adults during stair descent. J Rehabil Res Dev 44:429, 2007.
143. Skelton DA, Beyer N: Exercise and injury prevention in older people. Scand J Med Sci Sports 13:77, 2003.
144. Narici MV, Maganaris CN: Adaptability of human muscle and tendons to increased loading. J Anat 208:433, 2006.
145. Reeves ND, Narici MV, Maganaris CN: Musculoskeletal adaptations to resistance training in old age. Manual Therapy 11:192, 2006.
146. Reeves ND, Narici MV, Maganaris CN: Myotendinous plasticity to ageing and resistance exercise in humans. Exp Physiol 91:483, 2006.
147. Caserotti P, Aagaard P, Buttrup Larsen J, et al: Explosive heavy-resistance training in old and very old adults: Changes in rapid muscle force, strength and power. Scand J Med Sci Sports 18:773, 2008.
148. De Labra C, Guimaraes-Pinheiro C, Maseda A: Effects of physical exer-cise interventions in frail older adults: a systematic review of randomized controlled trials. BMC Geriatr 15:154, 2015.
149. Stewart VH, Saunders DH, Greig CA: Responsiveness of muscle size and strength to physical training in very elderly people: A systematic review. Scand J Med Sci Sports 24:1, 2014.
150. Kendrick D, Kumar A, Carpenter H, et al: Exercise for reducing fear of falling in older people living in the community. Cochrane Database Syst Rev 11:CD009848, 2014.
151. Brown M: Resistance exercise effect on aging skeletal muscle in rats. Phys Ther 69:46, 1989.

第二篇
中轴线关节复合体

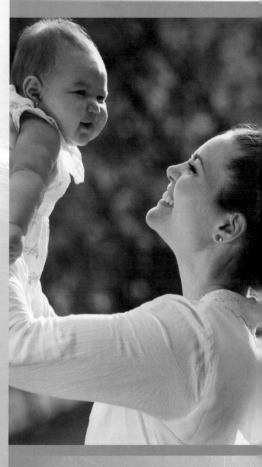

2

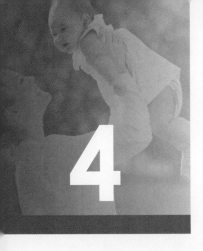

第4章　脊柱

Diane Dalton, PT, DPT, OCS

解剖概览

脊柱肌肉运动（椎体间和颅椎关节）					
表格关键词：主动肌　协同肌					
矢状面	**屈**	**伸**		腹内斜肌	头半棘肌 / 颈半棘肌
	腹直肌	颈 / 头夹肌		最长肌肌群	回旋肌
	腹外斜肌	髂肋肌群		髂肋肌肌群	多裂肌
	腹内斜肌	最长肌群		肩胛提肌	
	胸锁乳突肌	半棘肌群		**冠状面**	**侧屈**
	头长肌	多裂肌		髂肋肌肌群	
	颈长肌	头后大 / 小直肌		腹内斜肌	
	前斜角肌	头上 / 下斜肌		腹外斜肌	
	头前直肌	棘肌		半棘肌肌群	
		旋转肌群		最长肌肌群	
		棘间肌		斜方肌	
		横突间肌		多裂肌	
		肩胛提肌		横突间肌	
		斜方肌		腰方肌	
		腰方肌		头夹肌 / 颈夹肌	
横断面	**同侧旋**	**对侧旋**		斜角肌	
	夹肌	胸锁乳突肌外斜头		肩胛提肌	
	颈肌 / 头肌	斜方肌		胸锁乳突肌	

解剖概览

脊柱肌肉附着点		
肌肉	近端附着点	远端附着点
头夹肌	项韧带和 $C_7 \sim T_6$ 椎体棘突	颞骨乳突上外侧和枕骨项线外上三分之一
颈夹肌	项韧带和 $C_7 \sim T_6$ 椎体棘突	$C_1 \sim C_3$ 颈椎横突
髂肋肌（竖脊肌）	起自髂嵴后部宽大肌腱，骶骨背面，骶髂韧带，骶和下腰椎棘突及棘上韧带	腰椎，胸椎，颈椎；纤维向上延伸至下肋骨角和颈横突
最长肌（竖脊肌）		胸椎，颈椎，头部；纤维走行于肋结节和肋骨角，止于胸椎、颈椎横突和颞骨乳突
棘肌（竖脊肌）		胸椎，颈椎，头部；纤维走行于上胸椎棘突止于颅骨
半棘肌（横突棘肌）	起于 $C_4 \sim T_{12}$ 椎体横突	胸椎，颈椎，头部；纤维走行于枕骨上内侧胸、颈椎棘突，横跨 4～6 个节段
多裂肌（横突棘肌）	起起自骶骨背面，髂后上棘，竖脊肌腱膜，骶髂韧带，腰椎乳状突，$T_1 \sim T_3$ 横突，$C_4 \sim C_7$ 关节突	腰部较厚部分，止于斜上内侧的棘突，横跨 2～4 个节段
回旋肌：短肌和长肌（横突棘肌）	起于椎骨横突，伸向腰部	纤维从上内侧通过并附于椎体棘突（短头）或向上 2 个节段（长头）
棘突间肌	颈椎和腰椎棘突上表面	棘突下表面近端附着点
横突间肌	颈椎和腰椎横突	邻近椎骨的横突
腰方肌	第 12 肋下缘内侧半和腰椎横突	髂腰韧带和髂嵴
斜方肌	上项线内侧 1/3，枕外隆突，项韧带，$C_7 \sim T_{12}$ 棘突	锁骨外侧三分之一，肩峰，肩胛冈
肩胛提肌	$C_1 \sim C_4$ 椎体横突	肩胛骨内侧缘上部
前斜角肌	$C_3 \sim C_6$ 椎体横突	第 1 肋
中斜角肌	$C_5 \sim C_7$ 椎体横突	第 1 肋上表面
后斜角肌	$C_5 \sim C_7$ 椎体横突	第 2 肋外侧缘
胸锁乳突肌	颞骨乳突外侧面和项上线外侧半	胸骨部：胸骨柄前面；锁骨部：锁骨内侧三分之一的上表面
头后大直肌（枕下肌）	C_2 棘突	下颈项线外侧
头后小直肌（枕下肌）	C_1 后弓后结节	下颈项线下侧
头下斜肌（枕下肌）	C_2 后弓后结节	C_1 横突
头上斜肌（枕下肌）	C_1 横突	枕骨和上下线线之间
头前直肌	颅底，枕骨髁前方	C_1 椎体侧块前表面
头外侧直肌	枕骨颈突	C_1 横突
颈长肌	$C_1 \sim C_3$ 椎体，$C_3 \sim C_6$ 横突	$C_5 \sim T_3$ 椎体，$C_3 \sim C_5$ 横突
头长肌	枕骨基底部	$C_3 \sim C_6$ 横突
腹直肌	耻骨联合和耻骨嵴	剑突，第 5～7 肋软骨
腹内斜肌	胸腰筋膜，前 2/3 髂嵴	第 10～12 肋下缘，腹白线
腹外斜肌	第 5～12 肋外侧缘	腹白线，耻骨结节，髂嵴前半部分

概述

脊柱是一个异常复杂的结构，在保护脊髓的同时它还要满足躯干和四肢的灵活性和稳定性这样看起来似乎矛盾的需求。虽然骨盆并不总被认为是脊柱的一部分，但由于腰椎、骶骨和髂骨（尾骨）之间的解剖和功能的关系，我们在这一章也将会讨论骨盆。

脊柱的结构和功能

结构

脊椎像一根弯曲的杆子，有 33 个椎体和 23 个椎间盘组成。脊柱分为五个部分：颈椎、胸椎、腰椎、骶椎和尾椎（**图 4-1**）。脊椎骨的基本结构相同，但大小和形态因特定区域的功能而异。椎体尺寸从颈椎到腰椎逐渐增大，从骶椎到尾椎又逐渐变小。成年人有 24 块椎骨：7 块颈椎，12 块胸椎，5 块腰椎。剩余的 9 块椎骨里有 5 块融合形成骶骨，4 块形成尾骨。从侧面看，有 4 条明显的曲线（**图 4-1A**）。曲线的后凸（前凹）称之为脊柱后凸，曲线的前凸（后凹）称之为脊柱前凸。从后面看，

脊柱将躯干一分为二（**图 4-1B**）。脊柱的这 4 条曲线会随着时间有所改变（**图 4-2**）。胎儿的脊柱曲线是一长条的脊柱后凸（**图 4-2A**）。

在孩子发育的关键时期，例如爬行（**图 4-2B**）和行走（**图 4-2C**）时，脊柱屈曲以适应直立姿势。四个不同且较为平衡的前后曲线最终出现（**图 4-2D**）。伴随一生的保持后凸的胸凸和骶尾部凸被称为原发性凸起，而展现出与原始后凸（脊柱前屈）相反的颈椎和腰椎的两个凸起称为继发性凸起。脊柱的前后弯曲比直立更具优势，因为反向曲线能够抵抗很多更高的压缩载荷[1]。

站立时，脊柱通常起到闭链的作用，一端是直立的头部，另一端是负重的脚。我们可以很明显看到脚与地面接触如何"固定"链条的一端。链条另一端的头部需要保持垂直方向并保持某种稳定的位置，"固定"不太明显。当我们移动时，我们必须让感觉器官，尤其是眼睛和耳朵，处于最佳功能位置。脊柱中众多独立但相互依赖的各个组件都被构造成有助于整体功能的完整单元，用于执行特定任务。

本章的第一部分将介绍活动节段的一般组成部分，其次是局部变异和骶髂关节。本章的第二部分将介绍脊柱和骨盆的肌肉功能。

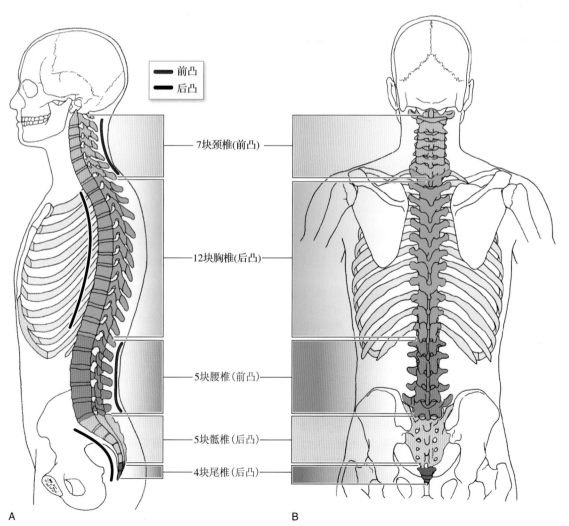

图 4-1　脊柱的五个部分包括：颈椎、胸椎、腰椎、骶椎和尾椎。**A.** 从侧面观有两个前凸（颈椎和腰椎）和 2 个后凸（胸椎和骶椎）比较明显。**B.** 侧后面观，脊柱将躯干一分为二

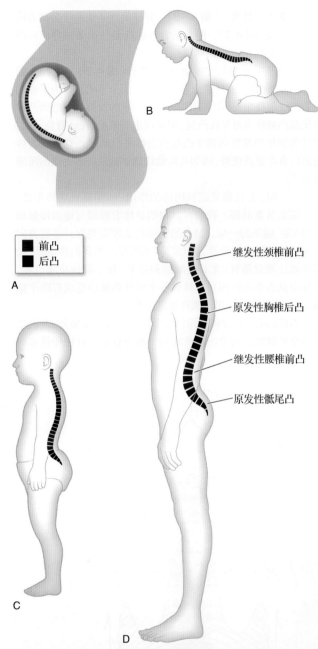

■ 前凸
■ 后凸

继发性颈椎前凸

原发性胸椎后凸

继发性腰椎前凸

原发性骶尾凸

图 4-2 原发性和继发性屈曲。A. 宫内胎儿整个脊柱呈后凸形。B. 当婴儿开始抬头，继发性颈椎前凸开始出现。C. 学步期儿童，脊柱四个弯曲明显，腰椎前凸通常显得较为夸张。D. 典型成人脊柱，胸部和骶尾部原发性后凸明显，同时继发性颈椎和腰椎前凸

活动节段

通常认为脊柱中最小的功能单元是**活动节段**。一个活动节段包括：任何两个相邻的脊柱，中间的椎间盘（如果有），以及将它们固定在一起的所有软组织。椎体运动以颅椎和椎体前部正在做的动作命名（而不是棘突正在做什么）。

典型椎骨

典型椎骨的结构由两个主要部分组成（**图 4-3**）：前部圆柱

形椎体（**图 4-3A**）和后部不规则形状的椎弓（**图 4-3B**）。椎体是脊柱的承重部位。其形状具有像砖头一样平坦的上表面和下表面，因此非常适合于承重。为减少椎骨负重并允许动态承重，椎体不是一块实心的骨块，而是一个皮质骨壳围绕着一个充满骨松质的空腔（**图 4-4**）[2]。皮质壳由松质骨中的骨小梁加强，帮助皮质骨抵抗压缩载荷。

椎弓可分为椎弓根和椎弓根后部（**图 4-5**）。**椎弓根**（**图 4-5B**）是位于关节突和椎体之间的椎弓部分，连接后部结构与椎体。椎弓根是短而粗的柱状，壁厚，结构良好，可以将张力和屈曲力从后部结构传递到椎体。一般来讲，椎弓根尺寸从颈椎到腰椎区域增大是有道理的，因为通过腰椎椎弓根能传递更大的力量。椎弓根的方向有助于通过脊髓和马尾走行来确定椎管的大小和形状。

其余的后部结构是椎板、关节突、棘突和横突（**图 4-5B**）。椎板作为其余后部结构的起点。椎板是薄、垂直的骨头，作为保护脊髓的椎弓的"屋顶"。此外，椎板将力从后部结构向前传递到椎弓根，并通过椎弓根传递到椎体。这种力传递通过关节间部的椎板区域发生，这个区域叫关节峡部。顾名思义，它是位于上下关节突之间的椎板部分（**图 4-5A**）。

每个椎骨的关节突包括两个上关节突和两个下关节突（**图 4-5A**）；上关节突与上方椎骨的下关节突相连，而下关节突与下方椎骨的上关节突相连（**图 4-5C**）。在矢状面，这些关节突形成支撑柱，通常称为关节柱。关节面之间的关节峡部承受弯曲力，弯曲力从垂直定向的椎板传递到更水平定向的椎弓根。关节间肌最发达的部位是腰椎，此处也是力最大的部位。这个区域通常会以皮质骨的增加来适应该区域增加的力量，如果皮质骨不足，则关节峡部容易发生应力性骨折。

> ▶ **基本概念 4-1**
> **椎间盘突出症**
>
> 当双侧关节峡部骨折时，可能会造成是脊椎溶解性脊椎滑脱。在这种情况下，后部结构与椎弓和椎体的其余部分分离。椎体可能会在下方的椎体上向前滑动（**图 4-6**）。这种情况最常发生在 $L_5 \sim S_1$ 活动节段，因为该节段的角度和前剪切力的原因。
>
> 滑脱椎骨位置的改变，会改变椎骨与相邻结构，并在支撑韧带和关节上产生过大的压力。过度拉伸的韧带可能导致活动节段缺乏稳定性。椎骨的前移可能会压迫马尾神经。疼痛可能源于以下对任何疼痛敏感的结构的过度受压：前纵韧带和后纵韧带、棘间韧带、脊神经、硬脑膜、椎体、关节突关节囊、滑膜或肌肉。

在典型的椎骨中，棘突和两个横突是肌肉的附着部位，用于增加脊柱肌肉的杠杆臂。**表 4-1** 总结了典型椎骨的组成部分，**表 4-2** 总结了椎骨结构的区域变化。

椎骨承受各种各样的力，然而，骨性结构表现了典型的载荷模式[3]。在海绵状骨（松质骨）中发现了椎骨小梁系统，这些系统由于施加在椎体和神经弓上的力而得以发展（**图 4-7**）。椎骨有垂直方向的小梁，在椎骨终板附近水平连接，在椎弓根基

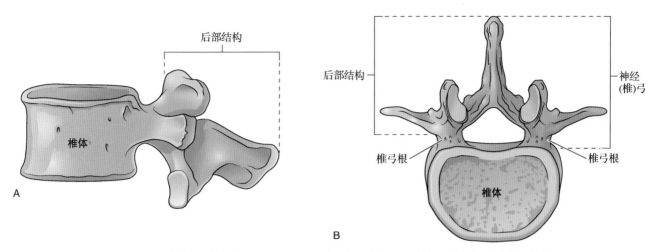

图 4-3　A. 椎骨的前部由椎体组成。B. 椎骨的后部称为椎弓或神经弓。神经弓通过椎弓根附着在椎体上

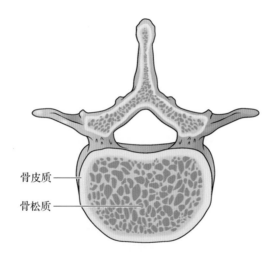

图 4-4　椎体由皮质骨壳组成, 环绕松质骨和骨小梁

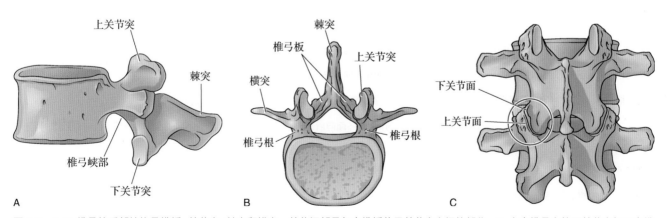

图 4-5　A, B. 椎骨的后部结构是椎板、关节突、棘突和横突。关节间部是每个椎板位于关节突之间的部分。C. 上方椎骨上的下关节突与下方椎骨上的上关节突相吻合

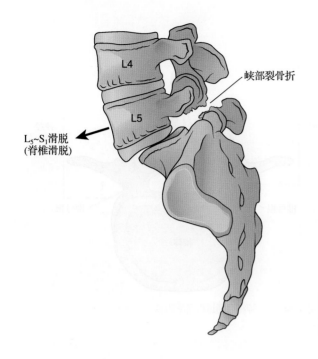

峡部裂骨折

L$_5$~S$_1$滑脱
(脊椎滑脱)

图 4-6　在这个侧面观中,明显的脊椎滑脱是由关节间部的断裂引起的。这种连接错误导致上面的椎骨在下面的椎骨上向前滑动,最常见的是 L$_5$ 在 S$_1$ 上滑动

表 4-1　典型椎骨的组成部分

	描述	功能说明
椎体	外部的密质骨包绕着中央的松质骨的柱状结构	抵抗压缩负荷
椎弓根	短而粗的柱子,与椎体后部相连	将弯曲力从后部传递到椎体
椎弓板	椎板构成椎弓根后弓的中央部分的垂直板	将力从关节突、横突和棘突传递到椎弓根
横突	起源于椎板的侧突	肌肉附着点,起到机械杠杆作用
棘突	起源于椎板中央部分的骨后隆起	肌肉附着点并提供机械杠杆;也可以作为骨块运动
椎孔	由后椎体和神经弓构成的开口	与所有部位连接,形成脊髓的通道和保护脊髓

表 4-2　椎体结构的区域变异

部位	颈椎	胸椎	腰椎
椎体	椎体较小,横径大于其前后径。椎体前表面凸起,后表面平坦,因其上表面侧面存在钩状突起,椎体上表面呈马鞍形	椎体的横径和前后径相等,前高度小于后高度,与肋骨连接的两个半关节位于椎骨平台的后外侧角	椎体巨大,横径大于前后径,高度也较前后径位的高
椎弓根	后外侧隆起	形状和方向多样	短而粗
椎弓板	后内侧平面;薄而略弯曲	短、粗、宽	短而宽
上关节突	面向上和内	薄而扁平;面向后方、上方和侧面	垂直和凹面;面朝后侧,支撑后缘的乳头状突起
下关节突	朝向正面和侧面	面向前方、下方和内侧	垂直,凸面,面向前外侧
横突	椎动脉、静脉、静脉丛有孔,脊神经有沟	大,末端加增厚。成对的椭圆形颌面与肋骨连接。尾端长度减少	细长、水平延伸,支撑副突位于根部的后下方
棘突	短、细长,水平延伸,有双棘	T$_1$~T$_{10}$ 向下倾斜,T$_{11}$ 和 T$_{12}$ 存在有三角形形状	宽、厚,水平延伸
椎孔	大且大致呈三角形	小而圆	三角形;比胸椎的大但比颈椎的小

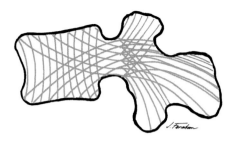

图 4-7　腰椎内部结构示意图（侧面观），各种小梁沿力传递线排列

部附近有更密集的骨区[3,4]。椎体内的垂直系统有助于支撑身体的重量和抵抗压缩力。在椎弓根区域也有扇形小梁被引入椎体，以响应通过该区域传递的弯曲和剪切力[3]。

椎间盘

椎间盘有两个主要功能：分离两个椎体，从而增加活动度，并将负荷从一个椎体传递到另一个椎体。椎间盘的大小与运动量和必须传递的载荷大小有关。椎间盘尺寸从颈椎到腰椎逐渐增大。椎间盘厚度从颈部负重最低的区域到腰部负重最高的区域约为 3～9mm[1]。虽然椎间盘在颈椎区域最小，在腰椎区域最大，但椎间盘厚度和高度的比率决定了活动度的大小。比率越大，节间活动度越大。这个比率在颈椎区域最大，其次是腰椎，胸椎比率最小。这反映了颈椎和腰椎区域的功能性活动对活动度需求较大，对胸椎区域的相对稳定性需求更大。

我们对椎间盘结构和功能的了解大部分来自腰部的研究。长期以来，人们一直认为颈椎和胸椎椎间盘的结构与腰椎椎间盘相似，但事实可能并非如此[5,6]。本章将描述腰椎间盘的一般结构和功能。特定区域的变化将在本章的区域结构部分进行描述。

所有的椎间盘都由三部分组成：①髓核，②纤维环，和③椎骨终板（图 4-8）。髓核是位于中心的凝胶状团块，纤维环是外部包绕纤维，椎骨终板是覆盖椎间盘上下表面的软骨层，将其与上下椎体的松质骨分开。三种结构均由水、胶原蛋白和糖蛋白组成；但每个的相对比例不同。体液和糖蛋白浓度在细胞核中最高，在外纤维环和外椎体终板（最靠近椎体）中最低。相反，胶原蛋白浓度在椎骨板和外环中最高，而在髓核中最低。虽然髓核在其中心与纤维环明显不同，纤维环也明显与外环中的核不同，但两个结构在交界处没有明确的界限。只有在它们相距最远的地方，结构才截然不同。

髓核

髓核含有大约 80% 的水，具体取决于年龄和一天中的时间[2]。糖蛋白约占干重的 65%，由于存在糖胺聚糖，具有吸引水分子的能力，因此含水量最高；胶原纤维占干重的 15%，其余部分由胶原蛋白、软骨细胞、弹性蛋白纤维、蛋白质和蛋白水解酶组成[2]。髓核有Ⅰ型和Ⅱ型胶原蛋白；但Ⅱ型占主导地位，因为它具有抵抗压缩载荷的能力。髓核中心很少，几乎不存在Ⅰ型胶原蛋白[2,7]。髓核常被比作水球，当受压时，髓核变形，增加的压力会向各个方向拉伸髓核壁（图 4-9）。

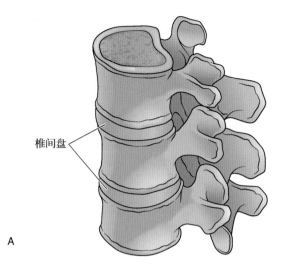

椎间盘

A

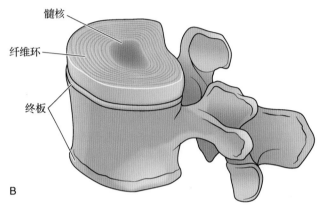

髓核
纤维环
终板

B

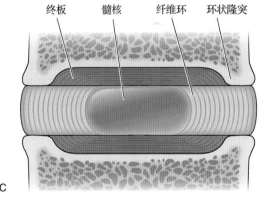

终板　　髓核　　纤维环　　环状隆突

C

图 4-8　A. 椎间盘位于两个椎骨之间。B. 图示腰椎间盘包括髓核、纤维环和椎体终板。C. 在横截面上，椎间盘的三个组成部分之间的关系很明显，终板位于环突内

纤维环

纤维环大约含有 60% 的水，取决于年龄及在一天中的具体时间。蛋白聚糖约占干重的 20%，胶原纤维约占干重的 50%，其余的干重由弹性蛋白纤维和细胞（如成纤维细胞和软骨细胞）组成[2]。同样，Ⅰ型和Ⅱ型胶原蛋白存在于其纤维环中；但Ⅰ型胶原蛋白占主导地位，尤其是在外部[2,7]。这种胶原蛋白构成反映了纤维环需要抵抗更大比例的拉力。环状纤维通过 Sharpey 纤维连接到相邻椎体的上、下椎平台上的软骨终板和骨骺环（环隆突）区域。

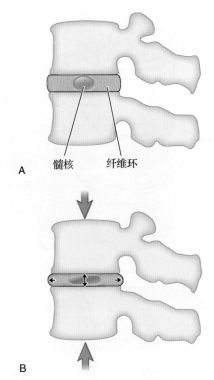

髓核　　　纤维环

A

B

图 4-9 椎间盘受压示意图。髓核像充满水的气球，被纤维环包绕。A. 在无负荷脊柱中，髓核保持圆形。B. 在压缩负荷下，髓核试图扩张，将纤维环置于张力之下，从而抑制髓核的进一步径向扩张。核压力由纤维环传递到椎体终板

椎体终板

椎板是一层软骨，覆盖椎体的上表面和下表面被环状隆突包围（见**图 4-8**）。终板覆盖髓核但不覆盖整个纤维环。椎骨终板与纤维环紧密相连，但与椎体连接较弱，这就是它被认为是椎间盘的组成部分的原因[2,7]。椎骨终板由蛋白多糖、胶原蛋白和水组成，椎间盘的其余部分也是如此。此外，还有沿着胶原蛋白排列的软骨细胞。椎骨终板的软骨是透明软骨和纤维软骨。透明软骨最靠近椎体，主要见于年轻的椎间盘中。纤维软骨最靠近髓核。随着年龄的增长，纤维软骨成为椎体终板的主要组成部分，几乎没有或没有透明软骨。这大概反映了需要承受越来越大的力的需求。

神经支配和营养

椎间盘神经环的三分之一到二分之一由椎动脉和椎动脉窦神经的分支支配。窦神经还支配与脊柱相关的盘周结缔组织和韧带[2,8]。

椎间盘不接受任何来自主要动脉分支的血液供应。干骺端动脉在终板软骨底部和终板深处的软骨下骨形成致密的毛细血管丛；这些干骺端动脉的小分支供应纤维环的外表面[2]。椎间盘的其余部分通过扩散吸收营养。

关节

在脊柱中发现了两种主要类型的关节：椎体间软骨关节，包括椎间盘，以及椎骨上关节突与相邻椎骨下关节突之间的

滑膜关节。椎体之间的关节称为椎间关节，关节突关节面之间的关节称为关节突关节（**图 4-10**）。滑膜关节也存在于椎骨与颅骨和骨盆的骶髂关节处，以及肋骨与胸椎的关节处（见第 5 章）。

椎间关节

体间关节的运动包括滑动（平移）、分离、挤压和倾斜（**图 4-11**）。滑动运动可以发生在以下方向：从前到后、从内侧到外侧以及轴向旋转（扭转）。倾斜运动可在前到后和横向进行。这些运动，连同分离和挤压，构成了六个自由度[9]。根据椎间盘和椎体以及韧带支撑的结构差异，这些运动中的每一个的量因区域而异。此外，关节突关节影响体间关节的总体可用运动。

关节突关节

关节突关节由椎体左右下关节突之间的关节突和紧靠下方的左右上关节突组成。关节突关节是滑膜关节，结构存在区域差异（**图 4-12**）。目前已在关节突关节中发现了关节内的附属关节结构[2,10,11]。这些附属结构似乎有多种类型，但大多数被归类为纤维脂肪半月板。这些结构的作用最有可能参与保护在脊柱屈曲和伸展过程中暴露的关节面。

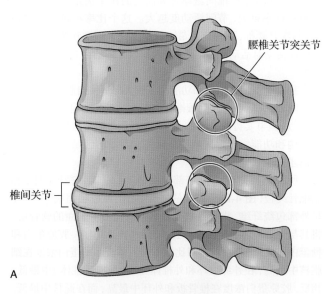

腰椎关节突关节

椎间关节

A

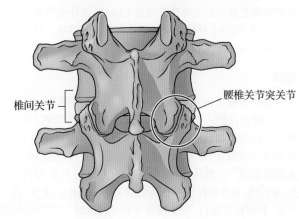

椎间关节

腰椎关节突关节

B

图 4-10 椎间关节和关节突关节。A. 侧面观。B. 后面观

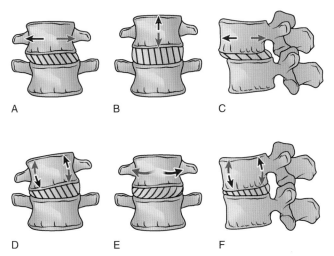

图 4-11 上下椎骨的有效运动。A. 在水平面内左右滑动（平移）。B. 轴向分离和垂直挤压（上‑下）。C. 矢状面上的前后滑动（平移）。D. 水平面围绕前后轴左右倾斜。E. 绕垂直轴在横向平面内进行轴向旋转。F. 围绕冠状轴在矢状面上前后倾斜

韧带和关节囊

脊柱的韧带系统广泛并且表现出相当大的区域不同性。六个主要韧带与椎间关节和关节突关节相关。它们是前纵韧带、后纵韧带、黄韧带、棘间韧带、棘上韧带和横突间韧带（**图4-13**）。

前纵韧带和后纵韧带

前纵韧带和后纵韧带与椎间关节相连。前纵韧带（anterior longitudinal ligament, ALL）（**图 4-13A 和 C**）从骶骨到第二颈椎沿着椎体的前部和侧面延伸。前纵韧带有两层由粗大的胶原纤维束组成；浅层的纤维很长，连接了几个椎骨，而深层的纤维很短，在单对椎骨之间走行。深层纤维与纤维环的纤维混合，强化了椎间盘的前外侧部分和椎体间关节前侧[10]。前纵韧带在脊柱的前凸（颈椎和腰椎）部分发育良好，但胸椎后凸区几乎没有。前纵韧带的抗拉强度在腰椎区域最大，据报道它是后纵韧带的两倍（**图 4-14**）。前纵韧带在屈曲时被压缩（**图 4-14A**），在伸展时被拉伸（**图 4-14B**）。当椎间盘的正常高度降低，脊柱处于中立位时，它可能会变得松弛，这可能发生在退行性椎间盘病中。

后纵韧带（posterior longitudinal ligament, PLL）（见**图 4-13A 和 C**）在椎体后部从C2延伸到骶骨，形成椎管的前面。它由浅层和深层组成，在浅层，纤维跨越几个活动节段。在深层，纤维只延伸到相邻的椎骨，与纤维环的外层交织，附着在椎骨终板的边缘[10]。在腰椎区域，韧带变窄成一条细带，对椎间关节支撑很小。后纵韧带在屈曲时拉伸（**图 4-14A**），在伸展时松弛（**图 4-14B**）。

> **基本概念 4-2**
> **后纵韧带在椎间盘疾病中的潜在作用**

腰椎区域狭窄的后纵韧带不能为椎间盘提供太多支撑，

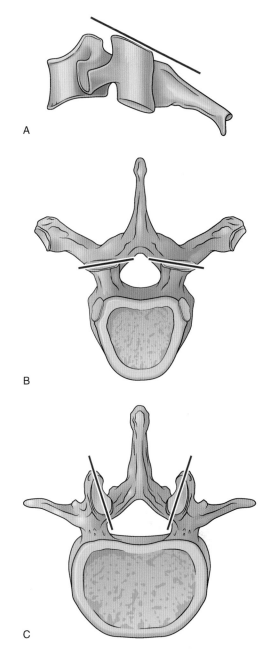

图 4-12 关节突关节的方向因区域而异。A. 典型的颈椎（侧面观）。B. 典型的胸椎（上面观）。C. 典型的腰椎（上面观）

这是导致腰椎后外侧椎间盘突出发生率相对较高的因素之一。在腰椎中，纤维环的后部纤维在屈曲和旋转组合位置受到的压力最大。过度的压缩载荷，例如重复搬运重物和用扭转时，后纤维环可能会破裂。后纤维环破裂，加上后纵韧带的有限支撑，可使髓核向后外侧方向突出，并可能压迫出口的脊神经。

黄韧带

黄韧带是一条厚的弹性韧带，它连接着从 C2 到骶骨的椎板和椎板，并形成椎管的光滑后表面（见**图 4-13A 和 C**）。一些纤维横向延伸以覆盖关节突关节的关节囊。尽管当韧带被拉伸时该韧带的最大应变发生在屈曲期间[2]，但由于其弹性特

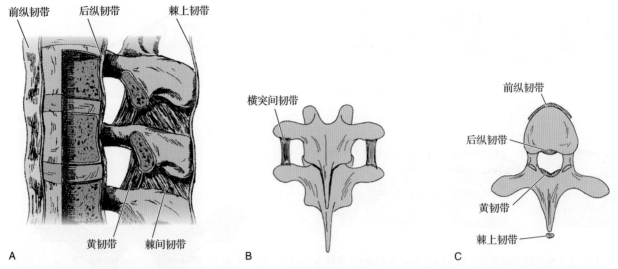

图 4-13 脊柱的韧带系统。A. 前纵韧带和后纵韧带分别位于椎体的前部和后部。黄韧带在椎管后部从椎板延伸到椎板。骨的部分已被移除以显示韧带纤维的方向。棘上韧带和棘间韧带沿棘突并在棘突之间垂直延伸。B. 横突间韧带连接横突。C. 上面观中韧带的相对位置

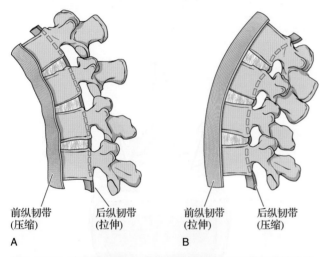

图 4-14 A. 在脊柱屈曲时，前纵韧带被压缩，而后纵韧带被拉伸。B. 在脊柱伸展时，后纵韧带松弛，而前纵韧带被拉伸

性，即使脊柱处于中立位置，该韧带仍处于恒定张力下。这种高弹的性质有两个目的。首先，它会在椎间盘上产生一个很小但持续的压缩力。椎间盘中升高的压力使椎间盘更硬，因此能够更好地为处于中立位置的脊柱提供支撑。其次，该位置的高弹性韧带是有利的，因为韧带在运动过程中不会自行弯曲。如果韧带本身弯曲，尤其是在伸展运动时，它会压迫椎管中的脊髓。

病例应用 4-1

Joyce 是一位 61 岁的女性，有 10 年间断性颈部疼痛病史。她过去曾因颈部疼痛看过物理治疗师，并且对干预反应良好。现因既往颈部疼痛而接受物理治疗，然而，她出现了双手无力的新症状，最近一个月摔倒了 3 次。检查证实平衡受损和手部内在肌肉无力，以及下肢深腱反射亢

进和霍夫曼反射阳性。临床怀疑颈髓压迫性脊髓病，并通过 MRI 证实，该 MRI 还显示肥厚的黄韧带和骨化的后纵韧带。黄韧带因老化而肥大和失去弹性蛋白，并且这种肥大随着脊柱的脊椎病（退化）而加速。如果黄韧带肥厚且弹性较差，它有可能扣入椎管并导致脊髓受压，尤其是在伸展运动时。由于黄韧带形成椎管的后表面，肥大可引起中央椎管狭窄（椎管变窄）。存在退变椎间盘时，屈曲潜力最大，这也可以使韧带在静止时松弛。如果后纵韧带也发生骨化，则与黄韧带肥大相关的椎管狭窄甚至会更严重。如果椎管空间变得足够小，就会导致脊髓病。如果椎管的横截面积减少≥30%，则可能会出现神经系统症状[12]。

棘间韧带

棘间韧带连接相邻椎骨的棘突（见**图 4-13A**）。它是由 I 型胶原蛋白、蛋白聚糖和大量弹性蛋白纤维组成的纤维片。棘间韧带由背支的内侧支支配[13-15]。大多数作者认为棘间韧带限制屈曲；然而，它也可能对抗末端后伸和下上椎体在下椎体上的向后剪切力。Mahato 发现，腰椎纤维的方向因节段而异，上腰椎的棘间韧带方向更水平，而下腰椎的棘间韧带方向较垂直[16]。McGill 建议，当腰椎处于完全屈曲状态时，棘间韧带会产生前切力，这个应该在运动处方中加以考虑[14]。

棘上韧带

棘上韧带是连接棘突尖端的结实的索状结构（见**图 4-13A** 和 C）[2,17]。棘上韧带与棘间韧带一样，在屈曲时被拉伸，其纤维阻止棘突分离。在过度屈曲期间，棘上韧带和棘间韧带首先破裂[18]。棘上韧带包含机械感受器，韧带的变形似乎在脊柱稳定肌（如多裂肌）的调动中起作用。

横突间韧带

成对的横突间韧带的结构因区域而异。一般来说，韧带在

横突之间穿过（见图 4-13B），并在侧屈期间交替拉伸和压缩。右侧的韧带在向左侧屈时被拉伸并提供阻力，而左侧的韧带在此运动过程中松弛和压缩。相反，左侧的韧带在向右侧屈期间被拉伸，并为这种运动提供阻力。

关节突关节囊

关节突关节囊帮助韧带限制脊柱的运动和提高稳定性。关节囊的作用也因区域而异。关节囊在过渡区最强，这些区域的脊柱结构从前凸变为后凸（颈胸交界）或从后凸变为前凸（胸腰椎交界处），可能是因为承受压力过大。关节囊，像棘上韧带和棘间韧带一样，在极度屈曲时很脆弱，尤其是腰部。表 4-3 总结了韧带及其功能。

功能

运动学

脊柱整体可做的运动是屈曲 / 伸展、侧屈和旋转。这些运动似乎彼此独立；然而，在单个运动段的水平上，这些运动通常是耦合的。耦合被定义为围绕一个轴的一种运动与围绕不同轴的另一种运动的一致关联。表现出耦合行为的最主要运动是侧屈和旋转。似乎除了寰枢关节之外，脊柱的任何区域都不会发生纯侧屈和纯旋转，其中寰枢关节的旋转是主要运动，在水平面上围绕枢椎齿状突的轴旋转。否则，要发生侧屈或旋转，至少还必须发生其他一些运动[9, 19]。

耦合模式以及可用的运动类型和数量是复杂的。模式因区域而异，具体取决于以下因素：脊柱姿势和曲度；关节面的方向；椎间盘的流动性、弹性和厚度；以及肌肉、韧带和关节囊的延展性[19, 20]。似乎个体之间的耦合运动差异很大，并且耦合运动的模式可能比以前认为的要少[21]。最一致的耦合运动模式发生在下颈椎，当开始侧屈或旋转时，颈椎向一侧的侧屈伴随着颈椎向同一侧的旋转[22]。

椎间关节和关节突关节的运动是相互依赖的。运动量主要由椎间盘的大小决定，而运动的方向主要由关节突关节的方向决定。椎间盘增加了两个相邻椎骨之间的运动。如果没有椎间盘只是椎骨直接相连，它们之间的运动将仅限于平移[2]。由于椎骨间柔软、可变形的椎间盘的原因，椎骨可相互倾斜。因此，椎间盘为每个活动节段增加了很大（尽管不同）的活动范围（ROM）（图 4-15）。纤维环的纤维表现为韧带结构，对每个活动节段的运动起到约束作用。

屈曲和伸展运动是由于上椎体在下椎体上倾斜和滑动而发生的。当上椎体在整个 ROM 中活动时，它会遵循一系列不同的弧度，每个弧度都有不同的瞬时旋转轴[23]。髓核的作用类似于枢轴，但由于其弹性成分，它能够比机械枢轴承受更大的变形。

当椎体在椎间关节处的椎间盘上倾斜时，在关节突关节处发生滑动运动。关节突的方向因区域而异（见图 4-12），决定了特定区域内倾斜和滑动的方向（图 4-16）。如果相邻椎骨的上、下关节突关节面位于矢状面（与典型腰椎的关节面近似），则有利于屈伸运动（图 4-16A）。另一方面，如果关节突关节面朝向水平面（与典型胸椎的小平面近似），则允许的主要运动是侧屈（图 4-16B）。

屈

在椎体屈曲时，上方的椎体向前倾斜，椎体的下关节面在下方的椎体关节面上向上滑动，导致棘突分离和椎间孔增宽（图 4-17）。虽然倾斜的程度取决于椎间盘的大小，但棘上韧带

表 4-3 脊柱的主要韧带

韧带	功能	区域
纤维环（外层纤维）	抵抗椎体的离心、平移和旋转	颈椎、胸椎和腰椎
前纵韧带	限制伸展并加强纤维环的前外侧部分和椎间关节的前部	C_2 至骶骨，但在颈椎、下胸椎和腰椎区域发育良好
寰枢椎前韧带（前纵韧带的延续）	限制伸展	C_2 到枕骨
后纵韧带	限制前屈并加强纤维环的后部	轴（C_2）到骶骨。颈部和胸部较宽，腰部较窄
覆膜（后纵韧带的延续）	限制前屈	轴（C_2）到枕骨
黄韧带	限制向前屈曲，特别是在腰部区域，它阻止椎板分离	轴（C_2）到骶骨。颈部和胸部区域薄、宽、长，腰部最厚
后寰枢韧带（黄韧带的延续）	限制屈曲	头颈（C_1）和轴（C_2）
棘上韧带	限制前屈	胸椎和腰椎（$C_7 \sim L_3$ 或 L_4）。腰部较薄弱
颈部韧带	限制前屈	颈部区域（枕骨隆起至 C_7）
横突间韧带	限制前屈	主要在腰部发育良好
横突间韧带	限制对侧侧屈	主要在腰部
翼韧带	将头部旋转限制在同一侧，将侧屈限制在对侧	头颈（C_1 和 C_2）
髂腰韧带	抵抗 L_5 和 S_1 的前滑	下腰区
关节突关节囊	抵抗前屈和轴向旋转	在颈胸交界处和胸腰椎区域最强

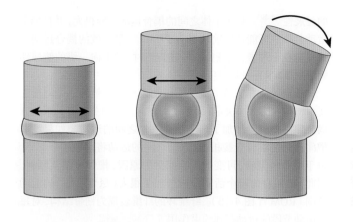

图 4-15　A. 没有椎间盘,只能发生平移运动。B. 辅助椎间盘分隔椎体,允许椎骨在下方椎骨上滑动(平移)和倾斜,显著增加椎间关节的运动范围

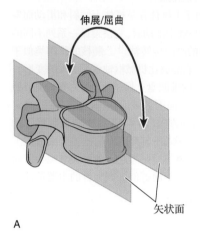

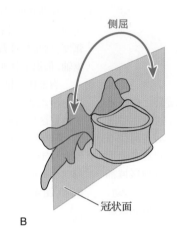

图 4-16　A. 矢状面(如典型腰椎中所见)的关节突关节面有利于屈伸运动。B. 位于冠状面(如典型胸椎中所见)的关节突关节面有利于侧屈

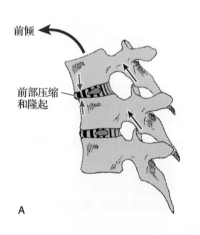

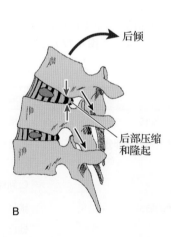

图 4-17　A. 在屈曲时,上椎体的下关节面在相吻合的下关节的上关节面上滑动,而椎体向前倾斜。前倾导致纤维环向前压缩和膨胀,并导致纤维环向后拉伸,椎间孔变宽。B. 在伸展时,上椎骨的下关节面在下椎体的上关节面上滑动,而椎体向后倾斜。前纤维环纤维被拉伸,而椎间盘的后部被压缩并向后凸出,椎间孔变窄

和棘间韧带的张力会阻碍棘突的分离,从而限制了屈曲 ROM。关节突关节囊、黄韧带、后纵韧带和脊柱伸肌的被动张力也限制了屈曲。当运动变为屈曲时,纤维环的前部被压缩,后部被拉伸并阻止椎体分离,限制运动(**图 4-17A**)。

伸

在伸展过程中,上位椎体在相邻的下位椎体上发生向后倾斜和滑动,导致棘突接近,椎间孔变窄(**图 4-17B**)。伸展时可作的运动受到棘突的骨接触面和关节突关节囊、纤维环的前纤维、前纵韧带和躯干前部肌肉的被动张力的限制。唯一直接限制伸展的韧带是前纵韧带,这也可能是前纵韧带强于后纵韧带的原因。

侧屈

在侧屈时,上椎骨横向倾斜并平移到下方的相邻椎骨上(**图 4-18**)。椎间孔向侧屈方向对侧增宽,同侧变窄。纤维环在曲线的凹面被压缩,在曲线的凸面被拉伸。纤维环纤维、横突间韧带和曲线凸面上的前后躯干肌肉的被动张力限制了侧屈。由于关节面的方向不同,伴随侧屈的旋转方向也略有不同。

旋转

每个脊柱区域都可以旋转,但由于关节突关节的形状截然不同,故运动学因区域而异,将在下一节中按区域进行讨论。

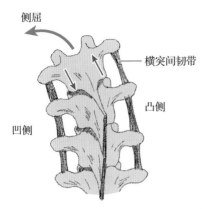

图 4-18　在向左侧屈时,弯曲凹面(左)侧的下关节面向下滑动到下方椎骨的上关节面,而凸面(右)侧的下关节面向上滑动。椎体横向倾斜,凸面椎间孔增宽,凹面椎间孔变窄。横向屈曲受限于曲线凸面上的横突间韧带的张力

动力学

脊柱不仅在正常功能活动时而且在休息时都会受到轴向压缩、拉伸(牵引)、弯曲、扭转和剪切应力(图 4-19)。椎体抵抗这些负荷的能力因脊柱区域而异,取决于:负荷的类型、持续时间和速率;各人的年龄和姿势;各种结构要素(椎体、关节、椎间盘、肌肉、关节囊和韧带)的状况和特性;神经系统的完整性。

轴向压缩

轴向压缩(通过与椎间盘成直角的脊柱长轴作用的力)是重力、地面反作用力、韧带和肌肉收缩产生的力,以及任何潜在的外部负荷于人的身体的结果。椎间盘和椎体抵抗大部分

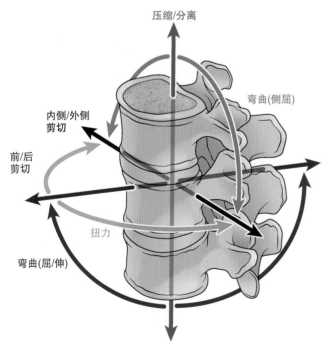

图 4-19　脊柱中的每个运动段都受到轴向(压缩/分离)、弯曲(屈曲/伸展、侧屈)、扭转(旋转)和剪切(前/后、内侧/外侧)力

压力,但椎弓和关节突关节在某些姿势和特定运动中分担一些负荷。压缩负荷通过椎体的骨小梁及其皮质壳从上椎体终板传递到下椎体终板。松质骨在 40 岁之前贡献了大部分腰椎的力量,而皮质骨则承担其余部分。40 岁以后,皮质骨承担更大比例的负荷,因为骨小梁的抗压强度和刚度随着骨密度的降低而降低[24]。根据脊柱的姿势和区域,关节突关节承受 0% 到 30% 的压缩负荷。当脊柱处于过度伸展状态时,棘突也可能分担一些负荷。

髓核就像一个流体球,可以通过压缩而变形。在髓核中产生的压力实际上大于施加的负荷[25]。当重量从上方施加于髓核时,髓核会产生膨胀压力并试图向外扩张至纤维环和终板(见图 4-9)。当髓核试图在所有方向上分配压力时,在纤维环中产生应力,并且在椎骨终板上发生中央压缩载荷。通常,纤维环和终板能够对髓核中的膨胀压力提供足够的抵抗力,以达到并保持平衡状态。施加在终板上的压力传递到上下椎体。在轴向受压时,椎间盘和骨小梁能够承受比软骨终板或皮质骨更大的变形而不会产生故障。终板能够承受的变形量最小,因此在高压缩载荷下将首先破坏(断裂)。椎间盘将最后一个损坏(破裂)。

当椎间盘承受恒定载荷时,椎间盘与所有结缔组织一样,会出现蠕变(时间相关变形)。这种现象会导致椎间盘组成和功能出现的典型昼夜变化。在直立姿势等持续压缩载荷下,椎间盘肿胀,压力的增加导致液体从髓核和纤维环中流出,降低了椎间盘的高度。从椎间盘挤出的液体量取决于负载的大小及持续时间。挤出的液体通过软骨终板中的微孔被吸收。当椎间盘上的压力再次减小时,椎间盘会从椎体吸回液体,恢复高度[26]。椎间盘因受压而蠕变解释了为什么一个人在一天结束时从直立位置进行长时间轴向压缩时会变的稍微矮一些,而在早晨由于处于水平位置,压缩减少数小时后,会稍微高一些。

> ### 病例应用 4-2
>
> 2016 年 3 月 1 日,美国宇航员 Scott Kelly 在国际空间站停留 340 天后返回地球,创造了美国宇航员在太空中连续停留时间最长的记录。美国宇航局报告说由于零重力条件允许椎间盘吸收和保持液体,从而延长了脊柱,因此 Kelly 在太空期间身高增加了 2 英寸(约 5cm)。

拓展概念 4-1
蠕变载荷对椎间盘的影响

亚当斯及其同事报告了蠕变载荷下椎间盘力学变化,包括椎间盘高度降低、椎间盘膨出增加和弯曲时灵活性增加[27]。这些变化导致椎弓和韧带,尤其是关节突关节,在椎间盘蠕变载荷的条件下承受很大的压缩和弯曲力。随着压缩力的延长,负载会从髓核转移到纤维环,尤其是椎间盘的后部。这种负荷的增加会导致纤维环弯曲或脱垂。此外,液体交换和新陈代谢的减少,导致椎间盘的营养和潜在愈合降低。

弯曲

弯曲会对脊柱结构造成压缩和拉伸。在向前屈曲时,前部结构(椎间盘的前部、前韧带和肌肉)受到压缩;后部结构受到张力(见图4-14A)。后外纤维环、关节突关节囊和后韧带中的胶原纤维对拉伸力的抵抗有助于限制极端运动,从而提供屈曲稳定性。当脊柱承受持续载荷时会发生蠕变,比如可能会出现在常规坐姿的弯曲姿势中。由此产生的支撑结构(如韧带、关节囊和椎间盘)的变形(伸长或压缩)可能导致ROM增加超出正常范围。如果组织的蠕变变形发生在应力-应变曲线的交界或弹性区域内,则结构将在活动停止后几分钟或几小时恢复到其原始尺寸。如果变形超过弹性区域,椎骨结构可能会有受伤的危险。

在伸展过程中,后部结构通常被卸载或受到压缩,而前部结构则受到拉力(见图4-14B)。

一般来说,拉伸阻力由纤维环的前外侧纤维、关节突关节囊、前纵韧带的被动张力以及可能通过棘突的接触提供。在横向弯曲时,椎间盘的同侧被压缩;也就是说,在右侧弯曲时,椎间盘的右侧被压缩,而椎间盘左侧的外层纤维被拉伸。因此,外纤维环的对侧纤维和对侧横突间韧带(见图4-18)有助于通过抵抗极端运动来提供侧弯期间的稳定性。

扭转

扭转力是在轴向旋转过程中产生的,它是脊柱中发生的耦合运动的一部分。有人提出,纤维环可能是腰部抗扭转最有效的结构。然而,当扭转、严重轴向压缩和向前弯曲共同发生时,椎间盘纤维断裂的风险会增加[28]。

当椎间盘受到扭转时,一些纤维环纤维抵抗顺时针旋转,而方向相反的纤维抵抗逆时针旋转。

剪切

剪切力与椎间盘平行,往往导致每个椎体在下位椎体上的滑动(向前、向后或侧向滑动)。在腰椎中,关节突关节抵抗一些前剪切力,椎间盘抵抗其余部分。当持续负载时,椎间盘表现出蠕变,关节突关节可能不得不抵抗所有的剪切力。**表4-4** 总结了椎体功能。

表4-4　椎体功能总结

结构	功能
椎体	抵抗压缩力
	将压缩力传递到椎骨终板
椎弓根	将弯曲力(由附着在棘突和横突上的肌肉施加)传递到椎体
椎板	抵抗和传递力(从棘突和关节突关节囊传递)到椎弓根
横突	作为肌肉和韧带的附着点
棘突	抵抗压缩并将力传递到椎板
	作为韧带和肌肉的附着点
关节突关节面	抵抗剪切力、压缩力、拉伸力和扭转力
	将力传递到椎板
髓核	抵抗对椎骨终板的压缩力,并将垂直压缩力转化为纤维环中的圆周拉伸力
纤维环	抵抗拉伸、扭转和剪切力

区域结构和功能

需完成许多功能的结构的复杂性反映在结构组成部分的设计中,更多不同的需求往往需要更复杂的结构。这个概念体现在脊柱上,第1颈椎、第1胸椎、第5腰椎和骶椎中明显的结构变化表示将脊柱连接到相邻结构必须有所变化。椎体结构的差异在颈胸椎、胸腰椎和腰骶连接处也很明显,这是从一种椎体结构过渡到另一种椎体结构。位于区域连接处的椎骨称为过渡椎骨,通常具有与其相邻区域共有的特征。头尾椎体尺寸的增加反映了由下胸椎和腰椎体支撑的体重比例的增加。骶椎融合成刚性节段反映了对椎体稳固支撑基础的需要。除了这些变化之外,整个椎体还发生了大量结构上的微小变化,这里只讨论主要的变化。

颈部结构

脊柱的颈椎部分由七块椎骨组成。在形态和功能上,颈椎分为两个不同的区域:上颈椎或颅椎区域,以及下颈椎或者枢椎下区域(图4-20)。颅椎区域包括枕骨髁和前两个颈椎体(C₁和C₂,或称寰椎和枢椎),而下颈椎包括C₃~C₇的椎骨(图4-21)。C₃~C₆的椎骨表现出相似的特征,因此被认为是典型的颈椎。寰椎、枢椎和C₇表现出独特的特征,被认为是非典型颈椎。所有的颈椎都有一个独有的特征,即位于横突上的横突孔,是椎动脉的通道。

颅椎区

寰椎

寰椎(C₁)是位于枕骨髁和枢椎之间的坚固环(图4-22)。

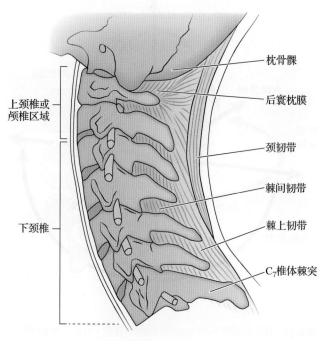

枕骨髁

后寰枕膜

上颈椎或颅椎区域

颈韧带

棘间韧带

棘上韧带

下颈椎

C₇椎体棘突

图4-20　颈椎区由上颈椎(颅椎区)和下颈椎(枢椎区)组成

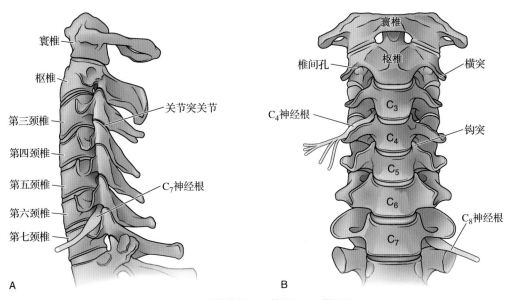

图 4-21　颈椎椎骨。A. 前面观。B. 侧面观

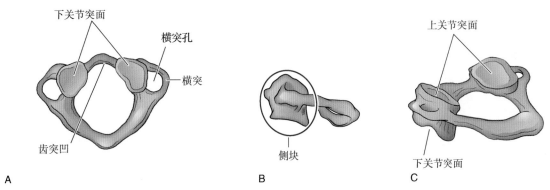

图 4-22　寰椎是一个明显不典型的椎骨。A. 在这个上面观中, 很明显, 寰椎的形状像一个环, 没有体和棘突。每个横突都有一个所有颈椎都有的横突孔。B. 侧面观显示侧块。C. 关节突面

寰椎的功能是支撑枕骨并将力从枕骨传递到下颈椎。这些功能反映在骨骼结构中。寰椎与其他椎骨的不同之处在于它没有椎体或棘突, 呈环状(图 4-22A)寰椎上有两个大的侧块, 由两个上、下关节突关节面(图 4-22B 和 C)形成, 朝向每个枕骨髁, 起到最大程度地传递力的作用。这些侧块由前弓和后弓连接, 共同形成环状结构, 并有横突使肌肉附着[5]。与颈椎其他部位的横突一样, 每个横突都包括一个横突孔(见图 4-22A), 椎动脉从每一侧穿过。上关节突面很大, 通常呈肾形, 深凹以容纳枕髁的大而凸的关节面。然而, 这些关节突关节的大小和形状差异很大。下关节突略微凸出, 并向下方凸出与椎体(C₂)连接的上关节突关节面。寰椎在前弓的内表面也有一个小关节面, 用于与枢椎的齿突(齿状突)连接(见图 4-22A)。

枢椎

枢椎的主要功能是将头部和寰椎的联合负荷传递到颈椎的其余部分, 并提供头部和寰椎的轴向旋转[5]。枢椎(图 4-23)是不典型的, 因为椎体的前部向下延伸, 从椎体的上表面有一个称为齿状突的垂直突起。齿状突有一个前关节面用于与寰椎前弓(见图 4-23A)和后沟与横韧带连接。枢椎具有上、下关节突面分别与寰椎和 C₃ 相连接。枢椎的棘突大而细长, 具有

分叉(分成两部分)的尖端(见图 4-23B)。枢椎的上关节突面朝上和朝外, 下关节突面朝前[29]。

关节

人体有两个寰枕关节, 由两个凹面的寰枕关节突与两个凸面的寰椎关节突组成。这些关节是真正的滑膜关节, 关节内有纤维脂肪、半月板, 靠近水平面。

寰枢关节由三个滑膜关节组成: 齿突与寰椎前弓之间的正中寰枢关节, 以及寰枢关节上关节突与寰椎下关节突关节面之间的两个侧关节(图 4-24)。正中关节是滑膜枢椎关节, 其中枢轴在由寰椎前弓和后侧横韧带形成的骨韧带环内旋转。两个侧关节位于水平面, 根基于骨性结构, 属于平面滑膜关节; 然而, 寰椎关节面和枢椎关节面的关节软骨都是凸面的, 使得关节突关节面呈双凸面[30]。由于双凸面结构不一致, 半月板充满关节空间。

颅椎韧带

除了本章前面提到的跨脊柱区域的韧带外, 还有许多其他

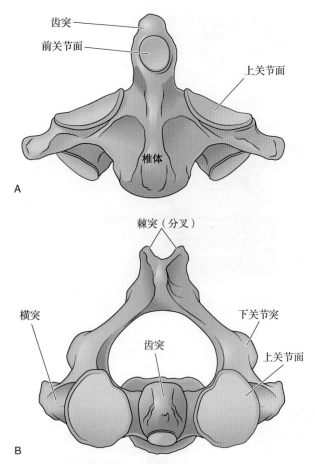

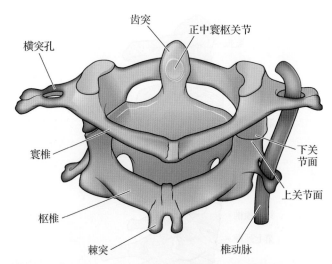

图 4-23 齿突(齿突)起源于前牙轴体的一部分。上关节突小面位于窝的两侧。A. 前面观显示了牙窝的前小面,牙窝与前寰椎的连接以及上关节突面的倾斜度。B. 上面观显示了双侧棘突和枢椎的其他组成

图 4-24 寰枢关节。寰枢正中关节,切除后部分(寰横韧带)以显示齿突和寰椎前弓。两个寰枢椎外侧关节由寰枢椎的上关节面和寰椎的下关节面组成,位于寰枢椎正中关节的两侧。该视图还显示了穿过横孔时的右椎动脉

韧带专属于颈部区域。这些韧带附着在枢椎、寰椎或枕骨上,并加强上部两个椎骨的关节。其中四条韧带是已经描述过的纵向韧带系统的延续;剩下的四条韧带是颈部特有的。

如图 4-25 所示,后寰枕膜和后寰枢椎膜是纤维弹性膜,是黄韧带的向上延伸(图 4-25A)。然而,它们的结构与黄韧带不同,因为它们的弹性较小,因此允许更大的活动范围,尤其是旋转时[31]。寰枕前膜和寰枢前膜是前纵韧带的上部延伸(图 4-25B)。覆膜是上两层后纵韧带的上延部分,是一种宽阔而坚固的膜,起源于椎体后轴,覆盖齿突及其十字韧带,并嵌入枕骨基底沟近枕骨大孔前缘(图 4-26)[32]。

项韧带的描述各不相同(见图 4-21)。一些人将其描述为棘上韧带的进化,具有厚厚的三角形片状结构——其基部从枕外隆突、枕骨大孔和颅顶与颅骨相连,它附着在 C_7 棘突的尖端[15,17]。它的功能有时被描述为限制头部弯曲并作为肌肉附着点[33,34]。然而,Mercer 和 Bogduk[34] 将项韧带描述为由两个不同的部分组成:背中缝和腹侧中线隔。他们将背中缝描述为一条狭窄的胶原组织,与上斜方肌、头夹肌和小菱形肌的肌腱交织在一起。背中缝牢固地附着在枕外突起和 C_7 棘突的尖端,但在这些附着部位之间是独立的和可移动的。腹中线间隔由致密的结缔组织组成,从背中缝和枕外嵴向腹侧延伸至颈椎棘突尖端[34]。它与棘间韧带、寰枢椎膜和寰枕膜以及头半棘

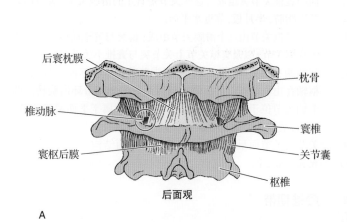

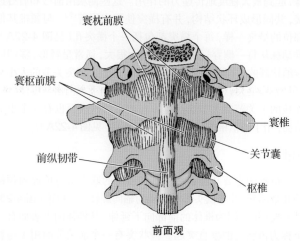

图 4-25 A. 后寰枕膜和后寰枢椎膜。B. 前寰枕膜和前寰枢膜

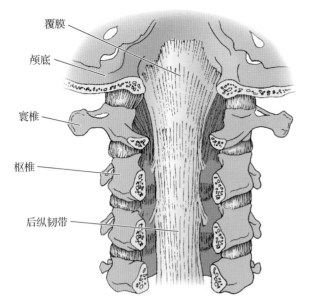

图 4-26 在这个后面观中,后椎弓被移除以显示覆膜。覆膜是颅椎区后纵韧带的延续

肌和头夹肌筋膜连续[34]。Mercer 和 Bogduk 的描述似乎与颈部韧带是牢固连接到所有颈椎的坚固韧带并能够在抵抗头部弯曲方面发挥主要作用的观点相矛盾[34]。约翰逊等人发现结构和纤维方向的节段变化支持两种描述,并表明项韧带在下颈椎区域是最有效的,在 C_6 和 C_7 处有明确的附着点[35]。

横韧带

如**图 4-27** 所示,寰椎横韧带横跨寰椎环,将其分成一个大的脊髓后环和一个小的齿突前环(**图 4-27A**)。横韧带在其前表面有一层薄薄的关节软骨,用于与齿突连接。横韧带具有向上延伸到枕骨的上层纤维和向下延伸到枢椎后部的下层纤维。横韧带及其纵向韧带有时被称为寰椎十字韧带(**图 4-27B**)。韧带的横向部分使齿突紧靠寰椎前环并防止 C_1 在 C_2 上前移。该韧带对于维持 $C_1 \sim C_2$ 节段的稳定性至关重要。寰椎横韧带

限制颅椎屈曲并确保齿突在轴向旋转过程中的枢椎运动[32]。横韧带非常粗壮,在韧带撕裂之前,齿突往往会断裂[17]。然而,横韧带的完整性可能会受到损害,尤其是类风湿性关节炎等疾病和其他损害结缔组织的疾病,如唐氏综合征。

翼状韧带

两条翼状韧带颈部区域特有的(见**图 4-27A 和 B**)。这些成对的韧带起源于后齿突两侧的轴,向外侧延伸,有时略微向上延伸以连接到枕骨髁[32,36]。韧带主要由胶原纤维组成。这些韧带在头部处于中立位置时放松,在颅颈屈曲时绷紧。头部和颈部的轴向旋转会收紧双侧翼状韧带[32]。齿突的顶端韧带,也称为寰十字韧带的上纵带,将枢椎和嵌入的寰椎连接到颅骨的枕骨。它从齿突顶端到颅骨枕骨大孔的前缘以扇形排列[17]。

下颈部

典型颈椎

椎体

如**图 4-28** 所示,颈椎体小,横径大于前后径和高度(**图 4-28A**)。从 C_2 到 C_7 的每一段椎体的大小都略有增加。从 C_3 到 C_7 椎体上表面的后外侧边缘支撑钩突(**图 4-28B**),使这些椎骨的上表面在冠状面中呈凹形。钩突在出生前就存在,在 9~14 岁期间逐渐扩大[37]。椎体的前下缘形成一个垂向下方椎体的唇缘(**图 4-28C**),在矢状面形成椎体下表面的凹形。

弓体

椎弓根。椎弓根向后外侧突出,位于椎体上下表面的中间。

椎板。椎板薄,略微弯曲,向后内侧突出。

关节突关节(上、下)。颈椎关节突支撑成对的上关节面和下关节面。上关节面是扁平和椭圆形的,朝上和朝后。它们位于水平面和冠状面之间。上关节突的宽度和高度从 C_3 到 C_7 逐

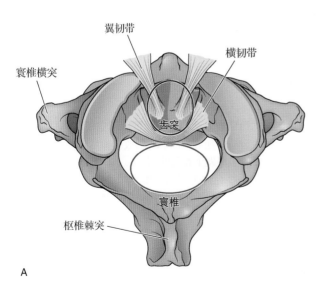

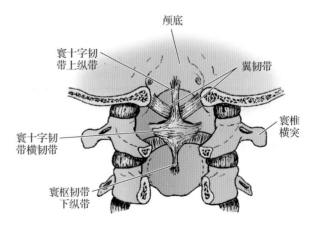

图 4-27　寰椎横(也称为寰枢椎十字韧带)韧带和翼状韧带。A. 在上面观中,可以看到横韧带将寰椎环分成较小的前环和较大的后环。翼状韧带将齿突(通过齿突)连接到枕骨。B. 椎骨后部(切除棘突和椎弓)的后面观显示了寰十字韧带以及翼状韧带与颅底的连接

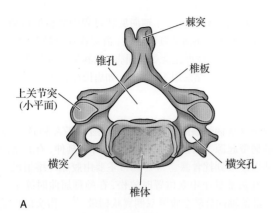

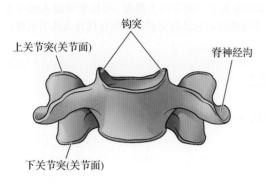

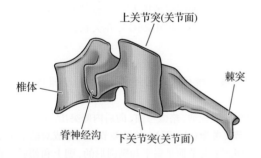

图 4-28 典型的颈椎。A. 典型颈椎的椎体和后部在这个上面观中很明显。B. 在这个后面观中，椎体后外侧上表面和下表面的钩突在冠状面上形成一个凹面。C.侧面观显示椎体前部的下投影，椎体在矢状面凹陷

渐增加。成对的下关节面向下方和前方。

横突。横突孔位于双侧椎动脉、静脉和静脉丛的每个横突中。此外，还有一个脊神经沟，将颈横突分为前部和后部或结节（见**图 4-28B** 和 C）。

棘突。颈椎棘突短而纤细，水平延伸，尖端分叉。棘突的长度从 C_2 到 C_3 略有减少，从 C_3 到 C_5 保持不变，并在 C_7 处显著增加。

椎孔。椎孔相对较大，呈三角形以容纳较大的脊髓。

椎间盘

颈椎椎间盘结构与腰椎椎间盘结构不同（**图 4-29**）。Mercer 和 Bogduk 指出，在颈部区域，从上方观察时，纤维环的纤维呈

新月形。当椎间盘接近各自的钩突时，颈椎间盘前部较厚，侧部逐渐变细。纤维环的后纤维仅形成薄层，同心环比腰椎纤维少得多[5,30]。Mercer 和 Bogduk 描述了颈椎间盘后部没有真正的环。然而，Pouders 等人确实在后部发现了纤维环，尽管他们同意颈椎间盘前部的纤维环较厚[38]。

椎间盘裂隙随着钩突的发育而发展，并在大约 9 岁时变成裂隙（**图 4-29B**）。这些裂隙成为所谓的钩椎关节或 "Luschka 关节" 的关节腔[37]。

下颈椎间关节

下颈椎区域（$C_3 \sim C_7$）的椎间关节是鞍状关节（**图 4-30**）。在矢状面，由于钩突，上位椎体的下表面是凹的，下位椎体的上表面是凸的（**图 4-30A**）[6]。发生的运动主要是倾斜运动，尽管仍然有平移运动[6,30]。在冠状面（**图 4-30B**），上位椎体的下表面是凸面，位于由钩突形成的下位椎体的凹面中。

关节突关节

与其他区域一样，颈椎中的关节突关节是真正的滑膜关节，含有纤维脂肪半月板[5,6,30]。关节囊松弛以允许较大的活动范围；然而，关节囊也确实会在一定范围内限制末端运动。关节通常被描述为与冠状面和水平面成大约 45° 角；换句话说，它们位于两个平面的中间（见**图 4-12A**）。然而，关节的方向因个体而异，导致个体之间的活动范围存在很大差异[39]。

颈部功能

虽然颈部区域在脊柱的任何区域中表现出最大的灵活性，但颈部区域的稳定性——尤其是寰枕和寰枢关节的稳定性——对于支撑头部和保护脑干、脊髓和椎动脉至关重要。寰椎的构造使得它为脊髓提供了比任何其他椎骨更多的自由空间。多余的空间有助于确保脊髓在椎骨中发生大量运动期间不会受到撞击。

颅颈区域和下颈椎这两个功能单元的差异使头颈不同区域的运动组合不同。在功能上，更多的运动组合有利于前庭、视觉和听觉系统的感觉器官的最佳定位。

运动学

颈椎结构适应较大活动度。颈椎区可完成屈伸、侧屈、旋转运动。这些运动伴随着 C_2 到 C_7 的改变而增加。然而，在屈伸过程中主要的平移发生在矢状面[5,6]。

寰枕关节主要允许头部和寰椎之间的点头（屈曲／伸展）运动，尽管也存在非常少量的侧屈和旋转（**图 4-31**）。屈曲／伸展的组合活动范围约为 15°，侧屈和旋转各约为 3°[30]。在屈曲时，枕骨髁向前滚动并向后滑动（**图 4-31A**）。在伸展时，枕骨髁向后滚动并向前滑动（**图 4-31B**）。轴向旋转和侧屈的总运动受到关节囊张力的极大限制，这种张力是由于在旋转或侧屈时，枕骨髁卷上对侧寰椎窝壁而产生的[40]。

寰枢关节的运动包括旋转、侧屈、屈曲和伸展。大约 50%

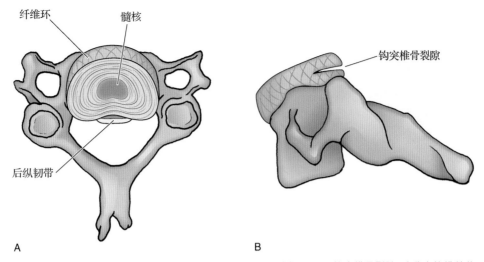

图 4-29　颈椎间盘。A. 该上面观显示了新月形纤维环。B. 侧面观显示钩突椎骨裂隙，也称为钩椎关节或 Luschka 关节

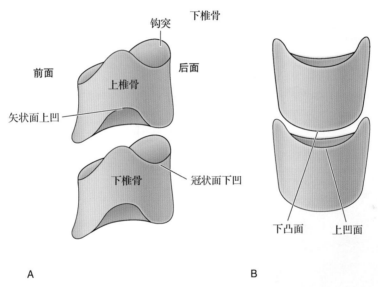

图 4-30　A. 下颈椎椎间鞍状关节的侧面观。B. 前面观，显示上椎骨的下凸表面如何嵌入下椎骨的上凹表面

的颈椎总旋转发生在寰枢关节（**图 4-32**）。枢椎向任一侧旋转大约 45°，总共约 90°[30]。翼状韧带限制寰枢关节的旋转。颈椎总旋转量的 40% 均匀分布在下颈椎关节中[40]。

关节突和椎间关节以及韧带和关节突关节囊的形状决定了下颈段的运动。关节突关节囊在颈部区域通常是松弛的，导致此处可有大量运动。与椎间盘直径相关的高度在运动方面也起着重要作用。与前后径和横径相比，颈椎间盘的高度较大。因此，每个节段都可能出现大幅度的屈、伸、侧屈，尤其是年轻人。所有年龄组颈椎的平均活动范围如下：总屈曲 / 伸展：126°[标准偏差（SD）=22°]，总侧屈：87°（SD=22°），总旋转：144°（SD=23°），不同年龄组差异很大[41]。$C_5 \sim C_6$ 处的椎间盘比其他椎间盘承受更大的应力，因为 $C_5 \sim C_6$ 具有最大的屈曲 / 伸展范围，并且是机械应变最大的区域[42]。

一般来说，屈伸范围从 $C_2 \sim C_3$ 活动段到 $C_5 \sim C_6$ 活动段增加，并在 $C_6 \sim C_7$ 段再次减小[9]。这些下颈椎节段的屈曲包括上椎体的前倾、椎间关节的前滑和关节突关节的上滑（**图 4-33A**）。伸展包括上位椎体的后倾以及椎间关节处的后滑和关节突关节处的下滑（**图 4-33B**）。

旋转和侧屈也是耦合运动。侧屈伴同侧旋转（**图 4-34A**），旋转伴同侧侧屈（**图 4-34B**）。这些运动也是椎体间关节向同侧倾斜和滑动以及关节突关节向同侧向下滑动和对侧向上滑动的结合[20,30]。

Mercer 和 Bogduk[5,30]认为侧屈和横向平面旋转的概念是人为构建的。在他们看来，运动应该被视为发生在关节突关节平面内的滑动。

动力学

与脊柱的其余部分一样，颈部区域承受轴向压缩、拉伸、弯曲、扭转和剪切应力；然而，存在一些区域差异。颈椎区域

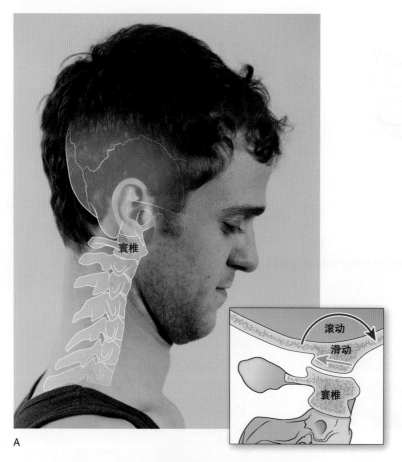

A

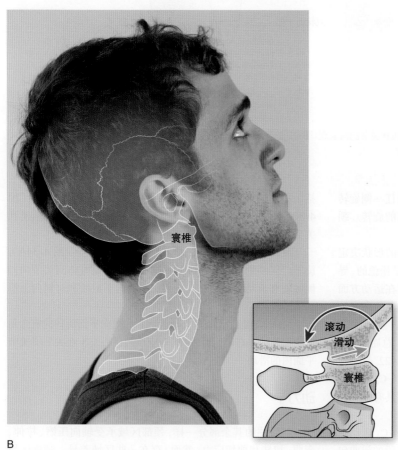

B

图 4-31　寰枕关节的主要运动是点头（屈曲／伸展）。**A.** 屈曲时，髁突枕骨向前滚动并向后滑动。**B.** 在伸展时，枕骨的髁突向后滚动并向前滑动

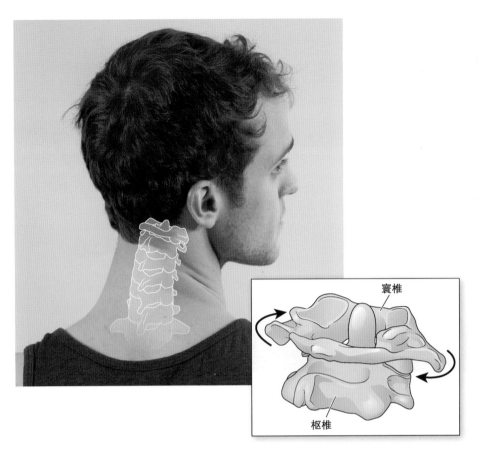

图 4-32 寰枢椎旋转发生在枕骨和寰椎在下方轴上一起运动时,通常会导致向任一侧旋转 45°

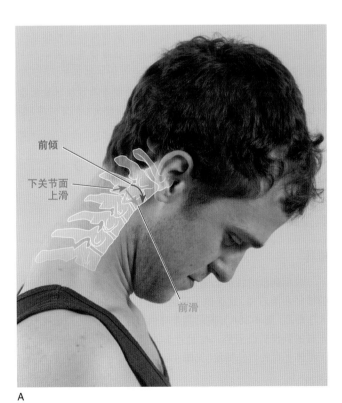

A

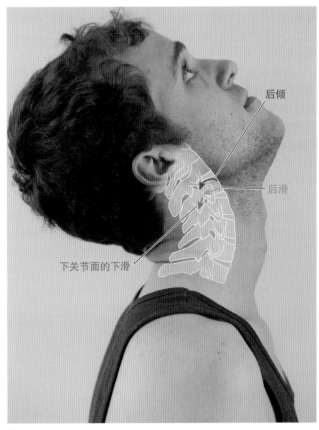

B

图 4-33 下颈椎节段的屈曲和伸展发生在相邻椎体(例如 C_4)的头侧椎体下方(例如 C_3)。A. 在屈曲时,椎体倾斜并向前滑动,而下关节面在下面的关节面上向上滑动。B. 在伸展时,椎体倾斜并向后滑动,而下关节面在下方关节面向下滑动

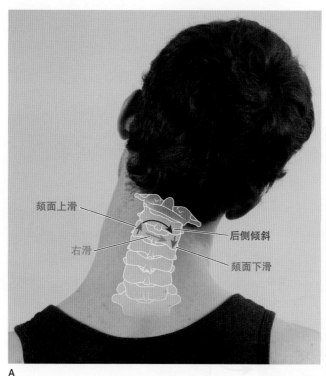
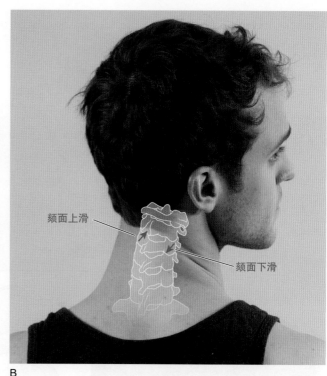

颏面上滑

右滑

后侧倾斜

颏面下滑

A

颏面上滑

颏面下滑

B

图 4-34　下颈椎段的侧屈和旋转是头侧椎体（例如 C₃）在下方相邻椎骨（例如 C₄）上的耦合运动。A. 右侧屈曲时，椎体倾斜向右滑动，右下小关节面向下滑动，左下小关节面在下方小关节面上向上滑动。小关节面的滑动导致椎体向右（同侧）轻微旋转。B. 向右旋转时，右下小关节面向后滑动，而左下小关节面向前滑动。椎体的右侧倾斜和滑动也很明显

与胸椎和腰椎区域的不同之处在于它承受的重量更轻，通常更灵活。颈椎产生脊柱前凸，因此即使在理想的直立位置也会承受前切力。

在寰枕关节或寰枢关节处均不存在椎间盘。因此，头部的重量（压缩负荷）必须通过寰枕关节直接转移到枢椎的关节面。然后这些力通过枢椎的椎弓和椎板传递到身体的下表面和它的两个下关节突。随后，力被转移到相邻的下椎间盘。枢椎的椎板很大，其结构反映了传递大量压缩载荷所需的功能适应性。骨小梁显示枢椎和 C₇ 的椎板都受到重载，而中间椎骨的椎板则没有。当负荷从上关节面转移到下关节面时，它们会扩散到椎板中[43]。

施加在颈部区域的负荷随着头部和身体的位置而变化，并且在支撑良好的斜靠姿势中是最小的。在颈椎 C₃ 至 C₇ 区域，压缩力通过三个平行脊柱传递：由椎体和椎间盘形成的中央柱，以及由左右关节突关节组成的两个后外侧柱。这些后外侧柱通常被称为关节柱。压缩力主要由椎体和椎间盘传递，大约三分之一由两个后外侧柱传递[29]。

> **基本概念 4-3**
> **颈部结构与功能**
>
> 总而言之，颈部区域的结构是独一无二的。颈椎必须实现多种运动组合，以优化定位主要感觉器官，同时提供足够的稳定性来保护脑干、脊髓和供应大脑的动脉。与视觉（眼睛）、平衡（前庭器官）和听觉（耳朵）相关的器官都受颈椎运动的影响。理想情况下，尽管我们的身体在运动，但这些感觉器官仍将保

持最佳定向。两个不同的颈椎区域可以在一定程度上独立工作，有助于满足这些不同的需求。颅椎节段能够根据需要从下颈椎向相反的方向移动。颈椎内这些不同且相反的运动的两个常见例子是颈椎区域的前伸和后缩。前伸包括颅椎伸展结合下颈椎屈曲。后缩包括颅椎屈曲和下颈椎伸展。当一个人无精打采坐着时，他或她经常会采取向前的头部姿势，这是颈部区域的前伸位置。物理治疗师经常教授涉及颈椎区域后缩的练习，以帮助纠正因长时间采用前伸颈椎的（头部向前）姿势而可能出现的问题。

胸部结构

典型胸椎

椎体

典型胸椎的特征如**图 4-35** 所示。典型的胸椎体具有相等的横径和前后径，这提供了更大的稳定性。椎体呈楔形，后高大于前高（**图 4-35A**），前后高差峰值出现在 T₇。这种前楔形成正常的胸椎后凸姿势。与肋骨头关节的半关节面（或半面）位于椎体平台的后外侧角（见**图 4-35**）。

椎弓

椎弓根

这些通常直接朝向后方，几乎没有侧向突出，形成一个小

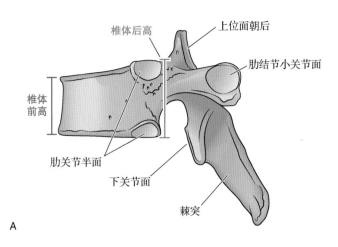

A

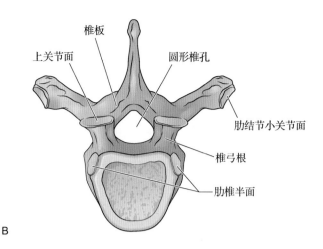

B

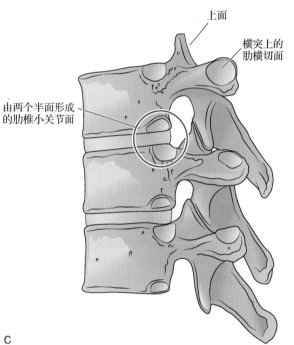

C

图 4-35　典型的胸椎。A. 胸椎的侧面观显示了关节突关节的上下关节面以及与肋骨连接的半关节面。椎体的后高大于前高。B. 胸椎的上面观显示椎孔的圆形小面，横突上的肋骨关节面与肋骨结节连接，椎体上的上肋椎关节面与头连接肋骨，椎弓和椎板。C. 在这个侧面观中，可以看出肋椎小关节由两个相邻的半小关节面和中间的椎间盘构成；胸部区域特有的棘突重叠也很明显

的椎管（图 4-35B）。

椎板

椎板短、厚、宽。

关节突关节

上关节突面很薄，几乎平坦，面向后、上和侧面（图 4-34A）。下关节突面面向前方、下方和内侧。关节面几乎位于冠状面，它们的方向在 T_{10} 或 T_{11} 处发生变化，因此上关节面面向后外侧，下关节面面向前外侧——更接近矢状面。

横突

横突有加厚的末端，每个末端都支撑着一个大的椭圆形小关节面（肋结节小关节面），用于与肋骨结节相连。

棘突

棘突向下倾斜，从 T_5 到 T_8，与相邻下椎骨的棘突重叠。T_{11} 和 T_{12} 的棘突呈三角形，水平突出。对于大部分胸椎，棘突的尖端和下位椎体平齐。

椎孔

椎孔小而圆。

椎间盘

对胸椎间盘结构的研究很少。然而，该结构通常被认为与腰椎间盘的结构相似，仅在大小和形状上有所不同。胸椎间盘比其他区域的椎间盘薄，尤其是上胸段。此外，椎间盘尺寸与椎体尺寸的比率在胸椎区域最小，导致该区域的活动度较低且稳定性较高。终板显示从 T_1 到 T_{12} 的横向和前后直径逐渐增加。

关节

椎间关节

胸椎的椎间关节包括平坦的椎体表面，允许在每个方向上发生平移。椎间盘允许椎体倾斜；然而，由于椎间盘尺寸较小限制了总的运动。

关节突关节

关节突关节是平面滑膜关节，存在纤维、脂肪、半月板。

这些关节与冠状面成大约 20° 角,这就允许有较大的侧屈和旋转,而屈曲和伸展就比较小(**图 4-16B**)。胸椎关节囊比颈椎和腰椎区域的关节囊更紧,这就导致胸椎运动较小。

韧带

与胸区相关的韧带与本章开头描述的典型椎韧带相同,不同之处在于胸椎区的黄韧带和前纵韧带比颈椎区厚。

非典型胸椎

大多数胸椎遵循所有椎骨的基本结构设计,但有一些细微的变化。T_1 和 T_{12} 为过渡椎骨,分别具有颈椎和腰椎的特点。T_1 呈典型的颈椎状,其横径几乎是前后径的两倍。T_1 的棘突特别长和突出。T_{12} 具有面向后外侧的胸椎样上关节突关节面。然而,下关节突面更像腰椎,具有面向前外侧的凸面,与第一腰椎的垂直、凹面、后内侧面向上关节突关节面连接。与其他胸椎相比,T_1、T_{11} 和 T_{12} 的其他差异在于:在这三个椎体上存在完整的肋面而不是半面,因为第 1、11 和 12 肋仅与其相应的椎体(而不是上下体)相连。

胸部功能

由于肋骨、棘突、绷紧的关节突关节囊、较厚的黄韧带以及椎间盘周径和椎体等结构要素的限制,胸椎区域比颈椎区域椎体更不灵活和更稳定。每个胸椎通过两个关节与一组成对的肋骨相连:肋椎关节和肋横关节。肋椎关节的椎体成分是位于大部分椎体的上半面。肋横关节的椎体成分是横突上的卵圆面。这些连接将在第 5 章中详细讨论。

运动学

所有运动都可以在胸椎区域进行,但由于胸廓的僵硬和冠状面中的关节突关节面的方向,上胸椎区域($T_1 \sim T_6$)的屈伸范围非常有限。在胸椎区域的下部($T_9 \sim T_{12}$),关节突面更靠近矢状面,允许增加屈伸角度。上胸区可自由侧屈和旋转。侧屈活动范围伴随着一些轴向旋转。由于关节突面在 T_{10} 或 T_{11} 处的方向发生变化,该区域下部伴随的轴向旋转角度减少,耦合旋转的方向可能因人而异[9]。

胸椎区的屈曲受到后纵韧带、黄韧带、棘间韧带和关节突关节囊的张力的限制。胸椎区域的伸展受限于棘突、椎板和关节突小关节面的接触以及前纵韧带、关节突关节囊和腹肌的张力。侧屈受到关节突面对侧屈曲线凹度的影响和肋骨的限制。胸廓区域的旋转也受到肋骨的限制。当胸廓旋转时,伴随着相关肋骨对的扭曲(**图 4-36**)。随着肋骨前部变平,椎体旋转一侧的肋骨后部变得更加凸出。旋转角度取决于肋骨承受扭曲的能力和肋椎和肋横关节可作的运动。随着年龄的增长,肋软骨骨化并且肋骨变形减少。这导致可用的胸椎旋转随着年龄的增长而减少。

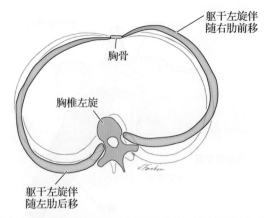

图 4-36　向左旋转胸椎(躯干向左旋)伴随着相关肋骨对的扭曲,使左后部和右前部肋骨变得更佳凸出

动力学

与颈椎区域相比,胸椎区域承受更大的压力,因为需要支撑更大的体重以及维持该区域的后凸形状。重力线落在胸椎之前,会在胸椎上产生一个屈曲力矩,而后韧带和脊柱伸肌会抵消它。由于重力线的力臂增加,最大的屈曲力矩出现在后凸曲率的峰值处[9]。

> **基本概念 4-4**
> **胸部结构和功能**
>
> 总而言之,胸部结构(胸椎和胸腔)的主要目标是保护重要器官和脊髓,同时保持躯干总活动度。在临床上,由于长时间的坐姿,包括懒散的姿势,经常发生胸椎节段性活动度降低。这可能会导致相邻脊柱区域出现问题。鉴于胸段的总运动小于颈椎和腰椎区域的总运动,即使是少量的胸廓运动减少也可能对功能产生较大影响。当胸椎活动度降低时,要保持功能性活动度可能会对颈椎或腰椎节段的活动度提出更高的要求。这会增加这些区域结构的负荷,导致颈部疼痛或腰痛。

腰部结构

前四个腰椎在结构上类似,并且都具有椎骨的共同特征(**图 4-37**),而第五腰椎和骶骨的连接有结构适应性。

典型腰椎

椎体

典型腰椎椎体巨大,横径大于前后径且大于椎体高度(**图 4-37A 和 B**)。椎体形状和尺寸反映了其所需要承载的体重、地面反作用力、肌肉收缩导致的压缩性负荷。

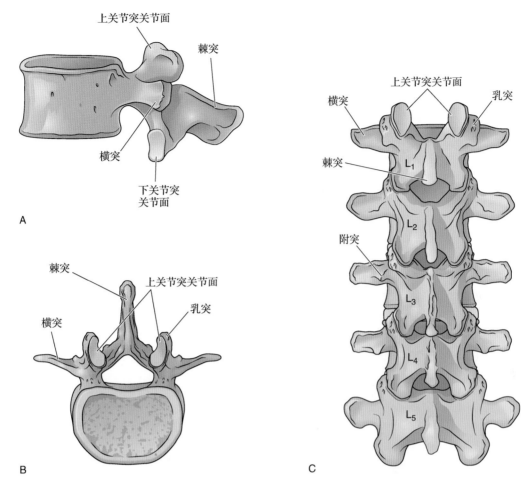

图 4-37 典型的腰椎。A. 典型的腰椎的侧面观展示了椎体和上、下关节突关节矢状面的方向。B. 上面观展示三角形的椎孔以及横突和棘突。在每个上关节突关节的后缘，有小而光滑的凸起叫乳突。C. 五个腰椎的后面观

弓

椎弓根

椎弓根短且厚，朝向后外侧。

椎板

椎板短而宽。

关节突关节

关节突关节的上下关节面在形态和方向上存在个体差异。乳突呈小突起，在上关节突关节面后缘（图 4-37B）。乳突是多裂肌和横突间肌内侧的附着点。下关节关节面垂直、凸起，朝向前外侧。

横突

横突长而细，水平朝向（图 4-37B）。

棘突

棘突宽而厚，长方形，水平朝向（图 4-37A）。

椎孔

椎孔呈三角形，比胸椎椎孔大，比颈椎椎孔小。

非典型腰椎

第五腰椎（图 4-38）是一个过渡性椎体。与其他腰椎的不同之处在于，它有一个楔形的椎体，其前部比后部高（图 4-38A）。棘突比其他腰椎棘突小，而横突更大，且指向上后方。下关节突关节面比其他腰椎的大且宽（见图 4-37C），而且方向更靠前，以适应大的后向骶骨关节面（图 4-38B）。

腰骶关节（见图 4-38B）是由第五腰椎和第一骶骨形成的，它向前和向下倾斜，与水平面形成一个角度，称为腰骶角（图 4-39）。该角的大小随骨盆的位置而变化，并影响到叠加的腰椎曲度。这个角度的增加将导致腰部曲度前凸的加剧，并将增加腰骶关节处的剪切应力（图 4-40）。

椎间盘

腰椎间盘有特定的区域差异，与颈椎间盘不同的是，纤维环的胶原纤维呈片状排列，称为片状（骨板）（图 4-41）。片状物围绕着髓核排列成同心环。相邻环中的胶原纤维方向相反，彼此呈 120°[7]。各层纤维方向不同的优势在于纤维能够抵抗几乎所有方向的拉力。腰椎间盘是人体中最大的椎间盘（腰椎椎体同样如此）。每个椎间盘的形状不是纯粹的椭圆形，而是向后凹陷（图 4-42）。这为后方的纤维环提供了更大的横截面积，从而增加了抵抗前屈时张力的能力。

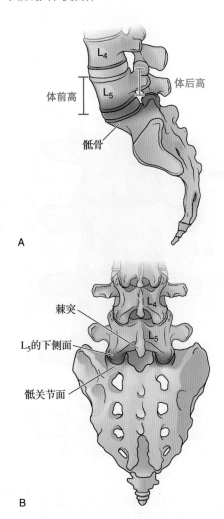

A

棘突
L₅的下侧面
骶关节面

B

图4-38 第五腰椎是一个过渡性椎体。A. 在这个侧面观中,可以看到 L₅ 的椎体前部比后部大,使其比其他腰椎更呈楔形。B. 后面观显示, L₅ 的棘突比其他腰椎短,其下端面的方向比其他腰椎的短。它的下关节面的方向更靠前,与朝向后方的骶骨切面相连接

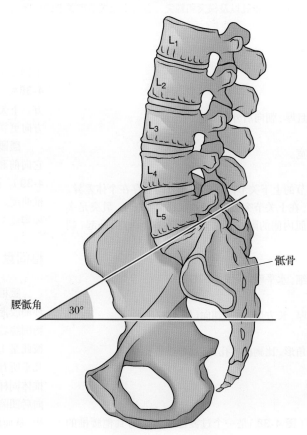

图4-39 腰骶角是通过测量平行于骶骨上侧的一条线和一条水平线所形成的角度来确定的。在这个侧面观中,右髋骨已被切除,露出骶骨

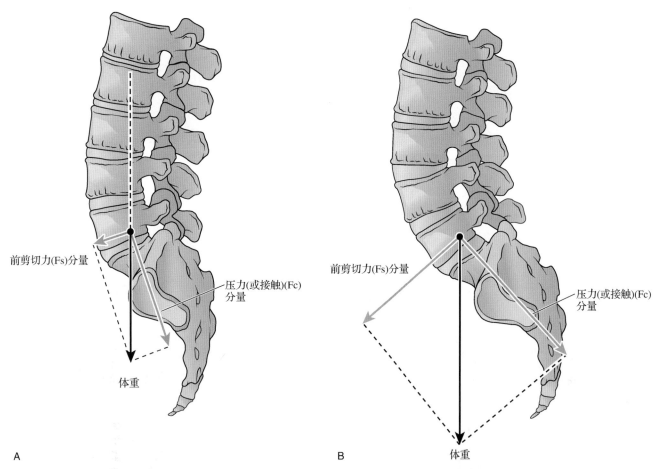

图 4-40　腰骶关节的剪切应力。**A.** 腰骶角为 30° 时的典型前部剪切力。身体重量作用于 L~5~ 导致 L~5~ 同时受到与 S~1~ 的倾斜面有关压缩力(Fc)和前部剪切力(Fs)。**B.** 腰骶角增加到 45° 时，身体重量作用在 L~5~ 上的剪切力(Fs)等于或大于 S~1~ 斜面的压缩力(Fc)

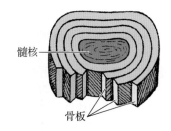

图 4-41　腰椎间盘纤维环中的层状物(层)一层一层地改变方向

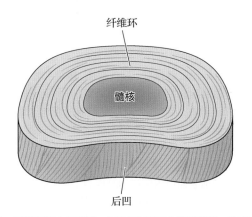

图 4-42　腰椎间盘向后凹陷，在后方提供更大的横截面。这意味着有更多的纤维环可用于抵抗腰部屈曲时发生的后方拉伸

关节

椎体间关节

　　腰部的椎体间关节能够进行所有方向的平移和倾斜。

关节突关节

　　腰部的关节突关节和其他区域一样，是真正的滑膜关节，含有纤维软骨结构。关节囊比胸椎的更松弛，但比颈椎的更紧绷。后部关节囊已被证明是纤维软骨，这表明这部分关节囊受到压缩和拉伸力[44]。

　　在新生儿中，腰部的关节突关节主要位于冠状面，并伴有有腰椎后凸。随着孩子的发育和采取直立的姿势，腰部的曲度变为前凸，关节突关节的方向也随之改变。成年人腰部关节突关节的方向表现出在个体之间和个体内部的巨大差异性。然而，大多数的腰椎关节突关节都有一个弯曲的结构，其方向是双平面的(**图 4-43**)[2]。

　　每个关节的前部保持在冠状面，而后方则接近或处于矢状面(**图 4-43A**)。这种情况发生的程度不同。关节前面部分的冠状面方向为前部剪切力提供了阻力，表现为腰椎前凸。在腰椎后面观中(**图 4-43B**)，椎体后部的矢状面方向是明显的，允许大范围的屈伸运动，并对旋转提供阻力。

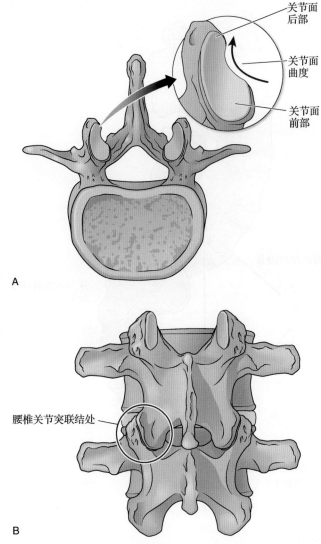

A

B

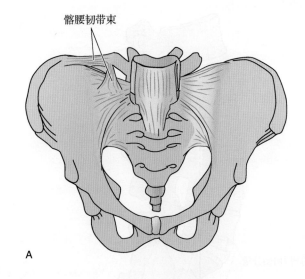

A

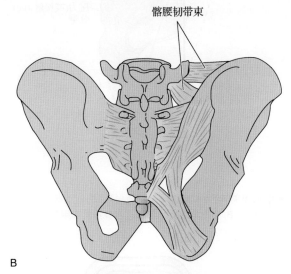

B

图 4-43　A. 在这个上面观中,腰部关节突关节的双平面方向很明显。关节突的前部偏向于额状面,而后面的部分则是在矢状面。B. 腰椎的后面观,只显示关节突关节的后方,这似乎是关节矢状面的方向

图 4-44　双侧髂腰韧带。A. 前面观。B. 后面观

韧带和筋膜

　　大多数与腰部相关的韧带已在前文描述过(黄韧带、后纵韧带、前纵韧带、棘间韧带和棘上韧带,以及关节囊)。然而,有些韧带在腰部是有特定变化的,在介绍腰部特有的结构之前,需要被提及。

　　棘上韧带仅在上腰区发育良好,可在 L_3 终止,但最常见的终止部位似乎是在 L_4。棘上韧带在 S_1 几乎总是缺失的,其深层由多裂肌的肌腱纤维加强。棘上韧带的中间纤维与胸腰筋膜的背侧层相融合。横突间韧带在腰部不是真正的韧带,在 L_5 处被髂腰韧带取代。后纵韧带在腰部仅是一条细带,而黄韧带在这里则是增厚的。前纵韧带在腰部强壮且发达。

髂腰韧带

　　髂腰韧带(图 4-44)由两条带子组成,从 L_5 横突到髂骨结节,与腰方肌和骶髂韧带连接[45]。髂腰韧带作为一个整体是非常强壮的,在稳定第五腰椎方面起着重要作用。它们可防止 L_5 椎体因前部剪切力而发生前移,并可抵抗 L_5 椎体在 S_1 上的屈伸、轴向旋转和侧屈。例如以放松、懒散的姿势坐着的时候,没有脊柱伸展肌的保护,髂腰部韧带在腰骶部交界处腰椎前屈的负荷最大。当在懒散姿势下发生蠕变时,这些韧带很容易成为腰部疼痛的来源[46]。

胸腰筋膜

　　胸腰部筋膜(也叫腰背筋膜)由后层、中层和前层组成(图 4-45)。后层大、厚、纤维状,起自胸椎、腰椎和骶椎的棘突和棘上韧带。后层出自位于上方的背阔肌,并与头夹肌和颈夹肌的一些纤维连续在一起[47]。后层向下到达骶骨和髂骨,并与臀大肌的筋膜相融合。深层纤维与骶结节韧带连接,并与髂后上棘、髂嵴和骶髂后长韧带相连[47]。后层走行于竖脊肌外侧,形成竖脊肌的外侧缝。腹内斜肌和腹横肌起自于外侧缝。后层在沿竖脊肌前表面向内侧移动时成为中层,并与腰椎的横突和横突间韧带相连。中层和后层完全包围着腰部伸肌群。胸腰部筋膜的前层来自腰方肌的筋膜,由腰方肌的筋膜合并中层筋膜,附着在腰椎横突上,并与横突间韧带相融合[47]。

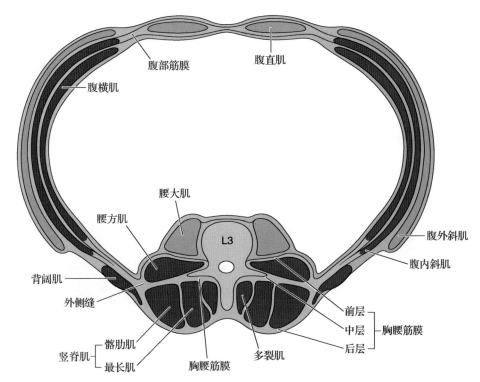

图 4-45　鉴别腹部环的横断面的上面观。胸腰筋膜的前、中、后三层以及腹部筋膜是被动部分。肌肉是主动部分，其拉动筋膜以收紧腹部环

腰部功能

运动学

腰部能够进行屈曲、伸展、侧屈和旋转运动。由于腰椎矢状面的运动占优势，腰部关节突关节面更有利于屈曲和伸展（图 4-43B）。每个椎间隙的屈曲角度不同，但最大的屈曲角度发生在腰骶部（$L_5 \sim S_1$）关节。侧屈和旋转在上腰区最多，在下腰区逐渐减少。

如图 4-46 所示，腰部屈曲包括前倾和上位椎体在下位椎体上的向前滑动，以及下关节突关节面对下位关节突的向上滑动（图 4-46A）。腰部伸展包括椎间关节的后倾和向后滑动，以及下关节突关节面对下位关节突的向下滑动（图 4-46B）。如图 4-47 所示，腰部侧屈包括椎间关节倾斜和同侧屈曲。下关节突关节的同侧向下移动与对侧向上移动相结合（图 4-47A）。由于关节突关节的形状，腰部旋转则有不同的运动。椎间关节向同侧倾斜和平移（图 4-47B），但关节突关节相较于其他区域的滑动幅度较小。在旋转时，同侧关节突关节挤压，对侧关节突关节分离。

腰部的活动度从中立的前凸位置开始，腰部活动度如下：前屈：52°（SD=9°）；后伸：19°（SD=9°）；侧屈：每侧 30°（SD=6°）；旋转：每侧 32°（+/−12°）[49]。

在腰部，耦合运动通常发生在侧屈和轴向旋转。然而，耦合运动的模式似乎是不一致的。Legaspi 和 Edmond 对文献进行了回顾，以确定在已发表的研究中是否显示了耦合模式一致性。在纳入回顾的 24 篇文章中，关于腰椎耦合运动的具体特征几乎没有一致的意见。

腰骨盆节律

躯干的全部运动，特别是前屈，部分是由腰椎和骨盆（包括骶髂关节和髋关节，图 4-48）的运动组合完成的。不同部位的贡献比例被确定为**腰骨盆节律**。在腰骨盆节律中，目标是使头部和手臂在空间中的运动最大化（开链），而不是使头部保持直立和垂直方向（闭链）。腰骨盆节律最早是由 Calliet 描述的[50]，它是一种首先来自腰椎的，然后是来自骨盆的连续贡献。这种顺序模式后来受到了质疑[14]。最近的一项研究关注无症状个体躯干屈伸时的腰骨盆节律[57]，发现腰部和骨盆的运动是同时的，而不是连续的。此外，确定这种同步运动模式产生了接近最佳的 $L_5 \sim S_1$ 压缩力。

动力学

压缩力

腰椎的主要功能之一是在静态和动态情况下为上半身重量提供支持。与其他脊柱区域的椎体和椎间盘相比，腰部椎体和椎间盘的尺寸增大，这有助于腰部结构支持额外的重量。腰部还必须承受肌肉收缩产生的巨大压缩负荷。腰椎间关节承担约 80% 的压缩力，而腰椎关节突关节承担 20%。这个百分比可以随着力学的改变而改变。例如，随着脊柱前凸的增加或在出现椎间盘退变的情况下椎间盘退变，关节突关节将承担更多的压缩性负荷。

直立站立姿势下的腰骶部负荷（地面反作用力加上竖脊肌和腹直肌群产生的力）大约等于一个人的体重。然而，在平地上行走时的压缩负荷几乎是身体重量的两倍[52]。身体姿势

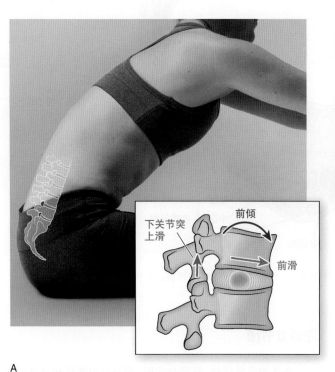
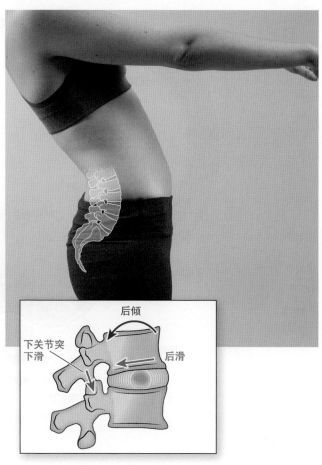

A   B

图 4-46 腰椎的屈伸是由上位椎体在下位椎体上运动而发生的。A. 在屈曲时,椎体倾斜并向前滑动,下关节在下方关节面上向上滑动。B. 伸展时,椎体倾斜并向后滑动。然而下关节面在下方关节面上向下滑动

的变化将改变身体重心线的位置,从而改变作用在腰椎上的力量。

剪切力

在直立的站立姿势下,腰椎节段要承受由腰椎前凸体重和地面反作用力引起的前部剪切力(见**图 4-40**)。椎体的前部剪切力或平移是由上位椎体的下关节突关节面对下位椎体的上关节突关节面直接冲击而形成的,也包括椎间盘、后方韧带和深层竖脊肌的作用。

研究人员在各种条件下检查了 $L_4 \sim L_5$ 移动节段的剪切负荷,以确定椎间盘和关节突关节的承载反应[53]。在较低的剪切负荷下,关节突关节承受 65% 的负荷。随着剪切负荷的增加,椎间盘起着更重要的作用。

拓展概念 4-2
关节突关节的变化

关节突关节、关节突关节囊、纤维环的纤维和髂腰韧带(在 $L_5 \sim S_1$)提供腰部节段的前部剪切力的结构阻力。关节结构的个体差异性可能是导致该区域疼痛的一个因素。如果一

个人的关节突关节完全朝向矢状面,对前部的剪切力几乎没有骨性阻力限制。在这种情况下,关节囊韧带结构将被使用,最终关节囊韧带结构可能会变长,成为疼痛的来源。即使一个人有双平面方向的关节突关节,过度的前部剪切力也会造成损伤。在这种情况下,除了延长的关节囊韧带结构外,关节突关节本身也会在前部受到过度的压力并产生疼痛。幸运的是,深层的竖脊肌对前部的剪切力提供了一个动态的限制,将在本章后面讨论。

基础概念 4-5
腰部结构与功能

总而言之,腰部的主要目标是增强髋关节的活动能力,以增加躯干的总活动能力,并有效地吸收和调整来自头部、手臂和躯干的体重力量,以及负重时抵御来自地面的反作用力。屈曲和伸展是腰部的主要运动,使我们能够将手伸向地面和头顶,同时也可以调整以保持身体的重力线在我们的支撑面上。

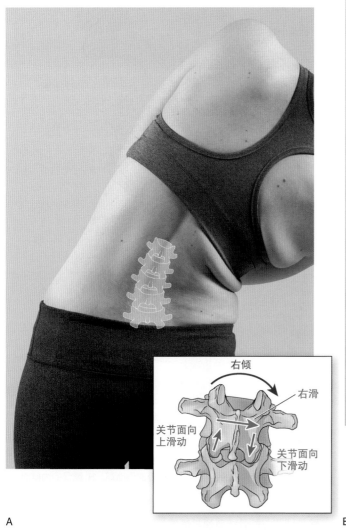

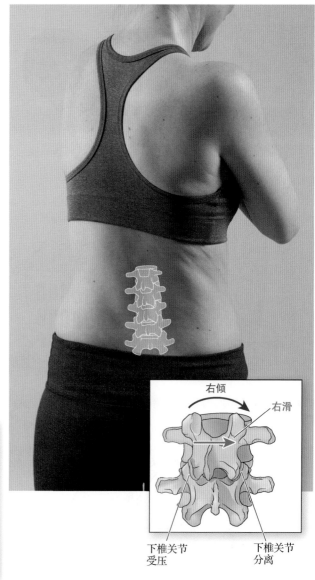

A　　　　　　　　　　　　　　　　　　　　　B

图 4-47　腰椎的侧屈和旋转,虽然活动范围有限,但都是发生在上位椎体在下位椎体上的运动。A. 在右侧屈曲时,椎体(及其相关的后面部分)向右倾斜和滑动,而左侧下关节面在下位椎体上向上滑动,右侧下关节突向下滑动。B. 腰椎向右旋转时,椎体向右倾斜和滑动,同时右下关节面分离(打开),左侧关节突关节受压

骶部结构

　　五个骶椎融合形成三角形或楔形骶骨(图 4-49)。倒三角形的底部是第一个骶椎,支撑着两个关节突关节面,朝向后方,与第五腰椎的下关节面连接。三角形的顶点由第 5 骶椎形成,与尾骨连接。骶骨的两个外侧部分,即翼,各有一个耳廓(耳状)面,与髋骨的髂骨部分相连接(图 4-50)。髋骨是指骨盆的一侧,由髂骨、坐骨和耻骨合并而成。骶骨的每一个翼承载着骶骨结节,位于耳状面的后方并与髂骨结节相连接。

骶髂关节

　　骶髂关节是负重的复合关节,由骶骨和髂骨的耳廓表面之间的前部滑膜关节和同一骨头结节之间后联合关节组成(图 4-50)。骶髂关节的作用似乎是为了减轻躯干和下肢的运动、肌肉的收缩、身体的重量和地面的反作用力对骨盆环的压力。关节必须允许足够的运动以帮助缓冲从下肢和地面向上传导的力,但又要足够稳定,以传递从椎体向下传导到下肢的力。

髂骨耳状面

　　髂骨上的耳状面(图 4-50A)被透明软骨覆盖。虽然髂骨的透明软骨比骶骨的透明软骨含有更多的胶原纤维,但厚度小于 1mm[54,55]。髂骨的关节面是多平面和弯曲的。胎儿和青春期前的髂骨的关节面是平坦和光滑的,而青春期后的关节面则有沟槽和凹陷,延伸到关节面的长度,对应于骶骨关节面的沟纹[54]。髂骨的结节是不规则的骨质表面,在耳状面的后上方。

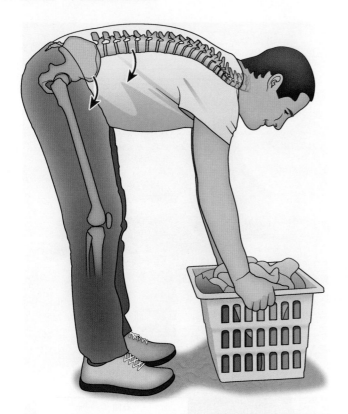

图 4-48 腰骨盆节律。腰椎屈曲（脊柱前屈消除），骨盆在矢状面向前旋转，以增加前屈范围

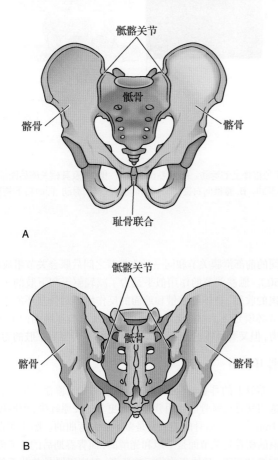

图 4-49 骶髂关节由前三个骶椎和骨盆的两个髂骨之间的关节组成。A. 前面观。B. 后面观

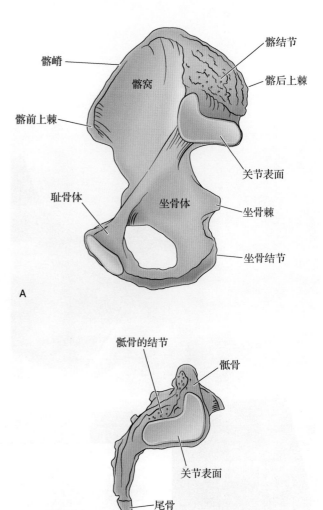

图 4-50 骶髂关节的连接面。A. 骶骨的侧面观。B. 髂骨的内侧面观

髂骨结节与骶骨结节通过骶髂骨间韧带相连。

骶骨耳状面

骶骨上的耳廓（耳状）连接面位于融合的骶椎两侧到 $S_1 \sim S_3$ 的骶骨孔的侧面（**图 4-50B**）。这些关节面与相应的髂关节面一样是多平面和弯曲的，并随着时间的推移呈现出变化，从年轻时的平坦和光滑到青春期后的相当粗糙[54]。关节表面覆盖着透明软骨，骶骨表面比髂骨表面更厚。骶骨的结节与髂骨的结节一样。在耳状面后方有不规则的骨质表面，通过骶髂骨间韧带与髂骨的结节相连接。

骶髂韧带

骶髂前韧带、骨间韧带和长后韧带与骶髂关节直接相关。骶髂韧带由来自腰方肌、竖脊肌、臀大肌和臀小肌的纤维扩张加强，这有助于关节的稳定。因为更多的肌肉位于后方，因此后方筋膜的支持比前方更大。骶髂韧带是身体中最坚固的韧带之一。

骶髂前韧带被认为是囊韧带，因为它们与关节囊的前下缘紧密相连（**图 4-51**）。这些韧带覆盖骶髂关节的前部，并将髂

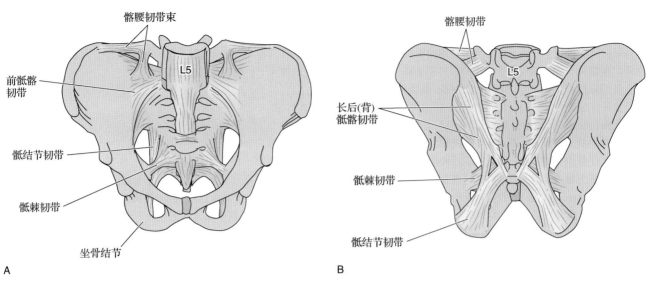

图 4-51　骶髂韧带。A. 前面观。B. 后面观

骨和骶骨连接起来（**图 4-51A**）。

　　骶髂长后韧带（**图 4-51B**）向上与髂后上棘和髂骨相邻部位连接。向下韧带连接到第三和第四骶骨的外侧峰上。内侧纤维与胸腰部筋膜后层的深层结构和竖脊肌腱膜相连[56]。

　　骶棘韧带将坐骨棘与骶骨和尾骨的外侧边界相连。**骶结节韧带**将坐骨结节与髂骨的后棘和骶骨外侧连接起来（**图4-51B**）。骶棘韧带形成坐骨大切迹的下缘；骶结节韧带是坐骨小切迹的下缘。

　　骶髂骨间韧带（**图 4-52**）构成了骶骨和髂骨之间的主要联系，被认为是与骶髂关节直接相关的最重要的韧带。这些韧带在骶骨和髂骨之间形成了更多的位于后方的联合体（纤维连接）。

耻骨联合连接

　　耻骨联合是位于耻骨两端的一个软骨关节（见**图 4-49**）。每块耻骨的末端都覆盖着一层关节软骨，关节是由纤维软骨盘形成的，它连接着透明软骨覆盖的两端。横跨耻骨联合的三条韧带是**耻骨上韧带、耻骨下韧带**和**耻骨后韧带**[1]。上韧带是一条厚且致密的纤维带，附着在耻骨峰和结节上，有助于支持关节的上侧。下韧带从一侧关节的下支拱起，到另一侧的下支部分，从而加强了关节的下侧。后方韧带由纤维膜组成，与耻骨膜连续[1]。关节的前部由一些肌肉的腱膜扩张加强，包括腹直肌和腹横肌（**图 4-53**）。

骶部功能

运动学

　　骶髂关节的运动学是复杂的，同样也是争议的来源，包括可用的运动和运动轴的数量和类型。使用数学和计算机模型对运动进行三维分析的方法已被用于测量这些关节的微小运

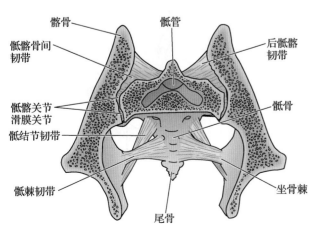

图 4-52　骶髂韧带在骨盆上部横切面的上面观

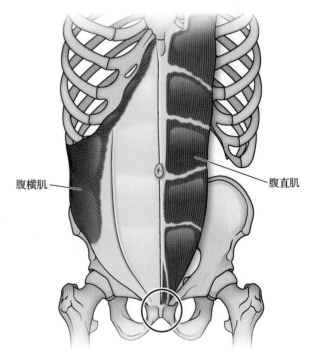

图 4-53　几块肌肉的腱膜扩张穿过耻骨联合的前部，包括腹直肌和腹横肌

动。Sturesson 及其同事发现在测试各种任务的情况下, 骶髂关节的平均旋转量在 1° 和 3° 之间, 平均平移量约为 1mm[57]。这种有限的运动得到了一项系统性文献综述的支持, 该综述的结论是: "骶髂关节的运动仅限于微小的旋转和平移, 可能在亚临床上是可以检测到的[58]。"虽然数量不多, 但这种运动对减轻由骨盆环传递的力量、防止骶骨骨折是非常重要。

点头(nutation)通常是指骶骨的运动, 即骶骨底在相对固定的髂骨上旋转或前倾(**图 4-54**)。例如, 在从站立姿势前屈的开放链任务中, 在腰骶交界处前屈后和髋关节屈曲前, 骶骨在两侧髂骨上做点头运动, 事实上这些相继发生(**图 4-54A**)。**反点头**(counternutation)指的是相反的运动, 即骶骨基底相对于固定的髂骨旋转或后倾(**图 4-54B**)。

骶髂关节的运动也被描述为**对称**的或**不对称**的。骶髂关节的对称运动发生在两个髂骨同时在相对固定的骶骨上运动时, 尽管运动的幅度很小。在**骨盆前倾**中, 髂骨和骶骨作为一个相对固定的整体一起运动, 使髂前上棘同时旋转或前倾。在**骨盆后倾**时, 两个髂骨和骶骨作为一个相对固定的整体一起移动, 使髂前上棘同时向后方旋转或倾斜。在骨盆前倾和后倾过程中, 两个髂骨的移动速度可能与骶骨的移动速度略有不同, 从而导致了在前倾和后倾期间, 骶髂关节会有轻微的运动。骨盆前倾与髋关节屈曲有关, 而骨盆后倾则与髋关节的伸展运动有关。

不对称的骶髂关节运动是指两块髂骨向彼此相反的方向运动。因为骨盆环是由骶骨和两块髂骨组成的闭合链, 任何髂骨在骶髂关节处的不对称的运动同时会导致耻骨联合的运动。在骶骨上的两个髂骨的不对称运动被描述为**骨盆扭转**。这种

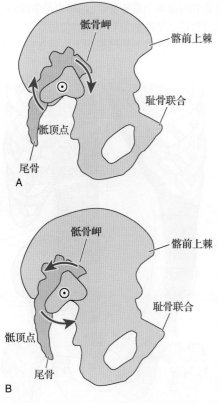

图 4-54 A. 在骶骨点头运动中, 当骶骨下方相对于固定的髂骨发生后向上移动时, 骶骨突向前下移动。B. 在反点头时, 骶骨突向后向上移动, 而骶骨顶相对于固定的髂骨向前方移动

类型的运动发生在诸如行走的过程中, 其中一侧髋关节处于弯曲的位置, 而另一侧髋关节处于伸展的位置。虽然这两种运动的幅度都很小, 但屈曲髋关节一侧的髂骨会向后方扭转, 而伸直的髋关节一侧的髂骨会向前扭转[59]。

动力学

骶髂关节的稳定性是非常重要的, 因为这些关节必须支持大部分体重。在正常的直立姿势下, 头部、手臂和躯干的重量通过第 5 腰椎和腰骶部椎间盘传递到第一骶椎。身体重量在骶骨上产生一个点头扭转, 同时地面反作用力产生一个髂骨后倾(**图 4-55**)。这些骶骨点头扭矩和髂骨后倾的反扭矩在很大程度上被韧带张力和邻近的纤维扩张所抵消。韧带张力和邻近肌肉的纤维扩张, 加强了关节囊并与韧带融合。

骶结节韧带、骶棘韧带和骶髂前韧带中形成的张力抵消了骶骨的点头扭转。骨间韧带压迫骶髂关节, 并将髂骨与骶骨绑在一起。骶髂后长韧带限制骶骨的反点头, 但在点头时却放松[56]。

骶骨和髂骨表面的软骨中出现的互补的突起和凹陷也有助于关节的稳定。这些突起和凹陷的发育促进了垂直负重, 但也限制了运动。

> **基本概念 4-6**
> **骨盆环的结构与功能**
>
> 总而言之, 骨盆环的主要功能是传递和缓冲来自上方和下方的力。从上面看, 骨盆环接收来自头部、手臂和躯干的重量, 以及肌肉的收缩和任何被承载的外部负荷。从下面看, 骨盆环接受的是地面反作用力会随着活动而变化。虽然骶髂关节和耻骨联合的活动度非常小。但这种运动对于传递和缓冲所有的力在骨盆环不骨折的情况下是至关重要的。此外, 这种运动允许髂骨的扭转, 这在行走过程中是非常重要的, 并且允许骨盆和躯干的逆向旋转, 从而增加步幅。

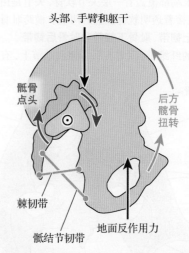

图 4-55 在承重中, 叠加头部、手臂和躯干(HAT)的重量在骶骨上产生了一个点头扭转, 而地面反作用力(GRF)则通过股骨头和髋臼在髂骨上产生一个后方扭转。这些对抗扭转被肌肉和韧带所抵消, 包括骶棘韧带和骶结节韧带

脊柱肌肉

颅颈／上胸椎

颅颈部的肌肉起到两个主要作用：在重力作用下保持头部直立和在空间中定位，使感觉器官处于最佳状态颈胸区的肌肉也与颅颈部肌肉一起，在空间中实现头和颈的定位。颈胸肌的另一个功能是稳定头颈部，去对抗来自肩胛骨和颈部运动的肌肉产生的拉力，但会拉动其直接或间接的椎体附着物。直立时的重力线经过颈部的旋转轴的前方，产生一个前屈运动（图4-56）。后方的肌肉，连同该区域后方的韧带结构一起，对抗这个前屈运动。为特殊感觉器官定位头部的需要，往往包括快速、协调的运动，如当听到一个巨大的噪声时，需要快速转动头部以确定声音来源。肌肉的结构和功能是复杂的，以满足既细微又大量的运动需求，并且提供足够的稳定性以保护脊髓和使用上肢。

后侧肌群

我们将由浅入深地检查这些后群肌肉（图4-57和4-58）。**斜方肌**是后部肌肉中最浅层的肌肉。它从枕部到胸椎下端，在颈胸交界处包含一个突出的肌腱区。斜方肌的功能主要是作为肩部的肌肉，但也能产生头颈部的伸展。单侧收缩时，上斜方肌可以产生头颈部同侧的侧屈和对侧的旋转。

肩胛提肌位于斜方肌的深处。它的近端与前四个颈椎的横突相连，远端与肩胛冈和肩胛上角之间的肩胛骨的脊柱缘相连。这块肌肉有很大的横截面。当颈部稳定时，肩胛提肌使肩

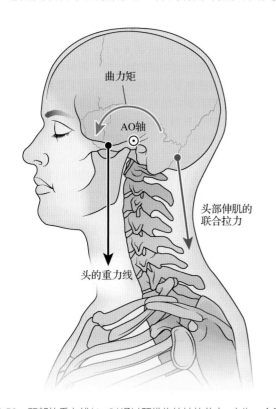

图 4-56 颈部的重力线（LoG）通过颈椎旋转轴的前方，产生一个屈曲运动。伸肌必须有张力以产生反作用力

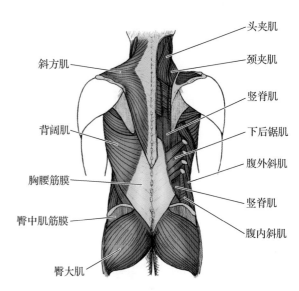

图 4-57 后背的肌肉。右侧的浅层肌肉已被移除，以显示竖脊肌。左侧背部腰部筋膜的前层是完整的

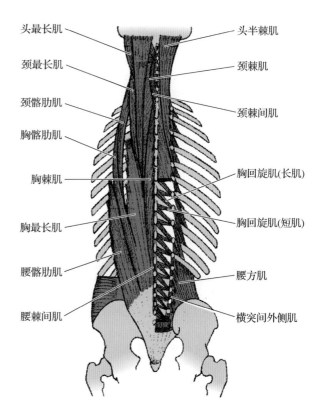

图 4-58 竖脊肌和背部深层肌肉。竖脊肌已从颈部右侧移除，以显示背部深层肌肉

胛骨向上和向下旋转。肩胛骨稳定时，可以产生颈椎同侧的侧屈和旋转。

颈椎要承受由重力和该区域脊柱前凸位置引起的持续向前剪切力。肩胛骨通过产生反作用的向后剪切力来帮助抵抗这些力（图4-59）。颈椎前凸的增加或更大的前屈运动，如经常看到的过度头前倾的姿势，将进一步增加颈椎的向前剪切力，并可能导致肩胛提肌过度活动以抵抗这些更多的向前剪切力。

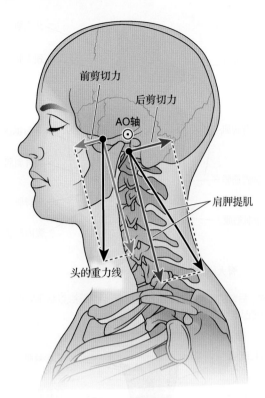

图 4-59 颈椎受到由于脊柱的曲度和位于前部的重心线（LoG）而产生的前向剪切力。肩胛提肌肩胛提肌通过产生后切变来帮助抵抗前切变力

 病例应用 4-3

Sarah 是一名 23 岁的研究生，就读于物理治疗博士课程。她每周花大约 15 个小时坐着听课，还要坐着学习很长时间。Sarah 描述她的坐姿是头部前倾（颈椎前屈）、胸椎前屈、腰椎前屈和骨盆后倾的懒散状态。她还说，她在课上和课下都经常用笔记本电脑打字。自本学期中期以来，她在肩胛提肌起点处出现右侧颈部疼痛，现在已经影响到她在课堂上集中注意力和做笔记的能力。

头部前倾姿势情况下肩胛骨的过度活动姿势可能是 Sarah 触诊肩胛提肌有疼痛和紧张的原因。事实上，这块肌肉很可能被拉伤了。Sarah 表示，她一直试图拉伸那块肌肉，但疼痛只会越来越严重。在头部前倾的情况下拉伸肩胛提肌，实际上可能会使情况恶化，造成进一步的刺激，因为这将降低肌肉控制因长时间处于这种姿势而产生的前部剪切力的能力。可以通过改变 Sarah 的坐姿使得颈椎更加后缩这样的治疗来减少或消除过度的前向剪切力。此外，肩胛提肌可能需要力量和耐力训练。

头夹肌和颈夹肌在肩胛提肌深处。夹肌是大而平的肌肉，近端附着在上项线、乳突和前两到三个颈椎的横突上，远端附着在第七个颈椎和前三至六个胸椎的棘突上（见**图 4-57**）。由于其大的横截面积和力臂，这些肌肉成为头颈部运动的主动肌。当这些肌肉双侧收缩时可产生头颈部的伸展，当这些肌肉单侧收缩时，头颈部向同侧旋转。这些肌肉在正常的静止状态

下很少显示肌电图活动。

头半棘肌和颈半棘肌比夹肌更深。这些肌肉有一个最佳的力线以及一个大的力臂来产生头和颈部的伸展以及使颈椎前凸增加。这些肌肉从枕部延伸至颈椎棘突（头半棘肌），从胸椎横突到下颈椎的关节突（颈半棘肌）（见**图 4-58**）。在颈椎棘突的外侧可以触诊到这些肌肉共同构成了绳索状的肌肉束。它们的功能通常被比做腰部的多裂肌。与腰部的多裂肌一样，头半棘肌和颈半棘肌部有一个最佳的力线和力臂去增加颈椎前凸（**图 4-60**）。值得注意的是枕大神经在支配颅骨的过程中穿过半棘肌。重要的是，枕大神经在支配颅骨的过程中会穿透半脊柱肌。当头半棘肌兴奋或者短缩的时候，这里会是神经刺激和卡压的部位，比如头前倾的姿势合并颅颈部过度后伸。可能导致枕部区域头痛。

头长肌和颈长肌比半棘肌群位置更深，且在半棘肌群的侧面（见**图 4-58**）。它们的深层位置使它们接近屈伸的旋转轴，由于力臂较短，使得伸肌的效果较差。然而，它们确实产生了对颈椎段的压迫。侧面位置允许它们当单侧收缩时产生同侧侧屈，当双侧收缩时头长肌和颈长肌作为颈椎冠状面的稳定肌。

枕下伸肌是最深的后部肌肉，由头后大、小直肌和头斜上、下肌组成。这些肌肉只在枕部和 C_2 之间走行，允许颅颈椎区域在下颈椎上的独立运动。它们一起产生颅颈（枕部）的伸展。单侧收缩时，枕部或寰枢产生同侧旋转和侧屈。它们还起到本体感觉的作用，对颅颈位置进行微调。枕下伸肌已经被发现肌梭密度是第一蚓状肌密度的 15 倍[60]。这些肌肉对于颈椎的躯体感觉意义重大，参与眼球运动和前庭系统的功能整合，特别是对于如头/眼的协调运动需求比较高。

外侧肌群

斜角肌位于颈椎的外侧（**图 4-61**），当与位于后方的最长肌作为一组时，可作为冠状面的稳定肌。前斜角肌从第 1 肋骨到 $C_3 \sim C_6$ 的横突前结节。前斜角肌与肩胛上提肌协同稳定颈椎（**图 4-62**）。当双侧收缩时，前斜角肌会屈颈并产生前部剪切力。单侧收缩时，前斜角肌将产生颈椎同侧的侧屈和旋转。中斜角肌从第 1 肋骨到 $C_3 \sim C_7$ 的横突后结节。中斜角肌比前斜角肌的位置更靠外侧，其拉力线使其成为出色的冠状面稳定肌。后斜角肌从第 2 肋骨到 $C_3 \sim C_7$ 横突的后结节。后斜角肌主要功能是颈部侧屈。斜角肌在呼吸中的作用将在第 5 章讨论。前中斜角肌形成一个三角形，臂丛神经和锁骨下动、静脉通过其中（见**图 4-61**）。这可能是前斜角肌压迫神经血管结构的部位，可在手臂上产生疼痛、麻木和刺痛。

胸锁乳突肌从胸骨和锁骨内侧到乳突。该肌肉的牵拉角度为后方、内侧和上方。它的独特之处在于它位于下颈椎旋转轴的前方，但位于寰枢轴的后方。因此，胸锁乳突肌的双侧收缩可同时产生头颈椎屈曲和头在颈椎上的伸展。单侧收缩时，胸锁乳突肌将产生头颈部同侧侧屈和对侧的旋转。

前侧肌群

头长肌从颈椎横突前结节到枕部。颈长肌从胸椎体到颈椎横突的前结节，上方从横突的前结节到寰椎。这些肌肉靠近

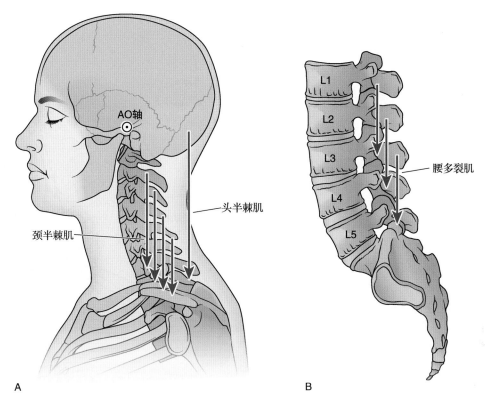

A

B

图 4-60 A. 头半棘肌和颈半棘肌有最佳的拉力线,分别产生头部和颈椎的伸展,可以增加颈椎前凸。B. 腰椎多裂肌有类似的拉力线,可以增加腰部伸展和腰椎前凸。(*B from Porter JA, DeRosa C: Mechanical Neck Pain. Saunders/Elsevier, 1995; with permission.*)

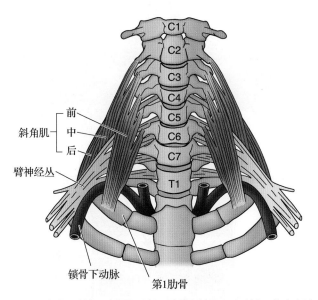

图 4-61 斜角肌前部、中部和后部。臂丛和锁骨下动脉以及静脉穿过前中斜角肌之间

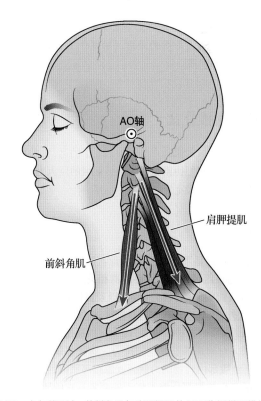

图 4-62 在矢状面中,前斜角肌与肩胛提肌协同工作提供颈椎的稳定

椎体,因此相对靠近旋转轴。虽然它们有足够的力臂来产生屈曲,但它们也会产生不少的颈椎压迫。头长肌和颈长肌协同斜方肌来稳定头颈部,这样斜方肌就能有效地作用于肩胛骨的远端附着点产生向上的旋转(**图 4-63**)[31]。鉴于肌肉在收缩过程中总是两端拉动,如果没有头长肌和颈长肌对颈部的反作用力,斜方肌就会伸展较轻的头颈部,而不是向上旋转较重的肩肱复合体。肩胛长肌有高密度的肌梭,可以进行感觉输入,并突出在它们颈椎节段微调中的作用[61]。

头前小直肌和头外侧直肌走行于枕部和枢椎(C₂)之间,由于牵拉作用使头部屈曲。与枕下伸肌一样,这些成对的肌肉的横截面积和力臂都很小起到更多的是本体感觉功能,而不是作为头部的主动肌。

> ### 病例应用 4-4
>
> Lisa 是一名 39 岁的女性,一周前她在一个红绿灯前停车,被另一辆车速约为 20 英里 / 时的车追尾。她被撞时系着安全带。Lisa 正经历着活动时颈部严重疼痛,尤其是涉及抬起抬手臂的动作。她在穿衣、伸手过头,甚至打字时都有困难,这影响了她的工作。她的 X 线片显示是正常的,她不明白为什么她的手臂在车祸中没有受伤,移动手臂却会引起这么大的疼痛。
>
> 患者经历了因后车追尾事故导致挥鞭伤,抬起手臂时经常有极大的困难。在鞭打伤中,头长肌和颈长肌可能被过度拉伸,甚至被撕裂,而这两者的损伤在 X 线片上是不明显的。如果头长肌和颈长肌损伤,它们将无法稳定头和颈部以抵抗斜方肌对其近端附着点上的拉力。因此斜方肌会作用于头和颈部,而不是有效地产生肩胛骨的向上旋转来实现肩关节复合体的充分上抬的需要。斜方肌作用于头颈部而不是肩胛骨的矛盾运动解释了 Lisa 疼痛和抬起手臂困难的问题。

下胸椎 / 腰椎骨盆

脊柱下部区域的肌肉产生和控制躯干的运动,并稳定躯干便于下肢运动。它们协助减弱影响该区域的巨大力量,并参与四肢的运动控制以稳定脊柱。

后侧肌群

胸腰部筋膜是下胸椎和腰椎骨盆后方最表浅的结构(见**图 4-57**),与该区域的几个主要肌群相关。胸腰部筋膜与背阔肌、臀大肌、腹内斜肌、腹外斜肌,以及腹横肌混在一起(见**图 4-57**)。此外,该筋膜还包围着腰椎区域的竖脊肌和多裂肌(见**图 4-45**)。这些附着物很重要,因为可以通过这些肌肉的主动和被动张力对胸腰椎筋膜施加拉力。胸腰部筋膜的张力将产生一个压迫腹部内容物的力量。就像腹部肌肉的收缩,通过胸腰部筋膜产生的腹部压缩类似于外部紧身衣的感觉。对侧的背阔肌和臀大肌的耦合作用,以及通过胸腰部筋膜产生的张力共同压迫腰骶部,使之稳定(**图 4-64**)[47]。

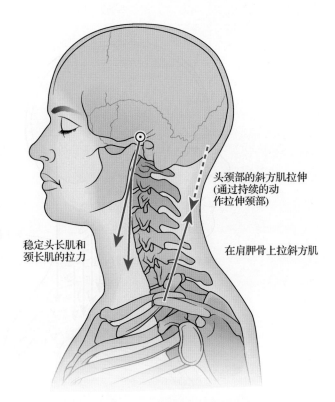

图 4-63 头长肌和颈长肌与上斜方肌协同工作稳定头部,使上斜方肌能有效地拉动肩胛骨,从而有助于抬高较重的上肢

稳定头长肌和颈长肌的拉力

头颈部的斜方肌拉伸(通过持续的动作拉伸颈部)

在肩胛骨上拉斜方肌

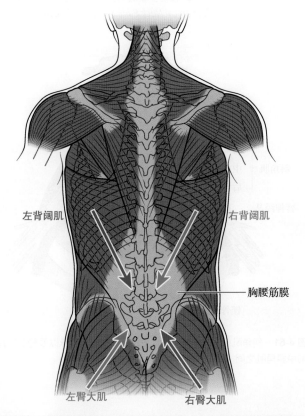

图 4-64 对侧背阔肌和臀大肌的耦合作用,以及通过胸腰部筋膜的张力,将压缩和稳定腰骶部

左背阔肌

右背阔肌

胸腰筋膜

左臀大肌

右臀大肌

　　竖脊肌同样也位于后方,由最长肌和髂肋肌群组成(**表4-5**)。一般来说,这些肌肉被认为是躯干的伸展肌。Bogduk[2]研究了胸最长肌和髂肋肌的功能;他进一步描述这些肌肉各自有一个腰椎部分(pars lumborum)和一个胸椎部分(pars thoracis)。从解剖学和功能上讲,很容易将这些肌肉归为浅层和深层。**浅层**(胸最长肌胸椎部分和腰髂肋肌胸椎部分[2])从

肋骨和胸椎横突开始,形成胸区外侧的肌腹。

　　表层肌肉有长的肌腱连接在一起形成竖脊肌腱膜,附着在下腰椎、骶骨和髂嵴的棘突上(**图4-65**)。这层浅层肌肉具有较长的力臂和良好的力线,双侧收缩时可产生胸腰部的伸展(**图4-66**)。这些肌肉被认为是躯干主要伸展肌。单侧收缩时,浅层竖脊肌能够将躯干侧屈并促进旋转。在从站立姿势开始

表4-5 竖脊肌的位置和功能

名字	位置	功能
深层竖脊肌		
胸最长肌腰部(5束)	从每个腰部横突到髂后上棘各一个	同侧侧屈 后方剪切力:在较低的腰椎节段最大 协助伸展,但接近旋转轴; 在上部有更好的力臂
髂肋肌腰部(4束)	从腰部横突的顶点到髂嵴各一个	同侧的侧屈 更好的旋转,由于更大的力臂 后方的剪切力,特别是在较低的节段 协助伸展,但接近轴线
竖脊肌浅层		
胸最长肌胸部(12束)	从胸椎横突和肋骨通过竖脊肌肌腱到L_3~S_3的棘突各一个	胸椎的伸展 通过增加脊柱前凸伸展腰椎 协助同侧的侧屈
髂肋肌胸部(7~8束)	下部第7~8根肋骨至髂后上棘和骶骨形成竖脊肌肌腱	通过增加脊柱前凸来伸展腰椎 协助同侧的侧屈

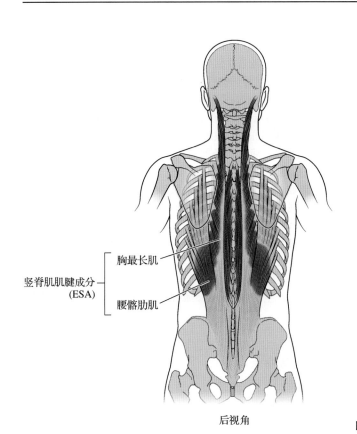

竖脊肌肌腱成分(ESA)　胸最长肌　腰髂肋肌

后视角

图4-65　浅层竖脊肌与竖脊肌肌腱(ESA)

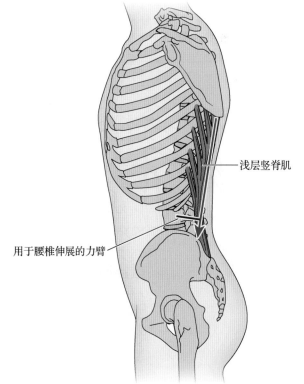

浅层竖脊肌

用于腰椎伸展的力臂

图4-66　浅层竖脊肌的力向量的矢状图,显示了良好的拉力线和大的伸展力臂

的躯干屈曲过程中,竖脊肌负责离心收缩以控制运动。重力臂将产生前屈,但屈曲的角度和速率由伸肌在部分受到竖脊肌腱膜,部分受到胸腰筋膜和后部韧带系统影响下的离心收缩控制。竖脊肌离心时达到最大屈曲的大约三分之二,在这时这些肌肉无电信号。这被称为屈曲-放松现象。屈曲-放松现象发生于牵拉被动组织产生足够伸展运动。然而,伸肌可能只是在电学意义上放松,因为它们也可能通过被动拉伸产生被动力[62]。

竖脊肌的**深层**(胸最长肌腰椎部分和髂肋肌腰部[2])由单个筋膜组成,有共同的肌腱附着点。这些筋膜从髂骨的髂后上棘和髂嵴处的髂骨产生,并沿着向上、向内、向前延伸,附着于腰椎横突(**图4-67**)。也可能有一些附着在上腰椎筋膜的竖脊肌腱膜上。Porterfield和DeRosa描述这些深部竖脊肌在方向和功能上与颈部的肩胛提肌相似。这两组肌肉都位于屈/伸轴附近,没有足够的力臂成为伸展的主动肌。然而,斜向使这些肌肉能够对其椎体施加后方的剪切力和压缩力(**图4-68**)。由于它们运动力线偏斜和产生后方剪切力的能力,深层竖脊肌提供了一个极其重要的动态阻力去对抗由脊柱前凸姿势和重力及地面反作用力共同造成的腰部持续的前部剪切力。因此这些肌肉具有重要的临床意义。

拓展概念4-3
过度牵拉深层竖脊肌的副作用

与颈部的肩胛提肌一样,深层的竖脊肌在受到过度向前剪切力时也会变得过度劳累,疼痛和紧张。然而,在拉伸这些肌肉时应小心谨慎。过度拉伸深层的竖脊肌可以消除对过度的前部剪切力的动态限制,并且进一步负荷非收缩性结构,或者如果非收缩力已经被破坏,则会消除唯一剩下的对前部剪切力的限制。在任何一种情况下,拉伸深层的竖脊肌都可能使症状加重。这些肌肉需要更强的耐力和肌力训练。

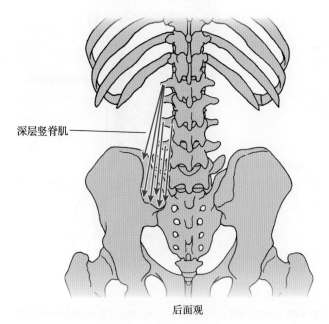

后面观
图4-67 深层竖脊肌的筋膜

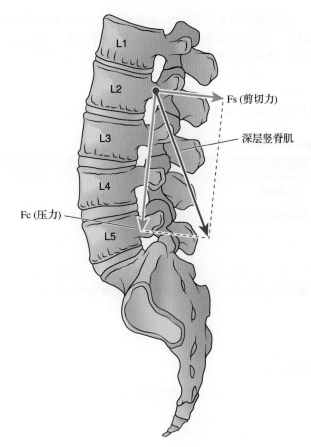

图4-68 深层竖脊肌的力矢量的侧面观,显示了肌肉拉力的压缩(Fc)和后向剪切(Fs)这两个部分

脊柱的多裂肌很复杂,表现出节段性和区域性的差异。多裂肌群通常被认为是横突间肌群的一部分,它还包括**半棘肌**和**回旋肌**,它们都附着在横突下和棘突上。然而,腰部多裂肌从骶骨背侧和髂骨区域的髂后上棘的背侧到腰椎的棘突,并有单独的肌束。因此,在这一区域,多裂肌并不像横突间肌群中的其他肌肉那样有特点。腰部多裂肌是一个厚厚的团块,填满了骶骨沟的区域,并且很容易被触诊到(与其他横突间肌不同)[64,65]。

腰椎多裂肌的每条筋膜的最浅层纤维穿过多达五个节段,并在尾部附着于骶骨和髂骨。它们的牵拉线是垂直的,并且远离屈/伸轴。因此,多裂肌的浅层纤维通过增加腰椎前凸来实现后伸有效力臂(见**图4-60**)。每条筋膜的深层纤维起于椎板和棘突,穿过两段止于乳突和关节突关节囊上。腰部的深层纤维具有较小的力臂,因此不是强有力的伸肌。这些深层纤维处于理想的位置,通过产生压缩力来控制节段的剪切和扭转。腰部多裂肌在躯干旋转中的作用是与腹肌协同工作,抵消腹肌产生的屈曲运动。腰部多裂肌参与腰部的局部节段控制。

拓展概念4-4

与下背痛有关的文献指出,腰部多裂肌在提前姿势控制中具有独特的作用。大多数讨论腰骨盆区域运动控制的文献都将深层竖脊肌纤维作为多裂肌的一部分。研究人员研究了各种任务,包括上肢任务、下肢任务(包括开链和闭链任务)以及行走。在研究预期运动控制时,大多数肌肉活动都是任务依赖。然而,他们发现了腰部多裂肌和腹横肌的独特作用。无论测试的任务是什么,这些肌肉都会在任务的主动肌收缩之前启动,也就是说,以一种提前的方式。在有下背痛(或有下背痛史)的情况下,这些提前性收缩被延迟[42,67]。

在胸椎区域,多裂肌与横突间肌群的其他肌肉相似,因为它们更偏向于侧斜向的拉力线。它们从胸椎的所有横突到更多颅骨的棘突,覆盖一到三个节段。胸椎多裂肌在旋转时被激活,但方式不一,胸椎多裂肌与深层的腰多裂肌一样,在旋转中发挥着作用。多裂肌的作用是对节段进行运动控制,而不是产生运动[64]。

位于后部的横突间肌和回旋肌经常被描述为分别产生侧屈和旋转。由于它们的横截面积小,矩臂也小,因此这些肌肉可能更多的是起到本体感觉的作用。

外侧肌群

腰方肌比竖脊肌和多裂肌位置更深(图 4-69)。腰方肌在双侧收缩时,作为重要的冠状面稳定肌,在许多任务中发挥着这种作用(图 4-69A)[14]。当单侧收缩时,腰方肌可以侧屈脊柱(图 4-69B)。如果在直立状态下发生侧屈,重力使侧屈继续,而对侧的腰方肌将离心控制这个运动。腰方肌由于附着在腰椎的横突上,所以可以控制旋转运动。如果骨盆可以自由移动,腰方肌就会"抬高臀部",或在冠状面侧屈骨盆(图 4-69C)。

前侧肌群

腹直肌是躯干的主要屈肌。它包含在腹部筋膜中,筋膜将腹直肌分成几个部分,并将腹直肌连接到腹壁的腱膜上。腹部筋膜也与胸大肌的腱膜相连。这些筋膜连接对于它们在中线和躯干周围传递力量来说很重要。筋膜系统张力将提供躯干周围类似于胸衣所提供的稳定性。

腹壁由腹外斜肌、腹内斜肌和腹横肌组成。正如前面在讨论胸腰部筋膜时所描述的那样,这些肌肉形成了腹部环环绕整个腹部(见图 4-45)。因为肌肉的横向(垂直)方向与关节的关系,腹横肌已被证明可以应用压缩和收缩力稳定骶髂关节[68]。

腰大肌也可被认为是一种躯干前肌。腰大肌从腰椎横突、T_{12} 至 L_4 的椎体前外侧、腰椎间盘到股骨小转子。腰大肌往下和往外走行,远端肌腱与髂肌合并在一起(图 4-70)。腰大肌的主要作用是屈髋。髂肌从髂嵴穿过耻骨支到小转子与腰大肌的肌腱一起。当主动屈髋开始时,髂肌对其各自的髂骨施加一个拉力,如果不加以对抗,如果目标是保持直立,就会产生骨盆前倾和随之而来的腰部伸展(脊柱后凸)。腰大肌在屈髋时激活,在腰椎上产生一个向前的拉力,限制腰部伸展的力量仅次于髂肌的拉力。在髋关节屈曲活动中,腰大肌通过在激活过程中提供腰椎压缩,为腰椎提供稳定性。当它被激活时,也会产生一些前部剪切力。

> **基本概念 4-7**
> **下背痛训练**
>
> 在为下背痛疾病患者制定治疗性运动时,应该选择在训练目标肌肉群的同时,对该区域施加尽可能小的负荷,特别是在急性疼痛或早期愈合阶段。
>
> 增加背伸肌力量的训练会产生与关节位置和肌肉收缩产生的压缩有关的巨大不同的压缩负荷。如图 4-71 所示,四足动物的单腿伸展(图 4-71A)产生的压缩力最低(约 2 500N)。同时抬起对侧的手臂和腿(图 4-71B),压缩力增加 1 000N,竖脊肌上部的活动增加 30%[69]。右侧竖脊肌和对侧腹肌在单次右腿伸展时被激活,以保持骨盆和脊柱的中立姿势,平衡内力运动和外侧剪切力。俯卧运动是指同时将上肢和下肢抬离支撑面的运动(通常称为超人运动),会引起高达 6 000N 的压力,这可能会造成伤害(图 4-71C)。

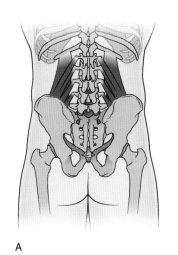
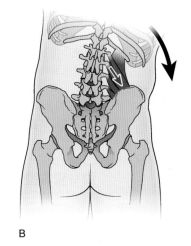
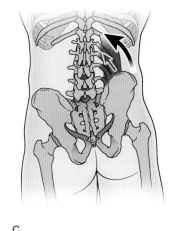

A	B	C

图 4-69　A. 左右腰方肌的附着处。B. 当骨盆和左腿固定时,右腰方肌的单侧收缩将导致右躯干弯曲。C. 当躯干固定,骨盆和腿可以自由移动时,右腰方肌的单侧收缩将使骨盆右侧抬起和倾斜,并"抬起臀部"

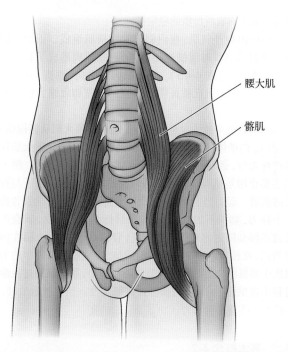

图 4-70 位于前部的腰大肌和髂肌是主要的髋关节屈肌。然而髂肌同时对骨盆产生一个前向拉力,如果没有同时被腰大肌主动的前拉力所抵消,就会导致腰椎前凸

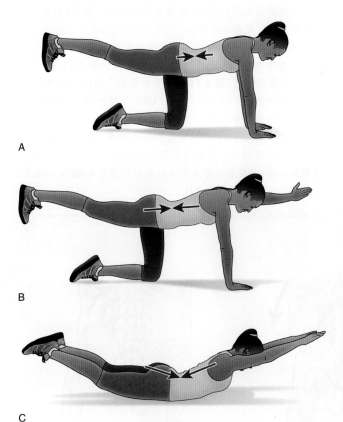

A

B

C

图 4-71 A. 四肢着地的单腿伸展在 L_4~L_5 段产生相对较低的压缩力,估计为 2 500N。B. 与单腿抬高相比,同时抬起对侧的腿和胳膊在 L_4~L_5 段增加 1 000N 的压缩力,竖脊肌上部的肌肉活动增加了 30%。C. 同时抬起四肢可以提高 L_4~L_5 段的压力估计为 6 000N

盆底肌肉

对骨盆底的结构和功能的全面回顾超出了本章的范围。然而,现在在人们已经认识到,盆底肌肉的作用在于为腰骨盆环提供稳定性,对于理解下背痛非常重要。盆底肌肉的功能障碍已被确认为下背痛的一个风险因素和结果[70]。鉴于盆底肌肉组织在这一区域的稳定性中的作用,它的结构和功能将在这里简单讨论。

结构

盆底的肌肉是由肛提肌和尾骨肌组成的宽大肌腹,它们共同将盆腔和会阴部分开(图 4-72)。肛提肌的两个不同部分是髂骨尾骨肌和耻骨尾骨肌(图 4-72A)。肛提肌的耻骨尾骨肌部分来自耻骨后方,与肛管中的直肠、尿道和阴道壁(女性)相连接。肛提肌的髂骨尾骨肌来自闭孔筋膜,与肛门尾骨韧带的纤维混合在一起形成肛提肌的中间板(剑突),并连接到最后两个尾椎节。尾骨肌产生于坐骨棘,并附着于尾骨和骶骨的下部。尾骨肌的臀部表面与骶棘韧带融合在一起。

功能

除了控制括约肌在排尿和排便方面的作用外,肛提肌和尾骨肌还形成了一个肌肉(骨盆)横膈膜,支持盆腔内脏(图 4-72B),同时在功能任务中产生、维持和增加腹内压[71,72]。盆腔横膈膜肌肉的张力所产生的腹腔内压力的增加,会增加腰骨盆区域的僵硬,特别是在与腹横肌共同收缩时[73],从而有助于腰椎的僵硬和支持。此外,尾骨肌穿过骶髂关节,有助于压迫女性的这些关节,从而增加了骨盆环的刚度[72]。

> **拓展概念 4-5**
>
> 盆底肌肉功能障碍与下背痛的发展有关。Hoges 和他的同事已经证明,盆底肌肉的收缩是姿势控制的前馈(预期)机制的一部分,类似于前面讨论的腰椎多裂肌,而且这些收缩在妇女中被推迟[40,74]。
>
> 患有和不患有下背痛的女性之间的盆底肌肉功能的明显差异已经被证明[70-72]。目前似乎很清楚,腰椎骨盆区的运动控制涉及盆底肌肉、腹部深层肌肉和深层竖脊肌之间的高度协调激活。这种协调的各种变化已被证明适用于下背痛或尿失禁患者,而最好的治疗方法则需要对这种协调性和在临床人群中发现的协调障碍有更深的理解。

蹲举和弯腰举

针对背部问题在人群中的普遍性和解决这些问题的困难已经有了大量的研究,既要解释举重的机制,又要确定最佳的举重方法,以便防止背部受伤。重点主要集中在深蹲与弯腰举重的使用上(图 4-73)。在下蹲提举过程中(图 4-73A),脊柱尽

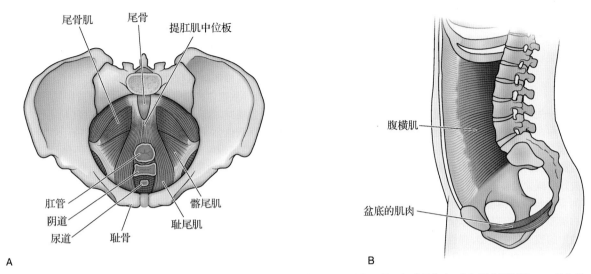

图 4-72　盆底的肌肉。A. 提肛肌的两个组成部分（耻骨尾骨肌和髂骨尾骨肌）和尾骨肌组成骨盆底，称为骨盆横膈膜。B. 骨盆横膈膜和腹横肌主动或被动地一起收缩，以增加对腰骨盆区域的支持（刚度）

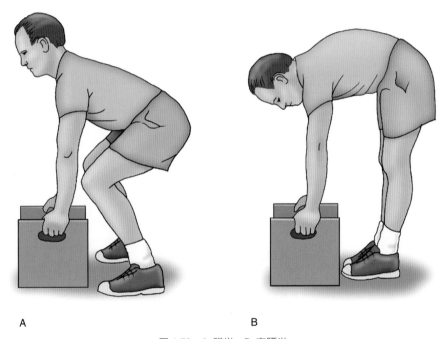

图 4-73　A. 蹲举。B. 弯腰举

可能地保持直立，躯干屈曲主要是通过髋部和膝关节的屈曲。做弯腰举的时候（图 4-73B），躯干屈曲主要靠胸腰段的屈曲，而不是膝关节的弯曲。

目前文献尚不清楚关于是否有生物力学证据支持去提倡某一种举重物训练来预防腰部疼痛。目前的观点似乎支持使用蹲式更有利于举重物这种特定任务，但每种技术都有自己的优缺点。

由于伸肌短缩的力臂，力线的变化以及拉长肌肉的主动收缩导致的潜在主动不足，脊柱伸肌在弯腰举的时候脊柱弯曲屈曲时处于不利地位。处于伸长状态的肌肉的主动收缩所导致的潜在主动不足。在一个腰椎中立位姿势（蹲起）中，深层竖脊肌能够产生一个向后的剪切力可以抵消躯干屈曲时体重产生

的巨大的向前剪切力，特别是当患者承受额外的负载时[75, 76]。脊柱伸肌产生扭矩和抵消前屈位置的向前剪切力能力减弱，是不鼓励弯腰举重物的重要原因。

弯腰举重物似乎也是禁忌，因为弯腰举重物的时候，椎间盘内压力比蹲下的时候高很多[77, 78]。同样地，人们发现，弯腰抬高时腰椎受到的剪力是蹲举时的 2 到 4 倍。有证据表明，脊柱抵御压缩力的能力比剪切力的强[76]。Bazrgari 和同事分析了深蹲和弯腰举重物的动态变化并得出结论："净力臂、不同层次的肌肉力量、被动力量和内部压缩 / 剪切力在弯腰举重物时比深蹲举重物时更大"[79]。

在任何姿势的举重物中，被举起物体与身体的距离、提举的速度和腰部的屈曲程度争议较少但仍是关键的因素。负载

离身体越远,作用在椎体上的重力力臂就越大。需要大肌群活动来完成举起,因此,在椎间盘中产生更大的压力。举起的速度越快,可举起的重量越大,但腰椎间盘的负荷也越大。

年龄影响

在人的一生中,椎体暴露于反复的负荷之下,会改变椎体的形态。然而,与年龄有关的正常变化也在椎体结构中发生。

椎体改变了骨小梁的数量和形态。水平和垂直骨小梁的数量随年龄增长而减少,水平小梁明显变薄。这种减少可以让椎体在失效前减少能够承受的负荷。

椎间盘的每个结构都会经历包括糖蛋白的数量减少和特定糖蛋白类型的变化,以及由此产生的水含量的损失。此外,这些结构中的胶原蛋白增加,弹性蛋白流失。这些结缔组织成分的变化导致椎间盘失去了将负荷从一个椎体转移到另一个椎体的能力,因为髓核的膨胀能力下降了,因此椎间盘的整体高度也会下降。

椎体终板随着年龄的增长,胶原蛋白增多,扩散的过程受到阻碍。由于椎间盘依赖于营养物通过椎体终板的扩散,椎间盘的营养会随着终板的变化而缺失。最终,椎间盘会出现脱水。纤维环的片状物分离,可能导致裂缝和撕裂,从而降低椎间盘在运动中提供刚度的能力[81]。

由于髓核的压力和纤维环的无法限制它会导致椎间盘脱出或突出。当椎间盘的髓核物质通过椎体终板并进入椎体松质骨时,就会形成 Schmorl 结节。当这种物质与松质骨中的血供接触时,可能引起自身免疫反应[80]。这种表现通常被标记为退行性椎间盘疾病。

随着椎间盘退行性病的发生,椎间盘的高度显著的降低,会导致椎体韧带变得松弛。通常由黄韧带所提供的韧带预应力会减少,这反过来会降低脊柱的刚度(稳定性)。黄韧带张力的降低也会导致韧带在运动中自我屈曲,可能会压迫脊髓。此外,黄韧带可能会随着年龄的增长而钙化,可能导致肥大性骨化,从而导致压迫关节突关节附近的脊神经或压迫椎管内的脊髓。有时,血管会长入通常无血管的成人椎间盘,引发骨化。

关节突关节也可以表现出与年龄有关的变化和最终的退变。随着椎间盘的退化,在关节突关节处会承受更多的压缩性负荷,然后可能导致退化和关节炎的变化。关节突关节这些变化的结果与四肢较大的滑膜关节的情况相同:软骨的损伤,包括裂隙和囊肿,以及骨质增生的形成。这些变化可导致脊神经或者椎管的局部疼痛或者压迫,在颈椎区域,压迫横突孔里的椎动脉。与年龄有关的变化所带来的一连串对脊柱的影响展示在**图 4-74** 和 4-75。

Luschka 关节,或称钩椎关节(见**图 4-29**),是与年龄有关和退行性变化的常见部位。钩椎突上的骨质增生(见**图 4-28**)主要发生在较低的节段,即 $C_5 \sim C_6$ 或 $C_7 \sim C_8$。当这些骨质增生发生时,侧屈运动受限[80]。

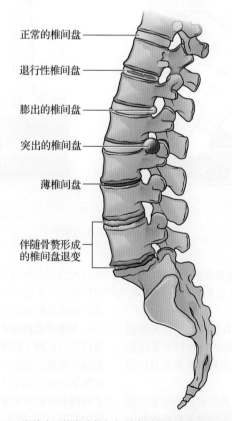

正常的椎间盘

退行性椎间盘

膨出的椎间盘

突出的椎间盘

薄椎间盘

伴随骨赘形成的椎间盘退变

图 4-74 脊柱中可能发生的与年龄有关的变化在图中显示,包括椎间盘退变、纤维环的膨出(伴有或不伴有髓核突出)、椎间盘变薄,以及椎间盘退变并在椎体上形成骨质增生。椎间盘突出被过度关注并放大

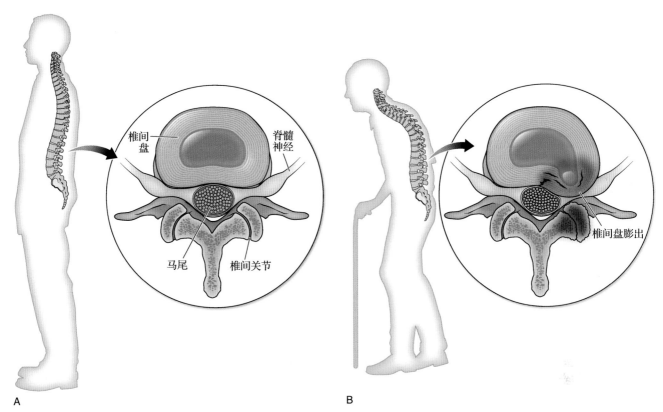

图 4-75　脊柱与年龄有关的变化。A. 在典型的成年人中，纤维环保持着髓核的中心位置。脊髓和脊神经在椎管和椎间孔内有足够的空间。B. 与年龄有关的椎间盘、椎体韧带如黄韧带和关节突关节面的变化可导致对脊神经或脊髓的压迫

总结

　　总之，了解椎体的正常结构和功能，包括正常的变异，对了解有受伤风险的结构和治疗功能障碍者的最佳方法极为重要。当施加的负荷不足或过大时，就会发生损伤或失效。重复性劳损是由反复应用相对较低的负荷，或通过应用长时间的持续负荷造成的（长时间的坐着或弯腰的姿势）。

　　椎体的损伤、老化、疾病或发育缺陷的影响可以通过以下几点进行分析：

1. 受影响结构的正常功能
2. 在正常情况下存在的应力
3. 该结构与相邻结构的解剖学关系
4. 该结构与其他结构的功能关系

问题思考

1. 描述脊柱中以下各区域的功能目标：颈椎、胸椎、腰椎和骨盆。
2. 一个典型的椎体有哪些组成部分？每个部分的具体功能是什么？
3. 椎体各部分的形状和大小有什么不同？这些变化与各区域所受的力有什么关系？
4. 椎间盘的作用是什么？描述一下椎间盘如何发挥这些作用。
5. 什么运动发生在当椎间关节处发生屈曲、伸展、侧屈和旋转的时候？

6. 描述每个脊柱区域的关节突关节的形状和方向。根据关节突关节的形状和方向，每个区域最容易进行什么运动？
7. 什么运动发生在当关节突关节产生屈曲、伸展、侧屈和旋转的时候？腰椎关节突关节有什么特点？
8. 描述腰部纵向韧带的相对强度。这种强度与其他区域的强度有什么不同？在这个区域基于强度的变化，是否有些结构更容易或更不容易受到伤害？
9. 如果一个人采取头前倾的姿势，哪些结构会受到最大影响？描述可能发生的压力的类型和位置。以及其他结构如何可能应对这些压力的变化作出反应。
10. 如果一个人的腰椎前凸增加，哪些结构受到的影响最大？描述可能发生的压力的类型和位置，以及其他结构如何可能应对这些压力的变化作出反应。
11. 哪些肌肉会导致腰椎的伸展？脊柱哪个位置的时候这些肌肉收缩最高效？
12. 描述在运动和静止时，有哪些力量作用于脊柱？
13. 解释蠕变是如何对脊柱的稳定性产生不利影响的。
14. 识别每个脊柱区域的主动肌。
15. 识别用于控制颈椎和腰椎节段运动的肌肉。
16. 胸腰筋膜在腰椎骨盆区域的稳定中起什么作用？
17. 描述腰部和颈部对于向前剪切力动态和静态的限制。

（李艳梅　田梦晨　译　李圣节　王于领　审）

参考文献

1. Kapandji I: The Physiology of the Joints (ed. 2). Edinburgh, E & S Livingstone, 1974.
2. Bogduk N: Clinical Anatomy of the Lumbar Spine and Sacrum (ed. 4). London, Churchill Livingstone, 2005.
3. Huiskes R, Ruimerman R, van Lenthe GH, et al: Effects of mechanical forces on maintenance and adaptation of form in trabecular bone. *Nature* 405:704, 2000.
4. Banse X, Devogelaer JP, Munting E, et al: Inhomogeneity of human vertebral cancellous bone: Systematic density and structure patterns inside the vertebral body. Bone 28:563, 2001.
5. Mercer SR, Bogduk N: Joints of the cervical vertebral column. J Orthop Sports Phys Ther 31:174; discussion 183, 2001.
6. Osmotherly PG, Mercer SR: Structure and function of the bones and joints of the cervical spine. In Oatis C (ed): Kinesiology: The Mechanics and Pathomechanics of Human Movement. Philadelphia, Wolters Kluwer, 2017.
7. Lundon K, Bolton K: Structure and function of the lumbar intervertebral disk in health, aging, and pathologic conditions. J Orthop Sports Phys Ther 31:291; discussion 304, 2001.
8. Rennie C, Haffajee MR, Ebrahim MAA: The sinuvertebral nerves at the craniovertebral junction: A microdissection study. Clinical Anatomy 26:357, 2013.
9. White A, Panjabi M: Clinical Biomechanics of the Spine (ed. 2). Philadelphia, Lippincott, 1990.
10. Yoganandan N, Kumaresan S, Pintar FA: Biomechanics of the cervical spine part 2. Cervical spine soft tissue responses and biomechanical modeling. Clin Biomech (Bristol, Avon) 16:1, 2001.
11. Inami S, Kaneoka K, Hayashi K, et al: Types of synovial fold in the cervical facet joint. J Ortho Sci: Official Journal of the Japanese Orthopaedic Association 5:475, 2000.
12. Kim YH, Khuyagbaatar B, Kim K: Biomechanical effects of spinal cord compression due to ossification of posterior longitudinal ligament and ligamentum flavum: A finite element analysis. Med Eng Phys 35:1266, 2013.
13. Fujiwara A, Tamai K, An HS, et al: The interspinous ligament of the lumbar spine. Magnetic resonance images and their clinical significance. Spine 25:358, 2000.
14. McGill S: Low Back Disorders Evidence-Based Prevention and Rehabilitation (ed 3). Champaign, IL, Human Kinetics, 2016.
15. Moore K, Dalley A, Agur A: Clinically Oriented Anatomy (ed 7). Baltimore, MD, Lippincott Williams & Wilkins, 2014.
16. Mahato NK: Anatomy of lumbar interspinous ligaments: Attachment, thickness, fibre orientation and biomechanical importance. Int J Morphol 31:351, 2013.
17. Drake PL, Hazelwood KJ: Exposure-related health effects of silver and silver compounds: A review. Ann Occup Hyg 49:575, 2005.
18. Adams MA, Hutton WC: The mechanical function of the lumbar apophyseal joints. Spine 8:327, 1983.
19. Cholewicki J, Crisco JJ, Oxland TR, et al: Effects of posture and structure on three-dimensional coupled rotations in the lumbar spine. A biomechanical analysis. Spine 21:2421, 1996.
20. Panjabi M, Crisco J, Vasavada A, et al: Mechanical properties of the human cervical spine as shown by three-dimensional load-displacement curves. Spine 26:2692, 2001.
21. Legaspi O, Edmond SL: Does the evidence support the existence of lumbar spine coupled motion? A critical review of the literature. J Orthop Sports Phys Ther 37:169, 2007.
22. Cook C, Hegedus E, Showalter C, et al: Coupling behavior of the cervical spine: A systematic review of the literature. J Manipulative Physiol Ther 29:570, 2006.
23. Bogduk N, Amevo B, Pearcy M: A biological basis for instantaneous centres of rotation of the vertebral column. Proceedings of the Institution of Mechanical Engineers. Part H, Journal of engineering in medicine 209:177, 1995.
24. Keller T, Hansson T, Abram A, et al: Regional variations in the compressive properties of lumbar vertebral trabeculae: Effects of disc degeneration. Spine 14:1012, 1989.
25. Nachemson A: The lumbar spine: An orthopedic challenge. Spine 1:1, 1976.
26. Twomey L, Taylor J, Oliver M: Sustained flexion loading, rapid extension loading of the lumbar spine, and the physical therapy of related injuries. Physiother Pract 4:129, 1988.
27. Adams M, Dolan P, Hutton W: Diurnal changes in spinal mechanics and their clinical significance. J Bone Joint Surg Br 72:266, 1990.
28. Shirazi-Adl A: Strain in fibers of a lumbar disc. Analysis of the role of lifting in producing disc prolapse. Spine 14:96, 1989.
29. Panjabi M, Oxland T, Takata K, et al: Articular facets of the human spine. Spine 18:1298, 1993.
30. Bogduk N, Mercer S: Biomechanics of the cervical spine. I: Normal kinematics. Clin Biomech 15:633, 2000.
31. Porterfield J, DeRosa C: Mechanical Neck Pain: Perspectives in Functional Anatomy. Philadelphia, WB Saunders, 1995.
32. Debernardi A, D'Alibert G, Talamont G, et al: The craniovertebral junction area and the role of the ligaments and membranes. Neurosurgery 68:291, 2011.
33. Takeshita K, Peterson E, Bylski-Austrow D, et al: The nuchal ligament restrains cervical spine flexion. Spine (Phila Pa.1976) 29:E388, 2004.
34. Mercer SR, Bogduk N: Clinical anatomy of ligamentum nuchae. Clin Anat 16:484, 2003.
35. Johnson GM, Ahang M, Jones DG: The fine connective tissue architecture of the human ligamentum nuchae. Spine (Phila Pa.1976) 25:5, 2000.
36. Osmotherly PG, Rivett DA, Mercer SR: Revisiting the clinical anatomy of the alar ligaments. EurSpine J 22:60, 2013.
37. Hartman J: Anatomy and clinical significance of the uncinate process and uncovertebral joint: A comprehensive review. Clin Anat 27:431, 2014.
38. Pouders C, Barbaiz E, deMaeseneer M, et al: Morphology of the annulus fibrosus in the cervical intervertebral disc. Osteoarthritis and Cartilage 12:S52, 2004.
39. Hsu W, Benzel EC., Chen T, et al: Axial and coronal orientation of subaxial cervical zygapophyseal joints and their effect on axial rotation and lateral bending. Spine 33:2409, 2008.
40. Smith MD, Coppieters MW, Hodges PW: Postural activity of the pelvic floor muscles is delayed during rapid arm movements in women with stress urinary incontinence. Int Urogynecol J Pelvic Floor Dysfunct 18:901, 2007.
41. Takahashi I, Kikuchi S, Sato K, et al: Mechanical load of the lumbar spine during forward bending motion of the trunk—a biomechanical study. Spine 31:18, 2006.
42. MacDonald D, Moseley GL, Hodges PW: Why do some patients keep hurting their back? Evidence of ongoing back muscle dysfunction during remission from recurrent low back pain. Pain 142:183, 2009.
43. Pal GP, Routal RV: The role of the vertebral laminae in the stability of the cervical spine. J Anat 188:485, 1996.
44. Boszczyk BM, Boszczyk AA, Putz R, et al: An immunohistochemical study of the dorsal capsule of the lumbar and thoracic facet joints. Spine 26:E338, 2001.
45. Hammer N, Steinke H, Böhme J, et al: Description of the iliolumbar ligament for computer-assisted reconstruction. Ann Anat–Anatomischer Anzeiger 192:162, 2010.
46. Snijders CJ, Hermans PFG, Niesing R, et al: The influence of slouching and lumbar support on iliolumbar ligaments, intervertebral discs and sacroiliac joints. Clin Biomech 19:323, 2004.
47. Willard FH, Vleeming A, Schuenke MD, et al: The thoracolumbar fascia: Anatomy, function and clinical considerations. J Anat 221:507, 2012.
48. Barker P, Guggenheimer K, Grkovic I: Effects of tensioning the lumbar fasciae on segmental stiffness during flexion and extension. Spine 31:397, 2006.
49. Ng J, Kippers V, Richardson C, et al: Range of motion and lordosis of the lumbar spine: Reliability of measurement and normative values. Spine 26:53, 2001.
50. Cailliet R: Low Back Pain Syndrome (ed. 5). Philadelphia, FA Davis, 1995.
51. Tafazzol A, Arjmand N, Shirazi-Adl A, et al: Lumbopelvic rhythm during forward and backward sagittal trunk rotations: Combined in vivo measurement with inertial tracking device and biomechanical modeling. Clin Biomech 29:7, 2014.
52. Khoo BC, Goh JC, Lee JM, et al: A comparison of lumbosacral loads during static and dynamic activities. Australas Phys Eng Sci Med 17:55, 1994.
53. Schmidt H, Bashkuev M, Dreischarf M, et al: Computational biomechanics of a lumbar motion segment in pure and combined shear loads. J Biomech 46:2513, 2013.
54. Bowen V, Cassidy JD: Macroscopic and microscopic anatomy of the sacroiliac joint from embryonic life until the eighth decade. Spine 6:620, 1981.
55. Forst SL, Wheeler MT, Fortin DO, et al: The sacroiliac joint: Anatomy, physiology and clinical significance. Pain Physician 9:61, 2006.
56. Vleeming A, Pool-Goudzwaard A, Hammu-doghlu D, et al: The function of the long dorsal sacroiliac ligament: Its implication for understanding low back pain. Spine 21:556, 1996.
57. Sturesson B, Uden A, Vleeming A: A radiostereometric analysis of movements of the sacroiliac joints during the standing hip flexion test. Spine 25:364, 2000.
58. Goode A, Hegedus EJ, Sizer P, et al: Three-dimensional movements of the sacroiliac joint: A systematic review of the literature and assessment of clinical utility. J Man Manip Ther 16:25, 2008.
59. Cibulka MA: The Pelvis and Sacroiliac Joint: Physical Therapy Patient Management Utilizing Current Evidence in Current Concepts of Orthopaedic Physical Therapy. Lacrosse: Orthopaedic Section, American Physical Therapy Association, 2006.
60. Kulkarni V, Chandy MJ, Babu KS: Quantitative study of muscle spindles in suboccipital muscles of human foetuses. Neurology India 49:355, 2001.
61. Boyd-Clark LC, Briggs CA, Galea MP: Muscle spindle distribution, mor-

phology, and density in longus colli and multifidus muscles of the cervical spine. Spine 27:694, 2002.

62. McGill SM, Kippers V: Transfer of loads between lumbar tissues during the flexion-relaxation phenomenon. Spine 19:219, 1994.

63. Porterfield J, DeRosa C: Mechanical Low Back Pain: Perspectives in Functional Anatomy (ed. 2). Philadelphia, WB Saunders, 1998.

64. Bojadsen TW, Silva ES, Rodrigues AJ, et al: Comparative study of multifidi in lumbar and thoracic spine. J Electromyogr Kinesiol: Official Journal of the International Society of Electrophysiological Kinesiology 10:143, 2000.

65. Lonnemann ME, Paris SV, Gorniak GC: A morphological comparison of the human lumbar multifidus by chemical dissection. J Man Manip Ther 16:E84, 2008.

66. Rosatelli AL, Ravichandiran K, Agur AM: Three-dimensional study of the musculotendinous architecture of lumbar multifidus and its functional implications. Clin Anat 21:539, 2008.

67. Hodges P, van den Hoorn W, Dawson A, et al: Changes in the mechanical properties of the trunk in low back pain may be associated with recurrence. J Biomech 42:61, 2009.

68. Richardson CA, Snijders CJ, Hides JA, et al: The relation between the transversus abdominis muscles, sacroiliac joint mechanics, and low back pain. Spine 27:399, 2002.

69. Callaghan JP, Gunning JL, McGill SM: The relationship between lumbar spine load and muscle activity during extensor exercises. Phys Ther 78:8, 1998.

70. Smith MD, Russell A, Hodges PW: Do incontinence, breathing difficulties, and gastrointestinal symptoms increase the risk of future back pain? J Pain 10:876, 2009.

71. Arab AM, Behbahani RB, Lorestani L, et al: Assessment of pelvic floor muscle function in women with and without low back pain using transabdominal ultrasound. Man Ther 15:235, 2010.

72. Pool-Goudzwaard A, van Dijke GH, van Gurp M, et al: Contribution of pelvic floor muscles to stiffness of the pelvic ring. Clin Biomech 19:564, 2004.

73. Sapsford RR, Hodges PW: Contraction of the pelvic floor muscles during abdominal maneuvers. Arch Phys Med Rehabil 82:1081, 2001.

74. Hodges PW, Sapsford R, Pengel LH: Postural and respiratory functions of the pelvic floor muscles. Neurourol Urodyn. 26(3):362–71, 2007.

75. El-Rich M, Shirazi-Adl A, Arjmand N: Muscle activity, internal loads, and stability of the human spine in standing postures: Combined model and in vivo studies. Spine 29:2633, 2004.

76. Gallagher S, Marras WS: Tolerance of the lumbar spine to shear: A review and recommended exposure limits. Clin Biomech 27:973, 2012.

77. Wilke HJ, Neef P, Caimi M, et al: New in vivo measurements of pressures in the intervertebral disc in daily life. Spine 24:755, 1999.

78. Nachemson A: The load on lumbar disks in different positions of the body. Clin Orthop 45:107, 1966.

79. Bazrgari B, Shirazi-Adl A: Spinal stability and role of passive stiffness in dynamic squat and stoop lifts. Comput Methods Biomech Biomed Engin 10:351, 2007.

80. Papadakis M, Sapkas G, Papadopoulos EC, et al: Pathophysiology and biomechanics of the aging spine. Open Orthop J 5:335-336, 2011.

81. Thompson R, Pearcy M, Downing K, et al: Disc lesions and the mechanics of the intervertebral joint complex. Spine 25:3026, 2000.

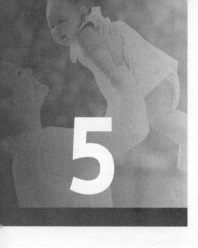

第 5 章　胸部及胸壁

Julie Ann Starr, PT, DPT, CCS；Diane Dalton, PT, DPT, OCS

概述

　　胸部（thorax）是一个术语，用来描述胸廓的骨骼、附着在胸廓上的筋膜和肌肉、胸廓内的内脏器官，甚至覆盖胸廓的皮肤。**胸廓**（rib cage），也被称为肋骨笼或骨性胸腔，由胸椎、肋骨和胸骨组成（**图 5-1**）。胸廓为上肢、头部和脊柱及骨盆的许多肌肉提供了附着的基础。胸廓还为心脏、双肺和其他内脏器官提供了保护。因此，胸部需要有一定的内在稳定性。胸廓的结

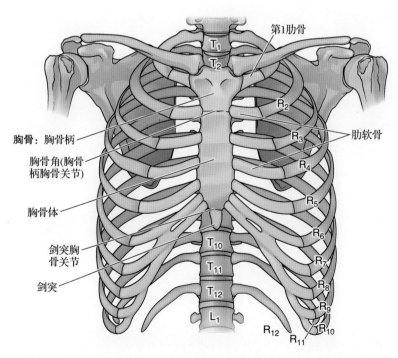

图 5-1　胸廓前面观，包括其组成部分：胸骨、12 对肋骨（R1～R12）、胸骨和胸椎

构显著增加了胸椎在屈 / 伸、侧曲和旋转过程中的稳定性[1,2]。胸壁的重要功能之一是通气作用。通气的过程，包括吸入 / 呼出（吸气 / 呼气），取决于胸廓的活动度通以及通气肌肉的动力水平[3]。

胸部的结构与功能

结构

胸廓的结构

胸廓形成一个涉及许多关节和肌肉的闭链。胸廓的前缘为胸骨，外侧缘为肋骨，后缘由胸椎构成。胸廓的上缘是由胸骨的黏膜、第 1 肋软骨的上缘、第 1 肋骨及其相邻的第 1 胸椎组成的。胸廓的下缘由剑突、第 7～10 肋骨的共同肋软骨、第 11、12 肋骨的下部和第 12 胸椎组成（图 5-1）。

胸骨是心脏的一个骨性保护板，由**胸骨柄**、**胸骨体**和**剑突**组成（图 5-2）。胸骨柄和胸骨体形成约 160° 的后凹角度。剑突通常在胸骨体远端向后成角，因此可能很难被触诊到。

胸廓的后部由 12 块胸椎组成。典型胸椎的一个特点是椎体和横突共有 6 个肋关节面，其中 4 个在椎体上（每侧各有一个**上肋椎关节面**和一个**下肋椎关节面**，或**半关节面**），2 个横突上还各有一个肋横突关节面（图 5-3）。胸廓还包含 12 对肋骨。如图 5-4 所示，肋骨是弯曲而扁平的骨头。从第 1 肋骨到第 7 肋骨的长度逐渐增长，然后从第 8 肋骨到第 12 肋骨的长度逐渐减缩短。每根肋骨的后端与相邻的胸椎椎体相关节，而第

1～10 肋骨的肋结节与胸椎的横突相关节（图 5-4B）。在前面，第 1～10 肋骨通过其肋软骨直接或间接地与胸骨相联结（图 5-5）。第 1～7 肋骨被归类为**椎骨 - 胸骨 - 肋骨**（或"**真肋**"），因为每根肋骨通过其各自的**肋软骨连结**和**肋软骨胸骨关节**，直接附着在胸骨上。第 8、9 和 10 肋骨的肋软骨与其正上方的肋软骨相连，通过第 7 肋骨间接地与胸骨相连。这些肋骨被归类为**椎骨 - 肋软骨 - 肋骨**（或"**假肋**"）。第 11～第 12 肋骨被称为**椎骨 - 肋骨**（或"**浮肋**"），因为它们没有附着在胸骨上。

胸廓的关节

连接胸廓的骨关节包括**胸骨**、**剑突**、椎间盘、肋横突、肋软骨、肋软骨胸骨以及软骨间的关节（图 5-5）。

胸骨柄胸骨关节和剑突胸骨关节

胸骨柄和胸骨体在胸骨柄胸骨关节相连。这个关节也被称为胸骨角或路易斯角（angle of Louis），作为第 2 肋骨前部附着水平面的骨性标志很容易被触诊到。胸骨柄胸骨关节是透明软骨结合（柄胸结合），在胸骨柄和胸骨之间的结合处有一个纤维软骨盘。60 岁以上的人发生柄胸结合骨化[4]。剑突以剑突胸骨关节连接于胸骨体下部，也是透明软骨结合（剑胸结合），在 40～45 岁时趋于骨化[4]。

肋椎关节

典型的肋椎关节是由肋骨头、两个相邻椎体和椎间盘形成

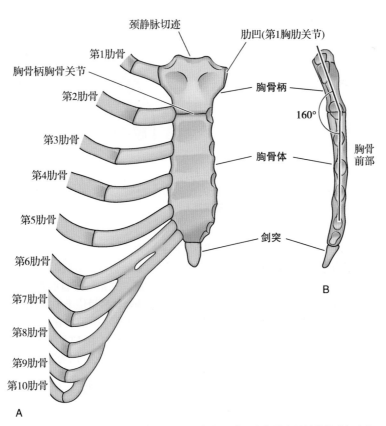

图 5-2　胸骨。**A.** 胸骨由胸骨柄、胸骨体和剑突组成。肋软骨胸骨关节的肋切迹在前面观中也很明显。**B.** 侧面观，胸骨柄和胸骨背侧（后侧）的凹角很明显

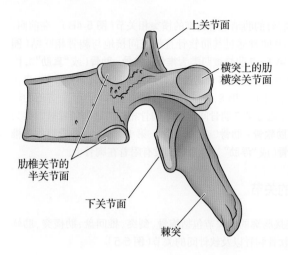

上关节面

横突上的肋
横突关节面

肋椎关节的
半关节面

下关节面

棘突

图 5-3　典型胸椎的肋关节面位于椎体后的上部及下部（肋椎关节的半关节面）和横突前部（肋横突关节面），如此图侧面观所示

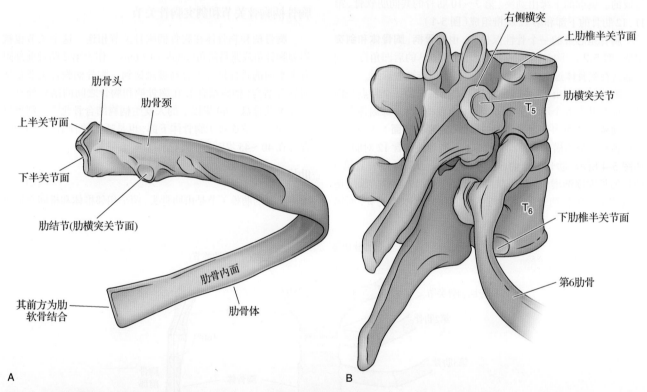

肋骨头

肋骨颈

上半关节面

下半关节面

肋结节(肋横突关节面)

肋骨内面

其前方为肋
软骨结合

肋骨体

A

右侧横突

上肋椎半关节面

肋横突关节

T_5

T_6

下肋椎半关节面

第6肋骨

B

图 5-4　肋骨与椎骨的连接情况。**A.** 典型的肋骨（第 2～9 肋骨）是一根弯曲而扁平的骨。右侧第 6 肋骨的后端有上、下关节面（也称为半关节面），分别与 T_5（第 5 胸椎）的右下半关节和 T_6（第 6 胸椎）的右上半关节连结，构成一个肋椎关节。**B.** 第 6 肋肋结节上的关节面与 T_6 的横突相连结；肋骨前端与肋软骨（通过肋骨肋软骨关节）相连，然后附着在胸骨上

的滑膜关节（**图 5-4B**）。第 2～9 肋骨和它们各自对应的胸椎（T_1～T_9）具有典型的肋椎关节，因为这些肋骨的肋骨头有 2 个关节面，或所谓半关节面。肋骨上这些小、椭圆形且略凸的半关节面被称为上和下肋椎关节面（**图 5-4A**）。相邻的胸椎有与之相连的肋骨头对应的小关节面。第 2～9 肋骨的肋骨头与相邻椎体的半关节面和二者之间的椎间盘形成的表面紧密贴合。每根肋骨的上小关节面与上面椎骨的下小关节面相关节。每根肋骨的下小关节面与其相应椎骨的上小关节面相关节。例如，第 6 肋骨的上小关节面与其上方的椎体（T_5）相关节，这一肋骨的下小关节面与其下方椎体（T_6）的上小关节面相关节（**图 5-4B**）。第 1、10、11 和 12 肋骨是不典型的肋骨，因为它们只与一个相同节段的椎体相连。T_{10}～T_{12} 的肋椎关节面位于椎弓根

的更后方。

　　典型的肋椎关节（**图 5-6**）可由**骨间韧带**和**关节内韧带**分为两个腔。这条韧带自肋骨嵴发出，附着到椎间盘的纤维环上。**肋头辐状韧带**位于关节囊内，并牢固地附着在关节囊的前外侧。每个肋椎关节均有一个纤维囊包围着整个关节。

　　第 1、10、11 和 12 肋骨的非典型肋椎关节比其他典型的肋椎关节更具活动性，因为肋骨头只同一节椎体关节。这些关节中没有骨间韧带，因此只有一个腔。这些关节内有肋头辐状韧带。每个肋椎关节都可以产生旋转和滑动运动。

肋横突关节

　　肋横突关节是由肋骨的肋结节与相应椎体的关节面形

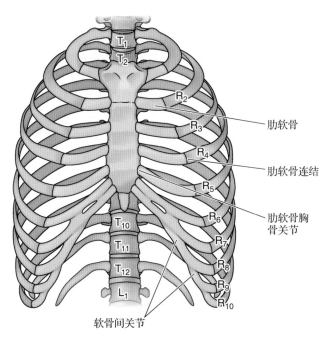

图 5-5 在胸廓的前面观中，肋骨与肋软骨通过肋软骨连结相连。第 1～7 肋骨的肋软骨通过肋软骨胸骨关节与胸骨直接相连。第 8～10 肋的肋软骨通过肋软骨间连结与相邻上一肋的肋软骨相连，间接与胸骨相连

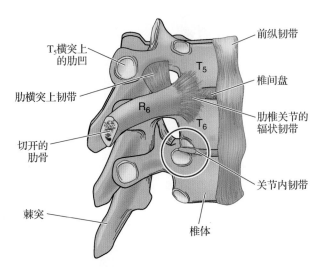

图 5-6 肋椎关节和韧带的侧面观。肋头辐状韧带加固了肋椎关节。肋椎关节图中圈出的部分为，切除肋头辐状韧带后，显示连结肋骨头到纤维环的关节内韧带

成的滑膜关节（**图 5-7**）。有 10 对肋横突关节将 T_1～T_{10} 椎体与相应的肋骨相连结。T_1 至约 T_6 的肋横突关节在椎骨的横突上有略凹陷的肋凹，相应的肋骨上有微凸的肋结节。这使得这些节段之间可以有轻微的旋转运动。在大约 T_7～T_{10} 的肋横突关节处，两个关节面都是平的，以滑动运动为主。T_{11} 和 T_{12} 的横突短于其他胸椎，并且没有与对应肋骨连结的关节面。

肋横突关节被一个薄薄的纤维囊包围。3 条主要韧带支持着肋横突关节囊。它们是**肋横突外侧韧带**、**肋横突韧带**和**肋横突上韧带**（**图 5-7**）。肋横突外侧韧带是一条短而粗壮的韧带，

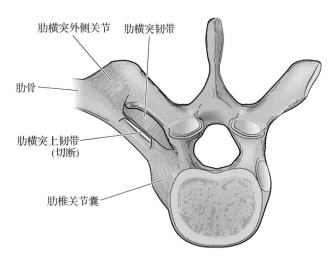

图 5-7 肋椎关节和肋横突关节上面观，显示了纤维囊结构。垂直走行的肋横突上韧带已被切断，因为它附着在横突头端

连结肋结节外侧和相应横突的顶端。肋横突韧带由短的纤维构成，走行在位于肋骨颈后方与同一水平的横突之间的肋横突孔内。肋横突上韧带从肋颈嵴走行到横突头端的下缘。

肋软骨连结和肋软骨胸骨关节

肋软骨连结是由第 1～10 肋骨与肋软骨形成的关节（**图 5-5**）。肋软骨连结是软骨结合。骨膜和软骨膜是连续的，为结合提供支持。肋软骨连结没有韧带支持，并在 35 岁时开始钙化[5]。

肋软骨胸骨关节是由第 1～7 肋骨的肋软骨与胸骨在正前方形成的关节。这些关节也会随着年龄的增长而硬化。第 1 肋骨连接在胸骨柄的侧面，第 2 肋骨通过 2 个半关节面与胸骨柄胸骨软骨相连结，第 3～7 肋骨与胸骨外侧相连结。第 1、6 和 7 肋骨的软骨胸骨关节是软骨结合。第 2～5 肋骨的软骨胸骨关节是滑膜关节。

第 1～7 肋骨的肋软骨胸骨关节（**图 5-5**）有与骨膜连续并支持整个关节为一个整体的关节囊。关节囊的韧带支持包括**前、后胸肋辐状韧带**。胸肋（辐状）韧带是一种关节内韧带，类似于分隔第 2 肋软骨胸骨关节的 2 个半关节面的关节内韧带。**肋剑突韧带**连结第 7 肋软骨的前后面与剑突的前后面。

软骨间关节

第 7～10 肋骨的肋软骨与肋骨正上方的软骨相连，形成软骨间关节。对于第 8～10 肋骨，这种连结形成了肋骨与胸骨的唯一连接，注意是间接的（**图 5-5**）。软骨间关节是滑膜关节，由关节囊和软骨间韧带支持。软骨间关节和肋软骨胸骨关节一样，往往随着年龄而融合。

▶ **基本概念 5-1**
胸廓的总结

● 第 1～10 肋骨通过两个滑膜关节（肋椎关节和肋横突关节）与脊柱后方相铰接，并在前方通过肋软骨直接或间接与胸骨连结。这些关节形成一个闭链，其中的每个节段相互依赖且运动受到限制。这些关节及其相关的韧带给予胸廓必要的

稳定性，以保护内部的器官，同时又提供了足够的灵活性，以最大限度地发挥其功能。

● 第 11 和 12 肋骨只有一个肋椎关节，没有肋横突关节，也没有附着在胸骨前面。这最后 2 根肋骨形成了一个开链，因此这些肋骨的运动较少受到限制。

病例应用 5-1

　　Joanne Mann 是一位 14 岁的女孩，她刚刚被诊断为胸右腰左特发性脊柱侧弯，这是一种没有已知潜在成因的，病理性的脊柱侧向弯曲。正如典型的情况那样，Joanne 的脊柱侧弯与胸椎的大幅旋转有关（图 5-8）[6]。胸右脊柱侧弯以脊柱侧弯曲线的凸侧命名，此时胸椎

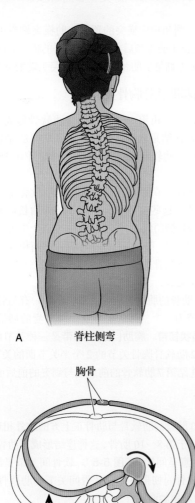

图 5-8　A. 胸右腰左脊柱侧弯（以凸起区域和凸起侧命名）显示了脊椎的弯曲和肋骨间距的不对称（右侧肋骨分离，左侧肋骨拥挤），这是受累胸椎向右旋转所导致的。B. 在右胸端脊柱侧弯中，胸椎椎体通常会向右旋转，导致右侧的横突和它们附着的右侧肋骨向后方位移，以及对侧横突和左侧肋骨向前方位移

向左外侧屈。正如 Joanne 这一病例，特发性胸右脊柱侧弯最常伴有一定程度的腰左脊柱侧弯（腰椎向右侧屈）。Joanne 的椎体旋转，通常见于胸右脊柱侧弯，使得椎体向右旋转（棘突向左旋转），椎骨的右侧横突带着右肋骨向后旋转。虽然侧弯曲率和椎体旋转的程度不一定成比例，但椎体旋转是 Joanne 出现典型的脊柱侧弯导致的右后肋骨突起的原因（图 5-9）。在 Joanne 的脊柱侧弯曲线的凹面，效果正好相反。椎骨的左侧横突向前移动，使与之连结的肋骨前移。椎体旋转引起明显的肋骨扭曲。这些肌肉骨骼的异常限制了胸廓的活动度。考虑到对于胸廓活动度的限制和对于胸腔对称性的潜在扭曲，Joanne 当前的侧弯曲率可能会导致肺功能受损。

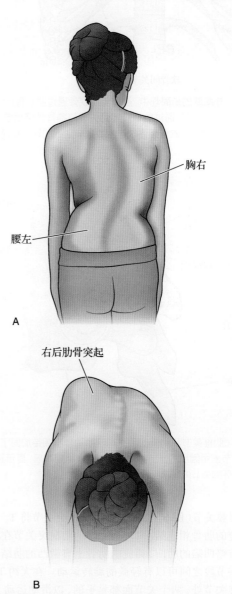

图 5-9　脊柱侧弯。A. 从直立位的后面观看，可观察到右侧胸椎和左侧腰椎的弯曲。B. 除非受试者做向前屈的动作，肋骨的旋转量通常是不明显的

功能

肋骨和胸骨的运动学

胸廓的运动是受以下 3 个要素支配的复杂几何形状的结合：①关节的类型和角度；②胸骨的运动；③肋软骨的弹性。

肋椎关节和肋横突关节是机械连接，一个单独的运动轴通过两个关节的中心（**图 5-10**）[3]。每根肋骨的长度、形状和向下的角度都是独特的，所以每根肋骨的旋转轴都略有差异。上部肋骨的旋转轴最接近于冠状轴（**图 5-10A**），使得这些肋骨的运动主要发生在矢状面上。下部肋骨的旋转轴最接近于矢状（A-P）轴（**图 5-10B**），使这些肋骨的运动更接近冠状面。因为第 11 和 12 肋骨与相应横突之间没有关节，第 11 和 12 肋骨的旋转轴仅通过肋椎关节。最后 2 根肋骨的旋转轴也近似于冠状轴。肋骨不仅与椎骨后部相关节，而且大部分肋骨也与肋软骨在前方相关节，形成一个闭链。因此，肋椎关节和肋横突关节附近的运动也会造成肋软骨连结和肋软骨胸骨关节的运动。

第 1 肋骨是独特的，因为它前面的关节比任何其他肋骨的都更大更厚。第 1 肋软骨比其它肋软骨更硬。此外，第 1 肋软骨胸骨关节是软骨关节（软骨结合），而不是滑膜关节，因此它牢固地附着在筋膜上。最后，第 1 肋软骨锁骨关节就在胸锁关节的后下方。由于这些原因，第一根肋骨附着在胸骨柄上几乎不可活动。在第 1 肋骨后方的肋椎关节只有一个关节面，这增加了该关节的活动度。肋椎关节的活动度被认为在吸气中活动很重要，所以在这种情况下第 1 肋骨可以被抬高。

附着在胸骨上的第 2～7 肋骨，越向下肋骨的长度和活动性就越大。在上部肋骨中（第 2～7 肋骨），因为椎骨的位置接近冠状轴，大部分运动发生在肋骨的前部。肋软骨向上旋转，随着吸气而变得更为水平。肋骨的运动向前上方推动胸骨（**图 5-11**）。胸骨柄的移动量少于胸骨体，因为最短且最不易移动的第 1 肋骨附着在胸骨柄上。胸骨体活动的增加与胸骨柄活动导致柄胸结合的轻微运动有关。上部肋骨和胸骨运动的最大作用是增加胸腔的前后径。这种肋骨和胸骨主要发生在矢状面上的联合运动被称为胸部的**"泵柄"**运动。

第 8～10 肋骨的抬高发生在一个更接近于矢状面的运动轴上。下部肋骨的形状更陡（向下倾斜的角度自第 1 肋骨到第

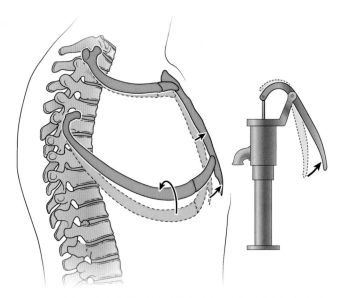

图 5-11 上部肋骨在肋椎关节和肋横突关节的抬高导致胸骨向前、向上运动（伴随肋软骨扭转）以及胸腔前后径的增加。这种肋骨运动被称为胸部的 "泵柄" 运动

10 肋骨逐渐增加）且间接附着在胸骨前方。这些因素使得下部肋骨在胸腔侧面有更多的活动度。下部肋骨向上旋转和抬高的最大作用是增加下胸部的横径。这种发生在更接近于冠状面上的运动被称为胸部的**"桶柄"**运动（**图 5-12**）。从上到下，肋骨运动轴的方向逐渐转变；因此，中间肋骨处于过渡区，同时具有泵柄和桶柄运动的性质[7]。第 11 和第 12 肋骨后部各自只有一个关节与一个椎体连结，与胸骨前部没有关节；因此，它们不参与胸腔的闭链运动。

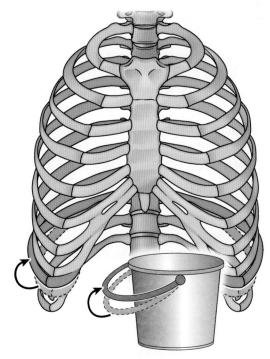

图 5-12 下部肋骨在肋椎关节和肋横突关节的抬高导致胸廓的横向运动，称为胸腔的 "桶柄" 运动

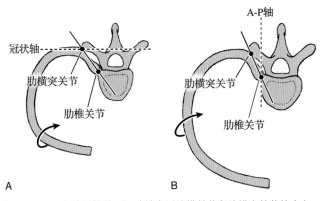

A 　　　　　　　　　　　B

图 5-10 A. 上肋骨的共同运动轴穿过肋椎关节和肋横突关节的中心，更接近冠状轴。B. 下肋骨通过肋椎关节和肋横突关节的轴更接近于 A-P 轴（即矢状轴）

冠状轴

肋横突关节

肋椎关节

A-P轴

肋横突关节

肋椎关节

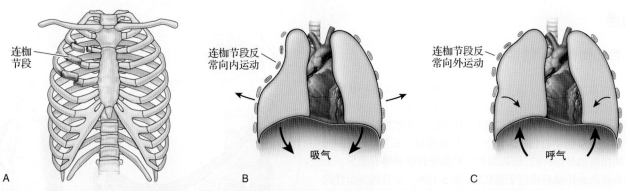

图 5-13 侧胸有两个或多个地方的两根或多根肋骨骨折。此时连枷节段不再附着在胸部的其他部分，破坏了肋骨的闭链作用。A. 在吸气期间，肋骨上移，而连枷节段被向内拉。B. 在呼气期间，肋骨下移，而连枷节段外移

病例应用 5-2

　　Henry Olsson 今年 82 岁，最近在家里跌倒导致严重损伤。他在走向车道的最后一步时踏空，身体一侧撞在汽车的挡泥板上。他的肋骨立即出现剧烈疼痛，并呼吸困难。在急诊科，Henry 被告知他有几处肋骨完全断裂，导致肺挫伤。当 Henry 试图呼吸时，因骨折而从胸廓分离的肋骨部分实际上是向内运动的，而不是像预期的向外运动（图 5-13）。通常，在吸气模式下，胸壁被吸肌群向上和向外拉；胸腔的容积增加会令肺内压力下降。Henry 胸廓的连枷部分，失去了通常的连接，被大气压"吸入"内部（图 5-13A）。在呼气过程中，当胸廓照常下降回呼气模式时，Henry 胸腔的容积减少增加了肺内压，这迫使连枷部分向外凸（图 5-13B）。连枷部分的这种矛盾运动是闭链断裂的结果。Henry 因通气功能障碍而入院治疗。

与胸廓相关的肌肉

　　作用于胸廓的肌肉通常被称为**通气肌群**。通气肌群是横纹骨骼肌，在许多方面不同于其他骨骼肌：①它们有更强的抗疲劳性和更大的氧化能力；②它们一生有节奏地收缩而不是只在某些情况下收缩；③它们主要用于对抗肺的弹性和气道阻力，而不是重力；④对这些肌肉的神经控制既是自主的又是非自主的；⑤这些肌肉的活动是用于维持生命的。

　　任何附着在胸廓上的肌肉都有助于通气。通气所募集的肌肉与正在进行的呼吸类型相关[8-10]。在平静呼吸时，只需要初级通气肌群进行通气。在运动或用力呼吸时，如随着运动或肺病理性改变的增加，通气的辅助肌群被募集，以助于满足不断增加的通气需求。

　　通气肌群可分为**主要通气肌群**或**辅助通气肌群**。肌肉在通气周期中的动作既不是简单的也不是绝对的，所以将通气肌群划分为吸气肌和呼气肌是不准确的且会造成误导。

▶ 基本概念 5-2
肺容积和肺容量的测量

　　储存在肺部的所有空气可以被分为 4 个部分。**潮气量**是指在平静呼吸中进出胸部的空气量。**补吸气量**是指吸入平静呼吸可吸入的空气量后还可以吸入的空气量。**补呼气量**是指在呼出平静呼吸可呼出的空气量后还可以呼出的空气量。最后，**残气量**是指无论人多么努力，都无法自发呼出的空气量。

　　当两个或两个以上的肺容积加在一起时，就要使用**容量**这个术语。例如，**肺活量**是补吸气量、潮气量和补呼气量的相加。肺活量是指从充分吸气再充分呼气可以从肺部吹出的空气量。**深吸气量**是补吸气量和潮气量的相加；它是平静呼气后可以吸入的最大空气量。**功能残气量**是补呼气量和残气量的相加；它是平静呼气后肺部残留的空气量。肺总容量是所有四个肺容积的相加。**表 5-1** 以图表形式对这些定义进行了总结。

主要通气肌群

　　主要通气肌群是指那些在平静状态下被募集用来呼吸的肌肉。这些肌肉包括**膈肌**、**肋间肌**（特别是**胸骨旁肌**和一些**肋间外肌**）和**斜角肌**[9, 10]。

　　这些肌肉都作用于胸廓，以助于吸气。在平静时用来呼气的则没有主要肌群，因为呼气是一种被动功能。

膈肌

　　膈肌是主要的通气肌肉，约占平静呼吸时吸气力量的 70%～80%[9]。膈肌（**图 5-14**）是由来自胸骨、肋骨和椎体的一组圆形肌纤维组成的。肌纤维从它们的起点向头端（上方）移动，止于**中央腱**[11]。此处没有骨性附着点，这是膈肌的独特之处。膈肌回旋镖状的中央腱形成了左右半膈肌穹顶的顶部。膈肌的肌肉部分在功能上被分为前段和后段。前段，称为**肋纤维**，起于胸骨和肋骨。膈肌的后段，称为（膈肌）脚纤维，起于椎体（**图 5-14A**）[12]。

　　膈肌的肋纤维起源于滑动附着在剑突后部、下六根肋骨和它们的肋软骨的内表面的肌肉。膈肌的肋纤维从起点垂直走

表 5-1 肺容积和肺容量

肺容积		肺容量	
补吸气量（IRV）		深吸气量（IC）	肺总容量（TLC）
潮气量（TV）	肺活量（VC）		
补呼气量（ERV）		功能残气量（FRC）	
残气量（RV）	通气储量（RC）		

行，紧贴胸腔，走行弧度在止于中央腱之前变得更为水平。膈肌垂直走行的肋纤维靠近下胸廓的内壁，形成一个称为**附着区**的功能单元（见**图 5-14A**）[12]。

膈肌的脚纤维起源于两个腱性结构，称为**左嵴**和**右嵴**，以及左右腱膜的**内侧弓状韧带**和**外侧弓状韧带**（**图 5-14B**）。左右嵴是起自 L_1～L_3 椎骨的肌腱。肌腱自前内侧通过，连结在一起，在主动脉前面形成一个拱弓。内侧弓状韧带起自 L_1 或 L_2，覆盖腰肌，并返回到 L_1、L_2 或 L_3 的横突。外侧弓状韧带起自 L_1、L_2 和 L_3 的横突，向上穿过腰方肌，返回到第 12 肋骨的尾缘[13]。

在**潮气呼吸**（译者注：即平静呼吸）过程中（**图 5-15**），膈肌附着区的纤维收缩，导致膈肌穹顶下降（但外形上只有轻微变化）。当穹顶下降时，腹部器官被压缩，这增加了腹腔内的压力[12]。压缩的腹部器官稳定了膈肌的中央腱，因此膈肌的肋

纤维在中央腱稳定情况下的持续收缩，导致下部肋骨在桶柄运动中升高并外旋（见**图 5-12**）[14]。

膈肌脚纤维在吸气时对膈肌的中央腱发挥作用，但与肋纤维不同的是，其对胸廓下部的直接影响较小。膈肌脚纤维的作用使中央腱下降，腹内压力增加。这种增加的压力通过附着的膈肌传递，有助于膈肌的肋纤维扩大胸廓下部[3,12]。

平静吸气时的胸腹运动是膈肌收缩产生压力的结果（**图 5-16**）。膈肌收缩时，中央腱下降，胸腔体积增加，使得肺内压力降低，从而令空气进入胸部，即吸气。此时腹部的压力也会增加，这将导致腹部器官向前外侧位移（**图 5-16A**）。站立位或坐位时，腹部被激活，以对适当平衡腹压的增加。当膈肌活跃的肌肉收缩停止时，穹顶恢复到胸腔内较高的静息位置。随着胸腔体积的缩小，肺内压力增加，从而启动呼气。腹部器官恢复到初始位置（**图 5-16B**）。

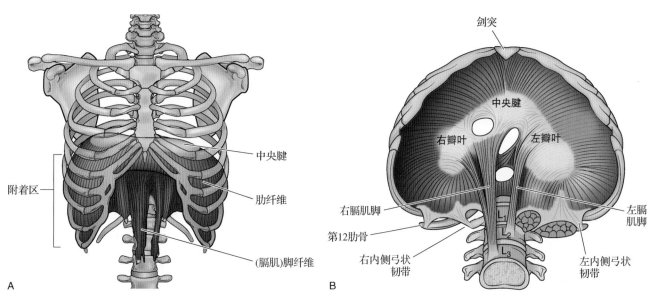

图 5-14　A. 在前面观中，可以看到膈肌的纤维来自胸骨、肋软骨以及肋骨（肋纤维）和椎体（膈肌脚纤维）。肋纤维从起点开始垂直向上走行，在靠近胸廓处弯曲，在止于中央腱前变得更为水平。B. 膈肌下面观，显示中央腱、右膈肌脚、左膈肌脚、双侧的内侧弓状韧带和外侧弓状韧带

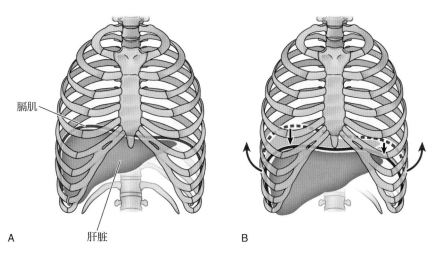

图 5-15　潮气呼吸。A. 在新的吸气开始之前，膈肌呈穹顶状。B. 在吸气过程中，膈肌收缩，穹顶从静息位置下降，腹部器官被压缩。由此产生的腹内压力增加限制了膈肌中央腱的进一步下降（即使其稳定），因此膈肌的肋纤维在中央腱稳定时的持续收缩导致了下部肋骨的扩张（桶柄运动）

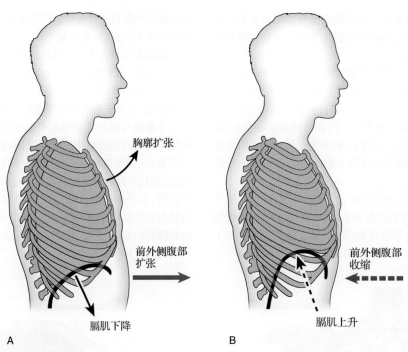

图 5-16　平静状态下的吸气和呼气。A. 平静吸气时, 正常的胸腹运动是由膈肌收缩引起的。膈肌下降, 胸部体积增大, 将腹部器官向前外侧推。B. 平静呼气时, 胸部体积减小, 腹部脏器恢复到静息位

拓展概念 5-1
腹部顺应性

　　顺应性(与刚性相反)是对结构或系统的可延展性或膨胀特性的度量。在膈肌收缩过程中, 腹腔成为胸廓横向扩张的支点。因此, 腹部的顺应性是影响胸部吸气运动的一个因素。

$$胸部顺应性 = \Delta 体积 / \Delta 压力$$
$$胸部顺应性 = 每单位压力下体积的变化$$

病例应用 5-3

　　Hannah Rosen 是一位 16 岁的女孩, 她跳进池塘时, 头撞在水下的树干上, 导致 C_6 节段完全性脊髓损伤。Hannah 腹部的肌肉系统不再受神经支配, 因为所有低于颈椎损伤水平的肌肉功能都会存在障碍。虽然 Hannah 的膈肌完全受神经支配且保留功能, 但与其他同龄人相比, 她的肺功能仍然受损。

　　当一个人在中段胸椎或以上水平遭脊髓损伤时, 肋间和腹部肌肉的神经支配的丧失会以很多种方式影响通气过程。腹部肌肉(和肋间肌)功能障碍会同时直接影响吸气和呼气, 且腹部肌肉功能障碍会影响膈肌的完整功能。如果没有完整的腹部肌肉功能, 腹部的顺应性(扩张性)就会增加。如果腹肌不能控制腹部器官的前移, 膈肌的中央腱对腹部器官就不能稳定, 膈肌的肋纤维就不能令下部肋骨向上外方抬升。通过肺活量测量, 可发现吸气能

力下降。帮助 Hannah 改善膈肌功能的一个策略是让她在坐着时佩戴弹性腹带。腹带将取代一些以前起到对抗腹部扩张作用的肌肉。减少腹部过度的顺应性有助于改善膈肌中央腱的稳定, 利于肋纤维在吸气过程中使下部肋骨运动。

　　另外一位患者 Brittany Ludke, 现 22 岁且怀孕 8 个月。她注意到, 当她像通常那样爬两层楼梯去办公室时, 感觉有点呼吸急促。她认为这是由于她体重的增加, 但她的产科医生告诉她, 这造成的影响并不如胎儿体形增大那么显著。产科医生解释说, 胎儿的生长降低了她腹部的顺应性, 这限制了吸气时膈肌脚的位移。胎儿的存在可以在通气周期的早期稳定膈肌, 并在吸气期间造成胸廓下部向外上方移动。这些变化可能会限制 Brittany 的肺活量, 她会在增加运动量时花费更大的努力。随着婴儿体重的增加, Brittany 爬楼梯的呼吸挑战也增加了, 与此同时, 她应对这一挑战的能力也下降了。

肋间肌

　　肋间内肌、肋间外肌和肋下肌(图 5-17)使相邻的肋骨相互连结并根据其解剖方位命名。肋间内肌起自第 1~11 肋骨的内表面, 并止于下面的肋骨。肋间内肌的纤维位于肋间外肌深部, 向后下方走行。肋间内肌起自肋软骨胸骨关节前方, 向后走行至肋骨角, 在那里它们移行为肋间后膜的腱膜层。

　　肋间外肌起自第 1~11 肋骨, 并止于下面的肋骨。其纤维在胸廓更表浅处, 与肋间内肌呈斜角向前下方走行(图 5-17)[15]。肋间外肌起自肋结节后方, 向前走行至肋软骨连结, 在那里形成肋间前膜[15]。

　　鉴于所描述的, 只有肋间内肌在前方自肋软骨胸骨关节至

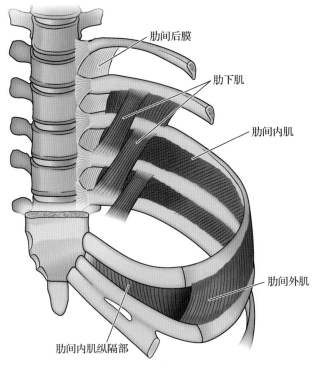

图 5-17 肋间肌

（图中标注）肋间后膜、肋下肌、肋间内肌、肋间外肌、肋间内肌纵隔部

肋软骨连结有附着点。肋间内肌的这些节段被称为**胸骨旁肌**（**图 5-17**）并主要分布于第 1~5 肋间隙。自肋结节到肋角只有肋间外肌分布。在外侧，肋间内、外肌层均存在，在这个位置可被称为**肋骨间肌**或**肋间外侧肌**[15]。

肋下肌（**图 5-17**）也属于肋骨间肌，但通常只出现在后下胸廓处。肋下肌起自肋骨角，在止于肋骨尾端的内表面前，可能跨越多个肋间隙。它们的纤维方向与肋间内肌相似。

肋间肌的功能并不像以前想象的那么简单。公认的肋间外肌在吸气时活跃，肋间内肌在呼气时活跃，这一观点并不完全准确。这两组肋间肌已被证明在通气的两个阶段都很活跃，这取决于呼吸的类型和神经对肌肉的募集。肋间外侧肌和胸骨旁肌（肋间内肌前部）的激活对胸廓起到吸气作用。在每个间隙，胸骨旁肌的作用似乎是旋转肋软骨胸骨关节，使得肋骨和胸骨抬高并使胸骨向前运动。胸骨旁肌的另一个功能似乎是维持胸廓的稳定[17,18]。胸骨旁肌的这种稳定作用可对抗膈肌收缩（吸气）期间产生的肺内压力降低，防止吸气时上胸壁的矛盾运动或向内运动[19]。

肋间外肌的激活尽管在平静呼吸时最小，但随着通气的增加而增加[20]。胸腔后部和上部的肋间外肌具有吸气作用，尽管随着向胸廓中部的前方移动，这种吸气力量逐渐减少。在前方最下面的肋间隙，肋间外肌的吸气作用已转变为呼气作用[16]。

贯穿所有肋间隙的肋间内肌均具有呼气作用，尤其是更下方的间隙[16]。

肋间内肌和肋间外肌的外侧部分（所谓肋骨间肌）的功能主要涉及躯干旋转[16]。与胸骨旁肌和膈肌相比，肋间外侧肌在呼吸周期中的活动相对较少[21]。肋间外侧肌的主要作用是胸腔的轴向旋转，与肋间内肌和肋间外肌协同作用造成躯干的旋转（如右肋间外肌和左肋间内肌在躯干向左旋转时被激活）[21]。

斜角肌

斜角肌也是平静呼吸时的主要肌肉[10]。斜角肌附着在 C_3~C_7 的横突上，下行至第 1 肋骨（前斜角肌和中斜角肌）和第 2 肋骨（后斜角肌）的上缘（**图 5-18**）。

它们的作用是上提前两根肋骨，以及在胸廓上部泵柄运动中上提胸骨（**图 5-11**）[22]。斜角肌的活动自吸气开始时开始，随吸入量接近肺总量而增加。斜角肌的长度 - 张力关系允许它们当来自膈肌的力量减少时，在呼吸周期末产生更大的力。斜角肌也可以稳定胸廓。斜角肌和胸骨旁肌抵消了膈肌收缩引起的肺内压降低造成的上胸部潜在的矛盾运动。

其次，**肋提肌**的纤维自 C_7 横突跨过 T_{11} 直至下一根肋骨肋结节和肋骨角之间的后外面，可以在吸气时帮助上提上部肋骨[23]。

辅助通气肌群

将胸廓附着在肩带、头部、脊柱或骨盆上的肌肉可归类为辅助通气肌群。这些肌肉有助于在受压力时的吸气或呼气，如活动增加或疾病时。

当胸部稳定时，辅助通气肌群会使躯干上的脊柱、手臂、头部或骨盆运动。在通气需求增加时，胸廓成为可活动的部分。因此，吸气辅助肌通过向上向外移动胸廓来增加胸腔直径。呼气辅助肌向上移动膈肌，令胸部向下向内移动。最常见的辅助肌如**图 5-19** 所示，并在下面的段落中进行了阐述。

胸锁乳突肌自胸骨柄和锁骨上内侧走行至颞骨乳突。双侧胸锁乳突肌作用通常是令颈椎屈。在**斜方肌**的帮助下可以稳定头部，双侧胸锁乳突肌的动作可以上提胸廓，在泵柄运动中扩大胸腔上部。此肌肉的募集似乎发生在最大吸气量结束时[24]。

当肱骨稳定的时候，**胸大肌**的胸肋（胸骨）部可以上提胸

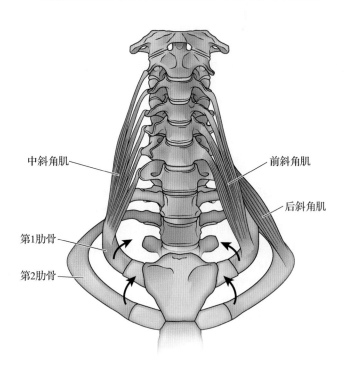

图 5-18 前斜角肌、中斜角肌和后斜角肌。它们起到在泵柄运动中抬高胸骨和前两根肋骨的作用

（图中标注）中斜角肌、前斜角肌、后斜角肌、第1肋骨、第2肋骨

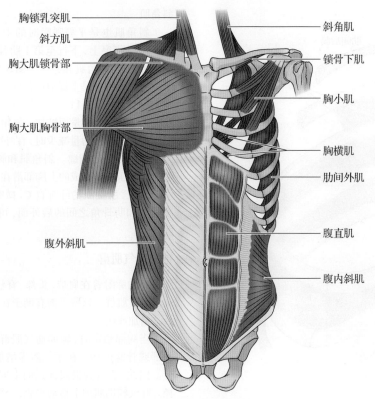

胸锁乳突肌 ——
斜方肌 ——
胸大肌锁骨部 ——

胸大肌胸骨部 ——

腹外斜肌 ——

—— 斜角肌
—— 锁骨下肌
—— 胸小肌

—— 胸横肌
—— 肋间外肌

—— 腹直肌

—— 腹内斜肌

图 5-19 辅助通气肌群是在通气需求增加时使用的肌肉。图中右侧显示前胸部
可作为辅助通气肌群的浅表肌肉，左侧显示胸腔较深部的辅助通气肌群

廓上部而不是作用于肱骨。胸大肌锁骨部可起到吸气或呼气
的作用，这取决于肱骨的位置。当手臂的位置使胸大肌的肱
骨附着点在锁骨水平以下(手臂低于水平面)时，锁骨部通
过下拉动胸骨柄和上部肋骨起到呼气肌作用。当胸大肌的
肱骨附着点在锁骨水平以上(手臂高于水平面)时，它通过
向上拉胸骨柄和上部肋骨而成为吸气肌。**胸小肌**可以在主
动吸气时帮助上提第 3、第 4 和第 5 肋骨。**锁骨下肌**是锁骨
和第 1 肋骨之间的一块小肌肉，也可以在吸气时帮助上提上
胸部。

上后锯肌和**下后锯肌**位于胸部后方，附着点从颈椎和胸骨
的棘突到肋骨(因此在**图 5-19** 中看不到)。这些肌肉被认为是
呼吸的辅助肌肉，主要是基于它们与肋骨的附着。没有证据支
持这些肌肉的通气作用，目前它们也不应该被认为具有呼吸功
能[25,26]。

腹肌包括**腹直肌**、**腹外斜肌**、**腹内斜肌**和**腹横肌**(在其他
腹肌深部，因此在**图 5-19** 中看不到)。腹肌也是通气的辅助肌
肉，同时是躯干的屈肌和旋转肌。腹肌在通气中的主要功能是
协助用力呼气。进入呼气运动模式时，腹肌的肌纤维将肋骨和
肋软骨向下拉。通过增加腹内压力，腹肌可以迫使膈肌上抬进
入胸腔，增加呼气的体积和速度。

虽然通常被认为是呼气的辅助肌，但腹肌在吸气过程中起
着两个重要的作用。首先，吸气时膈肌降低引起的腹部压力增
加必须依靠腹肌的张力来抵消。腹部的张力可降低腹部顺应
性，稳定膈肌中央腱，从而令稳定的膈肌可以使侧胸壁扩张。
其次，用力呼气时腹肌主动收缩产生的腹内压增加可以向上推

动膈肌，并对膈肌的肋纤维施加被动拉伸[3]。这些变化通过优
化膈肌肌纤维的长度 - 张力关系，使呼吸系统为下一次吸气
做好准备。在通气需求增加期间，腹肌活动的增加有助于呼气
和吸气[3,11]。

胸横肌(胸骨三角肌)是一层深入胸骨旁肌的扁平肌肉。
胸横肌起自胸骨下部的后表面，向上外侧走行，止于第 3~7 肋
骨的肋软骨[3]。这些肌肉和腹肌一起被募集，将胸廓向下拉。
胸横肌的机械优势在其更大部分在胸廓下方[15]。研究表明，这
些肌肉主要是呼气肌，特别是当呼气活跃时，如说话、咳嗽或
大笑时，或强制呼出功能残余气体时[27,28]。

重力为仰卧位时通气的辅助力。重力作用于腹部器官，
在稳定膈肌中央腱方面发挥与腹肌相同的功能。事实上，在
仰卧位平静呼吸时，腹肌和胸骨三角肌在肌电图监测下没有
活动[27,28]。

通气运动的协调与整合

呼吸过程中胸壁骨骼和肌肉成分的协调和整合是复杂的，
这至少可以通过肌肉在不同条件下作用方式的变化来看出。
通气肌肉的募集也取决于一个人所参与的活动(一个人在静息
时和活动时有不同的募集模式)，身体是对抗重力直立还是仰
卧，是静止还是运动状态，以及此人是否正在发音。此外，募集
可随胸壁、肺实质或神经肌肉系统的失调而发生变化[22,23,29-31]。
必要的通气功能需要主要和辅助通气肌群进行高度复杂的协
调来执行。

基本概念 5-3
呼吸时通气顺序的总结

虽然不同活动相结合时,呼吸过程中协调的功能和动作顺序是复杂的,但下面的动作顺序和肌肉活动是健康人静息状态下的典型特征。

- 膈肌收缩,中央腱向骶尾部位移。
- 胸骨旁肌、肋间外肌和斜角肌上提肋骨并将胸骨向前上方移动。这些肌肉同时稳定前上胸壁,以防止因肺内压降低引起的矛盾的向内运动。
- 随着腹内压力的增加,腹部器官发生位移,使前上腹壁被向前推。腹部肌肉组织抵消了腹壁的进一步向外运动,这种阻力使得中央腱在腹部器官上得以稳定。
- 随着膈肌附着(肋)纤维的持续缩短,下部肋骨向上外侧被牵拉,这产生了下部肋骨的桶柄运动。
- 持续吸气时,胸骨旁肌、斜角肌和肋提肌的活动使得上部肋骨旋转并上提胸骨,产生上部肋骨和胸骨的前向(泵-柄)运动。
- 下部肋骨的侧向运动及上部肋骨和胸骨的前向运动可同时发生。
- 平静呼吸时的呼气大多是被动的,此时吸气肌肉停止收缩,依靠肺组织的弹性反冲性。

生命周期和临床方面的考虑

与新生儿相关的差异

从婴儿到老年人,胸壁的顺应性、结构和肌肉的活动都发生了显著的变化(图 5-20),新生儿有一个由软骨构成的、顺应性非常好的胸壁,允许婴儿的胸部通过产道时进行必要的扭曲。胸廓顺应性的增加是以牺牲胸部的稳定性为代价的。婴儿的胸壁肌肉必须作为胸部的稳定结构而非动力结构,以抵消吸气时膈肌降低所造成的肺内压力降低,阻止肋骨被向内拉。在出生后的几个月内,肋骨不会发生完全骨化。

成人胸部的肋骨向下倾斜,膈肌呈椭圆形(图 5-20A)。婴儿胸廓的肋骨显得更为水平,呈圆形对齐。膈肌肋纤维的止点角度也比成人的止点角度更为水平。膈肌纤维将下部肋骨向内拉的趋势增加,从而使通气效率降低,胸壁形变增加[32]。在婴儿潮气呼吸的过程中,胸廓几乎不发生运动。

健康新生儿的膈肌只有 20% 的肌纤维是抗疲劳纤维,而成人为 50%。这种差异使婴儿容易早期出膈肌疲劳[32]。婴儿的辅助通气肌群也处于不利地位,因为婴儿无法稳定上肢、头部和脊柱,使得辅助通气肌群难以在通气需求增加时做出所需的动作。

随着年龄的增长,婴儿的胸廓骨化,通气肌群可以开始活动,而不是稳定胸部。头部控制能力的改善也可以让婴儿开始使用辅助肌群来增加通气能力。当我们假设一个蹒跚学步的孩子独坐和站立时,重力和姿势的变化使胸廓前部逐渐形成倾斜向下的角度。这种伸长的胸腔使得胸廓的桶柄运动幅度更大。通气肌群的附着点随着越来越倾斜的肋骨一起移动,这改善了它们对胸部的作用。

根据肺功能测试结果,研究者发现在整个儿童时期,肺泡和气道的数量继续增加,并且直到青春期早期它们在继续扩增[33]。

与老年人相关的差异

随衰老发生的骨骼变化会影响肺功能。随着年龄增长,胸

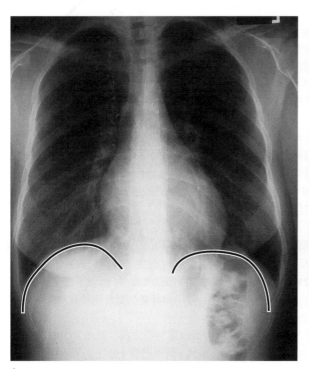

A

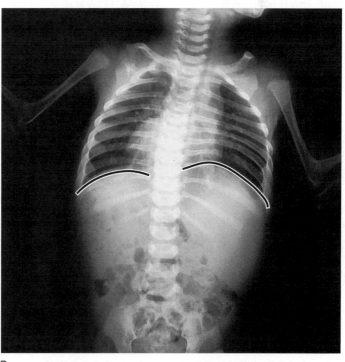

B

图 5-20 A. 成年时,肋骨向下倾斜,膈肌呈椭圆形。B. 婴儿的胸腔显示肋骨几乎水平排列,使得膈肌肋纤维止点的角度也更水平

壁的许多关节会发生纤维化[34,35]。软骨间关节和肋软骨连结可发生纤维化，肋软骨胸骨关节可能消失。剑胸结合和柄胸结合随着年龄的增长而骨化。胸廓关节中属于真正滑膜关节的关节，可能会发生与老化相关的形态学变化，包括活动度下降。肋软骨骨化可以干扰它们的轴向旋转[14]。总的来说，胸壁顺应性随着年龄的增长而显著减退（刚性增加）。膈肌-腹部顺应性的减退也有所报道，这至少部分与胸腔顺应性下降有关，尤其是附着于下肋骨的部分区域[36]。

老化也会给肺组织带来影响通气的解剖学变化。气道变得狭窄，肺泡管直径增大，肺泡囊进行气体交换的表面积丧失。肺实质中出现弹性纤维的重定向和减少。总体来说，弹性反作用力减少，肺的顺应性增加[35]。因为胸腔的静息位取决于向内拉动肋骨的肺的弹性反作用力和向外拉肋骨和肋软骨的力之间的平衡，肺组织的弹性性减退使得胸腔静息位的前后径增加（相对而言向吸气的体位增加）。在老年人中常见的驼背畸形会进一步使胸椎和胸廓的活动度下降。

有研究表明，老年人通气相关的骨骼肌力量丧失，肌纤维减少，氧化能力下降，Ⅱx型（快速收缩）肌纤维的数量或规模降低，张力达峰时间增加[35,36]。随着年龄的增长，腹部张力的减退使得膈肌的静息位置降低，即穹顶下降。辅助通气肌群出现一种提早的募集模式。例如，处于站立姿势的老年受试者在静息时，胸横肌在呼气时处于激活状态[26]。

总的来说，老年人骨性胸廓的顺应性可能减退，肺组织的顺应性可能增加，呼吸系统的整体顺应性可能降低。这些与年龄相关的骨骼和组织变化的结果是，正常呼气后肺部残余气体的增加。如果肺在呼气结束时保留了更多的空气（功能残气量的增加），则胸部的深吸气量（潮气量加补吸气量）将会下降。通气肌群有效性的下降意味着随着年龄的增长，通气变得更为耗能。从功能上讲，这多种随着年龄增长的变化的结果是，在有需要时，如在疾病期间或活动增加时，可用的通气储备量减少。

结构和功能的病理性改变

本章讨论了肌肉骨骼系统对通气的影响。有趣的是，正好相反的情况也可能成立；肺部系统的变化会影响骨性胸部。在此以**慢性阻塞性肺疾病**（chronic obstructive pulmonary disease, COPD）为框架，对这一关系进行简要讨论。

病例应用 5-4

Jon Nguyen 是一名 58 岁的前任前美联储司机，他 40 年来每天抽 2～3 包香烟。几年前，Jon 被诊断出患有慢性阻塞性肺病。Jon 将吸烟量减少到每天 1 包，目前仍在尝试完全戒烟。去年他因为气短而难以整天反复进出卡车而被迫退休。在过去的一年里，他多次患支气管炎，并因肺炎数次入院。据 Jon 所说，他发现现在即使在休息时呼吸也更为困难，而且不断感到疲劳。现在由一个好朋友替他购买食物。肺功能检查结果显示他的呼吸系统严重受损，表现为 COPD 典型的肺活量和肺容积受损（图 5-21）。Jon 有着典型的慢性阻塞性肺病患者外貌，尽管他体形精瘦，但仍有一个桶状胸（图 5-22）。

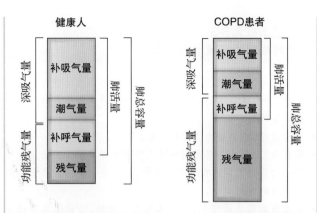

图 5-21　健康人和慢性阻塞性肺病（COPD）患者的肺容量和肺容积

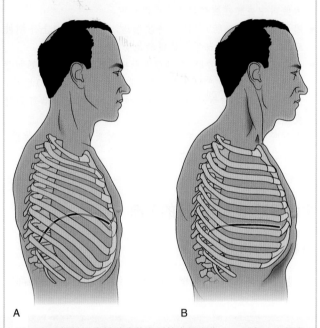

图 5-22　慢性阻塞性肺病静息时的胸部变化。A. 成年人在静息时典型的锁骨、肋骨和膈肌的位置。B. 在慢性阻塞性肺病患者中，静息状态下胸壁前后径增加，伴随的肺过度膨胀，锁骨和胸骨上提、肋骨更为水平、膈肌变平和辅助通气肌群（如胸锁乳突肌）的张力增加有关

COPD 的主要表现是气道的损伤和肺泡壁的破坏。随着疾病中组织破坏的发生，肺组织的弹性反冲性下降。无论是被动的还是主动的吸气，都依赖于这种弹性反冲性。在 COPD 患者中，呼气不能有效地从胸部清除足量的空气，致使空气滞留和过度膨胀。

胸腔的静态或静息位置取决于将肺向内拉的弹性反冲性和胸壁正常向外的弹性之间的平衡。在 COPD 患者中，这两种相反的力量存在不平衡，这同时改变了肺容积和通气能力（图 5-21）。随着弹性下降，肺内的空气增多，出现了过度膨胀的、前后径明显增加的胸腔，显示出经典的桶状胸外观和伴随的胸部改变（图 5-22）。

COPD 患者的胸腔活动度是受限的。虽然 COPD 患者的基本特征是不能充分呼气，但很明显，吸气能力也因此受到损害。

肺的过度膨胀不仅影响胸壁的骨性成分，还影响胸部的肌

肉。在肺里，空气的增加不允许膈肌穹顶恢复到通常的高度，因此膈肌在静息时变平。即使在呼气后，膈肌的肌纤维仍呈短缩状态，可用的收缩范围减少了。随着附着区的减小，扁平的膈肌纤维的牵拉角度变得更为水平。在严重过度膨胀的情况下，膈肌纤维呈水平排列，而不是垂直排列。此时，变得非常扁平的膈肌的收缩将胸廓下部向内拉，实际上可以与肺部膨胀相对抗[37,38]。

随着 COPD 患者膈肌受损，大部分吸气是由其他吸气肌完成的，它们不如膈肌高效。升高并呈桶状胸使胸锁乳突肌处于短缩位，使其效率降低许多。当肺接近于肺总量时，胸骨旁肌和斜角肌能产生更大的力；因此，肺过度膨胀对它们的影响不那么显著。

COPD 患者吸气时肌肉力量的改变现在有利于胸廓上部的运动，而不是胸廓下部的运动。由于患者膈肌出现障碍，胸廓上部有功能的吸气肌强烈收缩，膈肌和腹部器官实际上可以被向上拉入胸腔（**图 5-23**）[39,40]。在呼气过程中，腹部相反地被向下外侧推出。这种矛盾的胸腹呼吸模式可以在呼吸窘迫的 COPD 患者中看到。由于 COPD 患者通气需求的增加，这些生物力学改变的缺点是复杂的。这造成了一个低效率的，还需要做更多功的呼吸系统。COPD 患者的通气能量 - 成本，或者说呼吸功，显著增加。

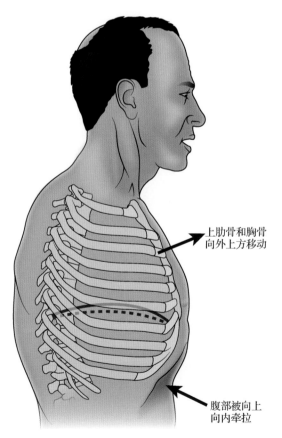

图 5-23　慢性阻塞性肺病（COPD）中的胸腹矛盾运动。在吸气过程中，吸气辅助肌群的强烈牵拉，使得上胸部的运动增加。胸腔的扩张将腹部器官和 COPD 患者典型的扁平状膈肌（虚线所示）略微向胸部上方牵拉（实线所示），而不是正常情况下的膈肌变平、腹部突出（见**图5-16A**）。随着呼气动作，胸部缩小，腹部器官回到静息位置

上肋骨和胸骨向外上方移动

腹部被向上向内牵拉

总结

本章全面介绍了骨性胸廓和通气肌群的结构和功能。关于可能影响肩关节复合体的辅助通气肌群，其结构和功能的相关内容将在第 7 章中予以阐述。

问题思考

1. 描述构成胸壁和胸腔的关节，包括肋椎关节、肋横突关节、肋软骨连结、肋软骨胸骨关节和胸骨柄胸骨关节。

2. 在呼吸过程中，胸壁有哪些不同的运动？解释这些运动发生在哪里。

3. 在平静呼吸过程中，膈肌、肋间肌和腹肌的作用分别是什么？

4. 描述辅助通气肌群，并解释其功能。

5. 描述腹肌的吸气和呼气功能。

6. 慢性阻塞性肺病对胸部和吸气肌群的生物力学有什么影响？

7. 老化过程将如何影响胸部的结构和功能？

（沈雪彦 译　廖麟荣　王于领 审）

参考文献

1. Watkins R, Watkins R, Williams L, et al: Stability provided by the sternum and rib cage in the thoracic spine. Spine 30:1283–1286, 2005.
2. Horton WC, Kraiwattanapong C, Akamaru T, et al: The role of the sternum, costosternal articulations, intervertebral disc, and facets in the thoracic sagittal plane biomechanics: A comparison of three different sequences of surgical release. Spine 30:2014–2023, 2005.
3. De Troyer A, Estenne M: Functional anatomy of the respiratory muscles. Clin Chest Med 9:175-93, 1988.
4. Silajiya DA, Khubchandani HT, Soni SN, et al: Radiological age estimation from sternum. NJIRM 4:108–114, 2013.
5. Levine BD, Motamedi K, Chow K, et al: CT of rib lesions. AJR Am J Roentgenol 193:5–13, 2009.
6. Stehbens W: Pathogenesis of idiopathic scoliosis revisited. Exp Mol Pathol 74:49–60, 2003.
7. Wilson TA, Rehder K, Krayer S, et al: Geometry and respiratory displacement of human ribs. J Appl Physiol 62:1872–1877, 1987.
8. Estenne M, Derom E, De Troyer A: Neck and abdominal muscle activity in patients with severe thoracic scoliosis. Am J Respir Crit Care Med 158:452–457, 1998.
9. Tobin MJ: Respiratory muscles in disease. Clin Chest Med 9:263–286, 1988.
10. De Troyer A, Estenne M: Coordination between rib cage muscles and diaphragm during quiet breathing in humans. J Appl Physiol 57:899–906, 1984.
11. Celli BR: Clinical and physiologic evaluation of respiratory muscle function. Clin Chest Med 10:199–214, 1989.
12. De Troyer A, Sampson M, Sigrist S, et al: The diaphragm: Two muscles. Science 213:237–238, 1981.
13. Deviri E, Nathan H, Luchansky E: Medial and lateral arcuate ligaments of the diaphragm: Attachment to the transverse process. Anat Anz 166:63–67, 1988.
14. De Troyer A, Sampson M, Sigrist S, et al: Action of costal and crural parts of the diaphragm on the rib cage in dog. J Appl Physiol 53:30–39, 1982.
15. De Troyer A, Kirkwood PA, Wilson TA: Respiratory action of the intercostal muscles. Physiol Rev 85: 717–756, 2005.
16. McKensie D: To breathe or not to breathe: the respiratory muscles and COPD. J Apply Physiol 101:1279–1280, 2006.
17. De Troyer A, Heilporn A: Respiratory mechanics in quadriplegia. The respiratory function of the intercostal muscles. Am Rev Respir Dis 122:591–600, 1980.
18. Macklem PT, Macklem DM, De Troyer A: A model of inspiratory muscle mechanics. J Appl Physiol 55:547–557, 1983.
19. Cala SJ, Kenyon CM, Lee A, et al: Respiratory ultrasonography of human parasternal intercostal muscles in vivo. Ultrasound Med Biol 24:313–326, 1998.
20. Han JN, Gayan-Ramirez G, Dekhuijzen R, et al: Respiratory function of

the rib cage muscles. Eur Respir J 6:722–728, 1993.

21. Whitelaw WA, Ford GT, Rimmer KP, et al: Intercostal muscles are used during rotation of the thorax in humans. J Appl Physiol 72:1940–1944, 1992.

22. De Troyer A: Actions of the respiratory muscles or how the chest wall moves in upright man. Bull Eur Physiopathol Respir 20:409–413, 1984.

23. Goldman MD, Loh L, Sears TA: The respiratory activity of human levator costae muscles and its modification by posture. J Physiol 362:189–204, 1985.

24. Raper AJ, Thompson WT, Shapiro W, et al: Scalene and sternomastoid muscle function. J Appl Physiol 21:497–502, 1966.

25. Patil, S: Serratus posterior muscles: Anatomical properties, functional and clinical significance. IJCSS 5:52–54, 2013.

26. Vilensky J, Baltes M, Weikel L, et al: Serratus posterior muscles: Anatomy, clinical relevance and function. Clin Anat 14:237–241, 2001.

27. De Troyer A, Ninane V, Gilmartin JJ, et al: Triangularis sterni muscle use in supine humans. J Appl Physiol 62:919–925, 1987.

28. Estenne M, Ninane V, De Troyer A: Triangularis sterni muscle use during eupnea in humans: Effect of posture. Respir Physiol 74:151–162, 1988.

29. De Troyer A, Leduc D: Role of pleural pressure in the coupling between the intercostal muscles and the ribs. J Appl Physiol 102: 2332–2337, 2007.

30. De Troyer A, Kelly S, Macklem PT, et al: Mechanics of intercostal space and actions of external and internal intercostal muscles. J Clin Invest 75:850–857, 1985.

31. Rimmer KP, Ford GT, Whitelaw WA: Interaction between postural and respiratory control of human intercostal muscles. J Appl Physiol 79:1556–1561, 1995.

32. Davis GM, Bureau MA: Pulmonary and chest wall mechanics in the control of respiration in the newborn. Clin Perinatol 14:551–579, 1987.

33. Reid L: The lung: Its growth and remodeling in health and disease. AJR Am J Roentgenol 129: 777–788, 1977.

34. Krumpe PE, Knudson RJ, Parsons G, et al: The aging respiratory system. Clin Geriatr Med 1:143–175, 1985.

35. Chan ED, Welsh CH: Geriatric respiratory medicine. Chest 114:1704–1733, 1998.

36. Estenne M, Yernault JC, De Troyer A: Rib cage and diaphragm-abdomen compliance in humans: Effects of age and posture. J Appl Physiol 59:1842–1848, 1985.

37. De Troyer A: Effect of hyperinflation on the diaphragm. Eur Respir J 10:703–713, 1997.

38. Decramer M: Hyperinflation and respiratory muscle interaction. Eur Respir J 10:934–941, 1997.

39. Aliverti A, Quaranta M, Chakrabarti B, et al: Paradoxical movement of the lower ribcage at rest and during exercise in COPD patients. Eur Respir J 33:49–60, 2009.

40. Alves GS, Britto FC, Campos ABO, et al: Breathing pattern and thoracoabdominal motion during exercise in chronic obstructive pulmonary disease. Braz J Med Biol Res 41:945–950, 2008.

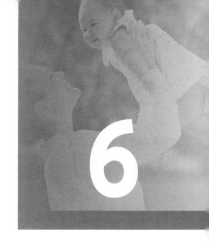

第 6 章　颞下颌关节

Pamela D. Ritzline, PT, EdD

章节大纲

解剖概览

作用于颞下颌关节的肌肉					
表格关键词：主动肌　协同肌					
矢状面（旋转）	下颌上提（闭口）	下颌下压（张口）	矢状面（平移）	前突	后缩
	颞肌	翼外肌		翼外肌	颞肌
	咬肌	二腹肌		咬肌	咬肌
	翼内肌	茎突舌骨肌		翼内肌	
		下颌舌骨肌			
		颏舌骨肌			
		肩胛舌骨肌			
		胸骨舌骨肌			
		胸骨甲状肌			
		甲状舌骨肌			
		颈阔肌			

解剖概览

颞下颌关节肌肉附着点		
肌肉	近端附着点	远端附着点
颞肌	颞窝底部广泛附着	下颌骨冠状突和下颌支前缘狭窄处附着
咬肌	附着于颧弓下缘和内侧面的方形肌	下颌角和下颌支的外侧面
翼外肌	起自颞下表面、大翼嵴和蝶骨翼外板的三角形双头肌	上头主要附着于颞下颌关节的关节囊和关节盘;下头主要附着于下颌骨髁状突
翼内肌	翼外板、腭骨和上颌骨内表面的四边形双头肌	下颌支内侧面
二腹肌(舌骨上)	下颌体前内表面(前腹);颞骨乳突(后腹)	舌骨
茎突舌骨肌(舌骨上)	颞骨茎突	舌骨
下颌舌骨肌(舌骨上)	下颌骨内侧面	舌骨
颏舌骨肌(舌骨上)	下颌骨体前内表面	舌骨
肩胛舌骨肌(舌骨下)	肩胛骨上表面	舌骨
胸骨舌骨肌(舌骨下)	胸骨柄	舌骨
胸骨甲状肌(舌骨下)	胸骨柄后表面	甲状软骨
甲状舌骨肌(舌骨下)	甲状软骨	舌骨

概述

颞下颌关节在结构和功能上都是独特的。在结构上，**下颌骨**是一个马蹄形的骨骼（**图6-1**），它与**颞骨**在其后上方的每个髁状突处连接，形成了两个不同但高度相互依赖的关节。每侧颞下颌关节包含一个将关节分成上下两个关节的关节盘。在功能上，下颌运动涉及四个不同关节的同时运动（每侧有两个颞下颌关节），产生可在所有运动平面上运动，以实现正常功能的一个复杂结构。

对颞下颌关节结构和功能的讨论，将使读者理解和认识其特征、与颈椎的关系以及颞下颌关节功能障碍和病变的影响。虽然本章的目的是讨论颞下颌关节的正常功能和结构，但颞下颌关节紊乱是口面部疼痛障碍的一个常见疾病亚组[1]。本章将介绍一些涉及正常结构，以及异常结构导致的常见疾病。

颞下颌关节的结构和功能

结构

关节结构

颞下颌关节由多个骨骼组合组成，有助于颞下颌关节功能的实现。这些骨骼包括下颌骨、**上颌骨**、颞骨、**颧骨**、蝶骨和舌骨（**图6-2**）[2]。颞下颌关节的近端骨或固定部分是颞骨。虽然我们通常认为下颌骨在静止的上颌骨上移动，但是上颌骨不是颞下颌关节的一部分。下颌骨的髁突位于颞骨的**下颌窝**，下颌窝位于**关节盂后结节**和**颞骨关节隆起**之间（**图6-2**）[2-4]。

颞骨和下颌骨形成两个颞下颌关节，它们组成闭链的一部分，必须一起发挥作用；然而，它们每一个在解剖学上都是分

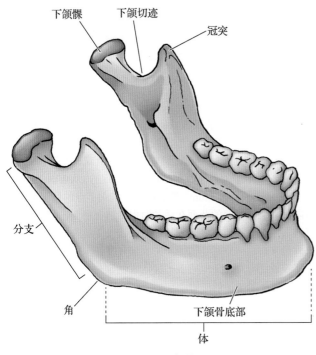

图6-1 下颌骨

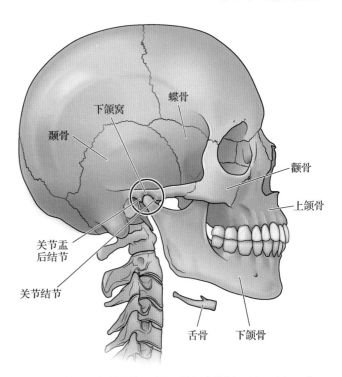

图6-2 组成颞下颌关节的骨骼和骨性标志的侧面观（圈内），用作颞下颌关节肌肉组织的附着点

离的关节，并且可以在结构和功能上有所不同。颞下颌关节被认为是由下方的**下颌骨髁状突**和上方的颞骨关节隆起形成的滑膜关节[2,4,5]。尽管下颌骨髁状突位于下颌窝中，但窝中的骨较薄且呈半透明，因此不适合作为关节面。相反，关节隆起是包含骨小梁的主要区域，并作为下颌髁突的主要关节面。因此，在功能上，下颌髁突与两侧颞骨的关节隆起相连。关节隆起和髁突都是凸起的结构（**图6-2**），导致关节不协调[2-4]。不协调的关节需要滚动和滑动的配合才能达到正常的关节活动范围。

颞下颌关节是不典型的滑膜关节，其关节面没有透明软骨覆盖[5,6]。关节隆起和下颌髁突的关节面覆盖有致密的无血管胶原组织，其中含有一些软骨细胞。因为部分细胞是软骨性的，所以覆盖层通常被称为纤维软骨。关节胶原纤维在较深层且垂直于骨骼表面排列，以承受应力。关节覆盖物表层的纤维平行排列，以便于关节表面的滑动[2,6,7]。纤维软骨而非透明软骨的存在是十分重要的，因为纤维软骨可以自我修复和重塑[5-7]。典型的纤维软骨存在于必须承受重复和高水平应力的区域。颞下颌关节受到颌骨运动的重复应力以及被测得介于600～1 200N的巨大咬合力[8]。Mueller和Maluf描述了物理应力理论以及组织对不同应力水平的可预测适应性变化[7]。颞下颌关节表面可以进行一定程度的适应，但适应性变化和不适应性变化之间没有明确的界限[9]。Tanaka和Koolstra承认[5]，负荷是必要的，可以刺激在正常功能需求下发生的重塑，以确保关节内的稳态。虽然没有证据确定颞下颌关节的合适负荷，但有人提出，老化和一些身体、精神疾病可能会扰乱正常负荷[5]。

下颌骨是面部骨中最大的，且活动度很高，呈拱形，每个后上部有一个髁状突[2]。每个下颌骨髁状突都有一个内侧

端和外侧端（**图 6-3**），外侧端很容易触摸到[2]。将指尖放入外耳道并向前推，可以触摸到髁状突的后侧（**图 6-4**）[6]。每个髁状突的形状在个体之间以及在同一个体的两侧可能存在不同[6,10]。髁状突位于外耳道的前方，并位于每个颞骨各自的下颌窝内。**冠突**位于下颌髁突的前方，作为颞肌的附着点（**图 6-5**）[2]。下颌骨通过牙齿与上颌骨相互作用。当我们讨论颞下颌关节功能障碍时，下颌骨与颞骨和上颌骨之间的关节将变得十分重要。

关节附属结构

颞下颌关节的不协调通过一个特殊的**关节盘**来解决。位于每侧颞下颌关节内的关节将关节分成功能略有不同的上关节和下关节（**图 6-6**）[2,6]。因此，下颌运动包括四个关节的同时运动。**下颞下颌关节**由下颌髁突和关节盘下表面形成，起简单的铰接作用。**上颞下颌关节**大于下颞下颌关节，它由颞骨关节隆起和关节盘上表面形成，起平面关节的作用[2]。颞

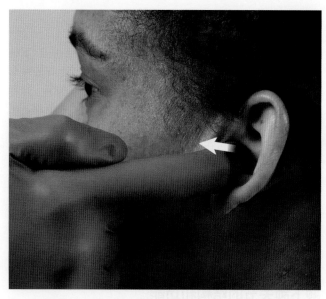

图 6-4　通过外耳道触诊下颌髁状突后侧，指尖向前推

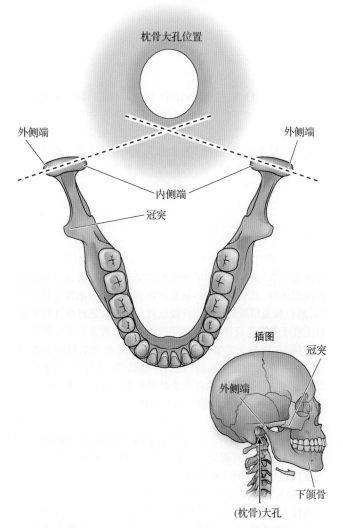

图 6-3　下颌骨的上面观显示了下颌髁突的内侧端和外侧端和冠突。下颌骨围绕穿过每个髁突的内侧和外侧端的轴旋转，轴的延长线在枕骨大孔前交叉。插图：在右侧面观中，可以看到下颌骨外侧端与枕骨大孔的关系

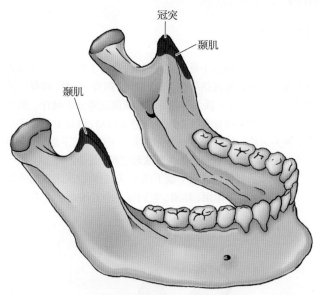

图 6-5　颞肌附着在下颌骨的冠突上

下颌关节的关节盘呈双凹状；也就是说，上表面和下表面都呈凹面。Styles 和 Whyte 形容关节盘在磁共振成像（magnetic resonance imaging，MRI）下呈"蝴蝶结"样外观，"结"是最薄的部分[11]。关节盘的厚度在关节内是不一致的，从前面 2mm 到中间 1mm 再到后面 3mm（**图 6-7**）[10-12]。关节盘的作用是使关节隆起和下颌髁突的凸面在活动时保持所有平面一致。Sicher 将颞下颌关节描述为带有可移动的臼状铰链的关节，后来的研究人员支持这一描述[5,10,13]。关节盘有多种作用，它增加了关节稳定性，最大限度地减少了灵活性的缺失，减少了摩擦，并降低了颞下颌关节的应力[6,14-16]。

每侧颞下颌关节内的关节盘有一套复杂的附属结构（**图 6-7**）。关节盘牢固地附着在下颌骨髁状突的内侧和外侧端上，不附着在颞下颌关节囊的内侧或外侧[10,17]。通过这些附着点可以使下颌骨髁状突在关节盘上沿前后方向自由移动。关节

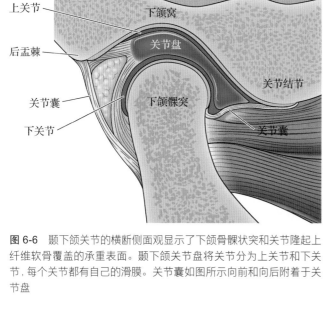

图 6-6　颞下颌关节的横断侧面观显示了下颌骨髁状突和关节隆起上纤维软骨覆盖的承重表面。颞下颌关节盘将关节分为上关节和下关节，每个关节都有自己的滑膜。关节囊如图所示向前和向后附着于关节盘

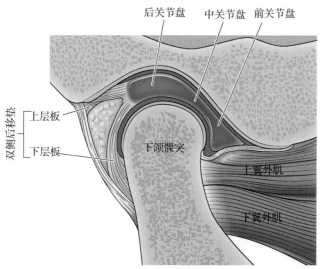

图 6-7　颞下颌关节的横断侧面观，显示关节盘。关节盘的厚度各处不相同，从前方 2mm 到中央 1mm 到后方 3mm

盘前方附着于关节囊上，也附着在**翼外肌**的肌腱上。前方的附属结构限制了关节盘的后移。关节盘的后面附着在一个复杂的结构上，统称为**双层关节盘后垫**（bilaminar retrodiscal pad）。双层关节盘后垫的两个带（或薄层）附着在关节盘上。上层板向后附着在鼓室板上（下颌后窝处）[2,4,10]。上层板由弹性纤维组成，可以使上层板伸展。上层板允许关节盘在下颌下压（张口）时沿关节隆起向前平移；它的弹性有助于在下颌上提时将关节盘向后重新定位。下层板附着在髁突的颈部，没有弹性。下层板作为关节盘上的系绳，限制了向前平移，但在下颌上提过程中无助于关节盘的重新定位[11,15]。当颞下颌关节处于静止状态时，关节盘后垫的两个层板都没有受到张力。两层之间富含动脉和神经供应的疏松结缔组织[4,15]。

　　健康的关节盘具有弹性，非常适合分散应力，即使在巨大的应力下，结缔组织纤维波纹度也只显示微小的变化[18-20]。关节盘主要由胶原蛋白、蛋白聚糖（proteoglycans，PG）和弹性蛋

白组成。胶原蛋白负责维持关节盘形状；弹性蛋白有助于关节盘在减重过程中恢复原状；蛋白聚糖合成物保持关节盘弹性并抵抗机械应力。关节盘的生物力学变化可能根据其组成的变化而改变[19]。老化、机械应力或两者都有可能导致其成分发生改变[21]。与下颌髁突和关节突上的纤维软骨不同，颞下颌关节的关节盘没有自我修复和重塑的能力[19,21]。

　　关节盘的前部和后部有血管和神经支配。关节盘的中央部分无血管、无神经支配[2,10,18]，这与关节盘的中间部分是受力部位有关。关节囊、外侧颞下颌关节韧带和关节盘后部组织含有机械感受器和伤害感受器，它们负责感受本体感觉和痛觉[2]。

关节囊和韧带

　　关节囊和韧带的弹性决定了在所有平面中颞下颌关节的有效运动，根据这些结构的弹性，可以增强或限制运动。关节囊高于关节盘的部分相当松弛，而低于关节盘的部分是紧张的[4,10]。因此，关节盘可以更牢固地附着在下面的髁上，在上面的关节隆起上可以更自由地运动。前、中、后关节囊较薄且松散，但侧面的关节囊较坚固，并由长纤维（颞骨至髁突）加强[4,17]。关节囊前部力量不足，骨性关节面不协调，使关节易发生下颌髁突前脱位[22,23]。关节囊具有丰富的血管和神经支配，这使其能够提供大量关于颞下颌关节位置和运动的信息。

　　颞下颌关节的主要韧带是**颞下颌关节韧带、茎突下颌韧带和蝶下颌韧带**（**图 6-8**）。颞下颌关节韧带很坚固，由两部分组成：外端倾斜段和内端水平段。外端倾斜段连接到髁的颈部和关节隆起，它作为悬韧带限制下颌骨向下和向后的运动，并在下颌下压时限制髁突的旋转[2,4,17]。韧带的内端水平段连接髁突的外侧端和关节盘的后部以及关节隆起，它的纤维水平排列，以阻止髁突向后运动，从而保护关节盘后垫[24,25]。颞下颌关节韧带的主要功能是稳定关节囊的外侧部分[2,4]，颞下颌关节韧带的两个带都不限制髁突或关节盘的向前平移，但它们限

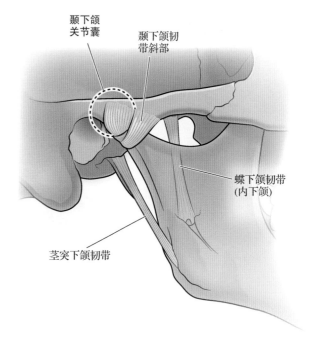

图 6-8　颞下颌关节囊和韧带的侧面观

制侧向位移[24-26]。

茎突下颌韧带是三个韧带中最薄弱的，被认为是腮腺包膜增厚的部分，连接茎突和下颌角[4]。一些研究者已经确定这条韧带的功能是限制下颌骨的突出[24,25,27]。但是也有其他学者认为它不具备这种功能[23]。

蝶下颌韧带被描述为"坚固"韧带，是下颌悬挂的"摆动铰链"[4,14]。一些研究人员指出，它用于保护下颌骨，避免下颌骨过度向前平移[24,25,27]。但其他学者指出，该韧带几乎没有该功能[4,25,28]。

功能

关节运动学

颞下颌关节是人体中使用最频繁和活动最多的关节之一。它参与咀嚼、吞咽和说话的过程[2,10]。大多数情况下，颞下颌关节的运动不会因为咀嚼或上下牙齿之间的接触而产生阻力[10]。然而，颞下颌关节的设计是为了在承受巨大的阻力的情况下保持其结构稳定[8]。如前所述，关节表面覆盖有纤维软骨，该纤维软骨具有重塑和修复的能力，因此能够耐受重复的高应力。咀嚼需要巨大的力量，而说话需要复杂精细的运动控制，通过肌肉组织来完成这些潜在矛盾的任务[8,9,21]。**骨运动学和关节运动学**都是颞下颌关节正常功能所必需的。骨运动学运动包括下颌下压（张口）、上提（闭口）、前伸、后缩和左右侧向偏移[2]。Okeson 从 Posselt 的经典著作中提供了下颌运动详细分析的全面概述[29]。关节运动学运动包括滚动、前向滑动、分离和侧向滑动[2]。本节描述了颞下颌关节的各个组成部分在骨运动学和关节运动学中的功能。出于本章的目的，将只讨论没有阻力的运动。

下颌下压和上提

下颌下压和上提是咀嚼的基本组成动作[2]。在正常情况下，下颌下压和上提运动相对对称，两侧的颞下颌关节遵循相似的运动模式。下颌的下压和上提包括平移和旋转运动（曲线运动）的组合，其中下颌髁必须进行滚动和滑动（**图 6-9**）。Kraus 表明，文献中关于滚动和滑动是顺序发生还是同时发生是矛盾的[6]。而 Neumann 表明旋转和平移是同时发生的[2]。在旋转过程中，下颌髁突相对于下关节的关节盘的下表面旋转（**图 6-9A**）。在平移过程中，下颌髁突和关节盘作为髁突 - 关节盘复合体沿着上关节的关节隆起一起滑动（**图 6-9B**）[2,6,14]。

正常的下颌下压活动范围在上、下前牙的切缘之间 40～50mm[2,6,14]。咀嚼需要下颌向约 18mm[2]。滚动主要发生在下颌下压的初始阶段，由于髁突在关节盘上的旋转而产生的下压少至 11mm 或多至 25mm[30]。剩余的下压主要是由于髁突 - 关节盘复合体沿关节隆起向前平移而产生的。髁突的形状和关节隆起的陡度与旋转量呈正相关，但两种构型从一个颞下颌关节到另一个颞下颌关节可能不对称，从而影响运动的对称性[6,30,31]。作为快速筛查的方法，临床医务人员可以使用成人

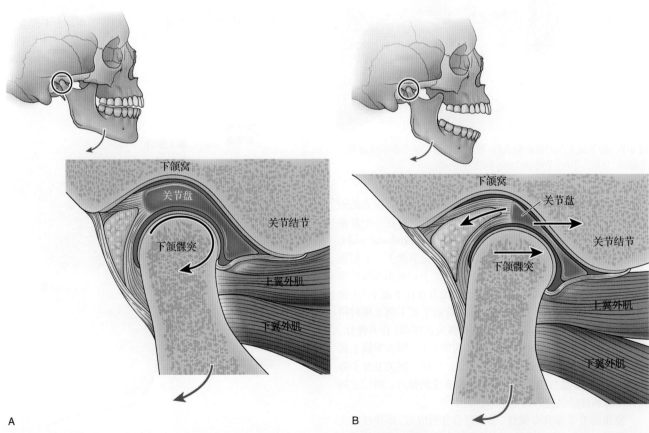

A

B

图 6-9　A. 当开始张口时，颞下颌关节的运动可能被限制在关节盘上髁突的旋转（在该侧面观中为顺时针旋转）。B. 髁突和关节盘在关节隆起上的向前平移发生在张口后期的旋转之后或同时发生。无弹性的下层板限制了向前平移的范围，而上层板的弹性特性控制了向前平移

指关节（近端指间关节）来评估下颌下压的程度。上下门牙之间进入两个指间关节被认为是功能性下颌下压，而三个指间关节被认为是正常的关节活动范围（**图 6-10**）[2,6]。重力有助于下颌下压，而上提的下颌肌肉可能有助于控制下压[17]。

下颌上提与下颌下压相反，下颌髁在下关节的盘上向后旋转，髁 - 盘复合体在上关节向后平移。

在下颌下压和上提过程中，通过关节盘的连接对关节盘进行主动和被动控制（**图 6-11**）。被动控制通过关节盘与髁突的囊状附着发生。翼外肌附着在关节盘的前部，产生主动控制[30]，尽管有证据表明这种附着可能并不始终存在[32]。在下颌下压期间，关节盘与髁突的内侧和外侧附着物限制了关节盘与髁突之间的旋转运动（**图 6-9A**）。当髁状突平移时（**图 6-9B**），关节盘的双凹形状使其在没有任何额外主动或被动辅助的情况下与髁状突一起向前运动。然而，非弹性的关节盘后下层板限制了关节盘的向前偏移。翼外肌的上部附着在关节盘上，有助于

向前平移；然而，在下颌骨下压的过程中，如果翼外肌辅助这一运动，则没有出现预期的活动[6,33]。

在下颌上提（闭口）过程中，关节盘后上层板的弹性特征在关节盘上施加向后的力。此外，外侧翼突的上部显示出活动，该活动被假定为侧重于控制关节盘的后向运动，同时将关节盘保持在前向位置，直到下颌髁完成后向旋转至正常静止位置[2,14,16,19,33]。Abe 及其同事认为蝶下颌韧带也有助于这一动作[34]。同样，关节盘与髁突的内侧和外侧连接限制了关节盘围绕髁突旋转的运动[17]。

其他肌肉也可以在主动运动中帮助保持关节盘的位置，包括咬肌，它附着在关节盘的前外侧部分，并可以抵消翼外肌的内侧牵拉。咬肌、颞肌和翼内肌为关节盘提供防止脱位所必需的恒定拉力[33]。

下颌前伸和后缩

下颌前伸和后缩发生在颞下颌关节上部。髁突 - 关节盘复合体向前下方平移，在突出过程中沿着关节隆起的斜坡向下，沿着后上方路径返回[2]。在前伸和后缩过程中，髁突不旋转。在这些运动中，牙齿是分开的。理想情况下，下齿应该超过上齿几毫米（**图 6-12**）；然而，当上下牙接触时，前伸被认为是足够的[6]。前伸（髁突和关节盘的前平移）是最大下颌下压必需的重要组成部分。后缩是从最大程度地下颌下压到下颌上提的重要组成部分[2]。

在前伸过程中，关节盘的后部附着物（双层关节盘后组织）伸展 6～9mm，以完成运动[14,27]。后缩的程度受到颞下颌关节韧带的张力以及髁突和盂后棘之间关节盘后区域软组织的压缩的限制。在后缩过程中，估计有 3mm 的平移；然而，这种运动很少被测量[14]。

下颌侧向偏移

包括将下颌骨向左和向右移动。成年人认为正常的侧向偏移程度为 8～11mm[2,6]。评估这种运动是否正常的一个功能筛查方法是观察下颌骨是否可以在每个方向上移动一颗中切

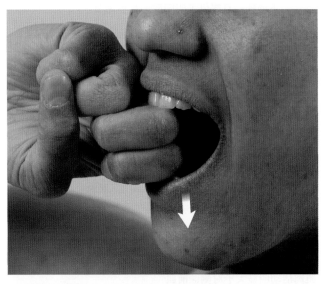

图 6-10 如果两个手指的近端指间关节可以插入牙齿之间，下颌下压（张口）被认为是功能性的，如果三个手指的关节可以插入，则被认为是正常的关节活动范围

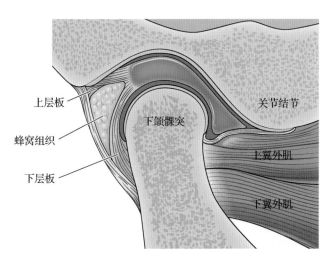

图 6-11 关节盘向后附着于关节囊和上下层板（双层关节盘后垫的部分）。关节盘向前附着在关节囊和翼外肌上

上层板
蜂窝组织
下层板
下颌髁突
关节结节
上翼外肌
下翼外肌

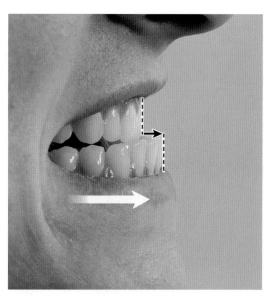

图 6-12 下颌最大程度前伸时，下牙应该在上牙前面

牙宽度（图 6-13）[6]。主动侧向偏移被描述为相对于主要肌肉的对侧或同侧的动作[2]。要完成侧向偏移，同侧下颌髁围绕下颌窝内的垂直轴旋转，而对侧下颌髁突沿关节隆起向前平移。对侧下颌髁突的轻微旋转和侧向滑动是实现最大侧向偏移所必需的（图 6-14）[6]。

颞下颌关节的另一种正常不对称运动包括一个髁围绕前后轴旋转，而另一个髁向下运动[14]。这种运动导致下颌骨的前平面运动，下巴向下移动，偏离中线，朝向正在旋转的髁。这些运动通常组合成一个复杂的运动，用于咀嚼和研磨食物[35]。

下颌骨的骨运动学运动过程中可能会出现**偏差**（deviations）和**偏转**（deflections）。偏差是在下颌下压或前伸期间，当下颌

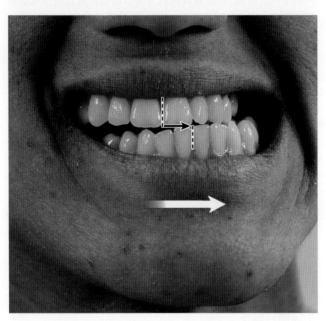

图 6-13 下颌正常向右侧偏时，下牙中线应移动右上一个中切牙的宽度

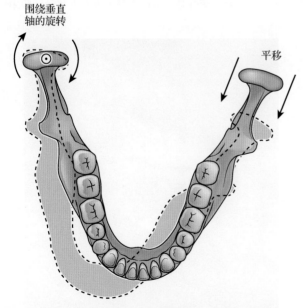

图 6-14 在下颌骨的上面观中，当右髁围绕垂直轴旋转（旋转）时，下颌骨（下巴）恰好向右侧侧向偏移，并且左髁向前平移

远离中线移动并在末端范围返回中线时，会产生"S"曲线的一种运动。偏转是一种产生"C"形曲线的运动，在下颌下压或前伸时，下颌远离中线，但在末端范围内不会回到中线。下颌髁头形状从右到左的不同可能会导致偏差和偏转。如果没有其他迹象或症状伴随这些不对称，那么偏差或偏转被认为是无关紧要的。然而，正如本章后面将要阐述的，偏差和偏转可能暗示一种病理状态[6]。

肌肉

咀嚼肌包括翼内肌和翼外肌、咬肌和颞肌，以及其他附属肌。咀嚼包括下颌的下压和上提以及侧向偏移。具体来说，翼外肌、茎突舌骨肌、颏舌骨肌和颏舌骨肌在二腹肌的帮助下压低下颌骨，而颞肌、翼内肌和咬肌抬高下颌骨。前伸是由负责下颌下压的肌肉完成的，而后缩主要发生在下颌回到关节窝的静止位置。翼外肌下腹部的交替收缩是下颌骨侧向偏移的原因[10]。下面的信息提供了咀嚼肌的具体细节。

主要运动肌肉

作用于颞下颌关节的肌肉分为主要和次要运动肌肉群（图6-15）。主要运动肌肉包括颞肌、咬肌、翼外肌和翼内肌[5]。

颞肌是一种扁平的扇形肌肉，近端较宽，下部较窄（图6-15A）。上纤维附着在头盖骨上，而下纤维附着在冠突和下颌支的内侧表面上。颞肌填充了颞窝的凹陷，可以很容易地在颞骨上触摸到[2,4]。咬肌是一种厚而有力的肌肉，其上部附着在颧骨上，下部附着在下颌支的外表面上（图6-15B）。这块肌肉在下颌角更容易触摸到[4]。Okeson指出，颞肌和咬肌负责上提下颌骨。此外，颞肌有助于后缩，而咬肌有助于前伸[29]。Van Der Bilt及其同事们发现，双侧咬肌和颞前肌的活动比单侧咬合力期间活跃30%[9]。此外，这些研究人员发现，咬肌的肌肉活动与单侧咬紧是对称的。然而，单侧咬紧时，同侧颞前肌的肌肉活动明显大于对侧颞前肌[9]。

如上所述，翼外肌由上下节段组成（图6-15C），上下节段沿水平方向运动，并向后结合，附着于下颌骨颈部、关节盘和关节囊（见图6-11）[2,4]。关于是否可以触摸到这块肌肉，文献说法不一。翼外肌被认为有助于下颌下压[3,17,36]。Okeson指出，在下颌负重过程中，上纤维稳定髁突和关节盘，而下纤维突出下颌，有助于侧向运动和下颌下压[29,33]。

翼内肌在力线和大小上与咬肌平行。上纤维附着在蝶骨翼外板的内侧表面，下纤维附着在下颌角附近的内表面（图6-15C）[2,4]。翼内肌上提下颌，也有助于下颌前伸[29]。

次要运动肌肉

次要运动肌肉比主要运动肌肉小，由**舌骨上肌群**和**舌骨下肌群**组成（图6-16）。二腹肌、颏舌骨肌、颏舌骨肌和茎突舌骨肌组成舌骨上肌群。舌骨下肌群包括**舌骨上肌、胸骨舌骨肌、胸骨甲状肌和甲状舌骨肌**[2]。舌骨上肌下压下颌，而舌骨下肌负责稳定舌骨。舌骨上肌肉群和舌骨下肌肉群都参与言语、舌运动和吞咽[2]。舌骨上肌肉群附着在颅底、舌骨和下颌骨之间。舌骨下肌的上纤维附着于舌骨，下纤维附着于甲状软骨、胸骨和肩胛骨。

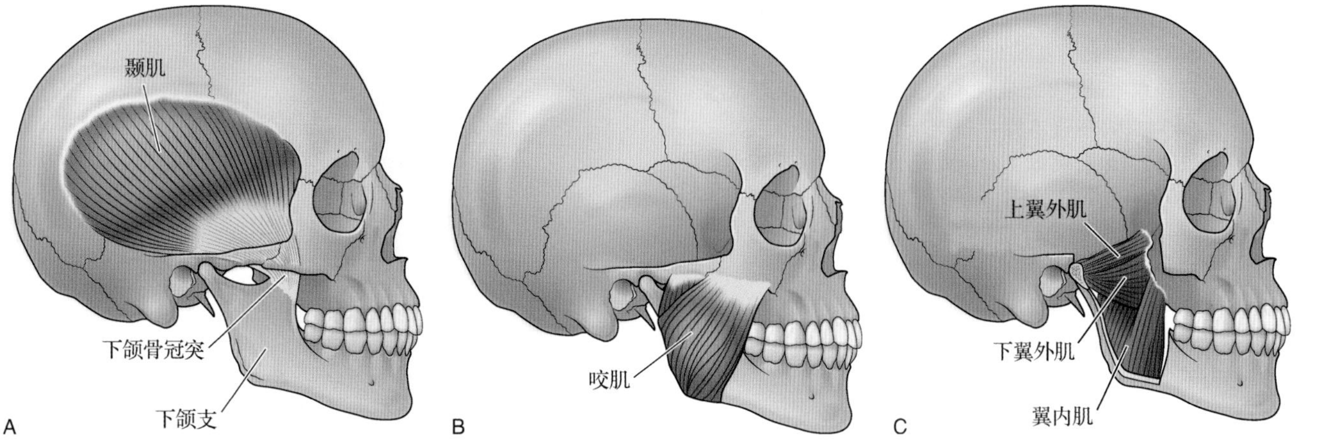

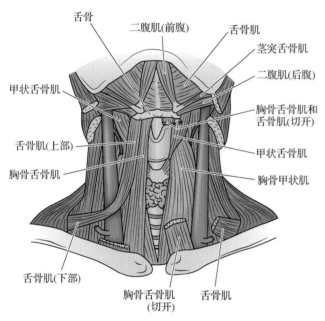

图 6-15　主要颞下颌关节肌肉。A.颞肌附着在下颌冠突和下颌支的内侧。B.咬肌附着在下颌支的外表面。C.上、下翼外肌和内翼肌位于下颌骨内（此处切开显示），附着于下颌骨颈部、关节盘和颞下颌关节囊处

图 6-16　颈部前视图显示的舌骨上和舌骨下肌肉群

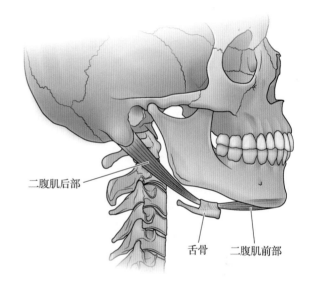

图 6-17　二腹肌的后部来自乳突切口，前部来自下颌。连接前部和后部的肌腱通过纤维环连接到颈部的舌骨

　　二腹肌的后腹附着于乳突切口，前腹附着于下颌骨下段；连接前后节的肌腱通过纤维环与颈部舌骨相连（**图 6-17**）[2]。二腹肌是下颌下压的主要原因，但也在抬高舌骨方面起作用[29]。为了使二腹肌下压下颌，必须稳定舌骨。这种稳定由舌骨下肌群提供[2]。

　　与颞下颌关节相关的肌肉直接或间接由脑神经的分支支配。神经学证据支持当个体实际上有颞下颌关节问题时，有可能会被误诊为三叉神经痛或耳部问题。Loughner 及其同事认为[28]，耳朵感到的疼痛可能是由于受伤或发炎引起的颞下颌关节疼痛[28]。

协同肌运动

　　下颌下压发生于双侧二腹肌与翼外肌下部的向心收缩。下颌上提是由双侧咬肌、颞肌和内翼肌一起向心收缩引起的。当下颌髁突随着下颌的上提重新定位到下颌窝时，双侧翼外上肌控制颞下颌关节盘[2,32]。

　　下颌的前伸、后缩和侧向运动是由上提和下压下颌的相同肌肉产生的，但顺序不同。下颌前伸是由双侧的咬肌、翼内肌和翼外肌产生的[6,32]，后缩是在二腹肌前部的辅助下，通过双侧颞肌后纤维产生的[32]。下颌的侧向偏移是由选定的一组肌肉的单侧作用产生的。翼内肌和翼外肌分别使下颌骨向相反的一侧偏离[32]。颞肌可以使下颌骨向同一侧偏离。虽然左侧的颞肌和翼侧肌似乎产生了下颌相反的运动，但右侧翼外肌和右侧颞肌的同时收缩作为一对力。翼外肌附着于髁突的内侧端，向前牵拉髁突。同侧的颞肌附着在冠突上并向后牵拉。这些肌肉一起有效地旋转髁突，使下颌骨向左偏转。因为颞肌也是下颌骨的"升降机"，这种肌肉活动对咀嚼特别有用。

病例应用 6-1

　　Jill Smith 是一名 48 岁的保险精算师，是三个年幼孩子的母亲。她抱怨张口时下巴疼痛，以及间歇性头痛和耳

痛。Jill 除了小时候严重的花粉过敏病史，没有患过其他严重的疾病。在被问及创伤史后，她回忆起自己 12 岁时的一次自行车事故，当时她从车座上向前飞出去，下巴重重地撞在车把上，不得不缝了几针。

经检查，Jill 表现出主动活动范围降低，伴有下颌下压、前伸和左侧偏移。右颞下颌关节的被动活动受限于分离和前平移，以及侧向滑动。她的下颌向右偏转，下颌下压。下颌髁突触诊显示，在活跃的下颌下压和前伸期间，左侧的空间比右侧大。这些发现表明，右下颌髁突和关节盘并不像左下颌髁突和盘那样向前平移。这种不对称要么是由于右侧活动过度，或者是左侧活动过度，但肌肉和纤维素性结构上的差异（不对称）活动或拉伸可能是她下颌疼痛的来源。

颈椎与姿势的关系

颈椎和颞下颌关节紧密相连。头部、颈椎和牙面结构的位置之间在生物力学上是关联的[31,37]。颞下颌关节主要和次要肌肉的近端和远端附着处表明其与颈椎、咽喉、锁骨和肩胛骨均存在直接和间接的连接，这意味着这些区域的功能障碍（如姿势异常）会影响颞下颌关节，反之亦然。头部和颈部的位置可能会影响颈部肌肉的张力，进而影响下颌骨的位置或功能[37-39]。正确的姿势可以最大限度地减少颈椎伸肌以及支撑头部重量所需的其他颈部肌肉产生的力。随着时间的推移，不正确的姿势会引起头部、颈椎和上半身（包括从肩胛骨上方开始的上躯干的所有结构）周围肌肉的适应性缩短或延长。姿势不当可能导致关节活动范围、肌肉力量和关节形态的改变。许多与颞下颌关节功能障碍相关的症状与原发性颈椎损伤相关的症状相似。因此，当患者出现颞下颌关节不适时，应全面检查颈椎和上半身[37,39]。

拓展概念 6-1
颞下颌关节 / 颈椎相互关系

由于错误的姿势，疼痛经常同时发生在头部、颈部和下颌。根据 Kendall 的说法，头部前伸的姿势涉及刺激产生疼痛的伤害感受器的机械变化[40,41]。头部前伸的姿势包括枕骨和颈椎的伸展，导致颈胸交界处和上胸椎代偿性屈曲，以达到头部的水平位置（图 6-18）。在头部前伸的位置时，颈部伸肌处于缩短的位置，并将随着时间的推移适应性地缩短，而颈部前部肌肉处于延长的位置，并出现伸展无力[40]。同时，枕骨在寰椎（C_1）上延伸，产生枕下组织适应性缩短，包括寰椎前韧带和寰枕韧带、二腹肌的后腹部、茎突舌骨肌、上斜方肌的上部纤维，以及头半棘肌和头夹肌[42]。错误的颈椎姿势和头部前伸时，保持头部抵抗重力所需的力会导致肌肉失衡和运动模式改变。这种改变通常会降低特定结构满足对物理应力的适应性反应阈值的能力。

枕下组织缩短而引起的张力增加可能导致起源于枕下区域的头痛，上颈椎活动性关节活动受限，颞下颌关节功能障碍。此外，颞下颌关节区域的疼痛可能来自颈部区域[42,43]。因此，

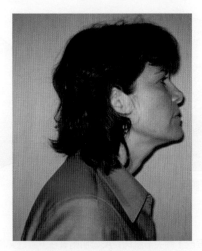

图 6-18 不良的颈椎姿势，如这里显示的头部前伸，增加了对枕下结构的体能需求，导致了颞下颌关节功能障碍

恢复正常颈部姿势，可以有效治疗颞下颌关节复合体的功能障碍[43]。Andrade 和同事发现，颞下颌关节功能障碍患者在触诊颈部肌肉时对疼痛更敏感[44]。

病例应用 6-2

除了她的颞下颌关节不对称外，在姿势检查时还可以看到 Jill Smith 的头部前伸（图 6-18），圆肩，肩胛骨呈翼状，胸椎后凸增加，腰椎前凸增加，膝关节过伸，足过度内翻。她右肩的显著抬高可能意味着枕下和颈部肌肉组织的紧密性，这与她在进行下颌下压、前伸和左侧偏移时活动度受限是一致的。头部底部、面部右侧和下巴下方的肌肉触诊时有压痛。压痛和肌肉保护可能与不正确定位对组织施加的应力有关[41]。

齿列

牙齿的咬合或接触与颞下颌关节的功能密切相关，因为在某种程度上，咀嚼是其功能之一。虽然牙齿每天在一起约 15 分钟，但牙齿的存在和位置对正常的颞下颌关节功能至关重要。上下牙齿的接触限制了颞下颌关节在空口运动时的运动。颞下颌关节的复杂性与牙齿相关的问题强调了颞下颌关节疾病综合治疗的必要性。正常成人齿列包括 32 颗牙齿，分为四个象限。我们唯一会提到名字的牙齿是上下中切牙。这是上颌骨的两颗中心牙和下颌骨的两颗中心牙[8,45]。当中切牙紧密接近时，这个位置被称为最大尖牙间位置或咬合位置[46]。这个位置不是下颌骨的正常静止位置。相反，上下门牙之间通常有 1.5～5mm 的"高速公路间隙"[47]。通过保持这个高速公路间隙，颞下颌关节内的应力降低，关节结构上的应力降低，并且该区域的组织能够休息和修复[8]。

美国口面部疼痛学会（American Academy of Orofacial Pain）和其他机构已经将咬合确定为颞下颌关节紊乱的一个致

病因素[1]。然而，文献对此一直是矛盾的，尚没有定论。研究方法和技术缺乏一致性被认为是这些差异的根源。Peck 指出，咬合不一定是颞下颌关节紊乱的预测因素，因为有和没有颞下颌关节紊乱的个体都表现出相似的咬合模式[8]。他还指出，由于咬合改变，颞下颌关节的关节模式可能发生改变。临床医务人员应该意识到，牙齿咬合和颞下颌关节紊乱不仅仅是生物力学问题。在治疗颞下颌关节紊乱患者时，必须包括生物行为方面[8]。

Sonnesen 和他的同事研究了 96 名在矫正治疗前患有严重咬合不正的儿童[38]，这些研究人员确定了咀嚼肌肌肉压痛的发生和长脸颅面形态之间的直接相关性。他们提供了两种可能的解释：①肌肉压痛可能是下颌提肌功能负荷过重的结果。②肌肉压痛可能导致咀嚼肌暂时功能减退，导致咬合力下降。此外，研究人员证实了研究样本中姿势和颞下颌关节功能障碍之间的关联。在颈椎显著前伸和颅颈角增大的儿童中，观察到咔哒声（关节杂音）、下颌骨锁定和不对称的下颌骨下压[38,39]。

生命周期与临床方面的考虑

颞下颌关节功能障碍是一个模糊的术语，包含了许多涉及咀嚼系统的临床问题。机械应力是多种病因中最关键的因素[18,38]。通常是肌肉或者关节结构异常所致。大多数颞下颌关节功能障碍的患者不能归入功能障碍分类的特定类别，这带来了临床挑战[48]。此外，只有 20%～30% 的颞下颌关节紊乱的患者出现关节症状[17]。这些症状可能会自行加重或缓解[11]。De Paiva Bertoli 和同事们将颞下颌关节功能障碍的儿童头痛的最常见症状确定为（从最常见到最不常见）：关节疼痛、肌肉疼痛、关节杂音和下颌偏斜[49]。这种关节的病理机制可能是由错误的姿势引起的，单独的创伤事件，如跌倒、颈部挥鞭样损伤，或间接创伤引起的颞下颌关节慢性炎症。和许多疾病一样，确切的病理机制常常是未知的。尽管颞下颌关节功能障碍的治疗超出了本章的范围，但牙医、口腔面部疼痛专家、物理治疗师和咨询师之间的合作可以提供最佳的功能结局[39]。

确定患者是否有颞下颌关节功能障碍需要一个循证的诊断过程。该过程应包括由颞下颌关节临床医务人员进行的全面临床评估，根据颞下颌关节疾病的研究诊断标准对患者进行分类[48]，以及诊断金标准磁共振成像。由于与颞下颌关节功能障碍相关的复杂性，临床医务人员在尝试治疗该患者之前应给予患者良好的健康宣教。颞下颌关节功能障碍的常见病因包括老化、炎症、关节囊纤维化、骨骼活动性、关节盘移位和退行性病变。

颞下颌关节的年龄相关性改变

老化过程影响人体的关节，颞下颌关节也不例外。然而，退行性改变并不总是正常老化过程的结果，可能是由先前存在的功能障碍引起的。此外，退行性改变不一定意味着功能障碍。Rowe 和 Kahn 理想的老年定义为"多方面的，包括没有疾病和功能障碍，维持较强的体能和认知功能，以及具备持续参与社会和生产活动的能力。"随着生命的发展，组织变得

越来越不柔软，越来越没有弹性，也越来越不能承受最大的力量。病理或生物力学功能障碍不一定是由这些变化引起的[50]。Alexiou 和他的同事对 71 名年龄在 20～75 岁、诊断影像学上具有退行性关节炎特征的个体数据进行了回顾性研究[51]。研究者注意到，分别有 56%、43% 和 25% 的患者下颌骨髁突头部出现扁平化、吸收和硬化。他们认为颞下颌关节的骨关节炎是 40 岁以上患者的一种与年龄相关的退行性疾病[51]。Nannmark 和他的同事检查了 37 个年龄在 55 岁～99 岁之间的颞下颌关节的尸体下颌髁突[52]。研究人员报告说，在检查的下颌髁突中，有 38% 发生了结构变化，但没有发现炎性细胞浸润的迹象，表明观察到的变化是继发于生物力学应力，而不是炎症的结果。22 个（59%）关节盘有穿孔、粗糙或变薄。然而，只有 3 个（8%）关节盘位于前位，并且每个关节盘都有穿孔。研究人员总结得出，预计 14%～40% 的成年人会患骨关节炎，而且随着年龄的增长，男女患骨关节炎的频率会增加[52]。

临床方面考虑

De Leeuw 和同事在对 46 例确诊骨关节炎和颞下颌关节内部紊乱 30 年前的患者进行了 X 线和 MRI 的研究[53]。**颞颌关节内部紊乱**（internal derangement）被描述为关节盘和关节表面的位置和功能障碍[17]。研究人员在他们的研究中的对照组纳入了 22 名年龄匹配没有已知颞下颌关节功能障碍[53]。在 X 线摄影上记录的体征在前患者组中更常见和严重。磁共振成像结果显示，在功能障碍的颞下颌关节和对侧颞下颌关节中，骨关节炎和内部紊乱的比例较高。然而，对侧颞下颌关节的退行性改变似乎没有症状，只有 25% 的患者报告有症状，但没有患者寻求干预。对照组的磁共振证据很少显示有骨关节炎和内部紊乱[53]。

Nannmark 和他的同事以及 De Leeuw 和他的同事进行的研究表明，颞下颌关节退行性变不一定会随着年龄的增长而发生，X 线或磁共振成像上明显的退行性变不一定与症状或功能障碍有关[52,53]。

呼吸功能障碍和颞下颌关节

患有慢性呼吸道过敏的儿童可能会因生长发育模式失调而出现颞下颌关节功能障碍[39]。例如，呼吸道过敏的儿童通过鼻子呼吸有困难，通常会过度伸展颈椎，头部前伸，以增加上呼吸道的直径并改善通气[39,54]。这种姿势会改变颞下颌关节的力学。上下牙齿相互接触，可能会影响颞下颌关节的静止位置。因此，颞下颌关节复合体周围的肌肉需要消耗更大的能量来保持这种姿势。堵塞的鼻道阻碍了吸入，并促进了辅助呼吸肌肉（斜角肌和胸锁乳突肌）的使用，以帮助呼吸，这可能会导致头部前伸[55]。随着时间的推移，头部前伸会导致肌肉骨骼功能障碍的循环式地增加[56]，包括可导致颞下颌关节囊纤维化的炎症的反复发作[35]。

炎症性疾病

颞下颌关节的炎症包括**关节滑囊炎**和**滑膜炎**。滑囊炎涉

及关节囊的炎症,滑膜炎的特征是由颞下颌关节滑膜内积液引起的波动性水肿。类风湿性关节炎是滑膜炎症最常见的原因,但痛风、银屑病关节炎、强直性脊柱炎、系统性红斑狼疮、青少年慢性关节炎和焦磷酸钙脱水沉积(calcium pyrophosphate dehydrate deposition)也可能导致滑膜炎[17]。患有炎症的个体在关节复合体内经历疼痛和炎症,这可能会减轻下颌下压[6]。未解决的炎症会导致粘连,从而限制关节盘的运动并限制颞下颌关节的功能[11]。

类风湿性关节炎是一种慢性全身性疾病,累及关节内和关节外。类风湿性关节炎的主要症状包括疼痛、僵硬、水肿和发热。这种自身免疫性疾病以关节囊、韧带结构和关节复合体的滑膜衬里为靶点,导致关节不稳定、关节畸形或强直[57]。这种疾病通常累及多个双侧关节。类风湿性关节炎的详细讨论超出了本章的范围;然而,临床医务人员应该意识到类风湿性关节炎经常影响颞下颌关节[57]。

关节囊纤维化

颞下颌关节囊中未解决的或慢性炎症刺激纤维结缔组织的过度产生,从而导致颞下颌关节复合体的关节囊纤维化[6]。由此产生的纤维化导致进行性的损伤和组织功能障碍[6]。完全了解患者的病史是识别这种疾病的关键。临床医务人员应该倾听反复发生关节滑囊炎的报告。导致慢性关节囊炎并发展为关节囊纤维化的情况可能包括长时间的固定、直接或间接创伤或关节炎[6]。体格检查将揭示有限或改变的骨运动学运动,提示受累侧的平移运动减少。关节囊的主动运动通常会引起疼痛[6]。

 病例应用 6-3

Jill Smith 的肌肉骨骼疾病和下颌骨活动受限可能是由于关节囊纤维化,以及她的错误姿势。很有可能为她童年发生自行车事故后急性右颞下颌关节关节囊炎初次发作,后反复发作有关。她的脸因下巴撞到自行车车把上而受伤,这可能对两个颞下颌关节区域造成应力而产生炎症,并伴有水肿和疼痛。她的错误姿势可能是她长期过敏的结果,并且由于她的工作需要长时间坐在电脑屏幕前而加剧。单身职业母亲的压力可能加剧了炎症,使其没有消退的可能,由此引发慢性和进行性关节囊纤维化[31]。

骨骼活动性疾病

颞下颌关节复合体的骨活动障碍包括**关节过度活动**和**脱位**,这两种情况在患者病史和临床发现中有许多相似之处。颞下颌关节的过度活动或过度运动是症状人群和非症状人群中常见的现象。过度活动是关节囊、肌腱和韧带松弛的结果[6,58]。关节过度活动可能是一种全身性结缔组织疾病,涉及身体的所有关节,包括颞下颌关节[36,59]。临床上发现的颞下颌关节过度活动的患者通常报告说,当口腔处于完全张开的

位置时,下颌"脱离位置",产生杂音或"卡住"。对颞下颌关节过度活动的患者进行体检,发现外侧端后方的凹陷增加。关节杂音发生在下颌下压结束时和下颌上提开始。这些杂音可能被听到;然而,临床医务人员通常只能感受到关节的咔嗒声。一个颞下颌关节的过度活动导致下颌向对侧偏转并伴有下颌下压,将超过40mm[6]。Yang 和同事检查了 98 名诊断为下颌张开时颞下颌关节过度活动的患者的 MRI 片[36]。他们发现77%的翼外肌出现病理变化(肥大、萎缩或挛缩),其中在肌肉的上部变化更为常见。研究人员经常发现,与活动正常或关节盘移位但未复位的患者相比,报告更多症状的患者关节盘前移位减少[36]。

颞下颌关节脱位患者的病史和体格检查的许多方面与运动过度患者相似。然而,对于颞下颌关节脱位,下颌完全下压会导致下颌向受累颞下颌关节的对侧偏转(侧向偏移),并且无法闭合口腔。个人可能会因这种情况而感到疼痛。脱位时,下颌髁突和关节盘都向前移动到颞骨结节的关节嵴之外,从而"卡在"极限位置[6,11]。颞下颌关节的脱位通常是暂时的,可通过关节松动来解决。

关节盘移位

当关节盘半脱位超过关节隆起时,就会发生**关节盘移位**[6,60]。可能导致两种情况:伴有复位的关节盘移位和不伴有复位的关节盘移位[6,36,60]。在没有干预的情况下,伴有复位的盘移位通常会发展为不伴有复位的盘移位[6,11,36,60]。盘移位是一种内部紊乱,可通过诊断性影像学检查或在体格检查中识别[11]。MRI 是识别盘移位的首选影像学检查[17]。

可复性关节盘移位的患者会在两个时间间隔内感受到"关节杂音":下颌下压期和下颌上提期间。关节杂音被称为交互的**咔哒声**(reciprocal click),是诊断关节盘复位移位的金标准[6,11,61]。静止时,关节盘位于下颌髁突前方;因此,下颌髁突与关节盘后组织接触,而不是与关节盘接触。下颌骨下压时,髁突向前平移并抵住关节盘的下表面,以获得与关节盘的正常的位置关系。当髁突滑入在关节盘下方时,经常会听到咔嗒声。一旦髁突与关节盘的关系恢复,运动就可以正常进行,直至下颌完全下压。当下颌上抬闭合口腔时,髁突向后平移并从关节盘下滑出,产生第二次可听见的咔嗒声。第二次咔哒声表示髁突和关节盘已经失去了正常的髁突 - 关节盘关系。当咔哒声在打开早期和关闭晚期出现时,关节盘向前移位的量相对有限。在开放期咔哒声越晚,关节盘脱位越严重[6,61]。

可复性关节盘移位的患者可能会维持这种状态,或者在几个月内迅速发展为不可复位的急性状态。下颌下压时,关节盘的后部附着物变得过度伸展,无法重新定位关节盘,导致没有交互的咔哒声[6,11,61]。在磁共振成像上,Yang 和同事发现翼外肌和颞下颌关节的异常与关节盘移位之间有很强的相关性,无论有无关节盘复位[36]。翼外肌的异常包括受累颞下颌关节翼外肌的上腹部和下腹部的肥大、挛缩和萎缩。回想一下,翼外肌附着在关节盘的前部(见**图 6-11**),通常在下颌抬高时活动,大概是为了离心的控制回到静止位置。肌肉的肥大表明过度活动,这可能导致关节盘过度向前

平移[36]。

无论是急性期还是慢性期，没有复位的关节盘移位表明关节盘没有重新定位到下颌髁上。因此，没有复位的急性关节盘移位的患者表现出下颌运动受限，这是由于关节盘对髁突运动造成机械性障碍，而不是促进髁突平移。关节盘移位但未复位的患者通常描述不能完全下压下颌骨，以及难以进行涉及下颌的功能性运动，如咀嚼、说话或打哈欠。

退行性疾病

Morales 和 Cornelius 利用 MRI 对颞下颌关节进行了影像学研究[12]。作者指出，退行性改变是影响颞下颌关节最常见的病理之一，仅次于最为常见的关节内紊乱[12]。

两种退行性疾病可能影响颞下颌关节：骨关节炎和类风湿性关节炎。类风湿性关节炎在炎症条件下讨论过。据估计，80%~90% 的 60 岁以上的人群都有一些颞下颌关节的骨关节炎症状[36]。骨关节炎通常发生在单侧（不像类风湿性关节炎，通常出现在双侧）。骨关节炎的主要原因是关节反复受到轻微创伤，特别是在关节面之间造成冲击的创伤[11,62]。与身体其他部位类似，颞下颌关节退行性改变的影像学特征包括关节间隙变窄、侵蚀、骨赘形成、硬化和重塑[11]。后牙缺失也可能导致退行性改变，因为简单地咬合剩余牙齿会改变颞下颌关节力之间产生的力[6]。

基本概念 6-1
颞下颌关节功能障碍的体征和症状

颞下颌关节功能障碍的临床表现可能有很大差异，这取决于病情的程度和并发症的存在。体征和症状可能包括：

- 下颌区域疼痛
- 下颌髁突周围水肿
- 增加或减少主动或被动关节活动范围
- 爆裂声或咔嗒声
- 下颌骨的功能活动（如进食、说话）或异常功能活动（如咬紧牙关、咬指甲、咀嚼铅笔）困难
- 夹住或锁住下颌
- 头部前伸姿势

病例应用 6-4

Jill Smith 的症状可能是由一些孤立的潜在来源引起的，如颞下颌关节创伤、颈椎姿势不良、头部前倾，或者这些来源的某种组合。来自工作和家庭生活的应力等因素也可能在她的临床表现中起作用。尽管研究文献没有明确指出这些变量之间的直接联系，但它表明这些生物力学变量可能在患者的疼痛表现中起作用。因此，旨在改善头部、颈部和胸部结构平衡的临床干预是颞下颌关节直接干预的重要补充（**图 6-19**）。她的工作环境中的任务调整和应力管理策略可能是治疗的辅助手段。

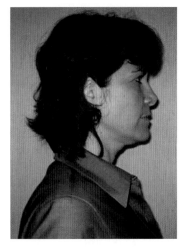
图 6-19 纠正颈椎姿势使颈椎和颞下颌关节的肌肉恢复到更平衡的长度-张力关系

总结

1. 颞下颌关节在结构和功能上都是独一无二的。下颌运动的幅度和频率、咀嚼过程中遇到的日常阻力、维持正常位置的应力以及颞下颌关节复合体周围肌肉的慢性适应使该关节特别容易出现问题。
2. 必须始终认识到颈椎和姿势对颞下颌关节的影响。还必须考虑与老化相关的典型变化。
3. 对颞下颌关节障碍患者的干预带来了许多临床挑战，对这类患者感兴趣的从业者应该寻求这一专业领域入门级或更高级的教育培训。
4. 我们在随后的章节中继续讨论颞下颌关节复合体时，证据将表明每个复合体都有其独特的特征。然而，我们不会再讨论在颞下颌关节可以观察到的关节内和关节盘运动的复杂性。

问题思考

1. 描述颞下颌关节的关节面。
2. 尽管颞下颌关节被归类为滑膜关节，但其关节表面覆盖的是纤维软骨而不是透明软骨。讨论这种差异的意义。
3. 关节盘的不同厚度和血管分布有什么意义？
4. 关节盘后区的上层板和下层板有什么不同？
5. 描述张口和闭口时颞下颌关节内上下关节的运动。
6. 是什么限制了髁突的后向运动？如何限制的？
7. 左颞下颌关节不平移会有什么后果？
8. 右关节盘不能在髁突上自由旋转会有什么后果？
9. 描述关节盘在从张口到闭口的位置时的控制。
10. 颈椎的姿势对颞下颌关节复合体的功能有什么潜在影响？
11. 讨论老化对颞下颌关节的影响。
12. 比较和对比活动不足和活动过度的颞下颌关节复合体的功能表现。

（廖麟荣 译 王茂源 王于领 审）

参考文献

1. American Academy of Orofacial Pain. http://www.aaop.org/content. aspx?page_id=22&club_id=508439&module_id=107325. Accessed May 10, 2016.
2. Neumann DA: Kinesiology of the musculoskeletal system: Foundations for physical rehabiliation (ed. 2). St. Louis, MO, Mosby, 2010.
3. Matsumoto M, Matsumoto W, Bolognese A: Study of the signs and symptoms of temporomandibular dysfunction in individuals with normal occlusion and malocclusion. Cranio 20:274, 2002.
4. Agur AMR, Dalley AF: Grant's atlas of anatomy (ed. 14). Philadelphia, Lippincott Williams & Wilkins, 2017.
5. Tanaka E, Koolstra JH: Biomechanics of the temporomandibular joint. J Dent Res 87:989, 2008.
6. Kraus S: Temporomandibular joint. In Saunders H, Saunders R (eds): Evaluation, treatment, and prevention of musculoskeletal disorders (ed. 4). Bloomington, MN, Educational Opportunities, 2004.
7. Mueller M, Maluf K: Tissue adaptation to physical stress: A proposed "physical stress theory" to guide physical therapist practice, education, and research. Phys Ther 2:383, 2002.
8. Peck CC. Biomechanics of occlusion – implications for oral rehabilitation. J Oral Rehabil 43:205-214, 2016.
9. Van der Bilt A, Tekamp FA, van der Glas HW, et al: Bite force and electromyography during maximum unilateral and bilateral clenching. Eur J Oral Sci 116:217, 2008.
10. Bag AK, Gaddikeri S, Singhal A, et al. Imaging of the temporomandibular joint: an update. World J Radiol 6:567–582, 2014.
11. Styles C, Whyte A: MRI in the assessment of internal derangement and pain within the temporomandibular joint: A pictorial essay. Br J Oral Maxillofac Surg 40:220, 2002.
12. Morales H, Cornelius R. Imaging approach to temporomandibular joint disorders. Clin Neuroradiol 26:5–22, 2016.
13. Sicher H: Functional anatomy of the temporomandibular joint. In Sarnat B (ed): The temporomandibular joint (ed. 2). Springfield, IL, Charles C Thomas, 1964.
14. Hertling D, Kessler R: Management of common musculoskeletal disorders: Physical therapy principles and methods (ed. 4). Philadelphia, Lippincott-Raven, 2006.
15. Magee D: Orthopedic physical assessment (ed. 5). Philadelphia, WB Saunders, 2008.
16. Koolstra JH, Tanaka E. Tensile stress patterns predicted in the articular disc of the human temporomandibular joint. J Anat 215:411–416, 2009.
17. Sommer O, Aigner F, Rudisch A, et al: Cross-sectional and functional imaging of the temporomandibular joint: Radiology, pathology, and basic biomechanics of the jaw. Radiographics 23:e14, 2003.
18. Tanaka E, Shibaguchi T, Tanaka M, et al: Viscoelastic properties of the human temporomandibular joint disc in patients with internal derangement. J Oral Maxillofac Surg 58:997, 2000.
19. Tanaka E, Kawai N, Hanaoka K, et al: Shear properties of the temporomandibular joint disc in relation to compressive and shear strain. J Dent Res 83:476, 2004.
20. Hattori-Hara E, Mitsui SN, Mori H, et al. The influence of unilateral disc displacement on stress in the contralateral joint with a normally positioned disc in a human temporomandibular joint: An analytic approach using the finite element method. J Cranio-Maxillo-Facial Surg 2014; 42:2018–2024.
21. Willard VP, Arzi B, Athanasiou KA. The attachments of the temporomandibular joint disc: a biochemical and histological investigation. Arch Oral Biol 57:599–606, 2012.
22. Horton LM, John RM, Karibe H, et al. Jaw disorders in the pediatric population. J Am Assoc Nurse Pract 28;294–303, 2016.
23. Sicher H. Functional anatomy of the temporomandibular articulation. Aust J Dent 55:73–85, 1951.
24. Sencimen M, Yalcin B, Gogan N, et al. Anatomical and functional aspects of ligaments between the malleus and the temporomandibular joint. Int J Oral Maxillofac Surg, 37:943–947, 2008.
25. Cuccia AM, Caradonna C, Caradonna D. Manual therapy of the mandibular accessory ligaments for the management of temporomandibular joint disorders. J Am Osteopath Assoc 111:102–112, 2011.
26. Curtis N. Craniofacial biomechanics: An overview of recent multibody modelling studies. J Anat 218:16–25, 2011.
27. Alomar X, Medrano J, Cabratosa J, et al. Anatomy of the temporomandibular joint. Semin Ultrasound CT MR, 28(3):170–83, 2007.
28. Loughner B, Gremillion HA, Mahan PE, et al: The medial capsule of the human temporomandibular joint. J Oral Maxillofac Surg 55:363, 1997.
29. Okeson JP. Management of temporomandibular disorders and occlusion

30. El Avd. The temporomandibular joint. In Orthopaedic manual therapy diagnosis: Spine and temporomandibular joints. Boston, MA, Jones and Bartlett Publishers, 2010.
31. Rocabado M: Craniovertebral-craniomandibular disorders in headache patients. Keynote address. Physiotherapy 93:S1, 2007.
32. Dutton M. The temporomandibular joint. In Manual therapy of the spine: An integrated approach. New York, NY, The McGraw-Hill Companies, Inc., 2002.
33. Okeson JP. Joint intracapsular disorders: Diagnostic and nonsurgical management considerations. Dent Clin N Am 51:85–103, 2007.
34. Abe S, Ouchi Y, Ide Y, et al: Perspectives on the role of the lateral pterygoid muscle and the sphenomandibular ligament in temporomandibular joint functions. Cranio 15:203, 1997.
35. Ritzline PD: The temporomandibular joint. In Levangie PK, Norkin CC (eds): Joint structure and function (ed. 5). Philadelphia, FA Davis, 2011.
36. Yang X, Pernu H, Pyhtinen J, et al: MRI findings concerning the lateral pterygoid muscle in patients with symptomatic TMJ hypermobility. Cranio 19:260, 2001.
37. Armijo-Olivo S, Jara X, Castillo N, et al: A comparison of the head and cervical posture between the self-balanced position and the Frankfurt method. J Oral Rehab 33:194, 2014.
38. Sonnesen L, Bakke M, Solow B: Temporomandibular disorders in relation to craniofacial dimensions, head posture and bite force in children selected for orthodontic treatment. Eur J Orthod 23:179, 2001.
39. Solow B, Sandham A: Cranio-cervical posture: a factor in the development and function of the dentofacial structures. Eur J Orthod 24:447, 2002.
40. Kendall FP, McCreary EK, Provance PG, et al: Muscles: Testing and function, with posture and pain (ed. 5). Baltimore, Lippincott Williams & Wilkins, 2005.
41. Saunders H, Saunders R: Evaluation, treatment and prevention of musculoskeletal disorders (ed. 4). Chaska, MN, The Saunders Group, 2004.
42. Netter F: Atlas of human anatomy (ed. 6). Philadelphia, Saunders Elsevier, 2014.
43. Ali H: Diagnostic criteria for temporomandibular joint disorders: A physiotherapist's perspective. Physiotherapy 88:421, 2002.
44. Andrade AV, Gomes PF, Teixeira-Salmela LF: Cervical spine alignment and hyoid bone positioning with temporomandibular disorders. J Oral Rehab 34(10):767, 2006.
45. Brand R, Isselhard D: Anatomy of Orofacial Structures (ed. 7). St. Louis, MO, CV Mosby, 2013.
46. Lila-Krasniqi ZD, Kujtim Sh. S, Pustina-Krasniqi T, et al. Differences between centric relation and maximum intercuspation as possible cause for development of temporomandibular disorder analyzed with T-scan III. Eur J Dent 9:573–579, 2015.
47. Suvinen TI, Kemppainen P. Review of clinical EMG studies related to muscle and occlusal factors in healthy and TMD subject. J Oral Rehabil 34:631–644, 2007.
48. Manfredini D, Chiappe G, Bosco M: Research diagnositc criteria for temporomandibular disorders (RDC/TMD) axis I diagnosis in an Italian patient population. J Oral Rehab 33:551, 2006.
49. De Paiva Bertoli FM, Antoniuk SA, Bruck I, et al: Evaluation of the signs and symptoms of temporomandibular disorders in children with headaches. Arquivos de Neuro-Psiquiatria 65:251, 2007.
50. Rowe J, Kahn R: Successful aging and disease prevention. Adv Ren Replace Ther 7:70, 2000.
51. Alexiou KE, Stamatakis HC, Tsiklakis K. Evaluation of the severity of temporomandibular joint osteoarthritic changes related to age using cone beam computed tomography. Dentomaxillofacial Radiology 38:141–147, 2009.
52. Nannmark U, Sennerby L, Haraldson T: Macroscopic, microscopic and radiologic assessment of the condylar part of the TMJ in elderly subjects. An autopsy study. Swed Dent J 14:163, 1990.
53. De Leeuw R, Boering G, van der Kuijl B, et al: Hard and soft tissue imaging of the temporomandibular joint 30 years after diagnosis of osteoarthrosis and internal derangement. J Oral Maxiofac Surg 54:1270, 1996.
54. Muto T, Takeda S, Kanazawa M, et al. The effect of head posture on the pharyngeal airway space (PAS). Int J Oral Maxillofac Surg 31:570–583, 2002.
55. Ribeiro EC, Marchiori SC, da Silva AM. Electromyographic muscle EMG activity in mouth and nasal breathing children. Cranio 22:145–150, 2004.
56. Han J, Park S, Kim Y, et al. Effects of forward head posture on forced vital capacity and respiratory muscles activity. J Phys Ther Sci 28:128–131, 2016.
57. Kretapirom K, Okochi K, Nakamura S, et al. MRI characteristics of rheumatoid arthritis in the temporomandibular joint. Dentomaxillofac Radiol 42:31627230, 2013.
58. Goodman CC, Fuller KS: Pathology: Implications for the physical therapist (ed. 4). Philadelphia, WB Saunders, 2014.

(ed 7), St. Louis, MO, Mosby, 2013./ Posselt U. Movement areas of the mandible. J Prosthet Dent 7:375–385, 1957.

59. Winocur E, Gavish A, Halachmi M, et al: Generalized joint laxity and its relation with oral habits and temporomandibular disorders in adolescent girls. J Oral Rehabil 27:614, 2000.

60. Yang X, Pernu H, Pyhtinen J, et al: MR abnormalities of the lateral pterygoid muscle in patients with nonreducing disk displacement of the TMJ. Cranio 20:209, 2002.

61. Okeson JP, De Leeuw R. Differential diagnosis of temporomandibular disorders and other orofacial pain disorders. Dent Clin N Am, 55:105–120, 2011.

62. Wang XD, Zhang JN, Gan YH, et al. Current understanding of pathogenesis and treatment of TMJ osteoarthritis. J Dental Research 94:666–673, 2015.

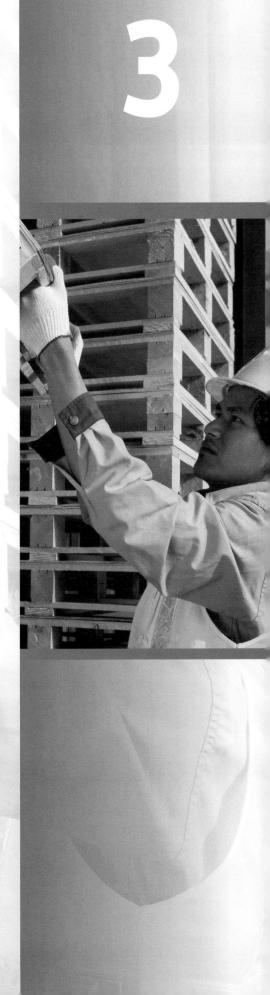

第三篇
上肢关节复合体

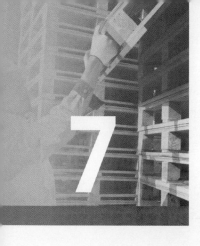

第 7 章　肩关节复合体

Paula M. Ludewig, PT, PhD, FAPTA; John Borstad, PT, PhD

解剖概览

盂肱关节的肌肉活动		
表格关键词：主动肌　协同肌		
矢状面	屈	伸
	三角肌（前束） 胸大肌（锁骨头束） 肱二头肌 喙肱肌	三角肌（后束） 背阔肌 肱三头肌（长头） 胸大肌（胸骨头束） 大圆肌
冠状面	外展	内收
	冈上肌 三角肌（中束）	胸大肌 背阔肌 大圆肌 喙肱肌
水平面	内旋	外旋
	胸大肌 肩胛下肌 大圆肌 背阔肌 三角肌（前束）	冈下肌 小圆肌 三角肌（后束）

胛胸壁关节的肌肉活动	
表格关键词：主动肌　协同肌	
前伸	后缩
胸大肌 胸小肌 前锯肌	中斜方肌 菱形肌
上抬	下降
肩胛提肌 上斜方肌 菱形肌	胸小肌 背阔肌 胸小肌
向上旋转	向下旋转
前锯肌 上斜方肌 下斜方肌	菱形肌 背阔肌 肩胛提肌 胸小肌

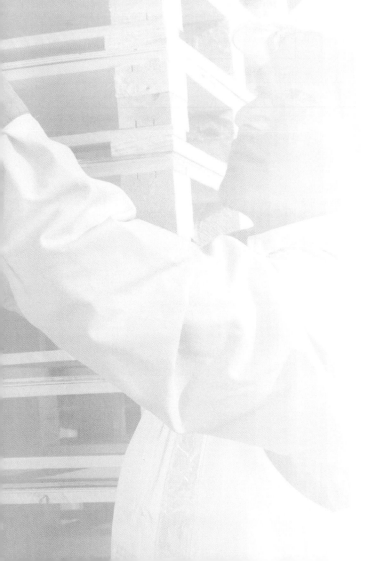

解剖概览

肩部肌肉附着点		
肌肉	**近端附着点**	**远端附着点**
胸大肌	锁骨头：锁骨内侧半的前表面 胸肋头：胸骨前表面、上6肋软骨、外斜肌腱膜	结节间沟（肱二头肌）外侧唇和肱骨大结节嵴
胸小肌	靠近肋软骨的第3~5肋骨	肩胛喙突内侧缘及上表面
前锯肌	第1~8肋侧面部分的外表面	肩胛骨内侧缘前表面
斜方肌	上颈线内侧三分之一、枕外隆起、颈项韧带、C_7~T_{12}椎体棘突	锁骨外侧三分之一、肩峰和肩胛冈
背阔肌	下6胸椎棘突、胸腰椎筋膜、髂骨嵴和下3或4肋骨	肱骨结节间沟底
肩胛提肌	C_1~C_4椎体横突	肩胛骨内侧缘上侧面
小菱形肌	颈项韧带；C_7和T_1椎体的棘突	肩胛棘内侧端光滑的三角形区域
大菱形肌	T_2~T_5椎骨棘突	从肩胛冈至肩胛下角水平的肩胛骨内侧缘
三角肌	锁骨外侧1/3；肩峰和肩胛冈	肱骨三角肌粗隆
冈上肌	肩胛骨冈上窝	肱骨大结节上面
冈下肌	肩胛骨冈下窝	肱骨大结节中面
小圆肌	肩胛骨外侧缘中间面	肱骨大结节下面
大圆肌	肩胛骨下角后面	肱骨结节间沟（肱二头肌）内侧唇
肩胛下肌	肩胛下窝（大部分肩胛骨前表面）	肱骨小结节
肱二头肌	短头：肩胛骨喙突尖端 长头：肩胛骨盂上结节	桡骨粗隆
喙肱肌	肩胛喙突尖	肱骨内侧面中三分之一
肱三头肌	长头：肩胛骨盂下结节	尺骨鹰嘴近端

概述

肩关节复合体由锁骨、肩胛骨和肱骨组成，是由三个连接上肢与胸部关节的复杂组合。肩关节复合体的关节结构主要用于活动，让手部能够在广泛的空间中移动和摆位。**盂肱关节**，是连接肱骨和肩胛骨的关节，是身体中最灵活的关节。虽然肩关节复合体占整个上肢组成部分的一半，但它们仅通过胸锁关节与中轴骨相连接[1]。因此，肌力是将肩带固定到胸部并为上肢运动提供稳定支撑的主要机制。

肩关节复合体是通过主动力或动态稳定来满足灵活性和稳定性之间相矛盾要求方面最为经典的示例。从本质上看，当一个或一组运动节段不受关节面形态、关节囊或韧带等限制，而是极度依赖动力或动态肌肉控制时，就称为动态稳定性。动态稳定使肩关节复合体具有广泛的灵活性，并为肩关节复合体在正常活动时充分提供稳定性。然而，肩带上灵活性和稳定性这对相互矛盾的需求，以及其复杂结构与结构和功能协调之间的取舍，使肩带复合体极易发生功能障碍和失稳。

肩关节复合体的是由锁骨、肩胛骨和肱骨三块骨性结构组成（**图 7-1**）。这三块骨由三个相互关联的结构相连接：分别是胸锁关节、肩锁关节和盂肱关节。虽然肩胛骨和胸部之间的关节不具有纤维、软骨或滑膜关节的特征，但通常称为肩胛胸壁关节。肩胛骨在胸部的运动是胸锁关节、肩锁关节与肩锁关节联合的运动功能。文献中经常称肩胛胸壁关节为"功能性关节"。通常认为这个附加的功能性关节是肩关节复合体的组成部分。另一个附加的功能性关节是**肩峰下（或肱骨上）"关节"**，该功能性关节由喙肩弓下方的肱骨头运动形成。虽然该功能性关节的运动在肩关节功能和功能障碍中起着重要作用，但我们将其称为**肩峰下间隙**，并认为它是盂肱关节的组成部分，而非单独的关节。

构成肩关节复合体的关节与躯干运动相结合，使上肢上抬范围可达 180°，但大多数人的典型运动范围（ROM）可能小于这个范围。上举是指当手臂向前或向侧抬起时发生的肩胛骨、锁骨和肱骨的组合运动，包括矢状面屈曲、冠状面外展及两者之间的所有运动。肩胛骨在胸部的运动通常占手上抬臂上抬所需肩复合体总运动的三分之一，而盂肱关节则占总运动的三分之二。虽然主要兴趣点是三个关节的整合功能，但在能够理解其整合动态功能之前，必须单独检查肩关节复合体的每个关节和组成部分。

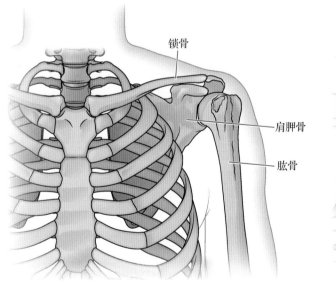

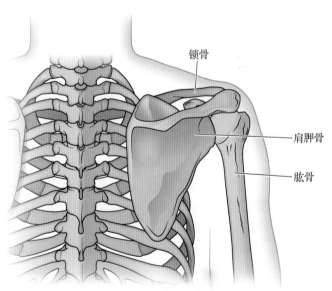

A   B

图 7-1　A. 肩关节复合体三块骨性成分的前面观：肱骨，肩胛骨，锁骨。B. 三块骨性成分的后面观

肩关节复合体的结构

胸锁关节的结构

胸锁关节是中轴骨与肩部及上肢之间唯一的结构性连接。胸锁关节被归类为具有三个旋转和三个平移自由度的滑膜关节。

胸锁关节

胸锁关节(**图7-2**)由两个浅的马鞍形表面组成,由于鞍状结构非常微小,通常认为其是平面(而不是鞍状)滑膜关节。锁骨的小关节面位于前下方,而锁骨的胸骨关节面几乎覆盖胸骨柄小关节面的宽度[2]。第1肋软骨也是胸锁关节的一部分。锁骨内侧的上后部不与胸骨相接,而是作为胸锁关节盘、关节囊和锁骨间韧带等关节附属结构的附着点。静止时,胸锁关节间隙呈楔形,开口向上。锁骨相对于胸骨柄的运动引起锁骨、胸锁关节盘和肋软骨之间的接触面积发生变化。

胸锁关节附属结构

胸锁关节有一个纤维软骨盘,可增加关节面之间的一致性并减轻关节负荷。软骨盘上部附着于锁骨后上缘,下部附着于胸骨柄和第1肋软骨以及胸锁关节纤维囊的前部和后部[3]。如**图7-3**所示,纤维软骨盘沿对角线横切胸锁关节间隙,将关节分成两个独立的腔[1]。纤维软骨盘通过增加关节的一致性和吸收从外侧沿锁骨传递到胸锁关节的应力,促进胸锁关节稳定性。请注意,在**图7-3**中,胸锁关节盘的对角连接将限制锁骨的内侧平移,否则可能导致锁骨内侧关节面超出较浅的关节面。纤维软骨盘还与锁骨内侧有很大的接触面积,这有

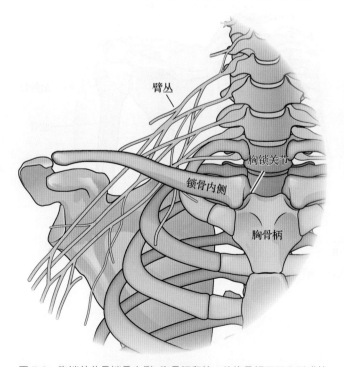

图7-2 胸锁关节是锁骨内侧、胸骨柄和第1肋软骨相互凹凸形成的关节面(鞍状关节),它可认为是平面或鞍状滑膜关节

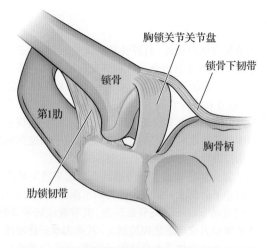

图7-3 胸锁关节关节盘将关节分为两个独立的关节腔(为了显示清楚,图示中已将锁骨轻微拉开)

助于分散向内侧的力量,保护小关节面免受高强度压力的影响。虽然有人可能认为锁骨向内侧方向力又少见又小,但当我们检查锁骨关节、上斜方肌和喙锁韧带功能时,发现情况并非如此。

在手臂和肩部运动期间,纤维软骨盘就像锁骨内侧的枢轴点,但其作用因运动而异。在**锁骨上抬和下降**时,以软骨盘的上方附着点作为枢轴点,锁骨内侧关节面在相对静止的软骨盘上发生滚动和滑动。在锁骨前伸和后缩时,以软骨盘的下部附着点作为枢轴点,胸锁关节盘和锁骨内侧关节面同时在胸骨柄关节面上滚动和滑动[1]。因此,纤维软骨盘在上抬和下降时被视为胸骨柄的一部分,但在前伸和后缩时被视为锁骨的一部分。

> **拓展概念7-1**
> **胸锁关节三间室**
>
> 胸锁关节的解剖学检查表明,胸锁关节有三个而非两个功能单元:软骨盘和锁骨之间用于上抬和下降的外侧间室,软骨盘和胸骨柄之间用于前伸和后缩的内侧间室,以及用于前后向长轴旋转的肋锁关节。前旋和后旋被认为发生第1肋上方的部分软骨盘和锁骨内侧关节面前下缘的"圆锥"之间[4]。

胸锁关节囊和韧带

胸锁关节周围的纤维囊相当坚固,主要依靠三条韧带构成支撑复合体:胸锁前韧带和胸锁后韧带、双层的肋锁韧带和锁骨间韧带(**图7-4**)。胸锁前韧带和胸锁后韧带加强关节囊,其功能主要是限制锁骨内侧的前后平移,增厚的关节囊后部为限制前后平移的主要结构[5]。肋锁韧带是锁骨和第1肋之间非常坚固的韧带,分为两段或两层:前层从第1肋向外至锁骨,后层从肋骨向内至锁骨[3,6]。两层都限制锁骨外侧上抬,可能有助于锁骨内侧在软骨盘上的滚动和滑动运动[7]。肋锁韧带还吸收和传递胸锁乳突肌和胸骨舌骨肌施予锁骨向上的力,而后层能够抵抗锁骨向内平移。锁骨间韧带限制了锁骨外侧过度下降和锁骨内侧在胸骨柄的向上滑动[8,9]。锁骨间韧带限制

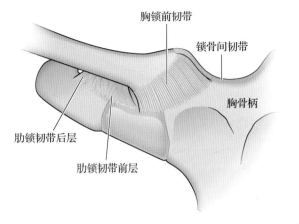

图 7-4 胸锁关节韧带，胸锁关节的关节运动轴位于在喙锁关节韧带处

锁骨下降是保护穿过锁骨下方和第 1 肋上方的臂丛和锁骨下动脉等结构的重要机制（见**图 7-2**）。

肩锁关节的结构

肩锁关节将肩胛骨连接到锁骨外侧，通常描述为具有三个旋转和三个平移自由度的平面滑膜关节。肩锁关节的主要功能是允许肩胛骨在手臂运动时进行三维旋转移动，此功能可满足三个目标：增加上肢运动；将肩胛盂定位在肱骨头下方；帮助肩胛骨最大限度与接触胸部。肩锁关节在将力量从上肢传递到锁骨过程中也起作用。

肩锁关节

肩锁关节是锁骨外侧和肩胛骨肩峰小关节面之间的关节（**图 7-5**）。关节面不平整，形状从平坦到凹凸不等[6]。垂直朝向的关节面可能使关节易受剪切力而发生退行性改变[10]。

肩锁关节附属结构

肩锁关节最初是锁骨和肩峰之间的纤维软骨联合。随着时间的推移，上肢的使用会形成关节间隙，可能会在关节内留下"半月板同源体"[11]。这种纤维软骨残余物或软骨盘在不同个体间、同一个体不同年龄阶段以及同一个体双侧肩部可能存在尺寸差异。

肩锁关节囊和韧带

肩锁关节囊薄弱，通过肩锁上下韧带和喙锁韧带强化作用来维持关节的完整性（**图 7-6**）。肩锁韧带协助关节囊贴合关节面；肩锁上韧带主要限制锁骨外侧受前向力所引起的运动[12,13]。斜方肌和三角肌腱膜纤维强化了肩锁上韧带的纤维，使肩锁上韧带比关节囊下部和肩锁上韧带更强壮。

虽然喙锁韧带并不直接加强肩锁关节，但能牢固地连接锁骨和肩胛骨，提供了关节的上、下和旋转稳定性[12]。该韧带分为内侧的椎状韧带和外侧的斜方韧带。椎状韧带为垂直朝向的三角形，而斜方韧带为几乎呈水平方向的四边形[6]。这两部分被脂肪组织和一个大滑囊隔开。这两条韧带都附着于锁骨下表面，我们将在肩锁关节整合功能部分讨论它们对肩部生物力学的影响。虽然肩锁关节囊和韧带可在肩锁关节处抵抗较小的旋转和平移力，但对较大的平移和旋转的限制要靠喙锁韧带。

喙锁韧带的椎状部分主要限制肩峰相对于锁骨外侧的向下平移[13]。韧带的斜方部分主要限制锁骨外侧相对于肩峰的向后平移[14,15]。两部分韧带都限制了肩胛骨在肩锁关节处的向上旋转。当肱骨上向内的力被转移到肩胛盂时，喙锁韧带复合体将阻止肩胛骨在锁骨上的内侧移位，特别是水平朝向的斜方部分。这种内侧力由韧带转移至锁骨，随后再转移至强壮的胸锁关节（**图 7-7**）。此外，对肩部功能而言，喙锁韧带最关键

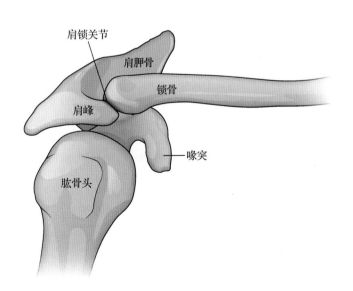

图 7-5 肩锁关节是一个由肩峰和锁骨外侧构成的不规则滑膜关节

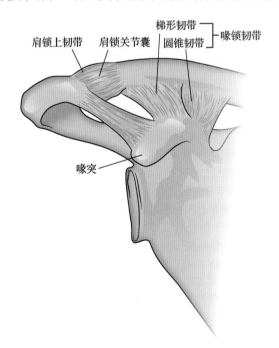

图 7-6 肩锁关节囊和韧带，包括喙锁韧带的不规则椎状和斜方部分

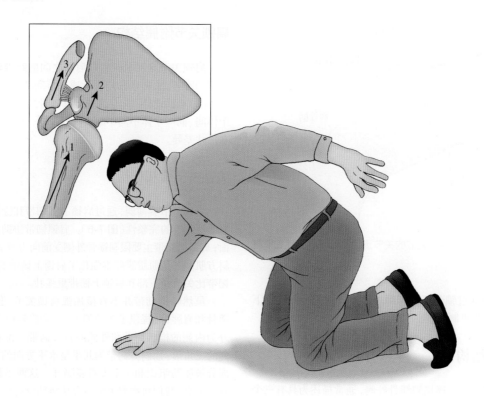

图 7-7　当个体用手臂负重(或者跌倒时),一个朝向内的直接应力传递至肱骨。1.传递至肩胛盂窝;2.随后传递至锁骨和喙锁韧带处;3.最后传递到稳定的胸锁关节处

的功能之一是在手臂上抬时将锁骨后旋和肩胛骨向旋相耦合。

肩胛胸壁关节结构

肩胛骨与胸腔的关节

肩胛胸壁"关节"是肩胛骨前表面与胸腔的关节。由于它不是由纤维组织、软骨组织或滑膜组织组成的骨节联合,因此不是一个真正解剖意义上的关节。相比之下,肩胛骨与胸腔的关节取决于解剖学上的肩锁关节和胸锁关节完整性。由于肩胛骨通过肩锁关节与锁骨外侧相连,同时锁骨又通过胸锁关节与中轴骨相连,因此胸锁关节和肩锁关节与肩胛胸壁关节运动相互依存。肩胛骨在胸部的任何运动都必须在肩锁关节、胸锁关节或两者共同产生运动。这使得功能性的肩胛胸壁关节与肩锁关节、胸锁关节和胸腔都成为了一条真正闭合链上的部分。观察和测量独立胸锁关节和肩锁关节的运动,比观察或测量肩胛骨在胸腔上的运动更困难。由于肩胛胸壁关节的运动依赖于胸锁关节和肩锁关节,因此与胸锁关节和肩锁关节运动相比,描述与测量肩胛胸壁关节位置和运动更常见。

肩胛骨位于胸腔后部,距中线约 5cm,位于第 2 至第 7 肋之间。肩胛骨在胸部的休息位如**图 7-8** 所示。肩胛骨冠状面向内旋转 35°~45°(**图 7-8A**),垂直前倾约 10°~15°(**图7-8B**),垂直上旋 5°~10°[16,17]。这种上旋的幅度是以垂直于从肩胛冈根部到肩锁关节连线的轴为参考轴的"纵"轴(**图 7-8C**)。如果用肩胛骨脊柱(内侧)缘作为"纵向"参考轴,静息时的幅度通常为垂直上旋 2°~3°[18]。虽然常引用这些休息位下肩胛骨的"正常"值,但肩胛骨休息位的个体差异很大,

即使在健康受试者中也是如此[19]。

盂肱关节的结构

盂肱关节是一个球窝滑膜关节,有三个旋转和三个平移的自由度。它有一个关节囊,以及一些相关的韧带和滑囊。该关节由较大的肱骨头和较小的肩胛盂窝组成(**图 7-9**)。由于盂肱关节的近端是肩胛盂窝,肩胛骨的任何运动都会影响盂肱关节功能。盂肱关节以牺牲关节稳定性的方式来增加上肢的活动性,允许手的灵活摆位。因此,稳定性的降低容易引起退行性改变、失稳和紊乱。

近端关节面

肩胛骨的肩胛盂窝是盂肱关节的近端关节面。肩胛盂窝浅凹相对于胸部的朝向随着肩胛骨在胸部的休息位以及胸锁关节和肩锁关节的运动而变化。此外,肩胛盂窝的方向可随肩胛骨本身的形态而变化。当手臂在体侧时,肩胛盂窝可能略微向上或向下倾斜,略微向上倾斜最常见[19-21]。同样,肩胛盂窝并不总是位于与肩胛平面垂直的平面内;它可以前倾或后倾达 10°,其中 6°~7° 的后倾最为典型[20]。前倾时,肩胛盂窝面相对于肩胛平面或肩胛体部略微向前,在后倾时则略微向后。

远端关节面

肱骨头是盂肱关节的远端关节面,其关节面面积大于关节盂的关节面,形成三分之一到二分之一的球体。在解剖位

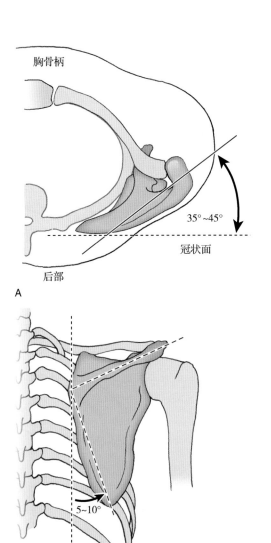

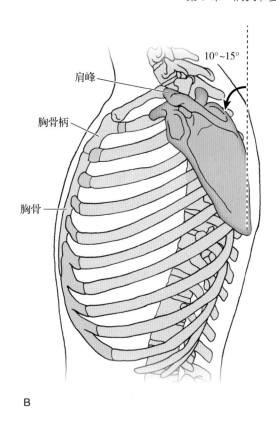

图 7-8　肩胛骨在胸腔上的休息位。A. 上面观显示休息位肩胛骨相对于冠状面内旋 35°～45°。B. 侧面观显示休息位肩胛骨相对于矢状面前倾 10°～15°。C. 后面观显示休息位肩胛骨长轴（通过脊柱 90° 成角）相对垂直上旋 5°～10°

置下，头部相对于肱骨干和肱骨髁朝向内上后方。倾斜角是由穿过肱骨头和颈部的轴线与穿过肱骨干的纵轴线所形成的夹角，在冠状面通常为 130°～150°（图 7-10A）。扭转角是由穿过肱骨头颈的轴线与穿过肱骨髁的轴线所形成的夹角。这个水平面角度范围不一致，但大约是向后 30°（图 7-10B）。肱骨头相对于肱骨髁的向后朝向也被称为后扭转、反扭转或反转。当手臂（被动地）垂于体侧时，盂肱关节的两个关节面几乎没有接触；肱骨头的下表面仅停留在盂窝下方的一小部分上（见图 7-9）[22, 23]。

基本概念 7-1
肱骨后扭转

　　由于肩胛骨在胸部的静息位呈内旋状态（见图 7-8A），肱骨头的正常后扭转是通过让肱骨头朝向肩胛盂窝的关节面来增加盂肱关节的一致性（图 7-11）。当肱骨髁在冠状面对齐时，较大的肱骨后扭转角使肱骨头在肩胛盂表面更靠后（解剖学上

的中立位）（图 7-12）。重要的是，这种肱骨后倾的增加可能会引起肱骨外旋范围的增加和内旋范围的减少。已经证实在投掷运动员的优势臂中，肱骨外旋增加和肱骨内旋减少，并且有证据表明，肱骨后扭转的增加可能是关节活动为适应性的一种促成机制[24, 25]。虽然不常见，但肱骨向后扭转（或反转）减少可能会增加内旋活动范围而减少外旋活动范围（图 7-13）。

盂肱关节附属结构

　　肩胛盂唇加强了肩胛盂窝的可用关节面。这个附属结构围绕并附着于肩胛盂窝（图 7-14 和图 7-15），使肩胛盂窝的深度或凹度增加约 50%[26, 27]。盂唇的功能还包括限制肱骨头平移、保护肩胛盂窝的骨性边缘、尽量减少盂肱关节的摩擦及分散关节接触力[28]。盂唇也是盂肱韧带和肱二头肌长头腱的附着部位（图 7-14）[29]。

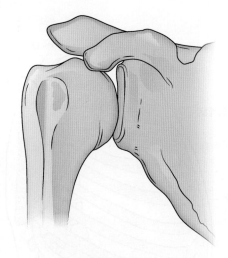

图 7-9 盂肱关节

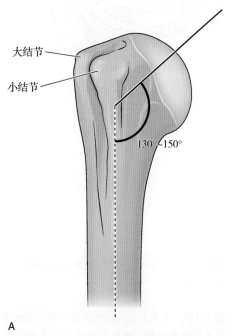

A

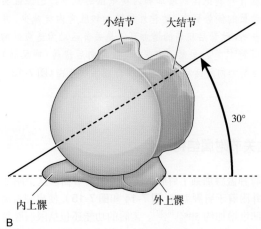

B

图 7-10 A. 通常前倾角在 130°~150° 之间（肱骨头和肱骨干之间的夹角）。B. 从上往下观察肱骨头，肱骨头通常相对于穿过肱骨髁的轴线向后倾斜约 30°（扭转角）

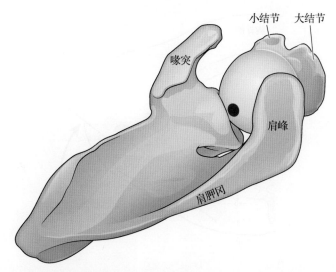

图 7-11 肩胛骨和肱骨上面观，当肩胛骨位于休息位、肱骨位于中立位时，肩胛骨相对胸部略内旋，肱骨轻微向后扭转，这时肱骨头位于肩胛盂窝的中心

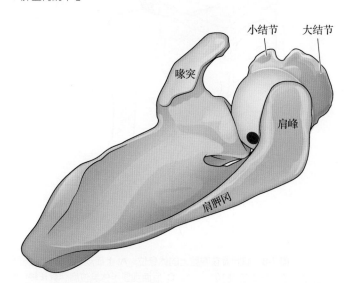

图 7-12 当肩胛骨位于休息位、肱骨位于中立位时，肱骨后扭转使肱骨头相对肩胛盂窝向后旋转

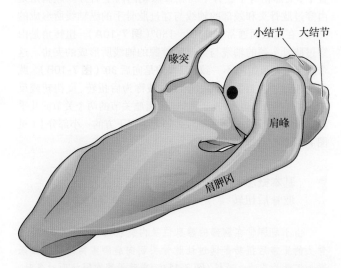

图 7-13 当肩胛骨位于休息位、肱骨处于中立位时，减少肱骨后倾或前倾使肱骨头相对于肩胛盂窝位置靠前

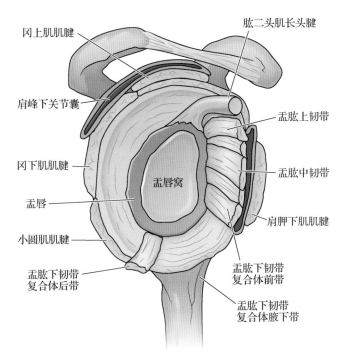

冈上肌肌腱
肱二头肌长头腱
肩峰下关节囊
冈下肌肌腱
盂唇窝
盂唇
小圆肌肌腱
盂肱下韧带
复合体后带
盂肱上韧带
盂肱中韧带
肩胛下肌肌腱
盂肱下韧带
复合体前带
盂肱下韧带
复合体腋下带

图 7-14 直接观察肩胛盂窝（移除肱骨），可以看到盂唇增加了肩胛盂窝的关节面积，并且作为关节囊和关节囊韧带的附着部位，包括盂肱下韧带复合体

盂肱关节关节囊和韧带

盂肱关节被一个大而松散的关节囊所包围，当手臂置于体侧时，关节囊上部紧绷，前部和下部松弛（见图 7-15）。当肱骨外展外旋时，关节囊绷紧，即盂肱关节的紧张位（close-packed position）[30]。盂肱关节的关节囊表面积是肱骨头的两倍，在松弛位（loose-packed position）下肱骨头有可能离开肩胛盂窝 2.5cm

以上[6]。相对松弛的盂肱关节囊是关节大运动幅度所必须的，但如果没有韧带和肌肉强化，其稳定性就很差。盂肱关节囊由盂肱上、中、下韧带和喙肱韧带强化（图 7-16）。盂肱上、中、下韧带是关节囊自身组织增厚的区域。除了这些静态的关节囊强化结构，肩袖肌群及其肌腱通过其在解剖学上与关节的连接，以及肩袖肌群肌腱直接止于盂肱关节囊，为关节囊提供动态稳定。但即使有这些加固措施，盂肱关节也很容易脱位，特别是前向脱位。三条盂肱关节囊韧带（上、中、下）的大小、范围和附着部位因人而异[31]。图 7-14 显示了这三条韧带在关节囊内表面的形态，以及肩袖肌肉的肌腱（冈上肌、冈下肌、小圆肌和肩胛下肌）。

肩胛盂上韧带从肩胛盂上盂唇到肱骨上颈，深达囊外的喙肱韧带。Harryman 及其同事将盂肱上韧带、盂肱关节囊上部和喙肱韧带描述为连接冈上肌和肩胛下肌肌腱之间的桥梁结构，形成旋转肌间囊（图 7-17）[32]。盂肱中韧带从盂唇上部斜向走行至肱骨近端前部，位于盂肱上韧带附着点下方（见图 7-14 和 7-16）。Ide 及其同事发现有 30% 的受试者缺失这条韧带[31]。盂肱下韧带包含三个部分，被称为盂肱下韧带复合体（inferior glenohumeral ligament complex, IGHLC）[33]。该复合体的三个组成部分是前带、后带及其中间的腋下带（见图 7-14）。IGHLC 的功能上根据位置和粘弹性的变化而变化[27,34]。

对盂肱韧带产生运动限制的研究表明，每条韧带对盂肱稳定的贡献不同（图 7-18）。盂肱上韧带及其相关旋转间囊通过限制手臂在体侧（0° 外展；图 7-18A）时肱骨头的前倾和后倾，对关节前部和下部稳定性作用最大。盂肱中韧带主要作用是限制手臂在体侧外展达 60° 时肱骨的前移，提供关节前方的稳定性（图 7-18B）[35]。当外展超过 45° 或外展伴旋转时（图 7-18C），IGHLC 在关节稳定中起主要作用[27,33,34,36,37]。随着外展增加，腋下囊（关节囊下部）松弛减少，IGHLC 抵抗肱骨头下移。若肱骨外旋增加（图 7-18D），IGHLC 前带向前呈扇形散开，以提供关节前方稳定性并限制肱骨头向前和向下平移。

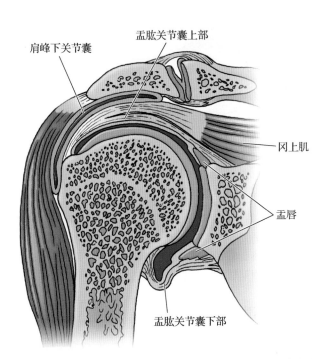

肩峰下关节囊
盂肱关节囊上部
冈上肌
盂唇
盂肱关节囊下部

图 7-15 当手臂垂于体侧时，盂肱关节囊上部紧绷，关节囊下部松弛

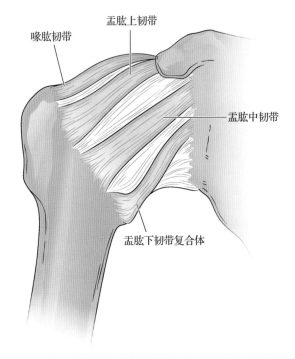

喙肱韧带
盂肱上韧带
盂肱中韧带
盂肱下韧带复合体

图 7-16 加强关节囊的韧带包括盂肱上、中、下韧带以及喙肱韧带

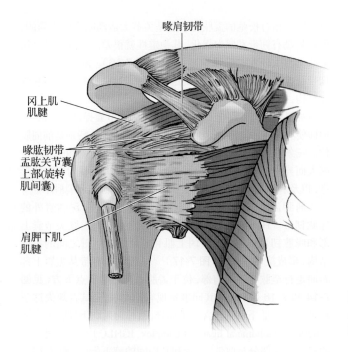

冈上肌
肌腱

喙肩韧带

喙肱韧带
盂肱关节囊
上部(旋转
肌间囊)

肩胛下肌
肌腱

图 7-17 旋转肌间囊由盂肱关节囊上部、盂肱上韧带和喙肱韧带组成。这些结构共同连接冈上肌和肩胛下肌肌腱之间的间隙,形成旋转肌间囊

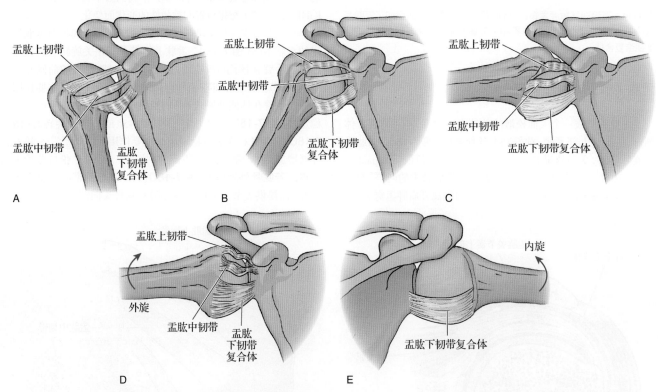

盂肱上韧带

盂肱中韧带

盂肱下韧带复合体

盂肱上韧带

盂肱中韧带

盂肱下韧带复合体

盂肱上韧带

盂肱中韧带

盂肱下韧带复合体

A B C

盂肱上韧带

外旋

盂肱中韧带

盂肱下韧带复合体

内旋

盂肱下韧带复合体

D E

图 7-18 盂肱上韧带和盂肱下韧带复合体(IGHLC)前面观。A. 休息位前面观。B. 肱骨外展 45°,旋转中立位。C. 肱骨外展 90°,旋转中立位。D. 肱骨外展外旋 90°。E. IGHLC 在肱骨外展内旋 90° 时的后面观

若肱骨内旋增加(**图 7-18E**),IGHLC 后带向后呈扇形散开,以提供关节后方稳定性并限制肱骨头向后和向下平移[38]。在所有肱骨外展的位置下,肱骨外旋或内旋都会收紧关节囊和盂肱韧带,从而增加盂肱关节的稳定性[39]。

喙肱韧带(见**图 7-16** 和 **7-17**)起源于喙突底部,分为两束。第一束止于冈上肌肌腱边缘和大结节,汇入盂肱上韧带。第二束止于肩胛下肌和小结节[32,40]。这两束形成的隧道使肱二头肌长头肌穿过[41]。作为旋转肌间囊的一部分,喙肱韧带

限制了手臂在体侧时向下平移。喙肱韧带在肩关节内收时可限制肱骨外旋。特别是当肩袖肌群动态稳定力受损时,该韧带还可以辅助限制肱骨向上平移[40]。

喙肩弓和滑囊

喙肩(或肱骨上)弓由喙突、肩峰下表面、喙肩韧带及肩锁关节下表面构成(**图 7-19**)。喙肩弓在肱骨头上方形成骨韧带

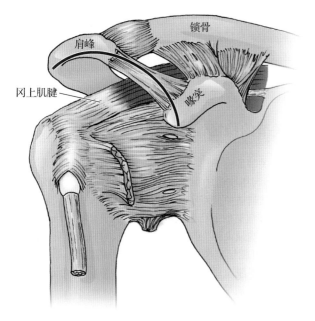

图7-19 喙肩（肱骨上）弓由前方的喙突、后方的肩峰和肩锁关节以及上方的喙肩韧带组成。这些结构共同构成了肱骨头上方的骨韧带弓

穿窿，其与肱骨头之间的区域称为肩峰下间隙。肩峰下滑囊、肩袖肌腱和部分肱二头肌长头腱位于肩峰下间隙内，在喙肩弓保护下避免受到直接损伤。这种创伤可能发生在简单的日常工作中，例如肩上背着沉重的袋子。喙肩弓还充当作用在肱骨头上向上平移力的物理屏障，防止肱骨头向上移位。虽然有利于关节稳定性，但肱骨头与喙肩弓下表面接触也会引起肩峰下间隙内结构的痛性撞击或机械磨损。冈上肌肌腱位于除喙突外所有潜在撞击结构下方，尤其脆弱（见图7-19）。

许多滑囊通常与肩关节复合体相关，特别是与盂肱关节相关，反映了对解剖结构之间摩擦力的适应性。虽然肩部的所有滑囊都有助于发挥功能，但最重要的是肩峰下滑囊和三角肌下滑囊。这些滑囊将冈上肌腱和肱骨头与肩峰、喙突、喙肩韧带和三角肌隔开。虽然这些滑囊独立，但通常彼此连续，统称为肩峰下滑囊（见图7-15）。肩峰下滑囊可以减少摩擦，使冈上肌及周围结构能够在肱骨上平滑地滑动。肩峰下滑囊炎是影像学上的常见表现，通常认为继发于冈上肌肌腱炎症或变性[11]。无炎症时，滑膜囊仅是数层相互接触、其间充斥着薄液层的滑膜组织。滑囊炎症时，会使肩峰下间隙减少，影响肩袖肌群肌腱的廓清。

肩峰下间隙，也称为肱骨上间隙或冈上肌出口，可通过影响学方法量化测量肩肱间隙。在健康受试者中，手臂内收于体侧时该间隙平均为10mm，在手臂上抬时减少至约5mm[42,43]。随着肩肱间隙减小，必须妥善安置肩肱间隙内的软组织结构，以及关节软骨和滑囊韧带类结构。出于这个原因，Flatow和其同事提出，即使在正常肱骨上抬运动中，肩袖与喙肩弓也存在一定的接触[43]。然而，最近的三维（3D）成像确定，冈上肌腱和肩峰在解剖学上靠近通常发生在肱骨上抬角度低于60°的位置，而肩峰-肱骨间隙最小值出现在上抬约90°时肩峰和肱骨大结节之间[44,45]。冈上肌肌腱在肩峰下表面内旋90°。随后，对于大多数人来说，在手臂上抬超过60°时，由于肌腱并不在这两个骨性突起之间，手臂上抬期间正常的肩肱距离减少可能并不会影响肩袖。

当肩峰下间隙减小的幅度已经超过在健康受试者手臂小范围内上抬时所测得的幅度时，就可能发生机械性撞击或肩袖肌腱和肩峰下滑囊压迫。由于一些解剖因素，如肩峰、肩峰骨刺、肩锁关节骨赘、喙肩韧带较厚或肱骨头过大及不成比例等因素，肩峰下间隙会减少[46,47]。异常肩胛骨或肱骨运动也可引起肩峰下间隙功能性减小。手臂上抬时不当肩胛骨后倾或肩胛骨上旋，或肱骨头在肩胛盂窝过度向上或向前平移，都会使肱骨头更接近肩峰或喙肩韧带，增加撞击风险[17,48-51]。最后，反复撞击可能导致炎症、纤维化和软组织增厚，会进一步减少手臂上抬时肩峰下间隙。在撞击患者中发现异常解剖因素和运动异常，手臂上抬时肩峰下间隙减少[17,47,51,52]。

肩关节功能

胸锁关节的运动

胸锁关节的三个自由度通常为锁骨的上抬/下降、前伸/后缩以及前旋/后旋。上抬/下降（图7-20）和前伸/后缩（图7-21）是根据锁骨外侧端的运动命名的。前旋/后旋是整条锁骨沿长轴的滚动运动（图7-22），根据锁骨前部点的运动而命名。尽管在健康关节的锁骨平移幅度很小，但胸锁关节也可能发生三个平移自由度。锁骨内侧在胸骨上的平移通常发生在前/后、内侧/外侧和上/下方向（见图7-20和7-21）。

上抬和下降

锁骨的上抬和下降运动围绕位于锁骨凸表和由胸骨和第1肋软骨形成的凹面之间接近前后向（A-P）的轴发生（见图7-20）。胸锁关节轴位于关节外侧的肋锁韧带处。该功能（而非解剖）轴的位置相对远离关节与锁骨内侧较大的关节内运动有关。锁骨上抬时，随着锁骨内侧关节面在胸骨和第1肋处向上滚动和向下滑动，锁骨外侧末端向上移动。下降时，随着锁骨内侧关节面向下滚动和向上滑动，锁骨外侧末端向下移动。据报道，锁骨上抬范围高达48°，而从中立位被动下降的范围仅有15°[53]。在功能性手臂上抬期间，通常不需要锁骨全范围上抬[54,55]。

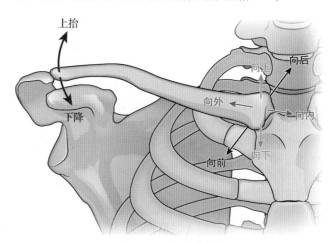

图7-20 锁骨的上抬和下降是由锁骨外侧在胸锁关节处围绕前后向（A-P）轴旋转而命名的。锁骨内侧可发生向内/外侧、上/下或前/后方向的平移运动

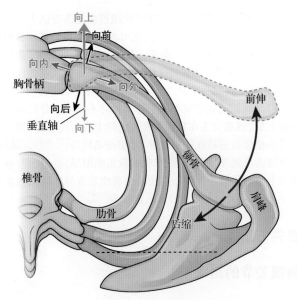

图 7-21 锁骨的前伸和后缩是由锁骨外侧在胸锁关节处绕垂直轴旋转来命名的(上面观)。锁骨内侧可发生向内/外侧、上/下或前/后方向的平移运动

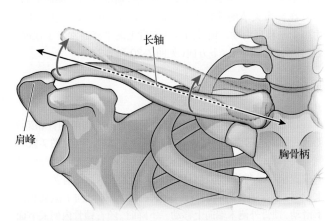

图 7-22 胸锁关节处的锁骨旋转是整条锁骨绕内外方向长轴旋转。当锁骨后旋时,锁骨外侧末端翻向上;前旋时恢复至休息位

前伸和后缩

锁骨的前伸和后缩围绕胸锁关节周围一根近似垂直轴发生,该轴似乎也位于肋锁韧带处(见**图 7-21**)。随着前伸,锁骨外侧在水平面上向前移动,而随着后缩,锁骨外侧向后移动。该平面中关节表面构造与上抬/下降相反,锁骨内侧末端凹面与胸骨凸面相接。前伸时,预计锁骨内侧在胸骨和第1肋软骨上向前滚动和滑动,后缩时关节运动学刚好相反。前伸可达大约15°~20°,后缩约30°[16, 53, 55, 56]。

前旋和后旋

锁骨的前/后向或长轴旋转(见**图 7-22**)是发生在锁骨内侧的鞍状关节面和下圆锥及肋肋关节面和关节盘之间的旋转。与其他关节不同,锁骨可以从其休息位向任意方向旋转,锁骨主要从中立位向后旋转,使锁骨下表面旋转朝向前方。

这也被称为向后(backward)或向上(upward)旋转,而不是后(posterior)旋[1]。从向后旋转的位置,锁骨可以向前旋转回到中立位。向前旋转可超过中立位10°以内[1]。锁骨向后旋转的范围可达50°[53]。旋转长纵向穿过锁骨,与胸锁关节和肩锁关节相交。

胸锁关节的稳定性

胸锁关节的骨学形态、关节囊、韧带和关节盘共同形成关节,在保持与中轴骨的稳定连接的同时,有利于手臂较大的活动性。虽然胸锁关节不平整,但它通常不会发生肩关节复合体中其他关节常见的退行性改变[10, 11]。由于有如胸锁关节盘和肋锁韧带这些强大的力量缓冲结构存在,可将关节应力降至最低,并限制可能导致半脱位或脱位的关节内运动。据报道,尽管胸锁关节半脱位可能更为常见,胸锁关节脱位仅占全身关节脱位的1%,占肩带脱位的3%[57]。

肩锁关节运动学

肩锁关节的小关节面在个体间差异很大,承担有限的运动,要明确确定运动轴和关节运动很难。肩锁关节的主要旋转是内/外旋转、前/后倾斜,和向上/向下旋转。这些运动发生在肩胛平面内的轴而不是主平面。肩胛平面是肩胛骨休息的位置,位于冠状面前方30°~45°(见**图 7-9A**)。尽管肩胛骨在肩锁关节处的内/外旋围绕接近垂直的轴发生,但前/后倾却围绕斜向"冠状"轴发生,向上/向下旋围绕斜向的"A-P"轴发生(**图 7-23**)。肩锁关节的运动会影响锁骨长轴旋转,也受锁

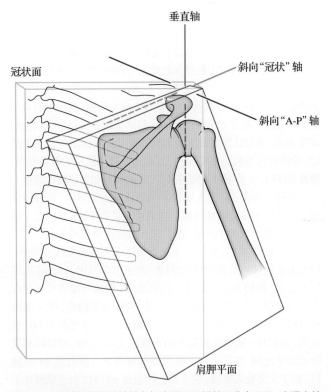

图 7-23 肩锁关节旋转轴轴朝向与肩胛平面相关而非主平面,表现出其冠状轴和矢状(A-P)轴是斜向主平面

骨长轴旋转的影响。此外，肩锁关节能发生小幅度平移。肩锁关节平移通常描述为前 / 后、内 / 外和上 / 下。

内旋和外旋

肩胛骨相对于锁骨的内 / 外旋围绕穿过肩锁关节的大致垂直轴发生（**图 7-24**）。肩锁关节处的内旋和外旋分别从面向肩胛盂窝肩胛骨的前内侧和后外侧方向更容易显示（**图 7-24A**）。当锁骨前伸和后缩时，这些运动的发生部分是为了保持肩胛骨与胸腔的水平曲度接触，在肩胛骨内外旋转时肩胛骨围绕胸部发生滑动（**图 7-24B**）。这些运动还将关节盂窝"瞄准"肱骨上抬平面，这对于维持肱骨头和肩胛骨之间的一致性和稳定性，以及最大限度地发挥盂肱关节肌群、关节囊和韧带的功能具有重要作用。肩锁关节的活动度很难测量。Dempster 报道了在尸体上从胸部离断的肩锁关节上所测得共 30° 的内外旋活动范围[1]。据报道，在活体手臂运动时测得了较小值（20°～35°），但在全范围向前够物和跨过身体中线运动时，可能会达到 60°[16, 53, 55, 56]。

前倾和后倾

肩胛骨相对于锁骨的前后倾围绕穿过关节的斜"冠状"轴发生（**图 7-25**）。前倾引起肩峰向前移动，肩胛下角向后移动（**图 7-25A**）。后倾时肩峰向后移动，肩胛下角向前移动。正如肩胛骨内 / 外旋，肩胛骨倾斜是为了保持肩胛骨与胸部轮廓的接触，并使肩盂相对朝向肱骨头的方向。在上抬和下降中肩胛骨在胸部向上或向下移动时，为最大限度地增加肩胛骨前部和肋骨曲度之间接触，会出现肩胛骨倾斜（**图 7-25B**）。

然而，肩胛骨并不总是精确地跟随胸部曲度。例如，在手臂正常前屈或外展时，肩胛骨在向上旋转同时后倾。在从胸部离断的尸体肩锁关节标本中，肩锁关节前 / 后倾的被动运动为 60°[1]。在活体中，从最大前屈到后伸整个范围内前后倾范围可能达到 40° 或更大，但手臂上抬过程中前后倾幅度约为 20°[16, 58]。

上旋和下旋

肩胛骨相对于锁骨的上 / 下旋围绕斜行的"矢状"（A-P）轴发生，向该轴大致垂直于肩胛平面，穿过关节面中间（**图 7-26**）。上旋使关节盂窝向上倾斜，并使肩胛下角向外移动，下旋则相反。直接发生在肩锁关节被动上 / 下旋运动受喙锁韧带限制。对于肩锁关节的孤立性上旋，喙突和肩胛骨上缘需要相对于锁骨向下（向下方）移动，喙锁韧带张力会限制这种移动（见**图 7-17**）。上旋可达到的范围也部分取决于锁骨绕其长轴的旋转。由于喙锁韧带附着于锁骨下表面和后缘，锁骨后旋降低了喙锁韧带的张力，"打开"肩锁关节，允许其上旋[54]。Conway 描述了在活体中肩锁关节可达主动上旋 30° 和下旋 17°[53]。其他人描述了肱骨主动外展时发生 15°～16° 上旋[16, 58]。

肩锁关节稳定性

与胸锁关节相比，肩锁关节并不稳定，容易受到创伤和退化性改变。肩锁关节创伤最常发生在三十岁之前，多见于接触性运动或跌倒时呈手臂内收位。大多数情况下，由于肩峰处受力过大，创伤将引起肩锁关节受损，包括扭伤、半脱位和脱位。

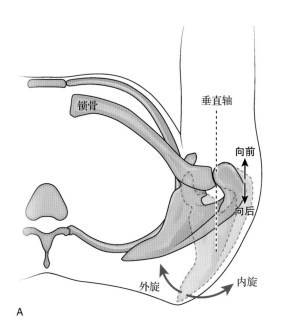
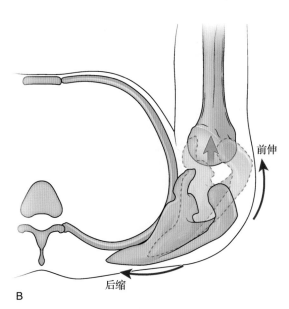

图 7-24 A. 肩锁关节处肩胛骨内外旋的上面观。虽然旋转运动图示从椎体边界画起，但运动是以肩胛盂窝为参照来命名的。肩峰也可以发生少量的前后平移运动。B. 肩胛骨的前伸和后缩需要在肩锁关节处产生内外旋，这样才能跟随凸起的胸腔并将肩胛盂窝朝向上抬平面（即手臂前屈）

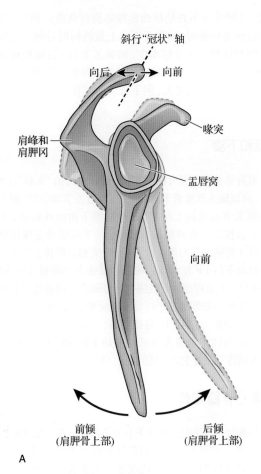

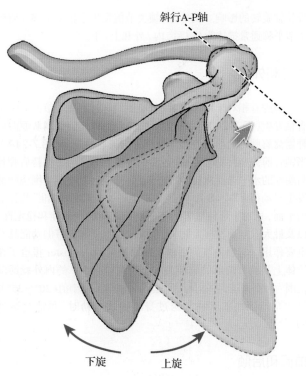

图 7-26 肩胛骨在肩锁关节处上／下旋围绕矢状（A-P）（垂直于肩胛平面）轴发生。虽然方向箭头标注在肩胛下角处，但运动是以肩胛盂窝为参考，肩胛盂在上旋时朝向上

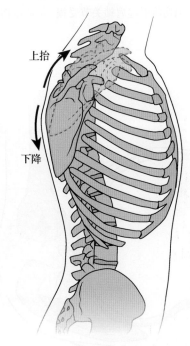

图 7-25 A. 肩胛骨在肩锁关节处前后倾侧面观。虽然方向箭头标注在肩胛下角处，但运动是以肩胛骨上部为参考来命名的。肩峰处也可以发生少量前后平移运动。B. 肩胛骨上抬和下降可分别包含前倾和后倾，使肩胛骨更接近凸起的胸腔

拓展概念 7-2
肩锁关节脱位的分类

　　肩锁关节容易因意外事故或接触性运动而受伤。肩锁关节脱位类型是根据肩峰和锁骨之间的位移关系以及位移程度进行分级的（图 7-27）。有多种分类方案；最常见的是，I型损伤仅包括肩锁韧带扭伤，II型损伤包括肩锁韧带撕裂和喙锁韧带扭伤，III型损伤时两组韧带均撕裂，喙锁间隙增加25%～100%。在II型和III型肩锁关节脱位中，由于失去喙锁韧带支持而引起肩锁关节相对于锁骨发生向下移位。IV型损伤时肩锁韧带和喙锁韧带完全断裂，锁骨外侧向后移位，通常向后压入斜方肌。V型损伤同时包括肩峰向下移位和两组韧带完全断裂，但与III型损伤不同，V型损伤中喙锁间隙比正常情况大 3～5 倍。VI型损伤中锁骨相对于肩峰向下移位，韧带完全撕裂，锁骨外侧移位至肩峰下或喙突下。IV型、V型和VI型较为罕见，都需要手术治疗[59]。

病例应用 7-1
肩锁关节病理学

　　Kelsey Rigby 是一名 28 岁的女性，主诉右肩疼痛。她9 年前有右肩肩锁关节分离的病史，当时用吊带固定手臂治疗。对从 I 型到 III 型损伤程度的治疗方法一致，通常不需要手术来稳定。对于 I 型损伤，她可能愈合良好，肩锁

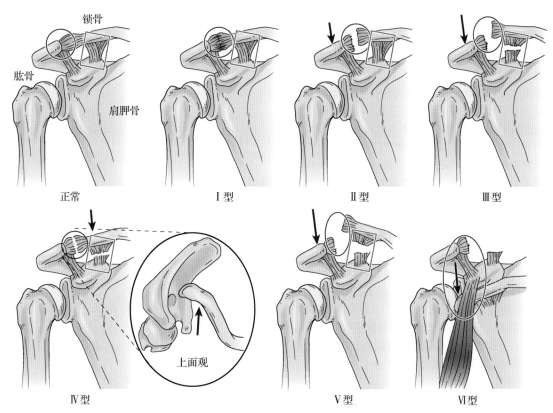

锁骨

肱骨

肩胛骨

正常　　　Ⅰ型　　　Ⅱ型　　　Ⅲ型

上面观

Ⅳ型　　　　　　Ⅴ型　　　Ⅵ型

图 7-27　基于肩锁关节（圆形）的改变和喙锁韧带（矩形）的损伤程度的肩锁关节脱位分型。Ⅰ型：仅肩锁韧带扭伤。
Ⅱ型：肩锁韧带撕裂，喙锁韧带扭伤伴肩峰轻度向下移位。Ⅲ型：两组韧带撕裂且肩峰向下移位。Ⅳ型：韧带完全撕裂且锁骨
外侧向后移位。Ⅴ型：肩峰完全下移位，两组韧带完全撕裂。Ⅵ型：韧带完全撕裂且锁骨外侧向下移位至肩峰下或喙突下

关节功能正常，需要去检查其他结构来寻找疼痛的原因。
如果既往损伤是Ⅲ型损伤，她可能仍然存在严重的锁骨 -
肩胛骨连接失稳或紊乱的问题。与左侧（未受累）相比，右
侧锁骨外侧的位置和突出程度可以部分提供关于损伤的
信息。突出的锁骨外侧向下跨入肩峰（台阶征）与既往Ⅱ
型或Ⅲ型损伤相关的肩胛下（或锁骨上）位置一致。虽然
许多外科医生认为这种损伤没有必要通过手术来稳定，但
后续研究表明，肩锁关节损伤患者的残余症状发生率从Ⅰ
型损伤的 36% 到Ⅲ型损伤的 69%[60]。另一个遗留问题
是Ⅲ型损伤后肩胛骨错位和运动障碍，近期一项研究中
在近 60% 的受试者中观察到了这一现象[61]。这些报告
表明，肩锁关节损伤后可能需要更激进的治疗和康复。

肩胛胸壁关节运动学

肩胛骨从休息位开始的运动包括三种旋转，这与肩锁关
节处发生的旋转命名方式类似，为上 / 下旋、内 / 外旋和前 /
倾。肩锁运动发生在锁骨外侧和肩峰之间，而肩胛胸壁关节运
动发生在肩胛骨和胸部之间。肩胛胸壁关节运动发生于胸锁
关节运动、肩锁关节运动或两者结合的运动。肩胛骨在胸部的
运动也常被描述为肩胛胸壁上抬 / 下降和前伸 / 后缩的平移运
动。由于肩胛胸壁运动经常独立发生，经常用到会这些描述。
然而，肩胛骨与肩锁关节和胸锁关节的连接实际上阻止了肩胛
胸壁关节运动发生单独或真正的平移动作。

上下旋转

肩胛骨在胸部上旋（**图 7-28**）是在手臂主动上抬时所观察
到肩胛骨的主要运动，在增加手臂过顶上抬范围方面起着重要

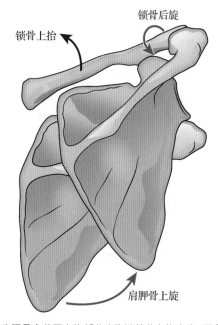

锁骨后旋

锁骨上抬

肩胛骨上旋

图 7-28　肩胛骨全范围上旋部分由胸锁关节上旋产生，更多部分是由
锁骨后旋和肩锁关节上旋产生

作用。肩胛骨在胸部上旋通常需要约 50°～60°。由于肩胛胸壁关节运动是关节联合运动，肩胛骨在胸部的上 / 下旋的不同部分是由锁骨后 / 前旋和胸锁关节处上 / 下旋转以及肩胛骨在肩锁关节处的上 / 下旋产生的[62]。

由于胸锁关节和肩胛胸壁关节的轴线不平行，胸锁关节和肩锁关节运动与肩胛胸壁关节运动之间的关系可能很难可视化。然而，考虑到两种假设结构中胸锁关节和肩胛胸壁关节轴的方向可能有助于将这些关系可视化（图 7-29）。首先，如果锁骨长轴与肩胛平面平行（图 7-29A）肩锁关节内旋为 0°（肩胛骨处于休息位），肩胛胸壁关节上旋将直接与胸锁关节上抬相耦合。换言之，胸锁关节上抬（锁骨外侧末端抬高）会引起肩胛胸壁关节上旋，反之亦然。其次，若锁骨长轴垂直于肩胛骨平面即肩锁关节内旋 90° 时（图 7-29B），肩胛胸壁关节上旋与锁骨在胸锁关节处的后旋直接耦合。这两种假设表明，肩胛胸壁关节上旋可能与锁骨上抬和锁骨后旋有关，两者都发生在胸锁关节。肩锁关节平均内旋角度约为 60°（图 7-29C），或约占整个肩锁关节 90° 内旋范围的三分之二[16,62]。因此，锁骨在胸锁关节处后旋运动的三分之二将转化为肩胛胸壁关节的上旋或与肩胛胸壁关节上旋相结合，而锁骨在胸锁关节处上抬运动中仅有三分之一将引起肩胛胸壁关节上旋[62]。

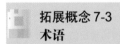

拓展概念 7-3
术语

肩胛骨的上旋和下旋分别由肩胛盂窝向上和向下的运动来定义。然而，肩胛下角也可用作参照物，上旋和下旋被描述为肩胛下角远离脊柱的运动（上旋）或下角靠近脊柱的运动（下旋）。有些人也将肩胛骨的上 / 下旋（无论以肩胛骨何处为参照）分别称为（外）展 /（内）收或外 / 内旋[1,63]。

上抬和下降

肩胛胸壁关节上抬和下降可分别通过向上耸肩和向下压肩来实现。由于肩胛骨从休息位沿胸腔向上（头侧）或向下（尾侧）移动，肩胛骨在胸部的升降有时也描述为平移运动。然而，肩胛骨上抬实际上是锁骨围绕胸锁关节处 A-P 轴抬高，可能还包括对胸锁关节的前 / 后倾和内 / 外旋的微调，以保持肩胛骨与胸部相接触（图 7-30）。

前伸和后缩

通常将肩胛骨在胸部的前伸和后缩分别描述为肩胛骨远离和靠近脊柱的平移运动。这些理论上的平移运动也被称为肩胛骨外展和内收。然而，如果肩胛骨在胸部的前伸或外展是单纯的平移运动，肩胛骨将直接远离脊柱，肩胛盂窝将朝向外侧。只有肩胛骨椎体缘与胸腔保持接触。肩胛骨完全前伸实际上会引起肩胛盂窝朝向前方，肩胛骨与胸腔相接触。肩胛骨在胸腔上的前伸和后缩通过锁骨在胸锁关节（纵轴）处的前伸和后缩发生，随后通过肩锁关节处发生的内旋和外旋来跟随肋骨的轮廓（图 7-31）。

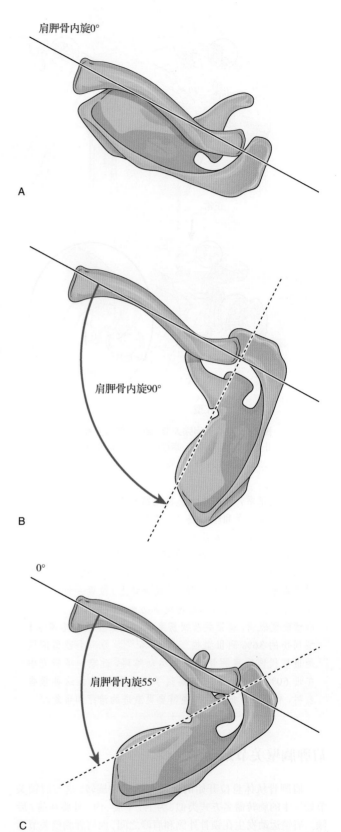

图 7-29 锁骨在胸锁关节处旋转与肩胛骨在胸部运动耦合。A. 理论上肩锁关节内旋 0°（锁骨平面和肩胛平面对齐）导致锁骨在胸锁关节处上抬和肩胛骨向上旋转的直接耦合运动。B. 理论上肩锁关节内旋 90° 将引起锁骨在胸锁关节处后旋与肩胛骨上旋的直接耦合运动。C. 典型的肩锁关节内旋约 55°（90° 的约 2/3），意味着任何锁骨后旋运动的三分之二将会转化为肩胛骨上旋，而任何锁骨上抬运动的三分之一将会转化为肩胛骨上旋

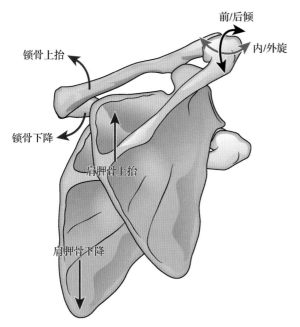

图 7-30 肩胛骨的上抬和下降是由胸锁关节处锁骨的上抬和下降以及肩锁关节处的旋转(前 / 后倾和内 / 外旋)来实现的

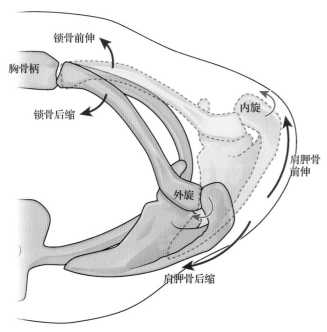

图 7-31 肩胛骨的前伸和后缩是由锁骨在胸锁关节处的前伸 / 后缩和肩锁关节处的旋转(特别是内 / 外旋)引起的

内旋和外旋

肩胛胸壁关节内外旋转运动在体格观察中不太明显,但对肩胛骨沿胸腔曲度运动至关重要。肩胛骨在胸部的内 / 外旋通常应伴随锁骨在胸锁关节处的前伸和后缩(见图 7-31)。在手臂正常上抬时,肩锁关节发生约 15°～16° 的内旋[16, 58]。肩胛骨在胸部的大部分内旋独立于(或过度发生于)肩锁关节处,这导致肩胛骨椎体缘突出,从而丧失与胸部的接触。这在临床上常被称为翼状肩胛(图 7-32)。过度内旋可能表明肩胛胸壁肌群(特别是前锯肌)的病理学改变或神经肌肉控制不良。

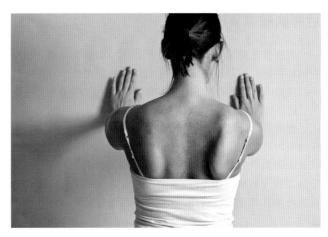

图 7-32 翼状肩胛。肩胛骨在肩锁关节处过度内旋导致前伸(或手臂上抬)时肩胛骨内侧缘的凸起

前倾和后倾

与内 / 外旋一样,肩胛胸壁关节前 / 后倾通常在临床视诊中不太明显,但这对于保持肩胛骨与胸腔曲度的接触至关重要。肩胛骨在胸部的前后倾主要在肩锁关节处围绕肩胛平面内斜性冠状轴发生[16]。如前所述,由于胸锁轴和肩锁轴对线对位不同(见图 7-29),肩胛胸壁前 / 后倾和锁骨在胸锁关节处的上抬 / 下降也能耦合[62]。如果锁骨垂直于肩锁关节内旋转轴(见图 7-29B),锁骨上抬将耦合或引起肩胛骨在胸部的前倾,反之亦然。鉴于肩锁关节典型内旋角度约为 60°(见图 7-29C),锁骨上抬幅度中的三分之二将耦合或引起肩胛骨在胸部的前倾。前倾超过休息位将引起肩胛骨下角突出(图 7-33)。肩胛骨前倾可能与神经肌肉控制不良或姿势异常有关。肩胛胸壁关节后倾可通过肩锁关节后倾直接发生,或与锁骨在胸锁关节的后旋相耦合。如果锁骨与肩胛平面在肩锁内旋 0° 时平行对齐(见图 7-29A),锁骨后旋将与肩胛骨在胸部的后倾相耦合。鉴于肩锁关节约 60° 的典型内旋角度,锁骨后旋幅度中仅三分之一的会与肩胛骨在胸部的后倾相耦合。

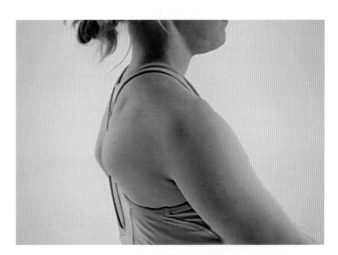

图 7-33 肩胛骨在手臂前屈时前倾,引起肩胛下角离开胸部,看上去显得突出。这种情况通常发生在前锯肌未恰当拮抗三角肌前束和喙肱肌时,由于三角肌和喙肱肌移动了它们不稳定的近端附着点,这也被称为"反向动作"

肩胛胸壁关节稳定性

肩胛骨在胸部的稳定由维持肩锁关节和胸锁关节完整性的结构提供。附着在胸部和肩胛骨上的肌肉在产生肩胛骨运动的同时维持这些表面之间的连接。此外，肩胛胸壁肌群还提供了稳定性，将肩胛骨拉离或压向胸部[63]。

肩胛骨运动的最终功能是朝向关节盂窝，以使其与发生运动侧的肱骨头保持最佳接触，增加手臂上抬活动范围，并为肱骨头和关节盂窝之间的控制性运动提供稳固的基底。肩胛骨及其相关的肌肉和连接，在健康肩部功能中能够很好执行这些活动性和稳定性功能，这是人体动态稳定性的最佳示例之一。

> ### 病例应用 7-2
> ### 肩前外侧痛
>
> Delmar Fagin 是一名 57 岁的牙医，诉肱骨近端外侧局部肩痛。该位置与源于肩袖肌腱、肱二头肌长头肌或肩峰下滑囊的疼痛一致。他的疼痛可能与肩袖或肱二头肌肌腱病变有关，也可能与肱骨低仰角反复上抬所致肩峰下机械性撞击有关。反复的机械撞击可导致肌腱病变，并进展为部分及全层肩袖撕裂[47]。此外，他右侧卧位睡时感到疼痛。由于患侧卧位时肩峰下组织受压增加，这是肩峰下间隙疼痛患者的常见主诉。

盂肱关节运动学

盂肱关节通常具有三个旋转自由度：前屈 / 后伸、外展 / 内收和旋内 / 旋外（图 7-34）。仅盂肱关节处所发生运动的范围之间存在巨大差异。

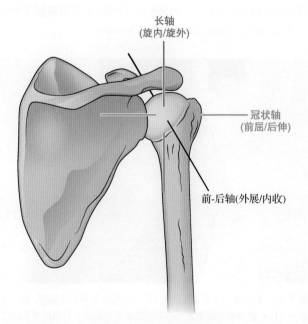

图 7-34   盂肱关节的旋转。前屈 / 后伸绕冠状轴运动；外展 / 内收绕前 - 后轴运动；旋内 / 旋外绕长轴运动

前屈和后伸

前屈和后伸绕穿过肱骨头中心的冠状轴发生。通常认为，盂肱关节前屈 120°，后伸约 50°[64]。然而，最近的盂肱关节三维运动测量研究报道，在平均年龄 50 岁的小样本受试者中，盂肱关节前屈的峰值仅为 97°[65]。年轻健康受试者研究结果也支持这个结果[16]。盂肱关节前屈较高通常归因于可能没有完全将盂肱关节运动与躯干和肩胛骨运动分离。

旋内和旋外

旋内和旋外绕穿过肱骨头中心的肱骨干长轴发生。肱骨的旋内 / 旋外范围因位置而异，手臂置于体侧时，旋内和旋外可能会受限。肱骨外展至 90° 释放了旋转弧，盂肱关节可达 130° 或更大旋转幅度[64]。手臂在体侧时旋内 / 旋外旋转弧受限，可能与大结节和小结节的对线不同有关，可能会产生机械阻挡，或与手臂内收和外展时的关节囊或肌肉不同部位紧绷有关。

外展和内收

盂肱关节的外展 / 内收穿过经肱骨头中心的前后轴发生。关于盂肱关节外展的最大范围争议颇多。普遍的共识是，若肱骨保持中立位或内旋位，肱骨在冠状面（无论是主动还是被动）的外展范围都将减小。内旋或中立位时外展受限通常归结于大结节撞击喙肩弓。当肱骨外旋 35°～40° 时，大结节将经过喙肩弓下或弓后，使外展得以继续[66, 67]。

据报道，盂肱关节外展（如果避免大结节撞击）的活动范围为 90°～120°[1, 11, 65, 68, 69]。Inman 与同事发现，当肩胛骨不参与运动时，主动外展不到 90°，但被动外展可达 120°[54]。不同的研究进一步增加这种变异性，一些研究观察了传统冠状面外展范围，而其他研究则观察了肩胛平面（冠状面前方 30°～45°）的上抬。肩胛平面外展的被动可动范围可能略大于冠状面外展[67]。当肱骨在肩胛平面上抬时[临床术语称为肩胛平面的外展、肩胛骨外展或肩胛平面外展（scaption）]，推测对运动的限制较少是因为关节囊的扭曲程度较冠状面肱骨被拉远时少。但研究发现，最大上抬幅度在肩胛平面前方 10°～37° 时较肩胛平面高[66]。虽然有人提出肩胛平面外展无需同时伴外旋即可达到最大范围，但这个说法也存在争议[66, 67]。已证实在所有平面上的手臂主动上抬均伴随盂肱关节外旋[16]。

关节内盂肱关节运动

盂肱关节的全关节活动范围一定程度上发生在不一致的关节面内。肱骨头凸面表面大得多，其曲率半径可能与浅盂窝不同。鉴于这种不一致，关节围绕其三根轴的旋转并不是纯粹的旋转，而存在旋转中心的变化和关节内接触模式的改变。关于肱骨头在盂窝上的活动范围和方向尚缺乏共识[27]。但肱骨上抬需要肱骨头关节面向下方（尾向）滑动，与肱骨干的运动方向相反。肱骨外展时，肱骨关节面不能向下滑动将会导致肱骨头表面在盂窝上（头向）滚动（图 7-35）。较大的肱骨头很快

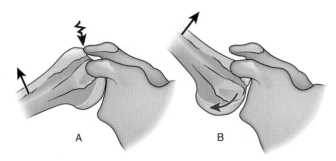

图 7-35　A. 如果肱骨头关节面不向下滑动, 在盂窝中转动的肱骨头将会撞击到悬垂的喙肩弓(图 7-35A)。B. 随着肱骨头的外展, 其关节面向下滑动, 可达关节全活动范围

就会脱离关节盂表面, 将会撞击悬垂的喙肩弓(图 7-35A)。当然, 如果肱骨头在盂窝上转动的同时伴关节面向下滑动, 则可以达到全关节活动范围(图 7-35B)。

通常认为肱骨头关节面下滑是减少肱骨向上滚动的必要条件。尽管肱骨头整体向下滑动(图 7-36), 但据报道肱骨头整体(参考其旋转中心)在盂窝上仍有少许上移(向上平移), 不过不同研究者之间肱骨头中心上下移幅度不同[27, 51, 48, 67, 70, 71]。肱骨关节面也可在关节盂窝上作向前或向后、向内或向外的滑动。有研究者认为主动上抬至 60° 左右时, 肱骨头中心略上移(平移 1~2mm)[21, 48, 70, 71]。进一步上抬时肱骨头中心以关节盂窝为中心, 相对保持稳定。

关于肱骨头中心前向及后向平移的看法不一致。据报道, 在外展和肩胛平面外展的主动上抬过程中都会出现轻微的位置靠前和平移(1~2mm)[51, 70]。其他研究人员发现, 在主动上抬活动范围早期有轻微的前向或后向平移, 活动范围后期则相反, 同时伴有前屈过程[51, 48, 71, 72]。所有主动平移研究都表明, 主动运动期间的滑动幅度(小于 5mm)小于被动松弛检查中的滑动幅度, 被动松弛检查中报道的平移幅度高达 20mm[73]。这些数据支持这个前提, 即在主动运动过程中, 肩袖力量有助于稳定肱骨头并使其位于盂窝的中心。大多数研究者也同意, 决定肱骨头在关节盂窝上运动模式的变量很多, 包括关节几何形状、关节囊韧带影响、手臂位置影响及肌肉力量。

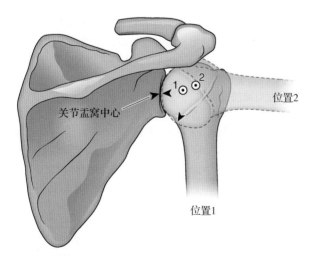

图 7-36　肱骨外展时, 尽管肱骨头关节面向下滑动, 但肱骨头中心仍可略微向上平移(从位置 1 到位置 2)

大部分关于关节窝上肱骨头运动的混淆可能归因于所跟随肱骨上点的不同(联合滚动和滑动 vs. 平移), 以及这些运动的幅度较小和目前可用测量系统的局限性。

> **拓展概念 7-4**
> **关节囊的作用**
>
> 盂肱关节囊及相关的盂肱韧带通过限制肱骨头在盂窝上的向前、向下或向后平移来为盂肱关节提供稳定性。当肱骨上抬小于 90° 时, 仅关节囊上部张力明显, 这些结构的稳定作用最小。在上抬角度较小时, 肩袖肌肉和肌腱根据它们跨过关节的朝向主动稳定盂肱关节。但在接近肱骨运动的末端范围时, 关节囊被动变紧, 这种张力限制了盂肱关节的平移。在关节活动的终末范围, 这种张力是产生而非限制肱骨头中心平移[74]。随着关节囊的非对称性紧张, 强制性平移将发生在远离紧绷的关节囊组织并朝向较松弛的关节囊组织方向上[74]。例如, 随着内旋增加, 囊后部变紧, 使肱骨头中心前向平移, 而不受相对松弛的囊前部限制。因此, 囊后部过紧可能增加了肱骨头的前向平移并使肩峰下间隙减到最小, 是肩关节机械性撞击的潜在机制之一[48]。

手臂悬垂时盂肱关节的静态稳定

由于盂肱关节面的不一致性, 当手臂放松靠在体侧时, 仅靠骨性几何形状并不能维持关节稳定性, 还需要其他机制的参与。当肱骨头靠在关节盂窝上时, 重力会在肱骨上产生朝向尾端的平移力。此时需要朝向头端的作用力来维持平衡, 这个力可来自主动收缩或被动牵拉的肌肉, 如三角肌、冈上肌或肱二头肌的长头和肱三头肌。但 Basmajian 和 Bazant[19] 以及 MacConaill 和 Basmajian[30] 报告说, 即使肢体被大力向下拖曳时, 肩关节复合体的所有肌肉在放松且肢体无负荷时的肌电信号都呈静息状态。因此, 这似乎是一种关节被动稳定机制。当手臂在体侧时, 肩袖间隙关节囊(囊上部、上盂肱韧带和喙肱韧带)结构紧绷, 具备这种稳定功能的大小和方向[32, 34, 36]。由重力和肩袖间隙关节囊形成的合力, 将肱骨头压向关节盂窝下部, 同时也阻其向下平移(图 7-37)。

手臂位于体侧时, 除外肩袖间隙关节囊的被动张力, 还有其他两种机制帮助提供盂肱关节的静态稳定性。在健康的盂肱关节中, 关节囊密闭, 关节内呈负压。这种负压产生的相对真空可对抗由重力引起的肱骨向下平移[34]。由于关节囊不密闭或盂唇撕裂使得关节内压力丧失, 从而大大增加肱骨向下平移[75, 76]。手臂悬垂时, 关节盂的倾斜程度也会影响盂肱关节的稳定性[37]。解剖学上肩胛骨结构中关节盂窝略上倾, 或者通过肩胛骨上旋使得盂窝略微上倾, 都会形成对抗肱骨向下平移的骨性阻挡。

例如在手臂负重时可能出现被动作用力不足以实现盂肱关节稳定的情况, 则募集冈上肌以提供主动辅助[19]。这并不奇怪, 因为冈上肌腱就附着在肩袖间隙关节囊上[40]。事实上, 冈上肌的作用可能比肌电图(EMG)测得的活动更为关键, 因为冈上肌瘫痪或功能障碍都可能会导致盂肱关节逐渐向下半

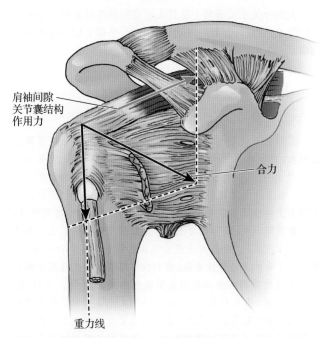

图 7-37 悬垂手臂的稳定机制。手臂在体侧放松时,手臂向下牵拉的重力(从上肢重心向上延伸的矢量力)与肩袖间隙关节囊的被动张力相反。这些力的合力将肱骨头稳定在关节盂窝上

脱位。如果没有完整的冈上肌被动张力加强,持续负荷会使肩袖间隙关节囊结缔组织结构逐渐拉伸(变成塑性),从而引起关节稳定性的丧失。盂肱关节向下半脱位常见于脑卒中或其他脑损伤引起肩袖功能减退的患者中。

盂肱关节的动态稳定性

三角肌与盂肱关节稳定性

人们普遍认为三角肌是盂肱关节外展的主要运动肌(随冈上肌)。三角肌前束是盂肱关节前屈的主要运动肌。外展和前屈都是具有许多生物力学相似性的上抬活动。参与上抬的三角肌部分的作用和功能而各异[77,78]。然而,检查外展时三角肌的合力作用线可以突出上抬活动中盂肱关节的稳定性需求。图 7-38 显示了手臂在体侧时三角肌的作用线。三束三角肌矢量力的共同作用与三角肌中束纤维一致。当将肌肉作用力矢量(FD)分解为相对肱骨长轴的平行分量(Fx)和垂直分量(Fy)时,指向头端(上)的平行分量是两个分量中较大者。即从初始位置开始,三角肌大部分收缩力引起肱骨和肱骨头向上平移;由于手臂在体侧,三角肌的作用线在该位置仅有一个小力臂直接作用于肱骨的旋转(外展)。

在许多其他关节中,由于平行于长骨的力分量(通常是较大的分量)会引起关节挤压,具有稳定作用。但当手臂在体侧时,盂窝与肱骨干并不在一条线上。因此,在该位置平行于肱骨长轴施加的力(Fx)会产生剪切力(大致平行于接触的关节面),而不是起稳定(加压)的效果。如果没有对抗,三角肌巨大的朝向上的力会导致肱骨头在发生较大幅度外展之前就撞击喙肩弓。在平移力达到平衡之前,由三角肌相对较小的力臂(和 Fy 分量)所产生的旋转扭矩不会特别有效。如果肱骨头向

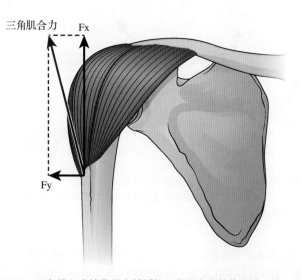

图 7-38 三角肌三束的作用力线都与三角肌中束的拉力线一致。由此产生的三束三角肌的合力(FD)可分解为一个较大的平移分量(Fx)和一个较小的旋转分量(Fy),因此三角肌的单独收缩将会导致其产生的肱骨平移远超过旋转

上移位进入喙肩弓,喙肩弓的向下接触力将抵消三角肌的 Fx 分量,理论上允许肱骨头继续旋转。然而,肩峰下间隙受撞击结构引起的疼痛可能会阻碍更大幅度活动。重力的向下拉力(见图 7-37)不能抵消三角肌较大的向上 Fx 分量;因此,三角肌不能独立地外展(上抬)手臂。必须引入另一个或一组力来与三角肌协同作用,使三角肌有效地作用产生所需的旋转(上抬)。这是肩袖(肌肉肌腱)的作用之一。

肩袖与盂肱关节稳定性

冈上肌、冈下肌、小圆肌和肩胛下肌及肌腱构成了肩袖。这些肌肉被视为肩"袖带"的一部分,因为袖带的每块肌肉止点肌腱在前方(肩胛下肌)和后方(冈上肌、冈下肌和小圆肌)融入并加强盂肱关节囊。每块肩袖肌的作用线都显著促进盂肱关节动态稳定。

将冈下肌、小圆肌或肩胛下肌的合力(或单独作用力)分解为分量,这样力的垂直分量(Fy)不仅会使肱骨在至少有一定程度旋转同时,由于其朝向肱骨长轴,还会将肱骨头压入关节盂窝中(图 7-39)。由于肱骨关节面几乎垂直于肱骨干,这清楚地说明了肌肉力量是如何产生平移力以及如何使骨骼围绕关节轴"旋转"的。

尽管肩袖的冈下肌、小圆肌和肩胛下肌是重要的盂肱关节压迫结构,但同样(或者可能更多的是)对这些肌肉稳定功能至关重要的是肌肉向下(尾向)平移牵拉(Fx)。这些肩袖肌肉的三个向下(下向)平移分量的合力几乎抵消了三角肌的上向平移力。Sharkey 和 Marder 的研究表明,在尸体模型中,在没有冈下肌、小圆肌和肩胛下肌情况下外展会导致肱骨在关节盂窝内位置发生明显向上移位[79]。

小圆肌和冈下肌除了具有稳定作用外,通常还在肱骨上抬时外旋来帮助将大结节远离肩峰下区域,促进手臂外展。虽然小圆肌较弱的内收力和肩胛下肌内旋力似乎与其在手臂上抬中的作用相矛盾,但 Otis 与同事发现,在手臂外展过程中这些

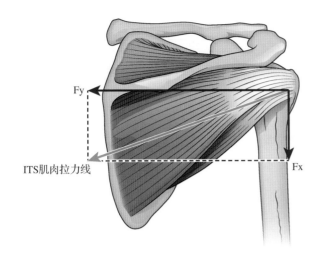

图 7-39　肩袖的冈下肌、小圆肌和肩胛下肌（ITS）的合力可分为一个较大的 Fy 分量对肱骨头加压，及一个向下的 Fx 分量

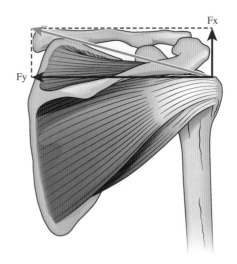

图 7-41　冈上肌与其他肩袖肌有类似的地方也有不同的地方，它有一个较大的 Fx 分量压向肱骨头，但它还有一个向上（而不是向下）的 Fx 分量。冈上肌的 Fy 分量远离关节轴，足以独立外展肱骨

肌肉功能相互矛盾处会减弱[80]。也就是说，冈下肌和肩胛下肌增加了外展力矩，而小圆肌增加了外旋扭矩。内旋和外旋力矩也有助于使肱骨头在前/后方向居中，当肩袖力减小时，前后位移明显增加[81]。Saha 将这些肩袖肌称为"舵手"[82]。

三角肌的动作及冈下肌、小圆肌和肩胛下肌的联合动作近似于力偶（**图 7-40**）。作用于肱骨的三角肌和三块肩袖肌的上/下作用力几乎相等且方向相反，使得肱骨头能够围绕相对稳定的旋转轴以最小平移发生近乎完美的旋转。

冈上肌与盂肱关节稳定性

虽然冈上肌是肩袖的一部分，但与其他三块肩袖肌动作线不同，其动作线具有向上（头向）平移成分（**图 7-41**），而非其他肩袖肌中发现的向下（尾向）成分（**图 7-39**）。鉴于其拉力线，冈上肌并不能抵消三角肌产生的向上脱位作用[83]。然而，冈上肌有助于关节加压，依然是盂肱关节的有效稳定结构。冈上肌的位置越靠上，其动作线就较其他肩袖肌动作线越远离盂肱关节轴，因此冈上肌力臂就更长，就更能够独立完成完全或接

近完全范围的盂肱关节外展，同时稳定关节[30]。由于重力抵消了肌肉较小的向上平移拉力，对冈上肌起稳定协同作用。

拓展概念 7-5
冈上肌作为独立外展肌

至少在理论上，冈上肌可独立产生手臂的大部分或全范围外展，而三角肌不能。冈上肌收缩力和重力的合力实质上是一个与我们在**图 7-35**中看到的合力相同的矢量。冈上肌的动作线与其所融入的肩袖间隙关节囊相同（即使肌肉处于静息状态也会对其产生被动张力）。随着冈上肌的向心性收缩，微弱的向上平移被向下的重力抵消，达到平移力平衡但可以有效旋转。重力和冈上肌向量合力的结果有助于手臂外展时肱骨头关节面向下滑动，使关节面完全贴合并防止异常的向上移位。即使冈上肌长轴的旋转力臂非常短小，根据手臂所处的位置，也可以贡献少量的内旋或外旋扭矩[84]。

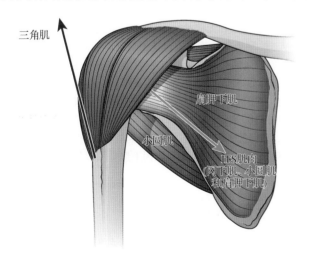

图 7-40　三角肌的拉力线和位于后方的冈下肌、小圆肌及位于前方的肩胛下肌（ITS 肌肉）的合力线，近似力偶，几乎平行的拉力线使得肱骨头能够以最小的平移围绕稳定的前后轴产生几乎完美的旋转

肱二头肌长头与盂肱关节稳定性

肱二头肌长头从肱骨干前部向上穿过大结节和小结节之间的结节间沟，附着于盂上结节和上盂唇（**图 7-42**）。在结节间沟内，肱二头肌腱被腱鞘包绕，由连接在大结节和小结节之间**肱横韧带**固定（**图 7-42A**）。长头肌腱通过冈上肌腱和肩胛下肌腱之间的开口进入盂肱关节（**图 7-42B**），并穿入关节囊而非滑膜。由于肱二头肌长头位于囊上部，与肩袖间隙关节囊的结构相连接，有时也被认为是肩袖强化盂肱关节的一部分[40]。肱二头肌能够促进前屈，在肱骨外旋时也可以产生外展[54]。虽然肘关节和肩关节的位置可能会影响肱二头肌长头的功能，但由于其能使肱骨头在盂窝居中并减少垂直（上、下）和前向平移，可能有助于盂肱关节稳定[85-88]。Pagnani 和其同事推测，肱二头肌长头可能通过收紧相对松弛的上盂唇并将增加的张力传递到盂肱上韧带和中韧带而产生效果[88]。这一观

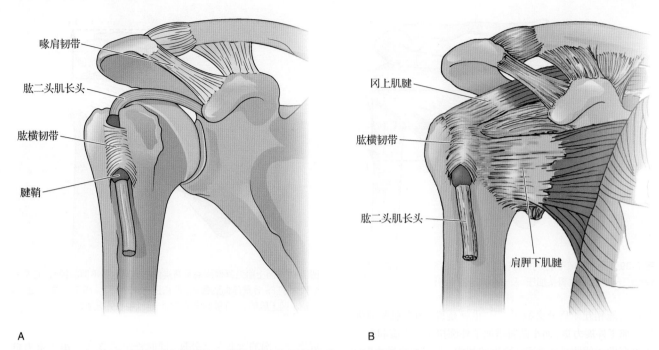

A　　　　　　　　　　　　　　　　　　　　　　　　B

图 7-42　肱二头肌长头。A. 肌腱由腱鞘保护,穿经结节间沟和肱横韧带形成的纤维骨隧道。B. 肌腱通过冈上肌和肩胛下肌腱之间的开口进入盂肱关节囊(而非其滑膜)

点源于他们观察到,除非同时破坏肱二头肌长头附着点,否则前上盂唇病变不会影响盂肱关节的稳定性[89]。观察结果也支持肱二头肌长头对盂肱关节稳定的整体贡献,即肩袖撕裂有时伴有肌腱增生[88]。但也有人认为肱二头肌长头的稳定作用并不关键,有时会通过手术切除以减轻肩痛。

> ### 基本概念 7-2
> ### 动态稳定

　　根据目前对盂肱关节的了解,我们可以总结出盂肱关节范围内任意位置的动态稳定是①主动肌或原动肌的作用力、②重力、③稳定肌作用力、④关节面几何形态、⑤关节囊韧带被动作用力起作用的结果。Inman 与同事还增加了⑥摩擦力和⑦关节反作用力,因为盂肱关节内任何剪切力都会在其关节表面产生一定的摩擦力,并且所有将肱骨头压入关节盂窝的力都会受到来自盂窝的大小相等方向相反的力(关节反作用力)[54]。由于肌肉的压力,当手臂上抬时,关节反作用力可达上肢重量的9~10 倍[26,54]。当向内的肌肉合力有略向上或向下的分量时,将产生剪切力。肱骨上抬时最大剪切力通常出现在 30°~60°之间[26]。

盂肱关节动态稳定的代价

　　当所有稳定性作用力和因素都完好无损且正常发挥功能的时候,肱骨头绕相对稳定的轴在平移最小情况下旋转至前屈或外展。然而,随着时间推移,复杂的动态稳定过程所产生的正常应力也可能会导致盂肱关节的退行性改变或功能障碍。动态稳定因素协同作用的任何破坏也都可能加速关节内或关

节周围的退行性改变。

　　冈上肌是动态稳定中特别关键的结构。当手臂在体侧时(取决于负荷),冈上肌呈被动拉伸或主动收缩状态;它还参与肱骨上抬全关节活动范围。因此,在个体醒着的多数时候肌腱都会处于紧张状态,容易受到超负荷拉伸和长期过度使用的影响。冈上肌腱的上表面或下表面可能发生由于各种原因引起的应力性机械压迫和撞击。当肱骨头中心向上平移或向前平移增加且盂肱关节的力学不太有利时、当肩胛骨在肱骨上抬期间没有后倾或充分上旋时或当职业原因需要提举重物或持续过顶姿势时,因骨韧带因素引起肩峰下空间减少使压迫增加。在肱骨上抬角度较大时,冈上肌下表面也可能发生相对于关节盂的机械性"撞击"[90]。冈上肌腱是肩袖肌中最易受损的部位。然而,过度使用和潜在的撞击问题也存在于其他肩袖肌。症状性和无症状性部分或全层肩袖撕裂多见于 60 岁以上人群,冈上肌的病变很可能出现于肩袖其他肌腱之前[91]。肩袖肌腱病或撕裂通常会引起肱骨相对躯干上抬 60°~120°之间的疼痛。这个范围被描述为**疼痛弧**。正是在这个关节活动范围内,之前的尸体研究显示肩袖肌腱经过喙肩弓下方[43]。然而,如前所述,最近的人体主动运动研究表明,肩胛肱外展超过60° 后,冈上肌腱多数情况下已旋转跨过原先覆盖其的肩峰[44]。随后,疼痛弧的疼痛可能源自除冈上肌受压以外的其他因素。

> ### 病例应用 7-3
> ### 盂肱关节不稳
>
> 　　Megan Schultz 现年 17 岁,主诉在某些够取物体活动中会有疼痛、乏力和"动不了"的症状。这种"动不了"的感觉让她在睡觉时无法完成患侧卧位。外展 90° 合并外旋 90° 的姿势会令她很不舒服。这些症状与盂肱关节静态稳

定性丧失的表现一致，这通常与囊前部和盂肱韧带的过度活动或松弛有关。在这种情况下，必须依靠动态稳定结构（主要是肩袖）来支撑关节并维持肱骨头在关节盂上的位置。这些患者通常会在一天结束时或反复使用上肢后症状加重，这可能是动态稳定结构的疲劳所致。

肩关节复合体的功能整合

关节功能整合

　　肩关节复合体以协调的方式为上肢尽可能提供平滑和最大的关节活动范围。单靠盂肱关节的活动并不能完成肱骨可达的全部上抬（外展或前屈）范围。该范围剩余部分由胸廓上的肩胛骨通过胸锁关节和肩锁关节完成。联合**肩胛肱骨运动**①通过分配关节间的运动，与单关节完成相同活动范围相比，使多关节在不牺牲稳定性的情况下完成较大的关节活动度；②保持肱骨头相对于关节盂窝的最佳位置，在减小剪切力的同时增加关节协调性；③允许作用在肱骨上的肌肉保持良好的长度-张力关系，同时尽量减少或防止盂肱关节肌肉的主动活动不足。

肩胛胸壁关节与盂肱关节功能

　　肩胛骨在胸廓上通过使关节盂从其静息位置上旋50°～60°，促进肱骨的上抬（前屈和外展）[16,55]。假设肱骨在盂肱关节处不能活动，理论上仅肩胛骨就可以使肱骨相对胸廓上抬60°。当然，肱骨并非不能活动，而是可以在关节盂窝上独立活动。盂肱关节可前屈100°～120°和外展90°～120°。肩胛骨和肱骨的联合运动使最大上抬范围可达150°～180°（图7-43）[65,92]。研究报告中活动范围的变异性是由个体结构差异（尤其是盂肱关节）所致。影响变异性的另一个因素可能是在测量过程中独立于肱骨运动的躯干作用程度。如果测量

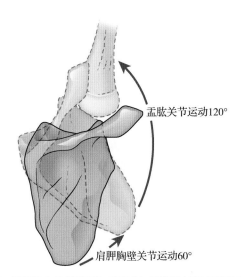

盂肱关节运动120°

肩胛胸壁关节运动60°

图7-43　当假设上抬总范围为180°时，通常将120°的活动范围归属于盂肱关节处的肱骨，将60°的活动范围归属于胸部的肩胛骨，这两个部分同时运动而非顺次运动

中不包括躯干运动，多数人的整体上抬范围更接近150°而不是180°[55,65]。在手臂上抬过程中，通常描述为盂肱关节运动2°时肩胛胸壁关节运动1°的总体比率，通常将这种盂肱关节和肩胛胸壁关节伴随运动的组合称为**肩肱节律**。根据2:1的比率框架，相对于胸廓前屈或外展90°，可通过盂肱关节运动约60°和肩胛胸壁关节30°的运动来实现。注意，手臂的上抬不仅伴随肱骨的上抬，还伴随肱骨相对于肩胛骨的外旋。据报道，前屈过程中的外旋平均达51°[16]。此外，肱骨的上抬可能发生在与肩胛骨略微不同的平面上[16]。当要求受试者在肩胛平面（冠状面前向40°）主动上抬时，肱骨平均置于肩胛面向前5°的位置[16]。前屈时盂肱平面上抬至肩胛面向前30°，而外展时盂肱平面上抬至肩胛面向后20°[16]。

　　盂肱关节与肩胛胸壁关节对手臂上抬的贡献率为2:1是一种过于简化的说法，在ROM的不同位置和不同个体之间，肩胛骨和肱骨的贡献差异很大。然而，这种通常的表述是对典型运动模式有用的概念化。还必须区分手臂竖直上抬和手臂相对于躯干上抬。躯干也可以侧屈或后伸以获得手臂额外活动范围。然而，除非另有说明，否则我们始终指手臂相对于躯干上抬。若躯干不参与运动，手臂竖直上抬与相对于躯干上抬应相同。

> **拓展概念 7-6**
> **肩肱"节律"的变化**
>
> 　　Inman与同事报道称，在肱骨前屈最初的60°或外展最初的30°过程中，与盂肱关节运动相关的肩胛骨运动角度和类型并不一致[54]。这一阶段（固定相）将肩胛骨描述为相对于肱骨寻求稳定位置[54,78,93]。在这一早期阶段，尽管对手臂施加压力可能会增加肩胛骨的贡献，但运动主要发生在盂肱关节[69]。许多研究观察了肩胛"节律"，比率在1.25:1和2.69:1.21之间变化[68,69,82,93,94]，通常描述比率为非线性，表明在手臂上抬ROM不同部分，比率会发生变化。个体和外界限制因素都会影响节律[94]。同步肩胛骨向上旋与盂肱关节抬高当然是一个重要的概念。由于似乎并没有明确的肩肱"节律"，节律这个术语的效用似乎非常有限。

　　肩胛骨不仅在胸廓向上旋转，还通过其他肩胛在胸廓上的运动来促进手臂上抬。不同研究中肩胛骨运动的确切幅度各不相同。然而，肩胛骨运动的一般模式相对一致。当手臂上抬至前屈位、肩胛骨平面（肩胛面）外展或冠状面外展时，肩胛骨在胸廓上后倾[16-18,55,63]。当手臂从体侧移至150°时，后倾的幅度约为20°～30°左右[16,55]。这种后倾使得肩胛下角前移，并在其向上和围绕胸廓滑动时保持接触。肩胛骨后倾也会使肩峰前部向上后倾斜。这样可能有助于使肱骨上抬时肩峰下空间减小程度尽量小。

　　在上抬过程中，受试者自身和受试者间的肩胛骨内旋/外旋变化更大[16,17,55]。一般而言，肩胛骨在上抬终末范围时在胸廓上外旋[16,17,55,63]。然而，在前屈关节活动早期，肩胛骨在胸廓上发生轻微内旋。由于肩胛骨在手臂上抬时上旋，防止肩胛骨过度内旋对于保持肩胛骨，尤其是内侧缘与胸廓的接触非常重要。在前屈时，肩胛骨最开始是前伸和内旋，以使关节盂窝

朝向前方（矢状面）[16,55]。结构限制或肌肉无法恰当稳定肩胛骨可能会引起肩胛骨前倾、内旋和下旋，并试图通过三角肌的反向动作来前屈手臂（**图7-44**）。

胸锁关节与肩锁关节的功能

手臂在任何平面上抬都涵盖了胸锁关节和肩锁关节的运动，以产生必要的肩胛胸壁关节运动。考虑到连接的复杂性，文献中关于胸锁关节和肩锁关节在肩胛骨通过其完整 ROM 时对胸廓上肩胛骨上旋 60° 弧的相对作用描述有限。然而，最近的研究显示，尽管测量方法不同，但在主动上抬过程中胸锁关节和肩锁关节运动的平均值一致[16,55,58]。

根据先前描述的锁骨-肩胛轴不平行的关系（见**图7-29**），当手臂前屈或外展时，肩胛胸壁关节开始上旋似乎与锁骨后旋和胸锁关节上抬同时发生[78]。肩胛骨上旋跨过肋锁韧带（胸锁关节运动），并经肩胛冈根部向后突出（肩胛胸壁关节运动）的斜位前后轴发生（**图7-45**）。随着手臂上抬，肩胛胸壁关节旋转轴逐渐向外侧移动，在肩胛骨上旋的终末移至肩锁关节[78]（**图7-46**）。这种旋转轴大幅偏移的原因是肩胛胸壁关节运动只能通过胸锁关节和肩锁关节的运动组合发生。当肩胛骨上旋轴靠近肩胛冈的根部时，肩胛胸壁关节运动主要由胸锁关节运动提供。当肩胛骨上旋的轴在肩锁关节处时，肩锁关节运动占主导；当肩胛骨上旋的轴处于中间位置时，胸锁关节和肩锁关节都有助于肩胛胸壁关节的运动。

Inman 与同事于 1944 年描述了手臂上抬过程中，胸锁关节和肩锁关节对肩胛胸壁关节上旋的相对贡献度，约 50% 来自于胸锁关节上抬，50% 来自肩锁关节上旋（即各 20°～30°，

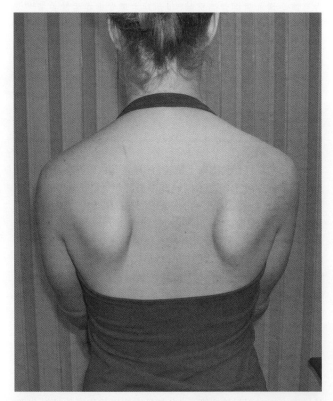

图7-44 结构限制或肌肉无法恰当稳定肩胛骨都可能会引起肩胛骨在手臂上抬过程中前倾、内旋和下旋，将肩胛下角和内侧角抬离胸廓

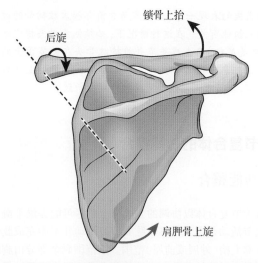

图7-45 随着手臂上抬，肩胛胸壁关节上旋的贡献始于绕胸锁关节处轴的后旋和上抬，该轴从胸锁韧带向后穿经肩胛冈的根部

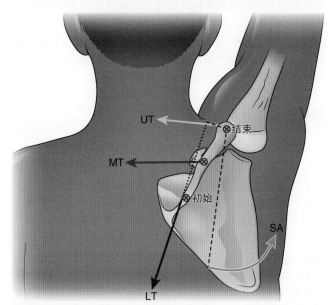

图7-46 肩胛骨上旋轴（红圈）从靠近肩胛冈根部的初始位置开始，向外侧移动直至活动结束时靠近肩锁关节的最终位置。除附着于锁骨的上斜方肌（UT）外，中斜方肌（MT）、下斜方肌（LT）和前锯肌（SA）的动作线共同产生了肩胛骨在胸廓的上旋。红色虚线表示下斜方肌的力臂（其矢量由黑色虚线延伸）和运动结束时相对于旋转轴的前锯肌力臂，前锯肌力臂要长得多

以获得 50°～60° 的上旋）[54]。然而，当前对锁骨运动的 3D 描述显示在手臂上抬过程中，锁骨抬高仅约 10° 或更低[16,58]。此外，如前所述（见**图7-29**），锁骨上抬范围中仅约 1/3（约 3°）与肩胛骨上旋耦合[62]。为了在肩锁关节处发生肩胛骨上旋（在 3D 研究中描述为 AC 关节处肩胛骨上旋 15°～20°），必须克服喙锁韧带对肩锁关节活动的限制[16,58]。当肩胛骨喙突受到肌肉向下牵拉力量，试图在肩锁关节处上旋肩胛骨时，喙锁韧带（尤其是锥形部分）产生张力。当喙突下降时，收紧的圆锥韧带向前下牵拉锁骨后下附着点，使锁骨后旋。锁骨绕其长轴后旋将引起额外的肩胛胸壁关节上旋（见**图7-22**和**7-28**）。当 S 形的锁骨外侧端向上翻转时，约 2/3 的胸锁后关节旋转与肩胛胸

壁关节上旋耦合，随着喙锁韧带张力的降低，肩锁关节就会发生上旋[62]。锁骨后旋的幅度可能在 30°~50° 之间，可使肩胛胸壁关节上旋 20° 或更多[16, 54]。随后，胸锁关节和肩锁关节的旋转相累加，使得手臂上抬过程中肩胛骨总体呈上旋。

在手臂上抬全范围中（前屈、肩胛平面外展或冠状面外展），胸锁关节处锁骨回缩，通常为 20°~30°，并与肩胛骨在胸廓上外旋相耦合[16, 55, 58]。由于胸锁关节轴和肩胛胸壁关节轴的延长线近乎垂直，胸锁关节的后缩和前伸将分别直接引起肩胛胸壁关节的外旋和内旋或与之耦合。但在功能性手臂上抬运动中，胸锁关节回缩的同时，肩锁关节也内旋 10°~15°[16, 55]。这种内旋的幅度在前屈时略大，在冠状面外展时较小[16]。肩锁关节的内旋 / 外旋也围绕一个近似垂直的轴发生，平行于肩胛胸壁关节内 / 外旋转轴。因此，肩锁关节的内旋抵消了大部分的肩胛胸壁关节外旋，否则在手臂上抬过程中，胸锁关节回缩会导致肩胛胸壁关节的外旋。

随着肩胛骨休息位、胸廓构型和肌动力学的变化，可以预期肩锁关节内旋幅度会随着上抬而有所不同。尽管范围有所不同，但无论是在矢状面、肩胛平面或是冠状面进行手臂上抬运动，胸锁关节（回缩）和肩锁关节（内旋）分量的运动都极为相似。换言之，随着这些平面中手臂的上抬，可预测在健康的肩关节中，胸锁关节将始终回缩，而肩锁关节将始终内旋[16]。

除了胸锁关节和肩锁关节分量的运动幅度不同外，矢状面和冠状面上抬表现差异的另一原因是关节初始位置的不同。锁骨和肩胛骨分别以较少回缩和更多内旋开始前屈，使关节盂窝前移，保持关节盂窝与上抬的肱骨头一致[16]。锁骨和肩胛骨分别以更多回缩和较少内旋开始外展，从而使关节盂窝更偏向外侧，在运动过程中重获与肱骨头更好的对位对线。

在手臂上抬过程中所有平面发生的肩胛骨在胸廓的最终分量运动是后倾。虽然约 1/3 胸锁后旋范围会与肩胛胸壁关节后倾耦合，但在同等幅度的手臂上抬时，2/3 胸锁关节上抬范围（约 6°）会与肩胛胸廓前倾耦合[62]。注意，这是因为肩锁关节的内旋角度约为锁骨长轴与肩胛骨平面之间的 90° 对齐方向的 2/3。在 90° 对齐时，肩锁关节处的锁骨上抬会产生肩胛胸壁关节前倾。因此，胸锁关节旋转会在肩胛胸壁关节倾斜时相互抵消，在正常的手臂上抬时，胸锁关节处会产生轻微的肩胛胸壁关节后倾。手臂上抬时肩胛胸壁关节后倾主要发生在肩锁关节，平均达 20° 或更多[16, 58]。

拓展概念 7-7
胸椎活动

在手臂上抬过程中除了肩关节复合体的运动外，还有胸椎的同步运动。单侧手臂上抬时，下胸椎向对侧侧屈，而上胸椎向对侧旋转[95]。双侧手臂上抬时，下部和上部区域均后伸[95]。由于胸椎活动的减少或增加都有可能会影响肩关节运动学，因此在评估肩关节复合体的功能时，也应考虑到胸椎的活动度。

肩胛骨运动与肌肉功能

我们一致认为，肩胛骨的运动主要是由斜方肌和前锯肌通过其在锁骨和肩胛骨上的附着点之间的平衡力产生的。斜方肌

上部附着于锁骨，其位置直接有助于锁骨的初始上抬以及正常手臂上抬期间发生的胸锁关节回缩[96]。前锯肌通过作用于肩胛骨对锁骨和肩胛骨的联合运动起作用。当肩胛胸壁关节上旋的轴位于或接近其在肩锁关节的最终位置时，虽然下前锯肌力臂更大，但下斜方肌可能有助于上旋（见图 7-46）。

由于肩胛胸壁关节（胸锁关节和肩锁关节）旋转轴的大幅偏移，肩胛胸壁关节上旋对肌肉功能有重大影响。随着旋转轴的移动，下斜方肌的扭矩在上抬范围内发生变化[96]。而在上抬全范围活动中，前锯肌都维持着较大的肩胛胸壁关节上旋力臂。

尽管动作线和力臂无法有效产生肩胛胸壁关节的上旋，但斜方肌在手臂上抬时显然是活跃的，并在移动和控制胸廓上肩胛骨的力量平衡中起一定作用[54]。如果仅是前锯肌活动，外侧动作线将引起肩胛骨发生显著的外侧平移和不太有效的上旋，就如影响斜方肌的副神经损伤所见（图 7-47）。斜方肌的内侧平移作用对于抵消前锯肌外侧平移作用非常必要，同时使前锯肌的上旋更为有效。

基本概念 7-3
对斜方肌功能的再思考

Johnson 与同事确定了斜方肌的动作线是根据肌纤维的实际方向，这不同于旧教科书中对肌肉动作线的经典描述[96]。过去认为，上斜方肌在肩胛骨上有向上内侧动作线，下斜方肌有向下内侧动作线（图 7-48）。Johnson 与同事基于尸体解剖认为，上斜方肌纤维对肩胛骨的作用极小，更多的是上抬和回缩锁骨，因此对肩胛骨在胸廓上旋的直接作用最小[96]。Johnson 与同事还提出，根据实际的纤维方向和横截面积，下斜方肌动作线应较传统的描述更靠内侧，而不是靠下[96]。因此，这块肌肉（见图 7-46）对肩胛骨在胸廓上旋的力臂要更小些。这些描述与 Dvir 和 Berme 的肩关节功能模型一致，该模型将前锯肌下部定为肩胛骨的主动肌，斜方肌为主要的稳定肌[78]。

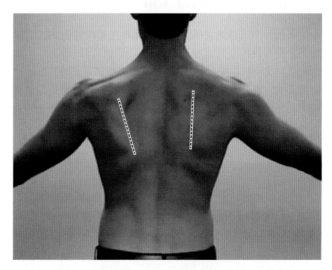

图 7-47　一例左侧副脊神经麻痹伴斜方肌部分瘫痪，尤其是中下斜方肌瘫痪的患者。可见各部斜方肌均萎缩，外展时受累侧肩胛骨上旋减少，肩胛冈根部外侧平移增加。前锯肌无对抗致肩胛骨过度外侧平移，因此上旋效率较差

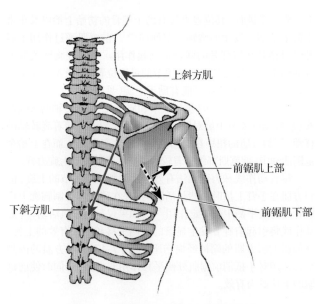

图 7-48　经典描述的肩胛骨上旋肌动作线

文献中并未充分描述肩胛胸壁肌群对产生和控制其他肩胛胸壁关节运动(前/后倾和内/外旋)的作用。前锯肌中部和下部止于肩胛骨的下角和内侧缘,在稳定肩胛骨对抗胸廓方面起主要作用。虽然传统上认为前锯肌的功能是产生肩胛骨前伸,但其动作线表明它将肩胛骨向胸廓外侧牵拉时能够使肩锁关节外旋[97]。当肩胛骨被牵拉到胸廓周围,内侧缘稳定在胸廓上时,前锯肌产生的前伸可能有助于胸锁关节前伸。事实上,前锯肌瘫痪的典型表现就是"翼状"肩胛(图 7-32)。翼状肩胛包括肩胛骨的内旋和前倾,是在无前锯肌中下部稳定外旋和后倾情况下其他肌肉作用的结果。前锯肌下部也有较大的力臂来使肩胛骨后倾。中、下斜方肌也可对肩锁关节处的肩胛骨产生外旋力矩,而上斜方肌可对胸锁关节处的锁骨产生回缩力矩[96,97]。

肩关节肌肉功能整合:上抬

上抬和下沉是肩关节复合体的两种主要功能模式。上抬活动是需要肌肉克服或控制肢体重量及其负荷的活动。正常上抬的完成不仅取决于胸锁关节、肩锁关节和盂肱关节的活动自由度和完整性,还取决于产生和控制运动肌肉的恰当力量和功能。仔细观察这些肌肉的活动可以增进对正常功能的理解,并有助于理解在病理情况下出现的缺陷。

三角肌

当手臂在体侧时,三角肌处于静息长度(最佳长度-张力)。在静息长度下,三角肌通过主动收缩以向上平移方向牵拉肱骨(见图 7-38)。借助来自冈下肌、小圆肌和肩胛下肌恰当的协同拉力,三角肌的旋转分量是上抬的有效主动肌。三角肌前部是前屈的主动肌,但也有助于外展[80,98]。在肩胛平面外展过程中,三角肌前部和中部以最佳对位对线上抬肱骨[25]。三角肌后部的动作力力臂太小(旋转分量太小),无法有效促进冠状面外展。因此,在外展过程中,三角肌后部的肌电活动最小,主要作为

关节压迫结构及在水平外展和后伸等运动中起作用[22,77]。

随着肱骨上抬,三角肌合力矢量逐渐向关节盂窝移动,三角肌平移分量减少了其上方脱位的影响。与此同时,三角肌的旋转分量必须抵消手臂向水平移动时不断增加的重力扭矩。肌电图分析显示,三角肌活动逐渐增加,在肱骨外展 90°~120° 时达到峰值,活动范围其他部分则出现平台或下降[82,98]。三角肌缩短无法产生足够大的主动张力,被动张力也减弱。因此,必须募集更多的运动单元来维持力的输出。三角肌的多羽状结构和较大的横截面积有助于弥补其相对较小的力臂、较低的机械优势和随着上抬的进展而不太理想的长度-张力关系。

三角肌若要维持适当的长度-张力关系,很大程度上取决于肩胛骨的同步运动或肩胛骨稳定。当肩胛骨受限且不能上旋时,三角肌张力丧失伴缩短增加使盂肱关节主动外展活动范围减小(无论是否有冈上肌辅助)[54]。如果肩胛骨上旋肌群(前锯肌和斜方肌)缺失,则激活状态的三角肌中后部纤维(起自肩胛骨的肩峰和脊柱)就不会移动较重的手臂,而是去移动较轻的肩胛骨;也就是说,如果没有上旋肌群的稳定作用,三角肌中后部将下旋肩胛骨(图 7-49),这通常被称为反向动作。虽然当肩胛骨活动受限或有限时,三角肌仍然可以实现盂肱关节的运动,但在肩胛骨下旋时,三角肌在盂肱关节处的运动也发生了。根据上抬平面和肩胛胸壁关节肌肉力量损失的程度,三角肌的反向动作也会产生不希望出现的肩胛骨前倾,并增加肩胛骨内旋。在斜方肌和前锯肌瘫痪时,三角肌试图外展的净效应使手臂仅能从体侧上抬约 60°~75°(图 7-49)[99]。

正如我们前面所讨论的,有效的三角肌活动还依赖完整的肩袖肌群。肩袖完全紊乱时,三角肌收缩会引起耸肩(胸锁关节处的锁骨上抬和肱骨向上平移),而不是肱骨从体侧的外展(图 7-50)。单独用电刺激腋神经(仅支配三角肌和小圆肌)仅

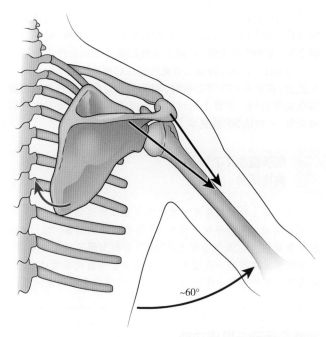

图 7-49　无斜方肌和前锯肌上旋时,在试图外展时三角肌中、后束作用于肩胛骨的活动将会下旋较轻的肩胛骨,同时也会试图外展较重的手臂。盂肱关节外展对下旋肩胛骨的净效应是使手臂仅能从体侧主动外展 45°~60°

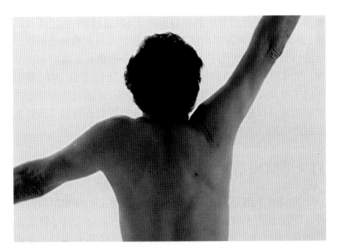

图 7-50　患者在尝试上抬双臂。左侧上斜方肌和三角肌激活增加引起锁骨过度上抬（耸肩）。该患者的肌力失衡导致肱骨向上平移过多，且肩胛骨上旋不足。不同程度地出现这种运动模式可能是由于巨大的肩袖撕裂、肩关节极度僵硬伴粘连性关节囊炎、盂肱关节活动度严重下降伴骨关节炎、肩袖或前锯肌下部力量不足

产生约 40° 的外展[100]。即使三角肌可能激活增加，肩袖部分撕裂或部分瘫痪都会削弱三角肌的有效上抬[101]。

冈上肌

　　冈上肌是肱骨的外展肌。与三角肌一样，它能在肱骨所有平面上抬中都起作用。根据 MacConaill 和 Basmajian 的研究[30]，它的作用是泛化的而非特定的。冈上肌的活动模式与三角肌基本相同[54]。冈上肌力臂在整个关节活动范围内相当恒定，并且在肩关节外展的前 60° 时大于三角肌的力臂[22]。当三角肌瘫痪时，单靠冈上肌就可以使手臂完成大部分（虽然不是全部）的盂肱关节活动范围，但活动会变弱。肩胛上神经阻滞可令冈上肌和冈下肌瘫痪但同时保持三角肌不受影响，肩胛平面上抬力量在 0° 时下降 35%，在 150° 时下降 60%～80%[102]。

　　冈上肌的次要功能是挤压盂肱关节，充当肱骨头的"舵手"，并协助维持手臂下垂时的稳定性。冈上肌孤立性完全瘫痪或孤立性撕裂，显然会使外展肌力部分损失，但大部分功能仍可由剩余的肌肉组织来完成。由于冈上肌神经支配与冈下肌相同，并与小圆肌相关，冈上肌孤立性瘫痪并不常见。通常，肩袖肌群撕裂并不仅限于冈上肌，而会扩大到冈下肌或肩胛下肌，引起比单纯冈上肌瘫痪更为广泛的缺陷。

冈下肌、小圆肌和肩胛下肌

　　Inman 与同事评估冈下肌、小圆肌和肩胛下肌的联合动作时发现，从 0° 抬高到 115° 时，肌电活动显示动作电位几乎呈线性上升[54]；在 115°～180° 之间，电活动略有下降。这些模式与近期外展研究所报告的结果基本一致[98]。总的活动前屈略高于外展[54]。如前所述，肩胛下肌的内旋在外展过程中逐渐减弱，起控制肱骨头水平转动作用，同时继续与其他肩袖肌群共同挤压和稳定关节[80,82]。

斜方肌和前锯肌

　　上斜方肌与肩胛提肌共同支持肩带，对抗重力的向下牵拉。尽管在许多个体中肢体下垂时肩胛骨接近被动支撑状态，但肢体负重会使这些肌肉产生活动[30,45]。如前所述，斜方肌和前锯肌下部协同作用可使肩胛骨在胸壁上旋。在肱骨上抬过程中，EMG 测得的上、下斜方肌和前锯肌活动，曲线相似且互补。斜方肌的活动在外展超过 90° 时达到峰值，而在前屈时较少。前锯肌在前屈 90° 以上表现为动作电位增加，而在外展时减少[54,98]。中斜方肌在上抬（尤其是外展）过程中也很活跃，可能有助于肩胛骨在该范围早期的上旋；但更重要的作用可能是产生对抗前锯肌向外牵拉的内侧稳定。

　　与手臂主动前屈相比，斜方肌力量和对线对主动外展时肩胛胸壁关节的运动更为重要。当斜方肌完好而前锯肌瘫痪时，手臂主动外展虽然减弱但仍可以全范围完成，前屈则更困难些。通过 EMG 分析，发现斜方肌在外展时比前屈时更为活跃[97]。这可能与肩胛胸壁关节和肩锁关节的内旋在前屈时比外展更大有关[16]。若没有斜方肌的作用（不论有没有前锯肌），由于重力对肩胛骨的作用，肩胛骨处于下旋位置（图 7-51）。此外，斜方肌完全瘫痪时，即使前锯肌完全完整，也可能无法全范围外展。

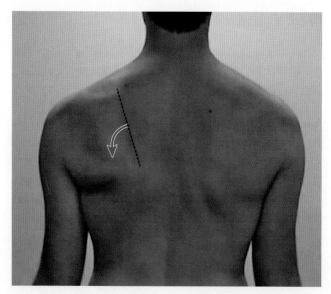

图 7-51 左侧斜方肌无力或瘫痪。当斜方肌无力或瘫痪时，由于重力对肩带的牵拉在很大程度上不受抑制，肩胛骨在胸廓上呈下旋位

度抬高），以及肩胛骨在胸壁的上旋效率较低，但与巨大肩袖撕裂或其他严重情况相比并不明显（见**图 7-50**）。由于锁骨上抬与肩胛骨前倾耦合，上斜方肌过度激活也可能会使得手臂上抬时应有的正常肩胛骨后倾减少。上斜方肌长期过度使用会引起疲劳及疼痛。上斜方肌疼痛的患者应评估手臂上抬时上斜方肌过度使用模式。

尽管斜方肌在外展时更为活跃，但前锯肌在手臂前屈时上旋肩胛骨的对位对线更好，也更为关键。如果前锯肌完好，即便在斜方肌瘫痪无力时前屈肩关节，前屈范围也可正常。如果前锯肌瘫痪（即便斜方肌功能正常），前屈力量就会减弱，前屈范围也会受限。当失去前锯肌来对抗斜方肌的肩胛回缩成分，斜方肌也就不能有效上旋肩胛骨。

前锯肌是维持正常肩关节功能必不可少的部分。它是唯一能够同时产生肩胛骨上旋、后倾和外旋的肌肉，而这三种运动是手臂上抬期间肩胛骨在胸廓的运动成分。无论肩胛胸壁关节旋转轴如何变化，肩胛胸壁肌群中前锯肌力臂都最大（见**图 7-46**）。前锯肌是肩胛下角和内侧缘与胸廓的主要稳定肌。最后，肩关节撞击综合征患者的前锯肌活动减少，这进一步表明了该肌肉对正常肩关节功能的重要性[17]。

前锯肌是肩胛骨上旋的主动肌。前锯肌和斜方肌也是盂肱关节外展时三角肌的协同肌。斜方肌和前锯肌可稳定肩胛骨，并防止附着在肩胛骨上的三角肌中后束产生不必要的下旋运动（见**图 7-49**）。斜方肌和前锯肌与三角肌保持着最适长度-张力关系，并使三角肌能够承载较重的肢体远端通过完整的 ROM。因此，斜方肌和前锯肌的作用在肩胛骨上的力在拮抗肩胛骨的运动的同时，协同盂肱关节的运动。

菱形肌

大菱形肌和小菱形肌在手臂上抬时活跃，在外展时尤其活跃[98]。这些肌肉对肩胛骨上旋肌群起着重要的稳定协同作用。

如果下旋肩胛骨的菱形肌在肩胛骨上旋的过程中处于活动状态，那么这些肌肉就需要离心收缩以控制由斜方肌和前锯肌产生的肩胛骨位置变化[103]。这些肌肉瘫痪会破坏正常的肩肱节律，并可能导致关节活动度减少。与中、下斜方肌一样，菱形肌的主要作用是抵消前锯肌向外平移分量，并通过将肩胛骨内侧缘或椎体缘稳定在胸廓，来帮助防止肩胛骨在肩锁关节处发生过度内旋。

肩关节肌肉功能整合：下沉

肩关节**下沉**是肩关节复合体功能两种主要模式中的另一种。下沉是指手臂在对抗阻力时用力向下运动。当手臂负重或抓住物体（如引体向上）时，肩部下沉使得躯干相对于手臂上移。在肩关节下沉的过程中，肩胛骨倾向于下旋、前倾和内收，尚无关于肩胛骨与肱骨运动的协调模式或比率的描述。

背阔肌和胸肌

通过与肩胛骨和肱骨的附着点，当手臂负重或固定时，**背阔肌**激活使肩胛骨内收、下沉，并相对于肱骨抬高躯干。当需要手杖、拐杖或助行器辅助步行时，背阔肌是关键肌。当双手使用某种辅助器具负重时，激活背阔肌会抬高固定肩胛骨下的骨盆和下肢，使双腿向前移动。

胸大肌胸骨部也是重要的肩关节复合体下沉肌。胸大肌与背阔肌的动作相似，但胸大肌位于盂肱关节前方而非后方（**图 7-52**）。在上肢负重过程中，胸大肌和背阔肌联合下沉肩关节复合体，同时协同抵消肱骨向前/后平移和肩关节前伸/后缩。**胸小肌**通过喙突上的附着点直接下沉肩胛骨来协助背阔肌和胸大肌（**图 7-52**）。胸小肌定向内旋、下沉和前倾肩胛骨，因此这块肌肉的长度可能会影响手臂上抬时肩胛骨的完整运动[104]。在负重下肩胛骨内旋中胸小肌非常活跃[105]。

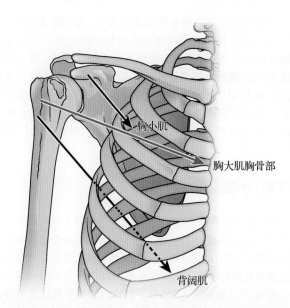

图 7-52 肩带下沉肌群。胸大肌的胸骨前部和胸小肌与后背的背阔肌共同强力下沉肩带

大圆肌和菱形肌

大圆肌和菱形肌在肱骨内收和下沉时起到很强的协同作用。在肱骨抗阻内收和后伸过程中,胸大肌激活程度较高,但这些都取决于肩胛骨近端所附着肌肉的稳定性。如果没有这种稳定性,就会出现另一种反向动作的例子,小圆肌的激活会使得较轻的肩胛骨向较重的肱骨移动。菱形肌附着于肩胛骨内侧缘斜行走向,提供了近端节段稳定性(**图 7-53**)。菱形肌的下旋力矩抵消了不需要的大圆肌上旋力矩,使得大圆肌能够移动较重的肱骨。前方的胸小肌协助菱形肌的稳定功能。

病例应用 7-5
姿势性缺陷

Louis Haddad 现年 17 岁,最近开始练习举重来纠正自己的不良姿势,但现在他举起超出肩部水平时就会肩痛。他的肩前伸姿势可能是引起症状的原因。这种姿势常与肱骨内旋有关,间接与胸大肌紧张所致的锁骨前伸有关,也与肩胛骨下旋、内旋及胸小肌紧张所致的前倾有关[104]。这些运动均与手臂正常上抬时必须发生的肩胛骨和肱骨的运动相反。由于胸小肌附着在喙突和胸廓上(见**图 7-52**),手臂上抬时肌肉延展性下降或张力过高可能会限制肩胛骨上旋、后倾和外旋[104]。胸大肌的延展性下降可能会限制手臂上抬时肱骨外旋和锁骨回缩。微妙但潜在的重要影响也会增加手臂上抬时肩袖肌腱和肱二头肌长头受到机械撞击的风险。由于肩胛骨在上抬过程中无法后倾和外旋以远离肩峰,导致肩峰下间隙减小,风险可能增加。肩胛骨上旋减少也可能导致盂肱关节过度活动,增加了肱骨撞击喙肩弓的可能性。此外,由于胸大肌紧张致肱骨外旋受限,可能无法使大结节充分远离肩峰。

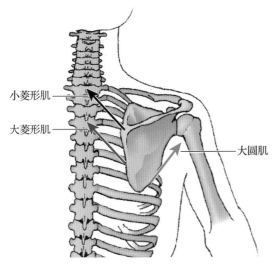

图 7-53　为使大圆肌能够后伸较重的肱骨而不是上旋较轻的肩胛骨,菱形肌的协同作用对于稳定肩胛骨非常必要

小菱形肌
大菱形肌
大圆肌

生命周期与临床方面的考虑

生命周期相关因素

正如预期,老化和关节负荷的累积效应可能会对肩关节复合体产生负面影响。但上肢相对负重较小,所引起的退行性改变不如下肢大关节严重。肩关节复合体关节与结构的退行性改变通常在 40 岁左右开始,最常发生在肩锁关节和锁骨远端。这些变化包括骨赘、硬化和关节狭窄或退化[106, 107]。随着年龄的增长,肩峰骨赘尤为常见,而 60 岁后盂肱关节退行性改变更为常见[108, 109]。肩锁关节退行性改变越常见,表明该关节在一生中都承受着高应力。肱骨近端骨密度也随着年龄的增长而下降[110]。

随着年龄的增长,肩关节总活动度逐渐下降,50 岁后肩关节前屈和外展减少,与年龄相关的外旋关节活动度略有下降[111-113]。运动学研究报告称,与健康成人相比,老年人在功能性任务时盂肱关节外旋和肩胛胸壁关节内旋减少,而儿童在手臂上抬时肩胛胸壁关节的后倾减少[114, 115]。在男性和女性中都可以观察到与年龄相关的等长肌力下降,但男性的肩袖肌力只在 60 岁后才会出现下降更快的情况[113, 116]。尽管年龄相关的肌力和运动下降,但使用功能性任务和标准化结局指标测量时,功能并未出现相应下降[113]。

肩锁关节退行性改变可能会引起与冈上肌或肩袖病变疼痛相同区域的肩关节疼痛。据报道,肩锁关节退变引起的疼痛更常见于手臂上抬至末端范围或手臂内收横跨过身体肩锁关节表面受压时[117]。肱二头肌长头同样也会产生肩前上部的疼痛。由于肱二头肌长头腱也直接经过喙肩弓撞击结构的下方,因此也会发生一些与肩袖肌腱相同的退行性改变和创伤。无论肱二头肌是主动引起或被动参与手臂上抬及稳定关节,肱二头肌腱都必须随肱骨的移动在肱二头肌沟内和肱横韧带下方滑动。如果肱二头肌腱鞘磨损、发炎或肌腱肥大(如肩袖撕裂时常见),则滑动机制有可能中断并产生疼痛。肱横韧带撕裂可导致长头肌腱随着肱骨的旋转进出肱二头肌沟,这是一种潜在的磨损和疼痛性微创伤。

病例应用 7-6
肩锁关节退化

Mary Czerny 现年 71 岁,肩锁关节处疼痛,可能与肩锁关节退行性改变有关。肩锁关节在 60 岁后经常出现退行性改变,这可能是疼痛、捻发音和运动缺陷的根源。当在手臂上抬至末端时出现疼痛,可能提示肩锁关节病变或退变。

结构性功能障碍

手臂上抬范围的完成度取决于盂肱关节、胸锁关节和肩锁关节各个关节的功能。任一参与关节的运动中断都会引起关节活动范围的丧失。一旦出现功能限制,肩肱节律就会发生改变;即盂肱关节活动范围减小可能不会成比例引起肩胛胸壁关节活动范围减小。运动比例不再一致是因为身体可能会从其他关节募集所需的运动[118]。尽管不一定可以预测，但肩关节复合体中任一关节活动受限都可能会引起其他关节出现过度活动（和稳定性降低）。

基本概念 7-4
盂肱关节活动不足

如果盂肱关节的活动受疼痛或疾病所限，肱骨可用的总关节活动范围将会减少。盂肱关节剩余的所有活动都会伴随肩胛胸壁关节的活动。限制肱骨，并将盂肱关节外展限制在 60° 左右，理论上可结合高达 60° 的肩胛胸壁关节活动使得手臂从体侧上抬，总可用范围可达 120°。最近的研究也提供了在盂肱关节活动度降低情况下，如盂肱关节骨关节炎或粘连性关节囊炎，肩胛胸壁关节上旋或肩胛骨"替代"增加的证据[118]。

拓展概念 7-9
肩锁关节活动不足

肩锁关节活动不足远比活动过度和不稳罕见。关节融合通常只能通过手术固定来实现。肩锁关节活动受限或完全不活动，整个由肩锁关节、胸锁关节、肩胛胸壁关节组成的闭合链活动都可能会受限。如果锁骨试图用已融合的肩锁关节前伸（和固定的肩锁关系），锁骨的前伸使肩胛骨紧贴胸壁，引起进一步活动会受限或缺失。锁骨的前伸（和手臂前屈开始时的肩胛骨内旋）也取决于肩锁关节允许肩胛骨内旋的能力，从而使得关节盂窝朝前并适应胸部的弯曲。由于肩胛骨和锁骨受到的强大作用力，手术固定肩锁关节经常失败，现在已不常做。

盂肱关节稳定因素的机械偏差可能会引起除肩袖外其他关节结构损伤（如关节盂唇）和盂肱关节半脱位。盂肱关节是身体所有关节中最常发生脱位的关节。盂肱关节下方的关节囊韧带和肌肉加固作用最为薄弱，但由于其所承受力的类型，盂肱关节最常见向前或向前下脱位。尽管肩胛下肌和盂肱韧带在前方加强了关节囊，但施加于外展、外旋手臂上的力可迫使肱骨头超出关节盂前方极限。造成盂肱关节半脱位或脱位的易感因素很多。Saha 认为，当个体存在以下几个方面结构变化问题时最容易受到影响：①关节盂窝相对于肩胛平面前倾，导致关节盂窝向前平移的机械阻滞较少；②肱骨头过度后倾；或③肩袖肌肉减弱[82]。此外，Weiser 还提出了肩胛骨内旋引起肱骨头前移较少及前囊张力较大[119]。

肩部"撞击"是肩部疼痛和功能障碍最常见的诊断。通常分为喙肩弓下肩袖肌腱卡压（称为肩峰下撞击综合征）或肱骨头和关节盂之间卡压（称为内部撞击综合征）[90]。但人们逐渐认识到撞击诊断过于宽泛了，可能还要包括各种组织病理和运动表现[120]。

另外两种常见的临床表现是肩关节不稳和僵硬。如前所述，考虑到肩关节正常功能所需的较大的 ROM，肩关节不稳或过度活动并不奇怪。肩关节僵硬或活动不足最常见于粘连性关节囊炎或"冻结肩"，其中盂肱关节囊的大量冗余可黏附于自身或肱骨，严重限制关节活动度。骨关节炎或类风湿性关节炎也会引起盂肱关节活动不足。不断增进我们对关节结构和功能的理解，将有助于继续推进最有用的肩部疼痛和功能障碍诊断分类，包括基于运动系统的诊断。诊断分类为兼具针对性和有效性的预防和康复策略提供了必要基础。

总结

- 本章通过探索肩关节复合体复杂的动态稳定，为进一步理解上肢远端关节功能奠定了基础。上肢较远端关节的功能依赖于肩关节复合体的活动/稳定双重作用。

- 例如，虽然在肩关节丧失灵活性时手依然具备有限功能，但肩关节稳定性的丧失会使手无法达到必要的位置工作空间，从而引起手的其他功能无法使用。在下一章中，我们将会探讨衔接肩关节和手的肘关节。

问题思考

1. 描述胸锁关节的上抬/下沉、前伸/后缩和轴向旋转的关节内运动。

2. 描述胸锁关节处的肋锁韧带和锁骨间韧带的作用。

3. 讨论胸锁关节盘与胸锁关节一致性、关节活动及关节功能的相关性。

4. 描述肩锁关节处发生的肩胛运动。

5. 讨论喙锁韧带与肩锁关节功能的相关性。

6. 由于与盂肱关节的稳定性有关，请讨论肱骨和关节盂窝的解剖结构。关节盂唇和关节囊在关节稳定中起什么作用？

7. 盂肱关节脱位最常见于什么方向？为什么？

8. 比较盂肱关节、肩锁关节和胸锁关节的相对稳定性和退行性改变倾向。

9. 喙肩弓有哪些优势？其劣势又有哪些？

10. 必须发生什么关节内运动才能使盂肱关节完全外展？正常活动范围（ROM）是多少？

11. 肩部盂肱关节前屈外展的主动肌是哪块？这块肌肉的正常功能需要什么协同作用？为什么？

12. 为什么冈上肌无需额外肌肉协同作用时也能外展肩关节？

13. 手臂在体侧时，盂肱关节静态稳定的原因是什么？如果过度负重悬挂（下垂）肢体，会发生什么？

14. 确定前屈或外展时盂肱关节动态稳定的 5 个因素。

15. 上抬时肱骨的总活动范围是多少？如何实现全范围活动？

16. 为什么锁骨的形状有助于上抬手臂？

17. 在手臂上抬时，哪些肌肉是产生正常肩胛骨和肱骨运动所必需的？

18. 如果肩胛胸壁关节在中立位融合，上肢仍可获得多大的主动上抬范围？

19. 肩锁关节处最常见的创伤问题是什么？患有这种残疾的人可能会有什么缺陷？

20. 喙锁韧带断裂会导致什么后果？

21. 如果盂肱关节因骨关节炎而固定，上肢可以抬高到什么范围？

22. 如果发生孤立性冈上肌瘫痪，可能的功能缺陷是什么？

23. 如果肩袖肌群瘫痪，试图手臂外展时会发生什么后果？

24. 当斜方肌和前锯肌瘫痪时，试图外展手臂时会有什么功能缺陷？
25. 如果仅三角肌瘫痪，试图外展手臂时会发生什么？前屈手臂呢？
26. 菱形肌在手臂上抬中的作用是什么？
27. 如果仅斜方肌瘫痪，试图外展时可看到什么差异，与前锯肌瘫痪相比呢？
28. 大圆肌执行其功能时需要什么肌肉协同作用？
29. 描述为何正常外展时三角肌的肌电活动通常会超过关节90°时最大重力扭矩对抗？
30. 随着时间的推移，肩关节复合体中哪个关节最易发生退行性改变？哪个最不易发生？

（李圣节　许志生 译　王欣　王于领 审）

参考文献

1. Dempster W: Mechanics of shoulder movement. Arch Phys Med Rehabil 45:49, 1965.
2. van Tongel AL, MacDonald P, Leiter J, et al: A cadaveric study of the structural anatomy of the sternoclavicular joint. Clin Anat 25:903–10, 2012.
3. Brossmann J, Stabler A, Preidler KW, et al: Sternoclavicular joint: MR imaging—Anatomic correlation. Radiology 198:193, 1996.
4. Barbaix E, Lapierre M, Van Roy P, et al: The sternoclavicular joint: Variants of the discus articularis. Clin Biomech (Bristol, Avon) 15:S3, 2000.
5. Spencer E, Kuhn J, Huston L, et al: Ligamentous restraints to anterior and posterior translation of the sternoclavicular joint. J Shoulder Elbow Surg 11:43, 2002.
6. Williams PL (ed): Gray's Anatomy (ed. 38). New York, Churchill Livingstone, 1995.
7. Pronk G, van der Helm F, Rozendaal L: Interaction between the joints of the shoulder mechanism: The function of the costoclavicular, conoid and trapezoid ligaments. Proc Inst Mech Eng [H] 207:219, 1993.
8. Tubbs R, Loukas M, Slappey J, et al: Surgical and clinical anatomy of the interclavicular ligament. Surg Radiol Anat 29:357, 2007.
9. Sarrafian S: Gross and functional anatomy of the shoulder. Clin Orthop 173:11, 1983.
10. Depalma A: Degenerative changes in sternoclavicular and acromioclavicular joints in various decades. Springfield, IL, Charles C. Thomas, 1957.
11. Cailliet R: Shoulder pain (ed. 2). Philadelphia, F.A. Davis, 1991.
12. Dawson P, Adamson G, Pink M, et al: Relative contribution of acromioclavicular joint capsule and coracoclavicular ligaments to acromioclavicular stability. J Shoulder Elbow Surg 18:237, 2009.
13. Debski R, Parsons I, Fenwick J, et al: Ligament mechanics during three degree-of-freedom motion at the acromioclavicular joint. Annals Biomed Eng 28:612, 2000.
14. Lee K-W, Debski RE, Chen CH, et al: Functional evaluation of the ligaments at the acromioclavicular joint during anteroposterior and superoinferior translation. Am J Sports Med 25:858, 1997.
15. Debski R, Parsons IM 4th, Woo SL, et al: Effect of capsular injury on acromioclavicular joint mechanics. J Bone Joint Surg Am 83:1344, 2001.
16. Ludewig PM, Phadke V, Braman JP, et al: Motion of the shoulder complex during multiplanar humeral elevation. J Bone Joint Surg Am 91:378, 2009.
17. Ludewig P, Cook T: Alterations in shoulder kinematics and associated muscle activity in people with symptoms of shoulder impingement. Phys Ther 80:276, 2000.
18. Ludewig P, Cook T, Nawoczenski D: Three-dimensional scapular orientation and muscle activity at selected positions of humeral elevation. J Orthop Sports Phys Ther 24:57, 1996.
19. Basmajian J, Bazant F: Factors preventing downward dislocation of the adducted shoulder. J Bone Joint Surg Am 41:1182, 1959.
20. Saha A: Dynamic stability of the glenohumeral joint. Acta Orthop Scand 42:490, 1971.
21. Poppen N, Walker P: Normal and abnormal motion of the shoulder. J Bone Joint Surg Am 58:195, 1976.
22. Poppen N, Walker P: Forces at the glenohumeral joint in abduction. Clin Orthop 135:165, 1978.
23. Walker P, Poppen N: Biomechanics of the shoulder joint during abduction on the plane of the scapula. Bull Hop Joint Dis 38:107, 1977.
24. Crocket H, Gross LB, Wilk KE, et al: Osseous adaptation and range of motion at the glenohumeral joint in professional baseball pitchers. Am J Sports Med 30:20, 2002.
25. Reagan KM, Meister K, Horodyski MB, et al: Humeral retroversion and its relationship to glenohumeral rotation in the shoulder of college baseball players. Am J Sports Med 30:354, 2002.
26. Howell S, Galinat B: The glenoid labral socket: A constrained articular surface. Clin Orthop 243:122, 1989.
27. Bigliani L, Kelkar R, Flatow E, et al: Glenohumeral stability. Clin Orthop 330:13, 1996.
28. Hill A, Hoerning E, Brook K, et al: Collagenous microstructure of the glenoid labrum and biceps anchor. J Anat 212: 853, 2008.
29. Beltran J, Bencardino J, Padron M, et al: The middle glenohumeral ligament: Normal anatomy, variants and pathology. Skeletal Radiol 31:253, 2002.
30. MacConaill M, Basmajian J: Muscles and movement: A basis for human kinesiology. Baltimore, Williams & Wilkins, 1969.
31. Ide J, Maeda S, Takagi K: Normal variations of the glenohumeral ligament complex: An anatomic study for arthroscopic bankart repair. Arthroscopy 20:164, 2004.
32. Harryman DT, Sidles JA, Harris SL, et al: The role of the rotator interval capsule in passive motion and stability of the shoulder. J Bone Joint Surg Am 74:53, 1992.
33. O'Brien SJ, Neves MC, Arnoczky SP, et al: The anatomy and histology of the inferior glenohumeral ligament complex of the shoulder. Am J Sports Med 18:449, 1990.
34. Warner JJP, Deng X, Warren RF, et al: Static capsuloligamentous restraints to superior-inferior translation of the glenohumeral joint. Am J Sports Med 20:675, 1992.
35. Burkart A, Debski R: Anatomy and function of the glenohumeral ligaments in anterior shoulder instability. Clin Orthop Rel Res 400:32, 2002.
36. O'Connell PW, Nuber GW, Mileski RA, et al: The contribution of the glenohumeral ligaments to anterior stability of the shoulder joint. Am J Sports Med 18:579, 1990.
37. Itoi E, Motzkin N, Morrey B, et al: Scapular inclination and inferior stability of the shoulder. J Shoulder Elbow Surg 1:131, 1992.
38. Halder A, Itoi E, An KN: Anatomy and biomechanics of the shoulder. Orthop Clin North Am 31:159, 2000.
39. Gohlke F, Essigkrug B, Schmitz F: The pattern of the collagen fiber bundles of the capsule of the glenohumeral joint. J Shoulder Elbow Surg 3:111, 1994.
40. Soslowsky L, Carpenter J, Bucchieri J, et al: Biomechanics of the rotator cuff. Orthop Clin North Am 28:17, 1997.
41. Ferrari DA: Capsular ligaments of the shoulder. Am J Sports Med 18:20, 1990.
42. Petersson CJ, Redlund-Johnell I: The subacromial space in normal shoulder radiographs. Acta Orthop Scand 55:57, 1984.
43. Flatow EL, Soslowsky LJ, Ticker JB, et al: Excursion of the rotator cuff under the acromion: Patterns of subacromial contact. Am J Sports Med 22:779, 1994.
44. Bey MJ, Brock SK, Beierwaltes WN, et al: In vivo measurement of subacromial space width during shoulder elevation: Technique and preliminary results in patients following unilateral rotator cuff repair. Clin Biomech 22:767, 2007.
45. Giphart JE, van der Meijden OA, Millett PJ: The effects of arm elevation on the 3-dimensional acromiohumeral distance: A biplane fluoroscopy study with normative data. J Should Elbow Surg 21(11):1593–600, 2012.
46. Meskers C, van der Helm FC, Rozing PM: The size of the supraspinatus outlet during elevation of the arm in the frontal and sagittal plane: A 3-D model study. Clin Biomech 17:257, 2002.
47. Zuckerman JD, Kummer FJ, Cuomo F, et al: The influence of coracoacromial arch anatomy on rotator cuff tears. J Shoulder Elbow Surg 1:4, 1992.
48. Ludewig P, Cook T: Translations of the humerus in persons with shoulder impingement symptoms. J Orthop Sports Phys Ther 32:248, 2003.
49. Lukasiewicz A, McClure P, Michener L, et al: Comparison of 3-dimensional scapular position and orientation between subjects with and without shoulder impingement. J Orthop Sports Phys Ther 29:574, 1999.
50. Lawrence RL, Braman JP, Laprade RF, et al: Comparison of 3-dimensional shoulder complex kinematics in individuals with and without shoulder pain, part 1: sternoclavicular, acromioclavicular, and scapulothoracic joints. J Orthop Sports Phys Ther 44:636–A8, 2014.
51. Lawrence RL, Braman JP, Staker JL, et al: Comparison of 3-dimensional shoulder complex kinematics in individuals with and without shoulder pain, part 2: glenohumeral joint. J Orthop Sports Phys Ther 44:646–B3, 2014.
52. Graichen H, Bonel H, Stammberger T, et al: Three-dimensional analysis of the width of the subacromial space in healthy subjects and patients with impingement syndrome. Am J Roentgenol 172:1081, 1999.
53. Conway A: Movements at the sternoclavicular and acromioclavicular joints. Phys Ther Rev 41:421, 1961.
54. Inman B, Saunders J, Abbott L: Observations of function of the shoulder joint. J Bone Joint Surg Br 26:1, 1944.
55. McClure P: Direct 3-dimensional measurement of scapular kinematics during dynamic movements in vivo. J Shoulder Elbow Surg 10:269, 2001.
56. Fung M, Kato S, Barrance PJ, et al: Scapular and clavicular kinematics during humeral elevation: A study with cadavers. J Shoulder Elbow Surg 10:278, 2001.

57. Wirth M, Rockwood C: Acute and chronic traumatic injuries of the sternoclavicular joint. J Am Acad Orthop Surg 4:268, 1996.
58. Sahara W, Sugamoto K, Murai M, et al: Three-dimensional clavicular and acromioclavicular rotations during arm abduction using vertically open MRI. J Orthop Res 25:1243, 2007.
59. Turnbull J: Acromioclavicular joint disorders. Med Sci Sports Exerc 30:26, 1998.
60. Cox J: The fate of the acromioclavicular joint in athletic injuries. Am J Sports Med 9:50, 1981.
61. Gumina S, Carbone S, Postacchini F: Scapular dyskinesis and SICK scapula syndrome in patients with chronic type III acromioclavicular dislocation. Arthroscopy 25:40, 2009.
62. Teece RM, Lunden JB, Lloyd AS, et al: Three-dimensional acromioclavicular joint motions during elevation of the arm. J Orthop Sports Phys Ther 38:181, 2008.
63. Van der Helm F, Pronk G: Three-dimensional recording and description of motions of the shoulder mechanism. J Biomech Eng 117:27, 1995.
64. Norkin C, White D: Measurement of joint motion: A guide to goniometry (ed. 3). Philadelphia, FA Davis, 2003.
65. Rundquist P, Anderson DD, Guanche CA, et al: Shoulder kinematics in subjects with frozen shoulder. Arch Phys Med Rehabil 84:1473, 2003.
66. An K-N: Three-dimensional kinematics of glenohumeral elevation. J Orthop Res 9:143, 1991.
67. Soslowsky L, Flatow E, Bigliani L, et al: Quantitation of in situ contact areas at the glenohumeral joint: A biomechanical study. J Orthop Res 10:524, 1992.
68. Freedman L, Monroe R: Abduction of the arm in the scapular plane: Scapular and glenohumeral movements. J Bone Joint Surg Am 48:150, 1966.
69. Doody S, Waterland J: Shoulder movements during abduction in the scapular plane. Arch Phys Med Rehabil 51:595, 1970.
70. Graichen H, Stammberger T, Bonel H, et al: Glenohumeral translation during active and passive elevation of the shoulder: A 3-D open-MRI study. J Biomech 33:609, 2000.
71. Kelkar R, Flatow EL, Bigliani LU, et al: A stereophotogrammetric method to determine the kinematics of the glenohumeral joint. Adv Bioeng 22:143, 1992.
72. Sahara W, Sugamoto K, Murai M, et al: The three-dimensional motions of the glenohumeral joint under semi-loaded condition during arm abduction using vertically open MRI. Clin Biomech 22: 304, 2007.
73. Harryman DT II, Sidles JA, Harris SL, et al: Laxity of the normal glenohumeral joint: A quantitative in-vivo assessment. J Bone Joint Surg 1:66, 1990.
74. Harryman DT II, Sidles JA, Clark JM, et al: Translation of the humeral head on the glenoid with passive glenohumeral motion. J Bone Joint Surg Am 72:1334, 1990.
75. Gibb T, Sidles JA, Harryman DT II, et al: The effect of capsular venting on glenohumeral laxity. Clin Orthop 268:120, 1991.
76. Habermeyer P, Schuller U, Wiedemann E: The intra-articular pressure of the shoulder: An experimental study on the role of the glenoid labrum in stabilizing the joint. Arthroscopy 8:166, 1992.
77. DeLuca C, Forrest W: Force analysis of individual muscles acting simultaneously on the shoulder joint during isometric abduction. J Biomech 6:385, 1973.
78. Dvir Z, Berme N: The shoulder complex in elevation of the arm: A mechanism approach. J Biomech 1:219, 1978.
79. Sharkey N, Marder R: The rotator cuff opposes superior translation of the humeral head. Am J Sports Med 23:270, 1995.
80. Otis J, Jiang C, Wickiewicz T, et al: Changes in the moment arms of the rotator cuff and deltoid muscles with abduction and rotation. J Bone Joint Surg Am 76:667, 1994.
81. Wuelker N, Korell M, Thren K: Dynamic glenohumeral joint stability. J Shoulder Elbow Surg 7:43, 1998.
82. Saha A: Theory of shoulder mechanism: Descriptive and applied. Springfield, IL, Charles C. Thomas, 1961.
83. Wuelker N, Plitz W, Roetman B, et al: Function of the supraspinatus muscle. Acta Orthop Scand 65:442, 1994.
84. Ihashi K, Matsushita N, Yagi R, et al: Rotational action of the supraspinatus muscle on the shoulder joint. J Electromyogr Kinesiol 8:337, 1998.
85. Itoi E, Kuechle D, Newman S, et al: Stabilising function of the biceps in stable and unstable shoulders. J Bone Joint Surg Br 75:546, 1993.
86. Itoi E, Hsu HC, An KN: Biomechanical investigation of the glenohumeral joint. J Shoulder Elbow Surg 5:407, 1996.
87. Malicky D, Soslowsky L, Blasier R, et al: Anterior glenohumeral stabilization factors: Progressive effects in a biomechanical model. J Orthop Res 14:22, 1996.
88. Pagnani M, Deng X, Warren R, et al: Role of the long head of the biceps brachii in glenohumeral stability: A biomechanical study in cadavera. J Shoulder Elbow Surg 5:255, 1996.
89. Pagnani M, Deng X, Warren R, et al: Effect of lesions of the superior portion of the glenoid labrum on glenohumeral translation. J Bone Joint

90. Edelson G, Teitz C: Internal impingement in the shoulder. J Should Elbow Surg 9:308–15, 2000.
91. Gschwend N, Ivosevic-Radovanovic D, Patte D: Rotator cuff tear: Relationship between clinical and anatomopathological findings. Arch Orthop Trauma Surg 107:7, 1988.
92. Barnes CJ, Van Steyn SJ, Fischer RA: The effects of age, sex, and shoulder dominance on range of motion of the shoulder. J Shoulder Elbow Surg 10:242, 2001.
93. Braman JP, Engel SE, LaPrade RF, et al: In vivo assessment of scapulohumeral rhythm during unconstrained overhead reaching in asymptomatic subjects. J Shoulder Elbow Surg 18:960, 2009.
94. McQuade K, Smidt G: Dynamic scapulohumeral rhythm: The effects of external resistance during elevation of the arm in the scapular plane. J Orthop Sports Phys Ther 27:125, 1998.
95. Crosbie J, Kilbreath SL, Hollmann L, et al: Scapulohumeral rhythm and associated spinal motion. Clin Biomech 23:184–92, 2008.
96. Johnson G, Bogduk N, Nowitzke A, et al: Anatomy and actions of the trapezius muscle. Clin Biomech 9:44, 1994.
97. Phadke V, Camargo PR, Ludewig PM: Scapular and rotator cuff muscle activity during arm elevation: A review of normal function and alterations with shoulder impingement. Rev Bras Fisioter 13:1, 2009.
98. Wickham J, Pizzari T, Stansfeld K, et al: Quantifying 'normal' shoulder muscle activity during abduction. J Electromyog Kinesiol 20:212–22, 2010.
99. Smith L, Weiss E, Lehmkuhl L: Brunnstrom's clinical kinesiology (ed. 5). Philadelphia, FA Davis, 1996.
100. Celli L, Balli A, de Luise G, et al: Some new aspects of the functional anatomy of the shoulder. Ital J Orthop Traumatol 11:83, 1985.
101. McCully SP, Suprak DN, Kosek P, et al: Suprascapular nerve block results in a compensatory increase in deltoid muscle activity. J Biomech 40:1839–46, 2007.
102. Colachis S, Strohm B: Effects of suprascapular and axillary nerve block on muscle force in the upper extremity. Arch Phys Med Rehabil 52:22, 1971.
103. Reed D, Halaki M, Ginn K: The rotator cuff muscles are activated at low levels during shoulder adduction: An experimental study. J Physiother 56:259–64, 2010.
104. Borstad JD, Ludewig PM: The effect of long versus short pectoralis minor resting length on scapular kinematics in healthy individuals. J Orthop Sports Phys Ther 35:227, 2005.
105. Castelein B, Cagnie B, Parlevliet T, et al: Serratus anterior or pectoralis minor: Which muscle has the upper hand during protraction exercises? Man Ther 24:e1, 2016.
106. Edelson J: Patterns of degenerative change in the acromioclavicular joint. J Bone Joint Surg Br 78:242, 1996.
107. Bonsell S, Pearsall AW, Heitman RJ, et al: The relationship of age, gender, and degenerative changes observed on radiographs of the shoulder in asymptomatic individuals. J Bone Jt Surg Br 82:1135, 2000.
108. Mahakkanukrauh P, Surin P: Prevalence of osteophytes associated with the acromion and acromioclavicular joint. Clin Anat 16:506, 2003.
109. Petersson C: Degeneration of the acromioclavicular joint. Acta Orthop Scand 54:434, 1983.
110. Mantilla Roosa SM, Hurd AL, Xu H, et al: Age-related changes in proximal humerus bone health in healthy, white males. Osteoporos Int 23:2775, 2012.
111. Soucie JM, Wang C, Forsyth A, et al: Range of motion measurements: Reference values and a database for comparison studies. Haemophilia 17:500, 2011.
112. Gill H, Gustafsson L, Hawcroft L, et al: Shoulder joint range of motion in healthy adults aged 20 to 49 years. Br J Occup Ther 69:556, 2006.
113. Roy J-S, MacDermid JC, Boyd KU, et al: Rotational strength, range of motion, and function in people with unaffected shoulder from various stages of life. Sports Med Arthrosc Rehabil Ther Technol 2:1, 2009.
114. Rundquist PJ, Bratton J, Fasano E, et al: A comparison of 3-d shoulder kinematics to perform ADLs between older and younger adults. Phys Occup Ther Geriatrics 29:300, 2011.
115. Habachian FAP, Fornasari GG, Sacramento LS, et al: Differences in scapular kinematics and scapulohumeral rhythm during elevation and lowering of the arm between typical children and healthy adults. J Electromyo Kinesiol 24:78, 2014.
116. Hughes RE, Johnson ME, O'Driscoll SW, et al: Age-related changes in normal isometric shoulder strength. Am J Sports Med 27:651, 1999.
117. Kessel L, Watson M: The painful arc syndrome. Clinical classification as a guide to management. J Bone Joint Surg Br 59:166, 1977.
118. Fayad F, Roby-Brami A, Yazbeck C, et al: Three-dimensional scapular kinematics and scapulohumeral rhythm in patients with glenohumeral osteoarthritis or frozen shoulder. J Biomech. 41:326, 2008.
119. Weiser W, Lee TQ, McMaster WC, et al: Effects of simulated scapular protraction on anterior glenohumeral stability. Am J Sports Med 27:801, 1999.
120. Braman JP, Zhao KD, Lawrence RL, et al: Shoulder impingement revisited: Evolution of diagnostic understanding in orthopedic surgery and physical therapy. Med Biol Eng Comp 52:211–9, 2014.

Surg Am 77:1003, 1995.

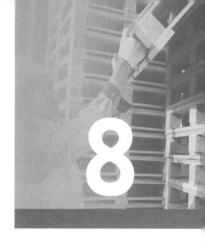

第8章　肘关节复合体

Amee Seitz, PT, PhD, DPT, MS, OCS; Jeff Hartman, PT, DPT, MPH

章节大纲

解剖概览

肘关节上附着的肌肉						
表格关键词：主动肌　协同肌						
矢状面（肱尺关节和肱桡关节）	屈	伸	水平面（桡尺关节）		旋后	旋前
	肱二头肌 肱肌 肱桡肌 旋前圆肌	肱三头肌 肘肌			肱二头肌 旋后肌	旋前圆肌 旋前方肌

解剖概览

肘部肌肉附着点		
肌肉	近端附着点	远端附着点
肱二头肌	短头：肩胛骨喙突尖端 长头：肩胛骨盂上结节	经肱二头肌腱膜止于桡骨粗隆和前臂筋膜
肱肌	肱骨前面下半部分	尺骨粗隆和冠突
肱桡肌	肱骨外侧髁上缘的近三分之二处	桡骨茎突的底部外侧
旋前圆肌	尺骨头：冠突 肱骨头：肱骨内上髁	桡骨体外侧面中部
肱三头肌	长头：肩胛骨盂下结节 外侧头：肱骨后面桡神经沟的外上方 内侧头：肱骨后面桡神经沟的内下方	尺骨鹰嘴近端
肘肌	肱骨外上髁	尺骨鹰嘴的外侧面及尺骨后上部

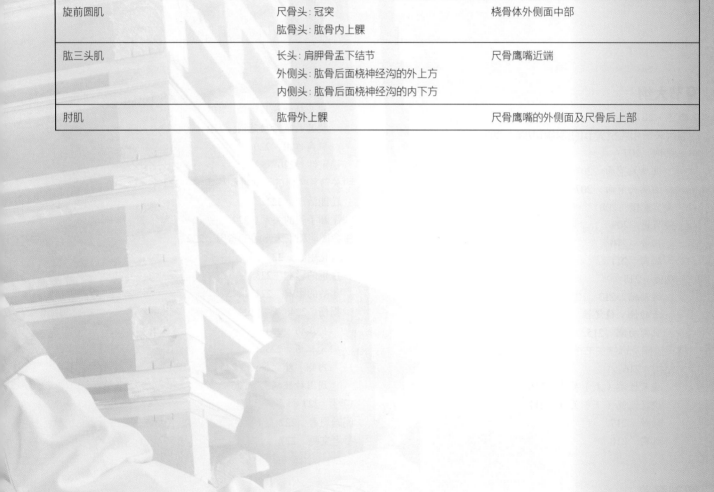

概述

　　肘关节复合体的关节和肌肉的构成形式主要是便于手部功能的执行。它们通过缩短和伸长上肢为手提供空间活动性,从而使手可以靠近面部完成进食和梳理动作,或者将手放在与身体距离整个上肢长度的位置。肘关节复合体的旋转为手提供了额外的灵活性。除此以外,肘部复杂结构还为使用工具或器械进行手工活动时熟练或有力的动作提供稳定性。穿过肘关节复合体的 15 块肌肉中有许多也参与手腕部或肩部的活动,从而将肘部与肘部近端和远端的功能联系起来[1]。

　　肘关节复合体包括肘关节(肱尺关节和肱桡关节)以及近端和远端桡尺关节。肘关节是一种复合关节,其功能是一种改良或松弛的铰链关节。肘关节有一个自由度,允许其绕冠状轴在矢状面上进行屈伸运动。尺骨在屈伸过程中会产生少量的轴向旋转和左右运动(外展 / 内收),这就是为什么肘关节被认为是改良的或松弛的铰链关节,而不是纯粹的铰链关节[2]。两条主要韧带和五块肌肉与肘关节直接相关。其中三块肌肉是穿过关节前部的屈肌,另外两块肌肉是穿过关节后方的伸肌。

　　桡尺近端和远端关节联动,形成一个整体关节来发挥功能。这两个关节共同作用使前臂旋转并且产生一个运动自由度。桡尺关节是枢轴(又称车轴)型的单轴关节,可以使前臂在水平面绕前臂纵轴发生旋转(旋后和旋前)。有六条韧带和四块肌肉与桡尺近端及远端关节相连。其中两块肌肉负责旋后,另外两块肌肉负责旋前。肘关节和桡尺近侧关节被同一个关节囊包围,但构成了不同的关节。

　　本章的后续内容将在这一介绍的基础上展开,并将更深入地探讨肘关节复合体的结构和功能,以便更好地理解对于提供多个平面稳定性和灵活性的各个关节结构之间的相互作用。我们还将进一步陈述为什么肘关节是整个上肢链中至关重要的一环,并解释肘关节为什么容易遭受创伤和重复性损伤。

肱尺关节和肱桡关节的结构和功能

结构

近端关节面

　　肱骨远端前方的关节面为沙漏状滑车和球状小头(图 8-1)。

　　这些结构位于肱骨内上髁和外上髁之间,滑车形成了肱尺关节内侧的组成部分,与肱骨远端内侧成一定角度,位于肱骨干的稍前方。滑车周围有一道螺旋状的沟,将滑车分为内侧和外侧两部分。

　　肱骨冠突窝的凹陷是为了便于在肘关节屈曲活动范围(range of motion, ROM)末端容纳尺骨冠突。肱骨小头是肱桡关节的近端部分,位于肱骨远端外侧。肱骨小头与滑车一样位于肱骨干的前面。肱骨小头滑车沟将肱骨小头与滑车分开(见图 8-1A)。肱骨小头上方桡窝的形成是为了在完全屈肘时容纳桡骨头。肱骨远端后方凹陷的鹰嘴窝这一结构是为了在肘关节伸展的 ROM 末端容纳尺骨鹰嘴(图 8-1B)。

远端关节面

　　尺骨和桡骨的关节面与位于肱骨的近端关节面相对应(图 8-2)。肱尺关节的尺骨关节面是一个深的半圆形凹陷,称为滑车切迹(图 8-3)[3]。切迹的近端部分被与肱骨滑车沟相对应的

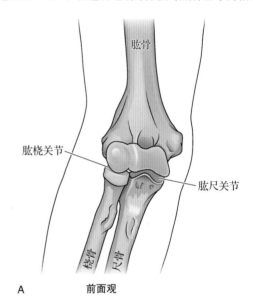
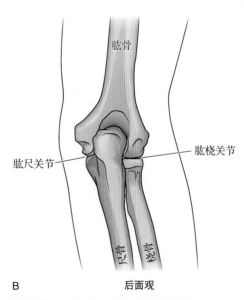

图 8-2 　右肘关节。A. 右侧肱尺关节和肱桡关节的前面观。B. 右侧肱尺关节和肱桡关节的后面观

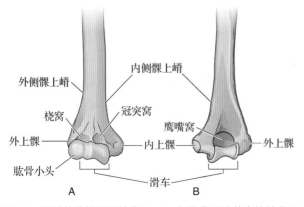

图 8-1 　右肘关节的近端关节面。A. 右肱骨远端前方的关节面。B. 右侧肱骨远端后方的鹰嘴窝

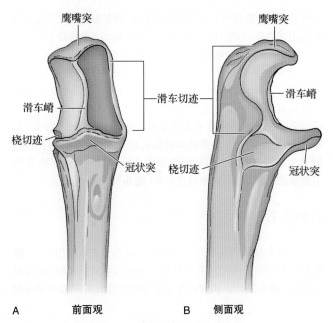

图 8-3 A. 右尺骨滑车切迹和滑车嵴的前面观。B. 右尺骨滑车切迹和滑车嵴的侧面观。冠突形成滑车切迹的远端,鹰嘴突突出于滑车切迹的近端

滑车嵴分成了两个不等大的部分。尺骨的冠突形成滑车切迹的远端,鹰嘴突形成滑车切迹的近端。在冠突外侧的尺骨上有一个小的关节面即桡切迹,与桡骨头相吻合。肱桡关节的远端关节面由桡骨头组成(**图 8-4**)。桡骨头有一个略呈杯状的凹面,称为中央窝,被隆起的边缘包围。桡骨头凸面的边缘与肱骨小头相吻合(见**图 8-1A**)。

关节连接

肱尺关节的运动主要是尺骨滑车切迹在肱骨滑车上的滑动运动(**图 8-5**)。屈曲时,尺骨的滑车切迹沿滑车滑动,直到完全屈曲时尺骨冠突进入冠突窝(**图 8-5A**)[3]。在伸展过程中,滑动一直持续到鹰嘴突进入鹰嘴窝内(**图 8-5B**)。

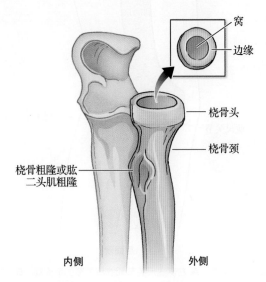

图 8-4 桡骨头的中央窝和其边缘

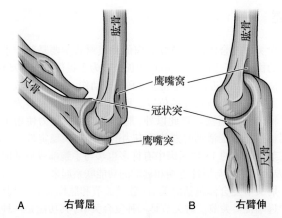

图 8-5 A. 屈曲时,冠状突进入冠突窝。B. 在伸展过程中,鹰嘴突进入鹰嘴窝

虽然滑车和滑车切迹的相对关节面似乎完全一致,但是尸体标本实验表明,除非关节负荷过重,否则滑车的关节面不会接触到滑车切迹的中央部分(**图 8-6**)[4-7]。例如,Eckstein 及其同事报道,在 25N 的载荷下(模拟抗阻屈肘动作),肘关节屈曲角度从 30° 增加至 120°,在所研究的 6 个肘关节标本中,滑车和滑车切迹中央之间没有发生表面接触(**图 8-6A**)[4]。在 500N(约 112 磅)的载荷下,关节表面接触区域从侧面向切迹中央扩展(**图 8-6B**)。

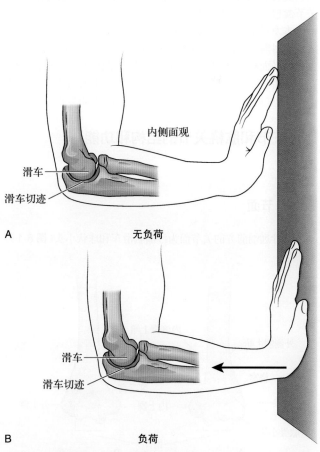

图 8-6 左肘关节。A. 滑车和滑车切迹的最深处在屈曲 30°~120° 范围内无接触。在负荷条件下,接触主要在切迹的两侧。B. 当施加负荷时,接触区域从两侧向滑车切迹中间部分扩展

在肱桡关节处,桡骨头和肱骨小头之间的关节运动包括有浅凹的桡骨头在肱骨小头的凸面上滑动(图 8-7)。肱骨小头略小于相应的桡窝,所以关节面略有不一致[8]。在肘关节完全屈曲到终末时,桡骨头的边缘会滑入桡窝(图 8-7A)[9]。在完全伸直时,桡骨头和肱骨小头之间没有接触(图 8-7B)。

关节囊

肱尺关节、肱桡关节和桡尺近端关节被一个关节囊包裹。如图 8-8 所示,关节囊的近端附着于冠突窝和桡窝的正上方,沿冠突边缘向下,远端附着于尺骨,并与环状韧带的近端边缘融合。在内侧和外侧,关节囊与侧副韧带相连[3]。在后方沿

鹰嘴窝的上缘和内上髁的背侧附着于肱骨[3]。向下穿过环状韧带的下方附着于桡骨颈的后缘和下缘[3]。

关节囊的前部和后部都相当大、松弛且薄弱,并且含有能够延伸的滑膜皱襞以允许肘部进行全范围的关节运动。脂肪垫位于关节囊和滑膜之间,与鹰嘴、冠状突和桡窝相邻[3]。在外侧和内侧,关节囊被侧副韧带加固。

关节囊的滑膜(图 8-9)位于冠状突、桡窝和鹰嘴窝的周围,以及扁平的滑车内侧面和环状韧带的下方。一个止于近端桡骨和尺骨之间的三角形滑膜皱襞将肘关节部分分割成两个关节[3]。Duparc 及其同事发现,在 50 具成人尸体检查的大多数关节中,三角滑膜皱襞位于靠近环状韧带和关节囊交界的桡尺近端关节处[10]。滑膜皱襞的厚度从 1~4mm 不等,长度从 9~51mm 不等,并且含有脂肪垫和神经纤维[10]。

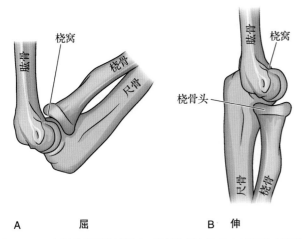

图 8-7　A. 在肘关节屈曲过程中,桡骨边缘在肱骨上的桡窝内滑动。B. 肘部完全伸展时,肱骨小头和桡骨头之间无接触

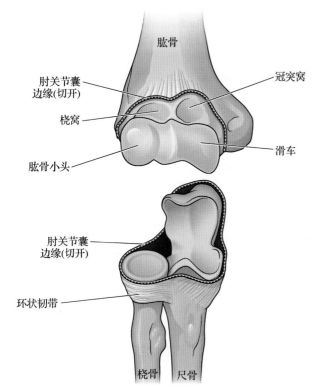

图 8-8　以红色虚线显示的游离的肘关节囊包绕着肱桡关节和肱尺关节

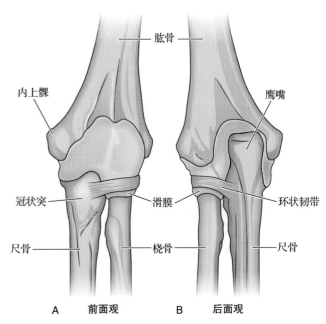

图 8-9　左肘关节滑膜。A. 前面观。B. 后面观

拓展概念 8-1
增生的滑膜皱襞

现已明确增生的三角滑膜皱襞为引起肱骨外上髁痛(外上髁区域的疼痛)的根源[10,11]。肘外侧痛可能是由于位于桡骨头和尺骨之间(环状韧带内)或环状韧带和关节囊交界处增生的三角滑膜皱襞内神经纤维受到刺激而引起的(图 8-10)。

病例应用 8-1

Bill Garcia 是一名 40 岁的男性,向物理治疗师陈述,约 2 个月前出现右侧肘关节隐痛。重复抓握、长时间的电脑工作和做俯卧撑会加剧疼痛。主要查体结果如下:

● 沿外上髁或伸肌腱触诊时无疼痛
● 沿肱桡关节触诊疼痛
● 肱桡关节在主动和被动腕背伸、抓握及和受压时引起疼痛

- 牵拉肱桡关节时疼痛明显减轻

　　该患者的表现是肘关节滑膜皱襞综合征的典型病例。增生的三角滑膜皱襞已被确定为肱骨外上髁痛（外上髁区域的疼痛）的疼痛根源[10,11]。肘外侧疼痛可能是由于位于桡骨头和尺骨之间（环状韧带内）或环状韧带和关节囊的交界处（**图8-10**）增生的三角形滑膜皱襞内神经纤维受到刺激而引起的。

　　由于电脑工作、抓握和俯卧撑重复进行腕部伸展，对肱桡关节的压迫足以引起滑膜组织的炎症，并且会波及关节间隙。如果不彻底检查，这种表现很容易被误认为是肌腱病，二者的治疗方法存在明显不同。

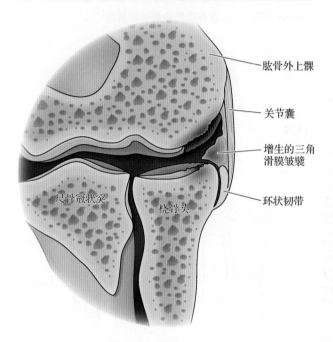

图8-10　在肘关节的这个横断面上，滑膜皱襞的桡侧部分增生可导致肱桡关节的卡压，并且有可能是肘关节外侧疼痛和炎症或者退行性改变的一个原因

韧带

　　身体的大多数铰链关节都有侧副韧带，肘部也不例外。侧副韧带位于铰链关节的内侧和外侧，以维持内侧/外侧稳定性并保持关节面贴合。与肘关节相关的两条主要韧带是内侧（尺侧）和外侧（桡侧）副韧带。

内侧（尺侧）副韧带

　　内侧副韧带由前部、后部和水平部分组成（**图8-11**）[12-17]。前部和后部可称为前斜韧带和后斜韧带，或简称前束和后束。当内侧副韧带与其他结构分离时，韧带的近端附着点为肱骨内上髁前下方扁平的圆形区域[14,18]。Milz及其同事认为内侧副韧带的附着点基本上与屈肌总腱以及部分肱尺关节软骨相融合，韧带包裹着滑车边缘的关节软骨[18]。

　　内侧副韧带的远端附着点在尺骨冠状突上，近端较宽，向远端逐渐变细，韧带纤维穿过冠状突并向远端进一步附着于尺骨近端和内侧[14]。这种在起止点处分散的附着也

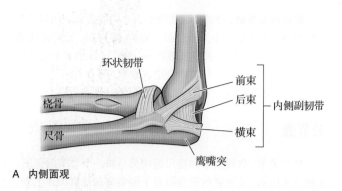

A　内侧面观

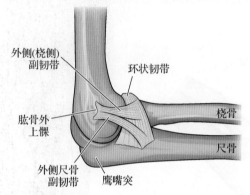

B　外侧面观

图8-11　**A.** 右肘关节的内侧面观显示内侧（尺侧）副韧带的三个部分。肌肉组织和关节囊已被移除以便于显示韧带的附着情况。**B.** 外侧副韧带复合体包括外侧（桡侧）副韧带、尺骨外侧副韧带和环状韧带。肌肉组织和关节囊已被移除以便于显示韧带的附着情况

是应力分布的一种机制[19]。机械感受器[高尔基器（Golgi organs）、鲁菲尼末梢（Ruffini terminals）、帕西尼小体（Pacini corpuscles）和游离神经末梢]密集分布在韧带的肱骨和尺骨附着点附近[20]。

　　内侧副韧带的前束被认为是肘关节屈曲20°～120°时抵抗外翻应力的主要韧带[21-23]。Callaway及其同事将前束描述为：由前后束组成，随着肘部的弯曲和伸展，两束以相互作用的方式收紧[13]。前束完整时，关节囊前方和桡骨头也有助于维持内侧关节的稳定，但当前束被切断时，这些结构无法提供抵抗外翻应力的稳定性[24]。

　　内侧副韧带的后束不像前束那样明显，其纤维可能与来自关节囊内侧的混合纤维。后束从肱骨内上髁的后方延伸到尺骨的冠状突和鹰嘴突。后束限制了肘部的伸展，但在为肘部提供外翻稳定性方面的作用不如前束重要[21-23]。在图8-11A中，可以看到内侧副韧带的斜（横）向纤维延伸到尺骨鹰嘴和冠突之间。这部分韧带也被称为Cooper韧带，对维持外翻的稳定性作用并不明显，但有助于维持关节面的匹配程度。

> **基本概念 8-1**
> **内侧（尺侧）副韧带的功能总结**

1. 稳定肘部内侧的外翻应力[13,21-26]
2. 在肘关节伸展ROM的末端限制过度伸展[15,17]

3. 在整个屈曲 ROM 中控制关节运动[15]
4. 对关节面受到的轴向牵拉提供一定的阻力

外侧副韧带复合体

外侧副韧带复合体还包括外侧（桡侧）副韧带、外侧尺骨副韧带[15, 27-29]和环状韧带（图 8-11B）[29]。桡侧副韧带是一个扇形结构，从肱骨外上髁的下方向远端延伸，与包围桡骨头的环状韧带合并。从肱骨外上髁延伸至尺骨和环状韧带外侧的韧带组织被称为外侧尺骨副韧带[17]。该韧带与位于外侧副韧带后方的旋后肌、伸肌和肘肌紧密相连[30]。

> **拓展概念 8-2**
> **前臂和肘关节位置对肘部后外侧稳定性的影响**
>
> Milz 发现外侧副韧带复合体和伸肌总腱的附着点在外上髁处融合[18]。在一项尸体标本研究中，Wavreille 认为前臂和肘关节的位置会影响外侧副韧带的长度，从而可能影响肘关节的后外侧稳定性[31]。例如当前臂位于中立位时，外侧副韧带在肘部屈曲 0°～30° 以及 90° 时最长。当前臂处于完全旋前时，则结果不同。与前臂旋转对外侧副韧带的影响相比，前臂旋转对尺侧副韧带长度的影响很小[31]。

某些特定功能是由外侧副韧带复合体中的个别韧带来执行，而其他大部分功能是由整个外侧副韧带复合体来执行。桡侧副韧带可以加固肱桡关节外侧，并且在肘关节的某些位置对抗内翻应力，以及对抗作用于关节面的轴向牵拉力[32]。当施加内翻或外翻力矩时，桡侧副韧带外侧的部分纤维在整个屈曲 ROM 中保持紧张状态[17]。根据 O'Driscoll 的介绍，桡侧副韧带的外侧束是肘关节脱位时经常受到破坏的一个关键结构[33]。

Olsen 及其同事得出结论，桡侧副韧带的外侧是控制关节稳定性的主要成分，而外侧尺骨副韧带和环状韧带是抵抗内翻和旋后应力的次要成分[34]。另有相关报道称，外侧尺骨副韧带可以协助桡侧副韧带抵抗内翻应力，并且具有为肘关节提供侧方支持的能力[30, 34]。Kim 及其同事认为外侧尺骨副韧带的不是静态稳定装置，而是与相关肌肉一起作为动态稳定结构[35]。

> **基本概念 8-2**
> **外侧副韧带复合体的功能总结**
>
> 1. 稳定肘部，对抗内翻应力[28, 29, 32, 36, 37]
> 2. 对抗内翻和旋后的联合应力[28, 29, 36, 37]
> 3. 强化肱桡关节，有利于抵抗作用于关节面的轴向牵拉[32]
> 4. 稳定桡骨头，从而为前臂旋转提供一个稳定的基础[37]
> 5. 保持关节后外侧的旋转稳定性[29, 30, 34, 38-40]
> 6. 通过将尺骨固定在肱骨上，防止肱尺关节的半脱位
> 7. 防止前臂在外旋时与肱骨分离，并且还可以防止前臂在从完全伸展位置开始进行屈曲时脱位

> **病例应用 8-2**
>
> Joshua Rodes 是一名 27 岁的男子，向物理治疗师陈述他的右上肢疼痛和无力，并且在进行拔草、推婴儿车和举重等活动中功能受限。患者主诉自己的肘部"不稳"。准确地讲，在这些活动中，患者感觉到自己的肘部"移动"了很多次。在提供病史时，患者自述在 4 个月前踢足球中摔倒时手掌着地，这种损伤被称为 FOOSH（跌倒时伸出的手掌着地）。这次摔倒立即引起了疼痛，而且他的肘部"看起来很奇怪"。患者试图伸直肘部，结果发出"弹响"声，随即恢复了正常外观。患者没有寻求进一步的医疗干预，而是通过休息和冰敷进行治疗。在查体过程中，患者出现外侧韧带复合体松弛和肘关节不稳的阳性结果，并被建议转诊影像科和外科会诊进一步确认。
>
> 外侧副韧带和内侧副韧带附着在关节囊上，游离神经末梢和机械感受器分布在肱骨和尺骨的关节囊附近[20]。单独的外侧副韧带撕裂并不常见，但慢性损伤可能导致出现有临床症状的关节后外侧半脱位[40]。外侧副韧带复合体的完全断裂最常见于骨折脱位和累及冠状突或桡骨头的骨折[41]。如果患者表现出肘关节弹响或肘关节交锁疼痛，则可能是存在后外侧不稳定，需要进一步体格检查并行应力位 X 线片[33]。

肌肉

肘关节前方有 9 块肌肉，但其中只有 3 块肌肉（肱肌、肱二头肌和肱桡肌）在肘关节活动中起主要作用。旋后肌和旋前圆肌在桡尺关节处起主要作用。其余 4 块肌肉（桡侧腕屈肌、尺侧腕屈肌、指浅屈肌和掌长肌）主要作用于腕部、手部和手指，被认为是屈肘力量较弱的肌肉（图 8-12A）。

肘关节屈曲的主要肌是肱肌、肱二头肌和肱桡肌。肱肌起自于肱骨干下部的前表面，并通过厚而宽的肌腱附着在尺骨粗隆和冠状突上。肱二头肌起自两个头。短头是从肩胛骨的喙突形成的厚而扁平的肌腱，长头是从肩胛骨的盂上结节形成长而窄的肌腱。肌纤维在上臂中部汇合，通过强大的扁平肌腱附着在桡骨粗隆上。肱二头肌的其他肌纤维附着于肱二头肌腱膜，并且向内侧延伸，与前臂屈肌上方的筋膜融合[3]。肱桡肌起自肱骨外侧髁上嵴并附着在腕关节附近桡骨茎突的近端。

肘关节的两个伸肌是肱三头肌和肘肌，他们从肘关节后方穿过。肱三头肌有长头、内侧头和外侧头。长头起于肩胛骨的盂下结节处，为与盂肱关节囊融合的扁平肌腱，从而穿过盂肱关节和肘关节。内侧头起自于肱骨的整个后表面，而外侧头仅起于肱骨后表面的一个狭窄的嵴。与长头不同，这两个头都不穿过盂肱关节。三个头通过共同的肌腱附着于鹰嘴突。肘肌是一块较小的三角形肌肉，起自于肱骨外上髁的后表面，向内侧延伸至鹰嘴突的外侧和邻近的尺骨近端[3]。

许多主要控制腕部和手指活动的肌肉通过一个共同的伸肌腱与肘肌一起附着在肱骨外上髁。由于这些肌肉穿过肘部，因此它们可能对肘关节活动产生作用，但它们的作用主要是用来抵抗应力（维持稳定）。这些肌肉包括桡侧腕长伸肌、桡侧腕短伸肌、指总伸肌、尺侧腕伸肌和小指伸肌（见图 8-12B）。

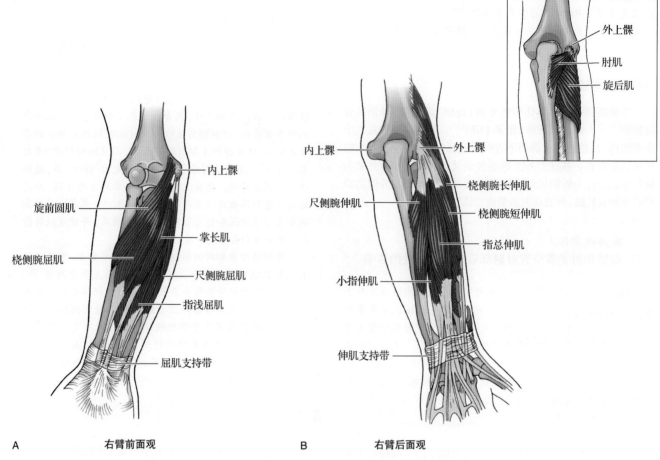

图 8-12　右臂。A. 肱骨内上髁上的屈肌附着处。B. 肱骨外上髁上的伸肌附着处

基本概念 8-3
肘部复合体的肌肉和肌腱

　　桡侧腕长伸肌、桡侧腕短伸肌以及尺侧腕伸肌在完成抓握、锤击和锯切这些动作过程中发挥重要的作用。在上述活动中，无论是针对肌肉本身还是其附着点，这些肌肉的重复拉伸都有可能会损伤肌腹或伸肌总腱。肌腱的病变（肌腱病）常见于网球肘和跳跃者膝[42]。如果患者自述数年来多次出现持续疼痛症状，则怀疑可能是由肌腱退行性变引起的慢性疾病。

　　表 8-1 总结了患者肌腱或肌肉中可能出现的变化类型。由于对网球肘疾病过程的认识发生了转变，部分学者认为应当摒弃肱骨外上髁炎的诊断，而应诊断为肱骨外上髁病或肌腱末端病[43-45]。诊断应改变的依据是，我们所观察到的组织变化似

乎更像是一种退行性过程而不是简单的炎症过程。Benjamin 认为，纤维软骨肌腱附着点病变很少表现出炎症的表现；相反会表现出肌腱变薄，胶原纤维断裂，血管和细胞增多，肉芽组织以及细胞外基质中蛋白多糖含量增加。Faro 和 Wolf 认为修复过程失败可能是组织变化的原因，但他们同时表示对具体疾病过程的认识仍然不完整[44]。

　　影像学研究如超声和磁共振成像（MRI）已经被用于识别肘关节外侧疼痛患者常见的伸肌腱水肿、增厚、撕裂以及腱鞘水肿的影像学特征[46]。尽管肱骨外上髁痛患者的超声成像显示了退行性改变的证据，如肌腱增厚、新生血管、纤维断裂和肌肉内部撕裂，但在大约 50% 的健康无症状的同龄个体中也有类似的发现[47]。

表 8-1　网球肘：肌腱和肌肉的变化

Chard 等人[152]：活检 （20 名患者，27 ~ 56 岁）	Galliani 等人[153]：活检 （11 名患者，38 ~ 54 岁）	Steinborn 等人[154]：活检 （23 名患者，29 ~ 58 岁）	Ljung 等人[155]：活检 （20 名患者）
伸肌总腱	伸肌总腱的附着处	伸肌总腱	桡侧腕短伸肌
肌腱细胞丢失	肌腱细胞丢失	脂肪变性	虫蛀样纤维
钙化	钙化过程进一步发展	肌腱内软骨形成	纤维坏死
糖胺聚糖渗透	胶原蛋白的生化和空间变性	纤维硬化变性	纤维变性
纤维软骨转化	玻璃样变	纤维血管增生	快收缩型 2A 型纤维的百分比增高
	纤维软骨化生		

功能

运动轴

我们一般将肘关节屈曲和伸展的轴描述为一条相对固定的线,它可以水平穿过滑车和肱骨小头的中心,并被肱骨干的纵轴一分为二(图 8-13)[48,49]。然而,一些研究发现这个轴并不像以前认为的那样固定[50-52]。

精确测定肘关节的运动轴是非常重要的,因为我们需要以正确模拟肘关节运动的方式来放置肘关节的假体。在过去,肘关节假体的纯铰链装置在运动过程中经常会松动。瞬时轴倾斜角的变化支持了这样一个假设,即不同肌肉的活动可能影响主动屈曲时的运动模式,关节表面轮廓的不同可以解释个体间的差异。Ericson 及其同事发现,不同受试者瞬时轴的方向变化从 1° 到 14° 及其以上不等,而且冠状面的变化比在水平面上更大[50]。然而,受试者的横轴在水平面上的倾斜度与通过滑车和肱骨小头中心的线几乎没有区别。Bottlang 和其同事在他们的研究中同样发现,所有旋转的瞬间轴几乎都与滑车的内侧面相交[52]。

肱骨和前臂长轴(肘部提携角)

当上肢处于解剖位置时(肩外旋,肘部伸展,前臂完全旋后),肱骨和前臂的长轴在肘部外侧形成一个夹角(图 8-14)。之所以出现这个夹角,是因为滑车的内侧比外侧延得更远,这就导致了肱骨小头略高于滑车(见图 8-13)。这个夹角就称为提携角,通常约为 15°(图 8-14A),但也可能在 8° 到 15° 之

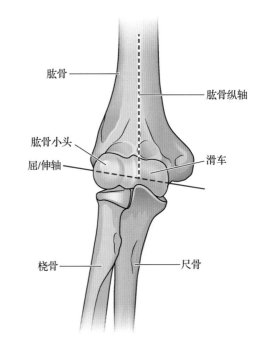

图 8-13 右臂。肘关节屈 / 伸的运动轴位于滑车中线,并与肱骨的纵轴(解剖轴)相交

间变化。当提携角超过 15° 时,称为肘外翻(图 8-14B),当提携角变小(<5° 时)甚至为负角时称为肘内翻(图 8-14C)。如果成角是由于外伤后并发症而形成(如髁上骨折),可以被称为"枪托畸形"[53]。

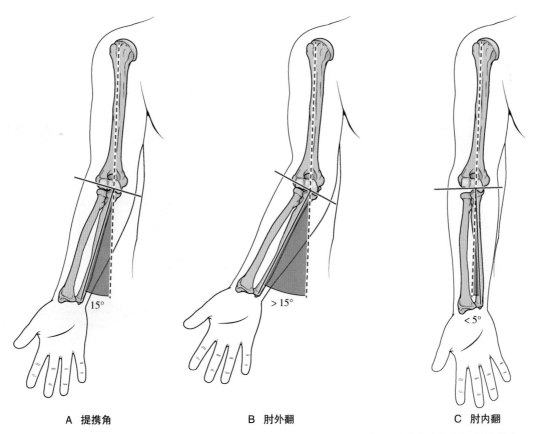

A 提携角   B 肘外翻   C 肘内翻

图 8-14 肘部成角。A. 当肘关节在解剖位置完全伸展时,前臂通常位于肱骨稍外侧;这个角度就称为肘部提携角。
B. 当提携角过大时(>15°),称为肘外翻。C. 当提携角变小(<5°)甚至为负角时,称为肘内翻

Khare 及其同事发现，在出生后的第一年，男性和女性的提携角没有差别[54]。而相关研究发现从 1 岁开始，同年龄组女性儿童的平均提携角明显大于男性儿童[54-57]。

尽管在伸肘时，肱骨和前臂之间有一个正常的角度，但肘关节轴的倾斜导致前臂和肱骨的关系随着肘关节屈曲而发生变化（图 8-15）。当肘关节的轴呈典型倾斜角时，尺骨由伸直

到屈曲逐渐向内侧移动，以便在完全屈曲时前臂与肱骨处在同一平面上（图 8-15A）[9]。随着肘关节轴角度的增加（肘外翻），前臂在完全屈曲时将停在肱骨的内侧（图 8-15B），或者当肘内翻程度极其严重时前臂将停在肱骨的外侧[9,48]。

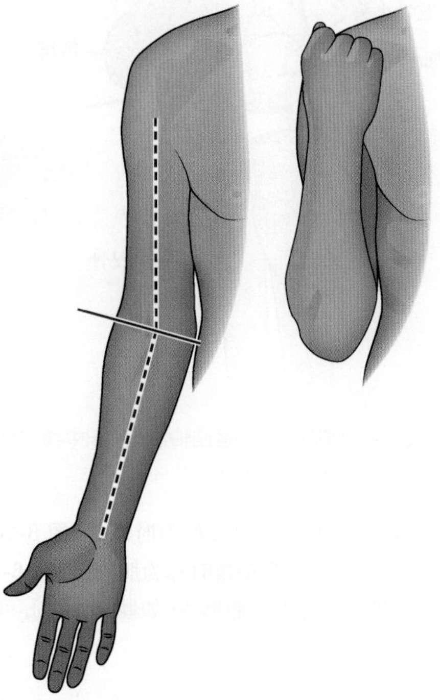

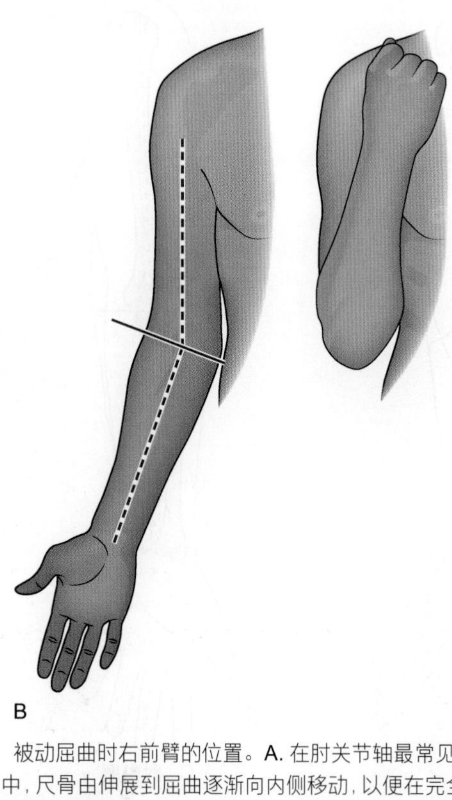

活动性 / 稳定性

诸多因素决定了肘关节的活动范围。这些因素包括运动的类型（主动或被动）、前臂的位置（旋前 / 旋后）、身体质量指数（body mass index，BMI）和肩关节的位置。肘关节主动屈曲的范围通常小于被动活动的范围，因为肱骨前表面大部分收缩的屈肌可能会阻碍前臂与肱骨靠近。当前臂旋后时，肘关节主动屈曲的活动度通常被认为是 135°～145°，被动屈曲的范围是 150°～160°[9]。同时，前臂的位置也会影响肘关节屈曲的 ROM。当前臂处于旋前或者中立位时，肘关节屈曲的 ROM 比前臂处于旋后时要小。BMI 过高（超重）也可能是限制肘关节 ROM 的一个因素。

由于跨双关节或多关节的肱二头肌和肱三头肌的影响，肩关节的位置可能会影响到肘关节可达到的 ROM。如果肩部和肘部同时尝试进行全关节范围的活动，可能导致部分主动或者被动的动作无法完成。

> **基本概念 8-4**
> **跨双关节肌肉对肘关节 ROM 和功能的影响**

跨双关节或多关节的肌肉没有足够的长度（或产生主动张力的能力）来允许（或完成）所有相关关节同时达到全范围的 ROM。在图 8-16 中，这位女士在练习杠铃引体向上的过程中，试图完成肘部的弯曲。当肩关节和肘关节同时屈曲时，双关节肱三头肌的长头在两个关节处被拉长，而肱二头肌在屈肩、屈肘和前臂旋后这三个关节动作时缩短。肱二头肌主动完成屈肘动

图 8-15　被动屈曲时右前臂的位置。A. 在肘关节轴最常见的倾斜度（15°）中，尺骨由伸展到屈曲逐渐向内侧移动，以便在完全屈曲时，前臂与肱骨在停在同一平面上。B. 当肘关节轴的倾斜度增加时（如20°），前臂在被动屈曲时停在肱骨稍向内侧

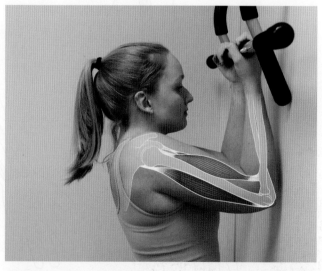

图 8-16　引体向上。在引体向上运动中，肱二头肌的长头试图在屈肩时缩短，而长头和短头则试图在屈肘和前臂旋后时缩短。肌肉可能无法充分缩短或产生足够的张力来完成三个关节所有的活动范围。肱三头肌的长头被拉长至肩部和肘部，这可能为肱二头肌提供了必须克服的被动阻力

作的能力因主动和被动张力产生不足而受到限制（主动不足），而肱三头肌的拉长状态同时为进一步屈肘提供了被动阻力。

关节面的构造、韧带和关节囊这些因素虽然会限制 ROM，但有助于维持肘关节的稳定性。肘关节在达到伸展和屈曲的极限位置时具有天然的关节稳定性[22, 23, 32]。在完全伸直时，肱尺关节处于紧密包绕的位置。鹰嘴突在鹰嘴窝内的骨性接触限制了伸肘活动的末端范围，这样的关节结构则有助于维持外翻和内翻的稳定性。在完全伸展状态下，骨性成分提供了 50% 的抗内翻能力，而外侧副韧带复合体和关节囊提供了另外 50% 的抗内翻能力[32]。在肘部伸展时，抵抗关节牵拉的应力完全由软组织结构提供。关节囊的前部提供了限制肱骨远端滑车切迹向前方移位的大部分力量；而内侧和外侧副韧带只提供了少量限制力量[23]。

相邻的冠突与冠突窝以及桡骨窝和桡骨头边缘限制了屈肘的末端范围。在屈曲 90° 时，内侧副韧带的前部是对抗牵拉和外翻应力的主要力量。如果内侧副韧带的前部因过度牵拉而变得松弛，那么当肘部处于屈曲位置时，将会导致内侧不稳定。当肘关节屈曲到 90° 时，大部分对屈曲应力的抵抗是由关节的骨性结构提供的；只有少量抵抗是由外侧副韧带和关节囊提供。与大多数肌肉一样，肘部肌肉的主动和被动张力通过抵抗应力来稳定关节。肘部屈肌和伸肌的共同收缩为手腕和手指的有力运动提供了稳定的基础，因为控制手腕和手指的肌肉也经过肘部。

肿胀或疼痛可能会限制肘关节的活动范围。Mc-Guigan 和 Bookout 研究了关节内液体对 ROM 的影响。他们发现，每注射 1ml 液体，屈曲的运动弧度就减少 2.1[58]。

肌肉功能

屈

肱肌被认为是重要的活动肌，因为它的附着点靠近肘关节轴线，这种附着有利于在远端产生大弧度的运动。该肌肉具有产生持续张力的潜力，因为它具有较大的生理横截面积和做功能力（体积）[1]。肱肌的力臂在肘关节屈曲略大于 100° 时最大[59]。相对大的力臂有利于产生扭矩，但肌肉产生肌力（Fms）的能力也受其他因素影响（如收缩速度和类型）。由于肱肌的附着点在肱骨和尺骨上，它不受肩关节或前臂位置变化的影响。根据肌电图的研究，在有阻力和无阻力以及慢速和快速运动中，肱肌都可以在肘关节屈曲时发挥作用[60]。

肱二头肌和肱肌均属于活动肌，因为它的止点也靠近肘关节轴线，有利于远端产生大弧度的运动。肱二头肌的长头是屈肌中体积最大的，但该肌肉的生理横截面积相对较小[1]。肱二头肌的力臂在屈肘 80°～100° 之间最大，在这个范围内肱二头肌具有产生强大扭矩的潜力（图 8-17A）[59]。当肘关节接近完全伸展时，肱二头肌的力臂就变得很小，大部分的肌肉力量作用（转移）于前臂和关节（压缩关节间隙；图 8-17B）。因此，作为屈肘肌，肱二头肌在完全伸肘时的作用不如屈肘 100° 的时候强大。当屈肘超过 100° 时，肱二头肌沿上臂长轴方向的分

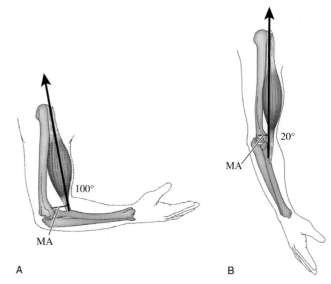

图 8-17　A. 肱二头肌的力臂（MA）在屈肘 100° 时达到最大。B. 当肘部接近完全伸展时，肱二头肌的力臂（MA）相对较小，大部分的肌肉力量向关节压缩

力方向是指向远离肘关节的方向，从而成为参与关节脱位或者分离的力量。

前臂旋后或处于中立位时，肱二头肌在无阻力屈肘时发挥作用，但当前臂旋前时，肱二头肌在无阻力屈肘时往往不起作用。然而，当阻力增加的幅度远远超过肢体重量时，肱二头肌在前臂的所有位置都发挥作用[61]。

肱桡肌与关节轴线有一定的距离，最大的肌肉力量压迫关节表面，从而有利于维持稳定性。肱桡肌的平均生理横截面积相对较小（1.2cm），但与其他屈肌相比，肱桡肌的平均力臂峰值相对较大并且发生于屈肘 100°～120° 之间[59]。此外，肱桡肌不穿过肩关节，因此不受肩部位置的影响。当前臂处于旋后位缓慢进行屈肌离心运动，或者进行缓慢无阻力地屈肘向心运动时，肱桡肌不产生电活动[62]。当前臂运动速度增加且处于中立位或完全旋前位时，如果施加负荷，肱桡肌可以产生中等程度的电活动[60, 63]。

旋前圆肌和其他穿过肘关节的肌肉（掌长肌、指浅屈肌、桡侧腕屈肌和尺侧腕屈肌）屈肘力量较弱，主要作用于桡尺关节和腕关节[3]。

伸

整体而言，肱三头肌的效能不受前臂位置变化的影响，因为其附着在尺骨而不是桡骨。如前所述，因为它的长头穿过了肩部和肘部，所以改变肩关节的位置会影响肱三头肌长头的效能。当完全伸肘并且肩后伸时，由于肱三头肌长头在这两个关节上同时缩短，从而表现为主动肌力不足，所以在该体位下肱三头肌长头产生力量的能力就会减弱。

肱三头肌的内侧头和外侧头是单关节肌肉，因此不受肩部位置的影响。内侧头在无阻力的主动伸肘中发挥作用，但当伸肘时遇到强大阻力或试图快速伸肘，即使处于减重位置，这三个头也都可以发挥作用[60]。尽管在屈肘 90° 时观察到了最大的等长力矩，但在屈肘 90° 时产生的伸肌力矩的总和会随着肩部和身体的位置而变化[64-66]。

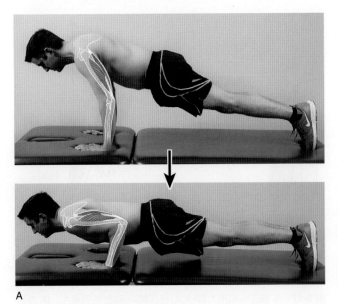

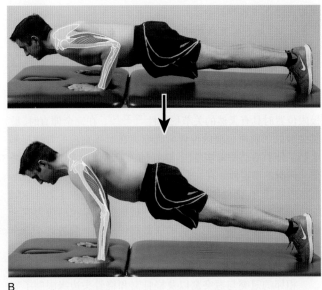

图 8-18　俯卧撑期间肱三头肌的活动。A. 肱三头肌以离心收缩的方式控制在俯卧撑下降阶段由于身体重量而发生的肘部弯曲。B. 当肘部对抗体重的阻力伸展时,肱三头肌以向心收缩的方式回到俯卧撑的起始位置

　　肱三头肌产生有效力量的能力变化通常体现在俯卧撑运动中肌肉的功能上(正如肱二头肌在引体向上中的功能一样;图8-18)。当身体在俯卧撑中下降到地面时,肱三头肌以离心方式控制由身体重量所产生的肘部弯曲(图 8-18A)。然后以向心的方式再次对抗体重的阻力主动伸肘(图 8-18B)。在整个俯卧撑运动中,肱三头肌长头产生力量的相对能力保持不变。当伸肘时(肱三头肌在肘部缩短),肩关节屈曲(肱三头肌的长头在肩部拉长);屈肘时(肱三头肌拉长),肩关节伸展(肱三头肌长头在肩部缩短)。这样就可以避免肱三头肌长头的主动收缩不足。

　　Zhang 和 Nuber[67]发现,在自主等长伸展时,肱三头肌外侧头和内侧头属于单关节肌肉,提供总伸肘力矩的70%~90%。肘肌约占 15%,而肱三头肌长头作为双关节肌肉则所占比例很小。这项研究的作者得出结论,中枢神经系统在双关节肌肉完成一项任务之前要选择性地调动单关节肌肉,除非预计需要相当大的力量。

　　肱三头肌可能在需要稳定肘部的活动中发挥作用。例如,当肱二头肌充当旋后肌时,它可以起到协同作用以防止肘部屈曲。肘关节的另一个伸肌,即肘肌,能够协助肘部伸展,可以认为是活动中的稳定装置[68]。肘部屈肌和伸肌的协同作用已经在各种任务需要和应力下进行了研究。一些成对的屈肌,如肱肌和肱桡肌,以及成对的伸肌,如肘肌和肱三头肌的内侧头,在所有应力下都以类似的方式被激活。Prodoehl 及其同事证明,肌肉的激活模式随着任务的力量需求和可利用的肌肉力量大小而改变[69]。

桡尺近端及远端关节的结构和功能

结构

桡尺近端(上)关节

　　桡尺近端关节的关节面包括尺骨的桡切迹、环状韧带、桡

骨头的边缘和桡窝,以及肱骨小头(图 8-19)。尺骨的桡切迹位于尺骨近端外侧即滑车切迹的正下方。桡切迹呈凹形,被关节软骨覆盖。接近圆形的环状韧带附着在桡切迹的前缘和后缘。桡骨头的边缘被透明软骨覆盖。环状韧带的内部由关节

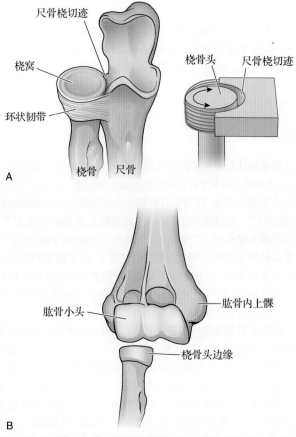

图 8-19　桡尺近端关节。A. 桡尺近端关节的一部分是由环状韧带的纤维骨环和尺骨的桡切迹形成,桡骨头在其内部转动。B. 桡尺近端关节还包括桡窝(见 A)与肱骨小头的远端

软骨组成,关节软骨与桡切迹的软骨相连,共同形成了一个纤维骨环,桡骨头在其中转动(图 8-19A)。肱骨小头和桡骨头的近表面(窝)是桡尺近端关节(图 8-19B)和肱桡(肘)关节的一部分;肱桡关节在之前的内容中已经介绍过。

桡尺远端(下)关节

桡尺远端关节的关节面包括桡骨尺切迹、关节盘和尺骨头(图 8-20)。桡尺尺切迹位于桡骨的远端。尺切迹凹面的曲率半径大于尺骨头的曲率半径。桡尺关节盘通常被称为三角纤维软骨(triangular fibrocartilage, TFC),因为它呈三角形,或者是被称为三角纤维软骨复合体(triangular fibrocartilage complex, TFCC)的一部分,因为它与腕部结构有广泛的纤维连接(图 8-20A)。

三角纤维软骨的底部与桡骨尺切迹的远端边缘相连。三角纤维软骨的顶端一个附着在尺骨头的凹陷处,另一个附着在尺骨茎突的基底部[70]。三角纤维软骨有许多附着点,因此通常被称为三角纤维软骨复合体。它被描述为类似于一个隔板,其内侧边缘嵌入了血管结缔组织,含有细小的韧带,将三角纤维软骨与尺骨和关节囊连接起来[71]。在内侧,三角纤维软骨与来自茎突两侧的尺侧副韧带连接[70]。

在内侧,三角纤维软骨与尺骨和关节囊连续。尺侧副韧带的纤维产生于茎突的两侧[70]。三角形纤维软骨的边缘增厚,中央较薄,由远端背侧和掌侧的桡尺韧带形成,或为其组成部分(图 8-20B)[72-74]。这些韧带牢固地附着在桡骨上;而在尺骨的附着则不那么牢固[70]。Chidgey 及其同事发现在大多数尸体标本中,纤维软骨的中央部分是无血管的,与三角形纤维软骨的周边区域形成鲜明对比[74]。在临床上,如果是患者在三角纤维软骨的周围血管化区域发生了撕裂,则建议行修复手术,而对于中央及更常见的无血管区的撕裂则被简单地切除[75]。Ohmori 和 Azuma 在三角纤维软骨的尺侧发现了游离的神经末梢,特别是在外周。作者认为,根据他们的发现,椎间盘可能是腕部疼痛的来源之一[76]。

三角形纤维软骨在物理上将远端桡尺关节与桡腕关节分开,这两者在解剖学上是分开的(图 8-21)。因此,三角纤维软骨实际上有两个关节面。三角形纤维软骨的近端(上)表面在远端桡尺关节处与尺骨头衔接;其远端(下)表面与腕骨衔接,

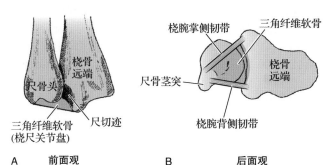

图 8-20 左侧桡尺远端关节。A. 桡尺远端关节的前面观显示,左前臂旋后时三角形的纤维软骨(桡尺关节盘)的正常位置。B. 远端桡骨和尺骨的后面观显示了三角形纤维软骨(实际上并不透明)如何覆盖远端尺骨的下面。掌侧和背侧桡腕韧带有利于维持桡尺关节和三角形纤维软骨的稳定性

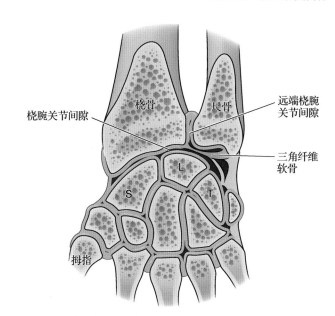

图 8-21 三角形纤维软骨 通过右前臂远端和手部的横断面,可以看到三角纤维软骨在远端桡尺滑膜关节和桡腕滑膜关节之间分隔并作为物理屏障。因此,三角纤维软骨既是远端桡尺关节面的一部分,也是桡腕关节面的一部分。L,月骨;S,舟骨;T,三角骨

作为桡腕关节的一部分[70]。三角纤维软骨的近端和远端表面都是凹陷的,以适应尺骨头的凸起和腕骨上部的凸起。[70]三角纤维软骨近端和远端表面的周边部分都被来自各自关节囊的滑膜覆盖[73]。

韧带

多条韧带有助于维持近端和远端桡尺关节的稳定(图 8-22)。由于近端和远端关节是机械性连接的,尽管有些韧带明显与一个关节的联系多于另一个关节,但是所有的桡尺韧带都能够为两个关节提供间接支持。与近端桡尺关节特别相关的三条韧带是环状韧带、方韧带和斜索。如前所述,环状韧带是一条强有力的韧带,可以形成一个环绕桡骨头的环,实际上是近端桡尺关节关节面的一部分(见图 8-19A)。环状韧带的近侧边缘与关节囊相融合,外侧由外侧副韧带的纤维加固。方韧带从尺骨桡切迹的下缘延伸止于桡骨颈部(图 8-22A 和 B)。方韧带加固了关节囊的下侧,有助于保持桡骨头与尺切迹的贴合。方韧带也限制了桡骨头在旋后和旋前时的旋转,因为它附着在桡骨头边缘正下方的内侧尺骨上。位于近端的斜索是前臂腹侧的一条扁平的筋膜,从尺骨冠状突前外侧的附着处延伸到桡骨粗隆的下方(图 8-22C)[77]。斜索的纤维与纤维间膜的纤维成直角。斜索的功能意义尚不清楚,但它可能有助于防止桡骨和尺骨分离。

背侧和掌侧的桡尺韧带为远端桡尺关节提供直接支持。背侧和掌侧韧带是由起源于桡骨尺切迹背侧和掌侧的纵向胶原纤维束形成的。如前所述,这两条韧带沿着三角纤维软骨的边缘延伸,附着在尺骨中央凹和尺骨茎突基底部(见图 8-20B)[72]。

骨间膜位于桡骨和尺骨之间,为近端和远端桡尺关节提供稳定作用(图 8-22C)[77,78]。它是一个复杂的结构,由中央带、薄膜部分和背侧斜索组成。中央带坚韧而厚实,由从桡骨到尺

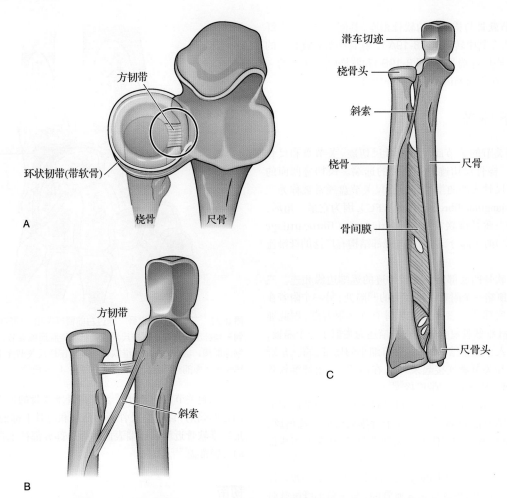

图 8-22　右侧桡尺关节的部分韧带。**A.** 俯视并 "透过" 半透明的桡骨头，可以看到方韧带从尺骨的桡切迹延伸到桡骨内侧的边缘以下。**B.** 当环形韧带被移除，桡骨和尺骨被分离时，方韧带的附着更容易被看到。**C.** 桡骨和尺骨旋后位的前面观显示了斜索和骨间膜

骨的斜行纤维束组成[77,79,80]。当中央束的抗拉强度与髌腱的抗拉强度进行比较时，调查人员发现中央束的极限抗拉强度是髌腱强度的 84%[81]。Nakamura 和他的同事发现，中央束在整个前臂旋转过程中一直保持绷紧状态，显然是为了保持桡骨和尺骨不分开[82]。与中央束相比，膜状部分是个柔软而薄的结构，位于中央束的近端和远端[77]。背侧斜索被认为是骨间膜的一部分，不应该与位于前臂腹侧的斜索混淆，后者不属于骨间膜的一部分。背侧斜索延伸到从尺骨的近端四分之一到桡骨的中间区域[77]。它的纤维走形与中央束相反。

三角形纤维软骨和远端桡尺关节囊还将桡骨远端和尺骨结合在一起，从而为远端桡尺关节提供稳定性。腕关节损伤后，桡骨远端关节囊被瘢痕组织侵入时，可成为运动受限的一个来源[83]。

肌肉

与桡尺关节相关的主要肌肉是旋前圆肌、旋前方肌、肱二头肌和旋后肌。两个旋前肌是旋前圆肌和旋前方肌（**图 8-23A**）。旋前圆肌有两个头：一个肱骨头和一个尺骨头。肱骨头起自肱骨内上髁的屈肌总腱。较小的尺骨头起自尺骨冠状

突的内侧。两个头都在远端连接到桡骨外侧最大的凸起处的表面。

位于前臂远端的旋前方肌也有两个头（浅层和深层）。这两个头都起自尺骨，并在前方穿过骨间膜，止于桡骨。浅层头的纤维横向穿过骨间膜，而深层头的纤维则斜行穿过骨间膜，止于桡骨[84]。

正如在讨论作用于肘关节的肌肉时指出的那样，肱二头肌是桡骨旋后肌，也是屈肘肌。旋后肌则是单关节旋后肌（**图 8-23B**）。旋后肌是一块短而宽的肌肉，起于肱骨外上髁、桡侧副韧带、环状韧带和尺骨外侧，附着于桡骨肱二头肌粗隆的下方。旋前时，旋后肌环绕桡骨，当旋后肌缩短时，将会从盘绕状态舒展开。

功能

桡尺轴和桡尺运动

桡尺近端和远端关节由一条纵轴机械连接，该纵轴从近端桡骨头的中心延伸到远端尺骨头的中心（**图 8-24**）。由于相连的近端和远端桡尺关节有一个共同的轴，运动必须同时发生在

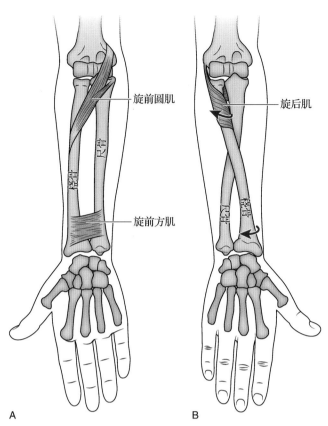

A   B

图 8-23　右侧桡尺关节的主要旋前肌和旋后肌。**A.** 在前面观中，旋后的前臂上显示了旋前圆肌和旋前方肌。当这些肌肉缩短时，桡骨会越过尺骨进入旋前状态（见 B 图位置）。**B.** 当前臂处于旋前状态时，旋后肌盘绕着桡骨。当旋后肌缩短时，其将会从盘绕状态舒展开，并将桡骨拉回到与尺骨平行的位置上（见 A 图位置）

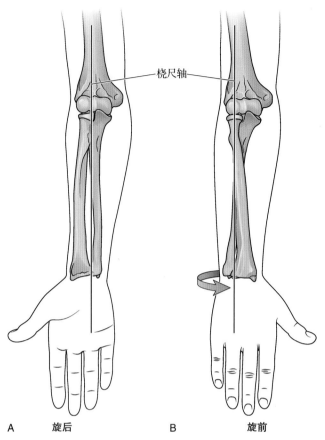

A   **旋后**   B   **旋前**

图 8-24　桡尺近端和远端关节的机械连接。**A.** 前臂旋后位时，桡骨和尺骨相互平行，单一纵轴穿过桡尺近端和远端关节。**B.** 在旋前时，桡骨在近端环形圈内旋转，在远端围绕三角纤维软骨旋转，当桡骨围绕纵轴旋转时，移动的桡骨越过相对稳定的尺骨

近端和远端关节。

　　在旋后位时，桡骨和尺骨相互平行（**图 8-24A**），而在旋前位时，桡骨跨过尺骨（**图 8-24B**）。在近端，桡骨头在由桡切迹和环状韧带形成的纤维骨环内旋转，桡骨头的中心凹同时在肱骨头上旋转。在远端，桡骨上的尺切迹的凹面围绕着尺骨头滑动，三角形的纤维软骨围绕尺骨附着点转动的同时，在尺骨头下方扫过。

　　虽然桡尺关节的主要运动是桡骨的运动，但尺骨远端也有一些运动。尺骨远端运动的幅度小于桡骨运动的幅度，而且与桡骨运动的方向相反[85]。尺骨头在旋前时向远端和背侧移动，而在旋后时向近端和内侧移动。因此，在桡骨远端关节处，尺骨头在旋前时位于桡骨尺骨切迹的背侧，而在完全旋后时位于尺切迹的掌侧。尺骨头和桡骨尺切迹之间的接触在这些活动终末范围内是最小的，而当前臂处于旋后和旋前之间时是最大的[86]。

桡尺关节活动范围

　　桡尺关节的总 ROM 值是 150°[87, 88]。在临床上，一般是在肘关节屈曲 90° 的体位下来评估旋前和旋后的 ROM（**图 8-25**）。肘部处于这一位置可以稳定肱骨，因此可以将桡尺关节的旋转与发生在盂肱关节的旋转区分开来。Shaaban 和他的

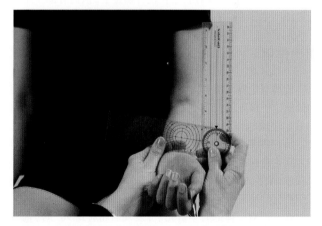

图 8-25　桡尺骨运动的临床测量。用测角器测量旋后位的最大范围。受试者的左肘屈曲至 90°，上臂紧贴躯干。同样的姿势用于测量旋前的最大范围

同事发现，旋后和旋前的 ROM 是根据肘部位置而变化的[80]。在控制所有肱骨运动的情况下，这些研究者发现当肘部完全弯曲时，旋后明显增加，反之，当肘部伸展时，旋前更大。如**图 8-26** 所示，肘部屈曲时前臂旋后的最大角度约为 90°，旋前的最大角度为 60°。当肘部伸展时，前臂旋前运动最大角度为 100°，旋后运动的最大角度为 50°[88]。从功能的角度来看，当

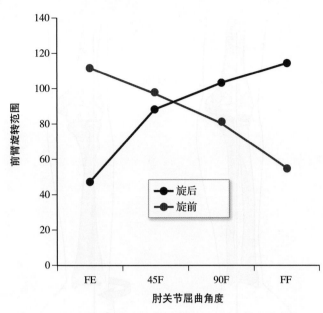

图 8-26 肘关节的屈曲角度及其对前臂的主动旋前和旋后范围的影响之间的关系 肘关节完全伸展（FE）时，旋前范围最大；肘关节完全屈曲（FF）时，旋后范围最大。（*Reproduced with permission from: Shaaban H et al.J Hand Surg Eur Vol 2008; 33: 3 - 8. Sage Publications Ltd. All rights reserved.*）

将手放在嘴边吃东西时，有更多的旋后是有利的，一般伴随着肘部的屈曲[70]。肘关节在所有角度下进行的前臂旋前都受到桡骨和尺骨的结构限制以及手背侧桡尺韧带和肘关节内侧副韧带后部纤维的张力限制[89]。旋后受制于手掌侧桡尺韧带和斜索的被动张力。紧贴在桡骨头下方的方韧带限制了桡骨头在旋前和旋后时的旋转。环状韧带不限制运动，因为桡骨头在其环内旋转，通过将桡骨紧贴在桡骨切迹上，从而有助于维持近端桡尺关节的稳定性。

肌肉作用

旋前肌主要作用于桡尺关节，但其长头也经过肘关节。旋前圆肌位于接近肘关节轴线的位置，虽然该肌肉在肘关节屈曲中只起轻微的作用，但可有助于稳定近端桡尺关节和肱桡关节。旋前方肌是一个单关节的肌肉，不受肘部位置改变的影响。无论是在有无阻力的旋前过程中，还是在缓慢和快速旋前过程中，旋前方肌都很活跃。旋前方肌被认为是维持远端尺桡关节功能的动态稳定器[84]。

在一项对尸体的力学研究中，发现当屈到 90° 时，前臂中立位附近的旋前肌效率最高[90]。旋前圆肌和旋前方肌的旋前效果在旋后 40° 和旋前 40° 之间达到最大，在旋后和旋前的末端位置则有所下降[91]。

旋后肌作为一个单关节的肌肉，在肘部或前臂的所有位置上，在无阻力的缓慢旋后过程中可以单独发挥作用。当肘部伸展时，它也可以在无阻力的快速旋后中单独活动。然而，当在对抗阻力的情况下进行前臂旋后时，或在肘部弯曲到 90° 的快速前臂旋后时，肱二头肌的活动总是很明显。Bremer 发现，所有主要旋后肌在旋前 40°~50° 时表现为扭矩峰值[91]。肱二头肌在前臂处于旋前位置时施加的旋后扭矩是其他位置的四倍[90]。

在前臂旋前 75% 的情况下，平均最大旋后扭矩为 16Nm，相比之下，在前臂中立位置，肘部处于 45° 屈曲时，平均最大旋后扭矩为 13.1Nm[92]。

Gordon 及其同事发现，当前臂处于中立位时，旋后和旋前的扭矩本质上是相似的。然而，前臂处于旋前状态时，旋后力矩最大，而前臂处于旋后位时，旋前力矩最大[93]。肱桡肌也在旋后和旋前中起作用。Naito 和他的同事在健康受试者中证明，在肘部保持 90° 弯曲的情况下，肱桡肌在快速交替的旋后 / 旋前运动中显示出高水平的活动，前臂旋前时的活动水平比旋后时高[63]。Bremer 认为肱桡肌在旋后时作为旋前肌，在旋前时作为旋后肌[91]。

稳定性

远端桡尺关节的肌肉支持来自旋前方肌[84, 94, 95]和尺侧腕伸肌肌腱[70, 80]。旋前方肌的深头在整个旋后和旋前过程都可以发挥作用，因此可以为远端桡尺关节提供动态稳定[96]。尺侧腕伸肌（图 8-27）的活动会对尺骨头的背侧施加抑制力，因为在旋后过程中肌腱会伸展到尺骨头上方。肌腱的张力有助于在旋后和旋前期间保持尺骨头的位置[70]。

桡侧腕短伸肌与尺侧腕伸肌一样，似乎为桡尺关节提供支持，这一点由桡骨运动时运动单元的幅度证明。最大自主收缩（maximum voluntary effort, MVE）是肌肉最大收缩时电活动的量度。在主动旋后期间，桡侧腕短伸肌的活动量相当于其 MVE 的 26%~43%，主动旋前显示出肌肉 MVE 的 27%~55%。桡侧腕短伸肌似乎在用力旋前（取决于前臂角度）时作为前臂抓握的稳定肌，在旋后时作为手腕伸展的主动肌[92]。

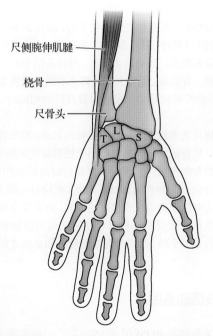

图 8-27 尺骨腕伸肌 右前臂后面和手背（后）面观显示了尺侧腕伸肌肌腱远端穿过尺骨头的凹槽，到达第 5 掌骨基部附着处。肌肉近端附着于肱骨外上髁的近端。远端肌腱可以在旋前和旋后时稳定尺骨头。L, 月骨；S, 舟骨；T, 三角骨

远端桡尺关节的被动支持是由背侧和掌侧桡尺韧带、骨间
膜和三角纤维软骨提供。桡尺背侧韧带在旋前时绷紧,而掌侧
桡尺韧带在旋后时变得紧绷[70,95,98]。桡尺韧带的横截面积有
限,结构刚度低,但它们能够防止在负重过程中桡骨与尺骨分
离,也可能有助于通过远端桡尺关节将力从桡骨传递到尺骨。
然而,这些韧带并不能增强纵向的稳定性。它们允许桡骨和尺
骨之间有大约 5mm 的间隙,然后再提供阻力以防止进一步的
分离[72]。骨间膜和三角纤维软骨通过将桡骨和尺骨结合在一
起为远端关节提供稳定性。然而,它们也提供了重要的纵向稳
定作用[79,80]。

骨间膜通过将桡骨远端的一些压力转移到尺骨近端来保
护近端尺桡关节和桡骨头[99]。在手腕处,桡骨基部比尺骨头
部大得多,尺骨也在一定程度上受到三角纤维软骨复合体的软
组织的保护,免受压迫(见图 8-20B)。如果不减弱,施加在桡
骨远端上的力有可能在桡骨头和近端肱骨小头之间的小关节
处引起大的压迫应力。当腕部和手部承重时,骨间膜中央纤维
的方向限制了近端桡骨和尺骨的移位(图 8-28),限制了对桡
骨头的压迫,并将施加在桡骨远端的一部分力转移到肱尺关节
处接触面积更大的尺骨上。

DeFrate 及其同事发现,桡骨和尺骨的总负荷平均传输比
例随前臂位置的不同而不同。在旋后位时,负荷分布在桡骨
远端为 68%,在尺骨远端为 32%。对于近端而言,桡骨近端比
例为 51%,尺骨近端比例为 49%[100]。通过桡骨传递的轴向力
在完全旋后时最小,随着前臂朝前移动而增加。通过尺骨传

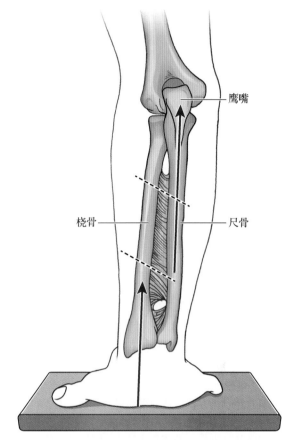

图 8-28　骨间膜在力传递中的作用。在右手负重时(后面观),地面反
作用力的大部分是由桡骨的基底部承担的。随着骨间膜的收紧,作用
力沿着桡骨向上传导并且转移到尺骨,并从那里转移到更大的肱尺关
节表面

递的轴向力在极端的旋前时最小,随着前臂进入旋后而逐渐
增加[101]。

Markolf 和他的同事研究了肘关节处于内翻、外翻和中立
位时腕部和肘部桡尺侧的负荷[102]。当肘部处于相对内翻的位
置(桡骨头和肱骨小头之间没有接触),力从桡骨远端通过骨间
膜传递到尺骨近端。当肘部处于相对外翻的位置时(桡骨头和
肱骨头之间有接触),力通过桡骨传递。当前臂处于中立位时,
尺骨远端的平均受力为腕部所受负荷的 7%,而尺骨近端的平
均受力为腕部所受负荷的 93%[102]。

三角形纤维软骨作为一个缓冲结构,允许压力从腕骨传
递到尺骨,并作为腕尺侧的稳定器[70,103]。另外,像骨间膜一
样,三角纤维软骨协助从桡骨到尺骨的压力传递[102,104]。
Adams 和 Holley 用一种分散的力来模拟用力抓握时关节面分
离的影响[105]。这两位作者发现三角形纤维软骨中的应力分布
取决于前臂位置[105]。在旋前时,三角纤维软骨的桡骨部分张
力增加,但在旋后时整个三角纤维软骨的张力减少。作者的结
论是,三角纤维软骨经常承受压缩和拉伸应变[105]。压力通过
关节盘的中心部分来进行传递,其中部分负荷在外围边缘转化
为拉伸负荷[87,106]。

表 8-2 总结了远端及近端桡尺关节周围的支持韧带和
肌肉。

表 8-2 韧带和肌肉在近远端桡尺关节的稳定性中发挥的作用

关节	韧带	肌肉
近端桡尺关节	环状韧带和方韧带斜索(限制旋后)骨间膜	肘部完全伸展位置的肱二头肌被动张力旋前圆肌(帮助保持桡骨头和肱骨小头的接触)
远端桡尺关节	骨间膜桡尺背侧韧带(限制旋前)桡尺掌侧韧带(限制旋后)三角纤维软骨关节囊	旋前方肌肘肌尺侧腕伸肌旋前圆肌

肘关节复合体的活动性和稳定性

功能活动

　　肘关节复合体的关节和肌肉几乎参与日常生活的所有活动,如穿衣、吃饭、搬运、打字和举重,同样也会参与完成劈柴、钉钉子等任务,以及网球、高尔夫球、篮球和棒球等体育运动。日常生活的大部分活动需要肘部和桡尺关节的共同配合。Morrey 及其同事测量了 33 名健康受试者在 15 次活动中的肘部和前臂运动[107]。作者得出结论,大约屈肘范围100°(在30° 和 130° 之间)和大约前臂旋转范围100°(50° 旋后和 50° 旋前之间)的弧度足以完成简单的日常任务,例如吃饭、喝水、梳头、刷牙和穿衣(图 8-29)。因此,对于大多数活动而言,肘关节复合体的活动性对于肘关节执行其正常功能是必需的。如表 8-3 所示,在列出的 10 项活动中,使用手机需要最大的屈曲(92.8°)和旋前 / 旋后(63.5°)运动弧度[107-110]。用刀切割需要最小的屈曲和旋前 / 旋后运动弧度。

手和手腕的关系

　　桡尺关节的构成形式增强了手的灵活性。在原始哺乳动物中,尺骨是主要的承重结构,并通过一个致密固定的联合韧带与腕骨直接相连[111]。尺骨与腕骨借助关节盘完全分离,并形成一个内衬有关节软骨的真正双关节,这些特征使手可以在前臂处于任何位置时进行旋前和旋后的活动。手的灵活性是以牺牲稳定性为代价的;灵活的前臂不能为腕部和手部肌肉提供稳定的锚定点。因此,许多控制腕部和手部的肌肉附着在肱骨远端,而不是前臂。

　　手部和腕部肌肉在肱骨远端的位置以及这些肌肉穿过肘部的现象,使肘部和腕部 / 手部复合体之间产生了密切的结构和功能关系。解剖学上,手部和腕部肌肉有助于增强肘关节囊,并且有助于肘关节复合体的稳定性。Davidson 和同事发现,当肘部在屈曲 90°～120° 之间时,尺侧腕屈肌是唯一直接位于内侧副韧带前部上方的肌肉[112]。因为肘关节内侧在投掷的摆动和加速阶段(发生在肘关节屈曲 80°～120° 之间)受到最大的外翻应力,在投掷运动中尺侧腕屈肌具有显著强化内侧

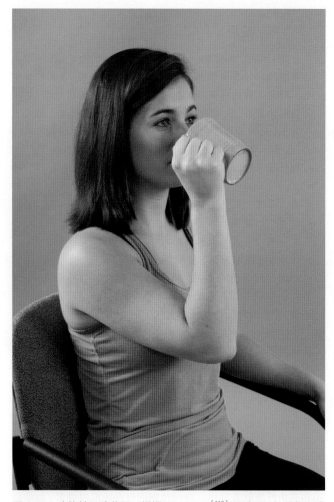

图 8-29　功能性运动范围。根据 SafaeeRad[110](见表 8-4),用杯子喝水需要肘关节 72°～129° 的屈曲范围和 3°～31° 的旋前 / 旋后范围。*(From Norkin CC, White DJ: Measurement of Joint Motion: A Guide to Goniometry [ed. 5]. Philadelphia, FA Davis,2016, with permission.)*

副韧带的潜能[112]。Lin 和同事提出尺侧腕屈肌、指浅屈肌和桡侧腕屈肌起到了动态稳定的作用,而尺侧腕屈肌是维持肘关节外翻稳定性的主要稳定肌[113]。尺侧腕屈肌、指浅屈肌和桡侧腕屈肌在屈肘 45°～90° 时显著降低了内侧副韧带的张力。所有的伸肌都增加了内侧副韧带的外翻张力。

生命周期和临床方面的考虑

　　像身体的其他关节一样,肘关节复合体的关节和肌肉可能会受到年龄、损伤和制动的影响。了解这些影响因素将显著提高临床医生评估和治疗所有年龄段患者肘关节问题的能力。

骨化中心

　　由于临床表现和影像学检查结果之间的巨大差异,诊断儿童肘部损伤非常具有挑战性[114]。解剖学知识,特别是骨化中心及其表现非常重要。肘部的骨化中心是独一无二的,因为肘部骨化时间较晚,并且根据孩子的年龄和性别是可以预测的[114-116]。骨化中心一个常见的记忆方法是 CRITOE:

表 8-3　肘和前臂功能性活动中的运动：平均值以度（°）为单位

活动	屈			旋前和旋后			出处
	最小值	最大值	弧度	旋前最大值	旋后最大值	弧度	
梳头发	112	157	45	-54	-143	-89	Magermans[108]
洗腋窝	104	132	18	-42	-124	-82	Magermans[108]
使用电话	42.8	135.6	92.8	40.9	22.6	63.5	Morrey[107]
	75	140	65				Packer[109]
从椅子上站起来	20.3	94.5	74.2	33.8	-9.5*	24.3	Morrey[107]
	15	100	85				Packer[109]
打开门	24.0	57.4	33.4	35.4	23.4	58.8	Morrey[107]
读报	77.9	104.3	26.4	48.8	-7.3*	41.5	Morrey[107]
从瓶子里倒水	35.6	58.3	22.7	42.9	21.9	64.8	Morrey[107]
把玻璃杯端到嘴边	44.8	130.0	85.2	10.1	13.4	23.5	Morrey[107]
用杯子喝水	71.5	129.2	57.7	-3.4†	31.2	27.8	Safaee-Rad[110]
用刀切	89.2	106.7	17.5	41.9	-26.9*	15.0	Morrey[107]
用叉子吃饭	85.1	128.3	43.2	10.4	51.8	62.2	Morrey[107]
	93.8	122.3	28.5	38.2	58.8	97.0	Safaee-Rad[110]
用勺子吃饭	101.2	123.2	22.0	22.9	58.7	81，6	Safaee-Rad[110]
	117	143	26	-33	-127	-94	Magermans[108]
	70	115	45				Packer[109.]

* 负号表示旋前。

† 负号表示旋后。

Source: Adapted from Norkin CC, White DJ: Measurement of joint motion: A guide to goniometry (ed. 4). Philadelphia, FA Davis, 2009.

Capitulum（肱骨小头）

Radial head（桡骨头）

Internal epicondyle（内上髁）

Trochlea（滑车）

Olecranon（鹰嘴）

External epicondyle（外上髁）

　　了解这些生长中心及其位置（**图 8-30**）很重要，因为这些生长中心在融合前可能容易受伤[117]。了解这些中心和骨化的可预测进展可以防止儿童人群中可能导致长期并发症的漏诊[114]。有关骨化中心及其典型骨化进展的列表，请参阅**表 8-4**。

表 8-4　CRITOE：肘关节骨化中心

骨化中心	骨化年龄
肱骨小头	6 个月～2 岁
桡骨头	3～6 岁
内上髁	4～7 岁
滑车	7～10 岁
鹰嘴	6～12 岁
外上髁	10～14 岁

Source: Data from Iyer RS, Thapa MM, Khanna PC, et al: Pediatric bone imaging: imaging elbow trauma in children-a review of acute and chronic injuries. AJR Am J Roentgenol 198:1053-68, 2012.

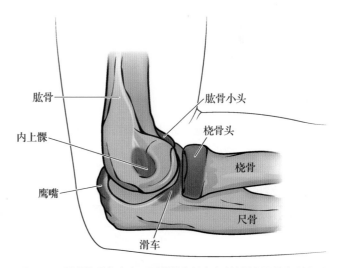

图 8-30　肘部的骨化中心。肘部的生长中心（外侧上髁的中心未显示）在融合之前可能是发生骨骺炎和撕脱骨折的区域。每个中心融合的年龄见表 8-4

性别的影响

　　Wood 纵向研究了起始平均年龄为 13 岁的男孩和女孩在 3 年期间的等速肘关节力矩[118]。在任何场合测试，男孩和女孩的肘关节等速向心和离心伸肌峰值力矩没有显著差异，并且离心屈肘力矩显著大于屈向心肘力矩。Deighan 等人测量了儿童（9～10 岁）、青少年（16～17 岁）和成人（21 岁以上）肘部屈肌和伸肌的最大横截面积[119]。除了年龄最小的一组外，男性的生理横截面积均大于女性；随着年龄的增长，男性的生理横截面积与女性相比有较大的增长。Tonson 及其同事还发现，成年人的平均生理横截面积明显高于儿童和青少年[120]。

年龄的影响

从表 8-5 中提供的实验结果可以看出，随着年龄的增长，肌肉力量的下降似乎受到所涉及的肌肉运动类型（离心／向心）、所涉及的肌肉群、性别以及其他因素（如体力活动水平）的影响[121-125]。此外，已经发现老年人的三角肌羽状角减小，肌束长度减少，这可能导致 50% 的肌肉功能丧失。幸运的是，抗阻训练能够增加肌束长度，从而增加肌节的数量[126]。

Lynch 和同事在受试者的年龄段为 19～93 岁的大样本中研究了肘屈肌和伸肌的峰值向心和离心扭矩。结果表明，女性和男性与年龄相关的向心和离心峰值扭矩都有所下降[127]。John 和同事认为，除了轻度用力水平外的所有用力水平上，年轻受试者比年长受试者产生的相对关节扭矩明显更大[128]。Valour 和 Pousson 发现，肘关节屈肌的最大等长肌力和弹性成分顺应性在老年人中明显小于年轻组[129]。Toji 和 Kaneko 得出结论，对于 50 岁以上的人群，衰老对肌肉缩短速度的影响变得显著[130]。Runnels 等人在一组 75 名 20～83 岁的志愿者中进行的等速测试表明，在所有角速度下，20～59 岁人群的屈肘肌和伸肘肌的肌力在开始下降之前都能保持相对稳定[131]。年龄影响肌肉的表现，与肌肉质量无关，也与收缩类型无关；然而，在 75 名 20～83 岁的志愿者中，等长收缩的影响最小[131]。

Klein 及其同事发现，老年人肱二头肌中的 Ⅰ 型纤维面积和肘屈肌的最大自主肌力低于年轻人，但年轻人和老年人之间的 Ⅱ 型和 Ⅰ 型肌纤维面积的百分比没有差异[132]。

损伤

肘部损伤很常见，因而了解肘关节损伤的机制及其与肘关节结构的关系对于确定损伤对关节功能的影响是必要的。

挤压伤

肘关节主要是通过骨骼部分的接触来对抗纵向的压力；因此，肘关节处过大的压力往往会导致骨质破坏。当肘关节处于紧张（伸展）位置时，摔倒时手部着地可能会导致力通过桡骨远端和尺骨传递到肘关节，根据力的方向导致一根或两根骨折（图 8-31）。如果力通过桡骨传递，可能伴随着外翻应力，桡骨头的骨折可能是由于桡骨头撞击肱骨小头造成的。桡骨头骨折可能伴有骨间膜中央带的撕裂，因为骨间膜的功能之一是限制桡骨头的压力。中央带几乎没有愈合的能力，因此如果不通过手术治疗，可能会导致纵向不稳定[133]。如果跌倒产生的力传递到尺骨，尺骨撞击肱骨可能会导致冠状突或尺骨鹰嘴突骨折。如果桡骨和尺骨都没有通过断裂吸收过大的应力，那么应力可能会传递到肱骨，导致髁上区域或肱骨更近侧的骨折。

肌肉收缩也可能导致肘部的压力过大。例如，在棒球投球的加速和减速阶段，肘部的压缩力可以达到体重的 90%[134]。尺侧腕屈肌的反复用力收缩可能会压迫尺神经，因为尺神经走行于肱骨内上髁和尺骨鹰嘴之间的肘管（图 8-32）[135,136]。随着肘关节屈曲的程度加大，这种压迫可能会恶化，因为肘管和尺神经的横截面积都会随着屈曲角度的增加而减少[137]。

> ### 病例应用 8-4
>
> Margaret Blevins 是一名 46 岁的护士，她在潮湿的地板上向后滑倒，试图用伸出的右手缓冲摔倒。摔倒时她立即感到右手腕和肘部疼痛，但直到轮班结束才报告受伤。一位职业健康护士看到她，第二天让她接受肘部挫伤的物理治疗。经物理治疗检查，患者主诉右肘外侧疼痛，并将右肘保持在弯曲位置。检查结果表明，桡尺关节线的部位有明显的肿胀，触诊时关节有压痛。关节内积液增多，拉伸关节囊并引起疼痛。患者通常会试图通过采取大约 80° 的屈曲位置来减轻疼痛，屈曲位置被认为是关节囊中张力最小的肘部位置[138]。因此，对于关节内肿胀的患者来说，这是一个相对舒适的位置。该患者被转诊接受影像学检查，显示关节内桡骨头骨折。患者随后佩戴固定装置，以促进桡骨头骨折愈合。

表 8-5 衰老对肘部肌肉的影响

HUGHES 等[124]	LYNCH 等[127]	GALLAGHER 等[122]	RUNNELS 等[131]
n=68 女性	n=339 女性	n=60 男性	n=75
n=52 男性	n=364 男性		
第一次评估年龄，47～78 岁	19～93 岁	20～60 岁	20～83 岁
第二次评估年龄，56～88 岁			
女性肘屈肌和伸肌的等速肌力每十年下降 2%，男性每十年下降 12%	肌肉质量标准化向心扭矩峰值（每单位肌肉质量的峰值扭矩）显示男性下降 28%，女性下降 20%。离心峰值扭矩显示男性下降 25%，但女性下降不明显	双侧测量的肘关节主动屈伸峰值扭矩、功率和峰值扭矩产生角度在年轻人和老年人之间存在非常显著的差异。然而，旋后和旋前没有出现与年龄相关的差异	60～83 岁男性等速肘屈肌和伸肌峰值扭矩小于 20～59 岁男性。60 岁时最大等长肌力亦会下降

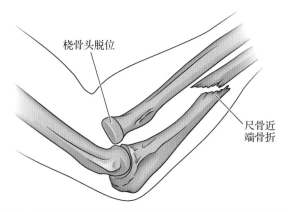

图 8-31 伸直手肘(紧张位置)且前臂旋前时摔倒会导致力会通过桡骨或尺骨或两者进行传递。当力量足够时, 常见的模式是尺骨近端骨折和桡骨头前脱位

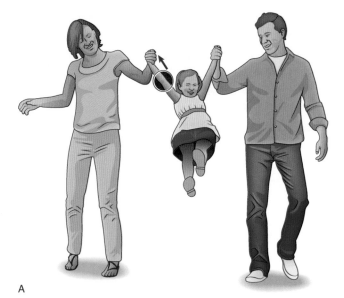

A

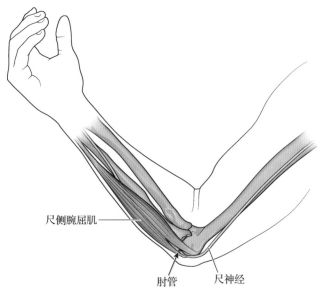

图 8-32 右侧肘管中的尺神经。尺神经穿过尺侧腕屈肌的两个头形成的肘管。尺侧腕屈肌的收缩会导致位于肘部肌肉两头之间的尺神经受压

牵拉伤

肘部的韧带和肌肉都能抵抗纵向牵引力。足够的拉力施加在旋前和伸展的前臂上可能导致桡骨从环状韧带的下方拉出。这种损伤常见于 5 岁以下的儿童, 女性多于男性, 在成人中很少见[139, 140]。幼儿的发病归因于幼儿环状韧带的松弛或弹性。用一只手或两只手将小孩举到空中或用一只手猛拉小孩是常见的致伤机制, 因此这种损伤被称为保姆肘(**图 8-33**)。

内翻 / 外翻损伤

日常生活的很多活动都会产生肘部的外翻和内翻应力。当出现这样的应力时, 关节的一侧承受着牵引力, 而另一侧承受着压缩力。在更常见的肘关节外翻应力中, 桡骨头和肱骨小头被压缩, 而近端尺骨和滑车被分离(**图 8-34**)。随着反复的外翻应力, 内侧副韧带可能变得过度拉伸或撕裂, 从而导致内

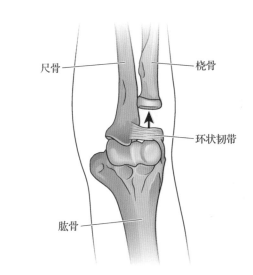

B

图 8-33 保姆肘。**A.** 向上的纵向力作用在孩子的手上, 会在肱桡关节造成分离。**B.** 右桡骨头可能从环状韧带中滑出, 尤其是当孩子放松时, 肘部的主动肌肉力量不足以抵消关节应力

侧更大的牵张, 并导致桡骨头和小头之间更大的压缩。如果肘关节内翻应力较低, 则会出现相反的情况。

在棒球投球的"后拉"阶段(**图 8-35**), 内侧副韧带反复承受应力, 导致韧带松弛, 无法加强对关节的内侧支撑[12, 117]。由此产生的内侧不稳定可能会导致提携角的增加和桡骨头之间的过度压缩[141]。如果异常压缩力持续, 这些力可能会干扰肱骨或桡骨头关节软骨的血液供应, 并导致肱骨小头缺血性坏死[117]。

> **病例应用 8-5**
>
> Steve Cho 是一名 13 岁的男孩, 他在夏天加入了两支棒球队, 非常频繁地练习投球。进入夏季赛三周后, Steve 在投球后注意到他的投掷臂肘部内侧疼痛, 他的投球速度和控制力正在下降。当肘部因随意抛球而疼痛时, 他的父母就去进行了医疗咨询。沿着内侧副韧带的触诊压痛阳

性。与他的非投掷手臂相比,伤侧肘部的外翻应力导致内侧副韧带的过度松弛;施加外翻应力时能够复现他在投球时感到的剧烈疼痛。因此,可以确诊 Steve 的内侧副韧带拉伤,对策是停止投球,直到伤处完全愈合。

　　这种情况非常普遍,由于肘部受伤,特别是内侧副韧带扭伤和撕裂,而寻求医疗救治的青年棒球运动员数量大幅增加就是证据[117]。鉴于这种情况,对于青年棒球投手给出了新的建议,例如每周次数限制指南,一年至少 3 个月不投球等措施以降低受伤风险。

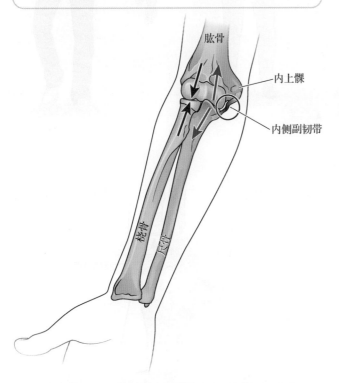

图 8-34　外翻损伤。对前臂施加外翻应力会导致肱桡关节受压和肱尺关节的分离。如果反复施加外翻应力检查关节分离情况,内侧副韧带可能会被拉长和发生炎症反应

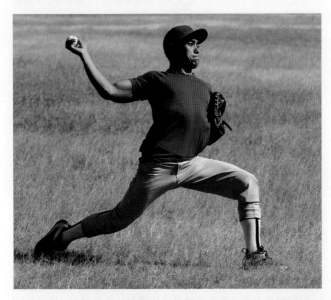

图 8-35　在投掷棒球的后拉阶段,肘部的外翻应力很高。投球手肘部重复的外翻应力可能会导致内侧副韧带的松弛或发炎以及肘关节不稳定

　　Garrison 等人检查了被诊断为内侧副韧带撕裂的棒球运动员,并将他们与年龄和职位匹配的健康运动员作为对照进行了比较[142,143]。研究表明,内侧副韧带损伤与动作的变化、力量或近端运动控制的变化有关,很可能是肘部外翻应力增加所致。

　　投球运动员的肘部可能发生的其他病症包括尺神经炎、屈肌 - 旋前肌拉伤或肌腱炎,以及内上髁炎[12]。内侧肌腱炎和内上髁炎可能是旋前圆肌,桡侧腕屈肌,偶尔还有尺侧腕屈肌的反复强力收缩所致。这些肌肉参与投球和网球发球,运用伸肘、旋前和屈腕这些动作进行组合运动。内上髁炎,通常被称为高尔夫球肘,被认为是由于腕屈肌和手部屈肌以及前臂旋前肌的附着点牵伸至肱骨内侧髁时对肘部牵引性损伤所致。其原因通常是过度使用所致劳损或高尔夫球杆头部突然撞击地面(本应撞击球体)所致[144]。

周围神经病变

　　肘部是全身周围神经病变发病率最高的部位[145]。神经的表浅位置、独特的解剖结构以及肘部的高强度和重复应力等因素使得神经易受伤害。肘部外周神经卡压的典型例子是抛物时施压在尺神经上的高强度重复应力,或使用螺丝刀时的反复抓握和旋前动作对正中神经施加的压力[146-148]。即使是简单的活动,例如将肘部长时间放在扶手或椅背上,也可能会导致尺神经或桡神经局部缺血而发生损伤。

> **病例应用 8-6**
>
> 　　Nijee Warfield,一名 21 岁的男大学生,向急诊科陈述醒来后不明原因腕无力和前臂疼痛。患者被转诊给物理治疗师进行会诊,主要查体结果如下:
> - 触诊到前臂背侧的桡管有局部压痛
> - 腕伸肌的肌力水平是正常的 1/5
> - 颈椎诱发试验阴性
>
> 　　经进一步询问,患者自述睡前饮酒过量并以一个"尴尬"的姿势醒来,头部没有压在枕头上而是压在前臂。患者被诊断为桡神经卡压,也称为"星期六夜麻痹",出院回家时佩戴夹板并进行自我管理[149]。

　　神经病变一般都是根据临床病史、体格检查和电诊断检查的结果来进行诊断[150]。在检查过程中,需要与其他疾病相鉴别,例如外上髁痛、内侧副韧带病变和骨突炎。

　　"双挤压"综合征是指沿周围神经走行路线的多处受压所导致的一组症状。单独一处的受压应力都不足以产生症状,但是多处集合在一起就会导致临床症状。通常需要对整个运动链中的神经进行彻底检查,以恰当地诊断和治疗神经病变[151]。有关常见肘部卡压部位和力学原因的列表请参阅**表 8-6**。

表 8-6 肘部周围神经病变的常见部位

神经	卡压位置	损伤机制	症状
尺神经	肘管（肘管综合征）	● 长时间受压（手臂靠在椅子扶手上） ● 分离（投掷时过度的外翻应力） ● 过度使用（重复/长时间的屈肘使用手机）	● 沿肘管的疼痛/痛感 ● 前臂和手上尺神经支配区的运动和感觉变化
正中神经	肱二头肌肌腱	肱二头肌强力收缩导致的压缩性损伤	旋前肌腹周围的前臂疼痛/痛和感觉的变化。运动变化很少
	旋前圆肌综合征（旋前圆肌浅头和深头）	由于重复性的旋前（若结合抓握和伸肘更有可能）和/或旋前肌腹肥大造成的压缩性损伤	前臂钝痛，仅有运动变化
	骨间前神经综合征（指浅屈肌近端）	直接压力（投掷）	
桡神经	桡管综合征——前臂骨间后支（旋后肌，旋后肌腱弓）	● 重复性的前臂旋前/旋后 ● 直接压力"蜜月麻痹"	● 外上髁远端的近背侧的前臂疼痛 ● 运动变化

Sources: Data from Latinovic R, Gulliford MC, Hughes RA: Incidence of common compressive neuropathies in primary care. J Neurol Neurosurg Psychiatry 77:263-5, 2006; Andreisek G, Crook DW, Burg D, et al: Peripheral neuropathies of the median, radial, and ulnar nerves: MR maging features.Radiographics 26:1267-87, 2006; Miller TT, Reinus WR: Nerve entrapment syndromes of the elbow, forearm, and wrist. AJR Am J Roentgenol 195:585-94, 2010.

总结

● 肘关节复合体与腕手关节复合体之间的相互关系使得肘关节的正常功能至关重要。如果肘部功能受损，手或其他关节（例如肩部和躯干）的功能也可能受损。例如，如果不能屈肘，手就不能把食物送到嘴里。如果肩部运动受限，则可能导致肘部发生与外翻应力相关的损伤。

● 由于供应手部的许多重要血管和神经结构与肘部密切相关，所以防止过度应力和保护肘部免受伤害对于手部功能很重要。如果桡神经在肱骨上髁水平损伤，那么腕伸肌、旋后肌以及拇伸肌和指伸肌都会受到影响。如果正中神经在肘部水平损伤，旋前肌、桡侧腕屈肌、指屈肌、鱼际肌和骨间肌都会受到影响。在接下来的章节中，我们将讨论手部肌肉的具体功能，从而能够更好地理解与肘部复合体相关的一些肌肉损伤的重要性。

● 本章介绍了肘、肩、腕和手的结构和功能之间的一部分相互关系。控制腕部和手部的肌肉会越过肘部，从而有助于维持肘部的稳定性和实施相应的功能，而肩部和肘部的稳定性和关节活动度有助于增强腕和手的功能。

● 当肩部或腕部的关节活动度受限时，肘关节复合体通常会产生代偿。在下一章中腕与手的详细分析中将会介绍到上肢关节与肌肉的新关系。

问题思考

1. 命名并定位肘关节复合体的所有关节面，并描述每个关节的运动方式，包括运动轴和自由度。

2. 随着肘部的屈和伸，描述旋前旋后状态下桡骨头、肱骨小头和环状韧带构成的肱桡关节的位置变化。

3. 通过绘制肱桡肌在肘关节不同角度中平移和旋转的组合图表来解释其稳定功能。

4. 解释为什么主动屈肘比被动屈肘更受限？哪些结构限制了伸肘？

5. 描述肘部的"提携角"并解释它存在的原因。

6. 哪些结构限制旋前和旋后？

7. 如果在没有阻力的情况下尝试前臂缓慢旋前，会用到哪些肌肉？

8. 环状韧带的结构和功能与其他肘关节韧带有何不同？

9. 描述整个引体向上运动中肱二头肌的活动和整个俯卧撑运动中肱三头肌的活动。

10. 描述一种常见的网球肘损伤机制。

11. 在治疗肱骨外上髁疼痛时，如何综合考虑肘关节近端的发病原理。

12. 对于网球肘而言，解释一下为什么诊断为肱骨上髁病或肱骨上髁痛可能是比肱骨上髁炎更合适的诊断术语。

13. 比较内侧副韧带和外侧副韧带的结构和功能。

14. 比较肱二头肌和肱肌的结构和功能。

15. 按骨化的时间顺序列出肘部的六个骨化中心。

16. 描述肘管综合征涉及的损伤机制。

17. 解释骨间膜的功能。

18. 根据表8-3，什么活动需要最大角度的前臂旋前？

19. 哪些韧带为远端桡尺关节提供主要支持？

20. 在肩部、肘部和前臂的哪些位置，你认为肱二头肌可能有被动活动不足的情况？这种被动活动不足的后果是什么？

21. 远端桡尺关节处的三角纤维软骨的作用是什么？

（陈斌　张峰 译　李圣节　刘楠 审）

参考文献

1. An KN, Hui FC, Morrey BF, et al: Muscles across the elbow joint: A biomechanical analysis. J Biomech 14:659–69, 1981.
2. Lockard M: Clinical biomechanics of the elbow. J Hand Ther 19:72–80, 2006.
3. Standring S: Gray's Anatomy (ed. 41). Philadelphia, Elsevier, 2016.
4. Eckstein F, Lohe F, Muller-Gerbl M, et al: Stress distribution in the trochlear notch. A model of bicentric load transmission through joints. J Bone Joint Surg Br 76:647–53, 1994.
5. Eckstein F, Lohe F, Hillebrand S, et al: Morphomechanics of the humero-ulnar joint: I. Joint space width and contact areas as a function of load and flexion angle. Anat Rec 243:318–26, 1995.
6. Eckstein F, Merz B, Muller-Gerbl M, et al: Morphomechanics of the

humero-ulnar joint: II. Concave incongruity determines the distribution of load and subchondral mineralization. Anat Rec 243:327–35, 1995.

7. Milz S, Eckstein F, Putz R: Thickness distribution of the subchondral mineralization zone of the trochlear notch and its correlation with the cartilage thickness: An expression of functional adaptation to mechanical stress acting on the humeroulnar joint? Anat Rec 248:189–97, 1997.

8. Putz R, Milz S, Maier M, et al: [Functional morphology of the elbow joint]. Orthopade 32:684-90, 2003.

9. Kapandji IA: The Physiology of the Joints (ed. 6). Edinburgh and London, E&S Livingstone, 2008.

10. Duparc F, Putz R, Michot C, et al: The synovial fold of the humeroradial joint: Anatomical and histological features, and clinical relevance in lateral epicondylalgia of the elbow. Surg Radiol Anat 24:302–7, 2002.

11. Cerezal L, Rodriguez-Sammartino M, Canga A, et al: Elbow synovial fold syndrome. AJR Am J Roentgenol 201:W88–96, 2013.

12. Cain EL, Jr., Dugas JR, Wolf RS, et al: Elbow injuries in throwing athletes: A current concepts review. Am J Sports Med 31:621–35, 2003.

13. Callaway GH, Field LD, Deng XH, et al: Biomechanical evaluation of the medial collateral ligament of the elbow. J Bone Joint Surg Am 79:1223–31, 1997.

14. Dugas JR, Ostrander RV, Cain EL, et al: Anatomy of the anterior bundle of the ulnar collateral ligament. J Shoulder Elbow Surg 16:657–60, 2007.

15. Fuss FK: The ulnar collateral ligament of the human elbow joint. Anatomy function and biomechanics. J Anat 175:203–12, 1991.

16. Jones KJ, Osbahr DC, Schrumpf MA, et al: Ulnar collateral ligament reconstruction in throwing athletes: A review of current concepts. AAOS exhibit selection. J Bone Joint Surg Am 94:e49, 2012.

17. Regan WD, Korinek SL, Morrey BF, et al: Biomechanical study of ligaments around the elbow joint. Clin Orthop Relat Res:170–9, 1991.

18. Milz S, Tischer T, Buettner A, et al: Molecular composition and pathology of entheses on the medial and lateral epicondyles of the humerus: A structural basis for epicondylitis. Ann Rheum Dis 63:1015–21, 2004.

19. Benjamin M, Toumi H, Ralphs JR, et al: Where tendons and ligaments meet bone: Attachment sites ("entheses") in relation to exercise and/or mechanical load. J Anat 208:471–90, 2006.

20. Petrie S, Collins JG, Solomonow M, et al: Mechanoreceptors in the human elbow ligaments. J Hand Surg Am 23:512–8, 1998.

21. Sojbjerg JO, Ovesen J, Nielsen S: Experimental elbow instability after transection of the medial collateral ligament. Clin Orthop Relat Res:186–90, 1987.

22. Ahmad CS, El Attrache NS: Elbow valgus instability in the throwing athlete. J Am Acad Orthop Surg 14:693–700, 2006.

23. Hassan SE, Parks BG, Douoguih WA, et al: Effect of distal ulnar collateral ligament tear pattern on contact forces and valgus stability in the posteromedial compartment of the elbow. Am J Sports Med 43:447–52, 2015.

24. Gurbuz H: Anatomical dimensions of anterior bundle of ulnar collateral ligament and its role in elbow stability. Folia Med (Plovdiv) 47.

25. Safran MR, McGarry MH, Shin S, et al: Effects of elbow flexion and forearm rotation on valgus laxity of the elbow. J Bone Joint Surg Am 87:2065–74, 2005.

26. Chantelot C, Wavreille G, Dos Remedios C, et al: Intra-articular compressive stress of the elbow joint in extension: an experimental study using Fuji films. Surg Radiol Anat 30:103–11, 2008.

27. Bowling RW, Rockar, PA: The elbow complex (ed. 3). St. Louis, MO, 1996.

28. Reichel LM, Milam GS, Sitton SE, et al: Elbow lateral collateral ligament injuries. J Hand Surg Am 38:184–201; quiz 201, 2013.

29. Seki A OB, Jensen SL, et al: Functional anatomy of the lateral collateral ligament complex of the elbow: Configuration of the Y and its role. J Shoulder Elbow Surg:11:53, 2003.

30. Imatani J, Ogura T, Morito Y, et al: Anatomic and histologic studies of lateral collateral ligament complex of the elbow joint. J Shoulder Elbow Surg 8:625–7, 1999.

31. Wavreille G, Seraphin J, Chantelot C, et al: Ligament fibre recruitment of the elbow joint during gravity-loaded passive motion: An experimental study. Clin Biomech (Bristol, Avon) 23:193–202, 2008.

32. Morrey BF, An KN: Articular and ligamentous contributions to the stability of the elbow joint. Am J Sports Med 11:315–9, 1983.

33. O'Driscoll SW: Elbow instability. Acta Orthop Belg 65:404–15, 1999.

34. Olsen BS, Sojbjerg JO, Nielsen KK, et al: Posterolateral elbow joint instability: The basic kinematics. J Shoulder Elbow Surg 7:19–29, 1998.

35. Kim PT, Isogai S, Murakami G, et al: The lateral collateral ligament complex and related muscles act as a dynamic stabilizer as well as a static supporting structure at the elbow joint: An anatomical and experimental study. Okajimas Folia Anat Jpn 79:55–61, 2002.

36. Seki A, Olsen BS, Jensen SL, et al: Functional anatomy of the lateral collateral ligament complex of the elbow: Configuration of Y and its role. J Shoulder Elbow Surg 11:53–9, 2002.

37. Olsen BS, Sojbjerg JO, Dalstra M, et al: Kinematics of the lateral ligamentous constraints of the elbow joint. J Shoulder Elbow Surg 5:333–41, 1996.

38. Dunning CE, Zarzour ZD, Patterson SD, et al: Ligamentous stabilizers against posterolateral rotatory instability of the elbow. J Bone Joint Surg

Am 83-A:1823–8, 2001.

39. Hannouche D, Begue T: Functional anatomy of the lateral collateral ligament complex of the elbow. Surg Radiol Anat 21:187–91, 1999.

40. Ball CM, Galatz LM, Yamaguchi K: Elbow instability: treatment strategies and emerging concepts. Instr Course Lect 51:53–61, 2002.

41. McKee MD, Schemitsch EH, Sala MJ, et al: The pathoanatomy of lateral ligamentous disruption in complex elbow instability. J Shoulder Elbow Surg 12:391–6, 2003.

42. Benjamin M, Kumai T, Milz S, et al: The skeletal attachment of tendons—tendon "entheses." Comp Biochem Physiol A Mol Integr Physiol 133:931–45, 2002.

43. Bisset LM, Vicenzino B: Physiotherapy management of lateral epicondylalgia. J Physiother 61:174–81, 2015.

44. Faro F, Wolf JM: Lateral epicondylitis: Review and current concepts. J Hand Surg Am 32:1271–9, 2007.

45. Flatt AE: Tennis elbow. Proc (Bayl Univ Med Cent) 21:400–2, 2008.

46. Mackay D, Rangan A, Hide G, et al: The objective diagnosis of early tennis elbow by magnetic resonance imaging. Occup Med (Lond) 53:309–12, 2003.

47. Heales LJ, Broadhurst N, Mellor R, et al: Diagnostic ultrasound imaging for lateral epicondylalgia: A case-control study. Med Sci Sports Exerc 46:2070–6, 2014.

48. Youm Y, Dryer RF, Thambyrajah K, et al: Biomechanical analyses of forearm pronation-supination and elbow flexion-extension. J Biomech 12:245–55, 1979.

49. Deland JT, Garg A, Walker PS: Biomechanical basis for elbow hinge-distractor design. Clin Orthop Relat Res:303–12, 1987.

50. Ericson A, Arndt A, Stark A, et al: Variation in the position and orientation of the elbow flexion axis. J Bone Joint Surg Br 85:538–44, 2003.

51. Duck TR, Dunning CE, King GJ, et al: Variability and repeatability of the flexion axis at the ulnohumeral joint. J Orthop Res 21:399–404, 2003.

52. Bottlang M, Madey SM, Steyers CM, et al: Assessment of elbow joint kinematics in passive motion by electromagnetic motion tracking. J Orthop Res 18:195–202, 2000.

53. Randsborg PH: Elbow fractures in children remain a challenge: Commentary on an article by Noora Vallila, MD, et al: "Pediatric distal humeral fractures and complications of treatment in Finland. A review of compensation claims from 1990 through 2010". J Bone Joint Surg Am 97:e34, 2015.

54. Khare GN, Goel SC, Saraf SK, et al: New observations on carrying angle. Indian J Med Sci 53:61–7, 1999.

55. Golden DW, Jhee JT, Gilpin SP, et al: Elbow range of motion and clinical carrying angle in a healthy pediatric population. J Pediatr Orthop B 16:144–9, 2007.

56. Golden DW, Wojcicki JM, Jhee JT, et al: Body mass index and elbow range of motion in a healthy pediatric population: A possible mechanism of overweight in children. J Pediatr Gastroenterol Nutr 46:196–201, 2008.

57. Balasubramanian P, Madhuri V, Muliyil J: Carrying angle in children: A normative study. J Pediatr Orthop B 15:37–40, 2006.

58. McGuigan FX, Bookout CB: Intra-articular fluid volume and restricted motion in the elbow. J Shoulder Elbow Surg 12:462–5, 2003.

59. Murray WM, Delp SL, Buchanan TS: Variation of muscle moment arms with elbow and forearm position. J Biomech 28:513–25, 1995.

60. Murray WM, Buchanan TS, Delp SL: The isometric functional capacity of muscles that cross the elbow. J Biomech 33:943–52, 2000.

61. Kasprisin JE, Grabiner MD: Joint angle-dependence of elbow flexor activation levels during isometric and isokinetic maximum voluntary contractions. Clin Biomech (Bristol, Avon) 15:743–9, 2000.

62. Nakazawa K, Kawakami Y, Fukunaga T, et al: Differences in activation patterns in elbow flexor muscles during isometric, concentric and eccentric contractions. Eur J Appl Physiol Occup Physiol 66:214–20, 1993.

63. Naito A, Sun YJ, Yajima M, et al: Electromyographic study of the elbow flexors and extensors in a motion of forearm pronation/supination while maintaining elbow flexion in humans. Tohoku J Exp Med 186:267–77, 1998.

64. Provins KA, Salter N: Maximum torque exerted about the elbow joint. J Appl Physiol 7:393–8, 1955.

65. Currier DP: Maximal isometric tension of the elbow extensors at varied positions. I. Assessment by cable tensiometer. Phys Ther 52:1043–9, 1972.

66. Bohannon RW: Shoulder position influences elbow extension force in healthy individuals. J Orthop Sports Phys Ther 12:111–4, 1990.

67. Zhang LQ, Nuber GW: Moment distribution among human elbow extensor muscles during isometric and submaximal extension. J Biomech 33:145–54, 2000.

68. Molinier F, Laffosse JM, Bouali O, et al: The anconeus, an active lateral ligament of the elbow: New anatomical arguments. Surg Radiol Anat 33:617–21, 2011.

69. Prodoehl J, Gottlieb GL, Corcos DM: The neural control of single degree-of-freedom elbow movements. Effect of starting joint position. Exp Brain Res 153:7–15, 2003.

70. Lees VC: Functional anatomy of the distal radioulnar joint in health and disease. Ann R Coll Surg Engl 95:163–70, 2013.

71. Mohiuddin A, Janjua MZ: Form and function of radioulnar articular disc.

Hand 14:61–6, 1982.

72. Linscheid RL: Biomechanics of the distal radioulnar joint. Clin Orthop Relat Res:46–55, 1992.
73. Mikic ZD: Detailed anatomy of the articular disc of the distal radioulnar joint. Clin Orthop Relat Res:123–32, 1989.
74. Chidgey LK, Dell PC, Bittar ES, et al: Histologic anatomy of the triangular fibrocartilage. J Hand Surg Am 16:1084–100, 1991.
75. Sachar K: Ulnar-sided wrist pain: Evaluation and treatment of triangular fibrocartilage complex tears, ulnocarpal impaction syndrome, and lunotriquetral ligament tears. J Hand Surg Am 37:1489–500, 2012.
76. Ohmori M, Azuma H: Morphology and distribution of nerve endings in the human triangular fibrocartilage complex. J Hand Surg Br 23:522–5, 1998.
77. Noda K, Goto A, Murase T, et al: Interosseous membrane of the forearm: An anatomical study of ligament attachment locations. J Hand Surg Am 34:415–22, 2009.
78. Moritomo H: The distal interosseous membrane: Current concepts in wrist anatomy and biomechanics. J Hand Surg Am 37:1501–7, 2012.
79. Pfaeffle HJ, Fischer KJ, Manson TT, et al: Role of the forearm interosseous ligament: Is it more than just longitudinal load transfer? J Hand Surg Am 25:683–8, 2000.
80. Skahen JR, 3rd, Palmer AK, Werner FW, et al: The interosseous membrane of the forearm: anatomy and function. J Hand Surg Am 22:981–5, 1997.
81. Pfaeffle HJ, Tomaino MM, Grewal R, et al: Tensile properties of the interosseous membrane of the human forearm. J Orthop Res 14:842–5, 1996.
82. Nakamura T, Yabe Y, Horiuchi Y, et al: Normal kinematics of the interosseous membrane during forearm pronation-supination—a three-dimensional MRI study. Hand Surg 5:1–10, 2000.
83. Kleinman WB, Graham TJ: The distal radioulnar joint capsule: Clinical anatomy and role in posttraumatic limitation of forearm rotation. J Hand Surg Am 23:588–99, 1998.
84. Johnson RK, Shrewsbury MM: The pronator quadratus in motions and in stabilization of the radius and ulna at the distal radioulnar joint. J Hand Surg Am 1:205–9, 1976.
85. Palmer AK, Werner FW: Biomechanics of the distal radioulnar joint. Clin Orthop Relat Res:26–35, 1984.
86. Shaaban H, Giakas G, Bolton M, et al: Contact area inside the distal radioulnar joint: Effect of axial loading and position of the forearm. Clin Biomech (Bristol, Avon) 22:313–8, 2007.
87. Palmer AK: The distal radioulnar joint. Orthop Clin North Am 15:321–35, 1984.
88. Shaaban H, Pereira C, Williams R, et al: The effect of elbow position on the range of supination and pronation of the forearm. J Hand Surg Eur Vol 33:3–8, 2008.
89. Hotchkiss RN, Weiland AJ: Valgus stability of the elbow. J Orthop Res 5:372–7, 1987.
90. Haugstvedt JR, Berger RA, Berglund LJ: A mechanical study of the moment-forces of the supinators and pronators of the forearm. Acta Orthop Scand 72:629–34, 2001.
91. Bremer AK, Sennwald GR, Favre P, et al: Moment arms of forearm rotators. Clin Biomech (Bristol, Avon) 21:683–91, 2006.
92. O'Sullivan LW, Gallwey TJ: Upper-limb surface electro-myography at maximum supination and pronation torques: The effect of elbow and forearm angle. J Electromyogr Kinesiol 12:275–85, 2002.
93. Gordon KD, Pardo RD, Johnson JA, et al: Electromyographic activity and strength during maximum isometric pronation and supination efforts in healthy adults. J Orthop Res 22:208–13, 2004.
94. Stuart PR: Pronator quadratus revisited. J Hand Surg Br 21:714–22, 1996.
95. Van der Heijden EP, Hillen B: A two-dimensional kinematic analysis of the distal radioulnar joint. J Hand Surg Br 21:824–9, 1996.
96. Askew LJ, An KN, Morrey BF, et al: Isometric elbow strength in normal individuals. Clin Orthop Relat Res:261–6, 1987.
97. Haahr JP, Andersen JH: Prognostic factors in lateral epicondylitis: A randomized trial with one-year follow-up in 266 new cases treated with minimal occupational intervention or the usual approach in general practice. Rheumatology (Oxford) 42:1216–25, 2003.
98. Ekenstam F: Anatomy of the distal radioulnar joint. Clin Orthop Relat Res 275:14, 1992.
99. Birkbeck DP, Failla JM, Hoshaw SJ, et al: The interosseous membrane affects load distribution in the forearm. J Hand Surg Am 22:975–80, 1997.
100. DeFrate LE, Li G, Zayontz SJ, et al: A minimally invasive method for the determination of force in the interosseous ligament. Clin Biomech (Bristol, Avon) 16:895–900, 2001.
101. Shaaban H, Giakas G, Bolton M, et al: The load-bearing characteristics of the forearm: Pattern of axial and bending force transmitted through ulna and radius. J Hand Surg Br 31:274–9, 2006.
102. Markolf KL, Lamey D, Yang S, et al: Radioulnar load-sharing in the forearm. A study in cadavera. J Bone Joint Surg Am 80:879–88, 1998.
103. Schuind F, An KN, Berglund L, et al: The distal radioulnar ligaments: A biomechanical study. J Hand Surg Am 16:1106–14, 1991.
104. Bade H, Koebke J, Schluter M: Morphology of the articular surfaces of the distal radio-ulnar joint. Anat Rec 246:410–4, 1996.
105. Adams BD, Holley KA: Strains in the articular disk of the triangular fibrocartilage complex: A biomechanical study. J Hand Surg Am 18:919–25, 1993.
106. Schmidt HM: [The anatomy of the ulnocarpal complex]. Orthopade 33:628–37, 2004.
107. Morrey BF, Askew LJ, Chao EY: A biomechanical study of normal functional elbow motion. J Bone Joint Surg Am 63:872–7, 1981.
108. Magermans DJ, Chadwick EK, Veeger HE, et al: Requirements for upper extremity motions during activities of daily living. Clin Biomech (Bristol, Avon) 20:591–9, 2005.
109. Packer TL PM, Wyss U, et al: Examining the elbow during functional activities. Occup Ther J Res 10:323, 1990.
110. Safaee-Rad R, Shwedyk E, Quanbury AO, et al: Normal functional range of motion of upper limb joints during performance of three feeding activities. Arch Phys Med Rehabil 71:505–9, 1990.
111. Drobner WS, Hausman MR: The distal radioulnar joint. Hand Clin 8:631–44, 1992.
112. Davidson PA, Pink M, Perry J, et al: Functional anatomy of the flexor pronator muscle group in relation to the medial collateral ligament of the elbow. Am J Sports Med 23:245–50, 1995.
113. Lin F, Kohli N, Perlmutter S, et al: Muscle contribution to elbow joint valgus stability. J Shoulder Elbow Surg 16:795–802, 2007.
114. Iyer RS, Thapa MM, Khanna PC, et al: Pediatric bone imaging: Imaging elbow trauma in children—a review of acute and chronic injuries. AJR Am J Roentgenol 198:1053–68, 2012.
115. Cheng JC, Wing-Man K, Shen WY, et al: A new look at the sequential development of elbow-ossification centers in children. J Pediatr Orthop 18:161–7, 1998.
116. Patel B, Reed M, Patel S: Gender-specific pattern differences of the ossification centers in the pediatric elbow. Pediatr Radiol 39:226–31, 2009.
117. Leahy I, Schorpion M, Ganley T: Common medial elbow injuries in the adolescent athlete. J Hand Ther 28:201–10; quiz 211, 2015.
118. Wood LE, Dixon S, Grant C, et al: Isokinetic elbow torque development in children. Int J Sports Med 29:466–70, 2008.
119. Deighan M, De Ste Croix M, Grant C, et al: Measurement of maximal muscle cross-sectional area of the elbow extensors and flexors in children, teenagers and adults. J Sports Sci 24:543–6, 2006.
120. Tonson A, Ratel S, Le Fur Y, et al: Effect of maturation on the relationship between muscle size and force production. Med Sci Sports Exerc 40:918–25, 2008.
121. Frontera WR, Hughes VA, Fielding RA, et al: Aging of skeletal muscle: a 12-yr longitudinal study. J Appl Physiol (1985) 88:1321–6, 2000.
122. Gallagher MA, Cuomo F, Polonsky L, et al: Effects of age, testing speed, and arm dominance on isokinetic strength of the elbow. J Shoulder Elbow Surg 6:340–6, 1997.
123. Harbo T, Brincks J, Andersen H: Maximal isokinetic and isometric muscle strength of major muscle groups related to age, body mass, height, and sex in 178 healthy subjects. Eur J Appl Physiol 112:267–75, 2012.
124. Hughes VA, Frontera WR, Wood M, et al: Longitudinal muscle strength changes in older adults: Influence of muscle mass, physical activity, and health. J Gerontol A Biol Sci Med Sci 56:B209–17, 2001.
125. Jakobi JM, Rice CL: Voluntary muscle activation varies with age and muscle group. J Appl Physiol (1985) 93:457–62, 2002.
126. Narici MV, Maganaris CN: Adaptability of elderly human muscles and tendons to increased loading. J Anat 208:433–43, 2006.
127. Lynch NA, Metter EJ, Lindle RS, et al: Muscle quality. I. Age-associated differences between arm and leg muscle groups. J Appl Physiol (1985) 86:188–94, 1999.
128. John EB, Liu W, Gregory RW: Biomechanics of muscular effort: Age-related changes. Med Sci Sports Exerc 41:418–25, 2009.
129. Valour D, Pousson M: Compliance changes of the series elastic component of elbow flexor muscles with age in humans. Pflugers Arch 445:721–7, 2003.
130. Toji H, Kaneko M: Effects of aging on force, velocity, and power in the elbow flexors of males. J Physiol Anthropol 26:587–92, 2007.
131. Runnels ED, Bemben DA, Anderson MA, et al: Influence of age on isometric, isotonic, and isokinetic force production characteristics in men. J Geriatr Phys Ther 28:74–84, 2005.
132. Klein CS, Marsh GD, Petrella RJ, et al: Muscle fiber number in the biceps brachii muscle of young and old men. Muscle Nerve 28:62–8, 2003.
133. Murray PM: Diagnosis and treatment of longitudinal instability of the forearm. Tech Hand Up Extrem Surg 9:29–34, 2005.
134. Adirim TA, Cheng TL: Overview of injuries in the young athlete. Sports Med 33:75–81, 2003.
135. Green JR, Jr, Rayan GM: The cubital tunnel: Anatomic, histologic, and biomechanical study. J Shoulder Elbow Surg 8:466–70, 1999.
136. Werner SL, Fleisig GS, Dillman CJ, et al: Biomechanics of the elbow during baseball pitching. J Orthop Sports Phys Ther 17:274–8, 1993.
137. Gelberman RH, Yamaguchi K, Hollstien SB, et al: Changes in interstitial pressure and cross-sectional area of the cubital tunnel and of the ulnar

nerve with flexion of the elbow. An experimental study in human cadavera. J Bone Joint Surg Am 80:492–501, 1998.

138. O'Driscoll SW, Morrey BF, An KN: Intraarticular pressure and capacity of the elbow. Arthroscopy 6:100–3, 1990.

139. Choung W, Heinrich SD: Acute annular ligament interposition into the radiocapitellar joint in children (nursemaid's elbow). J Pediatr Orthop 15:454–6, 1995.

140. Obert L, Huot D, Lepage D, et al: [Isolated traumatic luxation of the radial head in adults: Report of a case and review of the literature]. Chir Main 22:216–9, 2003.

141. Anand P, Parks BG, Hassan SE, et al: Impact of ulnar collateral ligament tear on posteromedial elbow biomechanics. Orthopedics 38:e547–51, 2015.

142. Garrison JC, Cole MA, Conway JE, et al: Shoulder range of motion deficits in baseball players with an ulnar collateral ligament tear. Am J Sports Med 40:2597–603, 2012.

143. Garrison JC, Johnston C, Conway JE: Baseball players with ulnar collateral ligament tears demonstrate decreased rotator cuff strength compared to healthy controls. Int J Sports Phys Ther 10:476–81, 2015.

144. Bayes MC, Wadsworth LT: Upper extremity injuries in golf. Phys Sportsmed 37:92–6, 2009.

145. Latinovic R, Gulliford MC, Hughes RA: Incidence of common compressive neuropathies in primary care. J Neurol Neurosurg Psychiatry 77:263–5, 2006.

146. Gregory B, Nyland J: Medial elbow injury in young throwing athletes. Muscles Ligaments Tendons J 3:91–100, 2013.

147. Wei SH, Jong YJ, Chang YJ: Ulnar nerve conduction velocity in injured baseball pitchers. Arch Phys Med Rehabil 86:21–5; quiz 180, 2005.

148. Lee MJ, LaStayo PC: Pronator syndrome and other nerve compressions that mimic carpal tunnel syndrome. J Orthop Sports Phys Ther 34:601–9, 2004.

149. Spinner RJ, Poliakoff MB, Tiel RL: The origin of "Saturday night palsy"? Neurosurgery 51:737–41; discussion 741, 2002.

150. Kim SJ, Hong SH, Jun WS, et al: MR imaging mapping of skeletal muscle denervation in entrapment and compressive neuropathies. Radiographics 31:319–32, 2011.

151. Kane PM, Daniels AH, Akelman E: Double crush syndrome. J Am Acad Orthop Surg 23:558–62, 2015.

152. Chard MD, Cawston TE, Riley GP, et al: Rotator cuff degeneration and lateral epicondylitis: A comparative histological study. Ann Rheum Dis 53:30–4, 1994.

153. Galliani I, Burattini S, Mariani AR, et al: Morpho-functional changes in human tendon tissue. Eur J Histochem 46:3–12, 2002.

154. Steinborn M, Heuck A, Jessel C, et al: Magnetic resonance imaging of lateral epicondylitis of the elbow with a 0.2-T dedicated system. Eur Radiol 9:1376–80, 1999.

155. Ljung BO, Lieber RL, Friden J: Wrist extensor muscle pathology in lateral epicondylitis. J Hand Surg Br 24:177–83, 1999.

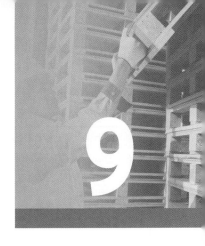

第 9 章　腕关节复合体与手部

Noelle M. Austin, PT, MS, CHT

章节大纲

解剖概览

腕部与手指肌肉活动(第2~5指)			
表格关键词:主动肌 协同肌			
矢状面	关节	屈曲	伸展
	桡腕关节 腕中关节 腕掌关节	桡侧腕屈肌 尺侧腕屈肌 掌长肌 指浅屈肌 指深屈肌 拇长屈肌 拇长展肌	桡侧腕长伸肌 桡侧腕短伸肌 尺侧腕伸肌 指总伸肌 示指伸肌 小指伸肌 拇长伸肌
	掌指关节	骨间肌(掌侧和背侧) 蚓状肌 指浅屈肌 指深屈肌 小指屈肌 小指对掌肌	指总伸肌 示指伸肌 小指伸肌
	近端指间关节	指浅屈肌 指深屈肌	指总伸肌 示指伸肌 小指伸肌 蚓状肌
	远端指间关节	指深屈肌	指总伸肌 示指伸肌 小指伸肌 蚓状肌
冠状面		桡偏 / 外展	尺偏 / 内收
	桡腕关节 腕中关节 腕掌关节	桡侧腕长伸肌 桡侧腕短伸肌 示指伸肌 桡侧腕屈肌 拇长屈肌	桡侧腕伸肌 尺侧腕屈肌 拇长展肌 拇短伸肌 拇长伸肌
	掌指关节	骨间背侧肌 小指展肌	骨间掌侧肌

解剖概览

肌肉	起点	止点
桡侧腕屈肌	肱骨内上髁(屈肌共同起点)	第2掌骨底部
掌长肌	肱骨内上髁(屈肌共同起点)	腕横韧带的中央部分与掌侧腱膜顶部
尺侧腕屈肌	桡骨头:肱骨内上髁(屈肌共同起点) 尺骨头:鹰嘴和尺骨后侧缘(通过腱膜)	豌豆骨,钩骨钩,第5掌骨底部
桡侧腕长伸肌	肱骨外上髁边缘	第2掌骨底部的背面
桡侧腕短伸肌	肱骨外上髁(伸肌共同起点)	第3掌骨底部的背面
尺侧腕伸肌	肱骨外上髁,尺骨后缘通过腱膜	第5掌骨底部的背面
指浅屈肌	肱尺头:肱骨内侧髁,尺侧副韧带,尺骨鹰嘴 桡骨头:桡骨前上侧	第2~5指中节指骨体

肌肉	起点	止点
指深屈肌	尺骨前内侧近端 3/4 和骨间膜	第 2~5 指远节指骨体
指总伸肌	肱骨外上髁（伸肌共同起点）	第 2~5 指指背腱膜
示指伸肌	尺骨远端 1/3 和骨间膜背面	示指指背腱膜
小指伸肌	肱骨外上髁（伸肌肌群共同起点）	小指指背腱膜
拇长展肌	尺骨、桡骨近端 1/2 和骨间膜背面	第 1 掌骨底
拇长伸肌	尺骨中段 1/3 和骨间膜背面	拇指远节指骨底背面
拇短伸肌	桡骨中段 1/3 和骨间膜背面	拇指近节指骨底背面
拇长屈肌	桡骨前面	拇指远节指骨底
拇短屈肌	屈肌支持带、舟骨和大多角骨结节	拇指近节指骨底外侧
拇收肌	斜头：第 2、3 掌骨底，头状骨和相邻的腕骨 横头：第 3 掌骨前面	拇指近节指骨底内侧
拇短展肌	屈肌支持带、舟骨和大多角骨结节	拇指近节指骨底外侧
拇对掌肌	屈肌支持带、舟骨和大多角骨结节	第 1 掌骨外侧
小指展肌	豌豆骨	小指近节指骨底内侧
小指短屈肌	屈肌支持带、钩骨	小指近节指骨底内侧
小指对掌肌	屈肌支持带、钩骨	第 5 掌骨内侧面
第 1 和第 2 蚓状肌	第 1 和第 2 指深屈肌腱（半羽肌）	第 2~5 指指背腱膜
第 3 和第 4 蚓状肌	第 2、3 和 4 指伸屈肌腱（羽肌）	第 2~5 指指背腱膜
骨间背侧肌，第 1~4	第 1~5 掌骨相邻侧（羽肌）	近节指骨底，第 2~4 指指背腱膜
骨间掌侧肌，第 1~3	第 2、4、5 掌骨掌侧面（半羽肌）	近节指骨底，第 2、4、5 指指背腱膜

概述

人类的手很可能是除大脑以外的身体所有部位中最受普遍关注的话题。人类的手被描述为权力的象征、智力的延伸和意志的所在[1-3]。社会学家证实了大脑和手的关系，他们发现虽然大脑负责文明的设计，但手负责文明的形成。没有大脑的控制，手将无法发挥作用；同样，封闭的大脑需要手作为表达的工具。整个上肢都服从于手。上肢的任何功能障碍，无论是哪个水平，最终都会导致其最远端关节的功能障碍。这种潜在障碍意义引发了对正常上肢和手的精细平衡复杂性的详细研究。

本章将系统地探讨腕部和手部的关节，首先对关节的结构进行深入研究，重点强调具体解剖结构，包括该区域的骨骼，由它们形成的相互连接的关节，以及支持关节的软组织结构，包括关节囊和韧带。骨和关节运动学将突出这些结构如何运动，然后讨论该区域的各种肌肉如何相互作用以实现功能性应用。最后，本章最终目的是阐述如何整合这些结构以提供一个令人难以置信的适应性工具，而此工具能够实现与环境的功能性互动。

腕关节复合体结构与功能

腕关节包括 2 个复合关节：桡腕关节和腕中关节，统称为腕关节复合体（图 9-1）。腕关节复合体近端的所有上肢关节作用是扩大手在空间中的位置，并增加手可用的自由度。肩部是运动支撑的基础；肘部使得手靠近或远离身体；前臂调整手对物体的距离。与更近端的关节不同，腕关节仅在较小程度上用于将手放置在空间中。腕关节复合体主要负责控制多关节手部肌群的长度 - 张力关系和允许调整精细抓握[4,5]。腕部肌肉主要负责平衡和控制，而不是为了最大限度地产生扭矩[6]。腕部的手外在肌群的长度 - 张力关系的调整不能被肩部、肘部或前臂（桡尺关节）的代偿运动取代。无论从解剖学还是生理学的角度来看，腕关节被认为是人体最复杂的关节[7]。腕关节复合体关节间和关节内关系的复杂性和多变性，导致虽然腕关节受到大量关注，但只有相对较少的观点达成了一致意见。其中有两点似乎已达成共识：①腕关节和手的结构和生物力学因人而异；②即使是细微的变化也会在功能发生方式上产生差异。因此，本章目的不是详细介绍什么是"正常"的腕关节复合体，而是以一种清晰的整体结构和概念框架来介绍腕关节复合体和手部，以理解正常功能和病理。

腕关节复合体是双轴关节，包括沿着冠状轴的屈曲 / 伸展运动和沿着矢状轴的桡偏 / 尺偏运动（图 9-2）。一些研究人员认为，腕关节可能出现一定程度的旋前 / 旋后，特别是桡腕关节[8]。腕关节复合体关节活动范围（range of motion, ROM）是可变的，反映了由于韧带松弛、关节面形状和肌肉限制作用等因素引起的腕关节运动学上的差异[9]。腕关节复合体的正常范围包括：屈曲 65°～85°，伸展 60°～85°，桡偏 15°～21°，以及尺偏 20°～45°[10-13]。活动主要由桡腕关节和腕中关节产生。Gilford 和其同事提出，腕关节复合体是双关节系统，而不是单关节系统：①允许较大的关节活动范围，暴露较少关节面，较紧张的关节囊；② 在关节活动范围的终末，较少出现结构性挤压；③较平坦的多关节面，更能承受施加的压力[14]。

基本概念 9-1
命名法

就像身体的许多其他关节一样，腕关节和手也有不同的名称。腕关节的屈曲 / 伸展也可以被称为掌屈 / 背屈。腕关节桡偏 / 尺偏也可分别称为外展 / 内收。在腕关节和手部关节和结构，掌侧（volar）和掌侧（palmar）实际上可以互换使用，然而手部的后面指的是背侧。内侧与外侧可以代替尺侧和桡侧。我们将使用屈曲 / 伸展和桡偏 / 尺偏描述腕关节运动，手指冠状面运动通常使用外展 / 内收，这是我们将遵循的惯例。掌侧（volar）和掌侧（palmar）这两个术语可互换使用，以准确地代表在引用文献中发现的术语。

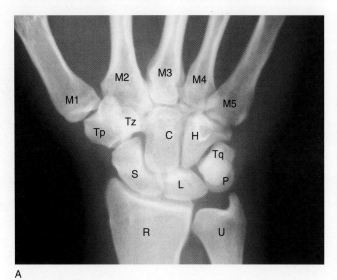

A

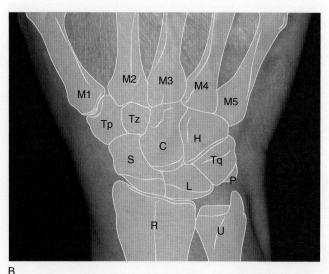

B

图 9-1　X 线片显示的腕关节复合体（A）和示意图（B）。桡腕关节由桡骨和桡尺关节盘，与舟骨（S）、月骨（L）和三角骨（Tq）组成。腕中关节由舟骨、月骨和三角骨以及大多角骨（Tp）、小多角骨（Tz）、头状骨（C）和钩骨（H）组成。M1，第 1 掌骨；M2，第 2 掌骨；M3，第 3 掌骨；M4，第 4 掌骨；M5，第 5 掌骨；P，豌豆骨；R，桡骨；U，尺骨

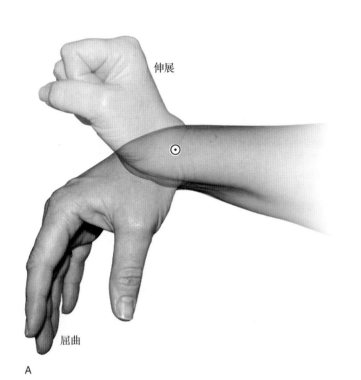

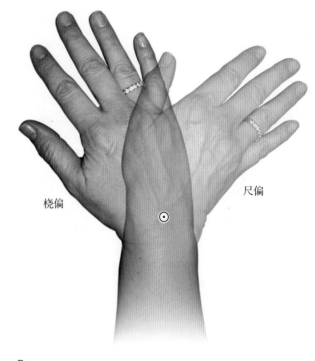

图9-2 A.沿着冠状轴的屈曲/伸展运动。B.沿着矢状轴的桡偏/尺偏运动

桡腕关节结构

桡腕关节近端由**桡骨**和**桡尺关节盘**、部分三角纤维软骨复合体（TFCC），以及远端的**舟骨**、**月骨**和**三角骨**组成（**图9-3**）。

桡腕关节近端与远端的组成

桡骨远端关节面是单一的、连续的、双凹曲率表面，从内侧到外侧（冠状面）长而浅，前后方向（矢状面）短而尖。近端关节面包括：①与舟骨相接的桡骨外侧关节面；②与月骨相接的桡骨内侧关节面；③与三角骨相接的三角纤维软骨复合体，尽管它也在腕关节中立位与月骨有一些接触（**图9-3**）。如前一章所述，桡尺关节盘是三角形纤维软骨复合体的组成部分，也是远端桡尺关节的一部分。总体而言，近端桡腕复合关节表面是倾斜的，并有轻微的掌侧和尺侧倾斜角度。桡骨远端尺侧倾角平均为23°（**图9-4A**）。发生这种倾斜是因为桡骨的桡侧长度（高度）比尺侧长12mm[15]。桡骨远端向掌侧倾斜11°（**图9-4B**），桡骨背侧略长于掌侧。

三角纤维软骨复合体由桡尺关节盘和各种纤维连接物组成，为远端桡尺关节提供主要支持（**图9-5**）[16]。尽管三角纤维软骨复合体附着物有些不同，但是Mohiuddin和Janjua，Benjaman和其团队及Palmer的研究均得出一个合理的共识[17-19]。关节盘是桡骨远端关节软骨的延续。关节盘通过两个致密的纤维结缔组织层在内侧连接。上方包括连接在尺骨头和尺骨茎突上的**背侧和掌侧桡尺韧带**。下方通过尺侧副韧带连接**尺侧腕伸肌**（extensor carpi ulnaris，ECU）肌腱腱鞘与三角骨、**钩骨**和第5掌骨底部。所谓**半月板同系物**是指一个位于下层的不规则结缔组织区域，是下方纤维连接的一部分，从桡骨背侧向掌侧和尺侧穿过止于三角骨。沿着它的走行，

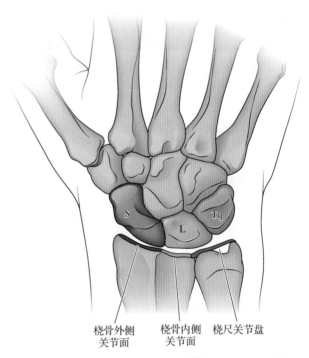

图9-3 桡腕关节是由舟骨（S）与桡骨外侧关节面，月骨（L）与桡骨内侧关节面，三角骨（Tq）与三角纤维软骨复合体组成的关节

半月板同系物有纤维止于尺骨茎突并负责促进**茎突前隐窝**的形成[20]。内侧（尺侧）结缔组织结构可能代替更广泛的纤维软骨，因为结缔组织比纤维软骨更易压缩，因此不太可能引起关节活动受限[17]。总体而言，三角纤维软骨复合体在腕关节起到伸展远端桡骨的作用，就像它在远端桡尺关节的功能一样。

桡腕关节由舟骨、月骨和三角骨组成的近端腕骨，与桡骨

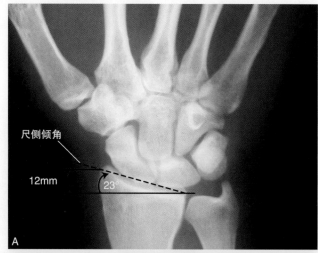

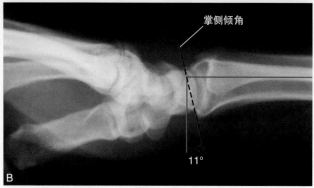

图 9-4 A. 桡骨冠状面(尺侧)正常倾角 23°, 桡骨远端桡侧比尺侧长约 12mm。B. 桡骨矢状面(掌侧)正常倾角 11° 左右

远端相连组成(见**图 9-1A** 和 **9-3**)。近端腕骨由两条韧带连接，就像腕骨本身一样，韧带近端也被软骨覆盖[21]。这两条韧带是**舟月骨间韧带**和**月三角骨间韧带**。近侧列腕骨和韧带是一个单一的软骨覆盖的双凸关节面，与刚性部分不同，它可以稍微改变形状以适应前臂和手之间不同的空间[22]。**豌豆骨**在解剖学上是近侧列腕骨的一部分，但是不参与桡腕关节组成，只作为籽骨发挥作用，推测是为了增加包裹它的**尺侧腕屈肌(flexor carpi ulnaris, FCU)**肌腱的力臂。

远端桡腕关节面的曲率在矢状面和冠状面都比近端关节面更尖锐，导致桡腕关节有些不匹配。研究发现，关节不匹配的内涵是指桡腕关节近端和远端关节面之间的整体接触通常只占可用表面的 20% 左右，在任何时候接触的可用表面从不超过 40%[23]。关节不匹配和近端关节面成角导致桡腕关节屈曲活动范围大于伸展，桡腕关节尺偏大于桡偏[21, 24]。腕关节屈曲 / 伸展的总范围大于腕关节桡偏 / 尺偏的总范围。关节不匹配和韧带松弛可导致桡腕关节和腕中关节被动旋前 / 旋后活动总范围达到 45°，但是这种运动很少被认为是腕关节复合体的额外自由度[8]。当向典型腕关节施加轴向(纵向压缩)载荷时，舟骨和月骨承受约 80% 的载荷，而三角纤维软骨复合体约占 20%[16, 23, 25, 26]。在桡骨远端，60% 与舟骨接触，40% 与月骨接触[23]。

影响桡腕关节功能的因素包括关节面的曲率和倾斜度，以及尺骨相对于桡骨的长度[27, 28]。**尺骨负变异**是指远端尺骨

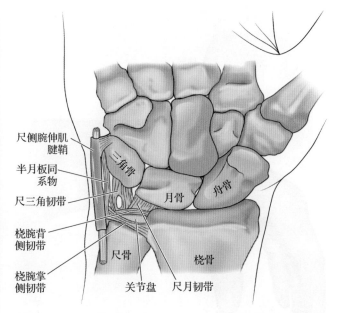

图 9-5 三角形纤维软骨复合体，包括关节盘及其各种纤维附着体为远端桡尺关节提供支撑

比桡骨短，而**尺骨正变异**则是远端尺骨比桡骨长(**图 9-6**)[29]。尺骨正变异与三角纤维软骨复合体厚度有关[30]。尺骨正变异会有可能导致三角纤维软骨复合体远端尺骨和三角骨产生撞击[27]。Palmer 和其同事发现三角形纤维软骨复合体的厚度与尺侧变异呈反比关系，尺骨正变异时，三角形纤维软骨复合体较薄，尺骨负变异时，三角形纤维软骨复合体较厚[31]。若桡骨远端骨折愈合在较短的位置后，尺骨可能相对较"长"。疼痛通常出现在旋前和尺偏的终末位置，因为这些活动增加了尺骨结构撞击的可能性。手术干预可能包括关节矫正手术，如缩短尺骨，以减少腕关节尺侧的负荷[32]。

> ### 病例应用 9-1
>
> Gail Antanasi, 26 岁，因跌倒时手臂过伸位(fall on an outstretched hand, FOOSH)导致右侧桡骨远端骨折。正位 X 线片显示桡骨长度短缩和正常尺偏角减少(**图 9-7A**)。侧位片显示桡骨远端正常的掌倾角呈背侧成角(**图 9-7B**)。这些变化可能会导致关节活动受限和继发关节退化。恢复关节面接近解剖位置(并纠正桡骨和尺骨的相对长度)很可能需要使用钢板和螺钉进行切开复位内固定术(open reduction and internal fixation, ORIF)。

与尺骨正变异相反，尺骨负变异(尺骨相对较短)可能导致桡腕关节受力分布异常，桡腕关节可能出现退变[33]。月骨**缺血性坏死**，即 Kienbock 病(**图 9-8**)，与尺骨负变异有关[32, 33]。治疗选择包括通过延长尺骨、缩短桡骨或融合特定腕骨来减少桡腕关节的负荷[32, 34]。

桡腕关节囊与韧带

桡腕关节被一坚韧但有些松弛的关节囊包围，周围由关

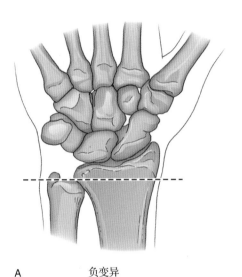
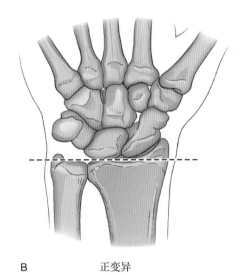

A　　　　负变异　　　　　　　　B　　　　正变异

图 9-6　尺骨变异。A. 负变异。B. 正变异

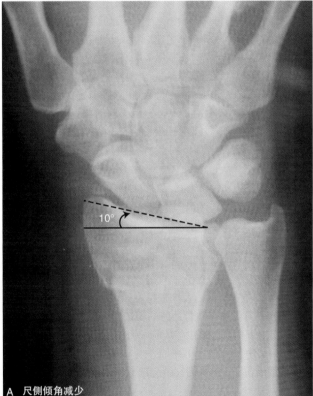

A　尺侧倾角减少

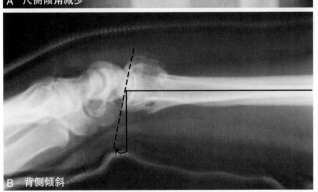

B　背侧倾斜

图 9-7　A. 跌倒时手臂过伸展（FOODSH）造成桡骨骨折，导致尺侧倾角和桡骨远端长度缩短（尺骨正变异）。B. 桡骨相对缩短也导致桡骨正常掌侧倾斜逆转为背侧倾斜

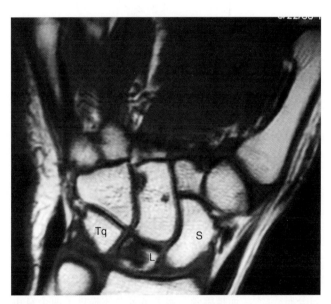

图 9-8　在腕部磁共振成像中，月骨上的暗区显示缺血性坏死，即 Kienbock 病，与尺骨负变异有关。L, 月骨；S, 舟骨；Tq, 三角骨

节囊和囊内韧带加强。大多数穿过桡腕关节的韧带也有助于腕中关节的稳定，所以本章将在介绍腕中关节后介绍所有的韧带。同样，桡腕关节的肌肉也在腕中关节中起作用。事实上，作用于桡腕关节的大多数肌肉并不跨过桡腕关节。尺侧腕屈肌是唯一跨过桡腕关节并附着在腕骨近排腕骨上的肌肉。虽然尺侧腕屈肌肌腱纤维末端止于豌豆骨，但豌豆骨与其下方的三角骨只是松弛连接[35]。因此，由尺侧腕屈肌施加于豌豆骨的力不是传递到豌豆骨下面的三角骨，而是通过豆状韧带转移到钩骨和第 5 掌骨。桡腕关节的运动是由大量的被动韧带结构和附着在远排腕骨和掌骨上的肌肉施加收缩产生。因此，必须同时检查桡腕关节和腕中关节的运动。

腕中关节结构

　　腕中关节是由近端舟骨、月骨和三角骨与**大多角骨、小多角骨、头状骨**和**钩骨**组成的远排腕骨之间的关节

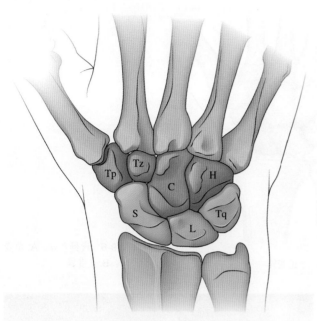

图9-9　腕中关节由近端的舟骨（S）、月骨（L）和三角骨（Tq），以及远端的大多角骨（Tp）、小多角骨（Tz）、头状骨（C）和钩骨（H）组成

（图9-9）。腕中关节是一个功能性的关节而不是一个解剖学单位，因为它不形成一个单一的不间断的关节面。然而，它在解剖学上与桡腕关节分开，并有一个纤维囊和滑膜，与每个腕间关节连续，并且可能与一些腕掌（carpometacarpal，CMC）关节连续[21]。腕中关节面很复杂，整体上呈凹凸结构。然而，表面和韧带连接的复杂性要求简化其运动的概念化。

功能上，远排腕骨（及其附着的掌骨）作为一个几乎固定的单元移动。头状骨和钩骨结合最紧密，他们之间活动甚微[36-38]。远排腕骨的联合也导致了舟骨与三角骨和月骨、舟骨与头状骨、月骨与头状骨、三角骨和钩骨之间负荷均匀分布[23,39]。远排腕骨为腕关节复合体提供了两个自由度，关节具有不同程度的桡偏/尺偏和屈曲/伸展活动。腕中关节的关节面允许的活动范围通常有利于伸展大于屈曲，桡偏大于尺偏，而桡腕关节的情况则相反[21,24,40]。远排腕骨之间及其相邻掌骨的功能结合不仅作用于腕关节复合体，而且是手部横弓和纵弓的基础，这将在后面详细讨论[37]。

腕关节复合体的韧带

腕部结构中存在的较大个体差异也许可以在学习腕部韧带后才能得到最好的认识。不同研究者在名称、解剖学描述和功能上存在实质性差异[41-44]。我们将介绍Taleisnik对于腕部韧带解剖结构的研究[45,46]。虽然对单个韧带的结构和功能可能没有达到普遍共识，但人们一致认为腕部韧带结构不仅负责关节稳定性，还负责引导和检查腕骨之间的运动[47]。当我们评估腕关节复合体的功能时，除其他因素外，我们将看到韧带的不同会引起个体之间在腕关节复合体关节的运动上存在实质性和广泛公认的差异。

一般来说，腕背侧韧带较薄，而掌侧韧带则较厚、较

强[45,46]。掌侧和背侧韧带可分为外在和内在韧带[41,45,46]。**外在韧带**是指将腕骨近端连接桡骨或尺骨的韧带或远端连接掌骨的韧带；**内在韧带**是连接腕骨本身的韧带，也称为**腕间韧带**或**骨间韧带**。Nowalk和Logan发现内在韧带比外在韧带更坚固和更少僵硬[41]。他们得出结论，内在韧带位于滑膜里面，所以必须依赖滑液来获得营养，而不像外在韧带一样依赖邻近的血管组织来提供营养。因此，外在韧带更容易损伤，但也有更好的愈合潜力，并通过接受外力来帮助保护愈合较慢的内在韧带[41]。

腕掌侧韧带

在腕关节复合体的掌侧面，大量内在和外在韧带是以复合名称还是单独名称来命名，这取决于研究者。Taleisnik将掌侧外在韧带分为两组：桡腕韧带和尺腕韧带（**图9-10A**）。被称为**桡腕掌侧韧带**的复合韧带，通常被描述为具有不同的三束：**桡舟头（桡头）韧带，桡月长、短头（桡月三角）韧带和桡舟月韧带**[45-47]。桡舟月骨韧带曾被认为是舟骨近端最重要的稳定结构，其撕裂可能导致舟骨不稳定；然而，最近的研究表明，该结构对关节几乎没有支持，而是作为神经血管通向舟月关节的管道[46,47]。**桡侧副韧带**被认为是掌侧桡腕韧带和关节囊的延伸[48]。Nowalk和Logan将桡头韧带确定为外在韧带，而Blevens及其同事将其确定为"掌侧桡腕关节囊内韧带"的一部分[41,43]。**尺腕韧带复合体**由三角纤维软骨复合体（包括关节盘和半月板同系物）、**尺月韧带**和尺侧副韧带组成[20,48]。

两条掌侧内在韧带得到人们特别的关注，被认为对腕部功能非常重要。第一条是**舟月骨间韧带**，虽然不普遍，但通常被认为是维持舟骨稳定的关键因素，继而维持腕部大部分部位的稳定性[43,49-52]。该韧带的损伤似乎主要导致舟骨不稳定，因此是最常见的腕部问题之一[47,53]。然而，作为内在韧带，舟月骨间韧带大部分是无血管的，因此可能容易发生退行性变[54]。第二条关键的内在韧带是**月三角骨间韧带**。该韧带被认为是维持月骨和三角骨之间的稳定性。这条韧带的损伤可能导致月骨不稳，这是腕关节的另一个常见的病理问题[55,56]。然而，这种不稳定模式可能不会发生对外部韧带造成相应的损伤。一般情况下，腕掌侧韧带会随着腕部伸展而处于拉长的位置[57]。

腕背侧韧带

在背侧，腕部主要韧带是**桡腕背侧韧带**（**图9-10B**）。这条韧带与桡腕掌侧韧带一样，在描述上有所不同，但是斜向的[45,46]。本质上，韧带作为一个整体汇聚在桡骨远端的三角骨上，沿途可能附着到月骨和月三角骨间韧带[44,58,59]。Garcia-Elias认为桡腕掌侧和背侧韧带的倾斜有助于抵消近端"腕骨髁"在倾斜桡骨上的滑动[60]。第二条背侧韧带是背侧腕间韧带，它水平方向从三角骨走到月骨、舟骨和大多角骨[48,58]。两条背侧韧带一起形成一个水平的V形（见**图9-10B**），有助于桡腕关节的稳定性，特别是在腕关节活动范围内稳定舟骨[45,58,59]。腕背韧带随着腕关节屈曲而绷紧[57]。

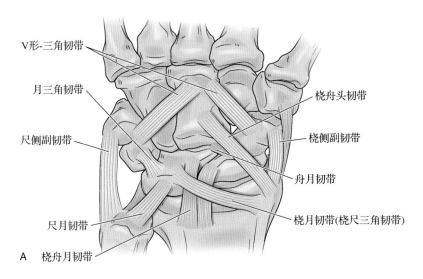

V形-三角韧带

月三角韧带

尺侧副韧带

尺月韧带

A　桡舟月韧带

桡舟头韧带

桡侧副韧带

舟月韧带

桡月韧带(桡尺三角韧带)

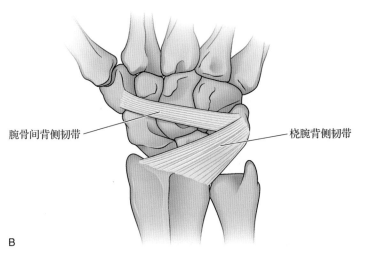

腕骨间背侧韧带

桡腕背侧韧带

B

图9-10　A.腕关节复合体掌侧韧带,包括掌侧桡腕韧带的三束:桡舟头韧带、桡月韧带和桡舟月韧带。两条内在韧带(舟月韧带和月三角韧带)被认为是维持舟骨稳定的重要韧带。B.腕关节复合体背侧韧带形成一个水平的V形,增加了桡腕关节的稳定性

外在韧带
　桡腕韧带
　　桡侧副韧带
　　背侧副韧带
　　　浅层韧带
　　　深层韧带
　　　　桡舟头韧带
　　　　桡月韧带(桡尺三角韧带)
　　　　桡舟月韧带
　尺腕韧带
　　三角纤维软骨复合体
　　半月板同系物
　　尺月韧带
　　尺侧副韧带
　桡腕背侧韧带
内在韧带
　短韧带
　　掌侧韧带

　　背侧韧带
　　骨间韧带
　中等长度韧带
　　月三角韧带
　　舟月韧带
　　舟大多角骨韧带
　长韧带
　　掌侧腕内韧带(V形韧带,三角韧带)
　　背侧腕内韧带

腕关节复合体的功能

桡腕关节和腕中关节的运动

　　桡腕关节和腕中关节的运动是通过主动肌肉、被动韧带和关节反作用力的独特组合产生的。虽然近排腕骨有大量的被动力量,但是由于尺侧腕屈肌通过豌豆骨将其力施加更到远端的骨骼,导致没有主动力量直接作用在近排腕骨的关节骨骼上。因此,近排腕骨实际上是位于桡骨和远端腕骨和掌骨之间的力学连接,这是肌肉力量实际作用的位置。Gilford

及其同事认为近排腕骨是一个中间体,是一个相对独立的三节段连接的中间节段[14]。Ruby 及其同事提出,假设近排腕骨作为桡骨远端 / 三角纤维软骨复合体和相对较少活动的远排腕骨的中间体[61]。当压缩力施加在中间体时,中间段倾向于坍塌,并向与上下段相反的方向移动。例如,压缩的肌肉伸肌力将直接作用于远排腕骨,使其伸展,而相对不稳定的近端舟骨将折叠成屈曲状。中间体需要一些稳定机制以使腕中 / 桡腕联合运动正常化,并防止中间节段(近排腕骨)的折叠。稳定机制似乎涉及舟骨与相邻的月骨和远排腕骨的功能和解剖(韧带)连接。

Garcia-Elias 支持以下假设:当腕关节轴向受力时(压力通过腕关节中立位),近排腕骨的稳定性依赖于两种相反方向的相互作用;舟骨倾向于屈曲,而月骨和三角骨则倾向于伸展[60]。近端韧带结构(包括重要的舟月骨间韧带和月三角间韧带)可以防止近排腕骨相反方向的旋转。根据 Garcia-Elias 的理论,通过韧带将舟骨与月骨和三角骨连接,会导致近端腕骨"同步折叠"为屈曲和旋前,而远端腕骨则伸展和旋后[60]。Garcia-Ellis 提出,近排和远排腕骨之间的反向旋转和由此产生的韧带张力增加腕中关节面的接合,并增加稳定性[60]。

虽然 Garcia-Elias 提出的腕关节稳定机制似乎是一个概念框架,但其他研究者的发现在细节上存在差异。包括计算机建模在内的技术进步表明腕骨间关节的运动远比人们曾经认为的更加复杂和个体化[62, 63]。人们普遍认为,近排腕骨的三块骨

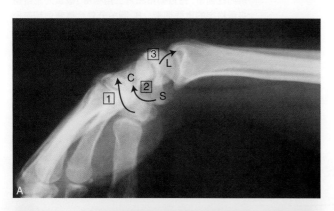

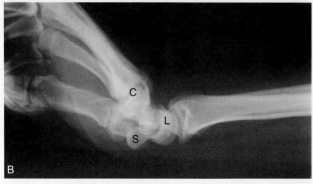

图 9-11 A. 当腕关节从完全屈曲开始伸展时:①远端腕骨在近端腕骨上移动,直到屈曲 / 伸展中立位置;②舟骨和远排腕骨在月骨 / 三角骨上从中立位到伸展 45° 位;③腕骨作为一个整体在桡骨和三角纤维软骨复合体移动,以达到腕关节完全伸展位置,如图 B 所示。C,头状骨;L,月骨;S,舟骨

头并不是作为一个整体进行运动的,而是这三块腕骨的运动在大小和方向上都不同,无论是轴向负荷、桡腕关节屈曲 / 伸展,还是桡偏 / 尺偏[7, 46, 60, 64-66]。事实上,Short 及其同事发现,腕骨运动不仅因个体骨间韧带的结构和位置而异,还因运动方向而异。也就是说,当腕关节达到中立位时腕骨内的关系会有所不同,这取决于起始位置是从完全屈曲、完全伸展还是偏移到最终的位置[67]。

关于腕关节是否实际存在**旋转中心**仍然存在争议。许多文献提出,头状骨的头部,经常被称为腕部的**基石**,可以作为腕关节伸展 / 屈曲的冠状轴和桡偏 / 尺偏的矢状轴,以及提供固定腕弓的刚性中心[40, 57]。同样重要的是舟骨及其与头状骨的运动,尤其是在腕关节伸展过程中[67]。Neu 及其同事研究了头状骨在腕部两个平面运动中的运动学后,认为运动轴不是恒定的,这进一步支持了腕骨运动学是复杂的且因人而异[68]。

腕关节屈曲 / 伸展

在腕关节的屈曲 / 伸展过程中,舟骨似乎在三个近排腕骨中运动最大,而月骨运动最少[7, 38]。一些研究人员发现,桡腕关节的屈曲和伸展时,舟骨的屈伸活动比月骨的要更多[51]。然而,其他学者发现在桡腕关节屈曲 / 伸展过程中,两个或所有三个近排腕骨同时出现较少幅度的桡偏 / 尺偏和旋前 / 旋后运动[7, 21, 57]。在腕中关节屈曲 / 伸展活动时,更紧密结合的远排腕骨和附着的掌骨的运动似乎是相当简单的屈曲 / 伸展运动,这些远端节段的运动与手的运动成正比[46]。

鉴于研究结果的显著差异,设定腕关节屈伸的概念框架是合时宜的。Conwell 提出以下事件序列,并解释了各个部分的相对运动及其相互依存关系[69]。然而,很容易理解的是,概念框架过于简化,忽略了关键的腕骨之间同时发生的一些相互作用。

1. 这个概念框架(**图 9-11**)中的运动是从腕关节完全屈曲开始的。主动伸展开始于远排腕骨和牢固地附着在掌骨上的腕伸肌。远排腕骨(头状骨、钩骨、大多角骨和小多角骨)在相对固定的近排腕骨(舟骨、月骨和三角骨)上滑动。虽然腕中关节面结构复杂,但远排腕骨可以有效地与手运动相同的方向进行向后滑动。当腕关节复合体达到中立(第 3 掌骨长轴与前臂长轴对齐),横跨头状骨和舟骨的韧带将头状骨和舟骨拉到一个紧张位置。

2. 持续的伸肌力量导致远排腕骨和舟骨在相对固定的月骨和三角骨联合单元上运动。在腕关节复合体伸展约 45° 处,舟月骨间韧带使舟骨和月骨处于紧张位置。这将所有腕骨联合起来,并使他们作为一个整体(在下一阶段)发挥作用。

3. 腕关节复合体伸展的完成发生在近排腕骨(与锁定的远排腕骨)作为一个相对固定的整体在桡骨和三角纤维软骨复合体上运动。当达到完全伸展时,所有韧带变得绷紧(**图 9-10B**),并且整个腕关节复合体处于紧张位置[70]。

腕关节从完全伸展到完全屈伸的运动顺序相反。在这个概念框架工作的背景下,舟骨(通过腕部韧带的中部)在不同的时间参与:①舟骨 / 头状骨,② 舟骨 / 月骨,或③桡骨 / 舟骨的运动,防止近排腕骨(中间体)的挤压,达到全范围关节活动。有趣的是,应用计算机建模和尸体对桡腕关节内

接触模式的研究表明，桡腕关节伸展伴随着背侧接触的增加。人们会期望手的伸展伴随着近端腕骨凸面向掌侧滑动，与手相反的运动方向滑动。如果体内确实存在这种接触模式，它可能反映了桡腕关节活动的复杂性，这可能与关于在凸面和凹面之间运动的假设相矛盾[23]。

腕关节桡偏 / 尺偏

腕关节的桡偏和尺偏是一种更复杂的运动，但可能比腕关节的屈曲 / 伸展运动变化更少。近排腕骨呈独特的伴有桡偏和尺偏的"反向"运动[12]。在桡偏活动中（图 9-12A），近排腕骨不仅向尺侧滑动，与腕关节运动呈相反方向滑动，而且伴近端腕骨同时屈曲和远端腕骨伸展运动（不同研究人员观察到同时伴有的旋前 / 旋后成分有差异）[7, 22, 25, 71]。尺偏时，近端腕骨和远端腕骨出现相反的运动（图 9-12B）。在桡偏 / 尺偏时，远端腕骨再次作为一个相对固定的单位移动，而近端腕骨之间的运动幅度可能不同[7, 38]。Garcia-Elias 及其同事发现，桡偏时舟骨屈曲程度（以及尺侧偏移时舟骨伸展大小）与韧带松弛程度有关[9]。与韧带不松弛的受试者相比，韧带松弛的受试者表现出更多的舟骨屈曲 / 伸展和更少的桡偏 / 尺偏。韧带松弛在女性中比男性更常见。研究人员提出，韧带松弛导致舟骨与远排腕骨的结合更少，因此，舟骨有更多的平面外运动。

在全范围桡偏活动时，桡腕关节和腕中关节处于紧张位置[40, 72-74]。当腕关节处于屈曲 / 伸展中立位置时，腕关节复合体桡偏和尺偏的活动范围最大[75]。当腕关节伸展并处于紧张位置时，腕关节全部锁定，几乎不可能发生桡偏或尺偏。在腕部屈曲时，关节解锁和骨骼分开。近端腕骨不可能发生进一步的活动，在完全固定的位置上，像在极度伸展时一样，可能发生轻微的桡偏或尺偏[76]。

拓展概念 9-1
功能性关节活动范围

腕中关节和桡腕关节的功能，可以确保日常生活活动中所需的最小关节活动。Brumfield 和 Champoux 发现，一系列独立的手部活动需要功能性腕关节活动，即屈曲 10° 和伸展 35°[77]。Ryu 及其同事在他们的检查中包括了广泛的手部功能，并确定所有的手部功能都可以在最小的腕关节活动（伸展 60°，屈曲 54°，尺偏 40°，桡偏 17°）下完成[13]。人们一致认为，腕关节伸展和尺偏对腕关节活动最为重要。腕关节全范围伸展并伴有尺偏是舟月骨最大接触的位置[23]。鉴于舟骨在腕部稳定性中的关键作用，作为近排和远排腕骨之间的连接，这种腕关节伸展和尺偏位置将为远端手部最大功能提供一个稳定的基础。在决定腕部固定位置时，外科医生通常选择一个最佳的功能性位置，即大约伸展 20°，尺偏 10°[57]。这个伸展位也可以使指长屈肌在抓握活动中产生最大的力量。

腕关节不稳定

附着在舟骨和月骨的一条或多条韧带的损伤可能会减弱或消除月骨和舟骨的协同稳定性[78, 79]。当发生这种情况时，舟骨表现为一个不受约束的节段，遵循其自然趋势，在远端桡骨的掌侧倾斜面趋向于屈曲（可能也包括一些平面外运动）。屈曲的舟骨底部在桡骨上向背侧滑动，并可能发生半脱位。舟骨一旦离开韧带稳定，月骨和三角骨一起作为一个不受约束的节段，遵循它们自然的伸展趋势（向背侧旋转）。对远端腕骨施加力量的肌肉（没有作用在近端腕骨上）导致远端腕骨在伸展的月骨和三角骨上屈曲。屈曲的远端腕骨在月骨和三角骨上向背侧滑动，突出月骨和三角骨的伸展。这三个节段（舟

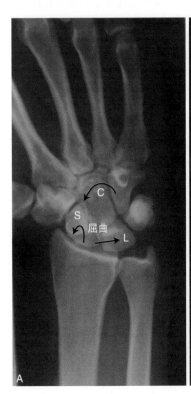
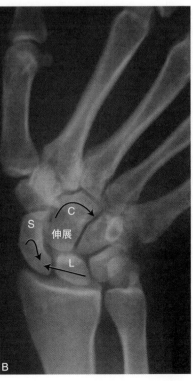

图 9-12　A. 随着腕关节的桡偏（近排腕骨的尺侧滑动），舟骨的屈曲使舟骨变短。B. 当桡偏时（近端腕骨的桡侧滑动），舟骨伸展。C，头状骨；L，月骨；S，舟骨

骨、月骨／三角骨和远端腕骨）的锯齿形结构被称为**中间体节段不稳**（图 9-13）[22,25]。当月骨呈伸展位置时，表现为**中间体背伸节段不稳**（dorsal intercalated segmental instability，DISI；图 9-13A）。舟骨半脱位可能是动态的，仅在腕部肌肉力量压缩负荷时才会发生，半脱位也可能成为是固定的或静态的[80]。舟骨一旦发生半脱位，桡骨和舟骨之间接触由于发生在较小的区域而导致压力增加[23,43]。因此，背侧中间体不稳定的问题，随着时间的推移，可能导致桡舟关节的退行性变，并最终导致其他腕骨间关节的退行性变[42]。如果韧带足够松弛，头状骨可能会从伸展的月骨背侧半脱位，或者更常见的是，移至屈曲的舟骨与伸展的月骨之间的间隙。未治愈的背侧中间体节段性不稳定引起的进展性退行性问题称为**舟月进行性塌陷**（scapholunate advanced collapse，SLAC）[43,81]。影像学上根据损伤的时间间隔来确定进行性分期[81,82]。虽然舟骨与月骨之间的负荷是否因背侧中间体节段不稳而增加或减少仍有争议，但一致认为桡月关节比桡舟关节更不容易出现退行性变化[23,35,51]。由于桡月骨关节面形状更接近球形，能更好地向关节面施加载荷，桡月关节退行性变化较少[43]。

腕关节不稳定的另一种常见形式发生在月骨和三角骨的韧带连接因损伤而断裂[22,80]。正常情况下，月骨和三角骨一起趋向于伸展运动，抵消舟骨屈曲的趋势。当月骨不再与三角骨连接时，月骨和舟骨一起屈曲，三角骨和远排腕骨伸展（图 9-13B）。月骨周围尺侧不稳定称为**中间体掌屈不稳定**（volar intercalated segmental instability，VISI）[46]。这种情况没有中间体背伸不稳定常见。VISI 和 DISI 的问题说明近排腕骨稳定对腕部功能和维持舟骨作为远排腕骨和近排腕骨之间桥梁的重要性。

病例应用 9-2

Jon Chin，32 岁，一名男子垒球联盟球员。27 岁时，他以手部过伸位置跌倒（FOOSH），导致腕部疼痛和肿胀（图 9-14）。一周后，在一家免预约诊所拍摄 X 线片显示舟骨和月骨的分离（图 9-14A），提示韧带损伤，包括舟月骨间韧带撕裂。他被建议到手外科专门门诊就诊。手外科医生在随访 X 线片中发现中间体背伸不稳定（DISI）（图 9-14B）。Jon 决定在一段固定期之后不再进行任何治疗。随着时间的推移，问题似乎得到了解决。然而，现在他发现腕部疼痛加剧，他决定再一次寻求手外科医生的治疗。手外科医生诊断为 SLAC。腕部的重复负重（抓握、提物）导致腕部不稳定，表现为头状骨近端移位至舟骨和月骨之间以及桡舟关节和头月关节的退行性病变（图 9-14C）。医生建议行腕关节部分融合术（舟头关节融合术）以改善稳定性（消除这个疼痛来源），同时允许有限的腕关节活动以最大程度减少功能损失。

腕关节复合体肌群

腕关节复合体肌群的主要作用是为手提供一个稳定的基础，同时允许进行位置调整，从而允许手指长肌群的最佳长

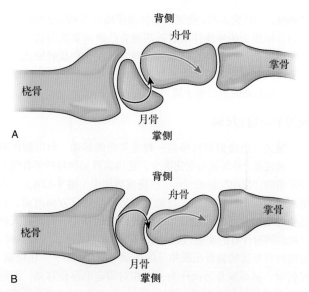

图 9-13 A. 中间体背伸不稳定。月骨因韧带松弛或屈曲舟骨撕裂而松弛，在桡骨上伸展（背侧旋转）。B. 中间体掌屈不稳定。当韧带松弛或撕裂分离月骨和三角骨时，月骨和舟骨均在桡骨上屈曲（旋转）

度 - 张力关系[4,57]。有关肌肉横截面积和力臂长度的信息将有助于理解肌肉的具体动作、力和扭矩电位。许多研究人员研究了腕部不同位置时，指长屈肌对手指**指间**（interphalangeal，IP）**关节**施加的峰值力。一些研究发现，最大的指间屈肌力发生在腕关节尺偏时（屈伸中立位），而在腕关节屈曲时（偏移中立位）是产生的力最小[2,83,84]。其他研究认为，腕背伸 20°～25°，尺偏 5°～7° 是最大握力的最佳位置[85]。然而，腕部肌肉的结构不仅仅是为了优化手指屈曲的力量。如果优化手指屈肌的力量比其他问题更重要，人们可能会认为腕伸肌比腕屈肌更强。相反，腕屈肌的工作能力（每单位横截面肌肉产生力量的能力）是伸肌的两倍多。再次，如果优化手指屈肌力是目标，与预期相反，桡偏肌群的工作能力略高于尺偏肌群[86]。腕部肌肉的功能不能只看一个因素或功能来理解；它应该通过肌电图（EMG）评估重力和外部负荷下的各种使用模式。我们将在这里描述腕部肌肉，但它们的功能将在稍后讨论手和腕部肌肉组织之间的协同作用时介绍。

腕部掌侧肌群

6 块肌肉的肌腱穿过腕关节的掌侧，因此，能够产生腕关节屈曲运动（图 9-15）。在掌侧，这些是**掌长肌**（palmaris longus，PL）、**桡侧腕屈肌**（flexor carpi radialis，FCR）、尺侧腕屈肌、**指浅屈肌**（flexor digitorum superfcialis，FDS）、**指深屈肌**（flexor digitorum profundus，FDP）和**拇长屈肌**（flexor pollicis longus，FPL）（图 9-15A）。其中前 3 块肌肉是主要的腕部肌肉。后 3 块肌肉是手指的屈肌以及的腕部的协同肌。在腕部水平，除掌长肌和尺侧腕屈肌外，所有腕部掌侧肌均沿正中神经通过**屈肌支持带**下方（图 9-15B）。屈肌支持带可以防止长屈肌肌腱的弓弦，从而有助于保持适当的长度 - 张力关系。屈肌支持带通常被认为具有近端部分和远端部分，远端部分通常被称为**腕横韧带**（transverse carpal ligament，TCL）。

桡侧腕屈肌和尺侧腕屈肌肌腱相对于腕轴的位置表明，这些肌肉分别可以向桡侧和尺侧偏移，以及腕关节屈曲。然而，

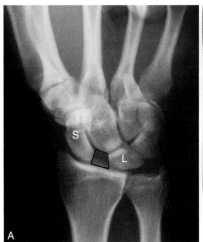

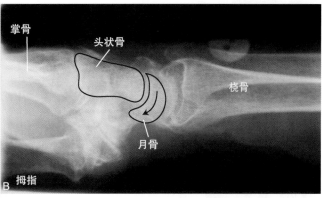

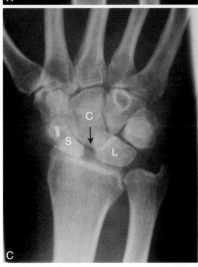

图 9-14　**A.** 由于外伤导致舟月韧带撕裂, 舟骨和月骨分离, 留下间隙 (分离)。**B.** 中间体背伸背不稳定 (DISI) 导致月骨背侧倾斜 (如图所示), 以及舟骨和头骨较不明显的掌倾。**C.** 舟月骨进行性塌陷 (SLAC) 伴随着头状骨向近端迁移与桡舟关节和头月关节受累

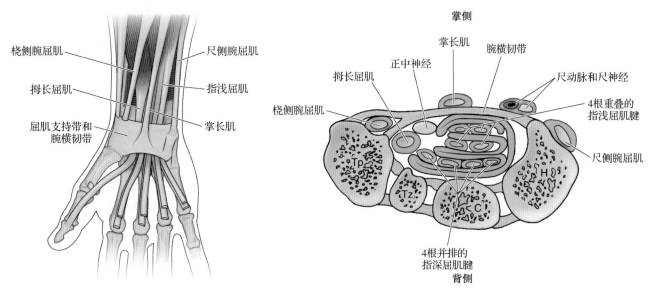

图 9-15　**A.** 主要和次要腕部屈肌的肌腱位于腕部掌侧。除了掌长肌腱和尺侧腕屈肌腱, 其余均从屈肌支持带下穿行。**B.** 横断面上可清楚地看到肌腱和神经与腕横韧带的关系。拇长屈肌包裹在其自身腱鞘 (桡侧囊) 内, 4 根深层的指深屈肌腱和 4 根浅层的重叠的指浅屈肌腱包裹于尺侧囊内

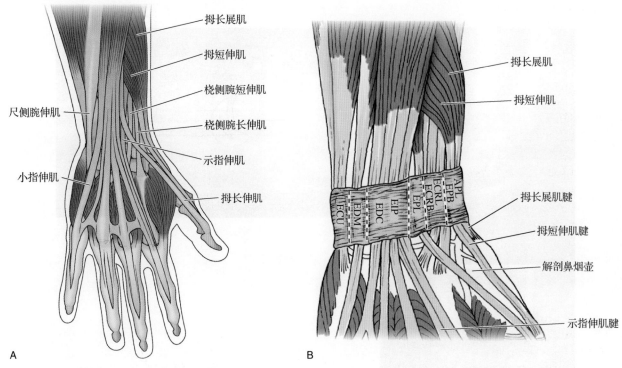

图 9-16 A. 手背(移除背部支持带)。主要伸肌肌群是尺侧腕伸肌(ECU)、桡侧腕长伸肌(ECRL)和桡侧腕短伸肌(ECRB)。可作用于腕部的手指肌包括指侧伸肌(ECU)、示指伸肌(EIP)、小指伸肌(EDM)、拇长伸肌(EPL)和拇短伸肌(EPB)以及拇长展肌(APL)。B. 位于背侧的伸肌肌腱穿过伸肌支持带下方，也就是分割的肌腱

桡侧腕屈肌在单独收缩时并不能有效地作为腕部的桡偏肌肉。其远端附着在第 2 和第 3 掌骨的底部，使其与手的长轴成一条直线。桡侧腕屈肌与掌长肌一起作为腕部屈曲肌群起作用，几乎没有偏移的作用[11]。然而，桡侧腕屈肌在桡侧偏移时是活跃的，桡侧腕屈肌可以增强**桡侧腕长伸肌**(extensor carpi radialis longus, ECRL)的桡侧偏移力量，或者抵消桡侧腕长伸肌在腕关节桡偏时产生的伸展运动。掌长肌是腕关节屈曲肌，不产生桡偏或尺偏。约 14% 的人单侧或双侧缺失掌长肌和肌腱，没有任何明显的力量或功能缺陷[87]。由于掌长肌腱与其他肌肉的过度冗余，掌长肌腱(如果存在的话)可能在其他结构手术重建时被"牺牲"[32]。

尺侧腕屈肌包裹豌豆骨，豌豆骨是一块籽骨，增加了尺侧腕屈肌屈曲的力臂。尺侧腕屈肌可以通过豆状韧带间接作用在钩骨和第 5 掌骨，有效地产生腕关节复合体屈曲和尺偏活动[35]。与桡侧腕屈肌相比，尺侧腕屈肌肌腱在离腕关节桡偏 / 尺偏中轴较远处穿过腕部，因此尺侧腕屈肌在尺侧偏移功能上比桡侧腕屈肌在桡侧偏移功能上更有效[4]。尺侧腕屈肌可以发挥腕部肌群最大的张力，使其具有特殊的功能相关性，尤其是需要较高尺偏力量的活动，如劈柴[4]。

指浅屈肌和指深屈肌是手指的主要屈曲肌，拇长屈肌是拇指的主要屈曲肌。作为多关节肌，它们产生有效屈腕力的能力取决于这些肌肉跨过的腕关节以远的关节的协同稳定性，该稳定性可以防止多个关节上的肌肉过度短缩。这些肌肉若同时屈曲腕关节及其以远的关节，其为主动不足。指浅屈肌和指深屈肌在腕关节桡偏 / 尺偏时表现出不同的肌肉活性，这可以从肌腱的中心位置进行预料。与指深屈肌相比，指浅屈肌更起到屈腕关节的作用[88]。这是合乎逻辑的，因为指深屈肌是一组

较长、位于深层的肌肉，跨越更多的关节，因此更有可能形成主动不足。拇长屈肌的屈腕作用得到的关注相对较少。该肌腱在腕关节的位置表明，如果其远端关节稳定，则有助于腕关节的屈曲和桡偏。

腕部背侧肌群

腕关节复合体的背侧由 9 块肌肉肌腱穿过(图 9-16)。其中 3 块腕部主要肌肉：桡侧腕长伸肌、**桡侧腕短伸肌**(extensor carpi radialis brevis, ECRB)和尺侧腕伸肌(图 9-16A)。其他 6 块是手指和拇指肌肉，在腕部上起辅助作用：**指总伸肌**(extensor digitorum communis, EDC)、**示指伸肌**(extensor indicis proprius, EIP)、**小指伸肌**(extensor digiti minimi, EDM)、**拇长伸肌**(extensor pollicis longus, EPL)、**拇短伸肌**(extensor pollicis brevis, EPB)和**拇长展肌**(abductor pollicis longus, APL)。指总伸肌和示指伸肌也被简单地称为指总伸肌和示指伸肌。所有 9 块肌肉的肌腱均走行在**伸肌支持带**下方，伸肌支持带被分隔为 6 个不同的管道(图 9-16B)。当肌腱走行于支持带时，每个肌腱被包裹在自己的腱鞘中，以防出现肌腱和支持带之间的摩擦。肌腱穿过的支持带隔膜附着在腕背韧带上，有助于维持背侧伸肌腱的稳定，并有助于这些肌肉背伸腕关节，并防止因其主动收缩形成肌腱主动收缩而形成弓弦[48,49]。

桡侧腕长伸肌和桡侧腕短伸肌是腕部伸肌的主要组成部分。桡侧腕短伸肌比桡侧腕长伸肌略小，但是止于更中间的第 3 掌骨；它通常在背伸腕关节时比桡侧腕长伸肌更主要[11,91]。一项研究发现桡侧腕短伸肌在所有手部抓握和释放活动中都较活跃，除了在旋后位置进行伸腕的活动[92]。桡侧腕长伸肌止于偏桡侧位置的第 2 掌骨，与桡侧腕短伸肌相比，腕关节背

伸时具有更短力臂[7]。当桡偏或需要抵抗尺偏或执行手指用力屈曲活动时，桡侧腕长伸肌活动增加[70,91]。桡侧腕短伸肌的持续活动使其容易过度使用，比静息的桡侧腕长伸肌更容易产生在肱骨外上髁炎[93]。也有研究对指总伸肌在该疾病的病理发展中所起的作用表示质疑[94,95]。

尺侧腕伸肌的主要作用是腕关节背伸和尺偏。它不仅是在腕关节背伸时产生作用，而且在腕关节屈曲时也经常产生作用[91]。Backdahl 和 Carlsoo 假设，腕关节屈曲时尺侧腕伸肌的活动对于腕关节屈曲不稳定结构增加了额外的稳定性[88]。这在腕关节桡侧是不需要的，因为腕关节有更多的韧带和骨骼结构检查。尺侧腕伸肌腱鞘与三角纤维软骨复合体的连接似乎也有助于固定尺侧腕伸肌，并防止弓弦时可能出现的运动效率丧失[20]。Tang 及其同事发现，从尺骨远端释放三角纤维软骨复合体后，尺侧腕伸肌用力增加了 30%[96]。尺侧腕伸肌作为腕伸肌的效果也受前臂位置的影响。当前臂旋前时，桡骨滑过尺骨会导致尺侧腕伸肌力臂减少，使其作为腕伸肌的效果减弱[4,90,92]。

小指伸肌和示指伸肌止于指总伸肌肌腱，因此，它们与指总伸肌有一个相同的功能[97]。示指伸肌和小指伸肌能够伸腕，但是伸腕主要肌群是指总伸肌，手指伸肌群对于腕部伸展也起了重要的作用（不伴有桡偏或尺偏）。腕关节伸展时，指总伸肌和桡侧腕短伸肌互相协同作用，因为当手指伸展期间，指总伸肌处于活动状态时，桡侧腕短伸肌的活动则减少[91]。

3 块外在拇指肌肉穿过腕部。拇长展肌和拇短伸肌均能使腕关节桡侧偏移功能中起次要作用[87]。然而，腕关节桡偏可能会影响拇长展肌和拇短伸肌对拇指的主要作用。当拇长展肌和拇短伸肌作用于拇指时，可能需要尺侧腕伸肌的协同收缩来抵消不需要的腕部运动。当尺偏肌肉缺失时，拇指外在肌可能在腕关节处产生明显的桡偏畸形。几乎没有证据表明位于更中央的拇长伸肌对腕部有显著的影响。

现在我们已经介绍完腕部复合体，让我们来看看手部复合体。

手部结构与功能

手包括 5 个手指：4 个手指和 1 个拇指（图 9-17）。每个手指都有 1 个腕掌关节和 1 个**掌指**（metacarpophalangeal，MP）关节；每个手指有 2 个**指间**（interphalangeal，IP）**关节**——**近端指间关节**（proximal interphalangeal，PIP）和**远端指间关节**（distal interphalangeal，DIP）；拇指只有 1 个指间关节。虽然手指关节与拇指关节结构上有相似之处，但是在功能上有显著差异，因此手指关节需要和拇指关节分开检查。然而，在检查手指关节时，需要谨慎。Ranny 指出，每一个手指都是独一无二的，针对一根手指提出的模型和得出的结论可能并不适用于所有人[98]。

腕掌关节

手指腕掌关节由远排腕骨与第 2～5 掌骨关节底部之间的关节组成（见图 9-1）。远排腕骨也是腕中关节的一部分。4 个手指掌骨的近端部分与远端腕骨组成第 2～5 腕掌关节（见图 9-17）。第 2 掌骨主要与小多角骨相连，其次与大多角骨和

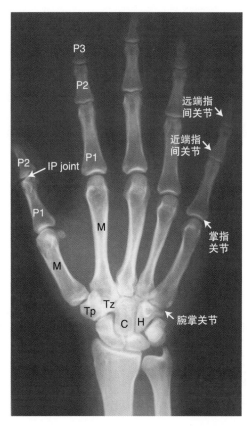

图 9-17　拇指和手指的骨骼解剖。M，掌骨；P1 近端指骨；P2，中间指骨；P3，远端指骨；Tp，大多角骨；Tz，小多角骨；C，头状骨；H，钩骨

头状骨相连。第 3 掌骨主要与头状骨相连，第 4 掌骨主要与头状骨和钩骨相连。最后，第 5 掌骨与钩骨相连。除了第 2 掌骨不与相邻的第 1 掌骨连接外，每个掌骨也在其底部与相邻的一个或多个掌骨相连。所有手指腕掌关节由强壮的横韧带和较弱的纵韧带在掌侧和背侧支持[99,100]。

掌骨深横韧带在掌侧跨过第 2～4 掌骨头部（远端部分）。掌骨深横韧带将掌骨头连接在一起，有效地防止附着的掌骨在腕掌骨关节处外展超过最小限度。虽然掌骨横韧带直接有助于腕掌关节的稳定，但它在结构上也是手掌指关节的一部分，我们将在此文再次讨论。囊韧带结构主要负责控制每个腕掌关节的总关节活动范围，尽管不同关节之间存在一些差异。

远端腕骨影响腕掌关节和手的功能但不影响腕关节的功能。其中一个因素是远端腕骨是由掌侧凹面或**近端横（腕）弓**，由大多角骨、小多角骨、头状骨和钩骨形成（图 9-18）。即使手完全张开，腕弓依然存在，它不仅由于腕骨的弯曲形状形成，而且还由保持凹度的韧带形成。维持弓的韧带是腕横韧带和横向**腕间韧带**。腕横韧带是屈肌支持带的一部分，内侧附着于豌豆骨和钩骨，外侧附着于舟骨和大多角骨，屈肌支持带的更近端部分与覆盖前臂肌肉的筋膜连续。横向韧带和腕间韧带连接 4 个远排腕骨以保持相对固定的凹度，这将有助于手掌的弓形。这些结构也形成了腕管。腕管包含正中神经和 9 条手指与拇指的外在屈肌肌腱（见图 9-15B）。许多手部内在肌群附着在腕横韧带和远排腕骨上。这些也可能有助于保持腕弓。

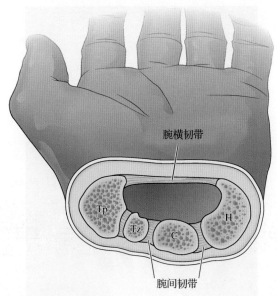

图 9-18 近端横弓或腕弓,形成正中神经和指长屈肌穿过的管道。腕横韧带和腕间韧带有助于保持这种凹度。C,头状骨;H,钩骨;Tp,大多角骨;Tz,小多角骨

拓展概念 9-2
腕管综合征

当正中神经在腕管内受压时,可能会出现称为为**腕管综合征**(carpal tunnel syndrome, CTS)的神经病变。Cobb 及其同事提出腕横韧带的近端边缘是腕部屈曲诱发正中神经压迫的最常见的部位[04]。然而,腕管最窄的区域在钩骨钩状水平,正中神经压迫不太可能受腕关节位置变化而影响[104]。当切断腕横韧带释放正中神经压迫时,腕弓可能会稍微变宽,但是研究人员发现,只要强壮的腕横韧带完好无损,腕弓就会保持其掌背刚度[105]。

病例应用 9-3

Jacob Tandesti,42 岁,是一名电脑程序员,工作 20 多年了。他一天中大部分时间都在打字。主诉自 5 年前开始醒来时右手麻木,特别是拇指和示指、中指和无名指的桡侧半部分。一位手外科医生对他进行评估,他发现敲击腕管上的正中神经会重现他正中神经分布的感觉异常(刺痛)(即 Tinel 征阳性),他将 Jacob 的腕关节持续屈曲 1 分钟也出现类似症状(Phalen 试验阳性)。医生给他开了夜间夹板和正确的工效学宣教[101]。夜间矫形器将腕部保持在中立位置,这减少了正中神经的压力[102,103]。在随后的 6 个月里,Jacob 注意到完成精细运动任务(如扣衬衫和处理硬币)的难度逐渐增加。他被转诊给一位神经科医生,他进行了神经传导检查,结果显示正中神经传导速度明显减慢,这与腕部水平的神经压迫一致。同样明显的是由正中神经支配的鱼际(拇指)肌肉萎缩,这种表现通常被称为**猿手**(图 9-19)。

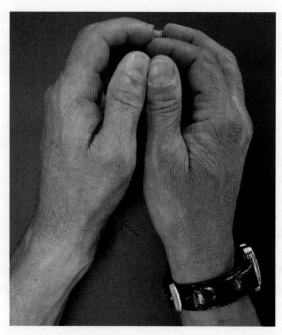

图 9-19 长期的正中神经压迫可导致由正中神经支配的鱼际处萎缩,因表现为手掌变平和拇指内收,而被称为"猿手"。注意图中临床示例中左手存在萎缩

腕掌关节活动范围

第 2~5 掌骨的腕掌关节活动范围最容易在掌骨头处观察到,并且从手的桡侧到尺侧显示出活动范围越来越大[57,106]。第 2~4 腕掌关节是平面滑膜关节,具有一个自由度:屈曲/伸展。虽然其结构允许屈曲/伸展,但第 2 和第 3 腕掌骨关节基本上是固定的,可以被认为是具有"零自由度"[40,98]。第 4 腕掌关节具有明显的屈曲/伸展运动。第 5 腕掌关节是一个鞍状关节,通常被认为具有两个自由度,包括屈曲/伸展和外展/内收,具有限量的反向活动[11,98,107]。固定的第 2 和第 3 掌骨提供了一个固定和稳定的轴,第 4 和第 5 掌骨以及非常灵活的第 1 掌骨(拇指)可以围绕该轴移动[36,98,108]。第 4 和第 5 掌骨的运动有助于环指和小指对抗拇指的能力。

掌弓

手指腕掌关节及其各节段的整体功能是(与拇指)组成**掌弓系统**(图 9-20)。腕骨形成的凹陷形成手掌近端横弓。围绕相对固定的第 2 和第 3 掌骨的第 1、第 4 和第 5 掌骨可调节位置在掌骨头的水平形成一个可移动的**远端横弓**,其增强远排腕骨固定近端横向弓。**纵弓**从近端到远端穿过手指的长度,包括手指。掌骨深横韧带有助于抓握活动时稳定移动的掌弓[109]。掌弓使手掌和手指能够最佳地贴合所握物体的形状[110]。这最大限度地增加了与物体表面的接触,增强稳定性以及增加感觉反馈。

穿过腕掌关节的肌肉将通过作用于掌弓的活动节段来促进手掌抓握能力(手掌对物体的握持)。手掌空心伴手指屈伸,而手掌相对扁平伴手指伸展。第 5 腕掌关节由**小指对掌肌**(opponens digiti minimi, ODM)肌交叉作用。这块斜肌

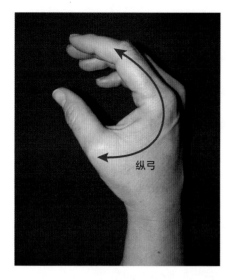
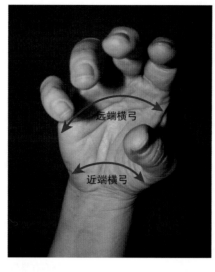

图 9-20 掌弓系统有助于功能性抓握。近端横弓是固定的,而远端横弓和纵向拱是活动的

(图 9-21)处于最佳位置,可以围绕其长轴屈曲和旋转第 5 掌骨。没有其他肌肉单独穿过或作用于手指腕掌关节。然而,随着附着于豌豆骨的尺侧腕屈肌的活动和止于腕横韧带的手内在肌的活动,会出现掌弓增加[10,111]。腕部桡侧肌肉(桡侧腕屈肌、桡侧腕长伸肌和桡侧腕短伸肌)穿过第 2 和第 3 腕掌关节,止于这些掌骨的底部,但这些相对固定的关节几乎不运动或不运动。第 2 和第 3 腕掌关节的稳定性可以被看作是一种功能性适应,它可以提高桡侧腕屈肌、桡侧腕长伸肌和桡侧腕短伸肌的腕部功能效果。如果第 2 和第 3 腕掌关节是活动的,则桡侧屈肌和伸肌将首先作用于腕掌关节,因此,考虑到长度 - 张力的障碍,作用于腕中关节和桡腕关节的效果就会降低。

掌指关节

四个手指掌指骨关节中每个关节都是由近端掌骨头凸面和远端第 1 指骨底部凹面组成。掌指关节是髁突,具有两个自由度:屈曲 / 伸展和外展 / 内收(图 9-22)。大掌骨头在矢状面为 180° 的关节面,主要部分位于掌侧。这相对于指骨底部约 20° 的关节面有关(图 9-23)。关节面在冠状面比矢状面少,关节面表面更一致(见图 9-17)。

掌指关节被一个关节囊包围,该关节囊通常被认为是伸展时松弛。考虑到关节面的不一致,关节囊在伸展时松弛,允许近节指骨有一些被动轴向旋转[98]。两条**副韧带**和位于掌侧的掌骨深横韧带可以增强关节稳定性。正如我们之前提到的,不一致的关节通常有一个附属关节结构来增强稳定性。在掌指关节处,**掌板**负责此功能。

掌板

每个掌骨指关节处的**掌板**是一种独特的结构,可以增加关节的匹配性。它还通过限制过度伸展为掌指关节提供稳定性,因此为纵弓提供间接支持[57]。掌板由纤维软骨组成。掌板远端牢固地附着于近节指骨底部,并在近端变成膜状,与附着在关节面近端的掌骨头上的掌侧囊融合(图 9-23A)[55]。掌板也可以被看作是掌骨头关节囊的掌侧部分的纤维软骨化。掌板的内表面实际上是近节指骨底部关

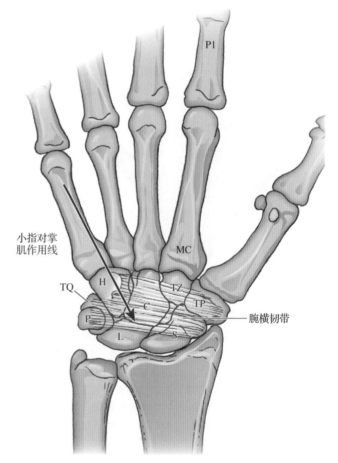

图 9-21 小指对掌肌是唯一只作用于腕掌关节的肌肉。从它的作用线所示,它的作用是屈曲第 5 掌骨关节和围绕其长轴旋转腕掌关节。小指对掌肌连接腕横韧带也可能有助于支撑远端掌弓。TQ,三角骨;H,钩骨;P,豌豆骨;C,头状骨;L,月骨;P1,近端指骨;MC,掌骨;TZ,小多角骨;S,舟骨;TP,大多角骨

节面的延续。在掌指关节背伸时,掌板增加了与掌骨头的接触面。掌板的纤维软骨组成与其抵抗限制掌指关节过伸的应力和保护掌骨头的掌侧关节面免受手掌中所持物体的伤害所需的压力是一致的[112]。掌板与指骨的柔性附件允许掌板在掌骨头掌侧表向下滑动(图 9-23B)而不会限制运动,同时

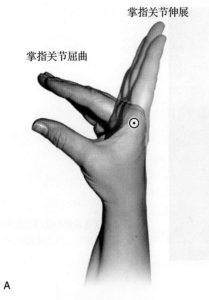

掌指关节伸展

掌指关节屈曲

A

掌指关节内收

掌指关节外展

B

图 9-22 掌指关节具有两个自由度：A. 围绕冠状轴穿过掌骨头进行屈曲/伸展。B. 围绕矢状轴进行外展/内收

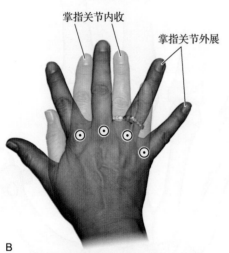

还可以防止掌指关节处指长屈肌腱的挤压。

　　除了它们与各自的近端指骨的连接之外，4 个掌板和它们各自的手指腕掌关节囊与掌骨深横韧带混合并在表面相互连接，该韧带将 4 个手指的掌骨头部连接在一起（**图 9-24**）。掌骨深横韧带的背侧是掌骨头两侧的**矢状带**，将每个掌板（通过囊和掌骨深横韧带）连接到指总伸肌腱和指背腱膜（**图 9-25**）。矢状带帮助稳定四个掌骨头上的掌板[21, 98, 109]。

副韧带

　　掌指关节的桡侧副韧带和尺侧副韧带由两部分组成：索状的**固有侧副韧带**和**附属侧副韧带**（见图 9-23）。Minami 及其同事量化了掌指关节处副韧带不同部位在不同运动程度下的长度变化[113]。他们发现，随着掌指关节屈曲从 0° 到 80°，位于更靠背侧的固有侧副韧带延长，而位于掌侧的附属侧副韧带则缩短。相反，在掌指关节过度伸展时，附属侧副韧带延长，固有侧副韧带处于松弛状态。在掌指关节完全屈曲时（掌指关节的锁定位置）副韧带的张力被认为是在掌指关节完全屈曲时可以

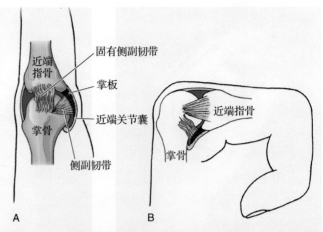

A

B

图 9-23 A. 掌指关节处的掌板牢固地附着在近节指骨底部，与关节囊联合松弛地附着在下方的掌骨颈部。B. 掌指关节屈曲时，掌板的柔性附件允许板在掌骨头向近端滑动，而不阻碍运动

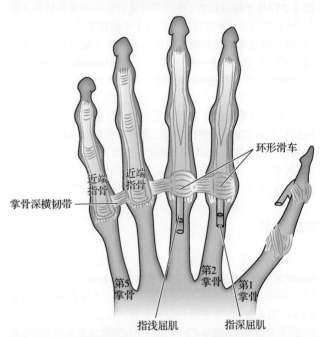

图 9-24 掌骨深横韧带横贯四个掌骨头。掌骨横韧带掌侧的凹槽以固定指长屈肌腱（所示的第 4 和第 5 掌指关节上，环形滑车和肌腱被移除）

获得的最小外展/内收的原因。Shultz 及其同事得出结论，副韧带在整个掌指关节 ROM 提供稳定性，部分纤维在该范围内的不同位置绷紧[114]。他们并没有将掌骨屈曲时外展/内收的限制归因于侧副韧带张力，而是认为掌骨头的双髁形状导致在掌指关节屈曲约 70° 处出现骨性限制。

　　Fisher 及其同事完成了一系列手指解剖研究，试图解释与远端指间关节相当常见的变化相比，掌指关节和近端指间关节的骨关节炎（osteoarthritis, OA）的发病率相对较低的原因[115]。他们发现纤维软骨从位于背侧的**伸肌腱帽**的内表面、掌板和侧副韧带伸入到掌指骨、近端指间关节和远端指间关节。掌指关节的纤维软骨突起最为显著，并且可能像掌板本身一样，增加了指基底部的表面积，以便与掌骨（和指骨）头部接触。

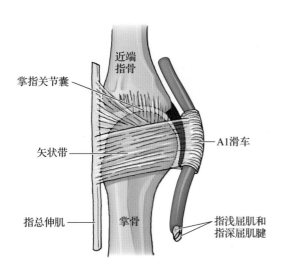

图 9-25　矢状带与掌板两侧、掌指关节副韧带（通过关节囊）相连接，以及通过指背腱膜有助于稳定四个掌骨头上掌侧的掌板和掌骨关节背侧的指总伸肌肌腱。

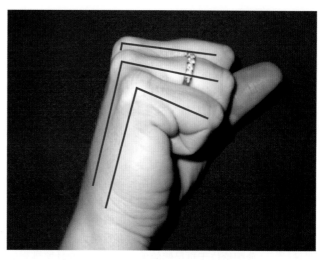

图 9-26　手指掌指关节的可用关节活动范围从桡侧（第 2 掌指关节未显示）到尺侧增加，其中第 5 掌指关节活动范围最大

关节活动范围

　　掌指关节可用的总关节活动范围因每根手指而异。屈曲 / 伸展范围随尺侧到桡骨而增加，示指掌指关节屈曲范围约 90°，小指约 110°[57]（图 9-26）。手指之间过度伸展是相当一致的，但个体之间的差异很大。被动过度伸展关节活动范围已被作为全身柔韧性的衡量指标[10]。掌指关节外展 / 内收范围在掌指关节伸展时最大。示指和小指比中指和无名指有更大的冠状面活动。如前所述，掌指关节外展 / 内收在掌指关节完全屈曲时最受限制[114]。掌指关节的一些被动旋转已经被记录，这支持了这种活动允许适应不同大小物体的抓握的论点[116]。

指间关节

　　手指的每一个近端指间关节和远端指间关节均由指骨头和远端的指骨底部组成，形成一个真正的具有一个自由度的滑膜铰链关节（屈曲 / 伸展，图 9-27）。每个指间关节都有一个关节囊、一个掌板和两条侧副韧带（图 9-28）。每个中节指骨和远节指骨的底部都带有两个中央脊的浅凹面。远节指骨位于其近节指骨的滑轮状头部。指间关节结构与掌指关节相似，近端关节面大于远端关节面。与掌指关节不同，近端或远端指间关节几乎没有后关节面，因此几乎没有过伸。远端指间关节可能有一些被动过伸，但近端指间关节在大多数个体中基本没有。

　　掌板还加强了每个指间关节囊，增强了稳定性，并限制了指间关节过伸[117]。指间关节的掌板在结构和功能上与掌指关节的掌板相同，只是掌板之间没有深横韧带连接。Fisher 和他的同事发现，在近指间关节和远指间关节，纤维软骨从伸肌机构、掌板和附着在指骨底部的副韧带上投射出来，这些结构在近指间关节处更为明显[115]。指间关节的侧副韧带尚未完全清楚，但被认为与掌指关节的固有韧带和附属侧副韧带部分类似[57]。因为一些部分保持紧绷，稳定性由侧副韧带复合体提供，并在近端指间关节和远端指间关节活动中提供支

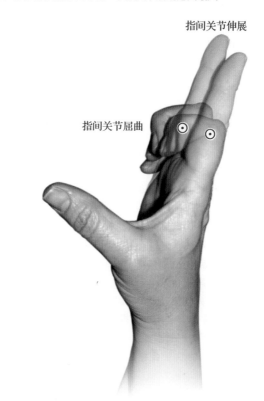

图 9-27　每个近端和远端指间关节围绕冠状轴的一个自由度（屈曲 / 伸展）

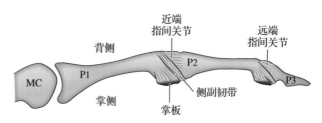

图 9-28　与掌指关节一样，近端指间关节和远端指间关节有掌板，与掌侧关节囊部分融合。然而，近端和远端关节处的侧副韧带的方向与掌指关节处的侧副韧带的方向不同。MC，掌骨；P1，近端指节；P2，中间指节；P3，远端指节

持[57,118,119]。近端指间关节的侧副韧带受伤很常见,特别是在运动和工作中受伤,桡侧(外侧)副韧带受伤的可能性是尺侧(内侧)副韧带的两倍[120,121]。Dzwierzynski 及其同事发现示指的外侧副韧带是近端指间侧副韧带中最强的,而第 5 指近端指间关节的侧副韧带最弱[120]。外侧副韧带相对强度满足功能预期,因为拇指是最可能对抗示指外侧(在近端指间关节产生内翻应力),并且最不可能发生在第 5 指。

示指可用的屈曲/伸展总范围在近端指间关节的屈伸范围(100°~110°)大于远端指间关节(80°)。每个手指的近端指间和远端指间屈曲范围随向尺侧方向增加,第 5 近端指间关节和远端指间关节分别达到 135° 和 90°。从手的桡侧到尺侧的屈曲/伸展关节活动范围增加的模式与腕掌关节、掌指关节和近端指间关节是一致的,在远端指间关节处不太明显[122]。分配给位于更尺侧的手指以及下面的骨骼排列的额外范围有利于手指向舟骨成角(称为**屈曲会聚**),并促进手指的对指(**图 9-29**)。尺侧可用范围越大,手的尺侧抓握则越紧,或产生的闭合力越大。许多物体的构造使得形状在在环指和小指处较窄,在中指和示指处较宽,以适应这种 ROM 模式。

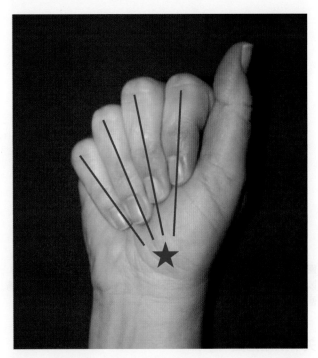

图 9-29 随着手指向手掌屈曲,手指向舟状骨结节(五角星)和拇指会聚。这种倾斜是由于掌指关节和近端指间关节从桡侧到尺侧屈曲的活动范围增加

扩展概念 9-3
抗畸形体位

在手部受伤后,通常采用定制的矫形器(夹板)用于固定受伤结构。这个装置的目的是在愈合过程中为受伤部位提供支持和保护,同时尽量减少关节处由于制动引起的潜在问题(比如挛缩)。由于掌指关节的副韧带在伸展时松弛,使用矫形器固定掌指关节在伸展位置将使韧带处于适应性缩短的风险中。韧带的适应性缩短会限制掌指关节的屈曲活动,并伴有纵弓的破坏,导致抓握和功能性使用受损。最佳情况下,应使用固定(静态)矫形器(**图 9-30**)让掌指关节置于一定的屈曲状态,以降低掌板适应性缩短引起的屈曲挛缩风险。拇指应放置在腕掌掌侧/桡侧外展的中间位置,防止第 1 指蹼挛缩。这种掌指关节屈曲和指间关节伸展的位置被称为是**抗畸形位置**或**内在增强位置**[123]。

手指外在屈肌

手指和拇指的**外在肌**(也称为**运动肌**)是指附着在近端桡腕关节上的肌肉,而内在肌是指那些附着在远端桡腕关节的肌肉。在功能上,外在肌群也分为屈肌和伸肌。内在肌群通常不被称为屈肌群或伸肌群,因为这些肌肉在屈曲一个关节时同时伸展另一个关节。我们将首先从手部外在肌肉开始介绍,然后是手指的内在肌群,然后是总结拇指外在肌群和内在肌群,最后讨论这些肌群的协调功能。

有两种外在肌有助于手指屈曲。包括指浅屈肌(FDS)和指深屈肌(FDP)。指浅屈肌主要屈曲近端指间关节,但也有助于屈曲腕掌关节。指深屈肌可屈曲掌指关节、近端指间关节和远端指间关节,被认为是两种外在屈曲肌群中更活跃的肌

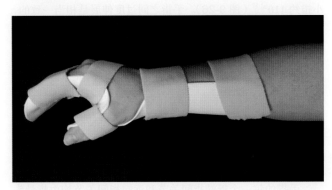

图 9-30 用手在"抗畸形"的位置下制作固定矫形器,可以最大限度地减少固定关节发生功能障碍变化的风险

肉[4]。当轻捏或抓握时,只有指深屈肌会活跃。当需要更大的屈肌力量时,或当需要同时屈指屈腕时,指浅屈肌与指深屈肌联合用力[88,97,124,125]。

与指深屈肌相比,指浅屈肌在掌指关节可以产生更大的扭矩。不仅指浅屈肌穿过较少的关节(使其在多个关节上缩短时不太可能失去张力),而且指浅屈肌腱也在掌指关节的指深屈肌腱的表面。因此,指浅屈肌有较大的力臂用于屈曲掌指关节[3]。人们通常认为,在近端指间关节屈曲时,指浅屈肌收缩更明显,因为指浅屈肌穿过的关节较少,但事实并非如此。与掌指关节内的指浅屈肌肌腱的方向相反,指浅屈肌腱位于指间关节近端指深屈肌腱的深处,因此,有在近端指间关节处有较小力臂[98]。指浅屈肌腱和指深屈肌腱之间的位置转换发生在近端指间关节的近端。此时,指深屈肌腱通过指浅屈肌腱(Camper 交叉)的裂口露出,使指浅屈肌腱附着在指深屈肌腱下方的中节指骨的基部。尽管指浅屈肌腱的力臂在近端指间关节处可能不是最大,但指浅屈肌腱

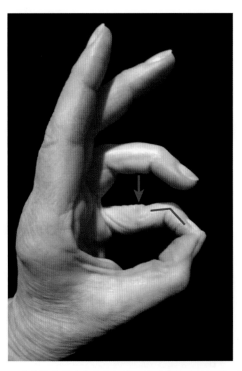

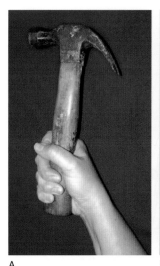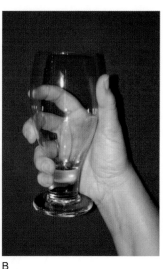

A　　　　　　　　　　　B

图 9-32　A. 所谓的"手枪式抓握"允许无名指和小指指浅屈肌和指深屈肌有力地工作，因为这些更灵活的掌指和指间关节的完全屈曲活动是由物体形状（靠近手柄末端更厚）所阻止。该形状还鼓励腕关节尺偏，从而进一步增强中指屈肌的力量。B. 当不需要外力时，物体的形状通常是锥形的，以适应更大范围的无名指和小指，让中指屈肌将手指完全围绕物体闭合

图 9-31　用力将拇指和小指指腹压在一起可激活指深屈肌，使小指间关节屈曲，抵抗拇指指间关节屈曲。当指浅屈肌缺失时（通常在小指），深层肌肉收缩导致远端指间关节屈曲，近端指间关节伸展（箭头所示）。如果没有指浅屈肌稳定近端指间关节，指深屈肌就不能屈曲两个关节

（图 9-32A）。手枪式握柄限制了无名指和小指的掌指 / 指间关节屈曲，而腕伸肌则稳定腕关节，防止手指屈肌强烈收缩。如果不需要强力抓握（如拿着玻璃杯），中指屈肌的张力损失不是问题；然后物体可能会在无名指和小指处逐渐变细以适应更大的关节活动范围（图 9-32B）。请注意，无论是用力抓握还是轻柔抓握，腕都倾向于采用尺骨偏斜的位置，从而最大限度地提高中指屈肌的效率[2, 83]。

对于近端指间关节处的平衡很重要。当指浅屈肌腱缺失时，指深屈肌的指尖捏（拇指对指尖）活动可能会导致近端指间关节伸展和远端指间关节屈曲（图 9-31），而不是双关节屈曲[126]。这种现象可以在许多正常的手中观察到，因为小指的指浅屈肌腱指浅屈肌腱通常不发挥作用或远端附着可能异常。[126, 127]。

　　指浅屈肌和指深屈肌均依赖于腕部位置，以获得最佳的长度 - 张力关系[4]。如果腕部没有对应的平衡伸肌扭矩，位于掌侧的指浅屈肌和指深屈肌将导致腕关节发生屈曲。如果允许手指屈肌在屈腕时变短，那么远端关节的屈肌张力就会随之下降。事实上，如果腕关节屈曲的话，手指关节几乎不可能主动完全屈曲[128]。尽管指浅屈肌和指深屈肌的长度 - 张力关系不佳是造成这种现象的部分原因，但屈腕时不能完成屈指活动也与被拉伸的手指伸肌伴随的被动张力有关，在手指主动屈曲（如抓握活动）中，一个平衡腕伸肌的力量可以预防腕关节屈曲，通常由主动腕伸肌提供，如桡侧腕短伸肌，有时也由指总伸肌提供。

拓展概念 9-4
手指屈曲抓握

　　与示指或中指相比，无名指和小指的掌指和指间关节屈曲范围更大，这意味着无名指和小指的长屈肌必须在更大的范围内缩短，从而导致那些手指的肌肉失去张力。如果手指要握住的物体很重或需要强力抓握（如锤子或电钻），则可以将物体的形状塑造为尺侧比桡侧更宽，即所谓的手枪式握柄

手指屈肌机制

　　指浅屈肌和指深屈肌的最佳功能不仅取决于腕部肌肉组织的稳定性，还取决于完整的屈肌滑动机制[129]。滑动机制包括**屈肌支持带**、**滑囊**和**指腱鞘**。纤维状支持带结构（近端屈肌支持带、腕横韧带和伸肌支持带）将指长屈肌腱固定在手上；滑囊和腱鞘有助于肌腱在纤维支持带上的无摩擦移动。支持带可防止肌腱绞索，肌腱必须在不被干扰运动和不产生会随着时间推移导致自身退化的摩擦力下被锚定。

　　当指浅屈肌和指深屈肌的肌腱经过腕部入掌时，它们首先穿过近端屈肌支持带下方并穿过腕横韧带下方的腕管（见图 9-15）。肌腱本身之间的摩擦和附着在腕横韧带上肌腱之间的摩擦被包裹在屈肌腱平面上的**桡侧滑囊**和**尺侧滑囊**所阻止（图 9-33）。指深屈肌和指浅屈肌的所有 8 条肌腱都集中在尺侧囊中（图 9-33A）。滑囊被分隔以防止肌腱与肌腱摩擦。伴随着通过腕管的指浅屈肌和指深屈肌的拇长屈肌被包裹在其自身的桡侧滑囊中（见图 9-15B 和 9-33A）。桡侧和尺侧滑囊含有滑液样液体，可最大限度地减少摩擦力。滑囊和腱鞘的模式可能因人而异。最常见的表现为尺侧滑囊与小指的指腱鞘相连（见图 9-33A）。然而，Phillips 及其同事发现，在 60 个标

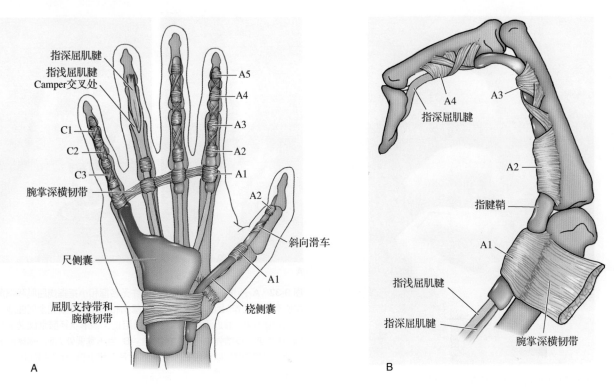

图 9-33 **A**. 手指和拇指的屈肌机制包括由腕部屈肌支持带和腕横韧带、环形滑车（A1～A5）和十字滑车（C1～C3）形成的纤维 - 骨隧道。肌腱在隧道内受到桡侧和尺侧滑囊以及手指腱鞘的保护。滑轮和腱鞘已从无名指上移除，以显示指深屈肌（FDP）肌腱如何通过指浅屈肌腱中的 Camper 交叉传递到远端指骨；在 Camper 交叉处的指浅屈肌断裂后，指浅屈肌腱重新连接并止于中节指骨的基部。**B**. 滑车的形状允许手指弯曲而不会挤压滑车，从而使压力更均匀地分布在穿过纤维 - 骨隧道顶部的肌腱和鞘上

本中，只有 30% 的标本的小指尺侧滑囊和腱鞘之间具有连续性[130]。尺侧滑囊通常与示指、中指和无名指的指腱鞘不相连。相反，对于这些手指，尺侧滑囊终止于近端掌纹的远端，指腱鞘始于中部或远端掌纹[11]。桡侧滑囊包裹拇长屈肌并与其指腱鞘相连。手指腱鞘的范围和交流在功能上是相关的，因为鞘内的感染会传播其整个长度，产生疼痛的腱鞘炎。如果腱鞘与尺侧囊或桡侧囊连续，感染可能从腱鞘扩散到手掌（反之亦然）[32, 87]。每个手指的腱鞘止于指深屈肌止点的近端，有效地止于中节指骨的远端。因此，手指指腹（指骨远端）是相当常见的创伤部位，其刺伤或损伤后不太可能将感染带入整个腱鞘。

每个手指的指浅屈肌和指深屈肌腱穿过由 5 个横向**环形滑车**（或**鞘韧带**）和 3 个斜向**十字滑车**组成的纤维 - 骨隧道（见**图 9-33A**）[21, 131]。前两个环形滑车紧靠在一起，一个（称为 A1 滑车）位于掌骨的头部，另一个较大的（A2）沿近节指骨的掌侧中轴。第一个（A1）滑车的底部由腕掌深横韧带中的屈肌沟形成，而所有其他环形滑车直接连接到骨骼。第三个环形滑车（A3）位于近节指骨的最远端，第四个（A4）位于中节指骨的中央。第五个滑车（A5）也许位于远节指骨的底部。每个滑车的底部（在骨头上）都比其位于浅层的顶部要长。这种梯形形状可防止滑车在极端弯曲时相互挤压，在全力抓握时形成一个近乎连续的隧道[21]。纤维 - 骨隧道的较短顶部将肌腱受拉时的压力降至最低，在手指屈曲期间将压力分布在整个隧道中，而不仅仅是在隧道边缘（见**图 9-33B**）[131]。三个十字形（交叉）

滑车也系住了指长屈肌腱。一个位于 A2 和 A3 滑车之间，被指定为 C1；下一个十字滑车（C2）位于 A3 和 A4 之间；最后一个十字滑车（C3）位于 A4 和 A5 之间。A4、A5 和 C3 结构仅包含指深屈肌腱，因为指浅屈肌止于这些结构近端的中节指骨上。环形滑车和十字韧带在数量和范围上因人而异[131]。最近，还描述了在 A1 近端发现的另一个环形滑车，并命名为**掌腱膜（PA）滑车**[132]。拇指有一个独特的滑车系统，包括两个环形滑车和一个斜向滑车（见**图 9-33A**）[133]。

指浅屈肌腱和指深屈肌腱通过手指腱鞘在环形滑车和十字韧带上的摩擦力最小，手指腱鞘从肌腱进入最近端环形滑车处到指深屈肌腱穿过最远端十字滑车处包绕肌腱。每个手指腱鞘中的滑液样液体允许肌腱在韧带约束下滑动，及肌腱间相互滑动。这在近节指骨上尤其重要，指浅屈肌腱分裂到指深屈肌腱的两侧，并在指深屈肌腱下方重新连接止于中节指骨。因此，指深屈肌腱必须通过 Camper 交叉（如**图 9-33A** 中的环指所示）。一旦指深屈肌肌腱远离最后一个环形滑车，肌腱不在延续，因为不再需要对肌腱进行润滑。滑行机制的血管供应对于维持滑液和肌腱营养至关重要。每条肌腱的直接血管化是通过血管经由腱纽到达肌腱发生的每条肌腱的直接血管化通过经**纽带肌腱**到达肌腱的血管发生。纽带是滑膜的褶皱（通常为 4 个），将血管输送到肌腱体和每个手指的指浅屈肌和指深屈肌的肌腱连接处[21, 134]。肌腱也直接从鞘内的滑膜液中获得一些营养，通过这种机制，可以承受部分直接血管化的损失[134, 135]。

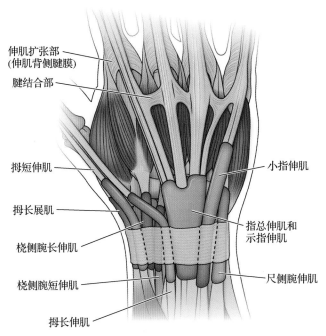

图 9-34 手的背面观，显示腕部伸肌支持带的 6 个隔室，指滑膜鞘以及指的伸肌（指总伸肌、示指固有伸肌、小指伸肌）汇集于掌指关节处的伸肌扩张部（伸肌背侧腱膜）。指总伸肌的关节腱索位于掌指关节近端侧

环形滑车的功能是保持屈肌腱靠近骨骼，只允许最少量的绞索和远离关节轴的掌侧移动[136, 137]。这牺牲了肌腱大量弓弦绞索可能发生的力臂的增加，但会增强指长屈肌的肌腱偏移和工作效率[126, 138]。环形滑车或指腱鞘的任何中断都可能导致指浅屈肌和指深屈肌功能严重受损或结构畸形。**扳机指**就是一个反复损伤外在伸肌肌腱导致肌腱上形成结节和环形滑车增厚的一种功能障碍。手指主动屈曲期间，结节被卡在滑车下方，需要被动伸展以"解锁"卡住的固定位置[10]。在潜在的 6 个环形滑车（PA，A1～A5）中，滑车 A2 和 A4 的完整性被认为是维持指浅屈肌/指深屈肌肌肉效率最关键的，在肌腱重建（手术）的过程中应尽可能保留它们[133, 138, 139]。

> ▶ **基本概念 9-3**
> **掌指关节屈曲滑动机制**

由于其多层结构，掌指关节处的屈肌滑动机制特别复杂。手指的每个掌指关节从深到浅，有：

1. 与掌骨头接触的纤维软骨掌板；
2. 与板掌侧相融合的掌指关节囊的纵向纤维；
3. 掌骨深横韧带（其纤维与囊的纵向纤维垂直），其掌侧表面有供手指长屈肌肌腱通过的凹槽，并形成纤维 - 骨隧道的底部；
4. 指深屈肌腱，位于掌横韧带沟内；
5. 指浅屈肌腱，位于指深屈肌腱的浅层；
6. 包裹指深屈肌腱和指浅屈肌腱的手指腱鞘；
7. 形成纤维 - 骨隧道顶部的 A1 环形滑车，位于这组相互连接层中的最浅层。

手指外在伸肌

手指外在伸肌包括指总伸肌，示指固有伸肌和小指伸肌。这些肌肉在腕关节伸肌支持带下方从前臂穿过到手部，保持肌腱接近关节，以提高用力效率。六条伸肌腱中的每一条都包含在伸肌支持带的隔室中，并且被独立的滑囊或腱鞘包裹，它们通常在伸肌腱出现在伸肌支持带的远端时结束（**图 9-34**）。在大约掌指关节水平，每个手指的伸总伸肌腱与广泛的腱膜合并，称为伸肌扩张、**背侧腱帽**或**伸肌腱帽**。示指固有伸肌腱和小指伸肌腱分别止于示指和小指指总伸肌腱，或者在伸肌腱帽近端。鉴于示指固有伸肌腱和小指伸肌腱附着在指总伸肌结构上，示指固有伸肌和小指伸肌增加了示指和小指伸展的作用力和独立性，而不是不同活动。

指总伸肌，示指固有伸肌和小指伸肌的肌腱在手背上表现出很大的变异性。大多数情况下，示指有一条指向伸肌腱帽的指总伸肌腱，以及一条止于示指伸肌腱尺侧腱膜的示指固有伸肌腱[140-142]。在小指处，仅小指伸肌腱可以融入伸肌腱帽，多达30% 的标本没有小指伸肌腱[143]。中指和无名指没有自己的辅助伸肌，但是通常有两条甚至三条通向腱帽的指总伸肌腱[142]。一条小指伸肌腱也可以通过**关节腱索**与相邻的一条或多条肌腱相连（见**图 9-34**）。这些纤维状的相互连接（经常与手背上的伸肌腱一起可见）导致一个手指的主动伸展伴随着相邻指的被动伸展——相互依赖的模式随连接而变化[89]。一般而言，指总伸肌、示指固有伸肌和小指伸肌和关节腱索连接导致示指具有独立伸展功能，小指、中指和无名指的伸展按独立性递减顺序排列[98]。

指总伸肌，示指固有伸肌和小指伸肌是唯一能够伸展手指掌指关节的肌肉。这些肌肉通过连接伸肌腱帽和矢状带来伸展掌指关节，矢状带使掌板与指总伸肌腱或伸肌腱帽相互连接（如前面掌板部分的讨论）[89]。即使近节指骨没有骨性附着，伸肌腱帽上的一个或多个肌肉的主动张力也会使掌指关节伸展[144]。外部肌肉也通过持续活动而作为腕部伸肌。由于示指固有伸肌和小指伸肌与指总伸肌有共同的神经支配、止点和功能。从这里开始讨论指总伸肌，应该假设包括示指固有伸肌或小指伸肌的作用。为简洁起见，不会每次都提到这三块肌肉。

在伸肌腱帽的远端（因此在示指固有伸肌腱和小指伸肌腱连接到指总伸肌腱后），每根手指的指总伸肌腱分为三束：**中心腱**（止于中指骨基部）和两个**侧束**（重新连接形成止于远节指骨基部的**终腱**）（**图 9-35**）[89]。虽然腱帽的张力可以产生掌指关节伸展活动，但是仅靠外部肌肉的活动无法充分收紧伸肌腱膜的中心腱和终腱，以在近端或远端指间关节处产生完全伸展。为了充分产生指间关节主动伸展活动，指总伸肌需要两组内在肌群辅助，这两组肌群附着在伸肌腱帽和侧束。指总伸肌腱及其在掌指关节远端的复杂的主动和被动连接被称为**伸肌机制**。

伸肌机制

伸肌结构的基础是指总伸肌（包括示指固有肌和小指伸肌），伸肌腱帽，中心腱和合并到终腱的侧束。前两个伸肌

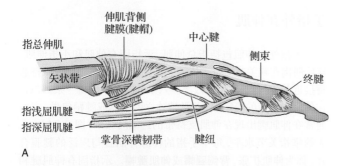

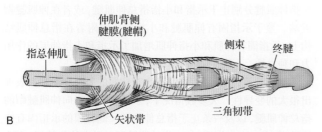

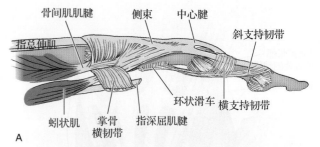

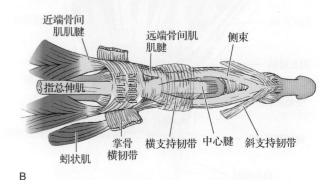

图 9-35 侧面观（A）和上面观（B），可以看到伸肌机制的组成部分。包括与伸肌腱帽和矢状带合并的指伸肌腱（EDC），然后继续向远端分裂为止于中节指骨的中心腱，以及两个侧束，侧束合并为止于远节指骨的终腱。两条侧束由三角韧带提供背侧稳定

图 9-36 从侧面观（A）和上面观（B）可以看到，骨间肌通过背侧到掌骨横韧带，可以直接附着在伸肌背侧腱膜上，也可以有纤维附着在远端中心腱和侧束上。蚓状肌与指深屈肌肌腱掌侧（A）和侧束相连。斜支持韧带（A）在近侧和远端与环状滑车连接，位于横向支持韧带的深处

结构成分是**三角韧带**和矢状带的被动成分（**图 9-35**）。侧束通过三角韧带或**背侧支持带**的三角形浅层纤维带在背侧相互连接[89]。三角韧带有助于稳定手指背侧的侧束。矢状带将腱帽的背面连接到掌板和掌骨横韧带。矢状带有助于稳定掌板和掌指关节处的腱帽。矢状带有助于防止在主动掌指伸展期间伸肌机构的弓弦，以及传递有助于伸展近节指骨的力[89]。矢状带还负责将指总伸肌腱集中在掌指关节背侧，防止肌腱半脱位[145]。

背侧骨间肌（DI）、**掌侧骨间肌**（VI）和**蚓状肌**是伸肌结构的主动成分（**图 9-36**）。背侧骨间肌和掌侧骨间肌近端起于掌骨关节的两侧。在远端，一些肌肉纤维深入到近节指骨，直接止于近节指骨，而另一些肌肉纤维与近节指骨连接并成为包裹近节指骨的腱膜的一部分。骨间肌也可向中心腱和两侧侧束提供纤维。蚓状肌近端附着于指深屈肌，远端附着于侧束。蚓状肌和骨间肌通常被称为**手内在肌**。一旦我们添加了**斜支持韧带**（oblique retinacular ligaments，ORL），每个手指的伸肌机制的结构将会完成。

最后一个被动参与伸肌机制的是斜支持韧带，它起源于近节指骨两侧和掌侧环状滑车和十字滑车。细长斜韧带继续向远端止于近端指间关节远端侧束（见**图 9-36A**）。斜支持韧带位于近节指间关节轴的掌侧和远端指间关节轴的背侧，并通过远端指间关节的附着物到达侧束。现在可以通过更详细地观察组成伸肌结构的主动和被动结构，并参考相关节段与每个关节的关系，来说明伸肌结构的功能。

伸肌机制影响掌指关节功能

指总伸肌腱经背侧至掌指关节轴。肌肉的主动收缩在伸肌结构的矢状带上产生张力，将矢状带向掌指关节的近端拉紧，并延伸近节指骨。指总伸肌独立收缩会导致掌指关节过伸

伴随指间关节屈曲[148-150]。伴随的指间关节屈曲不是由主动屈肌引起的，而是由指浅屈肌和指深屈肌的被动张力引起的，这些肌群在伸展掌指关节时被牵伸。手指的这种位置（掌指关节过伸伴被动指间关节屈曲）被称为**爪形**。与我们在腕部复合体的近排腕骨所看到的情况类似，当几个连接的节段（其中一个是不稳定的"止点"节段）受到压力时，爪形是典型的锯齿状。在爪形手的例子中，近节指骨在掌骨下方过度伸展，而中节指骨和远节指骨在其上方屈曲。

为了同时伸展近端指间关节和远端指间关节，指总伸肌需要主动辅助。另一种主动的力量是伸肌结构中的背侧骨间肌、掌侧骨间肌和蚓状肌。这些肌肉中的每一块都通过掌侧到达掌指关节轴，通过背侧到达指间关节，并通过它们的连接到达伸肌扩张部。当指间伸肌、骨间肌和蚓状肌同时收缩时，掌指关节会随指间关节一起伸展，因为掌指关节处的指间伸肌产生的伸肌力矩超过了掌指关节内在肌群的屈曲力矩。通过掌侧到达掌指关节轴的蚓状肌或骨间肌的主动张力可以防止近节指骨的塌陷（过度伸展）[151, 152]。当内在肌无力或麻痹时（如低位尺神经损伤），指总伸肌无对位，不仅在掌指关节主动伸展活动时出现爪形手，静止状态时也出现（**图 9-37**）。静止时的爪形显示完整的指总伸肌的被动张力超过其余掌指关节屈曲的被动张力。爪形姿势也被称为**内在肌阴性位**，原因在于手指内在肌肉功能的缺失。

伸肌机制影响指间关节功能

近端指间关节和远端指间关节通过主动和被动的力量连接在一起，使远端指间关节伸展和近端指间关节伸展相互依

赖。当近端指间关节主动伸展时,远端指间关节也会伸展。同样,主动的远端指间关节伸展也会产生近端指间关节伸展。这种相互依赖可以通过检查伸肌机制中的结构关系来理解。

每个近端指间关节由伸肌机制的中心腱和侧束背侧交叉(见图 9-35)。指间伸肌、骨间肌和蚓状肌都附着在近端指间关节或近端腱帽、中心腱或侧束上(见图 9-36)。因此,指总伸肌、骨间肌和蚓状肌都能在以下每一种中产生至少一些张力:中心腱、侧束和(通过侧束的)终腱,导致每个都在近端指间关节和远端指间关节上贡献了一些伸展力。单纯的指间伸肌收缩不会产生有效的指间伸展。单靠背侧骨间肌、掌侧骨间肌或蚓状肌的主动收缩就能使近端和远端指间关节完全伸展,因为它们更直接地附着在中心腱和侧束上。然而,如果一块或多块内在肌肉(骨间背侧肌、骨间掌侧肌或蚓状肌)收缩而不同时收缩该手指的指总伸肌,掌指关节就会屈曲,因为每块内在肌肉都经过侧束到达掌指关节。尽管内在肌肉可能会独立地伸展指间关节,但是伸肌机制中的被动张力(在屈曲的掌指关节上伸展)可能会协助主动内在肌肉进行指间关节伸展。

Stack 认为,如果指总伸肌腱完全松弛或断裂,骨间肌和蚓状肌就不能产生足够的张力引起独立的指间关节伸展[153]。因此,在伸肌扩张中,似乎有两种张力来源可能是必要的,以充分伸展指间关节。来源 1 通常是一个或多个手指内在肌的主动收缩。来源 2 可能是指间伸肌的主动收缩(主动掌指伸展),也可能是由内在肌肉主动收缩使掌指关节屈曲而导致的指总伸肌被动伸展。

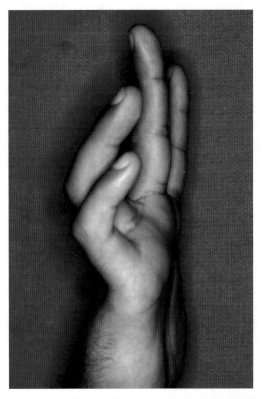

图 9-37　图示在静息状态下尺神经损伤的手(爪形手),由于骨间肌和蚓状肌功能的丧失导致完整的指总伸肌相对无对抗的被动张力,致使无名指和小指的掌指关节过伸。这些手指的指间关节是屈曲的,因为伸展在掌指关节上的长屈肌的被动张力增加了。示指和中指受影响较小,因为这些手指仍然有完整的正中神经支配的蚓状肌和指深屈肌

内在肌功能缺失情况下的指间关节伸展

当手指内在肌瘫痪时,例如尺神经损伤时,尺神经支配的无名指和小指的骨间肌和蚓状肌不能主动辅助指总伸肌进行充分伸展指间关节。指总伸肌可以独立地伸展指间关节,但前提是掌指关节在一定外力的作用下至少保持一定程度的屈曲。如果指总伸肌的一些被动张力可以通过在屈曲的掌指关节上伸展来保持(来源 1),那么伸肌扩张的额外张力可以通过指总伸肌的主动收缩来提供(来源 2)。这两个来源(同时产生指总伸肌主动与被动张力)可能足以产生近端指间关节和远端指间关节在没有完整的内在肌情况下全范围或接近全范围伸展活动[149]。

外部矫形器或手术固定掌指关节在半屈曲位置(图 9-38A)是必要的,以维持掌指关节屈曲以牵伸指总伸肌,同时提供抵抗活跃的指总伸肌将导致的进一步的掌指关节伸展[154]。这也可以被认为是为指总伸肌提供了一种有力收缩的方法,而不会同时失去张力,如果允许完成掌指关节的 ROM 伸展,就会发生这种情况。当手主动张开时,矫形器限制了掌指关节的伸展,但不限制完整的指浅屈肌(和完整的指深屈肌,取决于尺神经损伤程度)主动屈曲无名指和小指的近端关节的能力(图 9-38B)。

部分近端指间关节和远端指间关节之间的联系可能是由斜支持韧带的被动张力引起的。斜支持韧带仅在掌侧通过近端指间关节轴,并在远端附着于侧束(见图 9-36A)。当近端和远端指间关节同时弯曲时,近端指间关节的斜支持韧带松弛,而远端指间关节的斜支持韧带在其附着的侧束(与其相连)和终腱的拉伸下受到一定的张力。如果近端指间关节开始伸展

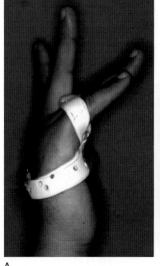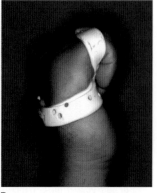

A　　　　　　　　　　B

图 9-38　A. 当尺神经损伤时,手部指总伸肌在没有骨间肌和蚓状肌收缩的情况下,可以独立伸展中指和小指间关节,如果(且仅当)矫形器预防掌指关节伸展,以维持指总伸肌主动收缩时被动牵伸伸肌腱。B. 该矫形器的形状使完整的中指屈肌或屈肌在矫形器较小干扰下仍可以主动屈曲手指

（无论是主动还是被动），斜支持韧带将在近端变得越来越紧，从而拉紧侧束，导致远端指间关节也开始伸展。然而，斜支持韧带的长度是这样的，只有在远端指间关节从屈曲（90°至45°屈曲）返回的前半段，当侧束和附着的斜支持韧带伸展最大时，近端指间关节伸展对通过斜支持韧带产生远端指间关节伸展的贡献可能是显著的[146,152]。总体而言，伸肌扩张的复杂结构及其主动和被动因素导致了近端指间关节伸展和远端指间关节伸展之间的相对联系[10,11,148,150]。

　　正如近端和远端指间关节的伸展通常是耦合的，近端和远端指间关节的屈曲也同样是由一种复杂的主动和被动力的组合联系在一起的。当远端指间关节屈曲由指深屈肌收缩发起时，同时有屈肌力矩作用于近端指间关节交叉的肌腱，因此远端和近端指间关节同时屈曲并不奇怪。然而，如果不同时释放近端指间关节的伸肌约束，远端指骨上的指深屈肌的主动力可能不足以产生同时的近端指间关节屈曲。

　　当指深屈肌启动远端指间关节屈曲时，终腱及其侧束被伸展到远端指间关节的背侧。侧束的拉伸将伸肌腱帽（侧束由此产生）向远端拉伸。伸肌腱帽远端移位导致伸肌扩张的中心腱松弛，从而释放其对近端指间关节的伸肌影响，从而促进近端指间关节屈曲。如果近端指间关节背侧的侧束保持拉紧，与屈曲扭矩同步发生的伸肌扭矩的释放可能仍不足以使指深屈肌同时屈曲近端指间关节。然而，通过相互连接的三角韧带的弹性和**横向支持韧带**的被动张力，可以使束带稍微分离（见**图 9-36**）。尽管这里使用的例子是由指深屈肌主动收缩引起的，但同样的机制也会将被动远端指间关节屈曲（由外部屈肌力产生）与被动近端指间关节屈曲联系在一起。

拓展概念 9-6
手指技巧：远端指间关节屈曲，近端指间关节伸展

　　近端指间关节屈曲与远端指间关节屈曲的正常耦合可被某些个体所克服；也就是说，有些人可以在保持近端指间关节伸展的同时，主动屈曲远端指间关节（使用指深屈肌）（**图 9-39**）。这种"技巧"是由于斜支持韧带的影响，需要一些手指近端过伸。当近端指间关节可以充分伸展时，通常位于近端指间关节轴掌侧的斜支持韧带将背移至近端指间关节轴。此时，由于斜支持带韧带的作用是充当近端指间关节的被动伸肌，因此，远端指间关节主动屈曲（斜支持韧带附着的终腱和侧束的拉伸）所产生的斜支持韧带张力会加重近端指间关节的伸展运动。远端指间关节主动屈曲和近端指间关节伸展的技巧没有功能目的，只能在近端指间关节过伸的手指中才能完成。然而，这个"技巧"确实强调了在指深屈肌有效屈曲关节之前，释放近端指间关节伸肌张力的必要性。

　　近端/远端指间关节的功能耦合可以通过另一种近端/远端指间关节关系来证明[57]。当近端指间关节被指浅屈肌主动或被动外力充分屈曲时，远端指间关节不能主动伸展。当近端指间关节屈曲时，位于背侧的中心腱被拉伸。中心腱中不断增加的张力将伸肌腱帽（中心腱产生的地方）向远端拉。腱帽的远端迁移释放了侧束的部分张力。当侧束在屈曲的近端指间

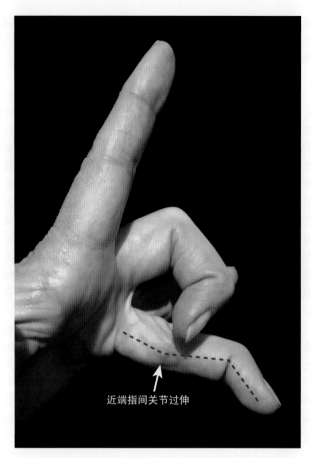

图 9-39　在近端指间关节伸展的情况下，有些人可以主动弯曲远端指间关节。这通常需要患者至少有一些近端指间关节过伸，导致斜支持韧带背移到近端指间关节轴，使其在张力下充当关节伸肌而不是屈肌

关节处轻微分离时，侧束中的张力进一步释放。侧束的张力释放可以释放远节指骨终腱的张力。当近端指间关节屈曲达到90°时，终腱张力的丧失足以消除远端指间关节的任何伸展力，包括来自斜支持韧带的任何潜在作用，因为这些韧带也已通过近端指间关节屈曲而释放[155]。当近节指骨已经完全屈曲时，虽然远端指间关节可以由指深屈肌主动屈曲，但只要近节指骨间关节仍处于屈曲状态，远节指骨就不能主动再伸展。

基本概念 9-4
近端和远端指间关节耦合运动总结

- 近端指间关节主动伸展通常伴随着远端指间关节伸展。
- 远端指间关节主动或被动屈曲通常会引起近端指间关节屈曲。
- 近端指间关节的完全屈曲（主动或被动）将阻止远端指间关节主动伸展。

手内在肌群

骨间背侧肌和骨间掌侧肌

　　骨间背侧肌和骨间掌侧肌，如前所述，起自掌骨之间，是

伸指装置的重要组成部分。其中骨间背侧肌有 4 块（各指间各一块），骨间掌侧肌有 3～4 块。许多（但不是所有）解剖学教科书描述拇指有第 1 骨间掌侧肌。Mardel 和 Underwood 认为，这种差异可能在于这块有争议的肌肉是单独的骨间掌侧肌或拇短屈肌（flexor pollicis brevis，FPB）的一部分[156]。由于骨间背侧肌和骨间掌侧肌在位置和某些作用上有相似之处，因此这两个肌群通常具有分别产生掌指关节外展和内收的能力。骨间肌不仅为多头肌，其还有不同的附着点，这有助于更好理解骨间肌在手功能中的作用[157]。下面探讨骨间肌的附着点是如何影响屈曲或稳定掌指关节以及伸展指间关节。

　　骨间肌肌纤维连接到到伸指肌腱扩张部的两个部位。在近端，部分肌纤维附着于近端指骨和伸肌腱帽；更多的肌纤维向远端附着于伸指结构的侧束和中心腱（图 9-36）。研究表明，虽然骨间肌的附着处存在个体差异，但是不同骨间肌的附着点仍有一定的共同点[147,153,158]。在骨间肌中，第 1 骨间背侧肌的附着点最具一致性，其完全附着于近节指骨基底部和伸肌腱帽。中指和环指的骨间背侧肌（中指两侧均有骨间背侧肌）均具有近端和远端附着点（近节指骨 / 伸肌腱的腱帽 / 侧束 / 中央束）。小指没有骨间背侧肌。小指展肌（abductor digiti minimi，ADM）实际上是骨间背侧肌，通常只有近端附着点（近端指骨 / 伸肌腱帽）[98]。手的 3 块骨间掌侧肌均只有远端附着点（附着于到伸肌腱的侧束 / 中央束）。现对骨间背侧肌和骨间掌侧肌的附着点进行总结，具体如下：

- 第 1 骨间背侧肌（示指）只有一个近端附着点；
- 第 2、3 和 4 骨间背侧肌（第 2 和第 3 指）均有近端和远端附着点；
- 第 5 骨间背侧肌（小指展肌）只有近端附着点；
- 第 1、3 和 4 指的 3 个骨间掌侧肌只有远端附着点，注意第 2 指没有骨间掌侧肌，因为它的两侧均有骨间背侧肌。

　　根据骨间肌和小指展肌各自的附着点位于近端或远端的不同，其不仅可以被看作为各自掌指关节的展肌或收肌，而且可以根据附着点的位置不同可分为近端或远端骨间肌。近端骨间肌仅主要作用于掌指关节，而远端骨间肌主要作用于指间关节，并且其通过持续的活动来对掌指关节产生较小的作用。

　　所有的骨间背侧肌和骨间掌侧肌（无论它们是近端的还是远端的）在背侧附着于掌骨横韧带，而在掌侧附于掌指关节屈 / 伸轴。因此，所有的骨间肌都是掌指关节的潜在屈肌。然而，骨间肌屈曲掌指关节的作用会因掌指关节的位置而有所不同。

骨间肌在掌指关节伸展时的作用

　　当掌指关节处于伸展时，使掌指关节屈曲的骨间肌的力臂（旋转）较短，以至于骨间肌几乎没有产生屈曲力矩，因为此时骨间肌的作用力线几乎直接通过冠状（屈 / 伸）轴。尽管掌指关节处于伸直位时，骨间肌产生的屈曲力矩较小，但它们可使掌指关节稳定（加压掌指关节），并可有效预防完好的伸肌引起的爪形（使掌指关节过伸）[98,148]。

　　当手为休息位，或当只有指总伸肌收缩，或当指总伸肌与指深屈肌同时收缩时，通常肌电图（EMG）无法测到骨间肌的活动。然而，若手出现较长时间的尺神经麻痹（此时，骨间肌群没有活动），手进行上述活动时，会导致掌指关节过度的伸展或过伸（爪型手）。低位尺神经损伤时，示指和中指仍保留指

浅屈肌和指深屈肌以及蚓状肌支配。因此，示指和环指的骨间肌因失神经支配，常表现为掌指关节为中立位下屈 / 伸的休息位，而不是轻微屈曲。因尺神经对环指和小指的骨间肌、小指展肌、蚓状肌均失去支配（图 9-37），即使有完好的指浅屈肌和指深屈肌支配，环指和小指呈现掌指关节过伸和指间关节屈曲的休息位（呈爪形）[10,11,86,148]。尺神经损伤后不会立即出现休息位时的爪形手，但随着失神经支配的骨间肌因肌肉萎缩和牵伸所引起的被动黏弹性张力消失及掌板的被牵伸，而逐渐出现爪形手。当手为完全休息位时，通常骨间肌为失活状态，但其仍然可通过在掌指关节的被动黏弹性屈肌张力来对抗伸肌的被动张力。

拓展概念 9-7
Wartenberg 征

　　尺神经失支配后，除了环指和小指会表现出明显的爪形（图 9-37），同时因内在肌失能可能会导致小指的掌指关节呈外展状。小指外展（Wartenberg 征）也有可能是小指伸肌的拉力不平衡所致，其常见于小指伸肌直接附着于近节指骨的外展结节的人群中，在这类相当数量的人群中，小指伸肌腱也是唯一的一条直接附着于近节指骨的伸肌腱[140]。

　　当掌指关节伸展时，骨间肌（和小指展肌）在 A-P（矢状）轴上进行掌指关节的外展和内收时具有较长的力臂。因此，掌指关节处于伸展位时，骨间肌（和小指展肌）是掌指关节的有效展肌或收肌，它们不会因为肌肉同时产生掌指关节屈曲而失去张力。近端附着（于近端指骨 / 腱帽）的骨间肌主要是外展 / 内收掌指关节，当其远端附着（侧束 / 中心腱）时，较少有外展 / 内收掌指关节的作用，原因在于那些动作需持续的收缩才能维持。在已有的概念框架中，骨间背侧肌（掌指关节展肌）均有近端附着点，而骨间掌侧肌（掌指关节收肌）只有远端附着点。因此，掌指关节处的外展强于内收是有道理的。同样重要的是，骨间背侧肌的重量是骨间掌侧肌的两倍。在进行性尺神经麻痹中，内收掌指关节相对较弱且较小的骨间掌侧肌首先出现肌力的减弱。

骨间肌在掌指关节屈曲时的作用

　　当掌指关节从伸展位到屈曲位的过程中，骨间肌的肌腱和作用力线远离掌指关节的冠状屈 / 伸轴向掌侧移动，由此增加了骨间肌屈曲掌指关节的力臂（图 9-40）。实际上，当掌指关节完全屈曲时，骨间肌的力线几乎垂直于近节指骨。因此，随着掌指关节完全屈曲，骨间肌屈曲掌指关节的力量也随之增加。当掌指关节接近完全屈曲时，掌骨深横韧带限制了骨间肌肌腱向掌侧进一步的活动。虽然掌骨深横韧带限制了骨间肌的力臂进一步增加，但该韧带也阻止了骨间肌肌腱因弓弦现象引起屈曲力量的损失，同时作为解剖滑车发挥作用。随着掌指关节屈曲范围的增加，掌指关节侧副韧带也随之紧张，因此限制了近节指骨的侧方（外展 / 内收）运动。当骨间肌收缩引起的掌指关节外展 / 内收可使其屈曲掌指关节的力量减少，而紧张的掌指关节侧副韧带可抵消该情况。在掌指关节完全屈曲

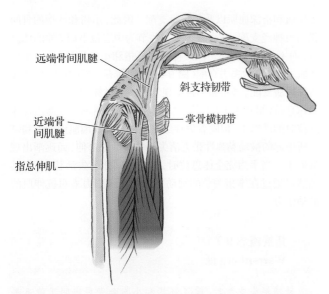

图 9-40 当掌指关节屈曲时,骨间肌的肌腱和作用力线远离掌指关节的屈/伸轴向掌侧移动,形成相对较大的力臂和与近节指骨相垂直的拉力线。掌骨深横韧带可以限制骨间肌向掌侧活动,并为骨间肌的解剖滑车来阻止骨间肌拉力的丧失

时,紧张的侧副韧带、掌骨头髁突形态和完全缩短的骨间肌所致的主动不足完全限制了掌指关节的外展和内收。以上组合机制的净效果是,骨间肌具有屈曲掌指关节的能力(掌指关节为屈曲位置),这使得骨间肌成为强有力的屈曲掌指关节的肌肉,在需要强捏或握时可提供握力[4, 125, 159]。

骨间肌在指间关节伸展中的作用

骨间肌的附着点影响其伸展指间关节的效果。要让伸肌结构产生足够的张力来有效地伸展指间关节,骨间肌必须附着在中央肌腱或侧束上。除手部靠外侧的附着于第 1 和第 4 指的两个展肌(第 1 骨间背侧肌和小指展肌)外,所有骨间肌都有远端附着点。

当掌指关节为伸直位时,因力臂较短,远端骨间肌的作用力线不能充分屈曲掌指关节,但因其直接附着在中心腱和侧束上,所以能伸展指间关节。远端骨间肌产生的伸展指间作用强于其掌指关节外展/内收作用,因掌指关节的外展/内收为骨间肌持续作用所致,所以远端骨间肌伸展指间关节的力量远强于其外展/内收掌指关节的力量。我们已经注意到,当掌指关节屈曲时,骨间肌肌腱在掌指关节处向掌侧活动,但是该活动受到了掌骨深横韧带的限制。掌骨深横韧带可以防止骨间肌肌腱向掌侧活动后变得松弛,并且对远端肌腱起到滑车固定作用。掌骨深横韧带的解剖滑车固定作用可增强远端骨间肌伸展指间关节的作用,因为伸展指间关节的作用在掌指关节屈曲时似乎强于其伸展时。

示指和小指各只有一块有远端附着点的骨间肌(分别为第 2 和第 4 骨间掌侧)。中指和环指各有两条远端肌腱(中指第 2 和第 3 骨间背侧,环指第 4 骨间掌侧肌和第 4 骨间背侧肌)。因此,与中指和环指相比,示指和小指伸指间关节效果更弱,原因在于它们更少有远端骨间肌附着[158]。

在接近或保持掌指关节屈曲和指间关节伸展这个复合姿势时,近端骨间肌是有效的掌指关节屈肌,远端骨间肌既是有

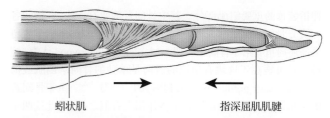

图 9-41 蚓状肌近端附着于指深屈肌肌腱上,远端附着于伸肌扩张部的侧束上。蚓状肌收缩会在侧束产生拉力,从而伸展近端/远端指间关节,同时将松弛的指深屈肌腱拉向远端,减少其阻碍指间关节伸展的被动屈肌张力

效的屈掌指关节肌又是伸指间关节肌。同时主动的掌指关节屈曲和指间关节伸展的姿势能使骨间肌产生最一致的作用,从生物力学上,是近端和远端骨间肌最佳的姿势[148, 160]。

蚓状肌

蚓状肌是体内唯一两端附着在其他肌肉肌腱上的肌肉。每块蚓状肌起自掌侧的指深屈肌腱,穿过掌侧至掌骨深横韧带,远端附着于桡侧伸指结构的侧束(图 9-36)[161]。与骨间肌一样,蚓状肌从掌侧跨过掌指关节和从背侧跨过指间关节。这两个内在肌群(蚓状肌和骨间肌)的功能差异可归于以下原因:①与远端骨间肌相比,蚓状肌在侧束上的附着处更远;②蚓状肌起于指深屈肌腱;③蚓状肌的活动范围更大。

相比远端骨间肌,蚓状肌在伸指结构侧束上的附着处要更远,因此不管掌指关节的位置,蚓状肌都能有效伸展指间关节。研究发现当掌指关节伸展时,蚓状肌比骨间肌更常作为伸指间关节肌[148, 162]。当掌指关节伸展时,掌骨深横韧带阻止掌侧的蚓状肌向背侧活动,同时防止蚓状肌收缩无力。蚓状肌收缩不仅牵拉其远端附着处(侧束),还牵拉其近端附着处(指深屈肌腱)。由于蚓状肌的近端附着在一可移动的肌腱上,因此蚓状肌的缩短不仅增加侧束的张力来伸展指间关节,同时将掌侧的指深屈肌腱牵向远端。指深屈肌的远端移位较大程度上减少了静止的指深屈肌本作用于掌指关节和指间关节的被动屈曲张力(图 9-41)。Ranney 和 Wells 的研究也证实了这一点,他们发现蚓状肌只有在张力等于指深屈肌腱的张力(由蚓状肌远端牵拉指深屈肌腱所致)后才能伸展指间关节[152]。在以上情况下,蚓状肌可被认为是伸展指间关节的主动肌和协同肌。蚓状肌牵拉侧束可使指间关节伸展,同时蚓状肌可同时减少指深屈肌腱的拮抗阻力[163]。骨间肌向远端附着使得其可以伸展指间关节。蚓状肌可减少指深屈肌腱对指间关节伸展的拮抗阻力,但是骨间肌不具备这个能力,因此在蚓状肌缺失的情况下,骨间肌无法有效伸展指间关节。

通过骨间肌的相互作用,蚓状肌与指深屈肌和伸肌扩张部间的相互作用来伸展指间关节均表明手内群与伸肌结构相互作用的复杂性。尽管蚓状肌主动收缩有效减少了指深屈肌肌腱的被动张力,从而促进了指间关节的主动伸展,但是蚓状肌也依赖于指深屈肌肌腱的张力;也就是说,维持指深屈肌肌腱一定的张力对蚓状肌功能至关重要。如果静止的指深屈肌肌腱没有被动张力(如指深屈肌被切断),蚓状肌的主

动收缩会将指深屈肌肌腱拉向远端以至于蚓状肌作为伸指肌变得主动不足和无力。类似地，伸指总肌腱和伸肌扩张部的主动或被动张力是必要的，其提供了张力的第一来源。蚓状肌的主动收缩，作为张力的第二来源，可以有效、充分伸展指间关节[152]。蚓状肌可通过协助指深屈肌间接参与握拳。当指深屈肌收缩时，其向近侧移动，带着其相连的（推测为被动的）蚓状肌一起移动。握拳时通过侧束牵拉蚓状肌，这使得指深屈肌先屈曲掌指关节再屈曲指间关节，从而避免了手内在肌阴性征时出现的在手抓握过程中手掌顶住指间这个问题[4]。

蚓状肌屈掌指关节肌的作用相对较小。相比骨间肌，蚓状肌屈掌指关节时有更长的力臂，原因在于蚓状肌位于骨间肌的掌侧。然而，就屈曲掌指关节这个功能上，蚓状肌要弱于骨间肌[4,148,158,162,164]。其原因可能是由于蚓状肌的横截面比骨间肌更小。然而，这也可能与蚓状肌在指深屈肌肌腱上的附着处是活动的有关。蚓状肌收缩引起相关的指深屈肌肌腱向远端移动，这使得蚓状肌伴随其一起移动。指深屈肌肌腱和蚓状肌向远端移动，既能减少静止的指深屈肌肌腱的被动张力，该张力可屈曲掌指关节，同时又能降低蚓状肌对掌指关节处的作用。虽然在掌指关节屈曲时，激活的蚓状肌可能在掌指关节处的张力会降低，但掌指关节屈曲并不会影响蚓状肌伸展指间关节。蚓状肌特别大的收缩范围似乎可以阻止蚓状肌因在掌指关节和指间关节处都缩短所致的主动不足。

> **基础概念 9-5**
> **手内肌群总结**

本章开头的解剖学概述总结了骨间肌的复杂功能。蚓状肌的功能比骨间肌的功能简单。重点是：

1. 蚓状肌是指间关节强有力的指伸肌，与掌指关节位置无关。
2. 蚓状肌是掌指关节相对较弱的屈指肌，与掌指关节位置无关。
3. 蚓状肌伸展指间关节的能力似乎只取决于伸指结构和指深屈肌肌腱的完整张力。
4. 当蚓状肌和骨间肌在无任何手外在肌的情况下一起收缩时，这些肌肉会产生屈曲和伸展指间关节，即为手内在肌阳性征（图9-42A）。
5. 当手指外屈肌和伸肌激活时而没有任何手内在肌的伴随作用时，为手内在肌阴性征（图9-42B）。

拇指的结构

拇指的腕掌关节

拇指的腕掌关节[或称**大多角骨掌骨（TM）关节**]是位于第1掌骨底部和大多角骨之间的关节。与手指的腕掌骨关节不同，第1腕掌骨关节是一个鞍状关节，有两个自由度：屈/伸和外展/内收[165]。关节也允许一些轴向旋转，其与其他运动同时发生。在这个关节处的净效应是一种旋转运动，通常称为对掌运动。对掌运动允许拇指尖端与指尖相对。

第1腕掌关节结构

Zancelli及其同事提出，第1腕掌关节表面不仅包括传统上描述的鞍状表面，而且还包括位于靠近大多角骨前侧桡骨结节的球形部分[166]。大多角骨的鞍形部分在矢状面是凹的（外展/内收），在冠状面是凸的（屈曲/伸展；图9-43）。球形部分在所有方向上都是凸起的。第1掌骨的底部和大多角骨的底部形状相反。在鞍形表面上发生屈/伸展和外展/内收运动，而在球面上发生与之相对的掌骨的轴向旋转[166]。关节的屈曲/伸展运动围绕有点倾斜的矢状轴上，而外展/内收运动围绕倾斜的冠状轴。这与大多数其他关节的情况相反：屈/伸运动通常围绕冠状轴周围，外展/内收运动通常围绕矢状轴。腕掌关节运动的改变是因为大多角骨的方向有效地使拇指掌侧表面向内旋转。因此，屈/伸几乎平行于手掌，外展/内收几乎垂直

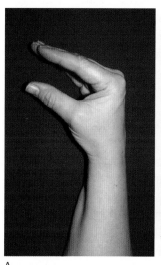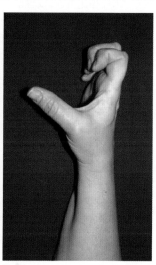

A   B

图 9-42 A.蚓状肌和骨间肌的活动（无任何手外部的屈肌和伸肌的参与）的情况下导致手"内在肌阳性征"的姿势（掌指关节屈曲和指间关节伸展）。B.手外部屈肌和伸肌的活动（无任何手内在肌的活动）导致手的"内在肌阴性征"位姿势（掌指关节伸展和指间关节屈曲）

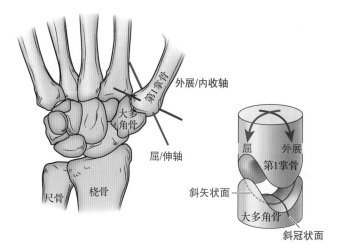

图 9-43 凸出的近端掌骨在大多角骨的凹面上运动，就在斜冠状平面上形成了马鞍形的第1腕掌关节的屈/伸运动。近端掌骨凹陷在大多角骨的凸面上运动，则在斜矢状面上形成了屈/伸运动。与其他典型的关节运动不同的是，第1腕掌关节围绕（斜）矢状轴做屈/伸运动，围绕（斜）冠状轴做外展/内收运动

于手掌。Cooney 和他的同事测量了第 1 腕掌关节的平均关节活动范围:屈 / 伸 53°,外展 / 内收 42°,旋转 17°[167]。

腕掌关节的关节囊相对松弛,但其由桡侧、尺侧、掌侧和背侧的韧带加强。**掌骨间韧带**,将第 1 和第 2 掌骨的底部固定在一起,以防第 1 掌骨底部向桡侧和背侧脱位[166,168]。**手背桡侧和前斜韧带**被认为是腕掌关节关键的稳定韧带[169,170]。尽管有学者认为在对掌运动中出现的轴向旋转是关节不匹配和关节松弛所致[11,171],但 Zanclli 及其同事认为,这是球状表面的匹配和支撑韧带所致的张力的结果[166]。然而,该关节肯定会存在一些不匹配之处。随着年龄的增长,第 1 腕掌关节的骨关节炎很常见,这可能是由于在该关节的高负荷区域因在不匹配的关节表面进行捏和抓握而造成软骨变薄[172]。Ateshian 和他的同事发现,在大多角骨与掌骨的匹配度上存在性别差异,在老年人中,相比男性,女性的大多角骨更不匹配[173]。这与老年女性第 1 腕掌关节骨关节炎发病率增加相吻合,但其对大多角骨的不匹配是退行性改变的原因还是结果尚未得出结论。第 1 腕掌关节在极度外展和内收情况下都是紧密相连的,在中立位时活动范围最大[107]。

第 1 腕掌关节功能

第 1 腕掌关节处独特的运动范围和方向产生了拇指的对掌运动。对掌的顺序依次是第 1 掌骨的外展、屈曲和内收,同时伴有旋转[174]。这些动作改变了掌骨的方向,使拇指离开手掌,使拇指处于可以与手指接触的位置。当人们意识到几乎在所有形式的**抓握**(抓握和灵巧活动)中都可以使用拇指和手指完成时,拇指的腕掌关节和对指运动的功能意义就可以得到理解了。当第 1 腕掌关节在伸展和内收时融合,就不能发生对掌。对掌的重要性在于,在第 1 腕掌关节融合后,随着时间的推移,**大多角骨舟骨关节**会逐渐适应成马鞍状,以恢复部分失去的对掌功能[111]。这种令人惊讶的关节功能的转变是一个很好的例子,说明了在任何时候人体都具备替换必要功能的能力。

> ### 病例应用 9-4
>
> Megan Fiore 是一名 78 岁的老年女性,因拇指进行性疼痛,被首诊医生转诊至手外科医生。其疼痛症状因转动钥匙、打开罐子和写字等活动而加剧。将第 1 腕掌关节向大多角骨纵向加压产生疼痛和摩擦声(研磨试验阳性),提示腕掌关节骨关节炎。在 X 线片上清楚可见骨关节炎改变和掌骨半脱位(**图 9-44**)。佩戴定制的拇指矫形器,遵循常规的关节保护原则,指导患者对其活动进行调整,包括避免用力、重复和持续的挤压,以及避免使用笔杆过粗的笔和手柄过粗的厨房用具。

拇指掌指关节和指间关节

拇指的掌指关节由第 1 掌骨的头和近节指骨的底构成关节。它被认为是一个具有两个自由度的髁突关节:屈曲 / 伸展和外展 / 内收[98]。该掌指关节还可进行轻微的被动旋转[111]。

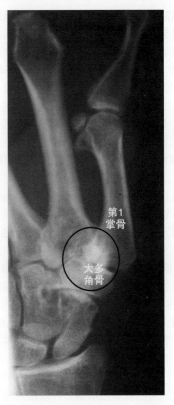

图 9-44 大多角骨(TP)和第 1 掌骨(M1)(第 1 腕掌关节)之间的退行性变引起对掌疼痛

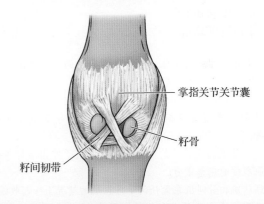

图 9-45 拇指掌指关节的两块籽骨被籽间韧带固定在关节囊的掌面

拇指掌骨头背侧或外侧均无软骨覆盖,解剖上更接近于近节指骨头(近节指骨没有中央沟)。拇指掌指关节的关节囊、坚强的掌板和侧副韧带与其他掌指关节类似。第 1 掌指关节的主要功能是在对指时为拇指提供更多的屈曲范围,并允许拇指抓住和适应物体的外形。尽管掌指关节在结构上有相似之处,但第 1 掌指关节与其他四指相比,其活动更为受限。尽管每个人的关节活动范围差异很大,如果有过伸的话,第 1 掌指关节的屈曲范围很少超过其他四指屈曲活动范围的一半。它的外展 / 内收和旋转也很受限。这种活动受限可能是由于拇指和其他手指的掌指关节的主要结构差异造成的;第 1 掌指关节在掌侧表面通过进行囊外加固(**图 9-45**)。侧副韧带的纤维和**籽间韧带**可固定两颗籽骨的位置。

Goldberg 和 Nathan 提出籽骨所嵌入的肌腱摩擦和承受应力形成了籽骨[175]。他们提出以下证据支持这个观点,第 1 掌指关节的籽骨，直到 12 岁左右才出现，一些研究发现，第 5 掌指关节和第 2 掌指关节出现籽骨的概率分别高达 70% 和 50%。

拇指指间关节由拇指近节指骨头与远节指骨底构成，其在结构和功能上与其他四指的指间关节相同，所以不再重复介绍。

拇指肌肉系统

拇指的肌肉被比作支撑着一根没有固定在混凝土中旗杆的拉索；为了保持稳定，拇指的肌肉必须向各个方向持续有效地维持拉力。掌骨和近端、远端指骨形成一个位于大多角骨上的关节轴。因为稳定性更多地来自肌肉而不是关节限制（至少在腕掌关节是这样的），大多数附着于拇指上的肌肉在拇指大多数运动中往往处于激活状态。在正常人群中，运动方式也有很大的个体差异[176]。因此，研究拇指的肌肉功能（和更小程度上，整个手部的功能）实际上并不是哪块肌肉收缩的问题，而是在不同任务之间哪块肌肉的收缩活动占优势的问题。由于个体的差异，拇指的外在和内在肌的作用将在本章的最后一节阐述，包括手的抓握和一般概况（概念框架）。

拇指外在肌群

拇指外肌群有 4 块：拇长屈肌（the flexor pollicis longus，FPL）、拇短伸肌（extensor pollicis brevis，EPB）、拇长伸肌（extensor pollicis longus，EPL）和拇长展肌（abductor pollicis longus，APL）。拇长屈肌位于掌侧（图 9-15A），它与其余四指的指深屈肌相关。手腕部的拇长屈肌肌腱被桡侧滑囊和典型的连续的屈指肌腱鞘所覆盖（图 9-33A）。拇长屈肌的独特之处在于它的功能独立于其他肌肉，是唯一屈曲拇指指间关节的肌肉[6]。拇长屈肌腱位于掌骨头的籽骨之间，这些籽骨似乎对其起到了一些保护作用。

拇指外肌群中有 3 块肌肉位于桡背侧。拇短伸肌和拇长展肌走形一致，它们从前臂背侧发出，横穿过前臂背侧第 1 间室，在桡侧跨过腕关节（图 9-34）。拇长展肌附着于掌骨基底部，而拇短伸肌附着于近节指骨底部，它们都参与外展腕掌关节。拇短伸肌还可背伸掌指关节。拇长展肌和拇短伸肌均可轻微地桡偏腕关节。

拇长伸肌与拇长展肌和拇短伸肌均起于前臂，但是其跨过腕关节时更靠近手背的正中线（图 9-34），经过其解剖滑车 - 桡骨背结节（Lister 结节）后移行于拇指。拇长伸肌最终附着于远节指骨的底部。在近节指骨水平，拇长伸肌腱与拇短展肌（abductor pollicis brevis，APB）、第 1 掌侧骨间肌和拇收肌的扩张部连接[21]。本部分不对拇指掌指关节的伸肌扩张部进行进一步的阐述（与手指的内容进行对比），但是展肌和收肌在拇指掌指关节处的平衡稳定，有助于保持掌指关节的静息张力和稳定拇长伸肌腱。内在肌群的拇短展肌和附着于拇长伸肌腱的拇收肌，可以将拇指指间关节背伸至中立位，但是他们并不能完全伸展拇指指间关节，即使该指间关节伸展的活动范围完全正常。拇长伸肌与拇短伸肌一起伸展掌指关节，但是在指间关节平面上，拇长伸肌是唯一能使指间关节全范围过伸的肌肉[89]。拇长伸肌也可以伸展和内收拇指的腕掌关节。当腕关节伸展时，拇长伸肌肌腱能达到最大的活动[177]。与手指相比，拇指的每个关节都有一个单独的伸肌腱。拇长展肌附着于掌骨基底，拇短伸肌附着于近节指骨基底，拇长伸肌附着于远节指骨基底。

由于拇外肌群跨多关节，所以它们必须协同作用，作为一个整体来影响拇指的位置和功能[178]。和其他的手外肌群一样，腕关节的位置为拇指外在肌群的最佳长度 - 张力关系的关键因素[4]。屈腕时，拇长屈肌作为屈指间关节肌的作用较小。同时伸展腕关节、腕掌关节、掌指关节时，拇长伸肌不能伸展指间关节。拇长展肌和拇短伸肌需要腕关节尺偏肌的协同作用以防拇长展肌和拇短伸肌收缩时桡偏腕关节，从而影响它们对拇指各关节的作用。

拇指内在肌群

拇指内在肌共有 4 块，主要起源于腕骨和屈肌支持带（或腕横韧带）[179]。拇对掌肌（opponens pollicis，OP）是唯一一块附着于第 1 掌骨远端的拇指内在肌。它的作用线几乎垂直于掌关节的长轴，并作用于掌骨的外侧。因此，拇对掌肌在外展、屈曲和旋转时对掌骨的姿势控制起到非常良好的作用。拇短展肌、拇短屈肌和拇收肌均附着于拇指近节指骨。拇短屈肌有两个头附着。较大的外侧头远端附着于拇短展肌，所以其有部分外展功能。拇短屈肌穿过掌指关节处的籽骨，增加了屈曲掌指关节的力臂。拇短屈肌内侧头远端附着于拇收肌，协同内收拇指。

虽然第 1 骨间背侧肌通常被认为不属于大鱼际肌群，但它可能对拇指的功能有一定的影响，同时它可屈曲示指掌指关节和伸展指间关节。第 1 骨间背侧肌是双羽状肌，起于第 1 和第 2 掌骨以及连接掌骨底部的腕骨间韧带。Brand 和 Hollister 认为第 1 骨间背侧肌对腕掌关节起到分离作用，而不像大多数肌肉的典型作用是对关节起加压作用，原因在于第 1 骨间背侧肌将第 1 掌骨向远端朝着第 1 骨间背侧肌附着于示指近节指骨基底部的方向牵拉（图 9-46）[4]。他们还认为，第 1 骨间背侧肌的拇指附着部很少或不能活动拇指，但可以抵消侧捏和强力抓握时尺肌 / 收肌在跨过腕掌关节时中产生的朝向桡背侧的压应力。当实验室标本在第 1 骨间背侧肌没有张力的情况下产生屈曲 / 内收的作用时，腕掌关节容易半脱位[4]。Belanger 和 Noel 认为第 1 骨间背侧肌可以协助拇指内收[180]。

大鱼际肌在大多数抓握活动中都是激活的，不管拇指的精准位置如何。尽管拇对掌肌与拇短展肌和拇短屈肌之间的关联性不一样，但是这 3 块肌肉常共同发挥作用。当拇指与任何一根手指轻微对指时，拇指的拇对掌肌的活性占主导地位，且拇短展肌的活性超过拇短屈肌。当拇指与示指或中指用力对指时，拇短屈肌的活性超过拇对掌肌。当环指和小指对指时，拇对掌肌的活性比例增加，与小指强力对指时的拇短屈肌的活性一样[70]。强力对指和增加的尺侧对指所引起的肌肉活性平衡的改变可认为是增加了拇指外展和掌骨旋转所致。另外，对指时增加的压力似乎会增加拇收肌的活性。拇收肌使拇指相对于对指稳定。在与示指和中指强烈对指时，拇收肌的活性或超过了拇短展肌的最小活性。随着向尺侧对指增加，拇指外展的需求增加，同时增加了拇指内在的展肌和收肌的活性[70]。

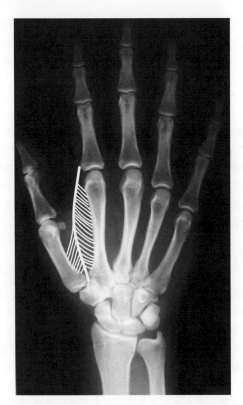

图 9-46 Brand 和 Hollister 认为第 1 骨间背侧肌分离第 1 腕掌关节, 可抵消第 1 腕掌关节承受的强大挤压力

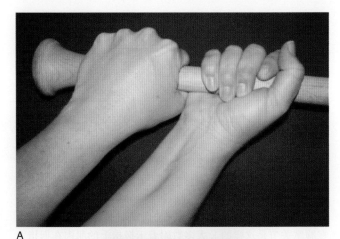

A

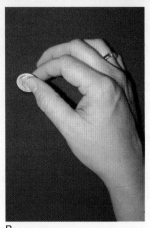

B

图 9-47 抓握通常包括: A. 强力抓握, 即物体与手掌充分接触并在空间中移动。B. 精准抓握, 即拇指和其他手指动态地控制物体

在抓握中, 拇指外部肌群的部分作用就是对掌指关节和指间关节进行定位。外部肌肉的主要功能在伸展中体现: 使拇指从手掌回到伸展位(远离手掌)。尽管对物体松手本质上是一种外在功能, 但是拇对掌肌和拇短展肌的参与也得到证实[70]。这种肌肉活动可以协助外展拇指和旋转第 1 掌骨, 以便拇指的下一个动作回到对掌位。

本章介绍了腕关节复合体、手指和拇指的关节结构和肌群。用一些特定肌肉活动的实例来说明肌肉的潜在功能。但是, 只有通过特定的手功能的评估才能更好地对腕和手的功能进行总结。因为整个上肢的功能是通过手的活动来体现, 所以以通过对腕关节和手的抓握活动进行总结可以较好地阐述上肢功能。

抓握

手的抓握活动包括抓紧或握住手中任何两个表面之间的物体; 拇指参与大多数但不是所有的抓握活动。抓握不同大小和形状的物体的方法有很多, 每个人的抓握方式也各不相同。因此, 与这些功能模式相关的命名法也各不相同[181]。尽管有命名上的差异, 但一个广泛的抓握分类系统已经形成, 这将允许对产生或维持常见抓握形式所需的协调的肌肉功能进行系统性观察。抓握可以分为两种, 一种是**强力抓握**(全手抓握), 另一种是**精准抓握**(手指 - 拇指抓握; **图 9-47**)[182]。这两个类别都可以用亚组来进一步定义抓握。强力抓握通常是一种所有手指的关节都为屈曲的有力动作。当拇指参与时, 它可将物体固定于手指之间, 更常见的是将物体固定于手指和手掌之间。相反, 精准抓握是指熟练地将物体放置在手指之间或手

指与拇指之间[183]。手掌并不参与其中。Landsmeer 建议, 强力抓握和精准抓握可以根据动态和静态阶段加以区分[184]。强力抓握是以下一系列动作的结果: ①手张开; ②控制好手指的位置; ③将手置于物体上; ④保持静止状态, 其实际上形成抓握。尽管精准抓握包含了这一系列动作的前三个步骤, 但它不包含静态状态。在强力抓握中, 物体被抓住后, 可以通过较近端的关节在空间中移动; 在精准抓握中, 手指和拇指抓住物体, 将它控制在手指之间或手掌内。

在评估每种抓握方式中的肌肉功能时, 手部肌肉的协同作用会持续激活所有内在肌和外在肌[4,185,186]。如果肌肉没有参与, 或者肌肉之间的活动平衡可能发生改变时, 这就需要进一步的证实。还应强调的是, 肌电图研究记录的肌肉活动是特定研究中所进行的特异性活动。即使在研究中采用类似的抓握方式, 但是诸如物体大小、握力大小、时间和对受试者的指示等变量都可能导致所研究的肌肉活动发生实质性变化。然而, 作为一般肌肉活动模式的指示, 这些研究有助于建立一个助于理解手部功能的概念框架。

强力抓握

在强力抓握中, 手指的功能通常一致的, 即在手掌中夹住并握住物体。手指呈持续屈曲的姿势, 屈曲程度随物体的大

小、形状和重量而变化。当掌弓在包绕物体时，手掌很可能与物体的轮廓相吻合。拇指通过内收作用于物体，为手指 - 手掌虎口增加一个表面，或可将其从物体上移除。当拇指参与时，拇指一般通过内收将物体夹于手掌中。相反的是，在精准抓握中拇指更多的是外展[187]。Long 及其同事验证了强力抓握的 4 个亚组的异同[124]。这 4 个亚组分别是柱状抓握（**图 9-48**）、球形抓握、钩状抓握和侧边抓握（**图 9-49**）。

柱状抓握

柱状抓握（**图 9-48**）主要使用外在的手指屈肌将手指包绕

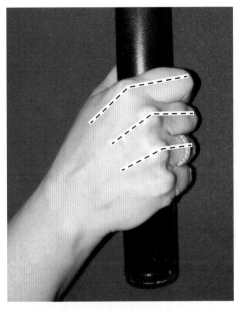

图 9-48　在柱状抓握中，骨间肌收缩可使手指朝向拇指，这使得掌指关节尺偏。腕关节的尺偏可能对此也有帮助

于物体的周围，并保持对物体的抓握。手指的功能主要由指深屈肌完成，尤其是通过手指的动态闭合动作来实现。在静态阶段，当握力强度需要更大的力量时，指浅屈肌可参与协助。虽然强力抓握一般被认为只有外在肌的活动，但研究表明有相当多的骨间肌（内在肌）参与其中。在强握力下，手掌屈曲时骨间肌产生的屈曲掌骨的力矩几乎与外在屈肌的力矩大小相等[4,164,183]。由于掌指关节和指间关节在柱状抓握时都是屈曲的，掌指关节屈曲很可能由近端（背侧）骨间肌所致，原因在于它们附着于近节指骨和指背腱膜不会对指间关节的伸展产生显著的（和拮抗的）影响。骨间肌也可使掌指关节发生尺偏（**图 9-48**），使得远节指骨指向拇指。手指掌指关节屈曲合并尺偏（示指内收，中指、环指、小指外展）使手指指向拇指，但也使得掌指关节和掌指关节上的长屈肌腱易发生尺侧半脱位。该半脱位的力通常会被桡侧副韧带、固定屈肌长肌腱的环形滑车和连接掌侧结构和伸肌结构的矢状束所抵消。强力抓握时，伸指总肌的主动或被动张力可以进一步加强限制性的结构，增加关节的压力，增强所有关节的稳定性[183]。虽然在强力抓握时蚓状肌的位置表明其可能参与屈曲掌指关节，但无论握力大小如何，蚓状肌均缺乏肌电活动，这与它们作为指间伸肌的主要作用是一致的[124]。

柱状抓握时，手的各指中位置变化最多的是拇指。拇指通常包绕住物体，然后屈曲和内收以关闭虎口（见**图 9-48**）。拇长屈肌和大鱼际肌群的活性都很高。大鱼际肌的活性会随着间隙的宽度、需要的腕掌旋转度以及压力或阻力的增加而变化。一般来说，与精细抓握相比，强力抓握的一个显著特征是，在抓握时拇收肌的活性更高。拇长伸肌作为掌指关节的稳定肌或收肌可能具有不同的活性。

小鱼际肌群通常也参与了柱状抓握。小指展肌起着近端骨间肌的作用，以屈曲和外展（尺偏）第 5 掌指关节。小指对掌肌和**小指屈肌**变异较大，但经常与第 1 掌骨的外展和旋转度成正比。事实上，拇指对掌肌的活性增加会自动引起小指对掌肌

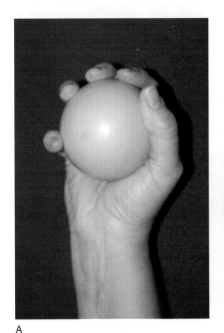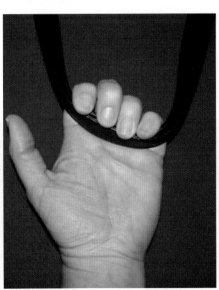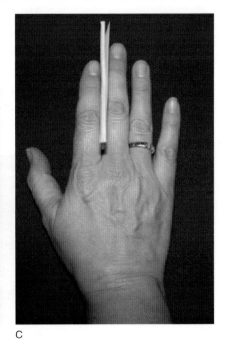

图 9-49　除柱状抓握外，还有其他形式的强力抓握：**A.** 球形抓握。**B.** 钩状抓握。**C.** 侧边抓握

和小指屈肌的活性增加。

柱状抓握时,腕关节通常为中立位的屈曲/伸展和轻微的尺偏位(图 9-48)。尺偏也使拇指与前臂长轴平行;这种平行的位置使得通过前臂旋前/旋后能更好转动手中的物体,比如,在转动门把手时[187]。腕关节尺偏位是指长屈肌最佳力量的位置。当腕关节为屈曲位时,屈指力量最小[2]。物体越重,腕关节尺偏的幅度越大。此外,尺侧腕屈肌的强烈收缩会增加腕横韧带的张力。这为起于该韧带的激活的小鱼际肌提供了一个更稳定的基础。有趣的是,无论腕关节位置如何,每个手指承受的屈指间关节总力量的百分比相对恒定。环指和小指屈肌力量为示指和中指屈肌力量的 70%[2]。环指和小指似乎较弱但更灵活,其对更稳定、更强壮的示指和中指起到辅助作用。如果用尺侧比桡侧更宽的物体来防止手指关节的完全屈曲(以及随之而来的张力丧失),那么环指和小指的握力可以增加(手枪式抓握;图 9-32A)。

球形抓握

球形抓握(图 9-49A)在大多数方面类似于柱状抓握。手指和拇指的外在屈肌和大鱼际肌遵循相似的运动模式和可变性。主要的区别是球形抓握可以使手指张开更大地包绕物体。这使得球形抓握比其他形式的抓握更能激发骨间肌活性[124]。掌指关节不能向同一方向偏移(如尺侧),而倾向于外展。在球形抓握中,指骨不再像在柱状抓握中通常那样彼此平行。掌指关节展肌和收肌一起稳定处于半屈曲松弛位置的掌指关节。尽管在所有的抓握动作中,手指的屈肌活动占主导地位,但手指伸肌也发挥了一定的作用。伸肌不仅为屈肌提供平衡,而且对手的平稳和张开以及物体的释放也至关重要。在接近和释放物体过程中手的张开主要是伸肌在起作用,如激发蚓状肌、指总伸肌和拇指外部肌肉的活性。

钩状抓握

钩状抓握(图 9-49B)实际上是一种特殊形式的抓握。它被包括在强力抓握中,因为它具有比精确抓握更多的强力抓握特征。这主要是手指参与。它可能有手掌参与,但拇指绝不参与。钩状抓握可以持续很长一段时间,那些把公文包或书放

在身边,或者将其挂在公交车或火车上的通勤者皮带上的任何人都可以证明。钩状抓握主要的肌肉运动由指深屈肌和指浅屈肌提供。该负荷可以完全由一块肌肉或另一块肌肉承受,也可以由两块肌肉协同承受。这取决于负荷相对于指骨的位置。如果负荷处于手指远端,则指间关节被强制屈曲,指深屈肌必须参与。如果负荷更多地处于手指中部,仅指浅屈肌参与可能就足够了。肌电图证实骨间肌也参与其中,但其作用尚不完全清楚。尽管这种活动不是在每根手指上都明显,但是它可能有助于防止掌指关节成爪形状,虽然不是在每根手指上都表现出来[124]。在钩状抓握中,拇指外部肌肉将拇指由适度背伸牵拉到完全背伸。

侧边抓握

侧边抓握(图 9-49C)是一种特殊的抓握形式。该抓握发生在两个相邻的手指之间。其掌指关节和指间关节通常保持伸展,而手的其他掌指关节同时外展和内收。这是唯一一种手指伸肌占主导地位的抓握方式。指总伸肌和蚓状肌主动伸展掌指关节和指间关节,骨间肌外展和内收掌指关节。侧边抓握是强力抓握的一种形式,因为侧边抓握包括静态握持物体,然后由其上肢更近端的关节进行移动。虽然这不是一种"有力"的握法,但侧边抓握也不是用于在手中活动物体的,它通常以手持香烟为代表。

精准抓握

精准抓握对位置和肌肉的要求比强力抓握更加多变,需要更精细的运动控制,并且更依赖于完整的感觉。拇指是两指抓握中的一个手指,通常进行远离手掌的外展和旋转。第二个对应的手指由指尖、指腹或手指的侧面构成。当两个手指同时与拇指相对时,称为三指抓握。精准抓握的 3 种类型是指腹捏、指尖捏和侧捏(图 9-50)。每一类型的抓握都倾向于具有相对较少的静态保持功能和较多的动态活动功能。

指腹捏

指腹捏包括拇指的垫或指腹与手指的垫或指腹相对

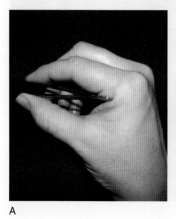
A

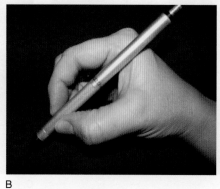
B

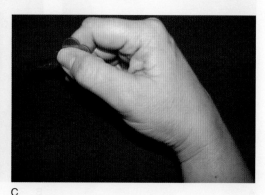
C

图 9-50 三种精准抓握方式:A. 指腹捏。B. 指尖捏。C. 侧捏

（图 9-50A）。触觉小体在每个手指远端指骨指腹上的密度是身体中的最大的。在所有形式的精准抓握中，80% 被认为属于指腹捏的类别[1]。两指抓握中使用的手指通常是示指；在三指抓握中，增加了中指。手指的掌指关节和近端指间关节部分屈曲，其屈曲程度取决于所持物体的大小。远端指间关节可完全伸展或轻微屈曲。当远端指间关节伸直时，指浅屈肌可以在没有指深屈肌协助的情况下单独屈曲掌指和近端指间关节。在这种情况下，远端指间关节的伸展是由中间指骨（指浅屈肌）对抗物体或拇指在远端指骨向上屈曲的力而引起的，这实际上是闭链运动。当指腹捏任务是要求指骨远端部分屈曲时，指深屈肌必须激活。骨间肌通常参与屈曲掌指关节和提供抓捏物体所需的掌指关节的外展或内收运动。在抓握过程中，骨间掌侧肌和骨间背侧肌倾向于相互作用，而不是在强力抓握时观察到的协同收缩模式。随着指腹捏合力的增加，骨间肌可能会再次共同收缩[124]。

拇指在指腹捏时，腕掌屈曲、外展和旋转（对指）。第一掌指关节和指间关节可以第 1 掌指关节和指间关节可以部分屈曲或完全伸展（见图 9-50A）。大鱼际肌由拇对掌肌、拇短屈肌和拇短展肌提供控制，均由正中神经支配。拇收肌力量（尺神经支配）随着捏压的增加而增加。尺神经麻痹时，拇收肌功能的丧失（以及第 1 骨间背侧肌和第 1 骨间掌侧肌功能的丧失）造成拇指缺乏稳定性，并影响抓取动作的精准度。

通过微调手指远端指间关节和拇指指间关节的屈曲角度，来控制指腹上的接触点。如果手指的远端指间关节和拇指的指间关节处于伸展状态，则接触点位于手指的更近端部分（图 9-50A）。随着手指远端指间关节和拇指指间关节屈曲角度的增加，接触点移向手指的远端。必要时，指深屈肌屈曲手指远端指骨和拇长屈肌屈曲拇指的远端指骨。手指远端指间关节屈曲伴随着近端指间关节成比例的屈曲。

正如在强力抓握中一样，必要时，伸肌群可以张开手握住、释放和稳定物体。在拇指中，当接触较轻且为指腹的近端部分时，拇长伸肌可用于维持指间关节的伸展状态。腕关节的协同作用以平衡由指浅屈肌和指深屈肌所产生的力量。典型的腕关节维持在中立的桡 / 尺偏和轻微伸展的位置[185]。

指尖捏

虽然在指尖捏中发现的肌肉活动（图 9-50B）与指腹捏的肌肉活动几乎相同，但仍存在一些关键性差异[124]。在指尖捏中，手指和拇指的指间关节必须有足够的关节活动度和肌肉力量，才能形成几乎完全的关节屈曲。与拇指对指的手指的掌指关节也必须尺偏（指尖指向桡侧），才能将指尖呈现给拇指。第一个手指的尺偏表现为掌指关节内收。其他手指对指时，则尺偏是由掌指关节外展所致。如果对侧的手指或拇指远端指骨不能屈曲，或者不能主动屈曲指间关节和尺偏掌指关节，则不能有效地进行指尖捏。作为最精确的抓取方式，它也是最容易出现问题的。手指和拇指的指尖捏与指腹捏具有相同的肌肉参与。但是在指尖捏中，指深屈肌、拇长屈肌和骨间肌必须参与，而在指腹捏中它们并不必须参与。

侧捏

侧捏也称为夹捏（或者是指侧捏），如图 9-50C 所示：一把钥匙夹持在拇指的腹侧和示指的侧边之间。侧捏与其他形式的精准抓握的不同之处在于拇指要进行更多的内收和更少的旋转，与指尖捏相比，拇短屈肌活性增加、拇对掌肌活性减少；与指尖捏或指腹捏相比，拇收肌活性增加[14]，以及拇指远端指骨需要轻微屈曲。如果侧捏被用来做一些如转动钥匙的活动，腕关节将维持在中立位屈曲 / 伸展，轻度尺偏的位置，该位置使得钥匙与前臂成一直线，这样前臂的旋前或旋后可用于转动钥匙。

侧捏是最不精确的一种精准抓握形式，甚至可以由手部所有肌肉瘫痪的人来完成。比如一个颈 7 水平以上的脊髓损伤患者，手部肌肉瘫痪，但腕伸肌活跃（假设存在）就可以进行侧捏。完整而激活的尺侧腕伸肌、桡侧腕长伸肌和桡侧腕短伸肌收缩可伸展腕关节，通过腕关节伸展来牵拉外在的指屈肌腱（指浅屈肌和指深屈肌），从而产生被动张力使拇指和其余四指的掌指关节和指间关节屈曲。通过放松伸腕肌和通过重力使腕关节屈曲可以减少手部抓握力。屈腕时，指浅屈肌和指深屈肌肌腱松弛，而指总伸肌腱（与之相关的示指固有伸肌腱和小指伸肌腱）被牵拉。腕关节下垂（屈曲）时，指长伸肌的被动张力足以部分伸展掌指关节和指间关节。主动伸腕被动屈曲的手指，被动屈腕被动伸展手指的现象称为肌腱固定术。如果外部屈肌存在适当的张力平衡，同样的肌腱固定作用也可以发生在柱状抓握中。屈肌必须足够松弛，以允许张开的手能在屈腕时手指能部分屈曲围绕物体；同时也需要足够紧，以便在伸腕时抓住物体。患者在无法主动控制任何手指和拇指肌肉的情况下，至少有一块伸腕肌有活性是肌腱固定术能进行功能性动作的关键。在第 3 章介绍被动不足（图 3-25）时，同时介绍了肌腱固定术。正如当时所指出的，尽管完好无损的手由于肌肉的平衡可以不使用肌腱固定术，但是该肌腱固定术仍可用于完好无损的手。

腕关节和手部的功能位

毫无疑问，手既不能作为机械手也不能作为感觉器官来行使功能，除非有一个物体进入手掌表面并且有适度的手指屈曲和拇指对位来允许与物体持续的接触。手指主动或被动屈曲都要求腕关节稳定在适度伸展和尺偏的位置。对腕关节和手部的功能位置的描述需考虑这些要求，并且这是最可能发生最佳手功能的位置。手被固定于功能位是不必要的。手固定的位置应取决于受伤或功能障碍的情况。

功能位是：

1. 腕关节轻微伸展（20°）
2. 腕关节轻微尺偏（10°）
3. 掌指关节适度屈曲（45°）
4. 近端指间关节适度屈曲（30°）
5. 远端指间关节微屈（图 9-51）[1]

腕关节的功能位手指屈肌的力量最优化，因此可以以最小的力完成抓握。功能位也是所有腕部肌肉处于相同张力状态的位置。对于手指关节也有类似的考虑，功能位为受损手提供了与控制它的大脑互动的最佳机会。

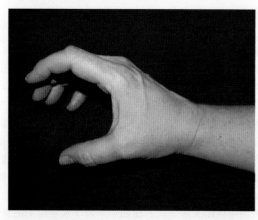

图 9-51 手的功能位：腕关节伸展和尺偏，手指和拇指的掌指关节和指间关节适度屈曲

总结

- 尽管组成手和腕的关节很多，但这些关节的骨性结构和韧带部分与交叉作用于其他关节的肌腱结构相比，出现问题的可能性更小。
- 单是腕关节和手部运动控制和感觉反馈在大脑初级运动和感觉皮质上所占据的空间就比整个下肢更多。
- 当我们继续检查下肢的关节时，可以与相应上肢的关节进行类比。然而，下肢主要的承重功能并不需要复杂以及精细的肌肉控制能力，但肌肉控制能力可以深刻地影响手的功能。

问题思考

1. 描述组成腕关节复合体的骨骼组成、骨骼之间的连接方式及形成的功能性关节。
2. 描述三角纤维软骨复合体（TFCC）的组成和其在腕关节功能中的作用。
3. 正常腕关节复合体的总关节活动范围是多少？复合体的桡腕关节和腕中关节之间的运动情况？
4. 描述腕关节从完全屈曲到完全伸展和桡偏到尺偏的腕关节运动顺序，重点叙述腕舟骨在其中的作用。
5. 舟骨月骨或月骨三角骨的稳定性减少如何影响骨的位置？
6. 描述伸展腕关节的肌肉，包括跨越的关节、产生的动作和每块肌肉活动的水平。
7. 描述腕横韧带，包括它的附着点，以及它在腕和手功能中的作用。
8. 手指的腕掌关节有什么功能？手指的 4 个腕掌关节的关节活动范围变化如何影响手部功能？
9. 掌横韧带在腕掌关节中起什么作用？掌指关节有什么作用？
10. 描述掌侧纤维软骨板的位置和功能。
11. 掌指关节在什么位置最容易受伤？为什么？
12. 比较手指的掌指关节与指间关节的关节结构，找出相似之处和不同之处。
13. 描述手指在没有摩擦或失去长度 - 张力关系的情况下，手指闭合所必需的机制、关节运动和肌肉。

14. 大多数工具的"手枪式抓握"设计（尺偏更大）与掌指关节活动范围和四指的肌肉功能有何关系？
15. 指浅屈肌何时作为主要屈指肌？何时起到支持指深屈肌的作用？
16. 在正常手轻微握拳过程中，哪些肌肉是激活的？手内在肌在这一活动中扮演什么角色（如果有的话）？
17. 腕关节应处于什么位置时手指屈曲的力量最优化？腕关节哪种姿势抓握效果最差？
18. 手指上的环形滑车和十字韧带是什么？它们的位置及功能？
19. 指出手部的滑囊，它们的功能是什么？它们和手指肌腱鞘最典型的联系是什么？
20. 描述构成伸肌结构的主动和被动组成及各自的具体功能是什么？
21. 指总伸肌、示指固有伸肌和小指伸肌在手近端指间关节和远端指间关节的主动伸展时所起的作用？
22. 骨间肌的近端和远端附着点如何影响掌指关节和指间关节的功能？
23. 描述蚓状肌与伸肌结构的连接。这些肌肉对指间关节的伸展有何作用？它们在掌指关节中的作用是什么？
24. 为什么远端指间关节主动屈曲通常伴有近端指间关节屈曲？
25. 近端指间关节完全屈曲时，远端指间关节不能主动伸展的原因。
26. 为什么指总伸肌的独立收缩会导致近端指间关节和远端指间关节的屈曲？这个手指位置叫什么？
27. 外在屈肌和伸肌是如何固定掌指关节的？
28. 为什么示指和小指的伸展较弱？
29. 在进行性尺神经受损问题中，为什么掌指关节内收比外展更快减弱？
30. 掌指关节较强的屈肌是蚓状肌还是骨间肌？
31. 比较拇指和手指的掌指关节。
32. 拇指对指运动的关节功能和肌肉结构有什么要求？
33. 腕关节和手部的主要伸展（释放）肌肉是什么？
34. 一般来说，腕关节、手指和拇指的强力抓握和精准抓握的区别？这两种形式的抓握有什么共同之处？分别说出针对每种抓握的两项功能性活动。
35. 柱状抓握通常指的是一种外在的手功能，请问原因？
36. 球形抓握和柱状抓握的要求有什么区别？
37. 哪种形式的抓握只需要内在肌参与？
38. 哪种形式的抓握不需要拇指参与？
39. 骨间肌在精准抓握中的作用？
40. 指尖捏有哪些要求相比于指腹捏是不必要的？
41. 假设一个人伸腕肌是激活的，但没有完整的手部肌肉结构，那么可以完成的最好（最精确）的抓握形式是什么？
42. 腕关节和手部的功能位是什么？为什么说在手没有特殊情况下，这是最佳的休息位置？
43. 为什么尺神经损伤被称为"爪形手"？是什么原因导致了"爪形手"？它发生在哪些手指上？

（刘燕平　王茂源 译　廖麟荣　刘楠 审）

参考文献

1. Harty M: The hand of man. Phys Ther 51:777, 1974.
2. Hazelton F, Smidt GL, Flatt AE, et al: The influence of wrist position on the force produced by the finger flexors. J Biomech 8:301, 1975.
3. Simpson D: The functioning hand, the human advantage. J R Coll Surg Edinb 21:329, 1976.
4. Brand P, Hollister A: Clinical mechanics of the hand (ed. 3). St. Louis, MO, Mosby-Year Book, 1999.
5. Su F, Chou Y, Yang C, et al: Movement of finger joints induced by synergistic wrist motion. Clin Biomech 20:491, 2005.
6. Lieber R, Friden J: Musculoskeletal balance of the human wrist elucidated using intraoperative laser diffraction. J Electrange of motionyogr Kinesiol 8:93, 1998.
7. Kobayashi M, Berger R, Linscheid R, et al: Inter-carpal kinematics during wrist motion. Hand Clin 13:143, 1997.
8. Ritt M, Stuart P, Berglund L, et al: Rotational stability of the carpus relative to the forearm. J Hand Surg [Am] 20:305, 1995.
9. Garcia-Elias M, Ribe M, Rodriguez J, et al: Influence of joint laxity on scaphoid kinematics. J Hand Surg [Br] 20:379, 1995.
10. Cailliet R: Hand pain and impairment (ed. 4). Philadelphia, FA Davis, 1994.
11. Kapandji I: The physiology of the joints (ed. 6). Edinburgh, Churchill Livingstone, 2009.
12. Berger R: Anatomy and kinesiology of the wrist. In Skirven T, Osterman A, Fedorcyk J, et al (eds): Rehabilitation of the hand and upper extremity (ed. 6). St. Louis, MO, Mosby-Year Book, 2011.
13. Ryu J, Cooney W, Askey L, et al: Functional ranges of motion of the wrist joint. J Hand Surg [Am] 16:409, 1991.
14. Gilford V, Bolton RH, Lambrinudi C: The mechanism of the wrist joint. Guy's Hosp Rep 92:52, 1943.
15. Szabo RM, Weber SC: Comminuted intraarticular fractures of the distal radius. Clin Orthop 230:39, 1988.
16. Hagert E, Hagert C: Understanding stability of the distal radioulnar joint through an understanding of its anatomy. Hand Clin 26:459, 2010.
17. Mohiuddin A, Janjua M: Form and function of the radioulnar disc. Hand 14:61, 1982.
18. Benjamin M, Evans E, Pemberton D: Histological studies on the triangular fibrocartilage complex of the wrist. J Anat 172:59, 1990.
19. Palmer AK: The distal radioulnar joint. Anatomy, biomechanics, and triangular fibrocartilage complex abnormalities. Hand Clin 3:31, 1987.
20. Jaffe R, Chidgey LK, LaStayo PC: The distal radioulnar joint: Anatomy and management of disorders. J Hand Ther 9:129, 1996.
21. Pulos N, Bozentka DJ: Carpal anatomy and biomechanics. Hand Clin 31:381, 2015.
22. Taleisnik J: Current concepts review: Carpal instability. J Bone Joint Surg Am 70:1262, 1988.
23. Patterson R, Viegas S: Biomechanics of the wrist. J Hand Ther 8:97, 1995.
24. Viegas S, Patterson R: Load mechanics of the wrist. Hand Clin 13:109, 1997.
25. Linscheid RL: Kinematic considerations of the wrist. Clin Orthop 202:27, 1986.
26. Schuind F, Cooney W, Linscheid R, et al: Force and pressure transmission through the normal wrist. A theoretical two-dimensional study in the posteroanterior plane. J Biomech 28:587, 1995.
27. Taleisnik J: Pain on the ulnar side of the wrist. Hand Clin 3:51, 1987.
28. Dario P, Matteo G, Carolina C, et al: Is it really necessary to restore radial anatomic parameters after distal radius fractures? Injury 6:S21, 2014.
29. Palmer AK, Glisson RR, Werner FW: Ulnar variance determination. J Hand Surg [Am] 7:376, 1982.
30. Yoshioka H, Tanaka T, Ueno T, et al: Study of ulnar variance with high-resolution MRI: Correlation with triangular fibrocartilage complex and cartilage of ulnar side of wrist. J Magn Reson Imaging 26:714, 2007.
31. Palmer A, Glisson RR, Werner FW: Relationship between ulnar variance and triangular fibrocartilage complex thickness. J Hand Surg [Am] 9:681, 1984.
32. Kamal RN, Leversedge FJ: Ulnar shortening osteotomy for distal radius malunion. J Wrist Surg 3:181, 2014.
33. Bain GI, Yeo CJ, Morse LP: Kienbock disease: Recent advances in the basic science, assessment and treatment. Hand Surg 20:352, 2015.
34. Allan CH, Joshi A, Lichtman DM: Kienbock's disease: Diagnosis and treatment. J Am Acad Orthop Surg 9:128, 2001.
35. Pevny T, Rayan G, Egle D: Ligamentous and tendinous support of the pisiform, anatomy and biomechanical study. J Hand Surg [Am] 20:299, 1995.
36. Ritt M, Berger R, Kauer J: The gross and histologic anatomy of the ligaments of the capitohamate joint. J Hand Surg [Am] 21:1022, 1996.
37. Ritt M, Berger R, Bishop A, et al: The capitohamate ligaments. J Hand Surg [Br] 21:451, 1996.
38. Li G, Ryu J, Rowen B, et al: Carpal kinematics of lunotriquetral dissociations. Biomed Sci Instrum 27:273, 1991.
39. Viegas S, Patterson R, Todd P, et al: Load mechanics of the midcarpal joint. J Hand Surg [Am] 18:14, 1993.
40. Youm Y, McMurthy RY, Flatt AE, et al: Kinematics of the wrist. I. An experimental study of radial-ulnar deviation and flexion-extension. J Bone Joint Surg Am 60:423, 1978.
41. Nowalk M, Logan S: Distinguishing biomechanical properties of intrinsic and extrinsic human wrist ligaments. J Biomech Eng 113:85, 1991.
42. Kijima Y, Viegas SF: Wrist anatomy and biomechanics. J Hand Surg Am 34: 1555, 2009.
43. Blevens A, Light T, Jablonsky W, et al: Radiocarpal articular contact characteristics with scaphoid instability. J Hand Surg [Am] 14:781, 1989.
44. Mayfield J, Johnson RP, Kilcoyne RF: The ligaments of the human wrist and their functional significance. Anat Rec 186:417, 1976.
45. Taleisnik J: The ligaments of the wrist. J Hand Surg [Am] 1:110, 1976.
46. Taleisnik J: The wrist. New York, Churchill Livingstone, 1985.
47. Berger RA, Kauer JM, Landsmeer JM: Radio-scapholunate ligament: A gross anatomic and histologic study of fetal and adult wrists. J Hand Surg [Am] 16:350, 1991.
48. Mizuseki T, Ikuta Y: The dorsal carpal ligaments: Their anatomy and function. J Hand Surg [Br] 14:91, 1989.
49. Boabighi A, Kuhlmann J, Kenesi C: The distal ligamentous complex of the scaphoid and the scapho-lunate ligament. An anatomic, histological and biomechanical study. J Hand Surg [Br] 18: 65, 1993.
50. Johnson JE, Lee P, Mcliff TE, et al: Scapholunate ligament injury adversely alters in vivo wrist joint mechanics: an MRI-based modeling study. J Orthop Res 31:1455, 2013.
51. Short WH, Werner FW, Green JK, et al: Biomechanical evaluation of ligamentous stabilizers of the scaphoid and lunate: Part II. J Hand Surg [Am] 30:24, 2005.
52. Short WH, Werner FW, Green JK, et al: Biomechanical evaluation of ligamentous stabilizers of the scaphoid and lunate: Part III. J Hand Surg [Am] 32:297, 2007.
53. White NJ, Rollick NC: Injuries of the scapholunate interosseous ligament: An update. J Am Acad Orthop Surg 23:691, 2015.
54. Berger R: The gross and histologic anatomy of the scapholunate interosseous ligament. J Hand Surg [Am] 21:170, 1996.
55. Shin AY, Battaglia MJ, Bishop AT: Lunotriquetral instability: Diagnosis and treatment. J Am Acad Orthop Surg 8:170, 2000.
56. Viegas SF, Patterson RM, Peterson PD, et al: Ulnar-sided perilunate instability: An anatomic and biomechanic study. J Hand Surg [Am] 15:268, 1990.
57. Tubiana R, Thomine J, Mackin E: Examination of the hand and wrist (ed. 2). St. Louis, MO, CV Mosby, 1996.
58. Viegas S, Yamaguchi S, Boyd N, et al: The dorsal ligaments of the wrist: Anatomy, mechanical properties, and function. J Hand Surg [Am] 24:456, 1999.
59. Viegas SF: The dorsal ligaments of the wrist. Hand Clin 17:65, 2001.
60. Garcia-Elias M: Kinetic analysis of carpal stability during grip. Hand Clin 13:151, 1997.
61. Ruby LK, Cooney WP, 3rd, An KN, et al: Relative motion of selected carpal bones: A kinematic analysis of the normal wrist. J Hand Surg [Am] 13:1, 1988.
62. Moojen TM, Snel JG, Ritt MJ, et al: Three-dimensional carpal kinematics in vivo. Clin Biomech (Bristol, Avon) 17:506, 2002.
63. Crisco JJ, Wolfe SW, Neu CP, et al: Advances in the in vivo measurement of normal and abnormal carpal kinematics. Orthop Clin North Am 32:219, 2001.
64. Rainbow MJ, Kamal RN, Leventhal E, et al: In vivo kinematics of the scaphoid, lunate, capitate, and third metacarpal in extreme wrist flexion and extension. J Hand Surg Am 38:278, 2013.
65. Kobayahsi M, Garcia-Elias M, Nagy L, et al: Axial loading induces rotation of the proximal carpal row bones around unique screw-displacement axes. J Biomech 30:1165, 1997.
66. Rainbow MJ, Wolff AL, Crisco JJ, et al: Functional kinematics of the wrist. J Hand Surg Eur 41:7, 2016.
67. Short W, Werner F, Fortino M, et al: Analysis of the kinematics of the scaphoid and lunate in the intact wrist joint. Hand Clin 13:93, 1997.
68. Neu CP, Crisco JJ, Wolfe SW: In vivo kinematic behavior of the radio-capitate joint during wrist flexion-extension and radio-ulnar deviation. J Biomech 34:1429, 2001.
69. Conwell H: Injuries to the wrist. Summit, NJ, CIBA Pharmaceutical, 1970.
70. MacConaill M, Basmajian J: Muscles and movement: A basis for human kinesiology. Baltimore, Williams & Wilkins, 1969.
71. Kaufmann R, Pfaeffle J, Blankenhorn B, et al: Kinematics of the midcarpal and radiocarpal joints in radioulnar deviation: An in vitro study. J Hand Surg 30:937, 2005.
72. Wright R: A detailed study of movement of the wrist joint. J Anat 70:137, 1935.
73. Sarrafian S, Melamed J, Goshgarian F: Study of wrist motion in flexion and extension. Clin Orthop 126:153, 1977.
74. Fisk G: Carpal instability and the fractured scaphoid. Ann R Coll Surg Engl 46:63, 1970.
75. Li Z, Kuxhaus L, Fisk J, et al: Coupling between wrist flexion-extension

and radial-ulnar deviation. Clin Biomech 20:177, 2005.

76. MacConaill M: The mechanical anatomy of the carpus and its bearing on some surgical problems. J Anat 75:166, 1941.

77. Brumfield RH, Champoux JA: A biomechanical study of normal functional wrist motion. Clin Orthop 187:23, 1984.

78. Gardner M, Crisco J, Wolfe S: Carpal kinematics. Hand Clin 22:413, 2006.

79. Carlsen B, Shin A: Wrist instability. Scand J Surg 97:324, 2008.

80. Cooney WP: The wrist: Diagnosis and operative treatment (ed. 2). St. Louis, MO, Mosby-Year Book, 2010.

81. Watson HK, Ballet FL: The SLAC wrist: Scapholunate advanced collapse pattern of degenerative arthritis. J Hand Surg [Am] 9:358, 1984.

82. Stabler A, Heuck A, Reiser M: Imaging of the hand: Degeneration, impingement and overuse. Eur J Radiol 25:118, 1997.

83. Lamoreaux L, Hoffer M: The effect of wrist deviation on grip and pinch strength. Clin Orthop 314:152, 1995.

84. Bhardwaj P, Najak SS, Kiswar AM, et al: Effect of static wrist position on grip strength. Indian J Plast Surg 44:55, 2011.

85. Li ZM: The influence of wrist position on individual finger forces during forceful grip. J Hand Surg [Am] 27:886, 2002.

86. Steindler A: Kinesiology of the human body. Springfield, IL, Charles C Thomas, 1955.

87. Moore KL, Agur AM, Dalley AF: Clinically oriented anatomy (ed. 7). Philadelphia, Lippincott Williams & Wilkins, 2013.

88. Backdahl M, Carlsoo S: Distribution of activity in muscles acting on the wrist (an electrange of motionyographic study). Acta Morphol Neerl Scand 4:136, 1961.

89. Rosenthal E, Elhassan B: Extensor tendons: Anatomy and management. In Skirven T, Osterman A, Fedorcyk J, et al (eds): Rehabilitation of the hand and upper extremity (ed. 6). St. Louis, MO, Mosby-Year Book, 2011.

90. Ketchum L, Brand PW, Thompson D, et al: The determination of moments for extension of the wrist generated by muscles of the forearm. J Hand Surg [Am] 3:205, 1978.

91. Radonjic F, Long C: Kinesiology of the wrist. Am J Phys Med 50:57, 1971.

92. Perry J: Normal upper extremity kinesiology. Phys Ther 58:265, 1978.

93. Ljung BO, Lieber RL, Friden J: Wrist extensor muscle pathology in lateral epicondylitis. J Hand Surg [Br] 24:177, 1999.

94. Fairbank SR, Corelett RJ: The role of the extensor digitorum communis muscle in lateral epicondylitis. J Hand Surg [Br] 27:405, 2002.

95. Greenbaum B, Itamura J, Vangsness CT, et al: Extensor carpi radialis brevis. An anatomical analysis of its origin. J Bone Joint Surg Br 81:926, 1999.

96. Tang J, Ryu J, Kish V: The triangular fibrocartilage complex: An important component of the pulley for the ulnar wrist flexor. J Hand Surg [Am] 23:986, 1998.

97. Boivin J, Wadsworth GE, Landsmeer JM, et al: Electrange of motionyographic kinesiology of the hand: Muscles driving the index finger. Arch Phys Med Rehabil 50:17, 1969.

98. Ranney D: The hand as a concept: Digital differences and their importance. Clin Anat 8:281, 1995.

99. Nakamura K, Patterson RM, Viegas SF: The ligament and skeletal anatomy of the second through fifth carpometacarpal joints and adjacent structures. J Hand Surg [Am] 26:1016, 2001.

100. Dzwierzynski WW, Matloub HS, Yan JG, et al: Anatomy of the intermetacarpal ligaments of the carpometacarpal joints of the fingers. J Hand Surg [Am] 22:931, 1997.

101. Evans RB: Therapist's management of carpal tunnel syndrange of motione: A practical approach. In Skirven T, Osterman A, Fedorcyk J, et al (eds): Rehabilitation of the hand and upper extremity (ed. 6). St. Louis, MO, Mosby-Year Book, 2011.

102. Kruger V, Kraft GH, Deitz JC, et al: Carpal tunnel syndrange of motione: Objective measures and splint use. Arch Phys Med Rehabil 72:517, 1991.

103. Polsen B, Bashir M, Wong F: Long-term result and patient reported outcome of wrist splint treatment for carpal tunnel syndrange of motione. J Plast Surg Hand Surg 48:175, 2014.

104. Cobb T, Dalley B, Posteraro R, et al: Anatomy of the flexor retinaculum. J Hand Surg [Am] 18:91, 1993.

105. Garcia-Elias M, An K, Cooney W, et al: Stability of the transverse carpal arch: An experimental study. J Hand Surg [Am] 14:277, 1989.

106. El-Shennawy M, Nakamura K, Patterson RM, et al: Three-dimensional kinematic analysis of the second through fifth carpometacarpal joints. J Hand Surg [Am] 26:1030, 2001.

107. Batmanabane M, Malathi S: Movements at the carpometacarpal and metacarpophalangeal joints of the hand and their effect on the dimensions of the articular ends of the metacarpal bones. Anat Rec 213:102, 1985.

108. Joseph R, Linscheid RL, Dobyns JH, et al: Chronic sprains of the carpometacarpal joints. J Hand Surg [Am] 6:172, 1981.

109. Al-Qattan M, Robertson G: An anatomical study of the deep transverse metacarpal ligament. J Anat 12:443, 1993.

110. Sangole A, Levin M: Arches of the hand in reach and grasp. J Biomech 41:829, 2008.

111. Kaplan E: The participation of the metacarpophalangeal joint of the thumb in the act of opposition. Bull Hosp Joint Dis 27:39, 1966.

112. Benjamin M, Ralphs J, Shibu M, et al: Capsular tissues of the proximal interphalangeal joint: Normal composition and effects of Dupuytren's disease and rheumatoid arthritis. J Hand Surg [Br] 18:370, 1993.

113. Minami A, An KN, Cooney WP, 3rd, et al: Ligamentous structures of the metacarpophalangeal joint: A quantitative anatomic study. J Orthop Res 1:361, 1984.

114. Shultz R, Storace A, Krishnamurthy S: Metacarpophalangeal joint motion and the role of the collateral ligaments. Int Orthop 11:149, 1987.

115. Fisher D, Elliott S, Cooke TD, et al: Descriptive anatomy of fibrocartilaginous menisci in the finger joints of the hand. J Orthop Res 3:484, 1985.

116. Krishnan J, Chipchase L: Passive axial rotation of the metacarpophalangeal joint. J Hand Surg [Br] 22:270, 1997.

117. Bowers WH, Wolf JW, Jr., Nehil JL, et al: The proximal interphalangeal joint volar plate. I. An anatomical and biomechanical study. J Hand Surg [Am] 5:79, 1980.

118. Caravaggi P, Shamian B, Uko L, et al: In vitro kinematics of the proximal interphalangeal joint in the finger after progressive disruption of the main supporting structures. Hand 10:425, 2015.

119. Rhee R, Reading G, Wray R: A biomechanical study of the collateral ligaments of the proximal interphalangeal joint. J Hand Surg [Am] 17:157, 1992.

120. Dzwierzynski W, Pintar F, Matloub H, et al: Biomechanics of the intact and surgically repaired proximal interphalangeal joint collateral ligaments. J Hand Surg [Am] 21:679, 1996.

121. Little KJ, Jacoby SM: Intra-articular hand fractures and joint injuries. In Skirven T, Osterman A, Fedorcyk J, et al (eds): Rehabilitation of the hand and upper extremity (ed. 6). St. Louis, MO, Mosby-Year Book, 2011.

122. Mallon WJ, Brown HR, Nunley JA: Digital ranges of motion: Normal values in young adults. J Hand Surg [Am] 16:882, 1991.

123. Jacobs M, Austin N: Orthotic intervention for the hand and upper extremity: Splinting principles and process. Baltimore, Lippincott Williams & Wilkins, 2013.

124. Long C, 2nd, Conrad PW, Hall EA, et al: Intrinsic-extrinsic muscle control of the hand in power grip and precision handling. An electrange of motionyographic study. J Bone Joint Surg Am 52:853, 1970.

125. Brook N, Mizrahi J, Shoham M, et al: A biomechanical model of index finger dynamics. Med Eng Phys 17:54, 1993.

126. Hamman J, Sli A, Phillips C, et al: A biomechanical study of the flexor digitorum superficialis: Effects of digital pulley excision and loss of the flexor digitorum profundus. J Hand Surg [Am] 22:328, 1997.

127. Baker D, Gaul JS, Jr, Williams VK, et al: The little finger superficialis—clinical investigation of its anatomic and functional shortcomings. J Hand Surg [Am] 6:374, 1981.

128. Gehrmann SV, Kaufmann RA, Li ZM: Wrist circumduction reduced by finger constraints. J Hand Surg 33:1287, 2008.

129. Idler RS: Anatomy and biomechanics of the digital flexor tendons. Hand Clin 1:3, 1985.

130. Phillips C, Falender R, Mass D: The flexor synovial sheath anatomy of the little finger: A macroscopic study. J Hand Surg [Am] 20:636, 1995.

131. Lin G, Amadio P, An K, et al: Functional anatomy of the human digital flexor pulley system. J Hand Surg [Am] 14:949, 1989.

132. Phillips C, Mass D: Mechanical analysis of the palmar aponeurosis pulley in human cadavers. J Hand Surg [Am] 21:240, 1996.

133. Doyle JR, Blythe WF: Anatomy of the flexor tendon sheath and pulleys of the thumb. J Hand Surg [Am] 2:149, 1977.

134. Manske P, Lesker P: Diffusion as a nutrient pathway to the flexor tendon. In Hunter J, Schneider LH, Mackin E (eds): Tendon surgery in the hand. St. Louis, MO, CV Mosby, 1987.

135. Amadio PC: Advances in understanding of tendon healing and repairs and effect on postoperative management. In Skirven T, Osterman A, Fedorcyk J, et al (eds): Rehabilitation of the hand and upper extremity (ed. 6). St. Louis, MO, Mosby-Year Book, 2011.

136. Mester S, Schmidt B, Derczy K, et al: Biomechanics of the human flexor tendon sheath investigated by tenography. J Hand Surg [Br] 20:500, 1995.

137. Doyle JR: Palmar and digital flexor tendon pulleys. Clin Orthop 383:84, 2001.

138. Rispler D, Greenwald D, Shumway S, et al: Efficiency of the flexor tendon pulley system in human cadaver hands. J Hand Surg [Am] 21:444, 1996.

139. Coats R, Echevarria-Ore J, Mass D: Acute flexor tendon repairs in zone II. Hand Clin 21:173, 2005.

140. Gonzalez M, Weinzweig N, Kay T, et al: Anatomy of the extensor tendons to the index finger. J Hand Surg [Am] 21:988, 1996.

141. von Schroeder H, Botte M: Anatomy of the extensor tendons of the fingers: Variations and multiplicity. J Hand Surg [Am] 20:27, 1995.

142. El-Badawi M, Butt M, Al-Zuhair A, et al: Extensor tendons of the fingers: Arrangement and variations—II. Clin Anat 8:391, 1995.

143. Gonzalez M, Gray T, Ortinau E, et al: The extensor tendons to the little

finger: An anatomic study. J Hand Surg [Am] 20:844, 1995.

144. Van Sint Jan S, Rooze M, Van Audekerke J, et al: The insertion of the extensor digitorum tendon on the proximal phalanx. J Hand Surg [Am] 21:69, 1996.

145. Young CM, Rayan GM: The sagittal band: Anatomic and biomechanical study. J Hand Surg [Am] 25:1107, 2000.

146. El-Gammal T, Steyers C, Blair W, et al: Anatomy of the oblique retinacular ligament of the index finger. J Hand Surg [Am] 18:717, 1993.

147. Liss FE: The interosseous muscles: The foundation of hand function. Hand Clin 28:9, 2012.

148. Long C: Intrinsic-extrinsic muscle control of the fingers. J Bone Joint Surg Am 50:973, 1968.

149. von Schroeder H, Botte M: The functional significance of the long extensors and juncturae tendinum in finger extension. J Hand Surg [Am] 18:641, 1993.

150. Brand P: Paralytic claw hand. J Bone Joint Surg Br 40:618, 1958.

151. Palti R, Vigler M: Anatomy and function of lumbrical muscles. Hand Clin 28:13, 2012.

152. Ranney D, Wells R: Lumbrical muscle function as revealed by a new and physiological approach. Anat Rec 222:110, 1988.

153. Stack H: Muscle function in the fingers. J Bone Joint Surg Br 44:899, 1962.

154. Duff SV, Humpl D: Therapists' management of tendon transfers. In Skirven T, Osterman A, Fedorcyk J, et al (eds): Rehabilitation of the hand and upper extremity (ed. 6). St. Louis, MO, Mosby-Year Book, 2011.

155. Landsmeer J: The anatomy of the dorsal aponeurosis of the human fingers and its functional significance. Anat Rec 104:31, 1949.

156. Mardel S, Underwood M: Adductor pollicis. The missing interosseous. Surg Radiol Anat 13:49, 1991.

157. Eladoumikdachi F, Valkov PL, Thomas J, et al: Anatomy of the intrinsic hand muscles revisited: Part I. Interossei. Plast Reconstr Surg 110:1211, 2002.

158. Eyler D, Markee J: The anatomy and function of the intrinsic musculature of the fingers. J Bone Joint Surg Am 36:1, 1954.

159. Kozin S, Porter S, Clark P, et al: The contribution of the intrinsic muscles to grip and pinch strength. J Hand Surg [Am] 24:64, 1999.

160. Close J, Kidd C: The functions of the muscles of the thumb, the index and the long fingers. J Bone Joint Surg Am 51:1601, 1969.

161. Eladoumikdachi F, Valkov PL, Thomas J, et al: Anatomy of the intrinsic hand muscles revisited: Part II. Lumbricals. Plast Reconstr Surg 110:1225, 2002.

162. Backhouse K, Catton W: An experimental study of the functions of the lumbrical muscles in the human hand. J Anat 88:133, 1954.

163. Leijnse H, Kalker J: A two-dimensional kinematic model of the lumbrical in the human finger. J Biomech 28:237, 1995.

164. Ketchum L, Thompson D, Pocock G, et al: A clinical study of the forces generated by the intrinsic muscles of the index finger and extrinsic flexor and extensor muscles of the hand. J Hand Surg [Am] 3:571, 1978.

165. Leversedge F: Anatomy and pathomechanics of the thumb. Hand Clin 24:219, 2008.

166. Zancolli E, Ziadenberg C, Zancolli E: Biomechanics of the trapeziometa-carpal joint. Clin Orthop 220:14, 1987.

167. Cooney WP, 3rd, Lucca MJ, Chao EY, et al: The kinesiology of the thumb trapeziometacarpal joint. J Bone Joint Surg Am 63:1371, 1981.

168. Pagalidis T, Kuczynski K, Lamb DW: Ligamentous stability of the base of the thumb. Hand 13:29, 1981.

169. Bettinger PC, Linscheid RL, Berger RA, et al: An anatomic study of the stabilizing ligaments of the trapezium and trapeziometacarpal joint. J Hand Surg [Am] 24:786, 1999.

170. Bettinger PC, Berger RA: Functional ligamentous anatomy of the trapezium and trapeziometacarpal joint (gross and arthroscopic). Hand Clin 17:151, 2001.

171. Kauer J: Functional anatomy of the carpometa-carpal joint of the thumb. Clin Orthop 220:7, 1987.

172. Koff MF, Ugwonali OF, Strauch RJ, et al: Sequential wear patterns of the articular cartilage of the thumb carpometacarpal joint in osteoarthritis. J Hand Surg [Am] 28:597, 2003.

173. Ateshian G, Rosenwasser M, Mow V: Curvature characteristics and congruence of the thumb carpometacarpal joint: Differences between female and male joints. J Biomech 25:591, 1992.

174. Li Z, Tang J: Coordination of thumb joints during opposition. J Biomech 40:502, 2006.

175. Goldberg I, Nathan H: Anatomy and pathology of the sesamoid bones. Int Orthop 11:141, 1987.

176. Johanson M, Skinner S, Lamoreux L: Phasic relationships of the intrinsic and extrinsic thumb musculature. Clin Orthop 322:120, 1996.

177. Li Z, Tang J, Chakan M et al: Complex, multidimensional movements generated by individual extrinsic muscles. J Orthop Res 26:1289, 2008.

178. Chen M, Tsubota S, Aoki M, et al: Gliding distance of the extensor pollicis longus tendon with respect to wrist positioning: Observation in the hands of healthy volunteers using high-resolution ultrasonography. J Hand Ther 22:44, 2009.

179. Gupta S, Michelen-Jost H: Anatomy and function of the thenar muscles. Hand Clin 28:1, 2012.

180. Belanger A, Noel G: Force-generating capacity of thumb adductor muscles in the parallel and perpendicular plane of adduction. J Orthop Sports Phys Ther 21:139, 1995.

181. Casanova J, Grunert B: Adult prehension: Patterns and nomenclature for pinches. J Hand Ther 2:231, 1989.

182. Melvin J: Rheumatic disease in the adult and child (ed. 3). Philadelphia, FA Davis, 1989.

183. Chao E, Opgrande JD, Axmeare FE: Three-dimensional force analysis of the finger joints in selected isometric hand functions. J Biomech 9:387, 1976.

184. Landsmeer J: Power grip and precision handling. Ann Rheum Dis 22:164, 1962.

185. Kamper D, George Hornby T, Rymer WZ: Extrinsic flexor muscles generate concurrent flexion of all three finger joints. J Biomech 35:1581, 2002.

186. Milner TE, Dhaliwal SS: Activation of intrinsic and extrinsic finger muscles in relation to the fingertip force vector. Exp Brain Res 146:197, 2002.

187. Barr AE, Bear-Lehman JB: Biomechanics of the wrist and hand. In Nordin M, Frankel V (eds): Basic biomechanics of the musculoskeletal system (ed. 4). Baltimore, Lippincott Williams and Wilkins, 2012.

第四篇
下肢关节复合体

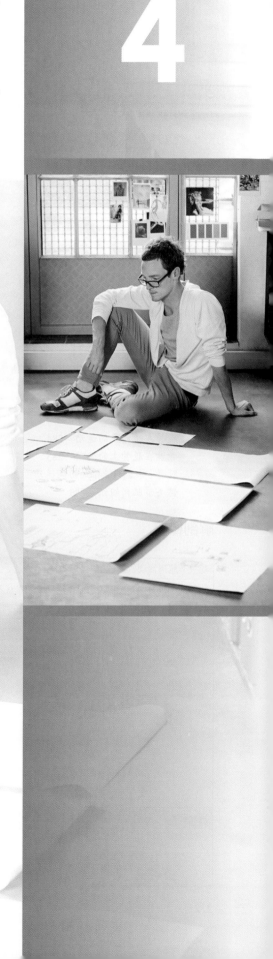

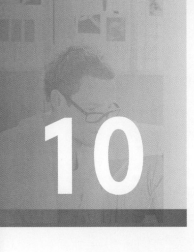

第 10 章　髋关节复合体

RobRoy L. Martin PT, PhD, CSCS; Benjamin Kivlan, PT, PhD, SCS, OCS

章节大纲

解剖概览

髋关节肌肉活动（股骨髋臼关节）		
从解剖位置开始考虑髋关节肌肉活动。如果从不同的位置激活，肌肉的活动会发生变化。		
表格关键词：主动肌　协同肌　在髋关节上的附着点		
矢状面	屈	伸
	髂腰肌	臀大肌
	股直肌	半腱肌
	阔筋膜张肌	半膜肌
	缝匠肌	股二头肌，长头
	耻骨肌	臀中肌（后部纤维）
	长内收肌	大收肌（后部纤维）
	大收肌	梨状肌
	股薄肌	
	臀小肌（前部纤维）	
冠状面	外展	内收
	臀中肌	大收肌
	臀小肌	耻骨肌
	阔筋膜张肌	长内收肌

髋关节肌肉活动（股骨髋臼关节）		
	梨状肌	短收肌
	缝匠肌	股薄肌
	股直肌	闭孔外肌
水平面	**旋内**	**旋外**
	阔筋膜张肌	臀大肌
	臀小肌	梨状肌
	臀中肌（前部纤维）	股方肌
	耻骨肌	闭孔内、外肌
	长收肌和短收肌	上孖肌和下孖肌
	大收肌（后部纤维）	缝匠肌
	半膜肌半腱肌	臀中肌（后部纤维）
		股二头肌，长头

解剖概览

肌肉	近端附着点	远端附着点
髂腰肌	腰大肌和腰小肌：T_{12}～L_5 椎体和椎间盘侧面和横突 髂肌：髂嵴、髂窝、骶翼和骶髂前韧带	股骨小转子
股直肌	髂前下棘	以股四头肌腱形式附着于髌骨和胫骨粗隆
阔筋膜张肌	髂前上棘	以髂胫束形式附着于胫骨外侧髁
缝匠肌	髂前上棘	胫骨内侧上侧面
耻骨肌	耻骨上支	耻骨线（股骨），刚好位于股骨小转子下面
长收肌	耻骨体，位于耻骨嵴下面	股粗线中间三分之一（股骨）
短收肌	耻骨体和耻骨下支	耻骨线及粗线近端（股骨）
大收肌	耻骨下支到坐骨结节	从臀肌粗隆到内收肌结节，并经过股粗线（股骨）
股薄肌	耻骨体和耻骨下支	胫骨内侧上侧面
臀大肌	髂骨后部，骶骨和尾骨	以髂胫束形式附着于胫骨外侧髁
臀中肌	在臀前线和臀后线之间的髂骨外侧表面	大转子（股骨）
臀小肌	在臀前线和臀下线之间的髂骨外侧表面	大转子（股骨）
半膜肌	坐骨结节	胫骨内侧髁的后侧面
半腱肌	坐骨结节	胫骨内侧上侧面
股二头肌，长头	坐骨结节	腓骨头外侧
梨状肌	骶骨前表面	大转子（股骨）
闭孔外肌	闭孔边缘	转子窝（股骨）
闭孔内肌	闭孔边缘（骨盆侧）	大转子至转子窝（股骨）
上孖肌、下孖肌	上孖肌：坐骨棘 下孖肌：坐骨结节	大转子至转子窝（股骨）
股方肌	坐骨结节	转子间嵴（股骨）

概述

髋关节也称为**髋股**或**股骨髋臼关节**,由骨盆髋臼和股骨头连接而成(**图 10-1**)。由这两部分形成的髋关节是球窝关节,它具有三个自由度:矢状面上的前屈和后伸,冠状面上的外展和内收,水平面上的旋内和旋外。尽管髋关节和肩关节复合体有一些共同的特征,但每个关节都经历了大量的功能和结构适应,以支持各自的作用,因此对这两个关节的比较更多的是出于解剖的结构,而不是功能上有相关性。例如,肩关节复合体的作用是提供一个稳定的基础,在此基础上才得以灵活的完成大量活动。肩关节复合体结构优先赋予了肩关节的开链功能。相反,髋关节的主要功能是在静态直立姿势和动态姿势(如步行、跑步和爬楼梯)中支撑头部、手臂和躯干(head, arms, and trunk, HAT)的重量。髋关节和下肢的其他关节一样,其结构的主要功能是负重。虽然我们检查髋关节的结构和功能时,它更多是做开链运动,但是髋关节的结构仍更多地受肢体负重时对关节需求的影响。正如我们将在本章后面看到的,掌握髋关节的负重能力及负重时的应力反应,是理解髋关节及其与脊柱和下肢等其他关节之间相互作用的基础。

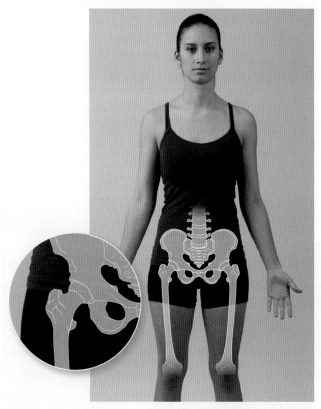

图 10-1　髋关节连接下肢和躯干,在许多功能性活动中都起着重要作用

病例应用 10-1

Gabriella Martinez 是一名 32 岁的女性,目前从事幼儿教育工作,她在这个岗位上已经干了 10 年。Gabriella Martinez 患有复发性左髋关节疼痛,这种疼痛在她年轻的时候是断断续续的。她回忆起十几岁时的几次髋部疼痛,

导致她无法参加体操和舞蹈活动。虽然 Gabriella Martinez 不再参加舞蹈和体操表演,但她一直保持主动锻炼。直到最近,她还跑步,参加普拉提和瑜伽课程。

在过去的几个月里,她的身体出现了越来越多的问题,主要出现在她的左髋,这影响了她在两层楼的家中上楼梯,影响了她和幼儿园班级一起活动以及照顾她 3 岁的女儿。除了疼痛的主诉外,她还说到,当她在做瑜伽的扭转姿势时,她的髋关节可能会有"弹出"症状,偶尔在髋关节处有疼痛的"咔嚓"声。对她来说,跑步已经变得非常痛苦,她已经暂停了健身课程。她记得在她十几岁的时候,一位医生告诉她,她的髋关节可能会有问题,因为她的髋关节"浅"。

尽管髋关节外侧也会疼痛,Gabriella Martinez 将她的主要疼痛部位定位在她的左侧腹股沟区。在临床检查中,观察到当 Gabriella Martinez 行走时,她的左侧髋关节后伸活动减少了。她的疼痛主要发生在左下肢支撑相的中后期和整个摆动相。当左侧单腿站立时,她的身体也轻微地向左侧倾斜。在检查中,发现 Gabriella Martinez 在左侧髋关节被动屈曲伴旋内时有疼痛。在仰卧位时,左侧髋关节旋内增加,旋外减少。

髋关节结构与功能

结构

近端关节面

髋关节的杯状凹窝被称为**髋臼**,位于**骨盆侧面**(髋骨;**图 10-2**)。骨盆由三块骨头组成:髂骨、坐骨和耻骨。这三块骨骼均参与髋臼的构成(**图 10-3**)。耻骨构成髋臼的五分之一,坐骨构成髋臼的五分之二,髂骨构成剩余部分(**图 10-3A**)。在 20～25 岁骨盆完全骨化之前,构成髋臼的每个部分在 X 线片上仍然可以看到(**图 10-3B**)[1]。

新月状关节面(髋臼周围)被透明软骨覆盖。这个马蹄形的软骨区域与股骨头相连(见**图 10-3A**),使接触应力均匀分

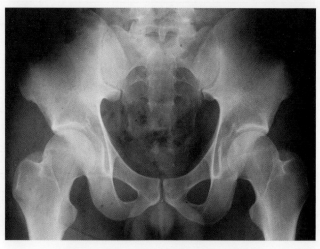

图 10-2　髋关节由股骨头和骨盆的髋臼组成

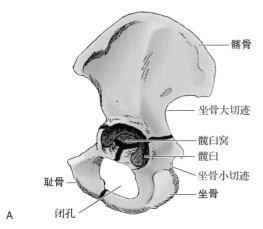

A

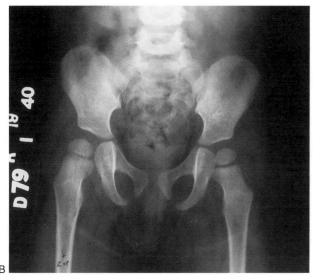

B

图 10-3 A. 髋臼由骨盆的三块骨骼结合而成,只有上部分的马蹄形区域才能形成关节。B. 2 岁儿童的 X 线片(无损伤),髋臼处软骨连接明显,而非骨性连接

布。新月状关节面表面的下侧面(马蹄形的基部)被称为**髋臼切迹**的深切迹所阻断,并由连接新月状关节面表面下两端的纤维带——**髋臼横韧带**贯穿。当髋臼横韧带跨越髋臼切迹时,它创造了一个纤维 - 骨性隧道,其中包含了覆盖滑膜的纤维弹性脂肪,血管通过滑膜进入髋臼中央和最深的部分,即**髋臼窝**。与新月状关节面不同,髋臼窝不与股骨头直接相连(**图 10-4**)。

髋臼

虽然髋臼看起来是球形的,但只有髋臼上缘有真正的圆形轮廓[3]。髋臼开口向下倾斜50°,向前旋转(前倾)20°[4-7]。女性通常比男性的倾斜度和前倾度要大一些[4]。女性髋臼的关节面往往比男性小[6]。正常的髋关节功能要求髋臼全面覆盖股骨头。股骨头的覆盖面大小主要由髋臼深度决定。髋臼发育不良、髋臼深凹、髋臼前突、前倾和后倾是用来描述可能导致病变的髋臼异常的术语,包括软骨过度磨损和骨关节炎[6]。

髋臼发育不良是髋臼异常过浅,导致股骨头覆盖不足[7]。它可能会导致髋关节不稳定或髋臼上缘负荷不均衡。**髋臼深凹和髋臼前突**是用来描述髋臼过度覆盖股骨头的情况。髋臼过度覆盖可导致关节活动受限和股骨头颈交界处与髋臼之间

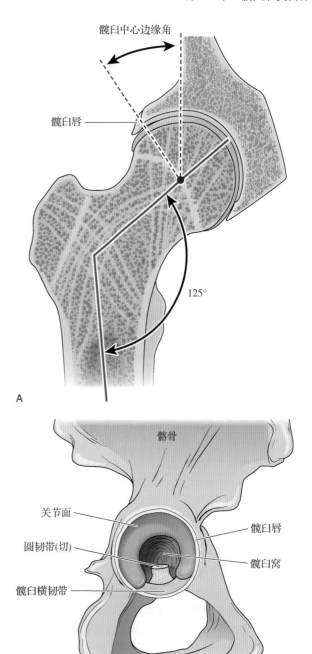

A

B

图 10-4 A. 髋臼中心边缘角(CE 角)由一条穿过股骨头中心的垂直线和一条连接股骨头中心与髋臼骨性边缘的直线构成。B. 髋臼唇使髋臼更深

的撞击[7]。髋臼深度可作为中心边缘角测量(见**图 10-4**)[8]。中心边缘角是由髋臼外侧缘与股骨头中心的连线以及股骨头中心的垂直线构成的夹角。中心边缘角度分为:明显异常(小于 16°),可能异常(16°~25°),正常(大于 25°)。外侧中心边缘角大于 40° 可表明髋臼过度覆盖[7]。

髋臼深度、倾斜和异常前后倾(水平面位置异常)均会影响股骨头覆盖。当髋臼位于水平面前位时,则是髋臼**前倾**;当髋臼位于水平面后位时,则为髋臼**后倾**。髋臼倾斜过少或前倾过多都会导致关节的不稳定。同样,髋臼倾斜过多或后倾过多会导致髋臼股骨头 - 颈交界处的过度覆盖和撞击[7]。

髋臼唇

髋臼唇是一环状的楔形纤维软骨,附着于髋臼外周(见**图 10-4** 中唇横截面)。髋臼唇通过钙化软骨区与髋臼周围相连[10]。髋臼唇类似于膝关节的半月板和盂肱关节的唇。髋臼唇通过其三角形的形状加深髋臼窝,增加髋臼的凹面,紧紧包裹股骨头,保持与髋臼的稳定接触。髋臼唇也起到密封的作用以保持关节内负压和增强稳定性[9]。髋臼唇内的神经末梢可以提供本体感觉反馈,进一步增强关节的稳定性[11]。然而,神经末梢也可能是疼痛的来源[11]。当髋臼唇受损时,摩擦应力增加,可能导致髋关节关节软骨的恶化,这就是骨关节炎。由于髋臼深凹,正常的髋臼本质上是稳定的,但髋臼异常过浅会增加对周围关节囊和髋臼唇的压力。

髋臼横韧带被认为是髋臼唇的延续。组织学上,它主要是韧带,但包含软骨细胞,被认为可以承受压力[12]。然而,实验数据并不支持髋臼横韧带能够作为一个承重结构。髋臼横韧带被认为主要作为髋臼前下侧面和后下侧面(马蹄形关节面的"足")之间的张力带,保护其下方到达股骨头的血管[13]。

病例应用 10-2

Gabriella 的左腹股沟疼痛是由被动屈曲和旋内髋关节引起的[14]。这一临床发现可能表明髋臼唇前上部受损,并可能是由骨关节炎导致的[15,16]。根据她的年龄、髋关节疼痛史和临床表现,她的医生要求进行磁共振关节成像(magnetic resonance arthrogram,MRA)以确定疼痛的病理解剖学来源。在检查了她的 MRA 后,Gabriella 的医生确诊了她的髋臼唇上前部撕裂和早期骨关节炎。髋臼唇撕裂越来越被认为是髋关节疼痛的来源,也是髋臼边缘退行性变的起点[11,15,17-20]。在 61~98 岁的患者中,96% 的患者死后尸检髋关节损伤明显,74% 的损伤出现在前上象限[11]。单一的髋臼唇撕裂并不常见,髋臼唇撕裂通常与髋臼或股骨撕裂连接处的骨性异常伴随发生[21]。虽然髋臼唇撕裂并不总伴随着症状出现,但髋臼唇撕裂是引起腹股沟前部疼痛、弹响、卡顿、粘连、不稳定、松动或关节僵硬的潜在因素[14,22,23]。

远端关节面

股骨的头部是一个由圆形透明软骨所覆盖的表面[24]。股骨头的关节面约为球体的三分之二,比髋臼更圆[3,25]。股骨的形状和尺寸是有个体差异的,即使拥有相同的骨骼总体尺寸[25]。与骨盆的尺寸相比,女性股骨头的曲率半径小于男性[25,26]。在股骨头最内侧点的下方有一个小的、粗糙的凹坑,称为**中央凹或股骨头凹**(**图 10-5**)。中央凹没有被关节软骨覆盖,是圆韧带(股骨头韧带)附着的地方。

股骨头附着在股骨颈上,而股骨颈又附着在大转子和小转子之间的股骨体上。股骨颈一般只有 5cm 长,不同性别和种族可能略有不同[14,27]。股骨颈呈一定角度,使股骨头相对于股骨体和远端股骨髁向内侧、上方和前方倾斜[15]。

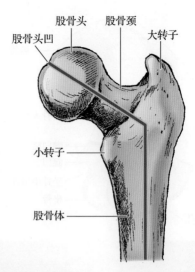

图 10-5 右侧股骨近端后面观显示了头、颈、大转子和股骨干之间的关系

股骨成角

股骨头和股骨颈相对于股骨干有两个成角。**内倾角**发生在冠状面上,位于穿过股骨头和股骨颈的轴线和股骨干的纵轴线之间。**扭转角**发生在水平面上,位于穿过股骨头和股骨颈的轴线和穿过远端股骨髁的轴线之间。这些股骨成角的起源和变异性可以结合下肢胚胎发育的知识理解。

在胎儿发育的早期阶段,上肢和下肢肢芽(limb buds)都从身体侧面伸出,就像完全外展一样(**图 10-6**)。在胎龄的第七和第八周,关节完全发育之前,肢芽开始内收。在第八周结束时,已经达到了"胎儿体位",但上下肢的体位不再相同。虽然上肢肢芽稍微向外侧扭转(使上肢肢芽的腹面面向前方),但下肢肢芽向内侧扭转,使腹面面向后方[14]。下肢枝芽的发育结果对于理解下肢功能是至关重要的。膝关节屈曲方向与肘关节屈曲方向相反,下肢伸肌背侧面位于前方而不是后方。虽然股骨头和股骨颈保持肢芽原有位置,但股骨干向内侧倾斜,相对于股骨头和股骨颈向内侧扭转。股骨远端(股骨头和股骨颈)向内倾和向内扭转的程度取决于胚胎的生长情况,还推测与妊娠中后期胎儿在宫内的位置有关。股骨成角的发育似乎在出生后仍在继续,并贯穿于整个发育早期。股骨倾斜角和扭转角的正常和异常都是股骨独有的特性。然而,股骨成角的异常可以极大地改变髋关节的稳定性、髋关节负重下的生物力学和肌肉生物力学。同样,这种股骨成角的异常会引起下肢和脊柱其余部分的代偿性改变。

股骨内倾角

股骨内倾角大小约为 125°(参照股骨头-颈轴线和股骨干轴线形成的内侧角度;**图 10-7**)[16,17]。在正常成人中,该值的正常范围为 110°~144°(**图 10-7A**)[18-20,25,26]。就像肱骨的倾斜角一样,不仅个体之间存在差异,而且左右两侧也存在差异。女性的内倾角比男性略小,因为女性骨盆更宽。内倾角正常时,大转子位于股骨头中心的水平位置。股骨内倾角在整个生命周期中会发生变化[21],内倾角在出生时约为 150°(见**图 10-3B**),在骨骼成熟时逐渐下降到约 125°[16,17]。这个角度在老年人中会继续下降[19]。股骨颈和股骨干之间的内倾

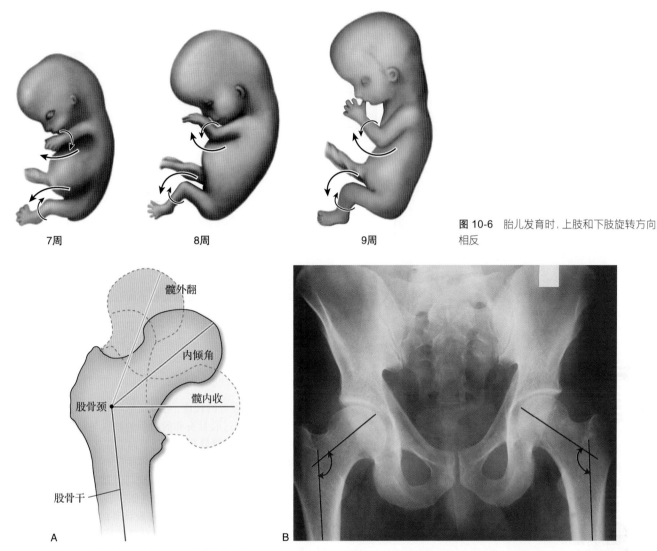

图 10-6　胎儿发育时,上肢和下肢旋转方向相反

7周　　　8周　　　9周

图 10-7　股骨头 - 颈轴与股骨干轴形成夹角,称为**内倾角**。A. 内倾角增大称为**髋外翻**,内倾角减小称为**髋内翻**。B. 该健康成人的内倾角略小于 130°,但左右两侧差 2°

股骨颈　股骨干　髋外翻　内倾角　髋内收

A　　　B

角病理性增大称为髋外翻,内倾角病理性减小称为髋内翻(**图 10-8**)。

　　髋内翻和髋外翻均可导致下肢生物力学异常、肌肉功能改变和步态异常,从而导致唇状病变、髋关节和膝关节骨关节炎以及股骨头骨骺滑脱等疾病[22, 23, 28, 29]。

　　髋外翻时(见**图 10-8A**),股骨内倾角大于 125°。增加的角度使垂直方向的重力线更接近股骨干,减小了作用于股骨颈的剪切力或弯曲力。股骨颈处的应力减少会引起外侧骨小梁系统的密度减少[30]。然而,股骨头和大转子之间的距离减小同时减少了髋关节外展肌力臂的长度。肌肉力臂的减少使得肌肉需要产生更多的作用力,从而保持足够的外展力矩,才可以平衡在单侧下肢负重期间髋关节周围的重力内收力矩。额外的肌力需求要么将增加髋关节内总的关节反作用力,要么外展肌肉将无法满足增加的需求引起功能下降。虽然外展肌本身的肌力正常,但生物力学效率的降低也会引起原发性外展肌无力的代偿。髋外翻还减少了股骨关节面与髋臼圆顶的接触面积。当股骨头向上方更突出时,髋臼上方覆盖的面积将减少。因此,髋外翻降低了髋关节的稳定性,使髋关节更易脱位[7, 31]。

这会进一步导致股骨髋臼撞击和髋臼唇撕裂的进展,失去关节稳定性,最终导致骨关节病[32]。

　　通常来说,髋内翻(见**图 10-8B**)有助于提高髋关节的稳定性(如果角度减少不是太极端)。由于股骨颈和股骨干夹角的减小使得股骨头进一步被髋臼包裹,减少关节表面上暴露的面积,增加髋臼覆盖面积,髋臼与股骨头匹配度得到明显改善。非外伤引起的股骨内收,也有助于增加股骨头和大转子之间的距离来增加髋外展肌力臂的长度[33],力臂的增加使得需要在单侧下肢负重时由髋外展肌产生的作用力大大减少。但髋内收的缺点是增大了沿着股骨头和股骨颈弯曲的力矩。这一改变可以表现在股骨外侧骨小梁密度的增加,这是由拉伸应力的增加而引起的[34]。在股骨颈处增加的剪切力也增加了股骨颈骨折的可能性[35]。

　　髋内收可能会增加青少年股骨头在股骨头软骨骨骺上滑动的可能性。在儿童时期,骨骺处于水平位[7]。因此,由上向下传导的重力仅仅是将股骨头压入骨骺板。在青少年时期,骨的生长导致骨骺板更加倾斜[36]。倾斜的骨骺使骨骺板更易受到剪切力的影响,而此时,骨骺的快速生长已经使骨骺变得更加

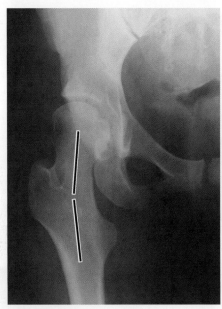
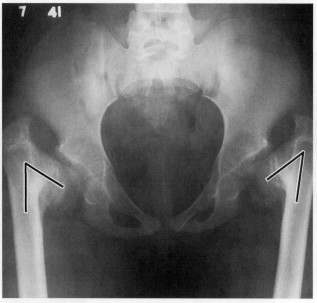

A　髋外翻　　　　　　　　　　　　　　　B　髋内翻

图 10-8　两例髋关节发育不良的年轻成人的异常内倾角。A. 病理性内倾角增加称为**髋外翻**。B. 病理性内倾角减小称为**髋内翻**

脆弱[28]，负重可使股骨头向下滑动，导致**股骨头骨骺滑脱**。儿童髋内收畸形的手术治疗可能会引起这一并发症[37-40]。尽管矫正了畸形，但常见的并发症和手术失败原因之一是股骨骨骺的不稳定。最佳的方式是解决股骨近端骨骺的稳定性并重视在存在髋内收畸形的患者中股骨生长板的脆弱性。对于髋部骨折来说，生物力学的改变和不良的血液供应需要在继发性退行性变发生之前尽早纠正，恢复正常的对位对线。

基本概念 10-1
股骨内倾角

- 成人股骨内倾角正常值约为 125°。

- 内倾角的病理性增加被称为髋外翻，通常会导致下肢"更长"，且与关节不稳有强相关性，特别是当髋关节处于内收状态时。出现髋外翻的患者常采用髋关节外展的体位，并常伴有膝内翻。

- 内倾角的病理性减小被称为髋内翻，通常会导致下肢"更短"。髋关节内翻会增加髋关节稳定性，但内倾角减小使股骨颈容易发生骨折或股骨头骨骺滑脱的发生率更高。髋内翻的患者常伴有髋关节内收和膝外翻的角度增加。

拓展概念 10-1
股骨头骨骺滑脱

　　股骨头骨骺滑脱（Slipped capital femoral epiphysis，SCFE）是指股骨头在股骨颈生长板水平向后方的移位，是最常见的青少年髋关节疾病。股骨颈与股骨干角度（髋内翻）的减少和过高的体重指数增加了生长板的剪切力[28,38]。可以通过减重来降低体重指数，从而降低这种风险[39]。股骨骨骺滑脱会引起股骨头 - 股骨颈交界处变宽并导致髋臼撞击[38]。

股骨扭转角

　　从上往下看股骨的长度，可以最好地观察股骨的扭转角度，是横切面上穿过股骨头和股骨颈的轴线与穿过股骨髁的轴线的夹角，也就是股骨头和股骨颈向前扭转（横向旋转）与股骨髁轴线的成角（**图 10-9**）。此角度反映了胎儿发育过程中下肢肢芽生长时向内侧的旋转迁移（见**图 10-6**）。胚胎肢体芽向内侧扭转和股骨头颈部向外侧扭转间形成了明显的反差，也造成了参考上的偏差。在肢体芽的内侧扭转中，近端固定，远端向内侧迁移，而当评估儿童或成人的股骨扭转时，参考的是通过股骨髁（膝关节轴）位于冠状面的轴线（**图 10-9A**）。如果穿过股骨髁的轴位于冠状面上（功能上应该如此），那么相对而言，股骨髁上方的股骨头和股骨颈是向前扭转的（侧向旋转）（**图 10-9B**）。向前扭转的角度大小随年龄的增大而减小，新生儿股骨扭转角平均为 30°~40°[40]，每增加一岁，这个角度减少约 1.5°，直到骨骼成熟，成年人中扭转角左右基本对称[34,40,41]，为 10°~20°，男性为 15°，女性为 18°[40,42,43]。

　　当扭转角度大于 15°~20° 时，认为存在股骨前倾。与之相反，当扭转角小于 15°~20° 时，发称为股骨后倾（**图 10-9C**）。考虑到正常的差异性，不可能存在某一个具体的角度用于诊断病理性扭转角[44]。前倾或后倾程度的差别也取决于评估方法，因为计算机断层扫描（computed tomography，CT）、X 线片和超声检查都可以用来测量股骨扭转角度[44]。前倾的临床测量与影像学测量是相关的。例如，股骨前倾与旋内活动范围（range of movement，ROM）的增加和同时旋外 ROM 的减少相关，因此髋关节旋转运动的总偏移保持不变[45]。

　　虽然存在一些结构上的差异，比如股前倾和髋外翻通常同时出现，但每一种情况也都可能单独发生。每个结构偏差都需要仔细考虑对髋关节功能、髋关节近端和远端关节功能的影响。在接下来讨论膝关节和足踝的章节中时，显然，股骨前倾常会导致膝关节和足踝关节的功能障碍。股骨的其他病理性角度（后倾、髋内翻和髋外翻）同样影响髋关节和其他近端和远端关节。

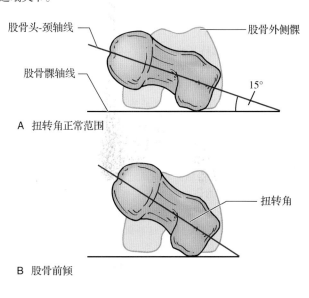

股骨头-颈轴线
股骨外侧髁
股骨髁轴线
15°

A 扭转角正常范围

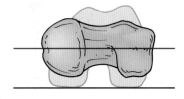

扭转角

B 股骨前倾

C 股骨后倾

图 10-9 右股骨扭转角。平行于股骨髁后方的一条线和穿过股骨头-颈的一条线通常会形成一个角度，在健康成年人中该角度平均为10°~20°。股骨头和股骨颈相对于股骨髁向前方（内侧）发生扭转。A. 在正常范围内的扭转角。B. 扭转角的病理性增加叫做股骨前倾。C. 扭转角病理性下降称为股骨后倾

扭转角度的变化也会影响髋关节的生物力学和功能（**图 10-10**）。股骨头的前倾降低了髋关节的稳定性，因为股骨头的前方部分暴露更多（**图 10-10A**）。髋外展肌的力线可能落在关节后方而减少了外展肌的力臂[46]。因此对于髋外翻的患者来说，外展肌需要额外的肌力以支撑完成活动，这可能会引发更多关节病或导致消耗更多能量的异常步态的产生。股骨前倾也会影响膝关节。当股骨头前倾时，股骨髋臼匹配度会降低，为了提高匹配度，来自前方的关节囊韧带结构和肌肉组织的压力会使整个股骨向内侧旋转（**图 10-10B**）。虽然股骨旋内改善了髋臼股骨的匹配度，但穿过股骨髁的膝关节轴也会相应的旋内而改变了膝关节的屈伸平面，至少在初始阶段会导致内八字步态[47]。然而，随着生长发育，胫骨大多会代偿性的向外侧扭转，使得足的内八字步态会随着时间的推移而减少。虽然足部的位置看起来更好，但潜在的髋关节问题通常仍然存在（有些问题会随着发育而减少）。膝关节轴位置异常常认为是股骨发生了内侧扭转的标志。股内侧扭转和股前倾是表现出来的股骨异常是一样的。这一标志就表明股骨的过度扭转是否改变了髋关节（股前倾）或膝关节（股内侧扭转）的力学。在步态中，过度的股骨前倾可引起膝关节内收、髋关节屈曲和旋内的增加以及骨盆前倾的增加[48]。在接下来的两章中将会看到，股骨前倾也会影响膝关节髌股关节和足距下关节的生物力学。

股骨前倾与股骨后倾是相反的，可能会产生与股骨前倾相反的问题。研究表明，与健康对照组相比，有症状的髋臼唇撕裂患者股骨前倾明显减少[49,50]。这使得一些人相信股骨前倾是防止髋关节撞击和后续髋臼唇病变的一种保护措施。然而，最近的研究表明更大程度的髋臼唇撕裂与股骨前倾程度更大有关[51]。因此，与"正常"股骨扭转相比，过度的股骨前倾或后倾可能是影响髋关节进行性疾病的一个因素。

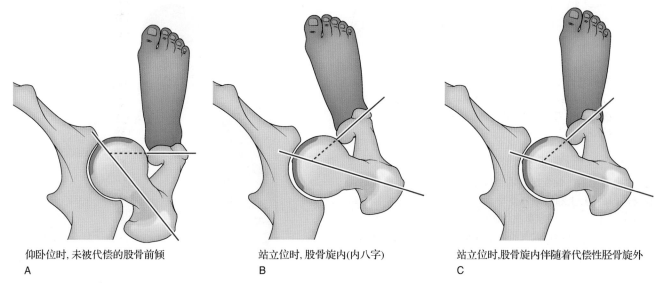

仰卧位时，未被代偿的股骨前倾
A

站立位时，股骨旋内(内八字)
B

站立位时，股骨旋内伴随着代偿性胫骨旋外
C

图 10-10 A. 股骨髁在冠状面对齐（仰卧位），股骨头前部因前倾暴露在髋臼外。旋外会受限制，但会产生过度旋内。B. 站立时，前倾的股骨会与髋臼一起旋内，以保持髋关节的匹配度，结果会导致相对于前进平面，股骨髁旋内。在站立位评估时，股骨的扭转畸形称为股骨的内侧扭转。C. 如果伴有胫骨外侧扭转，预计的内八字步态可能不太明显甚至不出现

拓展概念 10-2
股骨旋内及其对步态的影响

　　股骨前倾过度的个体通常会伴有股骨旋内,使股骨头在髋臼中仍处于中心位置。长期保持这种髋旋内姿势,髋旋内肌群可能会变短,最终限制髋关节旋外的被动 ROM。同样,这种位置也可能导致髋旋外肌群收缩无力。由于过度前倾而需要保持髋部旋内位置的患者,也可能出现“内八字”步态。同样,股骨前倾减少或股骨相对后倾的患者,为了将股骨头处于髋臼中心位置,股骨将会旋外,这通常会出现“外八字”步态。

关节匹配度

　　髋关节的形状有助于降低最大接触应力[2]。髋关节被认为是一个高度匹配的关节。然而,股骨头关节面是明显大于髋臼表面的(图 10-11)。在中立位或站立位时,股骨头关节面的前上及部分上方仍暴露在髋臼外(图 10-11A)。髋臼未完全覆盖股骨头上方,股骨颈向前的扭转将大量股骨头前关节面暴露。在正常非负重髋关节中,通过屈曲、外展和轻微旋外,可增加股骨和髋臼之间的关节接触(图 10-11B)[52]。这个姿势(也称为蛙式位)对应于髋关节在四足动物位置假定的位置,是髋关节真正的生理位置[52]。

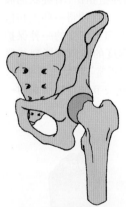
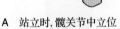

A　站立时,髋关节中立位　　　　B　青蛙腿姿势

图 10-11　A. 髋关节中立位时,股骨头关节软骨前方以及部分上方关节面暴露在髋臼外。B. 当股骨屈曲、外展和轻微旋外时,股骨头与髋臼的关节面接触最大

　　髋关节的匹配度在负重时较大,而非负重时较小[13]。在负重时,髋臼的弹性变形会增加与股骨头的接触,主要接触部位是髋臼的前、上和后关节面[13]。另一个影响关节匹配度和适应性的是不相关节和非负重的髋臼窝。髋臼窝可能在关节内形成部分真空,从而使大气压力通过帮助维持股骨头和髋臼之间的接触来增强稳定性。髋关节屈曲活动中的大气压力比关节囊韧带结构对髋关节稳定的作用更大[53]。即使在关节囊打开后,关节内压也能使股骨头和髋臼保持在一起。关节内的压力必须先被打破,髋关节才会发生脱位[52]。髋臼唇既能加深髋臼,又能起到保持关节内负压的密封作用,从而增强了关节的稳定性[54]。当出现髋臼唇撕裂时,髋臼唇作为支撑物防止过

度运动和作为密封物维持关节内负压的能力可能会受到影响,从而增加对周围关节囊的压力[54, 55]。

病例应用 10-3

　　Gabriella 现病史可能与她的髋关节发育不良的既往史有关。目前,她的 X 线片和磁共振成像(MRI)显示髋外翻,股骨前倾和左髋关节髋臼变浅。Gabriella 股骨前倾和髋外翻的结构异常以及髋臼变浅(中心边缘角减小)可导致股骨头关节面暴露增加,髋关节在中立位负重时匹配度降低和稳定性下降。

　　如果 Gabriella 的髋关节发育不良在婴儿期就被诊断出来,则可使用 Frejka 枕头或 Pavlik 安全带来保持蛙式位(图 10-12)[56]。这些辅具可以通过增加股骨头和髋臼之间的接触来减少畸形。当髋关节发育不良患者的目标是改善关节接触面和关节匹配度时,通常联合采用屈曲、外展和旋转姿势来固定髋关节。这样做之前与之后,Gabriella 的股骨和髋臼畸形仍然存在[56]。考虑到可能只是因为中心边缘角的减少,在整个步态周期中,相比正常的中心边缘角,关节内的应力分布现在集中在一个更小的负重区域[57]。随着时间的推移,这种压力的增加很可能导致髋关节退化性变化。髋关节骨关节炎与中心边缘角、年龄和髋臼唇撕裂有关[58]。Gabriella 的髋关节发育不良史可能使她的髋关节更容易发生进行性关节内病变和继发性的髋关节骨关节炎。

髋关节囊和韧带

髋关节囊

　　与相对较弱的肩关节囊不同,髋关节囊对关节稳定性有重

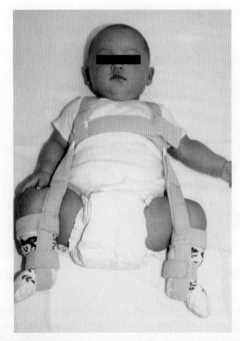

图 10-12　通过姿势性支具,可以轻松将婴儿体位保持在髋关节屈曲、外展、旋外位(蛙式位)

要作用。髋关节关节囊是一种不规则、致密的纤维结构，由纵向纤维、斜向纤维和三个增厚区域构成关节囊韧带[59,60]。大部分关节囊纵向纤维与髋臼边缘和髋臼唇近端骨膜相连[60]。斜向纤维在近端附着体附近以圆周方式排列在股骨头远端，形成围绕股骨颈的项圈状结构[26,59,60]。这个区域被称为**轮匝带**。这些项圈样纤维有助于防止股骨头从髋臼脱离（**图 10-13**）[61]。关节囊在前方增厚，这个位置几乎没有骨骼支撑，是主要应力作用的地方。后方关节囊相对较薄且冗多，部分关节囊区域薄到近乎半透明[14,62]。该关节囊像圆柱形套筒一样覆盖股骨头和股骨颈，并附着在股骨颈底部。股骨颈在关节囊内，而大转子和小转子都在关节囊外。滑膜排列在关节囊内。在前方，关节囊深处有纵向纤维韧带沿着股骨颈向股骨头走行[14]。纤维韧带携带的血管是股骨头和股骨颈的主要营养来源。韧带血管是起源于股骨颈底部的、一个由旋股内侧动脉和旋股外侧动脉（股深动脉的分支）形成的血管环。臀上动脉和臀下动脉主要向关节囊的近端和后端供血，而旋股内侧动脉和旋股外侧动脉主要向关节囊的远端和前端供血[63]。股骨头主要接受旋股内侧动脉的供血[63]。

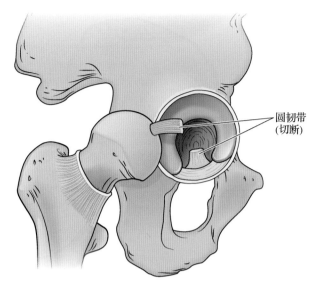

图 10-14 圆韧带是一种在关节内但在滑膜外的髋关节附属结构，从髋臼切迹边缘延伸到股中央凹。它也被称为股骨头韧带

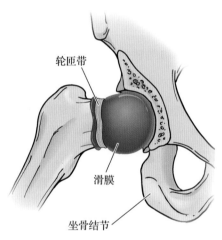

图 10-13 轮匝带由环绕股骨颈的环状纤维组成，有助于防止股骨头从髋臼脱离

与前面所述的其他关节一样，髋关节也有许多滑囊。尽管已经描述了许多滑囊，但通常认为有三个主要或重要的滑囊[64,65]。因为滑囊与髋关节肌肉的联系更紧密，而不是与关节囊的联系更紧密，所以我们将用相应的肌肉组织来描述滑囊。

髋关节韧带

股骨头韧带或圆韧带是一种在髋关节内但在滑囊外的关节附属结构。韧带呈三角形一端附着于髋臼切迹边缘，通过髋臼横韧带（与髋臼横韧带混合），另一端附着于股骨中央凹（**图 10-14**）。圆韧带被扁平的滑膜袖状包裹，因此它不能与关节的滑膜腔相通。圆韧带的成分与其他韧带相似[66]。传统上认为圆韧带的唯一作用是作为血管传递至股骨头，它对关节的稳定没有重要作用[67]。然而，最近的研究表明圆韧带在稳定髋关节方面有一些作用[68-72]。具体来说，当髋关节屈曲大于 90° 时，圆韧带将限制髋旋内和旋外[70-72]。当患者有获得性髋关节前部不稳和髋关节旋内/旋外转异常增加时，圆韧带将承受过大的张力而损害其完整性。一旦韧带受损或松弛，它可能会在股骨头和髋臼之间受到挤压，这将会导致关节内伴有疼痛的弹响和关节卡顿。因此，圆

韧带受损的患者在深蹲时可能会有恐惧感。圆韧带损伤是接受关节镜手术的运动员中第三大常见的病变，发生率约占 18%[73]。

拓展概念 10-3
股骨头血液供给

由圆韧带承载的二级血液供应的重要性在人的一生中会有所不同，其中在儿童时期的贡献会更大。当儿童还在发育时，一级支持带血管（旋股内侧动脉和旋股外侧动脉）不能穿过无血管的软骨骨骺，但必须从表面穿过，使血管在此处更容易破裂。Crock 认为，在骨成熟和骨骺闭合之前，股骨头血液主要由圆韧带血管供应[74]。然而，Tan 和 Wong 发现 10% 的检查样本存在圆韧带缺失[75]，圆韧带血管硬化多见于老年人[76]。因此，当一级血管供应因股骨颈骨折等问题而中断时，是无法依靠二级血液供应来弥补的[75]。由于股骨头没有二级血液供应，股骨头缺血性坏死的风险也相应增加。

拓展概念 10-4
股骨头骨骺骨软骨病

股骨头骨骺骨软骨病（Legg-Calve-Perthes disease，LCPD）主要是股骨头发生断裂或塌陷，使得血液供应不足而导致股骨头扁平。这是一种很少被人了解的儿童发育障碍性疾病，通常随着生长变化而具有自限性。但如果长期治疗不当，生长受损和发育异常都会导致畸形、关节不协调和骨关节炎的早期出现[77,78]。

髋关节囊通常被认为有三根增强的囊韧带：两根在前方，一根在后方（**图 10-15**）[52,59,67]。前方韧带为髂股韧带和耻骨股韧带（**图 10-15A**）。髂股韧带呈扇形，类似于倒置的字母 Y，通常被称为 Bigelow Y 韧带。韧带顶端附着于髂前下棘，Y 的两臂呈扇形向外沿附着于股骨转子间线。髂股韧带上束是髋关节韧带中最强壮和最厚的韧带[52,59,79]。**耻骨股韧带**也位于前方，起

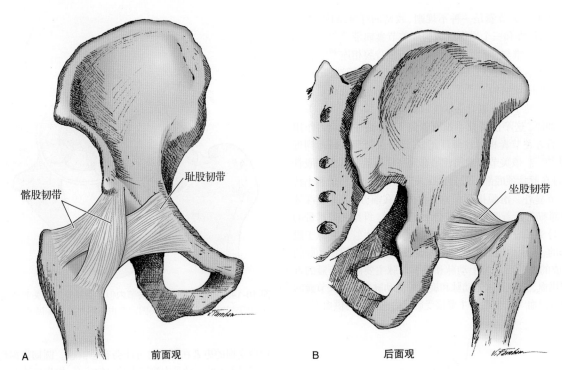

图 10-15 A.右侧髋关节前面观显示两条髂股韧带和位于下方位置的耻骨股韧带。B.右髋关节后面观显示坐骨股韧带螺旋纤维在髋过伸时收紧,因此限制髋关节过度后伸

源于髋臼边缘的耻骨部分,位于髂耻肌隆起的内下方。耻骨股韧带形成一个吊带,支撑股骨颈下部并连接髂股韧带和坐骨股韧带的纤维。**坐骨股韧带**是后方的关节囊韧带(**图 10-15B**),附着于髋臼边缘和髋臼唇的后表面。部分纤维缠绕股骨颈并与关节囊周纤维混合,其他纤维水平排列并附着于大转子内侧表面。

髋关节和其他关节一样,关节韧带的作用也存在一些相互矛盾的证据。然而,人们一致认为,髋关节的每一个运动都将受到至少一部分髋关节韧带的约束[67]。经韧带(和关节囊)传导的力取决于股骨相对于髋臼的活动方向[59,62]。前关节囊结构往往比后关节囊结构更强固(在髋关节有障碍时,它将更加坚硬,同时承受更大的力量)[79]。前侧髋关节的主要稳定结构是髂股韧带。这条韧带能够对髋在过度旋外时提供阻力[59]。特别是,髂股韧带的外侧部分是在髋关节处于中立位和屈曲位时最重要的约束过度旋外的韧带[59]。耻骨股韧带控制髋关节后伸位时的髋旋外[59]。无论髋关节在屈曲位还是在后伸位,位于髋股后方的坐骨股韧带是髋旋内的主要限制因素。

即使在强大的牵拉力下,髋关节囊和韧带也几乎或根本不允许髋关节分离。当发育不良的髋关节完全脱位时,关节囊和韧带的强度足以支撑股骨头负重。在这些异常情况下,股骨头施加在关节囊上的压力可能会导致关节囊被软骨细胞浸透,从而形成股骨头的滑动面[80]。

在正常情况下,髋关节、髋关节囊和韧带通常支撑身体三分之二的重量(头部、双上肢和躯干的重量)。在双脚站立时,髋关节通常处于中立位或轻微伸展位,在这个位置下,关节囊和韧带存在一定的张力。双脚站立时,重力线在正常情况下落在髋关节轴后方,形成一个外部后伸力矩。在髋后伸的终末范围,关节囊-韧带复合体中会产生额外的被动张力,足以抵消重力所产生的后伸力矩[52]。只要重力线落在髋关节轴的后方,

被动的关节囊-韧带结构通常有助于在对称的双脚站立位中支持叠加的体重,只需髋关节的肌肉做最少的主动辅助。

关节囊韧带张力

髋关节后伸伴轻微外展和旋内,这是髋关节锁定位[14]。随着后伸程度增加,韧带使股骨头和股骨颈做扭转运动,将股骨头拉入髋臼。与身体中其他大多数关节相比,髋关节锁定位和最稳定的位置并不是最佳的关节接触(匹配)位置。如前所述,最佳关节接触发生在屈曲、外展和旋外的联合体位。在髋关节面不是最佳匹配或最大锁定的情况下,髋关节最容易发生外伤性脱位。当髋关节屈曲和内收时(就像双腿交叉坐着时),就会出现一种特别脆弱的姿势。在此体位,一个强大的轴向力通过股骨体传向髋关节(如在车祸中膝关节撞击仪表板时),就可能会将股骨头推出髋臼(**图 10-16**)[52]。研究已经表明与高应力撞击相关的外在创伤会引起关节囊松弛。最近的数据表明,与运动相关的微小创伤,包括重复性和活动范围末端的力量型创伤,也可能是关节囊松弛的一个原因[81]。

当髋关节处于中度屈曲、轻微外展和中度旋转时,髋关节囊-韧带张力最小。在这种体位下,正常的关节内压力最小,滑膜囊容纳异常液体容量的能力最大[53]。当髋关节滑膜炎或股骨颈骨折时血管撕裂导致的关节出血使得关节囊-韧带或关节内液体(血液或滑膜液)过多时,髋关节会采用这种姿势防止关节内压力过大而引起疼痛。最大限度地减少关节内压力不仅可以减轻关节疼痛,还可以防止供应股骨头的关节内血管受到挤压[53]。

对负重的结构性适应

股骨与骨盆之间力的传导产生的结构适应与机械应力之

压力向内侧也传递至股骨颈,因此在股骨颈上产生一个弯曲力矩(图 10-18),其力臂是叠加在股骨头上的重力(向下的力)与转子间区域之间的垂直距离[82]。在这个弯曲力矩的作用下,股骨颈上部受到一个牵张力,下部受到一个挤压力。骨对挤压力的反应比牵张力更好,而骨折发生在股骨头不能充分承受施加负荷的地方。如果由于股骨颈上部存在较大的张力,骨头无法承受穿过股骨颈的弯矩,那么就会发生骨折。人体可以通过髋部肌肉活动(图 10-18)来抵消这种张力,可以在股骨颈上产生巨大的收缩力,以抵消 HAT 重量所施加的张力。此外,股骨颈内的一组复杂的力阻止了股骨颈在股骨体上的旋转,其中一个是两个大的和三个小的**骨小梁系统**结构提供的结构性阻力(图 10-19)。

内侧(初级压力性)骨小梁系统起源于股骨体上部的内侧皮质,并通过松质骨向股骨头上部的皮质骨伸展。骨小梁的内侧系统的方向与通过髋关节的垂直压力方向一致[52]。股骨外侧(初级张力性)骨小梁系统起源于股骨体上部的外侧皮质,穿过内侧系统后,终止于股骨头下侧的皮质骨[52]。外侧骨小梁系统是斜行的,可能是在 HAT 重量和地面反作用力的平行(剪切)力作用下形成。骨小梁有两个附属(或次级)系统,一个被认为是次级压力性骨小梁系统,另一个被认为是次级张力性骨小梁系统[83]。第三个次级骨小梁系统局限于股骨大转子区域[52,83]。在体力活动中,股骨的负荷环境在本质上主要是压力性的,仅有相对少量的剪切力[84]。

骨小梁系统中直角交叉的区域是抵抗压力和张力最大的

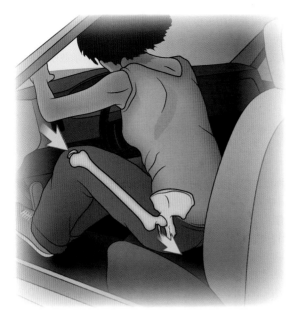

图 10-16　髋关节屈曲时,沿股骨体施加较大的力(如仪表盘损伤)可能导致髋关节后脱位

间有明显的相互作用,这在骨盆与股骨的内部结构中可以体现。骨小梁(松质骨内组织的钙化板)沿着压力线排列,形成了满足压力需求的适应性系统。如图 10-17 所示,横截面上骨小梁和髋关节其他结构成分对比非常明显。

在第四章中,我们的重力沿着负重力线穿过脊柱,到达骶岬,然后继续穿过骶髂关节。骨盆的大部分负重应力从骶髂关节传递至髋臼[14]。在站立或直立的负重活动中,至少一半 HAT 的重量(重力)通过骨盆传递至双侧股骨头。由于这种挤

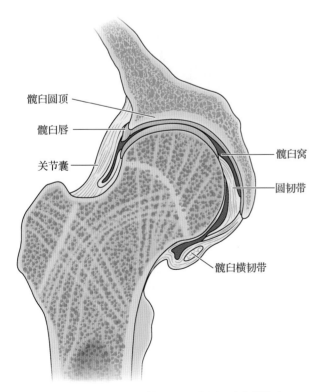

图 10-17　在横截面可见,股骨的骨小梁沿松质骨应力线排列

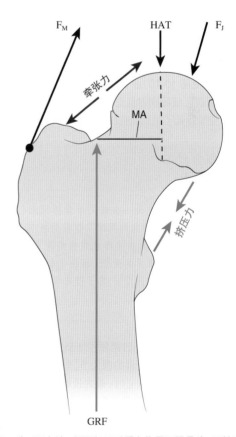

图 10-18　头 - 双上肢 - 躯干(HAT)重力传导至股骨头,而地面反作用力(GRF)向上传导至股骨体,产生一对力偶,这个力偶因力臂(MA)产生了一个弯曲力矩。力臂大小取决于股骨颈的长度和角度。弯矩在股骨颈上部产生牵张力,在股骨颈下部产生挤压力

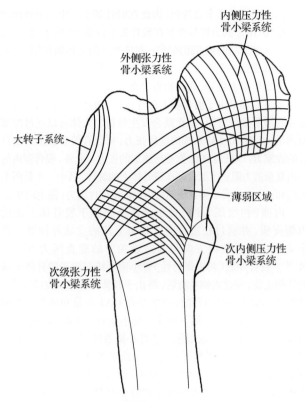

外侧张力性
骨小梁系统

内侧压力性
骨小梁系统

大转子系统

薄弱区域

次内侧压力性
骨小梁系统

次级张力性
骨小梁系统

图10-19 两个初级骨小梁系统(内侧压力性骨小梁系统和外侧张力性骨小梁系统)显示了力的主要传导。额外的应力线在次级压力性骨小梁系统、次级张力性骨小梁系统和大转子骨小梁系统中非常明显。可以观察到小梁较薄且互不交叉的明显薄弱区

区域。在股骨颈有一个区域,骨小梁相对较薄,而且不交叉,这个**薄弱区域**(见**图10-19**)极少被强化,因此发生损伤的风险很高。股骨颈薄弱区域特别容易受到弯曲力的影响,当压力过大或骨骼成分受损降低了组织抵抗压力的能力时,就会发生骨折。

拓展概念 10-5
股骨颈压力

尽管松质骨薄弱区作为一个髋关节骨折因素已经得到了大量关注,但是Crabtree和他的同事从髋部骨折病人和尸体上获得的数据发现,股骨颈骨密质所承载的负荷至少有50%在股骨近端。他们认为皮质骨的受损,相较于松质骨量的减少,更有可能是骨折的真正原因[85]。关于髋部骨折问题更详细描述将在本章后面介绍。

髋臼的主要承重面或髋臼圆顶位于新月状关节面的上部分(见**图10-17**)[82,86]。在正常的髋关节,髋臼圆顶位于股骨头旋转中心的正上方。单脚站立时,最大接触压力位于圆顶上方附近[86]。由于髋臼没有覆盖股骨头(中心边缘角减小)以及髋臼过度前倾,应力分布会发生改变[26]。在接触压力峰值较高的情况下,女性的接触面积明显小于男性[2,26]。在髋臼圆顶处发现的退行性变最常见,这与此处是最大应力区域相对应[26]。相应地,股骨头的主要负重区域是其上半部[82,87],股骨头的退行性变包括规则的股骨头球形关节面丧失,并使上半部变平。

在圆韧带附着处附近也始终可见退行性变化[25]。

为了在较大的股骨头和髋臼之间达到匹配并优化负荷分配,髋关节的充分负荷是必要的[13]。当髋关节承载中等负荷时,髋臼圆顶不匹配(特别是年轻人)可能导致圆顶软骨无法受到完全挤压,也因此没有充分的的液体交换来维持软骨营养[82]。股骨头上部在站立时受到圆顶的挤压,在坐位时受到髋臼后部的挤压,在髋伸时受到髋臼前部的挤压。根据这个前提,股骨上部分关节软骨因受到更频繁而全面地挤压,使得软骨内将获得更好的营养。然而,需要记住的是,没有血管的关节软骨是依靠挤压和释放在组织中传递营养的;过小的挤压和过度的挤压(负荷的大小和频率)都会限制营养交换,而导致软骨结构的破坏。

作用于髋关节关节面、股骨头和股骨颈的HAT重力和地面反作用力也作用于股骨体。股骨体不都是垂直的,在不同个体中会以不同的角度倾斜。然而,作用于倾斜股骨上的相对垂直载荷会产生弯曲应力。因此,股骨内侧皮质骨(股骨干)必须抵抗压力应力,而股骨外侧皮质骨必须抵抗牵张应力(**图10-20**)。

功能

股骨在髋臼上的运动

当股骨通过屈/伸、外展/内收和旋内/旋外三个自由度时,髋关节运动最容易看到的是股骨头凸面在髋臼凹面上运动(**图10-21**)。股骨头将在髋臼内以与股骨远端运动相反的方向滑动。股骨屈曲和后伸从中立位开始,几乎是股骨头围绕着通

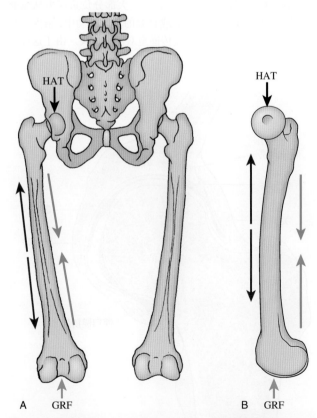

HAT

HAT

A GRF

B GRF

图10-20 负重线(HAT)由股骨头旋转中心和地面反作用力(GRF)对股骨体产生弯曲力。A. 在冠状面上,产生内侧压力和外侧牵张力。B. 在矢状面,压力位于后方,张力位于前方

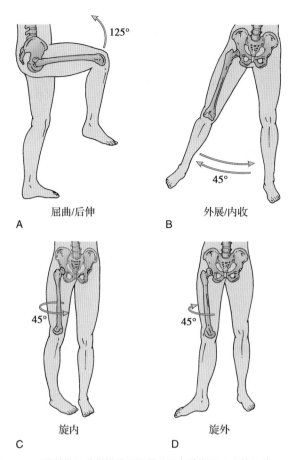

图 10-21 髋关节运动学描述了股骨凸面在髋臼凹面上的运动。A. 屈和伸。B. 外展和内收。C. 旋内。D. 旋外

过股骨头和股骨颈的冠状轴做单纯的旋转运动。股骨头在股骨屈曲时向后旋转，在股骨后伸时向前旋转。然而，从其他位置（例如外展或旋内）开始的屈伸运动必须包括关节面旋转以及滑动，即组合运动。外展 / 内收和旋内 / 旋外的运动必须包括股骨头在髋臼内的旋转以及滑动才能发生，但关节内运动的发生仍然与股骨远端运动方向相反。

和大多数关节一样，髋关节的活动度受结构因素的影响，也取决于运动是主动还是被动以及是否存在双关节肌肉被动张力的影响。以下是基本的髋关节被动活动范围[88]。一般情况下，在膝关节伸直时髋关节屈曲活动度为 90° 左右。在膝关节屈曲时因释放了双关节关节**腘绳肌群**的被动张力，此时髋关节屈曲活动度为 120°。髋关节后伸范围为 10°～30°。随着年龄的增长，髋后伸 ROM 似乎有所减少，而屈曲活动度则保持相对不变[89]。当髋关节后伸合并膝关节屈曲时，双关节**股直肌**的被动张力可能限制其运动。股骨可外展 45°～50°，内收 20°～30°。外展可受双关节股薄肌限制，内收可受**阔筋膜张肌**（tensor fascia Lata，TFL）和**髂胫束**（iliotibial，IT）的限制。髋关节在屈曲 90° 时旋内和旋外通常为 42°～50°。

水平地面上，正常步行过程至少需要髋关节达到以下活动范围：屈 30°，伸 10°，外展和内收均为 5°，旋内和旋外均为 5°。在不平坦的地面或楼梯上行走会增加对关节活动范围的需求，其活动度需求超过在平坦的地面上行走的需求。坐在椅子上或盘腿坐对髋关节活动度的需求也一样增大。

病例应用 10-4

Gabriella 的被动 ROM 结果和步态的不对称与左侧股骨前倾症状相符合。在检查台上仰卧位（髋关节后伸）时，她的髋关节旋内多于旋外（尽管髋关节旋内屈曲受到疼痛的限制）。在她的情况中，髋臼变浅增加了髋关节旋外导致关节半脱位的倾向。这可以部分解释她的主诉，她的髋关节感觉像是"从臼中跳出来"。当她走路时，Gabriella 的左脚比她的右脚更倾向于内八字，因为她受累的一侧比她未受累的一侧髋旋内更大，这可能是人体前倾的股骨在负重关节上最大的匹配方式，或者可能是对本体感受器丰富的前关节囊最小的牵拉方式。髋关节匹配度增加导致了扭转畸形，也就表现为股内侧扭转，导致髌骨和股骨髁的位置偏差[90]。Gabriella 的脚内八字情况可能比她表现出来的要更严重，但似乎像许多有股前倾（股内侧扭转）的人一样，Gabriella 也发展成了胫骨过度旋外。很明显，在 Gabriella 的案例中，髋关节生物力学的改变与整个动力学链的变化直接相关，特别是膝关节、足部和踝关节。

骨盆在股骨上的运动

当髋关节负重时，股骨相对固定，运动是由骨盆在股骨上的活动产生。在所有关节中，无论是远端或近端杠杆移动，关节面之间的运动是相同的，而近端与远端杠杆的移动方向是相反的，目的是为了产生相同的关节运动。例如，屈肘可以产生前臂远端向上的旋转，相反也可以是肱骨近端向下的旋转。到目前为止，在对上肢关节复合体的检查中，远端杠杆的运动倾向于在功能上占主导地位，因此这种明显的相对运动并不是讨论的重点。髋关节中杠杆运动的相对运动会由于水平定向和骨盆的形状而变得更加复杂（髋关节的"杠杆"不止是一条直线，而是互相垂直的杠杆）。与其他关节相比，当骨盆（而非股骨）作为活动节段时，也有一组新的术语来命名关节运动。因为检查者会更明显地看到骨盆的运动，所以骨盆运动的术语与负重的髋关节运动一起使用，并且这也是骨盆上下关节活动的关键。但必须强调，在下一节中给出的骨盆的运动并不是髋关节的新运动，只是骨盆在股骨上的运动完成了髋关节三个自由度的活动，而不是通过股骨在骨盆上的活动。

骨盆前倾和后倾

骨盆的前后倾是整个骨盆环在矢状面上围绕冠状轴的运动（图 10-22）。骨盆在正常的解剖位置时，髂前上棘与髂后上棘处于同一水平线上，该水平线与耻骨联合相垂直（图 10-22A）[91]。骨盆在固定的股骨上的前倾和后倾分别产生髋关节的屈和伸。髋关节通过骨盆后倾而后伸，使耻骨联合向上，骶骨更靠近股骨，而不是股骨相对于骨盆的向后移动（图 10-22B）。髋关节通过骨盆前倾而屈曲可使髂前上棘向前和向下移动；下方骶骨远离股骨移动，而不是让股骨远离骶骨（图 10-22C）。重要的是，在双侧站立时，前后倾斜会导致双侧髋关节同时发生屈曲和后伸，如果对侧肢体不负重，则屈伸运动全部由支撑侧髋关节完成。

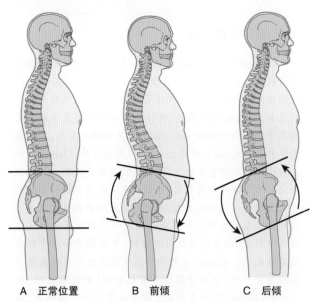

A 正常位置　　　B 前倾　　　C 后倾

图 10-22 骨盆在矢状面倾斜时髋关节的屈伸。A. 骨盆在直立姿势的正常位置。B. 骨盆前倾使耻骨联合相对于股骨向下移动,髋关节屈曲。C. 骨盆后倾时,髂前上棘相对于股骨向上移动,髋关节后伸

基本概念 10-2
骨盆前 / 后倾斜与骨盆扭转

　　临床工作者针对骶髂关节功能障碍通常会评估和诊断患者的双侧骨盆(髂骨或髋骨)在矢状面上的不对称。很多描述这种不对称的术语不在本文的讨论范围内。然而,当不对称是指向前扭转或向后扭转,或更令人困惑的向前倾斜或向后倾斜时,对刚入门的人来说很容易混乱。当前 / 后扭转或前 / 后倾斜的术语用于描述骶髂关节和骶髂关节功能障碍时,需要注意,这与整个骨盆整体的前 / 后倾斜不同,这里的骨盆是当作单一侧固定的结构来运动的。临床工作者试图明确这一点的一种方法是,当提到骶髂关节功能障碍时,指的是一侧前 / 后倾斜。例如,参考右侧骨盆前倾患者,可以清楚地表明只有一侧可能倾斜,而不是整个骨盆。然而,在本章和本文中,骨盆的前 / 后倾斜都是指骨盆作为一个固定的整体进行运动。

骨盆侧倾

　　骨盆侧倾是整个骨盆围绕前后轴在冠状面上的运动(图 10-23)。在正常对位的骨盆中,通过两侧髂前上棘的线是水平的。然而,在单脚站立时,骨盆通常会向一侧倾斜。骨盆倾斜是根据在单脚站立时,负重关节对侧骨盆所发生的情况而命名。负重侧髋关节(例如,左髋关节)是骨盆在冠状面上上升或下降的运动轴心或称运动轴。如果一个人以左下肢负重并抬高骨盆(即**右髂嵴上升**),则由于股骨与通过两侧髂前上棘的连线间的夹角增加,左侧髋关节外展(图 10-23A)。如果一个人以左下肢负重,骨盆下降(即**右髂嵴下降**),股骨与通过两侧髂前上棘连线所形成的夹角变小,使得左髋关节内收(图 10-23B)。

　　在单脚站立时,负重侧的髋关节将永远是旋转轴,而另一

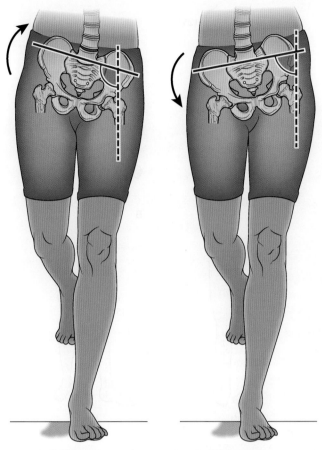

A 右侧骨盆上升　　　B 右侧骨盆下降

图 10-23 左侧骨盆侧倾可以引起髋关节上升(骨盆对侧升高)或骨盆下降(骨盆对侧下降)。A. 围绕左髋关节运动的骨盆上升导致左髋关节外展。B. 围绕左髋关节运动的骨盆下降导致左髋关节内收。虽然从视觉上来说,尝试通过以髋关节最近一侧的骨盆运动来命名侧倾的方向,但这是不正确的

侧的运动将永远是命名运动的参考侧。在描述髋关节在单脚站立的运动时,非负重下肢的髋关节处于一个开链状态,没有被动运动。然而,非负重的下肢通常悬空下垂引起骨盆活动,当它继续悬空下垂时,非承重髋关节将随着骨盆的上升和下降分别在负重髋关节周围形成内收和外展的运动(见图 10-23)。

骨盆侧移

　　骨盆的横向移位也可发生在双脚站立。当双脚站在地面上,一侧肢体的髋关节和膝关节屈曲,另一侧肢体基本就是负重肢体,骨盆的侧移与单脚站立时相同。然而,如果双下肢都负重,骨盆的侧倾会导致骨盆向一侧或另一侧移动。但骨盆侧移时,骨盆无法上升,它只能下降。因为在两侧负重的脚和骨盆之间是一条闭链,当骨盆倾斜(或骨盆侧移)发生时,双侧髋关节将以一种可预测的方式在冠状面上运动。双脚站立时,若骨盆向右移动,左侧骨盆下降,右侧髋关节内收,左侧髋关节外展(图 10-24)。

骨盆前后旋转

　　骨盆旋转是整个骨盆环在横切面上围绕垂直或纵向轴的运动。尽管在双脚站立时,骨盆可以围绕通过骨盆中部的垂直

轴进行旋转,但最常见且更重要的是,发生在单脚负重,以支撑或负重髋关节为运动轴的骨盆旋转(图 10-25)。当负重髋关节对侧骨盆从中立位向前移动(图 10-25A)时,负重侧骨盆也向前旋转。骨盆向前旋转使负重髋关节旋内。当负重髋关节对侧骨盆向后移动时,负重侧骨盆也向后旋转(图 10-25C)。骨盆向后旋转使负重的髋关节旋外。

　　双脚站立和单脚站立均可发生骨盆的旋转和骨盆侧倾。如果双侧负重,并且运动轴是围绕着骨盆中心的垂直轴运动,那么旋前和旋后的术语必须通过参照一侧的运动进行使用(例如,右侧前向旋转和左侧后向旋转)。

基本概念 10-3
骨盆旋转和髋关节旋转

　　类似于骨盆侧倾(例如,骨盆抬高或骨盆下降),当描述向前和向后旋转时,参考的是与发生旋转运动的(例如,骨盆抬高或骨盆下降)对侧髋关节(见图 10-25)。如果知道一个人以哪侧下肢站立,骨盆的向前或向后旋转总是参考对侧骨盆。在单脚站立中,骨盆向前或向后旋转所导致的髋关节相对旋转对于新手来说往往很难判断。你可以自己尝试一下在骨盆旋转过程中体会髋关节的旋转情况。单脚站立,尽可能向前旋转骨盆和躯干会给你一个负重下肢相对旋内的清晰"感觉"。同样,将骨盆尽可能向后旋转会给你一个负重下肢髋关节相对旋外的感觉。

拓展概念 10-6
步态中的骨盆旋转

　　在正常步态中,骨盆围绕负重髋关节交替向前旋转使得在每一步中推动下肢前进。在支撑相,骨盆相对于负重肢向前旋转,在摆动相,骨盆相对向后旋转(图 10-26)。

股骨、骨盆和腰椎的协调运动

　　当骨盆相对于股骨运动时,需要考虑以下两种情况,无论是头部和躯干将跟随骨盆进行运动(头部在一定空间内活动),还是头部将继续保持相对中立位,只有骨盆在运动,即分别是

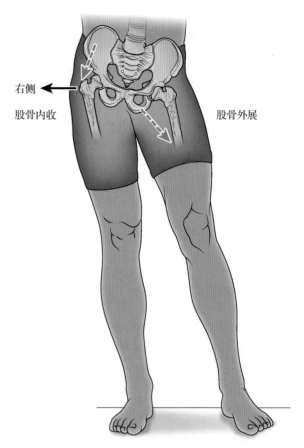

图 10-24　双侧站立时骨盆向右移动,右髋关节内收,左髋关节外展。为了回到中立的位置,同时继续双脚负重,右外展肌和左内收肌协同收缩将重心转回到中心

开链和闭链运动,这两种情况都会引起近端髋关节、远端髋关节以及骨盆非常不同的应力反应,需要分别依次检查。

骨盆股骨的运动

　　当股骨、骨盆和脊柱以一种协调的方式运动而产生比单个节段性运动更大的 ROM 时,髋关节主要(但不完全)参与了一种称为骨盆股骨运动的开链运动。骨盆股骨运动可以被认为类似肩胛骨肱骨运动,因为几个关节的组合运动可以增加远端节段的活动范围。肩胛肱骨运动为手提供了很好的活动保障;类似的,骨盆股骨的运动也为运动链的末端:手或头提供了很好的活动保障。

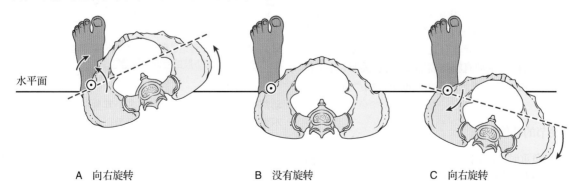

图 10-25　骨盆在横切面旋转的上面观。A. 骨盆围绕髋关节向前旋转导致左髋关节旋内。B. 骨盆和左髋关节中立位。C. 骨盆围绕左髋关节向后旋转导致左髋关节旋外

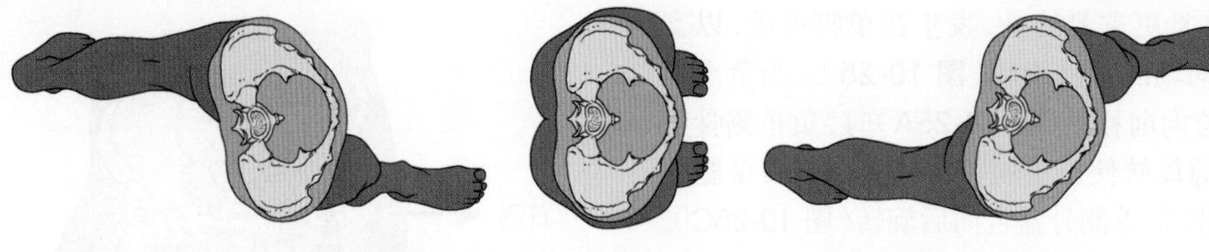

图 10-26 这张骨盆上面观示意图显示的是步态中围绕左右髋关节依次向前旋转（旋转动作被夸大以使观察更清楚）。仅观察右侧骨盆就会产生骨盆向前和向后依次旋转的错觉

基本概念 10-4

如果目标是向前弯曲，使双手（和头部）触向地面，那么只有髋关节的屈曲（骨盆在股骨上向前倾斜）通常不足以让双手触到地面。如果膝盖保持伸直，髋关节的弯曲通常不会超过90°（通常更小，取决于腘绳肌的可延展性）。腰椎屈曲的增加（可能还有胸椎屈曲）将增加总 ROM（图 10-27）。只要腘绳肌和腰椎伸肌可以足够延长，髋关节和躯干的联合屈曲通常足以使手触到地面。髋关节和腰椎的联合运动为手和头实现了更大的 ROM，这是一个髋关节和躯干组合形成开链运动的很好的例子。

开链运动（运动链中每个关节可独立运动）在一定程度上受到了（主要是在脚踝处）需要保持重力线在支持面内的限制。

注意： 请注意，不是在建议像这样去拾起地面上的东西！

拓展概念 10-7
双脚在空中的运动

当人右侧卧时，左脚可完成近90°的弧线运动（图 10-28）。这显然不是全部来自左髋关节的活动，它通常只能外展到45°；足部在空间的运动还包括骨盆侧倾（左侧骨盆绕右髋关节抬高）和腰椎向左侧屈。下肢的外展是开链运动；腰椎（和胸椎）受体重和与地面接触的约束。

骨盆股骨运动也被称为骨盆股骨"节律"，这表明了两部分之间的持续性关系，但这是有争议的，因为相对活动占比可能会因个人和不同的活动而不同。在被动的直腿抬高中，骨盆倾斜占总范围的30%～46%[92]。在站立位主动最大屈髋（屈膝）中（例如原地踏步），骨盆倾斜占总运动的8%～32%，当踝部重量增加4.53kg时，个体的变异性会更大（9%～53%）[93]。对于下腰痛患者，通常进行主动直腿抬高测试，而髋关节、骨盆和腰椎之间的联合运动是该测试能作为判断下腰痛严重程度的基础[94,95]。

闭链下髋关节的功能

当双下肢负重时，左右下肢关节是真正闭链的一部分。闭链被定义为左右脚之间，向上穿过骨盆，向下穿过足部的所有骨关节节段。真正闭链的形成是因为运动链的两端（在这个例子中是两只脚）都是"固定的"，并且闭链中任何一个关节的运

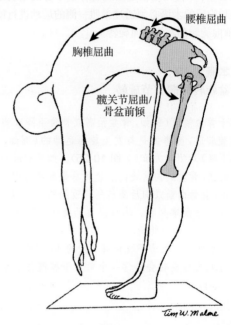

图 10-27 骨盆股骨的运动联合髋关节屈曲、骨盆前倾、腰椎屈曲，可增加头、双上肢前屈的范围。这种组合允许双手最大限度地触地

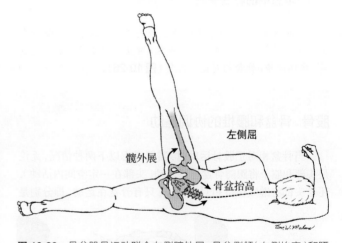

图 10-28 骨盆股骨运动联合左侧髋外展、骨盆侧倾（左侧抬高）和腰椎向左侧屈，增加下肢的空间活动范围

动都必然涉及链中的一个或多个其他关节的运动。重要的是不要把承重和闭链的概念混淆为可互换的术语。在基本概念10-4中，尽管脚稳定地站在地面上，保持一个承重的位置，但骨盆相对股骨的运动导致头部和躯干在空间中的移动是一个开链运动。

为了使髋关节（和其他下肢关节）在站立时处于一个闭链中，链的两端（头和脚）必须固定。实际上，脚是通过负重固

定的而头部通常（但不一定）在功能上是"固定的"。虽然头部在空间中可以自由移动，但在直立活动中，头部通常保持中立位。保持头部中立的动力部分是由于强直性迷路反射和视觉翻正反射的影响，这些反射通常在出生时就很明显，并持续一生[96]。保持头部直立并高于骶骨的需求有效地将头部固定在相对的空间。也就是说，头部在功能上是固定的，而不是结构上的固定。当头部（链条的一端）直立并在脚上方（链条的另一端）时，中轴骨骼和下肢的所有部分都作为闭链的一部分而发挥作用；在一个关节上的运动将导致闭链内至少一个其他关节的运动。因此，在这个功能闭链的前提下，髋关节屈曲不是独立发生的（这将使头部在空间中向前移动），而是伴随着一个或多个其他节段的强制运动，以确保头部在支持面上保持直立，身体保持稳定。**表 10-1** 给出了在功能性闭合链中伴随骨盆和髋关节运动的腰椎的代偿性运动。

拓展概念 10-8
闭链髋关节功能

　　闭链（相对于开链）功能的一个常见例子是屈髋肌肌肉组织紧绷，髋关节保持屈曲（**图 10-29**）。如**图 10-29A**（开链反应）和 B（闭链反应）所示，对于单独的髋关节屈曲，真正的开链反应会使头部和躯干向前移位，重力线落在支撑脚的前面。更常见的是，站立位中的髋关节屈曲并非只有髋屈曲，还伴随着脊柱的代偿性运动（包括腰椎的伸展或前凸），从而使头部保持直立位置，并使重力线保持在支持面内。在功能性闭合链中，髋关节运动（链中的一连接点）伴随着必要的代偿性腰椎伸展以保持头部在骶骨上方（见**图 10-29B**）。相比之下，在开链骨盆股骨运动中，髋关节屈曲伴随着腰椎屈曲，目的是获得更大的头部活动范围（见**图 10-27**）。

病例应用 10-5

　　发育性髋关节发育不良的患者的肢体缩短并不少见。当 Gabriella 双脚站立时，体重均匀分布在两脚之间，她的骨盆会侧倾 2.5cm（向左下倾斜），经测量，她的左下肢缩短了。为了保持重力线落在双脚站立的两腿之间，Gabriella 的腰椎将轻微向右弯曲（远离短缩一侧）。这与我们在拓展概念 10-7 中的腰椎运动相反，因为 Gabriella 的目标是保持她的头部直立，而不是获得 ROM。由于双下肢长短腿导致的脊柱侧弯会增加腰部疼痛的风险，虽然这不是 Gabriella 的主诉。有趣的是，Gabriella 因发育不良而缩短的左下肢在站立时会相对外展，这会减少髋关节上的应力。髋关节的外展位可能会使髋关节的匹配度轻微增加，从而能在更大的接触面积上分配压力，减少髋关节的峰值压力。

髋关节肌肉组织

　　目前有很多关于髋关节肌肉的研究。我们在其他关节观

表 10-1　站立位下，右下肢负重与骨盆、髋关节和腰椎的关系

骨盆运动	伴随髋关节运动	伴随腰椎运动
骨盆前倾	髋关节屈曲	腰椎后伸
骨盆后倾	髋关节后伸	腰椎前屈
骨盆侧倾（下降）	右侧髋内收	右侧屈
骨盆侧倾（上升）	右侧髋外展	左侧屈
向前旋转	右侧髋旋内	向左旋转
向后旋转	右侧髋旋外	向右旋转

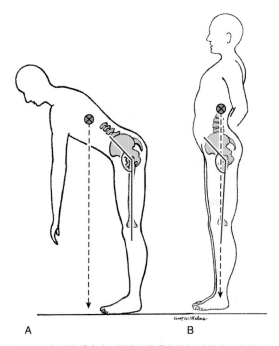

图 10-29　A. 在开链反应中，屈髋肌的紧张是与髋关节无关的，躯干可以向前倾斜。如果不作其他调整，重力线将落在支持面外。B. 在功能性闭链反应中，屈髋肌紧张而头部需要在保持直立位置，腰椎将会后伸（变成前凸），使头部恢复到骶骨上方的位置，并保持重力线在支持面内

察到的大部分肌肉生理学基本原理都得到了证实，也就是说，髋关节肌肉在其收缩范围的中间或轻微拉伸（所谓的最佳长度 - 张力）时效果最佳；当不需要同时缩短两个关节时，双关节肌肉将产生最大的力量，离心收缩产生的张力最大，其次是等长收缩和向心收缩。

　　髋关节肌肉在负重期间对功能起着最重要的作用。在负重时，肌纤维被募集去移动或支持 HAT（约占体重的三分之二），而不是一条下肢的重量（约占体重的六分之一）。因此，髋关节肌肉调整其结构使之适应所需的功能，这体现在它们的大面积附着、长度以及宽大的横截面。髋关节的肌肉排列及其很大的 ROM 使得肌肉功能很受髋关节位置的影响。例如，内收肌可以协助髋关节的中立位屈曲，但当髋关节已经屈曲时，内收肌将发挥髋关节伸肌的作用[97]。Delp 和他的同事使用计算机模型确定，在髋关节屈曲增加的位置，髋旋内肌能够产生更大的扭矩，而髋旋外肌产生扭矩的能力下降。他们同样确定**梨状肌**在髋关节屈曲 0° 时为旋外肌，而在髋关节屈曲 90° 时为旋内肌[98]。这种功能性改变在肩关节的一些肌肉（例如胸大肌的

锁骨部分）中可以发现，但在髋关节中也相当常见。因此，各种研究的结果可能看起来是矛盾的，但事实上，不同的测试条件可以用来解释不同的结果。一些与性别相关的差异也可以解释不同的研究结果[99]。

　　最好是在特定功能的情况下检查髋关节的肌肉活动，如单脚支持、姿势和步态。下一节将简要回顾肌肉功能，但我们将在本章的后部分和其他章节作更详细的分析。虽然大部分内容都描述了股骨远端肌肉的基本活动，但必须强调的是，任何肌肉都有可能（或更有可能）通过移动骨盆近端来产生关节活动。

屈髋肌

　　髋关节屈肌的主要作用是充当开链功能中的活动肌；即它们的功能主要是在步行或各种特定的运动中使下肢摆动向前。屈髋肌的次要作用可能是当身体跨过支撑脚时，用来对抗产生的强大髋后伸的力量。有九块肌肉的力线穿过髋关节前方：股直肌、髂肌、腰大肌、阔筋膜张肌、缝匠肌、耻骨肌、长内收肌、大内收肌和股薄肌（图 10-30）。其中，主要的屈髋肌是髂腰肌、股直肌、阔筋膜张肌和缝匠肌。髂腰肌被认为是最重要的主要髋关节屈肌。它由两块独立的肌肉组成——髂肌和腰大肌，两者通过共同的肌腱附着在股骨上。髂腰肌的两个组成部分有许多起点，包括髂窝和椎间盘、椎体和腰椎横突。由于腰大肌附着于椎骨前方、髂肌附着于髂窝，这些肌肉的活动或被动张力将使骨盆（髂肌）向前倾，并且相应的将腰椎向前

拉使其屈曲（腰大肌）。然而在闭链活动（头部垂直）中，由于身体试图在骨盆前倾和腰椎屈曲的情况下保持头部高于骶骨位，这些肌肉导致了一定程度的腰椎前凸（腰椎伸展）。当在坐位需要主动屈髋时，髂腰肌在髋关节屈曲中的作用会特别重要。当髂腰肌瘫痪时，由于其他屈肌在该位置无法有效地主动屈曲，髋关节就无法完成主动屈曲超过 90°[97]。然而，髂腰肌的两个部分其实是在髋关节屈曲的不同阶段分别起主要作用的。髂腰肌旋内或旋外的力臂非常小并且可能与功能无关[97,98]。

　　股直肌是股四头肌中唯一横跨髋关节和膝关节的肌肉。它的近端附着于髂前下棘，远端通过肌腱附着于胫骨粗隆。股直肌使髋关节屈曲，膝关节伸直。因为它是双关节屈肌，在髋关节屈曲时膝关节的位置将影响它的收缩能力。同时髋关节屈曲和膝关节伸展会大大缩短这块肌肉，而限制其主动收缩的能力。因此，当膝关节保持屈曲时，股直肌对髋关节屈曲的贡献最大。

　　缝匠肌是一种带状肌肉，被认为是髋关节的屈肌、外展肌和旋外肌，以及膝关节的屈肌和旋内肌。缝匠肌虽然是双关节肌肉，但相对来说不受膝关节位置的影响，因为随着膝关节屈曲增加，缝匠肌长度的比例变化相对较小。当膝关节和髋关节需要同时弯曲时（如爬楼梯），它的功能可能是最重要的，但它较小的横截面不利于其在髋关节中发挥关键作用[14]。

　　阔筋膜张肌近端附着点比缝匠肌的附着点更靠外侧，在

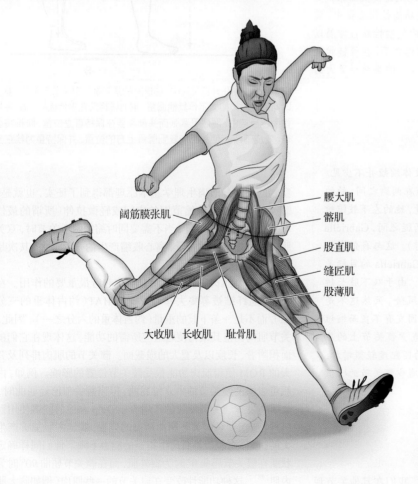

阔筋膜张肌

大收肌　长收肌　耻骨肌

腰大肌
髂肌
股直肌
缝匠肌
股薄肌

图 10-30　力线穿过髋关节前方的九块肌肉。贡献大部分屈曲力矩的主要肌肉是股直肌、髂腰肌、阔筋膜张肌和缝匠肌。此外，耻骨肌、长内收肌、大内收肌和股薄肌也有协助髋关节屈曲的能力

髂嵴的前外侧唇。肌纤维远端连接到髂胫束。髂胫束是髋关节和大腿**阔筋膜**外侧增厚的部分,大约在大腿外侧的四分之一处,并向下走行。髂胫束近端部分在髂嵴外侧与阔筋膜张肌和**臀大肌**相连[102]。髂胫束继续走行于大腿外侧远端止于胫骨外侧髁。阔筋膜张肌被认为可以屈曲、外展和旋内股骨[97]。然而,阔筋膜张肌可能在同时屈髋时才能发挥外展髋的作用[103]。阔筋膜张肌最重要的贡献是与臀大肌一起维持髂胫束的张力。髂胫束帮助减少了重力作用于股骨上的部分牵伸应力[103,104]。由于骨骼更有效地抵抗挤压应力而不是牵伸应力,减少牵伸应力对于保持骨的完整性非常重要。

虽然阔筋膜张肌和髂胫束的重要性存在争议,但有证据表明它们有助于维持髋关节的稳定[102]。髂胫束张力过大也可能导致伸髋时髋内收 ROM 减少。Gajdosik 和他的同事进行了 **Ober 测试**,假定可以测试髂胫束的灵活性,测试对象是无肌肉损伤的男性和女性[105]。他们发现,当髋关节和膝关节同时伸展时,男性的被动髋关节内收平均为 9°,女性为 4°。在测试期间,当在活动中屈膝时,髋关节并没有回到中立位,而是保持在外展位,其中男性外展 4°,女性外展 6°,这意味着当只有膝关节屈曲时髋关节外侧结构有更大的张力(髂胫束可能是一个关键因素)[105]。通过后伸髋关节,Ober 试验可评估髂胫束是否从大转子前方移动到大转子后方。在功能活动时,髂胫束在大转子的前后运动与"**弹响髋**"综合征和**转子滑囊炎症**有关[106]。

髋关节次要屈肌是**耻骨肌、长内收肌、大内收肌和股薄肌**。这些肌肉在下一节中会被描述因为它们主要是髋关节的内收肌。然而,每一块肌肉都能够促进髋关节屈曲,但这种

作用取决于髋关节的位置。这些肌肉被认为对髋部屈曲有 40°~50° 的贡献[52]。股薄肌是一个双关节肌肉,在膝关节伸直时作为髋关节屈肌活动,而在膝关节屈曲时则不参与活动[101]。

内收肌

髋关节内收肌群通常认为包括耻骨肌、短内收肌、长内收肌、大内收肌和股薄肌(**图 10-31**)。这些内收肌位于大腿前内侧。内收肌在髋关节活动中的功能已争论多年。争论的原因之一是关于许多脑瘫患者所采取的屈曲、内收和旋内姿势在多大程度上可归因于内收肌痉挛的问题。Arnold 和 Delp(利用脑瘫和髋关节过度旋内的儿童的运动学数据和"可变形股骨"模型)得出结论,在正常的髋关节站立时,短内收肌、长内收肌、耻骨肌和大内收肌后部肌纤维只有较小的力臂进行旋内,而股薄肌和大收肌前部肌纤维有较小的旋外力臂。股骨前倾过度时,短内收肌、耻骨肌和大收肌中部肌纤维的力臂从旋内牵拉线转换为旋外牵拉线。在检查股骨前倾或髋关节旋内和膝关节屈曲时力臂的变化后,研究人员得出结论,内收肌对步态周期中髋旋内的位置可能没有显著影响[42]。

Basmajian 和 DeLuca 认为内收肌不是引起步行的主动肌,而是步行中的反射反应。正如我们在双脚站立时肌肉功能的讨论中所看到的,当双脚着地时,内收肌可能是外展肌的协同肌,增强骨盆对侧的稳定。虽然内收肌的作用可能不如其他髋关节肌群的作用那么清楚,但内收肌的相对重要性不应被低估。内收肌占下肢总肌肉质量的 22.5%,而屈肌和外展肌仅占 18.4% 和 14.9%。内收肌与运动相关损伤也有关,其中长收肌拉伤的频率非常高,特别是在曲棍球等运动中[108]。

髋后伸肌

单关节的臀大肌和双关节的腘绳肌群是主要的髋关节后伸肌群(**图 10-32**),这些肌肉可能需要**臀中肌**后部纤维、大收肌后部纤维和梨状肌的协助。臀大肌是穿过骶髂关节的大四边形肌肉,它的最上部纤维附着于髂胫束(阔筋膜张肌的纤维也是附着在此),它的下部纤维附着在臀肌粗隆。**臀大肌**是下肢最大的肌肉,仅这块肌肉就占了下肢总肌肉质量的 12.8%[107]。臀大肌是一块强壮的伸髋肌,它的活动主要是为了抵抗大于肢体重量的阻力。它用于髋关节后伸的力臂比腘绳肌或大收肌的力臂长得多,在髋关节的中立位置时力臂最大[99]。然而,良好的长度 - 张力关系让它在髋屈曲 70° 时发挥其最大伸肌力矩[109]。尽管旋外力臂随着髋关节的屈曲增加而减少,但臀大肌的肌纤维有相当大旋外股骨的能力[98]。

三个双关节的伸肌是**股二头肌**的长头肌、**半腱肌**和**半膜肌**,统称为**腘绳肌**。这三块肌肉都能在有或无阻力的情况下伸髋,同时也是重要的屈膝肌。当髋关节屈曲至 35° 时,腘绳肌的力臂增加而进行伸髋,之后则减少。这与臀大肌的力臂形成对比,臀大肌的力臂在中立位时最大,然后随着髋关节屈曲而减小[99]。不管这些力臂随着关节位置如何改变,在髋关节屈 / 伸 ROM 内的所有点上,用于髋部伸展的合并的腘绳肌力臂都小于臀大肌的力臂。作为双关节肌肉,腘绳肌的作用在髋关节后伸时也受到膝关节位置的影响[110]。Chleboun 和他的同事(使用超声)确定股二头肌长头的力臂在髋后伸时比膝关节屈曲时更大,髋关节位置对其运动能力的影响大于膝关节位置。

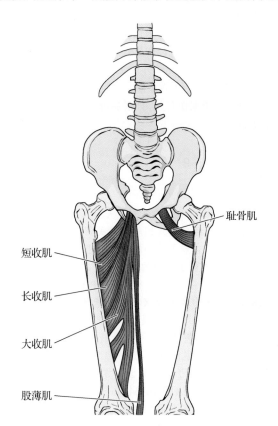

图 10-31　髋内收肌群位于大腿前内侧面,包括耻骨肌、短内收肌、长内收肌、大内收肌和股薄肌

耻骨肌

短收肌

长收肌

大收肌

股薄肌

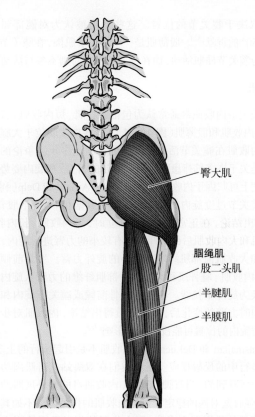

图 10-32 穿过关节后方的主要伸髋肌，包括单关节的臀大肌和双关节的腘绳肌群

虽然这些研究人员只报道了股二头肌的长头，但内侧腘绳肌（半膜肌和半腱肌）的解剖结构使这些肌肉可能具有类似的属性。重要的是，如果髋关节后伸，膝关节弯曲到 90° 或更大，由于主动收缩不足，腘绳肌可能无法继续在髋后伸中发挥作用。如果膝关节伸直，髋关节的后伸力量会增加 30%[109]。股二头肌长头的最佳长度 - 张力关系估计在屈髋 90° 和屈膝 90°，内侧腘绳肌很可能有类似特性。内侧腘绳肌在髋关节中立位时有一个小的力臂用于旋内，但在膝关节屈曲时似乎成为了旋外肌[42]。股二头肌会有助于髋关节的旋外[97]。

髋外展肌

外展肌被比作"髋袖肌群"，臀中肌和臀小肌分别类似于冈上肌和肩胛下肌（图 10-33）[111-113]。臀中肌肌腱远端附着于大转子的外侧和后上部分，形成与冈上肌方向和力量相似的力臂[114]。髋关节的主动外展主要由臀中肌和臀小肌引起。臀大肌上部纤维和缝匠肌可以帮助髋关节在强大的阻力下外展。阔筋膜张肌只能在髋关节同时屈曲时发挥外展功能。臀中肌前、中、后三部分纤维在髋关节运动时功能是不同步的[115]。类似于盂肱关节的三角肌，臀中肌的前部纤维在髋关节屈曲时活跃，而后部纤维则协助髋关节后伸。在髋关节中立位，臀中肌后部纤维会产生旋外力矩，而臀中肌前部纤维和中部纤维产生较小的旋内力矩。髋关节屈曲时，所有部分都参与髋关节旋内[98]。不管髋关节的位置如何，臀中肌的所有部分都是髋关节的主要外展肌。

臀小肌位于臀中肌的深处，被认为是髋关节的最佳外展肌和屈肌，但根据股骨的位置，可以产生几个不同的力

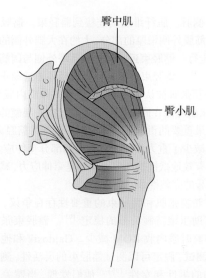

图 10-33 负责髋外展的肌肉位于关节外侧。主要的外展肌是臀中肌和臀小肌

矩，包括旋内或旋外。大家似乎一致认为，臀小肌在经过大转子时在髋关节囊内有腱性止点。我们推测，在髋关节外展过程中，这种附着可以使关节囊收缩以防止卡死，或者收紧关节囊以增加臀小肌在髋臼中稳定股骨头的功能[116, 117]。根据这些观察，臀小肌的主要功能之一是作为股骨头的稳定肌[118]。

臀小肌和臀中肌共同作用，可以使股骨外展（远端可以自由移动：无负重），并且更重要的是，在单腿站立时稳定骨盆（并外加 HAT）以对抗重力的影响。稍后会提到，在单脚站立时，臀中肌和臀小肌将抵消负重髋关节周围骨盆上的重力内收力矩（骨盆下降）。从生理学方面讲，外展肌被认为在髋关节中立位或轻微内收（外展肌轻度延长）时工作最有效[119, 120]。髋中立位的等长外展扭矩比髋外展 25° 时（髋外展肌缩短）的外展扭矩大 82%[121]。因为臀中肌是重要的骨盆稳定肌，它的无力与下肢过度使用损伤有关，如滑囊炎、髋关节骨关节炎以及膝关节疾病[122-124]。

拓展概念 10-9
转子滑囊

随着老年人和运动员的外侧髋关节疼痛综合征的诊断越来越多，大转子已经成为人们越来越关注的焦点[33, 64, 65]。尽管疼痛可能与关节内或关节外的大量病理性病变有关，但大家一致认为这也与大转子周围的滑囊有关。至于有多少个离散的滑囊或如何命名它们，仍没有共识。Pfirrmann 和他的同事使用 MRI、滑囊造影和常规 X 线摄影来研究尸体和无症状受试者的大转子及其相关的滑囊[65]。他们得出的结论是，大转子由四个平面组成：臀小肌附着于大转子前面，臀小肌下滑囊位于肌腱下方；臀中肌附着于大转子后上骨面和外侧骨面，臀中肌下滑囊位于大转子外侧骨面下方；大转子囊覆大转子后骨面，此处无肌腱附着（图 10-34）。据推测，转子滑囊的作用是减少后骨面和臀大肌之间的摩擦，以及髂胫束和转子之间的摩擦。

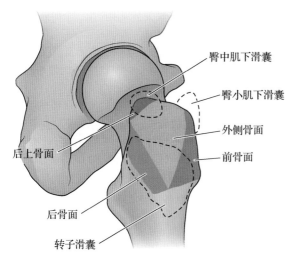

图 10-34 大转子有四个骨面：前骨面、外侧骨面、后侧骨面和后上骨面。在横断面上还可以看到三个滑囊，它们都可能由于肌肉活动或髋关节外侧撞击而受到挤压

> **病例应用 10-6**
>
> 除了上述问题，Gabriella 还主诉了她髋关节外侧疼痛，触诊时有压痛。尽管对她的疼痛有其他的解释，大转子疼痛综合征是中年女性和骨关节炎患者的常见主诉（男女比例为 1:4)[33,64,125]。与腿部长度差异相关的生物力学改变可能进一步使她倾向于髋关节外侧病变。转子滑囊炎和外展肌（臀中肌和臀小肌）肌腱病变通常并存，类似于肩袖撕裂和肩滑囊炎[33,64,65,126]。随着我们继续探索髋关节外展肌在站立中的作用和髋关节发育不良对髋关节外展肌的可能影响，我们将更清楚 Gabriella 的髋关节外展肌和相关的滑囊可能有过度使用损伤的风险，也许这是退行性变化的开始。

髋旋外肌

有六块短肌作为髋关节的主要旋外肌，这些肌肉是**闭孔内肌和闭孔外肌，上孖肌和下孖肌，股方肌和梨状肌**。位于髋关节运动轴的后方的其他肌纤维（臀中肌、臀小肌、臀大肌的后纤维）会与主要的肌群共同作用产生旋外（尽管已经注意到这些肌肉的旋外功能随着髋关节屈曲的增加而减弱或变为旋内功能）[98]。在主要的旋外肌群中，每一块肌肉都止于大转子上或大转子附近（**图 10-35**）。梨状肌和臀大肌是仅有的两条穿过骶髂关节的肌肉。坐骨神经，身体中最大的神经，从梨状肌下方进入臀部区域。这两个结构都通过坐骨大切迹。梨状肌与坐骨神经的位置非常靠近，这会导致由梨状肌相关损伤引起的下肢放射性疼痛。

由于肌纤维方向与股骨体几乎垂直，旋外肌可以有效地执行旋转的功能（见**图 10-33**）。然而，由于对其表面采集肌电图或导线电极的接触相对有限，对这些肌肉功能的探索受到了限制。就像盂肱关节肩袖一样，这些肌肉显然是有效的关节活动器，因为它们的联合牵拉力线与股骨头和股骨颈平行。通过建模，Delp 和同事确定闭孔内肌，就像臀肌一样，随着髋关节屈曲的增加，它的旋外力臂减少[98]。估计在髋关节屈曲 0° 时，梨状

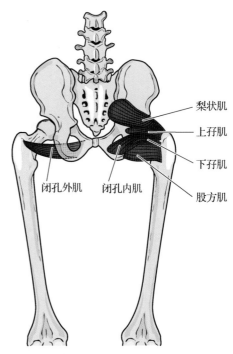

图 10-35 旋外肌沿关节轴后向内侧方向走行。这些短肌肉包括闭孔内肌和闭孔外肌，上孖肌和下孖肌，股方肌和梨状肌

肌有较大的旋外力臂，但在髋关节屈曲 90° 时转换为旋内肌，它的旋内力臂仅为旋外力臂的 50%。闭孔外肌和股方肌是唯一在髋关节屈曲增加时，旋外力臂不减小的旋外肌[98]。假设在大多数负重和非负重活动中，深部关节旋外肌的牵拉力线应该使它们成为关节理想的关节稳定肌。尽管在某些情况下，它们完成髋旋外的能力可能会随着髋关节屈曲而降低，但在整个髋关节 ROM 中，这些肌肉的活动力线应该保持很大的挤压力（与股骨颈平行）。

髋旋内肌

事实上并没有哪一块肌肉是主要负责产生髋关节的旋内。参与髋旋内的肌肉包括臀中肌前部纤维、臀小肌和阔筋膜张肌。尽管内收肌在髋关节旋转中的作用存在争议，但多数证据支持内收肌作为髋关节的旋内肌，但可能不包括股薄肌[97,100]。当检查髋关节旋内时，肌肉随髋关节位置改变而改变其功能的能力是显著的。随着髋关节屈曲的增加，许多髋关节肌肉的旋内力矩增加（或旋外力矩减少），屈曲髋关节时的旋内力矩是后伸髋关节时旋内力矩的 3 倍[42,98,100]。研究表明，在许多脑瘫患者中出现的伴随"蹲伏"步态的旋内，可能更多地是由于髋关节的屈曲而非内收肌痉挛[98]。

> **拓展概念 10-10**
> **髋袖肌群**
>
> 肩袖肌群可以用来帮助理解髋关节周围肌肉的功能。肩关节的旋外是由冈下肌、小圆肌和冈上肌完成的。在髋部，类似于肩袖旋外的髋旋外肌群包括梨状肌、闭孔外肌和闭孔内肌、上孖肌和下孖肌以及臀中肌后部纤维。肩胛下肌的旋内功能类似于与臀中肌前部纤维和臀小肌的髋旋内功能。肩外展由冈上肌完成，这类似于臀中肌外展髋关节[127]。

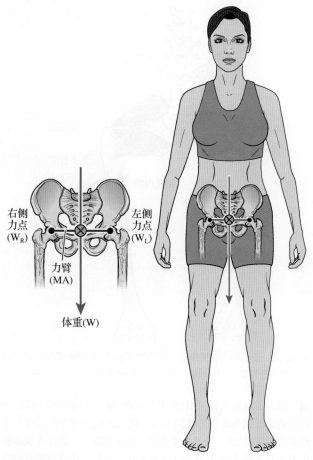

节屈伸轴线的后方，从而在髋关节周围产生一个向外部伸展力矩，使骨盆向股骨头后方倾斜。

重力的伸展力矩主要由髋关节的关节囊及周围韧带结构的被动张力决定，同时，放松站立时梨状肌轻微或间歇的收缩也会降低被动结构的紧张度[97]。

从冠状面来看，双脚站立时身体的重量从骶髂关节、骨盆自上而下传导至双侧股骨头。假设头、手臂和躯干的重量（HAT）（2/3 的体重）是平均分布的，那每一侧股骨头几乎承受一半自上而下的重量[128]。如图 10-36 中所示，每一侧的髋关节轴距离 HAT 重力线的距离是相等的，也就是右髋的重力力线（the moment arms for the right hip, MAR）和左髋的重力力线（the moment arms for the left hip, MAL）是相等的，而每侧股骨头上承受的体重（the body weight, W）也是相等的，即 $W_R=W_L$，则在每侧髋关节周围的重力力矩也应该是相等的（$W_R \times MA_R=W_L \times MA_L$）。但是，出现在髋关节两侧的力矩方向总是相反的。作用于右髋的身体重量会使骨盆往左下降（向右内收的力线），则作用于左髋的体重倾向于将骨盆向右下降（向左内收的力线）。这两个方向相反、大小相同的重力力线互相平衡，使骨盆在冠状面上保持平衡，而不需要借助肌肉的收缩来维持。假设双脚站立时，冠状面和矢状面均不需要肌肉发力来维持髋关节的稳定，那么此时每侧髋关节受到的压力就可以简单理解为从上方传导下来的重量的一半（或是 HAT 的 1/2）。

髋关节承受的压力会因为不同的情况而改变，比如在单脚站时弯曲一侧下肢或是使用同侧或对侧手杖。髋关节承受压力的大小与双脚站立、单脚站立、代偿性侧倾、同侧手杖或对侧手杖的使用有关，详情可以分别参考案例 10-1～10-5。关于这些压力如何计算，案例后的表 10-2 做了总结和对比。

案例 10-1 中所假设的在双脚站立时，每一侧髋关节承受 1/3 的体重是合理的。但是，Bergmann 和他的同事研究发现，通过压力感受器的设备探测到的双脚站立时，每侧髋关节接受到 80%～100% 的身体重量，而不是通常假设的 1/3（33%）[129]。当他们在受试者躯干上施加了对称分布的负荷时，两侧髋关节都增加了 100% 的负重，而非预期的一半的自上而下传导的负荷。虽然对于有假肢的人来说，站立时力学分布的机制和健康人的髋关节负重不完全相同，但是 Bergmann 及其同事的对于双脚站立时髋关节的压力这一最简单的问题仍旧提出质疑。

图 10-36 直立位双脚支撑相的前面观。作用于右侧髋关节的重量（W_R）乘以右髋关节轴与身体重心之间的距离（MA_R）等于作用于左侧髋关节的重量（W_L）乘以右髋关节轴与身体重心之间的距离（MA_L）。因此，得出以下公式：$W_R \times MA_R=W_L \times MA_L$

站立位下髋关节的力学传导与功能

双脚站立

在直立位双脚支撑时，双侧髋关节处于中立位或轻度伸展位，身体重量均匀地分布在两腿之间，重力线刚好落在髋关

表 10-2 髋关节压力的计算公式总结

举例：BW=825N HAT MA=0.1m 外展肌 MA=0.05m	单脚站立	单腿支撑时躯干向支撑侧倾斜	使用同侧手杖	使用对侧手杖
		倾斜降低了 HAT 力矩	手杖支撑减少了 BW	手杖支撑减少了 BW 以及部分对侧力矩
BW 压力大小 =5/6 × BW	687.50N	687.50N	563.75N（BW × 15%）	563.75N（BW × 15%）
HATLL 内收力矩 =BW 压力大小 × HAT MA	68.75Nm	17.2Nm（HAT MA=0.025m）	56.38Nm	31.63Nm（背阔肌的牵拉抵消了 24.75Nm 的内收肌的力矩）
外展肌收缩力大小 =HATLL 内收力矩 ÷ 外展肌 MA	1 375.00N	343.75N	1 127.60N	632.6N
髋关节处全部压力 =外展肌收缩力大小 +BW 压力大小	2 062.50N	1 031.25N	1 691.35N	1 193.35N

BW, 体重；HAT, 头、手臂和躯干的重量；HATLL, 头、手臂、躯干和无负重的左下肢；MA, 力臂。

梨状肌的轻微收缩可能比之前所想的要产生更多的髋关节压力。另一方面,关节囊及韧带紧张或是次级稳定肌肉的激活也会增加关节的压力。

案例 10-1
计算双脚站立时髋关节处的压力

假设一个人体重是 825N,则头、手臂和躯干的重量(HAT)(2/3 体重)的重量是 550N,同时假设髋关节处没有肌肉收缩引起的额外负荷,则在这种情况下,据估计每侧髋关节受压为 275N,也就是说,在双脚站立时,每侧髋关节处承受的压力是整个身体重量的 1/3。

当双脚不对称站立时,冠状面上的肌肉收缩对于控制身体一侧到另一侧的移动或是调整髋关节至对称体位都很重要。如果骨盆右侧抬高(见图 10-24),则右侧髋关节会相对内收,而左侧髋关节会相对外展。为了回到中立位,右髋的外展肌群需主动收缩,由此引发左髋的内收肌收缩帮助骨盆完成这一目标。因此,当双脚站立双下肢承受了一些超负荷的压力时,对侧的外展肌和内收肌群会协同作用来控制骨盆在冠状面上的运动。在单脚站立时,无论是负重腿的内收肌收缩或是非负重腿的内收肌收缩,均对于支撑腿的稳定没有帮助。单脚站立时髋关节的稳定是由外展肌群起主导作用。当髋关节外展肌群功能障碍时,内收肌群对于稳定的维持可以起到一定作用,但也仅限于双脚站立。

单脚支撑

在图 10-37 中,左腿抬离地面并且右侧髋关节承受着全部超负荷的体重(主要是 HAT)。相较于双腿站立时左腿可以均匀的承担部分体重,单脚站立时右侧髋关节必须承受全部的重量。此外,悬空的非负重腿的重量也加到了负重腿上,而双下肢的重量是体重的 1/3,所以非负重腿的重量是这一半即全身体重的 1/6[130]。体重的数值用 W 表示,则右脚单侧支撑时右侧髋关节处的压力为:

$$右髋压力_{体重} = (2/3 × W) + (1/6 × W) = 5/6 × W$$

在我们假设的案例 10-1 中,这个人体重为 825N,HAT 重量为 550N,一侧下肢的重量为体重的 1/6,即 137.5N。因此,当他的一侧腿抬离地面时,支撑腿将承受 687.5N(5/6 的体重)的重量[5]。

尽管我们已经计算了从双脚站立到单脚站立时,髋关节增加的压力,但实际情况会更加复杂。在单脚站立时,不仅是髋关节承受的重量会增加,因为单脚站立时需要平衡,传导的力会在单侧支撑的髋关节周围产生力矩。

HAT 的重力与非支撑腿的重力(HATLL)结合会在支撑侧髋关节周围产生内收的力矩,也就是重力会使骨盆相对于右侧的负重关节轴下降。右侧外展肌群因此会收缩并产生相反力矩以维持平衡。而当关节周围肌肉收缩时,又会增加关节承受的压力。因此,关节上全部的压力即关节上的作用力是由身体

重力以及外展肌肉作用力共同组成。以我们假设的 825N 的患者为例,HATLL 作用力与右髋关节轴的距离估算为 10cm,也就是力臂(the moment arm,MA)=0.1m,当然不同的个体会有差异,这里不做讨论。对于双脚对称站立来说,10cm 可以估算为一侧髋关节的作用力臂,但右脚单独站立时,悬空的左脚会使身体重心轻度右移,并且躯干也会代偿性侧倾,使重力线右移至单脚支撑的平面内以保持稳定。

案例 10-2
计算单脚站立时髋关节处的压力大小

为了方便起见,非支撑腿至 HATLL 的力臂改变忽略不计,因此这里的力矩计算可以粗略估计成重力力矩。在我们简化的假设案例中,右侧髋关节的重力内收力矩大小是:

$$HATLL 力矩_{内收}: 687.5N × 0.1m = 68.75Nm$$

为了保持单腿支撑的姿势,对侧一定要有一个相同大小的力矩(外展力矩)。对侧力矩一定是由髋关节外展肌群(臀中肌、臀小肌和阔筋膜张肌)的收缩作用于骨盆引起的。假设外展肌群的作用力臂是 5cm,即 0.05m,并且知道肌肉引起的外展力矩必须和重力内收力矩(68.75Nm)相等,则可以计算出假设的案例中[78]为保持平衡而需要的肌肉收缩力的大小(F_{ms})。

$$力矩_{外展}: 68.75Nm = F_{ms} × 0.05m$$
$$F_{ms} = 68.75Nm ÷ 0.05m = 1 375N$$

假设所有的外展肌力均通过髋臼传导作用于股骨头,则支撑侧髋关节的压力在原来 687.5N 的重力基础上,又增加了 1 375N 的外展肌的压力,因此,单脚支撑时髋关节处的作用力大小可以估算为:

$$外展肌压力 1 375N + 身体重力(HATLL)687.5N$$
$$= 髋关节处的全部压力 2062.5N$$

案例中使用的假设是过度简化的并且忽略了已知的髋关节应力。然而,这一案例很好的表明髋关节处的压力很大程度上受周围肌肉收缩的影响,并且在单脚站立时髋关节处的压力比双脚站立时明显增加。单脚站立时支撑侧髋关节的全部受力大约是体重的 2~3 倍[109, 128, 131]。

一些研究人员发现,髋关节能承受的峰值的力比常规单脚支撑计算出的要更大,根据不同的测量方法以及受试者特征,做多可达体重的四倍[132, 133]。髋关节结构上的个体差异(如股骨角的不同)也会很大程度上影响髋关节的力学传导[57, 84, 134]。

如果单脚站立时关节处的压力是体重的三倍,那么体重减轻 1N,关节处的作用力将减少 3N。然而,对于髋关节疼痛的患者来说,想要减少髋关节处的压力,真正需要减少的体重其实会更多,因此,更好的解决方案是减少外展肌的参与。在体重不变的情况下,如果用于平衡重力影响的做功肌肉的力矩需要的更少,关节处的肌肉张力也会明显下降。减少外展肌群参与的方法有很多,有一些是通过额外的能量消耗和结构性的压力调整而自动发生的;其他策略会需要干预措施,例如辅具的使用,但能减少能量消耗。

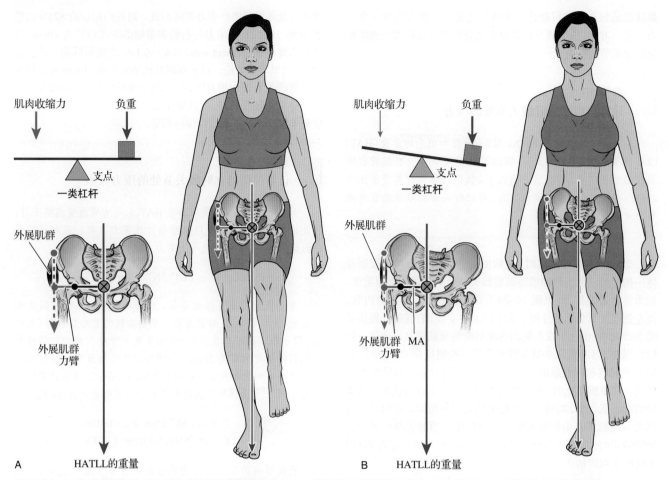

图 10-37　A. 在右脚支撑时, HAT 的力线距离右侧髋关节是 10cm。髋关节外展肌群的力臂(MA)大约是 5cm 并持续收缩以保持骨盆水平。B. 如果关节周围外展力矩不足(比如臀中肌肌力不足), 骨盆会向对侧倾斜

躯干的代偿性侧倾

　　髋关节处重力力矩是由体重以及重力线与髋关节轴的距离(力臂)产生。当使用疼痛的一侧单脚站立,想要减少重力力矩但又无法减轻体重时,可以让躯干向疼痛或受伤的一侧侧倾以减少重力力臂。尽管倾向患侧看起来有点违背直觉,但躯干向患侧腿的代偿性侧倾,可以使重力线更靠近髋关节,从而减少重力力臂。由于 HATLL 的重量需要传递至负重的髋关节而与躯干的位置无关,因此倾向患侧髋关节对于传递至关节处由体重产生的压力大小没有影响。两者结合,减少了重力力矩。如果重力内收力矩更小了,需要的外展力矩也相应减小。尽管从理论上来说,当侧倾足够时,重力线会落在支撑侧(力臂减小为0)或者转移到支撑腿对侧(转换了重力力矩的方向),但这样极端的动作需要消耗很高的能量并且可能会导致腰椎间盘的过度磨损和撕裂。更多的有效的能量以及更少的结构性压力代偿也能很大程度上减少髋外展的力量。

■ 案例 10-3
计算侧倾时髋关节处的压力大小

　　回到我们设定的 825N 体重的患者,假设他可以向右足

够的侧倾,使得重力线与右髋关节轴之间的距离是 2.5cm(见**图 10-38**)。此时的重力内收力矩是:

　　HATLL 力矩$_{内收}$=[5/6(825N)]×0.025m=17.2Nm

　　如果由上至下传导的重力内收力矩只有 17.2Nm,那么所需的外展力的大小是:

　　力矩$_{外展}$: 17.2Nm=F$_{ms}$×0.05m
　　F$_{ms}$=17.2Nm÷0.05m=343.75N

　　如果只需要约 344N 的外展肌力,单脚站立时代偿性侧倾后的髋关节处全部压力是:

　　外展肌压力 343.75N+ 身体重力(HATLL)687.5N
　　=髋关节处的全部压力 1 031.25N

　　上述案例中计算得到的关节处作用力 1 031.25N 是之前假设的患者单脚站立关节处承重 2 062.5N 的一半(见**表 10-2**)。减少近 50% 的关节处压力足够缓解有髋关节炎性改变或外展肌肌力不足或酸痛患者的疼痛症状。在髋关节障碍的患者中,代偿性的侧倾是本能的动作,较为常见。

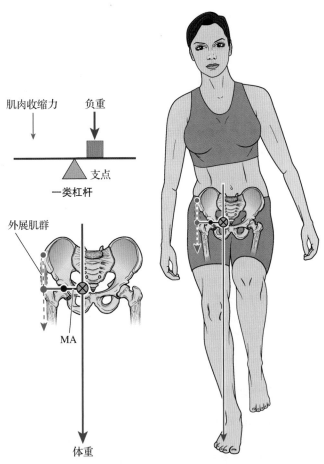

图 10-38　当躯干向支撑脚侧倾时, HATLL 的力臂(MA)显著减少(例如 2.5cm 相较于躯干中立时是 10cm), 同时外展肌的力臂不变(比如 5cm)。结果导致 HATLL 的力矩显著降低, 同时也让外展肌力矩也相应减少而使所需的外展肌肌力减小

拓展概念 10-11
病理性步态

在步行中发现有因为外展肌无力导致的躯干侧倾, 称为**臀中肌步态**; 由于髋关节疼痛导致的同样的姿势代偿, 称为**减痛步态**。在一些案例中, 上文计算出的足以稳定骨盆的 344N 外展肌力仍超出了一些非常弱或是完全瘫痪的外展肌的作用范围。在这些外展肌力极度薄弱的情况下, 即使躯干已经向支撑侧侧倾, 骨盆还是会向未支撑侧下降。如果在步行过程中出现了躯干侧倾以及骨盆下降, 这种步态的改变称为**摇摆步态**。侧倾伴随着骨盆下降才能够保持重心始终落在支撑脚内侧。

无论躯干的侧倾是由于肌肉无力还是疼痛, 步行过程中的侧倾仍然会比正常情况下单脚站立消耗更多的能量, 而且长时间采用这样的方法, 会导致腰椎应力的改变。对于髋关节疼痛或是肌力不足的人来说, 使用手杖或是其他的辅具会更实际有效。

同侧手杖的使用

在疼痛或力弱的一侧使用手杖可以通过手向下推的方式,

减少一部分自上而下传导的体重, 也就是 HATLL 的一部分重量会分散到手杖而不是全部传导至髋关节处。Inman 和他的同事研究发现, 有约 15% 的体重可以经手杖向下传导[109]。经过手杖传导的部分体重不会再作用于髋关节处, 也不会在支撑的髋关节周围产生内收的力矩。

案例 10-4
计算使用同侧手杖时髋关节处的压力大小

假设一名重 825N 的患者可以将 15% 的体重经手杖向下传导, 则 123.75N(825N×0.15)的体重会被手杖分散掉。HATLL 的大小就降低至 563.75N(687.5N–123.75N)。如果 HATLL 通过我们假设的"正常"的力臂(10cm)作用(记住, 手杖的使用是为了防止躯干侧倾), 重力力矩会降低至 56.38Nm (563.75N×0.10m)。相应的, 重力内收力矩也是 56.38Nm, 则需要的外展作用力在常规的 5cm(0.05m)力臂的基础上则降低为 1 127.6N (56.38Nm÷0.15m)。使用同侧手杖后新的髋关节处的作用力是:

外展肌作用力 1 127.6N+ 身体重力(HATLL– 手杖分散的力)563.75N= 髋关节处的全部压力 1 691.35N

上述案例 10-4 中经计算得出使用同侧手杖时, 髋关节处的全部压力时 1 691.35N, 相较于正常单脚站立时的 2 062.5N 来说, 缓解了一部分压力。然而, 同侧手杖使用时髋关节处的压力比躯干代偿性侧倾时的压力 1 031.25N 更大。尽管使用同侧手杖可以减少部分能量消耗以及结构性的压力, 但这还没并不希望发生的身体侧倾来得有效。然而, 当我们将手杖移到对侧, 更好的结果产生了。

对侧手杖的使用

当手杖移到健侧腿, HATLL 大小的减少和手杖在患侧腿时是一样的, 也就是髋关节处从上而下传导的体重减少了身体重量的 15%。但是此时手杖离支撑侧髋关节的距离相较使用同侧手杖时更远了(见**图 10-39**), 也就是在重量减少的基础上, 手杖现在的位置为外展肌群提供了对抗重力力矩的反向力矩[135]。对于在健侧使用手杖的好处, 一个经典的理论认为手杖支撑的向下的作用力借助手与负重髋关节(患侧)之间的全部距离发挥作用[135]。我们接下来使用这种经典分析方法来看一个例子, 再讨论这种方法可能引起怎样的误导。

在案例 10-5 中, 手杖使用在对侧, 根据经典分析方法, 髋关节处的作用力完全是由体重引起的, 仅有 563.75N。对于一名 825N 体重的人来说, 这种情况下髋关节处的压力, 相较于之前计算出的侧倾时压力(1 031.25N)以及正常情况下单脚站立时压力(2 062.5N)已经是明显改善了(见**表 10-2**)。

然而, 在使用手杖治疗的过程中, 我们明显低估了手杖的生物力学影响。Krebs 和他的同事们(随访评估有髋关节假体患者)发现在使用手杖步行时, 髋关节处的最大压力减小幅度在 28%~40% 之间[136]。尽管他们研究的是压力而不是作用力, 但这些数值并没有像经典分析方法中计算的作用力减少近

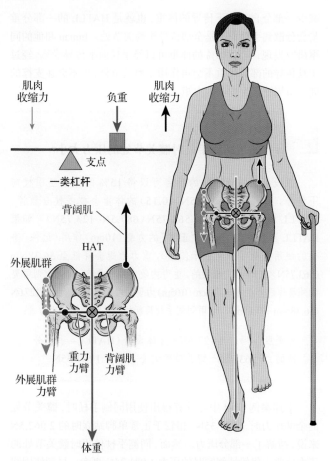

图 10-39 当手杖握在疼痛的支撑侧下肢的对侧手中，传递至右髋的体重减少了，左侧背阔肌的激活提供了与 HATLL 反向的力矩，也降低了右髋外展力矩的大小。手杖的力臂被误认为是 50cm，然而更加相关的背阔肌的力臂估计为 20cm

75% 那么多。同时，Kerbs 和同事们还发现臀中肌电信号减弱了 45%，而不是完全没有肌肉活动[136]。这种经典分析方法与实验室模型得出的结果差异，可以通过分析患者是如何通过手杖施加的作用力产生与重力相反的力矩来解释。尽管这只是推测，但我们认为通过手杖向下传导的力又作用于了骨盆，这是由于在使用手杖时，肩关节必须外展而引起位于髂嵴后侧、竖脊肌外侧、附着在骨盆的背阔肌收缩，产生了同样大小的力（123.75N，即 15% 的体重）[14]。假定在这个附着部位，则肌肉收缩的作用力线大约落在骨盆上，同侧髋臼上方（距离右髋关节轴 20cm/0.2m）。如果右髋周围的内收力矩仍然存在，但因为背阔肌的反向力矩而减少了 123.75N × 0.2m=24.75Nm，则右髋的外展肌群需要收缩以抵消剩余的内收力矩 31.63Nm。因为作用力臂为 0.05m，则外展肌群收缩的作用力大小为 632.6N。此时，关节处的全部压力大小约为 1 193.35N（见表 10-2）。这种推测的背阔肌的作用解释了对侧手杖使用时，采用经典分析方法与实际测量的髋关节作用力之间的差异结果。

案例 10-5
对侧手杖髋关节处压力的经典分析方法

假设的体重为 825N 的患者从上而下传导的体重（HATLL）

为 687.5N，其中 123.75N（W×0.15）经手杖向下传导。最终，563.75N 的体重传导至右侧负重的髋关节处并且重力内收力矩是：

$$HATLL \text{ 力矩}_{内收}: 563.75N \times 0.10m=56.38Nm$$

经手杖向下传导的 123.75N 的力其作用力臂从左手到右侧负重髋关节，约为 50cm（0.5m）（见图 10-37）。因此手杖将产生一个反向的外展力矩：

$$手杖力矩_{外展}: 123.75N \times 0.5m=61.88Nm$$

右腿支撑时左手手杖产生的力矩（61.88Nm）超过了剩下的 HATLL 产生的力矩大小（56.38Nm）。由于重力力矩（HATLL）可能被低估，我们假设重力内收力矩和手杖产生的反向力矩相互抵消了。如果手杖完全抵消了内收力矩的垂直重力部分，则髋外展肌群就无需发力。则使用对侧手杖时髋关节处的全部作用力是：外展肌作用力 0N+ 身体重力（HATLL-手杖分散的力）563.75N= 髋关节处的全部压力 563.75N。如上文中所说，这样的计算是有误导性的，并且和实验结果不符。

> **病例应用 10-7**
>
> Gabriella 的左髋患有骨关节炎，引发疼痛，同时还伴有髋臼唇撕裂，髋关节方疼痛，当左脚单脚站立时伴躯干侧倾，也逐渐引起了臀中肌及臀小肌的退行性改变及囊性炎症。毫无疑问，Gabriella 可以通过减少髋外展肌群的活动改善症状。这有助于防止撕裂或是炎症加重并且降低髋关节处的压力，这种压力很可能传导至因髋关节的炎症而减少了接触面积的关节面。对她来说，右手拿手杖更为合适。尽管躯干侧倾可以更多地减少对于髋关节外展的需要，但会引起脊柱更多的能量消耗及结构性应力。

生命周期和临床方面的考虑

作用于髋关节处过大的被动或主动的应力会使正常的关节结构受损甚至撕裂，而导致关节结构的损伤及功能丧失。股骨头或髋臼在生物力学上细微的改变就会导致被动应力增加而高于正常水平或是关节的动态稳定性降低。接下来这一部分将讨论一些更常见的问题以及潜在的发生机制。

髋关节撞击综合征

髋关节撞击综合征（femoroacetabular impingement, FAI）是指股骨头近端和髋臼连接处发生的功能失调（图 10-40）。这样的撞击会引发疼痛及髋关节，特别是髋臼唇进行性的退行性改变。发生 FAI 的原因是多因素的，但关节结构和髋关节近端的解剖异常可能是撞击发生的主要原因。髋关节撞击可以根据起源不同分为两种类型，每种类型都有特定的病因和病理解剖特点。

凸轮型撞击被认为源于股骨颈的"枪柄畸形"（pistol-grip

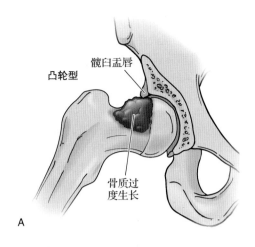

凸轮型

髋臼盂唇

骨质过度生长

A

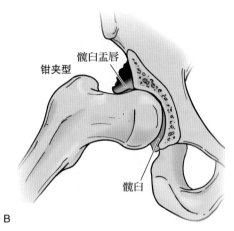

钳夹型

髋臼盂唇

髋臼

B

图 10-40　A. 凸轮型撞击是由股骨颈的异常增宽导致,从而引起在髋关节屈曲外展时,髋臼盂唇前上部分和髋臼关节软骨的撞击。B. 钳夹型撞击是髋臼过度覆盖股骨头导致的,从而引起在髋关节屈曲外展时,髋臼上方部分受髋臼边缘和股骨头颈部的挤压

deformity)[137]。这种畸形就像手枪和手柄的结构一样,由于股骨颈没有逐渐变窄,从而股骨头与股骨颈发生了横向合并(见图 10-40A)。这一畸形发生的原因不明,但研究人员推测可能是从轻微的且无症状的股骨头滑动并由此引发的股骨近端骨骺钙化演变而来[138]。也有学者认为这是身体自然的保护性反应,用来增强股骨承受应力的能力。影像学检查可以拍摄双髋蛙位片(侧面),以明确难以辨别的股骨头颈交界处是否存在凸轮畸形。畸形变厚使得股骨间隙变差,尤其当髋关节进行屈曲和外展时,髋关节连接处间隙更小。这样异常的连接和凸轮畸形导致了髋臼盂唇前上部分和相邻髋臼关节软骨的磨损和撕裂。组织学观察发现缺乏炎性标记物并且出现慢性退化的过程。当发现有囊性变、组织破坏、髋臼盂唇的软骨磨损以及关节软骨的纤维化、软化和脱落且持续存在,则可诊断为凸轮型撞击[138]。

髋关节撞击中的钳夹型撞击与凸轮型撞击相反,是由于髋臼盂唇的畸形引起的。这类患者由于髋臼后倾或髋臼过深,导致髋臼盂唇对股骨头过度覆盖(见图 10-40B)[139,140]。对股骨头的覆盖过度导致在髋关节外展时,髋臼上方部分受髋臼边缘和股骨头颈部的挤压[139,141]。这种情况和原发性肩峰下撞击综合征类似,肩峰下撞击是钩状肩峰侵犯肩峰下间隙造成机械撞击。同样的,在髋关节的钳夹型撞击中,髋臼过度覆盖的股骨头导致了上方髋臼盂唇复合体的机械撞击[137]。髋臼唇的重复撞击

会导致髋臼唇的骨化而使对股骨头的覆盖变得更差[141]。这样的骨化会导致股骨头和髋臼的关节性损伤。研究人员发现机械性阻断髋关节屈曲的生理性关节运动,会导致股骨头随着屈曲角度更大而产生异常的向后移位[137]。这就解释了发生在髋臼的后下方和股骨头表面的后内侧的关节侵蚀多数与钳夹型撞击有关。

尽管髋关节撞击综合征通常被认为来源于凸轮型或是钳夹型畸形,但目前也有学者表示将 FAI 简单地做两种归类是困难的也是有误导性的[140]。研究人员发现在外科中的髋关节脱位影像学证据表明可以既属于手枪柄畸形也属于髋臼过深畸形。尽管影像学结果分为两类,但外科观察发现大部分的受损髋关节两者撞击类型都同时存在。这提示了撞击综合征的分型应更加复杂并且事实上很多患者都存在不同程度的两种撞击类型的损伤[137]。

然而,在有髋关节撞击症状的患者中,其关节解剖不一定发生异常。Ito 及其同事对与髋关节撞击综合征相关的存在腹股沟区疼痛的患者进行研究,发现他们有明显的屈曲、外展、内旋和外旋受限,却并未发现髋关节的结构异常[138]。这提示了存在其他影响髋关节活动受限的因素,包括关节囊韧带组织或肌腱组织的受限和炎性改变,这些也是髋关节撞击的病因,应当在早期进行评估和治疗。

髋臼唇病变

髋臼唇的病理性改变经常被认为等同于髋关节撞击,因为两者总是同时存在,正如前文所说,髋臼盂唇的病变机制是和髋关节撞击相关的。Burnett 发现 95% 关节镜下存在髋臼唇撕裂的患者都有髋关节撞击的临床症状[142]。然而,髋关节撞击不仅是和髋臼唇相关的骨结构异常。Guerva 及其同事对比健侧发现,存在髋臼盂唇撕裂的一侧髋关节在影像学检查中有明显的不同,包括更小的中心边缘角以及髋臼的后倾与内翻[139]。综合来说,这些异常导致了股骨头侧方和上方的移位,并且更容易与髋臼发生前上方的撞击[138,139]。

髋臼唇是引起疼痛的一种合理来源。Kim 及其同事确定了髋臼唇是受神经支配的组织,当患者存在髋臼唇病变时,能引起疼痛[7]。髋臼唇病变的出现可能由单一的创伤性事件引起或是更常见的由微小创伤累积导致。髋臼唇的损伤可能是由髋关节快速有力的旋转引起的。尽管这可能发生在下肢进行开链的功能性运动中,但这种损伤更可能是闭链站立中轴向旋转引起的,例如在运动员中很常见的一腿固定时需要快速的改变方向而扭转支撑腿。除了这些常见的运动相关的损伤机制,髋臼唇的损伤在整个生命过程中都有可能发生。另一个损伤机制是髋关节的移位导致。尽管髋关节本身是个相对稳定的关节,当髋关节屈曲时有一个巨大的外力作用,仍会导致髋关节的脱位,例如在跌倒时膝盖着地,可能会导致髋关节向后脱位,继而引发髋臼后唇损伤。

微小创伤的累积是髋臼唇损伤更常见的原因。在症状性髋臼唇撕裂时并未发现炎性标记物,因此髋臼唇的损伤更像是渐进性退行性变的结果[138,139]。正如上文提到了髋关节撞击引起的重复性机械应力加速了非外伤性髋臼唇的损伤。因此,髋关节撞击综合征的形态学特征在髋臼唇损伤的患者中也很

常见。总的来说，这些因素最终导致了股骨头的未完全覆盖或是过度覆盖。未完全覆盖可能是由于髋臼过浅或股骨头颈交界处发育不良引起的，这在凸轮型撞击中有提到，这也导致了髋臼缘和髋臼唇间应力的不均衡分布。未完全覆盖也有可能是本身髋关节松弛或获得性不稳定而产生的功能性变化结果。

髋臼唇是稳定髋关节的关键性结构，也解释了髋关节应对损伤的脆弱性。张力经过了关节囊韧带性结构的传导在髋臼唇前部产生了巨大的应力，而当髋关节外展和外旋时，这个应力会更大。当这些运动再结合髋关节后伸时，更大的张力可能会传导至在盂唇 - 关节囊结构[143]。这些姿势在运动员的运动中都很常见，因此涉及投掷和摆动运动以及快速落下同时迅速变化方向的活动都会导致盂唇 - 关节囊复合体前部的累积性损伤。参加棒球、高尔夫、体操、舞蹈和武术的运动员都特别容易发生韧带松弛和髋臼唇的损伤。Crawford 及其同事在标本中重建了松弛的韧带并模拟了髋臼唇撕裂，他们发现此时分离髋关节的力减少了 60%[143]。研究人员认为合并有关节囊松弛的髋臼唇撕裂会导致关节内压力的丢失并最终影响关节的稳定性。

关节病

最新发现的与髋关节功能紊乱相关的病理过程，帮助我们理解了髋关节其他病变机制及其内在联系。髋关节撞击综合征已被发现是髋关节骨关节炎（osteoarthritis，OA）发生的原因。Beck 及其同事描述关节恶化的过程发现与凸轮型撞击有关[137]。髋臼唇撕裂的出现被认定是髋关节炎发生发展的重要危险因素[58,144]。慢性滑膜炎、关节内液体减少以及与髋关节微小不稳定间的关系导致关节的异常负荷以及关节面的恶化。

不管病因如何，骨关节炎是引起髋关节疼痛最常见的情况。这被认为是关节软骨的恶化以及引起的关节组织的相关改变[145]。髋关节骨关节炎是全球致残的首要因素[146]。髋关节 OA 影响了 0.9%～3.9% 的男性和 0.7%～5.1% 的女性，并且最常见于中老年人群[147]。Juhakoski 及其同事进行了一项长达 22 年的前瞻性研究，试图确定与髋关节炎症状出现相关的关键危险因素[148]。许多变量都被纳入研究，包括体重指数、工作史、受伤史、参与体育运动情况以及吸烟饮酒史。在这些因素中，骨骼肌肉的受伤史以及工作史，包括广义的体力和手工劳动，是仅有的预测髋关节 OA 发生的两个因素。一项研究发现超过 90% 的髋关节 OA 归因于解剖异常[149]。髋关节的改变可能是由于出生后就发生的细小移位，或是由于老年后组织的退行性改变，或是由于长时间来体重对髋关节产生的重复性机械应力，或是由于股骨与髋臼唇或相邻髋臼的撞击，或是这些因素的综合作用结果[33,150,151]。与原发性髋关节炎最相关的因素是年龄的增长和体重 / 身高比值的增加[152]。与大家所认为的不同，重复性的负重运动，特别是跑步，研究发现在老年人群中跑步的状态与骨关节炎的改变无关[153]。

髋关节软骨的退行性改变机制仍未完全明确。当不存在外在创伤或生理结构异常的情况时，退行性改变可能是由于关节处力量不足引起而不是髋关节处过度的压力导致。关节

软骨是通过关节的运动和挤压获得营养。当一个人完全制动时，关节软骨的营养会流失并且更容易受损或恶化。这也解释了为什么增加体育锻炼或休闲活动水平与髋关节 OA 的发生与否无关[153,154]。实际上，有研究表明更低的活动水平与髋关节 OA 的发生有关。Hirata 及其同事发现 40% 被诊断为髋关节 OA 的女性属于体力活动不足，她们每天进行中等强度体力活动的时间不超过 6 分钟[155]。Rosemann 及其同事提出中等强度的活动实际上可以预防 OA 症状的进行性发展[156]。需要超过一半体重的力量充分挤压股骨头使其与髋臼穹隆完全接触连接[157]。综合大量的研究分析，Bullough 及其同事推测我们每天只需花不超过 5%～25% 的时间进行单侧下肢负重，就能使髋臼穹隆的关节软骨受到足够的挤压[157]。更少的负重以及较少的关节压力，可能不足以保持无血管的关节软骨处营养物质及代谢废物的流动。与不足够的挤压加速了髋关机的退行性变这一理论类似的是，退行性改变更容易发生在股骨头边缘和关节凹区域，而不是在主要的负重区域[82,157]。股骨头边缘接受的挤压应力仅有上方部分的 1/3[128]。相反，股骨头上方部分接受的压力不仅在站立时存在，在坐位时也与髋臼的后方相连[82]。然而，在股骨头中央凹周围的区域通常在无负重的髋臼切迹中，并且受挤压相对较少。Wingstrand 及其同事认为源于相对良性的滑膜炎或创伤产生的过量关节内液会降低关节内一致性和压力的稳定影响，引起微小不稳定和不适宜的软骨负重[53]。这一理论随后被 Tarasevicius 及其同事证实，他们认为更低的关节内压力与髋关节 OA 的严重性有关[158]。

骨折

为维持髋关节的完整性，骨性结构必须有足够的力量去应对作用在髋关节周围的力及髋关节传递的应力。正如在髋关节负重结构部分所说，在单脚或双脚站立时，传递至髋臼上缘垂直方向的作用力对股骨颈产生了一个弯曲应力（见**图 10-18**）。正常情况下骨小梁系统能够抵抗弯曲应力，但弯曲力的异常增大或骨质丢失会导致骨折的发生。骨折发生的部位可能是在骨小梁分布较少的区域，比如薄弱区（见**图 10-20**）。Thomas 及其同事发现股骨颈的上方、侧方及后方部分骨小梁丢失最为严重[159]。据估计，研究人群中女性在整个约 50 年成人寿命中骨小梁密度会下降 42%[159]。Crabtree 及其同事研究了骨折患者及存在骨折的死亡病例发现，皮质骨的丢失而非松质骨（骨小梁）可能是问题的根源[85]。在相似年龄群体的研究和对照组中，虽然松质骨的骨质量相似，但在骨折的病例中平均有 25% 的骨皮质的丢失[85]。Thomas 及其同事也发表了相似的结论，相较于对照组，实验组（骨折患者）有平均 37%～49% 的骨皮质减少，但骨松质的含量在组间无统计学差异[159]。尽管如此，作者还是认为骨小梁在抵抗变形应力，特别是在摔倒时，起到了根本性的基础作用。尽管在髋关节近端骨折中皮质骨量减少是一个十分重要的发现，但当治疗的方向着重于增加松质骨密度时，也会对于降低骨折的发生风险产生实质性影响[159]。

股骨颈的骨折在儿童或青年人群中并不常见，即使施加很大的负荷，也很少发生这类骨折。但是，在美国，股骨颈骨折的发生率是大约 98/100 000，平均发生年龄是 70 岁左右。据

估计，有约 3/4 的股骨颈骨折发生在老年人群中。年龄超过 75 岁的人发生该类骨折的可能性相较于 65～74 岁人群增加了 5 倍，相较于 45～64 岁人群增加了 30 倍[160]。女性发生骨折的概率更高，这当然和她们更长的寿命有关，在中年龄层的人群中，骨折的发生往往与重大创伤有关，但发生骨折的女性其实比男性更少[161]。

在 87% 的老年骨折人群中，诱发因素似乎是中等强度的创伤，比如从站立位摔倒，从椅子上摔倒或从床上跌落。共识认为髋关节骨折的发生与骨量减少有关，但不是唯一的因素[162]。在 50 岁以后，每年大约有 2% 的骨量减少，并且随着年龄增加骨小梁会逐渐变薄直至消失[163]。Cummings 和 Nevitt 认为随着年龄增加而发生的髋关节骨折数量的指数型增长并不是单一的骨量减少导致的，并认为缓慢步行的步态特征也是重要因素[163]。他们认为缓慢的步行使得在发生跌倒时，惯性无法带动身体前倾（向前摔跤时，通常会伸手撑地）并且通常会向后跌倒而是髋关节着地，而老年人的髋关节骨量已明显下降且脂肪和肌肉含量显著减少，失去了像年轻时的"缓冲垫"的保护。步行速度及步态特征已被证明与跌倒的发生有直接联系，也因此对于评估髋关节骨折风险有重要意义。有更快步速和更长步幅的人群发现骨密度更高并因此发生股骨骨折的风险更低[164]。研究人员已经明确了女性发生股骨近端骨折的临床预测指标，包括步速以及串联行走测试评估动态平衡能力[165]。

由于骨折后无论保守或手术治疗都需要高昂的医疗花费，因此髋关节骨折将会持续受到广泛关注。在所有与跌倒相关的骨折中，髋关节骨折的致死率最高，并产生了严重的健康问题，减低了生活质量。仅仅一个髋关节骨折就占据了致死性骨折的一半以及 4% 的损伤相关的死亡数[160]。股骨颈骨折后患者的年死亡率估计能达到 21%～24%[166]。尽管老年人群骨折后的死亡率很高，但年轻人群更容易发生骨折后的并发症，包括骨折不愈合和股骨头的缺血性坏死，发生率在 23% 左右[167]。发生这些情况不仅会使患者感到疼痛，骨结构对线不良还会使骨折畸形愈合而导致关节不稳和 / 或关节囊韧带的退化。尽管股骨头能通过股骨头的韧带接受到部分血供，随着年龄增长股骨头韧带血供的减少或缺失使得股骨头要依赖弯曲动脉供血，弯曲动脉又可能因为股骨颈骨折而破裂，导致股骨头易发生缺血性坏死，必须采用人工假体进行股骨头置换手术。由于骨折后很高的并发症概率和死亡率，对于髋关节骨折患者的管理需谨慎进行。在制定有效的治疗措施前，必须考虑很多因素，包括年龄、功能活动水平和合并症[168]。

病例应用 10-8

虽然我们可能已经很好地分析了 Gabriella 的问题发生的可能原因，但值得注意的是最可能的潜在因素。Gabriella 一直存在的髋外翻和股骨前倾可能是引起她问题的主要原因。当股骨外翻和前倾时，Gabriella 髋关节出得关节接触面会有所减少，从而增加了接触压力以及在髋臼和股骨头处应力的传导位置异常，这可能是她经常感觉髋关节不稳及引起髋臼唇撕裂的原因。Wenger

及其同时发现在所有研究的髋关节中，有超过一半的髋臼唇撕裂同时伴有髋外翻畸形[32]。她的髋关节发育不良、练过舞蹈和体操以及常年坐在地上的和小朋友互动的工作，加剧了髋臼唇前部撞击的可能性，这些原因综合作用导致了髋臼唇撕裂和软骨的病变。这些存在于髋关节的结构性不良因素加剧了外展肌的过度使用和退行性改变，进一步影响了外展肌的功能从而发展成为臀中肌步态或减痛步态。看起来，Gabriella 髋关节的症状是一直存在且逐步恶化的，这会导致早期的关节退化，退行性变可能起始于一些需要极度关节活动度的重复性运动。在髋关节发育不良这生理结构改变的情况下，再进行这些重复性活动，会导致她髋关节囊及髋臼唇的前侧受到慢性的反复性创伤。关节囊及髋臼唇结构的恶化及最终的受损也会引起她感到髋关节不稳。髋臼唇的撕裂导致关节液的流出并且破坏了髋关节产生关节内压的密闭结构[143]，关节内压有助于稳定髋关节。这些因素综合作用下使得个体更容易发生骨关节炎。如果 Gabriella 继续这样活动不来就诊，她的疼痛可能会加重并且关节会进一步恶化，最终需要进行关节置换。但是现阶段，Gabriella 还有其他的处理方法，包括药物控制、关节内注射以及物理治疗都是缓解她症状的保守治疗措施[169]。髋关节关节镜检查的出现为类似症状还未进一步恶化的患者提供了一些新的治疗选择。举个例子，对于外展肌机制引起的髋臼唇病变和撕裂，可以通过关节镜下的微创手术被成功修复。Philippon 及其同事报告了有关手术的杰出成果，具体表现在对髋关节微创术后患者进行 2 年随访后，对于功能的自我评价量表，有 24% 的患者表示功能有改善，并且满意度评分的中位数是 9/10 分[170]。她髋关节发育不良的问题也可以选择手术解决。然而，要想纠正她的髋臼以及股骨头异常需要很多次的侵入性手术以及一个长时间的恢复过程。尽管目前没有明确的证据表明哪种手术方法和技术可以阻止髋关节骨关节炎的进展，但手术也许可以改善患者生物力学相关的障碍或异常并且可以减轻疾病来源的疼痛。

过去认为像 Gabriella 这样的患者髋关节的退行性变可能会一直持续下去，直到疼痛和功能受限严重到最终需要进行髋关节置换术。我们对于这一过程的理解有助于发现更有效、更保守的治疗方法来处理这一类情况。当保守治疗失败时，目前的手术治疗方式以及未来在生物工程以及关节面置换技术的研究，会促进可行且有效的治疗方法的诞生，甚至可能进展成为更适合 Gabriella 这类患者的治疗选择。

总结

正常情况下，髋关节在骨小梁系统、髋臼、关节囊韧带包绕、肌肉及周围韧带的帮助下，足以应对作用在关节上或周围的应力。

作用于髋关节周围力的方向或大小的改变会导致应力的异常集中，而引发关节结构的损伤和退行性改变。这种退行性变也会反过来导致功能性改变,影响髋关节在站立位下的承重能力、影响功能活动以及日常活动能力,此外还会导致更近端和远端关节的适应性改变。

本书其他章节将不仅关注关节复合体的原发性功能障碍,还关注近端和远端关节的相关功能性问题。

问题思考

1. 在负重时主要的对抗压力的结构是哪一侧的股骨颈和哪一侧的股骨干?

2. 股骨头主要的负重区域是什么?是髋臼吗?在股骨头和髋臼结构中,哪里是最常发现退行性变的部位?

3. 简述在手杖的使用中,为什么在疼痛侧的对侧使用手杖会比同侧手杖的使用更高效?

4. 展示倾斜角的不同是如何影响髋外展肌的力臂的,请画出以下内容:髋关节正常的倾斜角、髋内翻角和髋外翻角,请在图中标注出宽外展肌群的力线和力臂。

5. 请简述当左脚单脚站立时,左髋外展肌麻痹时髋关节会有什么变化?且在这种状态下是如何保持平衡的。

6. 请简述在右脚站立骨盆移动时,左右髋关节及腰椎的活动,假定患者全程保持直立。

7. 对比髋关节紧密挤压和一致性最大时的位置。

8. 计算当一个90kg体重的人双脚站立和单脚站立时(假设重力力臂是10cm,外展肌力臂是5cm),右髋关节处的最小应力(髋关节处的全部压力)。

9. 在什么情况下,髋关节分别参与开链运动和闭链运动?

10. 股骨或骨盆怎样的骨性异常会更易引起髋关节脱位的发生?原因是什么?

11. 髋关节处分别那些结构会限制髋关节的过度屈曲?过度后伸?过度外旋和内旋?过度的外展和内收?

12. 髋关节处哪些肌肉会影响膝关节位置?膝关节的哪种姿势会减弱髋关节处这些肌肉的功能?

13. 如果一人左脚单脚站立,当骨盆向前旋转时会引起髋关节怎样的运动?

14. 如果一人有髋关节疼痛,为了减轻右脚支撑时有髋关节的应力,他躯干应该向哪侧倾并解释原因?

15. 当关节出现疼痛时没髋关节应该是怎样的姿势,并解释原因?

16. 列举易引发股骨颈骨折的危险因素。

17. 股骨头处是如何获得血供的?当供应不足时,会出现什么问题?

18. 请分析股骨前倾与股骨向内扭转的关系。

19. 什么情况下髋外展肌群会和髋内收肌群协同作用?

20. 为什么髋臼切迹是非关节性的?髋臼切迹是如何在髋关节功能中发挥作用的?

21. 解释髋关节凸轮型和钳夹型撞击的不同之处

22. 简述髋关节撞击的出现如何导致髋关节骨关节炎?

23. 维持髋关节稳定性的有利因素是什么?

24. 股骨和髋臼的异常与髋关节撞击的发生有怎样的联系?髋臼唇撕裂?骨折?

（敖学恒 高玙 译 王茂源 刘楠 审）

参考文献

1. Fabricant PD, Hirsch BP, Holmes I, et al: A radiographic study of the ossification of the posterior wall of the acetabulum: Implications for the diagnosis of pediatric and adolescent hip disorders. J Bone Joint Surg Am 95:230, 2013.
2. Daniel M, Iglic A, Kralj-Iglic V: The shape of acetabular cartilage optimizes hip contact stress distribution. J Anat 207:85, 2005.
3. Gu D, Chen Y, Dai K, et al: The shape of the acetabular cartilage surface: a geometric morphometric study using three-dimensional scanning. Med Eng Phy 30:1024, 2008.
4. Higgins SW, Spratley EM, Boe RA, et al: A novel approach for determining three-dimensional acetabular orientation: Results from two hundred subjects. J Bone Joint Surg Am 96:1776, 2014.
5. Kohnlein W, Ganz R, Impellizzeri FM, et al: Acetabular morphology: Implications for joint-preserving surgery. Clin Orthop Rel Res 467:682, 2009.
6. Karachalios T, Karantanas AH, Malizos K: Hip osteoarthritis: What the radiologist wants to know. Eur J Radiol 63:36, 2007.
7. Kim Y-J, Bixby S, Mamisch TC, Clohisy JC, Carlisle JC: Imaging structural abnormalities in the hip joint: instability and impingement as a cause of osteoarthritis. Paper presented at: Seminars in musculoskeletal Radiol 2008.
8. Wiberg G: A measuring method for distinguishing between a normal and a maldeveloped acetabulum. Acta Chir Scand 83:28, 1939.
9. Nepple JJ, Philippon MJ, Campbell KJ, et al: The hip fluid seal—Part II: The effect of an acetabular labral tear, repair, resection, and reconstruction on hip stability to distraction. Knee Surg Sports Traumatol Arthrosc 22:730, 2014.
10. Seldes RM, Tan V, Hunt J, et al: Anatomy, histologic features, and vascularity of the adult acetabular labrum. Clin Orthop Rel Res Jan :232, 2001.
11. Alzaharani A, Bali K, Gudena R, et al: The innervation of the human acetabular labrum and hip joint: An anatomic study. BMC Musculoskelet Disord 15:1, 2014.
12. Milz S, Valassis G, Büttner A, et al: Fibrocartilage in the transverse ligament of the human acetabulum. J Anat 198:223, 2001.
13. Konrath GA, Hamel AJ, Olson SA, et al: The role of the acetabular labrum and the transverse acetabular ligament in load transmission in the hip. J Bone Joint Surg Am 80:1781, 1998.
14. Williams PL: Gray's anatomy. vol 378: Churchill Livingstone, Edinburgh; 1989.
15. Rubin PJ, Leyvraz PF, Aubaniac JM, et al: The morphology of the proximal femur. A three-dimensional radiographic analysis. J Bone Joint Surg Br 74:28, 1992.
16. Buller LT, Rosneck J, Monaco FM, et al: Relationship between proximal femoral and acetabular alignment in normal hip joints using 3-dimensional computed tomography. Am J Sports Med 40:367, 2012.
17. Robertson DD, Britton CA, Latona CR, et al: Hip biomechanics: Importance to functional imaging. Sem Musculoskel Radiol 7:27, 2003.
18. Lequesne M, Malghem J, Dion E: The normal hip joint space: Variations in width, shape, and architecture on 223 pelvic radiographs. Ann Rheum Dis 63:1145, 2004.
19. Noble PC, Box GG, Kamaric E, et al: The effect of aging on the shape of the proximal femur. Clin Orthop Rel Res Jul :31, 1995.
20. Noble PC, Kamaric E, Sugano N, et al: Three-dimensional shape of the dysplastic femur: Implications for THR. Clin Orthop Rel Res Dec:27, 2003.
21. Iglič A, Antolič V, Srakar F: Biomechanical analysis of various operative hip joint rotation center shifts. Arch Orthop Trauma Surg 112:124, 1993.
22. Redmond JM, Gupta A, Hammarstedt JE, et al: Labral injury: Radiographic predictors at the time of hip arthroscopy. Arthroscopy 31:51, 2015.
23. Benlidayi IC, Guzel R, Basaran S, et al: Is coxa valga a predictor for the severity of knee osteoarthritis? A cross-sectional study. Surg Radiol Anat 37:369, 2015.
24. Lopes DS, Neptune RR, Gonçalves AA, et al: Shape analysis of the femoral head: A comparative study between spherical (super), ellipsoidal, and (super) ovoidal shapes. J Biomech Eng 137:114504, 2015.
25. Neilson M, White A, Malik K: Changes in bone architecture in the femoral head and neck in osteoarthritis. Clin Anat 17:378, 2004.
26. Genda E, Iwasaki N, Li G, et al: Normal hip joint contact pressure distribution in single-leg standing—effect of gender and anatomic parameters. J Biomech 34:895, 2001.
27. Christensen AM, Leslie WD, Baim S: Ancestral differences in femoral neck axis length: Possible implications for forensic anthropological analyses. Forensic Science International 236:193, 2014.
28. Fishkin Z, Armstrong DG, Shah H, et al: Proximal femoral physis shear in slipped capital femoral epiphysis—a finite element study. J Pediatr Orthop 26:291, 2006.
29. Kushare I, Wiltfong RE, Klingele KE: Acute, unstable slipped capital femoral epiphysis with associated congenital coxa vara. J Pediatr

Orthop24:511, 2015.

30. Kling TF, Jr., Hensinger RN: Angular and torsional deformities of the lower limbs in children. Clin Orthop Rel Res Jun:136, 1983.
31. Song KS, Choi IH, Sohn YJ, et al: Habitual dislocation of the hip in children: Report of eight additional cases and literature review. J Pediatr Orthop 23:178, 2003.
32. Wenger DE, Kendell KR, Miner MR, et al: Acetabular labral tears rarely occur in the absence of bony abnormalities. Clin Orthop Rel Res Sep :145, 2004.
33. Bencardino JT, Palmer WE: Imaging of hip disorders in athletes. Radiol Clin North Am 40:267, 2002.
34. Kling TF Jr, Hensinger RN: Angular and torsional deformities of the lower limbs in children. Clin Orthop Rel Res 176:136, 1983.
35. Carpintero P, Leon F, Zafra M, et al: Stress fractures of the femoral neck and coxa vara. Arch Orthop Trauma Surg 123:273, 2003.
36. Mirkopulos N, Weiner DS, Askew M: The evolving slope of the proximal femoral growth plate relationship to slipped capital femoral epiphysis. J Pediatr Orthop 8:268, 1988.
37. Trigui M, Pannier S, Finidori G, et al: Coxa vara in chondrodysplasia: Prognosis study of 35 hips in 19 children. J Pediatr Orthop 28:599, 2008.
38. Gholve PA, Cameron DB, Millis MB: Slipped capital femoral epiphysis update. Curr Opin Pediatr 21:39, 2009.
39. Nasreddine AY, Heyworth BE, Zurakowski D, et al: A reduction in body mass index lowers risk for bilateral slipped capital femoral epiphysis. Clin Orthop Rel Res 471:2137,2013.
40. Fabry G, MacEwen GD, Shands AR, Jr: Torsion of the femur. A follow-up study in normal and abnormal conditions. J Bone Joint Surg Am 55:1726, 1973.
41. Svenningsen S, Apalset K, Terjesen T, Anda S: Regression of femoral anteversion: A prospective study of intoeing children.Acta Orthop Scand 60:170, 1989.
42. Arnold AS, Delp SL: Rotational moment arms of the medial hamstrings and adductors vary with femoral geometry and limb position: Implications for the treatment of internally rotated gait. J Biomech 34:437, 2001.
43. Pitkow RB: External rotation contracture of the extended hip: A common phenomenon of infancy obscuring femoral neck anteversion and the most frequent cause of out-toeing gait in children. Clin Orthop Rel Res 110:139, 1975.
44. Kuo TY, Skedros JG, Bloebaum RD: Measurement of femoral anteversion by biplane radiography and computed tomography imaging: Comparison with an anatomic reference. Radiol Invest Radiol 38:221, 2003.
45. Cibulka MT: Determination and significance of femoral neck anteversion. Phys Ther 84:550, 2004.
46. Clark JM, Haynor DR: Anatomy of the abductor muscles of the hip as studied by computed tomography. J Bone Joint Surg Am 69:1021, 1987.
47. Fabry G: Static, axial, and rotational deformities of the lower extremities in children. Eur J Pediatr 169:529, 2010.
48. Bruderer-Hofstetter M, Fenner V, Payne E, et al: Gait deviations and compensations in pediatric patients with increased femoral torsion. J Orthop Res 33:155, 2015.
49. Ito K, Minka MA, 2nd, Leunig M, et al: Femoroacetabular impingement and the cam-effect. A MRI-based quantitative anatomical study of the femoral head-neck offset. J B Joint Surg Br 83:171, 2001.
50. Jackson TJ, Lindner D, El-Bitar YF, et al: Effect of femoral anteversion on clinical outcomes after hip arthroscopy. Arthroscopy 31:35, 2015.
51. Ejnisman L, Philippon MJ, Lertwanich P, et al: Relationship between femoral anteversion and findings in hips with femoroacetabular impingement. Orthopedics 36:e293, 2013.
52. Kapandji IA: The physiology of the joints: Lower limb, Vol 2: Philadelphia: Elsevier Health Sciences, 1987.
53. Wingstrand H, Wingstrand A, Krantz P: Intracapsular and atmospheric pressure in the dynamics and stability of the hip: A biomechanical study. Acta Orthop Scand 61:231, 1990.
54. Nepple JJ, Campbell KJ, Wijdicks CA, et al: The effect of an acetabular labral tear, repair, resection, and reconstruction on the hip fluid seal. Orthop J Sports Med 2:2325967114S2325900009, 2014
55. Bsat S, Frei H, Beaulé P: The acetabular labrum. Bone Joint J 98:730, 2016.
56. Gulati V, Eseonu K, Sayani J, et al: Developmental dysplasia of the hip in the newborn: A systematic review. World J Orthop ;4:32, 2013.
57. Mavčič B, Pompe B, Antolič V, et al: Mathematical estimation of stress distribution in normal and dysplastic human hips. J Orthop Res 20:1025, 2002.
58. Jessel RH, Zurakowski D, Zilkens C, et al: Radiographic and patient factors associated with pre-radiographic osteoarthritis in hip dysplasia. J Bone Joint Surg Am 91:1120, 2009.
59. Martin HD, Savage A, Braly BA, et al: The function of the hip capsular ligaments: A quantitative report. Arthroscopy 24:188, 2008.
60. Wagner FV, Negrao JR, Campos J, et al: Capsular ligaments of the hip: Anatomic, histologic, and positional study in cadaveric specimens with MR arthrography. Radiol 263:189, 2012.
61. Ito H, Song Y, Lindsey DP, et al: The proximal hip joint capsule and the

62. zona orbicularis contribute to hip joint stability in distraction. J Orthop Res 27:989, 2009.
62. Stewart KJ, Edmonds-Wilson RH, Brand RA, et al: Spatial distribution of hip capsule structural and material properties. J Biomech 35:1491, 2002.
63. Kalhor M, Beck M, Huff TW, et al: Capsular and pericapsular contributions to acetabular and femoral head perfusion. J Bone Joint Surg Am 91:409, 2009.
64. Bird P, Oakley S, Shnier R, Kirkham B: Prospective evaluation of magnetic resonance imaging and physical examination findings in patients with greater trochanteric pain syndrome. Arthritis Rheum 44:2138, 2001.
65. Pfirrmann CW, Chung CB, Theumann NH, et al: Greater trochanter of the hip: Attachment of the abductor mechanism and a complex of three bursae—MR imaging and MR bursography in cadavers and MR imaging in asymptomatic volunteers. Radiol 221:469, 2001.
66. Chen H-H, Li AF-Y, Li K-C, et al: Adaptations of ligamentum teres in ischemic necrosis of human femoral head. Clin Orthop Rel Res 328:268, 1996.
67. Fuss FK, Bacher A: New aspects of the morphology and function of the human hip joint ligaments. Am J Anat 192:1, 1991.
68. Byrd JT, Jones KS: Traumatic rupture of the ligamentum teres as a source of hip pain. Arthroscopy 20:385, 2004.
69. Rao J, Zhou Y, Villar R: Injury to the ligamentum teres: Mechanism, findings, and results of treatment. Clin Sports Med 20:791, 2001.
70. Kivlan BR, Richard Clemente F, Martin RL, et al: Function of the ligamentum teres during multi-planar movement of the hip joint. Knee Surg Sports Traumatol Arthrosc 2012.
71. Martin HD, Hatem MA, Kivlan BR, et al: Function of the ligamentum teres in limiting hip rotation: A cadaveric study. Arthroscopy 30:1085, 2014.
72. Martin RL, Kivlan BR, Clemente FR: A cadaveric model for ligamentum teres function: A pilot study. Knee Surg Sports Traumatol Arthrosc 2012.
73. Byrd JT: Hip arthroscopy in athletes. Orthop J Sports Med 13:24, 2005.
74. Crock H: An atlas of the arterial supply of the head and neck of the femur in man. Clin Orthop Rel Res 152:17, 1980.
75. Tan C, Wong W: Absence of the ligament of head of femur in the human hip joint. Singapore Med J 31:360, 1990.
76. Moore KL, Dalley AF, Agur AM: Clinically oriented anatomy. Philadelphia: Lippincott Williams & Wilkins, 2013.
77. Kocher MS, Tucker R: Pediatric athlete hip disorders. Clin Sports Med 25:241, 2006.
78. Pienkowski D, Resig J, Talwalkar V, et al: Novel three-dimensional MRI technique for study of cartilaginous hip surfaces in Legg-Calvé-Perthes disease. J Orthop Res 27:981, 2009.
79. Hewitt JD, Glisson RR, Guilak F, et al: The mechanical properties of the human hip capsule ligaments. J Arthroplasty 17:82, 2002.
80. Yutani Y, Yano Y, Ohashi H, et al: Cartilaginous differentiation in the joint capsule. J Bone Min Metabol 17:7, 1999.
81. Domb BG, Philippon MJ, Giordano BD: Arthroscopic capsulotomy, capsular repair, and capsular plication of the hip: Relation to atraumatic instability. Arthroscopy 29:162, 2013.
82. Athanasiou K, Agarwal A, Dzida F: Comparative study of the intrinsic mechanical properties of the human acetabular and femoral head cartilage. J Orthop Res 12:340, 1994.
83. Greenspan A: Orthopedic imaging: A practical approach. Philadelphia: Lippincott Williams & Wilkins, 2011.
84. Heller MO, Bergmann G, Deuretzbacher G,et al: Influence of femoral anteversion on proximal femoral loading: Measurement and simulation in four patients. Clin Biomechan 16:644, 2001.
85. Crabtree N, Loveridge N, Parker M, et al: Intracapsular hip fracture and the region-specific loss of cortical bone: analysis by peripheral quantitative computed tomography. J Bone Miner Res 16:1318, 2001.
86. Bombelli R, Santore RF, Poss R: Mechanics of the normal and osteoarthritic hip a new perspective. Clin Orthop Rel ResClin Othop Rel Res 182:69, 1984.
87. Anderson AE, Ellis BJ, Maas SA, et al: Validation of finite element predictions of cartilage contact pressure in the human hip joint. J Biomechanic Eng 130:051008, 2008.
88. Norkin CC, White DJ: Measurement of joint motion: A guide to goniometry. FA Davis, 2009.
89. Nonaka H, Mita K, Watakabe M, et al: Age-related changes in the interactive mobility of the hip and knee joints: A geometrical analysis. Gait Posture 15:236, 2002.
90. Valmassy RL: Clinical biomechanics of the lower extremities. Philadelphia: Mosby Inc, 1995.
91. Kendall F, McCreary E, Provance P: Muscles: Testing and function. Baltimore, MD: Williams and Wilkins, 1993.
92. Bohannon R, Gajdosik R, LeVeau BF: Contribution of pelvic and lower limb motion to increases in the angle of passive straight leg raising. Phys Ther;65:474, 1985.
93. Murray R, Bohannon R, Tiberio D,et al: Pelvifemoral rhythm during

unilateral hip flexion in standing. Clin Biomechan;17:147, 2002.

94. Mens JM, Vleeming A, Snijders CJ, et al: Validity of the active straight leg raise test for measuring disease severity in patients with posterior pelvic pain after pregnancy. Spine 27:196, 2002.

95. Scaia V, Baxter D, Cook C: The pain provocation-based straight leg raise test for diagnosis of lumbar disc herniation, lumbar radiculopathy, and/or sciatica: A systematic review of clinical utility. J Back Musculoskel Rehabil 25:215, 2012.

96. Gowitzke BA, Milner M: Scientific bases of human movement. Philadelphia: Williams & Wilkins, 1988.

97. Basmajian JV, De Luca C: Muscles alive: Their functions revealed by electromyography. Baltimore, MD: Williams & Wilkins 1985;126.

98. Delp SL, Hess WE, Hungerford DS, Jones LC: Variation of rotation moment arms with hip flexion. J Biomech 32:493, 1999.

99. Németh G, Ohlsén H: In vivo moment arm lengths for hip extensor muscles at different angles of hip flexion. J Biomech 18:129, 1985.

100. Smith L, Weiss E, Lehmkuhl L: Muscle activity and strength. In Brunnstrom's Clinical Kinesiology. Philadelphia, PA: FA Davis, 1996:137.

101. Wheatley MD, Jahnke W: Electromyographic study of the superficial thigh and hip muscles in normal individuals. Arch Phys Med Rehabil 32:508, 1951.

102. Birnbaum K, Siebert C, Pandorf T, et al: Anatomical and biomechanical investigations of the iliotibial tract. Surg Rad Anat 26:433, 2004.

103. Kaplan E: The iliotibial tract-Clinical and morphological significance. Paper presented at: J Bone Joint Surg Am 1957.

104. Radin EL: Biomechanics of the human hip. Clin Orthop Rel ResClin Othop Rel Res 152:28, 1980.

105. Gajdosik RL, Sandler MM, Marr HL: Influence of knee positions and gender on the Ober test for length of the iliotibial band. Clin Biomechan 18:77, 2003.

106. Ilizaliturri VM, Martinez-Escalante FA, Chaidez PA, et al: Endoscopic iliotibial band release for external snapping hip syndrome. Arthroscopy 22:505, 2006.

107. Ito J: Morphological analysis of the human lower extremity based on the relative muscle weight. Okajimas Folia Anat Jpn 73:247, 1996.

108. Nicholas SJ, Tyler TF: Adductor muscle strains in sport. Sports Med 32:339. 2002.

109. Inman VT, Ralston HJ, Todd F: Human walking. Philadelphia: Williams & Wilkins; 1981.

110. Chleboun GS, France AR, Crill MT, Braddock HK, Howell JN: In vivo measurement of fascicle length and pennation angle of the human biceps femoris muscle. Cells Tissues Organs 169:401, 2001.

111. Bunker T, Esler C, Leach W: Rotator-cuff tear of the hip. J Bone Joint Surg Br 79:618, 1997.

112. Kagan A: Rotator cuff tears of the hip. Clin Orthop Rel Res 368:135, 1999.

113. LaBan MM, Weir SK, Taylor RS: 'Bald trochanter' spontaneous rupture of the conjoined tendons of the gluteus medius and minimus presenting as a trochanteric bursitis. Am J Phys Med Rehabil 83:806, 2004.

114. Robertson WJ, Gardner MJ, Barker JU, et al: Anatomy and dimensions of the gluteus medius tendon insertion. Arthroscopy 24:130, 2008.

115. Soderberg GL, Dostal WF: Electromyographic study of three parts of the gluteus medius muscle during functional activities. Phys Ther 58:691, 1978.

116. Walters J, Solomons M, Davies J: Gluteus minimus: observations on its insertion. Journal of anatomy. 2001;198(2):239–242.

117. Beck M, Sledge JB, Gautier E, Dora CF, Ganz R: The anatomy and function of the gluteus minimus muscle. Bone & Joint Journal. 2000;82(3):358–363.

118. Gottschalk F, Kourosh S, Leveau B: The functional anatomy of tensor fasciae latae and gluteus medius and minimus. Journal of anatomy. 1989;166:179.

119. Jensen R, Smidt G, Johnston R: A technique for obtaining measurements of force generated by hip muscles. Arch Phys Med Rehabil 52:207, 1971.

120. Olson VL, Smidt G, Johnston R: The maximum torque generated by the eccentric, isometric, and concentric contractions of the hip abductor muscles. Phys Ther 52:149, 1972.

121. Murray M, Sepic S: Maximum isometric torque of hip abductor and adductor muscles. Phys Ther 48:1327, 1968.

122. Amaro A, Amado F, Duarte J, et al: Gluteus medius muscle atrophy is related to contralateral and ipsilateral hip joint osteoarthritis. Int J Sports Med 28:1035, 2007.

123. Arokoski MH, Arokoski JP, Haara M, et al: Hip muscle strength and muscle cross sectional area in men with and without hip osteoarthritis. J Rheumatol 29:2185, 2002.

124. Cowan SM, Crossley KM, Bennell KL: Altered hip and trunk muscle function in individuals with patellofemoral pain. Br J Sports Med 43:584, 2009.

125. Williams BS, Cohen SP: Greater trochanteric pain syndrome: A review of anatomy, diagnosis and treatment. Anesthesia Anal 108:1662, 2009.

126. Haliloglu N, Inceoglu D, Sahin G: Assessment of peritrochanteric high T2 signal depending on the age and gender of the patients. Eur JRadiol 75:64, 2010.

127. Fabrocini B, Mercaldo N: A comparison between the rotator cuffs of the

shoulder and hip. Strength Con J 25:63, 2003.

128. Nordin M, Frankel VH: Basic biomechanics of the musculoskeletal system. Philadelphia: Lippincott Williams & Wilkins, 2001.

129. Bergmann G, Graichen F, Rohlmann A, Linke H: Hip joint forces during load carrying. Clin Orthop Rel Res 335:190–201.

130. LeVeau BF, Williams M: Williams & Lissner's biomechanics of human motion. Philadelphia: WB Saunders company, 1992.

131. Davy D, Kotzar G, Brown R, et al: Telemetric force measurements across the hip after total arthroplasty. J Bone Joint Surg Am 70:45, 1988.

132. Anderson FC, Pandy MG: Static and dynamic optimization solutions for gait are practically equivalent. J Biomech 34:153, 2001.

133. Fraysse F, Dumas R, Cheze L, et al: Comparison of global and joint-to-joint methods for estimating the hip joint load and the muscle forces during walking. J Biomech 42:2357,.

134. Lenaerts G, Bartels W, Gelaude F, et al: Subject-specific hip geometry and hip joint centre location affects calculated contact forces at the hip during gait. J Biomech. 42:1246, 2009.

135. Blount WP: Don't throw away the cane. J Bone Joint Surg Am 38:695, 1956.

136. Krebs DE, Robbins CE, Lavine L, et al: Hip biomechanics during gait. J Orthop Sports Phys Ther 28:51, 1998.

137. Beck M, Kalhor M, Leunig M, et al: Hip morphology influences the pattern of damage to the acetabular cartilage: Femoroacetabular impingement as a cause of early osteoarthritis of the hip. The J Bone Joint Surg Br 87:1012, 2005.

138. Ito K, Leunig M, Ganz R: Histopathologic features of the acetabular labrum in femoroacetabular impingement. Clin Orthop Rel Res 429:262, 2004

139. Guevara CJ, Pietrobon R, Carothers JT, et al: Comprehensive morphologic evaluation of the hip in patients with symptomatic labral tear. Clin Orthop Rel Res 453:277, 453

140. Kassarjian A, Brisson M, Palmer WE: Femoroacetabular impingement. Eur JRadiol 63:29, 2007.

141. Jaberi FM, Parvizi J: Hip pain in young adults: Femoroacetabular impingement. J Arthroplasty 22:37, 2007.

142. Burnett RS, Della Rocca GJ, Prather H, et al: Clinical presentation of patients with tears of the acetabular labrum. J Bone Joint Surg Am88:1448, 2006.

143. Crawford MJ, Dy CJ, Alexander JW, et al: The 2007 Frank Stinchfield Award: The biomechanics of the hip labrum and the stability of the hip. Clin Orthop Rel Res 465:16, 2007.

144. Ganz R, Leunig M, Leunig-Ganz K, Harris WH: The etiology of osteoarthritis of the hip. Clin Orthop Rel Res 466:264, 2008.

145. Berenbaum F: Osteoarthritis as an inflammatory disease (osteoarthritis is not osteoarthrosis!). Osteoarthritis Cartilage 21:16, 2013.

146. Cross M, Smith E, Hoy D, et al: The global burden of hip and knee osteoarthritis: Estimates from the global burden of disease 2010 study. Ann Rheum Dis 73:1323, 2014.

147. Guillemin F, Rat A, Mazieres B, et al: Prevalence of symptomatic hip and knee osteoarthritis: A two-phase population-based survey. Osteoarthritis Cartilage 19:1314, 2011.

148. Juhakoski R, Heliövaara M, Impivaara O, et al: Risk factors for the development of hip osteoarthritis: A population-based prospective study. Rheumatology 48:83, 2009.

149. Hunter DJ, Wilson DR: Role of alignment and biomechanics in osteoarthritis and implications for imaging. Radiol Clin North Am 47:553, 2009.

150. McCarthy JC, Lee J-A: Arthroscopic intervention in early hip disease. Clin Orthop Rel Res 429:157, 2004.

151. Nötzli H, Wyss T, Stoecklin C, et al: The contour of the femoral head-neck junction as a predictor for the risk of anterior impingement. Bone Joint J 84:556, 2002.

152. Pogrund H, Bloom R, Mogle P: The normal width of the adult hip joint: The relationship to age, sex, and obesity. Skeletal Radiol 10:10, 1983.

153. Lane N, Hochberg M, Pressman A, et al: Recreational physical activity and the risk of osteoarthritis of the hip in elderly women. J Rheumatol 26:849, 1999.

154. Panush RS, Brown DG: Exercise and arthritis. Sports Med 4:54, 1987.

155. Hirata S, Ono R, Yamada M, et al: Ambulatory physical activity, disease severity, and employment status in adult women with osteoarthritis of the hip. J Rheumatol 33:939, 2006.

156. Rosemann T, Kuehlein T, Laux G, et al: Factors associated with physical activity of patients with osteoarthritis of the lower limb. J Eval Clin Pract 14:288, 2008.

157. Bullough P, Goodfellow J, O'Connor J: The relationship between degenerative changes and load-bearing in the human hip. J Bone Joint Surg Br. 55:746, 1973.

158. Tarasevicius S, Kesteris U, Gelmanas A, et al: Intracapsular pressure and elasticity of the hip joint capsule in osteoarthritis. J Arthroplasty 22:596, 2007.

159. Thomas CDL, Mayhew PM, Power J, et al: Femoral neck trabecular bone: Loss with aging and role in preventing fracture. J Bone Miner Res 24:1808, 2009.

160. Bergen G, Chen LH, Warner M, Statistics NCfH: *Injury in the United States: 2007 chartbook*. US Department of Health and Human Services, Centers for Disease Control and Prevention, National Center for Health Statistics, 2008.

161. Lewinnek GE, Kelsey J, White AA III, Kreiger NJ: The significance and a comparative analysis of the epidemiology of hip fractures. Clin Orthop Rel Res 152:35, 1980.

162. Kelsey JL: The epidemiology of diseases of the hip: A review of the literature. Int J Epidemiol 6:269, 1977.

163. Cummings SR, Nevitt MC: A hypothesis: The causes of hip fractures. J Gerontology 44:M107, 1989.

164. Lindsey C, Brownbill RA, Bohannon RA, Ilich JZ: Association of physical performance measures with bone mineral density in postmenopausal women. Arch Phys Med Rehabil 86:1102, 2005.

165. Dargent-Molina P: Risk factors and prevention of fractures in the elderly. Curr Opin Rheumatol 10:357, 1998.

166. Rogmark C, Johnell O: Orthopaedic treatment of displaced femoral neck fractures in elderly patients. Disabil Rehabil 27:1143, 2005.

167. Li L, Zhang L, Zhao Q, et al: Measurement of acetabular anteversion in developmental dysplasia of the hip in children by two- and three-dimensional computed tomography. J Int Med Res 37:567, 2009.

168. Tidermark J: Quality of life and femoral neck fractures. Acta Orthop Scand 74:1, 2002.

169. Groh MM, Herrera J: A comprehensive review of hip labral tears. Curr Rev Musculoskelet Med 2:105, 2002.

170. Philippon M, Briggs K, Yen Y-M, et al: Outcomes following hip arthroscopy for femoroacetabular impingement with associated chondrolabral dysfunction minimum two-year follow-up. J Bone Joint Surg Br 91:16, 2009.

171. Mithoefer K, McAdams TR, Scopp JM, et al: Emerging options for treatment of articular cartilage injury in the athlete. Clin Sports Med 28:25, 2009.

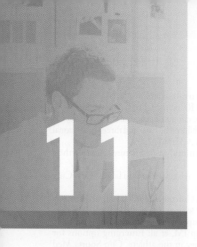

第 11 章　膝关节

Elizabeth Wellsandt, PT, DPT, PhD, OCS; David S. Logerstedt, PT, PhD, MPT, MA; Lynn Snyder-Mackler, PT, ATC ScD, SCS, FAPTA

章节大纲

解剖概览

膝关节的肌肉运动		
表格关键词：主动肌　协同肌		
矢状面	**屈曲**	**伸展**
	半膜肌	股外侧肌
	半腱肌	股内侧肌
	股二头肌（长头和短头）	股中间肌
	缝匠肌	股直肌
	股薄肌	
	腘肌	
	腓肠肌	
水平面	**旋内**	**旋外**
	腘肌	股二头肌
	半膜肌	
	半腱肌	
	缝匠肌	
	股薄肌	

解剖概览

膝关节肌肉附着点		
肌肉	近端附着点	远端附着点
股直肌	髂前下棘和髂骨上部到髋臼	经髌韧带至胫骨粗隆
股外侧肌	大转子和股骨粗线的外侧缘	经髌韧带至胫骨粗隆
股内侧肌	转子间线和股骨粗线的内侧缘	经髌韧带至胫骨粗隆
股中间肌	股骨干的前、外侧表面	经髌韧带至胫骨粗隆
缝匠肌	髂前上棘和髂前上棘切迹下方的上部	胫骨内侧面上部
股薄肌	耻骨体和耻骨下支	胫骨内表面上缘
阔筋膜张肌	髂前上棘和髂嵴前部	经髂胫束附着于胫骨外侧髁
半腱肌	坐骨结节	胫骨上段的内侧
半膜肌	坐骨结节	胫骨内侧髁后侧；反折附着形成腘斜韧带（至股骨外侧髁）
股二头肌	长头：坐骨结节 短头：股骨粗线和外侧髁上线	腓骨头外侧
腓肠肌	外侧头：股骨外侧髁的外侧 内侧头：股骨腘面；内侧髁上方	经跟腱至跟骨后表面
腘肌	股骨外侧髁和外侧半月板的外侧	胫骨后侧，比目鱼肌线上部

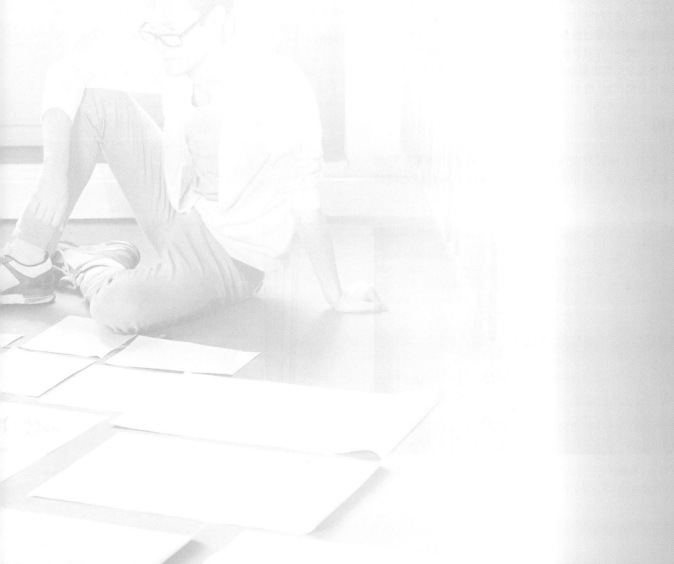

概述

　　膝关节复合体是人类在体育活动中最容易受伤的关节之一[1]。众多韧带附着结构伴随肌肉穿过膝关节，使得膝关节的结构变得极为复杂。这种解剖结构的复杂性允许膝关节复合体在其所需的稳定性和灵活性之间进行精细的相互作用。在静态直立姿势中，膝关节与髋关节、踝关节和足部关节协同工作，以支撑身体重量。在动态情况下，膝关节复合体负责在各种常规和困难运动中移动和支撑身体。膝关节的复杂结构和多种功能反映了它在完成许多人体运动所需的稳定性和灵活性方面的主要作用。

　　膝关节复合体由位于单个关节囊内的两个不同关节组成：胫股关节和髌股关节。**胫股关节**是股骨远端和胫骨近端之间的关节。**髌股关节**是股骨远端和髌骨后部之间的关节。尽管髌骨增强了胫股关节机械效率，但髌股关节的特征、反应和面临的挑战与胫股关节截然不同，需要在本章中另行关注。此外，尽管上胫腓关节位于邻近位置，但由于它不包含在膝关节囊内，因此不视为膝关节复合体的一部分。因为它在功能上与踝关节相关，所以将在第 12 章中讨论。

胫股关节结构与功能

　　胫股关节或膝关节是具有三个角度（旋转）自由度的双髁状关节。沿着股骨远端上髁内外侧的（冠状）轴在矢状面上屈曲和伸展，围绕穿过胫骨内侧髁的纵轴在横截面上内侧 / 外侧（内 / 外）旋转，在冠状面上围绕（矢状）轴外展和内收[2-4]。双髁状膝关节由其内侧和外侧关节面定义而来，也称为膝关节的**内侧和外侧间室**（**图 11-1**）。

结构

　　充分了解胫股关节的常见功能和功能障碍需要仔细检查其关节面、韧带和肌腱结构，同时了解它们之间的关系。

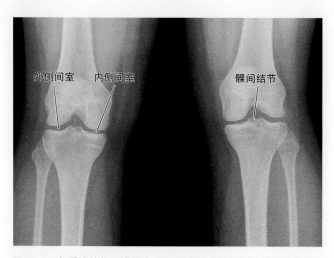

图 11-1　负重膝关节 X 线照片，显示胫股内侧和外侧膝关节间室。内侧和外侧间室由髁间结节在中央分隔

股骨

　　膝关节的近端关节面由股骨远端的内侧髁和外侧髁组成（**图 11-2**）。内侧髁比外侧髁大，曲率半径也更大[5]。如果股骨轴垂直对齐，那么较长的内侧髁会比外侧髁向远端延伸得更远。然而，由于股骨干的自然倾斜角，股骨髁的远端两侧基本上保持水平。

　　在矢状面，髁突呈凸形，后部曲率半径较小（**图 11-3**）[3,6]。在冠状面，股骨远端整体曲率很小，而内侧和外侧髁分别呈现轻微的正面凸面。在股骨内侧髁和外侧髁之间也存在着重要的尺寸和位置差异。例如，股骨外侧髁相对于股骨内侧髁前移更多[7]。股骨外侧髁在胫骨关节面上的前后距离比内侧

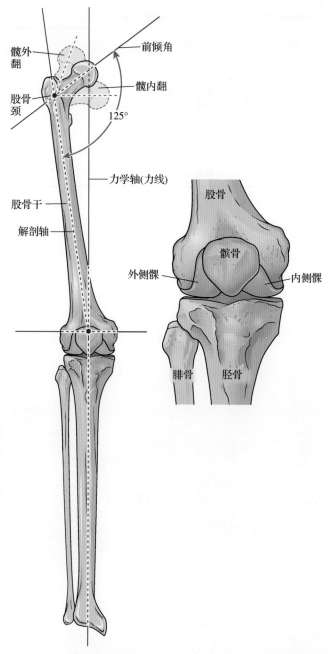

图 11-2　由于股骨干的倾斜，更突出的股骨内侧髁与外侧股骨髁水平对齐

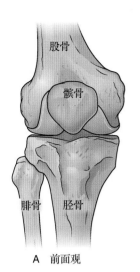
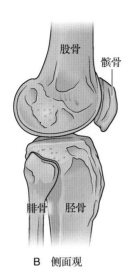
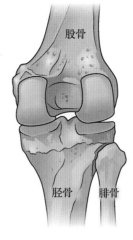

A　前面观　　　　　B　侧面观　　　　　C　后面观

图 11-3　A. 从前面观察,胫股关节的内侧和外侧间室可以通过其轻微的股骨凹陷来观察到。B. 在胫股关节的侧面观中,可以看出髁突的前后凸面并非呈一致的球形,其后部曲率半径较小。胫骨平台向后突出胫骨干,向后倾斜 7°～10°。C. 从后面观察,股骨髁的大小很容易区分

髁的短,而股骨外侧髁的这种前移则与这种结构情况相一致(图 11-4)。从下方观察股骨时,可以看出髁突前后大小的差异(图 11-4 上图)。虽然股骨外侧髁初看似乎较长,但当排除髌股关节表面时,股骨内侧胫骨表面明显比外侧髁向前延伸得更远。两个髁的大部分由髁间切迹从下方分开,但在前方由股骨滑车沟、髌骨沟或髌骨表面的不对称浅槽连接(见图 11-2B 和 11-4)。

胫骨

　　股骨髁的骨突位于相对平坦的胫骨髁上,不对称的内侧和外侧胫骨髁和平台构成胫股关节的远端关节面(图 11-4,下图)。然而,外侧胫骨关节软骨比内侧胫骨平台的关节软骨厚[6,8,9]。胫骨近端比胫骨干粗大,因此,其从后方凸出于胫骨干(见图 11-3)。突出的胫骨平台约为 7°～10° 的向后斜坡,这有助于胫股关节的屈曲[6,7]。胫骨内侧髁和外侧髁被中间粗糙区域和叫做"髁间结节"的两个骨突分开(见图 11-1 和 11-2B)。当膝关节处于伸展位时,结节刚好卡在股骨髁间切迹之中。胫骨平台大部分平坦,边缘稍有凸出前后缘,并与凸出的股骨髁结合形成一种不稳定的骨结构[3]。由于胫股关节缺乏骨稳定性,因此需要关节辅助结构(半月板)来改善关节一致性。

胫股关节对位与负重应力

　　如前所述,股骨的解剖(纵向)轴是倾斜的,它朝内下方由近端指向远端;胫骨纵轴几乎垂直(图 11-5)。因此,当膝关节处于 180°～185° 时,股骨和胫骨纵轴通常在内侧形成一个角度。也就是说,股骨与垂线有最多 5° 的垂直偏差,从而产生轻微的生理(正常)膝关节外翻角(图 11-5A)[10]。如果内侧胫股关节角大于 185°,这种异常情况称为膝外翻("内扣膝")(图 11-5B)。如果内侧胫股关节角小于或等于 175°,由此产生的异常称为膝内翻("弓形腿";图 11-5C)。两种情况都会改变膝关节内侧和外侧间室的压应力和拉应力。

　　由于膝关节冠状面对中不良与膝骨关节炎的发生和进展密切相关,因此其具有显著的临床意义[11,12]。膝关节对中不良的影响可以通过测量下肢的力线或负重线来作为胫股关节对位

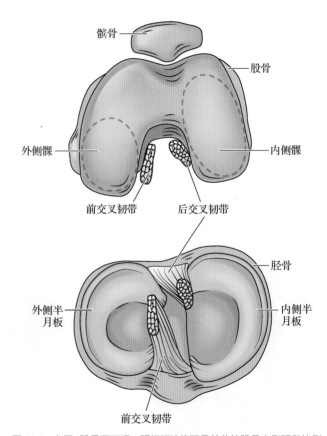

图 11-4　上图:股骨下面观。髁间切迹将胫骨关节的股骨内侧髁和外侧髁分隔。髌骨关节面的外侧和内侧关节由股骨滑车沟分隔。下图:胫骨平台上面观。髁间嵴将胫骨平台一分为二

线。负重线可以根据下肢长腿 X 线片计算得出,可用从下肢向上传导的地面反作用力来简化。负重线为从跟骨中部到股骨头的连线(图 11-5A-C)[13]。在膝关节的中立对齐位中,负重线将穿过膝关节的中心,内侧间室和外侧间室之间平均分配负载。

　　在膝外翻的情况下,负重线偏移到外侧间室,与中线对齐的膝关节相比,这增加了侧向压缩应力(图 11-5B)。在膝内翻的情况中,负重线向内侧移动,并进一步增加了内侧髁的压力。膝外翻或膝内翻会分别造成外侧或内侧关节软骨的持

续超负荷,这可能造成关节软骨损伤,并导致膝关节冠状面松弛[14,15]。膝内翻进一步导致内侧间室骨关节炎,由于内侧间室的关节软骨变窄,关节内侧的韧带和关节囊结构的附着部位逐渐接近,从而产生相应的内侧关节松弛("假性松弛")[16]。

双侧和单侧站立时膝关节承受的负重压力会有所不同

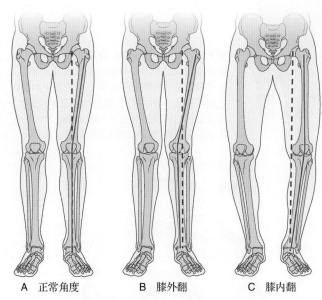

A　正常角度　　　B　膝外翻　　　C　膝内翻

图 11-5 A. 股骨和胫骨的解剖轴导致正常生理外翻角度约为 185°。B. 胫股关节角度的增加会导致膝关节外翻或 "内扣膝"。胫股关节外侧的压应力增加。C. 胫股关节角度的减小导致膝内翻或 "弓形腿",内侧的压应力增加

(图 11-6)。在双侧站立时,膝关节上的负重应力在具有正中力线的内侧和外侧髁(内侧和外侧间室)之间均匀分布(图 11-6A)[17]。但是,如果采用单侧站立或向关节施加动态力时,则会改变隔间荷载。在单侧站姿中(例如,在步态的站立阶段),重心的支撑面积减小,负重线向内侧间室偏移(图 11-6B)。这增加了内侧间室的压力,同时减少了外侧间室的压力[18]。虽然内侧间室通常比外侧间室承受更大的关节压力,但内侧间室较大的关节面有助于维持的相应关节应力水平。

技术的进步允许我们直接或者间接的检测膝关节内侧和外侧间室的机械负荷。通过安装用于全膝关节置换术的假体来测量活体膝关节负荷特性。这种直接测量表明,与外侧间室相比,大多数日常生活活动中内侧间室承受更大的负荷,这可能与内侧间室骨关节炎的发生率较外侧更高相对应[19,20]。其他侵入性较小的方法也可以估算膝关节内的压缩负荷。具体来说,可以通过嵌入测力板的跑道来测量通过腿部的外力,使研究人员能够测量在正常的日常和体育活动(例如,步行、跑步、跳跃;图 11-6B)中地面的反作用力。这些外力可代替作为膝关节产生的内力,并可用于计算关节的扭矩(力矩)。例如,如果地面反作用力从内侧指向膝关节中心,则会在膝关节周围产生一个外部的内收力矩,从而使膝关节旋转到更大的内翻(内收)角度。因此,在步态和其他日常生活活动中,膝关节内收力矩的大小通常用作内侧间室负荷的替代指标[21]。这一点很重要,因为较高的膝关节内收力矩与膝关节内侧骨关节炎的存在呈高度相关性[22]。

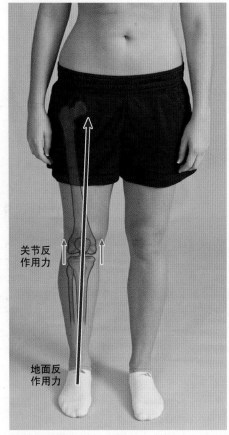

关节反作用力

地面反作用力

A

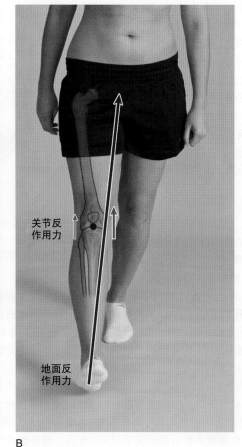

关节反作用力

地面反作用力

B

图 11-6 A. 下肢的机械轴(承重线)从髋关节中心到踝关节中心,在中立对齐的肢体中,产生的负重力在膝关节内侧和外侧髁之间平均分布。B. 在动态活动中,如步态,力线从膝关节中心向内侧偏移。这种偏移增加了内侧的压应力

矫形外科医生在处理膝关节冠状面对中不良和单侧间室骨关节炎时，可能会进行胫骨高位截骨术来对关节进行重新对中[23]。这项手术通过将负重力线移向相对未受影响的胫股关节间室，以此来减少受损、疼痛的胫股关节间室的压力[24]。当需要手术修复结构来减少负荷时，高位胫骨截骨术也会与半月板和关节软骨手术结合使用[23]。对于明显的膝内翻或膝外翻，手术会在胫骨（有时在股骨）制造外科骨折，以将肢体重新调整到更中立的位置。其他创伤较少方法包括外侧 / 内侧足跟垫、膝关节支架（所谓的卸力支架）对减少受累间室的压力也会有所帮助。

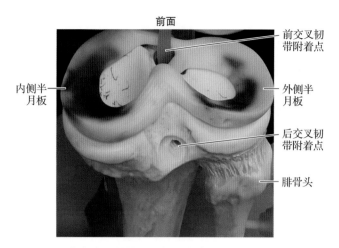

图 11-7　带有半月板的胫骨的后上方视图。半月板的楔形很明显，紫色强调半月板如何加深和塑造胫骨关节面以容纳股骨髁

半月板

内侧和**外侧半月板**将凸状的胫骨平台转化为与股骨髁契合的凹面，这改善了胫股关节的相对不协调（**图 11-7**）。除了增强关节一致性外，这些关节附属结构在传递和分配负重负荷、减少胫骨和股骨之间的摩擦、提供减震和增强关节稳定性方面也起着重要作用[25]。半月板为半圆形的纤维软骨盘。内侧半月板为 C 形，外侧为五分之四的圆形[26]。半月板在胫股关节内，位于胫骨髁的顶部，覆盖了胫骨平台关节面的二分之一到三分之二（**图 11-8**）[27]。两侧半月板的开口都朝向髁间结节，外围较厚，中央较薄。外侧半月板覆盖外侧胫骨平台的比例大于内侧半月板覆盖关节面的比例[28]。由于内侧关节面更大的暴露面，在日常活动中，未被半月板覆盖的内侧胫骨平台的关节软骨比外侧平台的关节软骨承载更大的负荷，使其更容易损伤[29]。

半月板纤维的圆周排列允许轴向载荷沿径向分散，从而减少股骨和胫骨透明关节软骨的磨损[30]。通过膝关节 50%~70% 的负荷由半月板承担，这是相当大的，因为在步行和爬楼梯期间，膝关节内的压力可能达到体重的 1 至 4 倍；在跑步期间可能达到体重的 3 至 4 倍；在跳跃和落地时，是体重的 7 到 8 倍[26, 31-35]。这些负荷可能会进一步受到关节冠状面排列不良的影响。例如，膝内翻程度越大，内侧半月板受到的压应力就越大。

半月板附着点

半月板在胫骨平台上的运动受到周围结构多个附着点的限制。内侧半月板比外侧半月板有更多的韧带和囊性限制，导致它在平移运动中更容易受限[36]。而内侧半月板这种灵活性相对缺乏可能导致它更高的损伤发生率[28, 37]。

半月板的前端和后端分别称为**前角**和**后角**，两个角都牢固地附着在胫骨上[36, 38]。半月板在前方通过**横韧带**相互连接（**图 11-8**）[27, 28]。两个半月板通过前方关节囊增厚形成的**髌骨 - 半月板韧带**直接或间接连接到髌骨[39]。半月板外围通过由来自膝关节囊纤维组成的冠状韧带连接到胫骨髁。内侧半月板通过从股骨延伸至胫骨的关节囊增厚部分牢固地附着于内侧关节囊，这个连结称为**内侧副韧带**的深部。这种与内侧副韧带

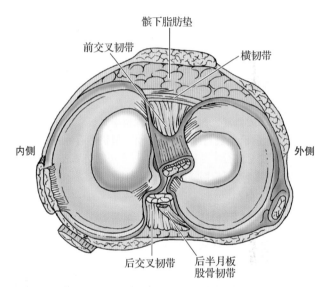

图 11-8　半月板的结构。半月板的上面观显示了两个半月板在大小和结构上的差异，内侧半月板呈 C 形，外侧半月板呈几乎完整的环形或圆形。此外还显示了前交叉韧带和后交叉韧带在胫骨平台上的附着位置

的连接方式也导致了内侧半月板的运动受限[36]。内侧半月板的前角和后角分别与**前交叉韧带**和**后交叉韧带**相连。**半膜肌**通过囊性连接与内侧半月板相连[40]。

外侧半月板的前角和前交叉韧带在胫骨上的附着点相同[41]。外侧半月板在后方通过**半月板股骨韧带**连接到后交叉韧带和股骨内侧髁（**图 11-8** 和 11-9）[42, 43]。腘肌肌腱与外侧半月板连接，与半膜肌肌腱和内侧半月板的连接方式大致相同[27, 43]。腘肌肌腱的附着有助于限制或控制外侧半月板的运动[44]。

半月板的作用

半月板的牢固附着可防止它在胫股关节受压时被挤出，同时也使半月板和股骨之间有更大的接触面积。如果股骨髁直接位于相对平坦的胫骨平台上，那么骨面之间只存在很小的接触面积。有了半月板的加入，胫股关节的接触面积增加，关节应力（单位面积的力）也会降低（**图 11-10**）[26]。切除部分或全

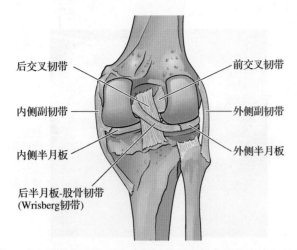

图 11-9 内侧半月板附着于内侧副韧带、前交叉韧带和后交叉韧带。外侧半月板也附着在前后交叉韧带上（关节囊已被移除以便于观察）。注意外侧副韧带没有与半月板附着

部半月板（半月板切除术）后，胫股关节的接触面积减少，这会使关节应力增加，并可能导致关节软骨损伤和胫股关节内的其他退行性改变。切除半月板会使股骨上的关节软骨应力增加近一倍，胫骨平台的应力增加六到七倍[45]。因此，半月板撕裂后很少会进行全半月板切除术。取而代之的是通过清创术（去除受损组织）或修复，并尽可能多地保留半月板[46]。有些年轻患者因为之前已经进行了半月板手术，但仍然存在持续性疼痛，此时可能会进行半月板移植。尽管短期结果表明可改善功能和缓解疼痛，但长期临床结果有限且多变[47-50]。

病例应用 11-1

Tina 是一名 43 岁的女性，主诉活动增加会导致膝关节疼痛，疼痛主要发生在右膝内部及其周围（疼痛评分为 2/10），当她打网球和上下楼梯时，疼痛会加剧（疼痛评分最差为 8/10）。沿着胫股关节线内侧，她有可触及的疼痛；另根据她的主观描述，疼痛位于膝关节内部深层。目前，她无法慢跑、打网球，步行超过 1 英里就会感到不适。Tina 的病史包括在 24 岁时右膝内侧半月板撕裂，并进行了部分内侧半月板部分切除术。临床测试显示：她的右膝关节松弛，外翻应力测试在活动范围末端时没有疼痛，胫股关节活动范围（ROM）完整，右侧股四头肌力量是左侧的 80%。右肢负重 X 线片显示膝内翻，右侧胫股关节内侧关节间隙中度狭窄。你认为是什么结构异常导致了她的右膝功能受限和疼痛？

Tina 以前有内侧半月板损伤和关节间隙狭窄的病史，这使她的膝盖很容易产生静态对中不良[51]。根据她的影像学检查，她的膝内翻可能会改变关节间室应力的分布，这会在日常生活活动中增加通过内侧间室的压力，最后导致关节软骨退化和关节间隙变窄。而这些都显示在她的 X 光片上。由于膝内翻引起的内侧间室压力较大，Tina 在初次手术中切除了部分内侧半月板，这更不利于膝关节压力的均衡分布。内侧半月板部分切除会减少内侧胫股关节腔内的接触面积，压力在更小的接触面积集中在一起，

产生了更高的关节应力，这些都增加了关节内软骨退行性性变的可能性。此外，Tina 的股四头肌无力和膝关节松弛也可能受到膝关节对中不良的影响[52]。这一系列的代偿都会增加对内侧间室的刺激，并可能部分解释了她膝关节内侧疼痛的原因。

半月板营养与神经支配

半月板的愈合能力、半月板的损伤位置，以及患者的年龄和健康状况都会影响损伤后的治疗恢复方案。在刚出生的第一年，整个半月板体部都有血管穿行。一旦开始负重，血供开始减少，直到只有外缘的 25%～33% 被关节囊和滑膜的毛细血管所分布[53]。50 岁之后，只有半月板体部的外缘存在血供[53]。因此，外缘部分可通过毛细血管获得营养，而中央部分必须依靠滑液扩散[25, 37]。液体扩散的营养过程需要通过负重或肌肉收缩来间歇性地对半月板加压[53]。在长时间非负重状态或固定期间，半月板可能无法获得足够的营养。此外，半月板中央部分无血管的特性更是降低了损伤后愈合的可能性[54]。成年后，只有半月板周围血管化区域能够在撕裂后产生炎症、修复和重塑。因此，只有当损伤只发生在半月板的外缘时，半月板才可能进行修复[46]。

半月板的外角和周围血管化部分被自由神经末梢（伤害感受器）和三种不同的机械感受器[鲁菲尼（Ruffini）小体、帕西尼（Pacini）小体和高尔基腱器]支配，而中央部分无神经[25, 53]。半月板外周存在伤害感受器也解释了如果损伤位于外缘，患者在半月板撕裂后会感受到疼痛[55]。由于半月板内的机械感受器损伤，半月板损伤后可能存在本体感觉缺失。

关节囊

尽管半月板提供了额外的支撑，但膝关节在很大程度上依

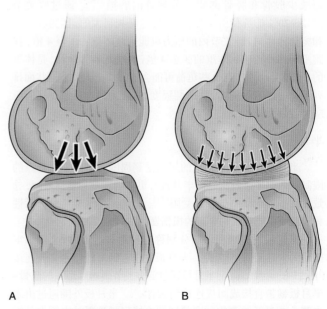

图 11-10 A. 如果股骨髁直接位于平坦的胫骨平台上，由于接触面积有限，应力（单位面积的力）会较高。B. 楔形半月板增加了关节接触面积，降低了骨表面之间的应力

赖于周围的关节结构来维持关节稳定。稳定性和灵活性之间的微妙平衡随着膝关节从完全伸展到弯曲的变化而变化。在膝关节完全伸展时,骨的一致性和韧带的整体紧绷度最大,关节处于稳定状态。在中度屈曲时,关节周围被动结构往往变得松弛,关节的相对骨性不一致允许膝关节内部更大的前后平移以及下方胫骨的旋转[56]。

胫股关节和髌股关节被一个单独的大关节囊包裹,它主要由浅层纤维层和较薄、较深的滑膜组成。一般来说,关节囊的外层纤维牢固附着在股骨的下部和胫骨上部[57]。关节囊的后部近端附着在股骨髁和髁间切迹的后缘,远端附着在胫骨后髁[58]。关节囊的前缘由股四头肌肌腱、髌骨和髌腱组成。关节囊的前内侧和前外侧部分通常分别称为**内侧和外侧髌骨支持带**,或一起称为**伸肌支持带**[59]。关节囊韧带从内侧、外侧和后部加固关节囊,这将在后面详细讨论。

膝关节囊及其相关韧带在限制关节过度运动以维持关节完整性和正常功能方面至关重要。尽管肌肉在稳定中起着明显的主导作用(我们将在本章后面详细地讨论),但在膝关节囊和韧带断裂的情况下,单靠肌肉主动力量很难稳定关节。除了稳定关节外,关节囊还起着重要的感知和本体感觉作用。关节囊受伤害感受器以及鲁菲尼小体、帕西尼小体支配。这些机械感受器能通过肌肉反射来促进膝关节的稳定。此外,关节囊紧致密闭的环境可以将润滑液保持在关节间隙内[57]。

关节囊滑膜层

膝关节囊的内层大部分由滑膜组成[60,61]。滑膜组织的作用是分泌和吸收滑液,对关节进行润滑,并为无血管结构(例如部分半月板)提供营养[62]。关节囊的滑膜衬里非常复杂,是人体最广泛、最累及的部位之一(图 11-11)。在后侧,滑膜脱离纤维关节囊的内壁,在股骨髁之间向前内陷,并附着在前交叉韧带和后交叉韧带的前部和侧面[61,63,64]。因此,前交叉韧带和后交叉韧带均位于纤维囊内(囊内),但位于滑膜鞘外(滑膜外)[61,63,64]。在后外侧,滑膜内衬位于腘肌和股骨外侧髁之间,而后内侧可能在半膜肌腱、腓肠肌内侧头和股骨内侧髁之间内陷。复杂的滑膜褶使纤维囊内的几个脂肪垫包于囊内但位于滑膜外,类似于交叉韧带[65]。髌上脂肪垫的前部和后部分别位于股四头肌腱后方和股骨远端骨骺前方。**髌下脂肪垫(Hoffa 脂肪垫)** 位于髌腱的深处(见图 11-8)。

膝关节滑膜的形成发生在胚胎发育的早期,它把内侧和外侧关节面分开成单独的关节腔[66,67]。到妊娠期第 12 周时,滑膜中隔在一定程度上被吸收,形成单一关节腔,但保留股骨髁之间滑膜的后内陷。若滑膜不能被完全吸收,可导致某些特定区域的持续皱褶,这些褶称为**髌骨皱襞**[67]。对于髌骨来说,有四个潜在的位置可能存在皱襞:下方(髌下皱襞)、上方(髌上皱襞)、内侧(髌内侧皱襞)和外侧(髌外侧皱襞)[66,67]。虽然髌下皱襞最常见,髌外侧皱襞最不常见,但这些皱襞的大小、形状和多少都因个体而异[66]。滑膜皱襞通常是松弛、柔韧、有弹性的纤维结缔组织,随着膝关节的弯曲和伸展,很容易在股骨髁上来回移动[68]。有时皱襞可能会受到刺激并发炎,可导致疼痛、渗出以及关节结构和功能的改变,称为滑膜皱襞综合征[68]。

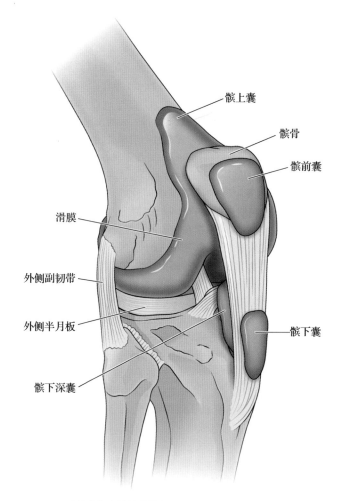

图 11-11　膝关节复合体的前外侧视图(除去关节囊的纤维外层)显示了膝关节囊滑膜层和相关滑囊的复杂构成

标注:髌上囊、髌骨、髌前囊、滑膜、外侧副韧带、外侧半月板、髌下深囊、髌下囊

拓展概念 11-2
髌骨皱襞

髌下皱襞,也称**黏膜韧带**,是膝关节最常见的皱襞。它起于股骨髁间区域,平行于前交叉韧带的前缘,穿过髌下脂肪垫(Hoffa 脂肪垫),并在远端附着于髌骨下缘[67]。髌上皱襞通常位于髌骨上方,由股四头肌腱的下表面形成,通常延伸至远端股骨干前侧的髌上滑膜[67]。尽管它位于髌骨上方,但上皱襞很少在髌骨和股骨之间受到撞击[68]。相比之下,内侧皱襞常被认为是疼痛的来源,尽管其发现概率(仅在 25%～30% 的膝关节存在)低于上皱襞或下皱襞(见于 50%～65% 的膝关节中)[67,68]。内侧皱襞起于伸肌支持带内侧壁的滑膜,平行于髌骨内侧边缘,附着于髌下脂肪垫的滑膜,有时附着于下皱襞[67,68]。因为内侧皱襞附着在滑膜内层结构上,运动会改变皱襞大小和方向,所以膝关节内侧皱襞的不适往往发生在运动期间[67]。例如,通常来说膝关节在屈曲约 30°～50° 时,在髌骨内侧和股骨内侧髁之间薄而有弹性的内侧皱襞可能受到撞击而导致皱襞组织发炎和增厚[67]。滑膜发炎所引起的强烈疼痛,缘于其含有丰富的帕西尼小体和游离神经末梢[60]。

关节囊纤维层

纤维关节囊位于膝关节滑膜表面,为关节提供被动支撑。根据位置的不同,纤维关节囊由两层或三层组成。多个囊膜增厚(或囊性韧带)以及囊内和囊外韧带,为有不一致性的膝关节提供额外的结构支撑。

膝关节囊的前部称为伸肌支持带。表面由筋膜层组成,覆盖远端**股四头肌**并向下延伸。在这一层深处,前囊由内侧和外侧支持带组成,一系列横向和纵向纤维带将髌骨连接到膝关节内侧和外侧结构的周围(**图 11-12**)[59]。内侧支持带中最厚的是**内侧髌股韧带**[69]。其纤维呈横向分布,从股骨的内收肌结节向前延伸,与股内侧肌的远端纤维混合,最终止于髌骨的内侧缘[69,70]。髌股内侧韧带在临床上是维持髌骨在股骨滑车沟内的重要稳定装置,它在髌骨外侧半脱位或脱位时可能断裂[71]。与内侧支持带相比,外侧支持带由较少的离散纤维组成[59]。外侧支持带中的横向纤维称为**外侧髌股韧带**,从髂胫束到髌骨外侧缘[72]。其余的支持带包括斜向的**内侧髌半月板韧带、外侧髌半月板韧带**以及纵向**内侧和外侧髌胫韧带**(**图 11-12**)[59,72]。

关节囊的内侧部分由内侧副韧带的深部和浅部组成。内侧关节囊的浅层与前面所覆盖的股内侧肌和后面所覆盖的**缝匠肌**的筋膜层混合在一起[73]。外侧关节囊的表面由髂胫束和厚实的**阔筋膜**加强[74]。关节囊后内侧由后**斜韧带**加强,后外侧由**弓状韧带**加强(**图 11-13**)[69,73,75,76]。

韧带

有大量文献研究各个膝关节韧带的作用,反映了这些韧带对膝关节保持稳定的重要性以及因损伤导致关节功能紊乱的

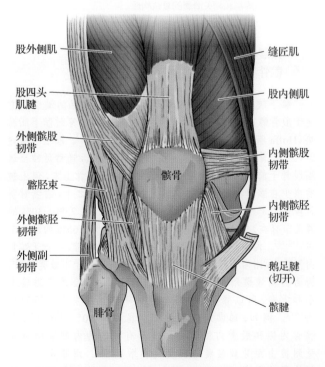

图 11-12 伸肌支持带由横向的内侧髌股韧带和纵向的内侧髌胫韧带在内侧加强。从外面看,外侧髌股韧带和外侧髌胫韧带有助于限制髌骨过度的内侧滑动

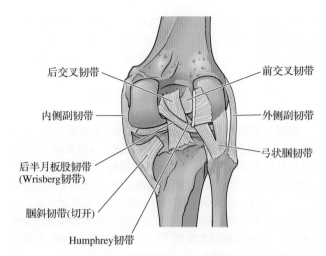

图 11-13 膝关节后囊可见由腘斜韧带、弓状韧带和后斜韧带加强

频率。几乎所有膝关节运动都缺乏骨性约束,膝关节韧带主要抑制或控制以下作用:

1. 膝盖过度伸展
2. 膝关节内翻和外翻应力(分别为胫骨内收或外展)
3. 胫骨相对股骨向前或向后移位
4. 胫骨相对于股骨的内侧或外侧旋转
5. 胫骨前后移位和旋转的组合称为胫骨的**旋转稳定**

大量关于膝关节韧带功能的文献可能会令人困惑,有时甚至出现矛盾。这可能因为是否参照胫骨或股骨的描述不明确,或在不同条件下对韧带进行测试。例如,很明显,韧带功能可能会随着膝关节的位置、应力的施加方式以及相应的主动或被动结构而变化。通过尸体实验,我们对韧带组织的应力(单位面积的力)和应变(相对形变)的认识有了显著提高。有两种主流方法用于揭示膝关节韧带的相对作用。第一种方法是对膝关节施加负载,测量此时关节的位移量。在对特定韧带进行剖切(切割)之后,在施加相同载荷的情况下再次测量关节位移。位移(应变)的相对变化为韧带在运动中限制应力的大小和方向提供了证据。另一种方法是预先设定某个关节位移,然后测量实现该位移所需的力(应力)。在韧带切断后,测量实现相同位移时的力值。移动关节到预设位移所需力的变化证明了该韧带在限制的关节移位中的作用。

> **基本概念 11-1**
> **负重/非负重与闭合/开放运动链**

虽然之前描述的韧带检查是由胫骨的运动来定义,但当胫骨固定时(如在负重时),股骨上也可能出现应力。这种负重活动(通常称为闭链运动)涉及股骨在相对固定的胫骨上移动。相比之下,非负重活动(通常称为开链运动)涉及胫骨在相对固定的股骨上移动。如前几章所述,只有当头部(或躯干)的位置在空间中相对固定,重心线保持在支撑面内支撑时,负重活动才会产生真正的闭链效应。因此,我们将活动称为负重或非负重,而不是"闭链"或"开链"。负重和非负重运动之间的区别十分重要,因为胫骨和股骨的位移和旋转在每种情况下会有不同表现。例如,胫骨在股骨上的前移位(在不负重期间)等同于股骨在胫骨上的后移位(负重期间)。

内侧副韧带

内侧副韧带（medial collateral ligament, MCL）由滑囊分隔分为浅部和深部。MCL 的浅表部分起于股骨内上髁近端，在后斜韧带起点的前方，止于内侧髌股韧带的股骨远端[58,77]。向远端移行部分，插入胫骨近端内侧和鹅足远端（图 11-14）[58,77]。MCL 的深部与关节囊相连，起于股骨内上髁下侧，止于胫骨内侧平台的近端[58]。在整个移行过程中，MCL 的深部牢牢固定在内侧半月板的内侧缘上（见图 11-9）[58]。

内侧副韧带，特别是浅表部分，是膝关节过度外翻（外展）和胫骨外侧旋转应力的主要约束装置[78]。同时，MCL 在抑制膝关节胫骨内侧旋转应力也很重要[78]。与膝关节屈曲位相比，因为 MCL 在伸展时是紧绷状态（例如，紧密结合的位置），所以膝关节在完全伸展时能够更好地抵抗外翻应力。随着关节屈曲的增加，MCL 变得松弛，关节一致性降低，导致内侧关节间隙增大（内侧间隙）[79]。在膝关节屈曲时，尽管关节间隙增大，但 MCL 在抵抗外翻应力仍起着更关键的作用。Grood 等人解释称，在接近完全伸展时，MCL 对外翻的抑制应力占 57%，但在膝关节屈曲 25° 时，MCL 占 78%[80]。这种差异可能是由于完全伸展时，膝关节更好的关节一致性和其他软组织结构（例如后内侧囊、前交叉韧带）可以更有效地抵抗外翻应力。

当胫骨前平移的主要约束缺失时，内侧副韧带在限制胫骨对股骨的前平移中也起着次要作用[81]。由于 MCL 的次要作用是限制胫骨前移位，MCL 部分和完全撕裂都会显著增加前交叉韧带的负荷[82]。MCL 损伤的个体可能也需要注意外翻和侧向旋转力受力的保护。例如，出现合并前交叉韧带撕裂或新重建的前交叉韧带移植时，康复训练必须在胫骨中立位置完成，直到完全愈合，以避免内侧副韧带过度紧张。由于 MCL 良好的自愈能力，单独的 MCL 损伤很少需要手术稳定，膝关节多韧带合并损伤也常常不需要针对 MCL 进行手术稳定[83]。MCL 有丰富的血液供应，让它在损伤或断裂时具有愈合能力，但重塑修复过程可能需要长达一年的时间[83,84]。

外侧副韧带

外侧副韧带（lateral collateral ligament, LCL）近端附着于股骨外上髁，远端附着于腓骨头（图 11-15），与股二头肌的肌腱连结形成联合肌腱[85,86]。与内侧副韧带不同，LCL 不是关节囊的增厚部分，其大部分在囊外独立走行，因此被认为是囊外韧带（图 11-13）。LCL 主要负责抵抗内翻应力，并且像内侧副韧带一样有效地限制膝关节在冠状面的完全伸展[79,80,85]。同样与内侧副韧带相似的是，LCL 在膝关节屈曲时比完全伸展时更能抵抗冠状面应力。Grood 等人报告称，在膝关节屈曲 5° 时，LCL 占对抗内翻应力的 55%，但在屈曲 25° 增加到 69%[80]。虽然 LCL 的主要作用是抵抗内翻应力，但它的排列方向使它也能限制膝关节在屈曲 60°～90° 时胫骨的过度侧向旋转[87]。与其他膝关节韧带一样，当膝关节的其他韧带损伤时，LCL 会承担额外的稳定作用。例如，在前交叉韧带缺损的膝关节中，LCL 对胫骨前平移和内旋有微弱的次级限制作用[88]。

前交叉韧带

因为运动员和其他运动个体较高的前交叉韧带（anterior cruciate ligament, ACL）损伤率，所以有大量的研究都是关于 ACL 的结构和功能（图 11-16）。ACL 起于股骨外侧髁的后内侧（见图 11-9），并向下、内侧和前方延伸，远端附着于胫骨髁间内侧棘的前外侧（图 11-16）[89]。

此外，ACL 扭转着向外侧（侧向）远端移行，由两个独立的腱束组成，在膝关节屈曲时相互缠绕（图 11-17）[63,89,90]。

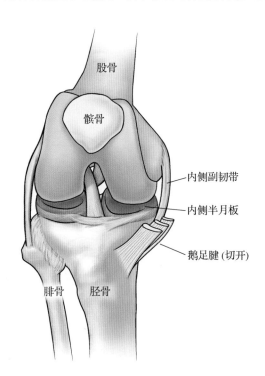

图 11-14 内侧副韧带的浅部从股骨内侧髁向下延伸至胫骨前内侧髁。内侧副韧带远端的前方和下方是鹅足腱附着点

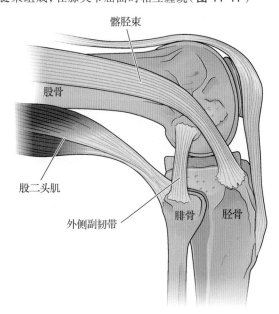

图 11-15 外侧副韧带与股二头肌共同附着于腓骨头，而髂胫束远端则附着于胫骨前外侧

因在胫骨上的附着位置而得名**前内侧束**（anteromedial bundle，AMB）和**后外侧束**（posterolateral bundle，PLB）。其血液供应主要来自膝中动脉[91]。

前交叉韧带的主要作用是限制胫骨在股骨上的前移（前剪切）[91]。根据膝关节屈曲角度的不同，前内侧束和后外侧束对胫骨前移的抑制作用也不同。两束之间的张力相互转移，以保证ACL的某些部分在整个膝关节活动范围内中保持相对拉紧的状态。例如，当膝关节接近完全伸展时，后外侧束绷紧，与前内侧束相比，此时后外侧束限制胫骨向前移的力更大。然而，当膝关节屈曲超过15°时，后外侧束变松弛，前内侧束变得绷紧，使前内侧束内的力更大[92,93]。前内侧束和后外侧束共同分担负荷，让ACL能够在更大的关节运动范围限制胫骨在股骨上的前平移。当膝关节屈曲30°时，ACL的两束均达到最大张力，胫骨前移量最大[94]。相比之下，当膝关节完全伸展时，许多被动支撑结构（包括ACL的后外侧束）处于绷紧状态，胫骨的前移量最少[93]。由于后

外侧束在完全伸展时绷紧，ACL也负责抵抗膝关节的过度伸展[95]。

前交叉韧带除了主要对抗胫骨前移的剪切力外，在膝关节内/外旋转、内翻/外翻以及组合动作时也提供稳定[69,90,93,95,96]。后外侧束比前内侧束提供更大的旋转稳定，特别是当膝关节伸展后，外侧束变得更紧绷。ACL为内侧副韧带抵抗外翻应力提供辅助稳定。有研究表明，在膝关节内侧副韧带部分或完全断裂的情况下，ACL分别会增加55%和185%的外翻负荷[82]。ACL在限制胫骨内旋方面也起着次要作用。胫骨在股骨上的内旋会增加前交叉韧带内侧束的应变，在膝关节屈曲10°~15°之间出现峰值[97-99]。这可能是由于前交叉韧带围绕后交叉韧带向内侧弯曲，并随着内旋而变得更紧。此外，Li等人研究称，股四头肌张力会让ACL缺损的膝关节胫骨内侧平移量增加[96]。内侧平移可能会在膝关节负重时改变关节的接触位置，而新接触区域的关节软骨不适合频繁的负重，最终导致关节退行性变化的发展[100]。

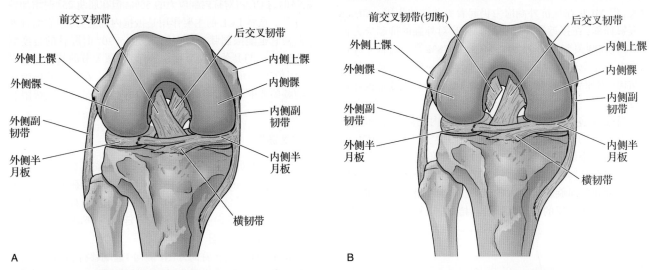

图11-16 A.膝关节屈曲前视图显示前交叉韧带从股骨外侧髁到胫骨平台前部的走行。B.切除前交叉韧带后，可以观察到从股骨内侧髁到胫骨平台后的后交叉韧带

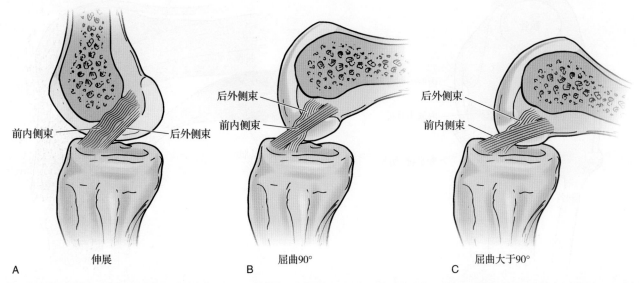

图11-17 A.虽然前交叉韧带（ACL）的前内侧束在伸展时松弛，后外侧束在弯曲时松弛，但两者之间存在连续性，因此前交叉韧带的某些部分在整个运动范围内仍保持相对拉紧

拓展概念 11-3
联合运动中前交叉韧带的负荷

Quatman 等人研究证明，与每个单独的运动相比，平移和旋转组合运动会对 ACL 产生更大的张力。研究为了模拟跳跃着陆，将尸体测试设定在膝关节屈曲 25° 时进行，这是前交叉韧带损伤的常见姿势[101]。作者指出，外翻与胫骨的前平移和内侧旋转相结合的力会增加 ACL 的应变，增加量是这两种运动单独进行的三倍以上。此外，这种联合运动会使 ACL 的应变量比内侧副韧带的显著更大。这些发现表明，内侧副韧带需要比 ACL 更大的负荷才可能导致损伤，这也解释了单独的 ACL 损伤发生的概率比前交叉韧带和内侧副韧带联合损伤的概率更高[102]。

尽管 ACL 主要抵抗胫骨前移，但实例中该韧带的损伤一般不会发生在单独的胫骨过度前移中。相反，ACL 损伤最常见于以下情况：膝关节轻微弯曲，呈外翻姿势，并伴有胫骨前移位或胫骨内旋；或在负重活动期间胫骨外旋（详见拓展概念（11-3）[103]。在关节屈曲和胫骨内旋时，ACL 被后交叉韧带缠绕拉紧，而在屈曲和胫骨外旋时，ACL 在被拉伸到股骨外侧髁上时拉紧[104]。

膝关节周围的肌肉能够改变（增加或减少）前交叉韧带的张力（图 11-18）。因为 ACL 的主要作用是限制胫骨在股骨上

的前移，任何肌肉动作都会在胫股关节处产生剪切力从而影响 ACL 的张力。例如，在股骨上向前移动胫骨的肌肉动作将增加 ACL 的抵抗张力。相反，产生胫骨后移的肌肉动作会使 ACL 松弛，从而减少韧带的张力。具体而言，当股胫关节接近完全伸展时，股四头肌的单独收缩能够在胫骨上产生前切力，从而增加 ACL 的张力[97, 105-108]。Fleming 等人研究称，腓肠肌同样具有向前平移胫骨和增加 ACL 张力的潜能，因为腓肠肌的近端肌腱通过胫骨后部，当肌肉通过主动收缩或被动拉伸变得紧张时，可有效地向前推动胫骨[109]。腘绳肌能够在整个膝关节屈曲活动范围内对胫骨产生后向的剪切力，在较大的屈曲角度下更显著[110-113]。因此，腘绳肌有可能减少 ACL 检查时胫骨和股骨之间的前向剪切力。当脚着地时，比目鱼肌也具有后移胫骨并协助 ACL 抑制胫骨前移的能力[114]。

考虑到单个肌肉都可能增加或减少 ACL 上的负荷，跨膝关节的多块肌肉共同收缩会影响 ACL 上的张力也就不足为奇了。例如，腘绳肌和股四头肌的共同收缩允许腘绳肌对抗股四头肌产生的前移，以减少膝关节屈曲 60° 或更大角度时 ACL 的张力[108]。相反，腓肠肌和股四头肌的共同激活在 ACL 上所产生的张力，比其任一肌肉所产生的都要大，除非腘绳肌同时收缩以对抗股四头肌和腓肠肌所施加的前移[109]。虽然肌肉共同收缩可以限制施加在膝关节韧带上的张力，但这也是有代价的。具体而言，更强的肌肉共同收缩也会增加关节压缩负荷，这可能导致关节软骨和膝关节其他结构的退行性改变[110, 115]。

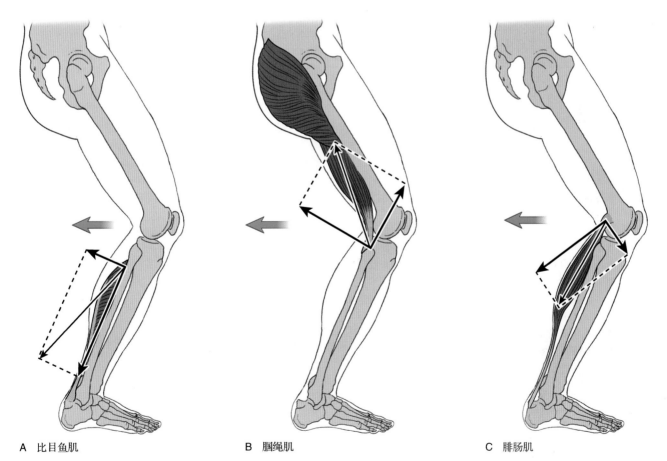

A　比目鱼肌　　　B　腘绳肌　　　C　腓肠肌

图 11-18　膝关节周围的肌肉能够在膝部产生胫骨平移。A. 在负重时，比目鱼肌收缩会让膝关节内的胫骨后移。B. 同样，腘绳肌收缩可以引起胫骨后移。C. 因为腓肠肌近端肌腱环绕于胫骨后部，它的收缩可引起股骨后平移（或胫前平移）

病例应用 11-2

James 是一名 20 岁的男性，他在足球运动中尝试做过人动作时左膝关节受伤。经体格检查和磁共振成像（MRI）检查被诊断为 ACL 完全断裂和部分内侧副韧带撕裂。在受伤后的几周内，James 主诉在负重活动中经常出现膝关节无力，包括膝关节失稳或错动。此外还存在关节伸展和屈曲活动度减少、股四头肌无力和受伤早期关节积液的情况。在这些初始损伤康复后，James 采用腘绳肌-股薄肌腱自体移植进行 ACL 重建。由于内侧副韧带具有丰富的血供和自愈能力，因此未对部分撕裂的内侧副韧带进行手术治疗。手术三天后 James 到康复中心进行训练，希望重返球场。在针对 ACL 重建移植体早期愈合期的康复训练选择上必须考虑什么？

ACL 的极限强度约为 2 000N，极限张力约为 15%；然而，在重建后的前 2~4 周内，ACL 移植体及其固定点都处于最薄弱状态，可能会因较小的受力而损伤。[116-118] ACL 重建后康复计划中的治疗性练习不得产生超过新移植体拉伸特性的力，以避免移植体拉伤或断裂。在前交叉韧带撕裂或重建后，需要各种常规规定运动来改善肌肉力量和关节功能。然而，值得注意的是，目前尚不清楚多大张力会对已经受损的前交叉韧带或愈合移植题造成损害。对于负重和非负重运动，前交叉韧带张力通常在膝关节屈曲 10°~30° 之间最大；而在关节屈曲 60° 以上的位置张力为 0%。[118] 因此，在重建术后早期进行锻炼时，通常建议避免过多的膝关节伸展姿势。[119] 然而，负重运动和非负重运动中的移植物的张力值在量级上都相对较小，随着移植体强度的提高，这些运动可以安全纳入后期的康复过程中[118,119]。此外，由于移植体来源于腘绳肌，因此应避免进行抗阻屈膝运动，以便让取腱处充分愈合[119]。

拓展概念 11-4
前交叉韧带缺损的处理

某些个体能够在前交叉韧带完全断裂的情况下通过动态膝关节稳定策略成功地进行代偿[120-123]。股四头肌力量训练和神经肌肉再学习有助于前交叉韧带损伤后正确的动态控制和正常的膝关节运动[121-126]。有一定比例的运动员甚至可以在不做重建手术的情况下回归到需要变向和旋转的高要求运动中[121,127,128]。然而，无论是否进行手术和康复干预，并非所有患者在前交叉韧带断裂后都能恢复到受伤前的运动水平[129]。此外，有证据表明，与接受前交叉韧带重建的患者相比，选择非手术治疗的患者发生膝骨关节炎的风险并不没有更高[130,131]。

后交叉韧带

后交叉韧带（posterior cruciate ligament, PCL）起于股骨内侧髁的外侧（见**图 11-16B**），向下延伸并微微向后移行，远端附着在两个半月板后角之间的胫骨后缘（见**图 11-9**）[132]。与前交叉韧带一样，PCL 为囊内滑膜外结构[132]。PCL 比前交叉韧带短，倾斜度小，横截面积比前交叉韧带大 120%~150%[133]。PCL 较的大尺寸和形状及其广泛的股骨附着点使它可以比前交叉韧带能抵抗更大的负荷[134]。PCL 穿过胫骨附着点后与后囊和骨膜结合[135]。血管供应与前交叉韧带一样，由膝中动脉提供[136]。PCL 通常分为两束，以在胫骨上的起点命名：**后内侧束**（posteromedial bundle, PMB）和**前外侧束**（anterolateral bundle, ALB）[137]。当膝关节接近完全伸展时，较强大的前外侧束松弛，后内侧束绷紧。在屈曲 80°~90° 时，前外侧束最大程度的拉紧，后内侧束松弛[138]。然而，在膝关节深屈曲时，后内侧束的股骨附着点相对于胫骨附着点向前平移，使后内侧束的方向更水平[132,134]。这种平移为后内侧束提高它抵抗胫骨后移的能力上创造了更大的张力和必要的方向[132]。同时，前外侧束更垂直的方向降低了它抵抗全膝屈曲时胫骨后移的能力[132]。

PCL 主要抵抗胫骨在股骨下的后移位或后剪切。在膝关节的大部分活动范围内，PCL 抵抗了沿胫骨方向约 90% 的后向载荷。因此，切断 PCL 会增加所有屈膝关节角度的胫骨后向移位[139,140]。在膝关节完全伸展时，由于大量韧带辅助 PCL 抵抗胫骨后移，包括后内侧囊和后外侧囊、内侧副韧带、外侧副韧带、弓状韧带、半月板、腓骨韧带等，此时只能产生极小的胫骨后移[136,141]。与前交叉韧带相反，PCL 更善于在膝关节屈曲时抑制胫骨后移[95,136]。尽管胫骨最大的后移位发生在膝关节屈曲 75°~90° 时，但当膝关节完全屈曲时，限制后移的辅助结构失效，此时 PCL 的抵抗作用变的更为重要[136]。与前交叉韧带一样，PCL 具有抵抗膝关节内翻和外翻应力的作用，并且在抑制和引导胫骨旋转方面似乎也发挥作用[141-143]。当对胫骨施加后平移力时，PCL 的走向可能导致胫骨同时发生侧向旋转。在 PCL 缺损的情况下，可以观察到胫骨外侧平移，这可能改变膝关节接触面的位置，产生类似前交叉韧带损伤引起的关节软骨退变假说机制[142]。

在 PCL 缺损的情况下，机体必须积极的募集肌肉来防止胫骨的过度后移。腘肌与 PCL 一样，具有抵抗胫骨后移的作用，因此有助于 PCL 撕裂后膝关节的稳定[133]。相反，由于腘绳肌对胫骨产生后剪切力，腘绳肌收缩会使膝关节屈曲失稳[140]。腓肠肌收缩也会使 PCL 在膝关节屈曲角度大于 40° 时产生明显的应变，而股四头肌收缩则会减少 PCL 在膝关节屈曲 20°~60° 之间时的应变[105,140]。

后囊韧带

膝关节后囊位置的"角"由几个结构加强（**图 11-19**）。后囊的后内侧角由半膜肌及其腱性延展的**腘斜韧带**和更强更浅的后斜韧带加强[144]。半膜肌有一个延展附属结构，由主肌腱远端八个部分组成，其中一个是腘斜韧带[145]。腘斜韧带是最大的膝后结构，横向延伸至膝关节后部[145]。后斜韧带起于内收肌结节后方和股骨腓肠肌结节前方[69]。远端附着于后囊和内侧半月板，有助于内侧副韧带深部的加强[69]。后内侧复合体，特别是后斜韧带在膝关节完全伸展时绷紧，这有助于检查胫骨后移和外翻力[146]。因此，后交叉韧带和内侧副韧带损伤后，后斜韧带和后内侧囊分别成为重要的胫骨后移和外翻负荷的稳定装置[147]。

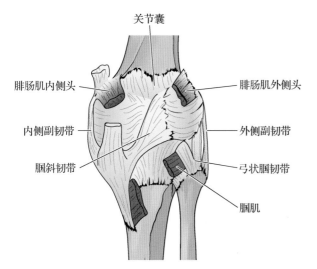

关节囊

腓肠肌内侧头

内侧副韧带

腘斜韧带

腓肠肌外侧头

外侧副韧带

弓状腘韧带

腘肌

图 11-19　膝关节后囊图显示了加强的腘斜韧带。还可以看到副韧带（内侧副韧带和外侧副韧带）、弓状韧带和一些后部肌肉组织（半膜肌、腓肠肌的股二头肌内侧和外侧头、腘肌的上下段）。位于内侧的后斜韧带没有显示，因为它位于其他内侧囊膜结构的浅表位置

关节囊的后外侧角主要由外侧副韧带、腘肌腱和腘腓韧带固定[148]。腘肌腱起于外侧副韧带的正前方，在外侧副韧带下方延伸，并向胫骨后内侧倾斜[148]。腘腓韧带起于腘肌腱连接处，附着于腓骨头的后内侧[148]。构成后外侧角的其他结构还包括髂胫束、股二头肌腱、腓肠肌外侧肌腱、外侧关节囊、弓状韧带、腘斜韧带和豆腓韧带[149]。这些结构通过抑制胫骨侧向旋转和保持内翻稳定（主要由外侧副韧带提供），共同保护着膝关节的后外侧角[148]。后外侧复合体为胫骨后移位提供辅助稳定，而后交叉韧带为胫骨外侧旋转提供辅助稳定，后外侧角和后交叉韧带协同工作。因此，后交叉韧带损伤后，后外侧复合体成为防止胫骨后移的重要稳定装置，而如果两者都损伤则可能导致胫骨后部严重不稳[148]。

拓展概念 11-5
板股韧带

板股韧带起于外侧半月板的后角，止于股骨内侧髁的外侧，位于后交叉韧带前方（Humphry 韧带）或后交叉韧带后方（Wrisberg 韧带；见图 11-9）[26, 42, 132]。因为附着在外侧半月板上，所以它们不是真正的韧带。此外，他们在膝关节内的存在是可变的，Amis 等人研究称，93% 的膝关节中至少有一根板股韧带，只有 50% 的膝关节同时有两根板股韧带[134]。而后板股骨韧带的存在率似乎大于前板股韧带存在率[134]。由于板股韧带辅助后交叉韧带限制胫骨在股骨上的后移，因此它们有时被认为是后交叉韧带复合体的一部分[134]。Nagasaki 等人研究称，当板股韧带存在时，它的横截面积是后交叉韧带的 17.2%[150]。

拓展概念 11-6
前外侧韧带

最近，前外侧韧带受到了大量的关注和研究，它的存在、

解剖结构、生物力学作用以及手术重建的需要已成为争议和讨论的话题。Kennedy 等人将前外侧韧带定义为：外侧关节囊的增厚部分，附着于股骨外上髁，位于外侧副韧带附着点的后部和近端，并向前走进，附着于髂胫束 Gerdy 结节附着点和腓骨头之间的胫骨中部[151]。虽然有研究称，前外侧韧带的发生率在 80%～100% 之间，但对它的解剖附着仍缺乏共识[152]。不过前外侧韧带被认为是膝关节前向和旋转的稳定装置[152]。因此，有学者建议在前交叉韧带重建的同时重建前外侧韧带，以完全恢复膝关节的关节功能[153-155]。然而，其他研究表明前外侧韧带在前交叉韧带缺损或重建时不能提供额外的胫股平移或旋转稳定，因此对前外侧韧带重建的必要性仍有争议[156, 157]。

髂胫束

髂胫束起于髂前上棘和髂嵴外唇，是覆盖阔筋膜张肌和臀大肌上的筋膜延伸[149]。髂胫束向下延续，远端主要附着在胫骨前外侧的 Gerdy 结节，同时也附着在股骨远端、髌骨外侧缘、股二头肌短头和腓肠肌外侧头上，主要加强膝关节的前外侧（见图 11-15）[85]。髂胫束可被视为两部分：①近端起点与其在股骨外上髁之间的肌腱部分，②股骨外上髁与胫骨上 Gerdy 结节之间的韧带部分。

尽管髂胫束近端有肌肉附着，但它在膝关节起被动结构作用。例如，连接到髂胫束近端的阔筋膜张肌或臀大肌收缩时只在髂胫束远端产生极小的纵向偏移。尽管它的纵向运动有限，但一般认为，当膝关节伸展时，髂胫束向膝关节轴前方移动；当膝关节屈曲时，髂胫束向后方移动（图 11-20）[149, 158]。然而，尸体解剖研究对这一概念产生了挑战，由于观察到髂胫束与股骨外上髁的纤维连接，在膝关节屈曲／伸展期间，髂胫束在股骨外上髁上方移动或"滚动"[159]。尽管髂胫束和骨面之间存在脂肪组织，但这些研究也未能确定髂胫束和股骨上髁之间的滑囊是否会受到刺激[159-161]。当膝关节从完全伸展到屈曲 30°时，会增加髂胫束和外上髁之间高度血管化并富有神经支配的脂肪组织的压缩应力。这些脂肪组织在膝关节完全伸展时受到的压缩应力较低，这可能是髂胫束症状患者在屈膝约 30° 时髂胫束远端附着点疼痛的原因[159, 162]。

髂胫束到股二头肌、腓肠肌外侧头和**股外侧肌**的额外纤维连接在股骨外侧髁后形成吊索，在膝关节接近完全伸展时辅助前交叉韧带抑制股骨后向（或胫骨前向）平移[86, 163]。当膝关节屈曲时，髂胫束、外侧副韧带和腘肌腱的结合为抵抗胫骨在股骨上的前移提供更大的帮助，并增加关节外侧的稳定性[160]。尽管髂胫束位于外侧，但对内翻负荷仅能提供很小的阻力[80, 149]。髂胫束通过外侧支持带中的外侧髌股韧带附着在髌骨上。当膝关节屈曲时，髂胫束的这一部分会变得更紧[159]。正如我们将在本章后面看到的，髂胫束附着在髌骨外侧边缘可能对髌股关节功能有重要的影响。

滑囊

众多韧带和肌肉穿过有大量骨结节的胫股关节，在肌肉、

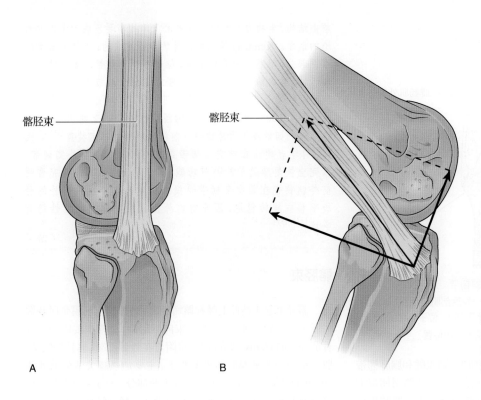

髂胫束

髂胫束

A   B

图 11-20 A, B. 髂胫束为膝关节提供侧向支撑。在膝关节屈曲时,髂胫束倾向于向后移动,从而增加它限制胫骨在股骨下方过度前移的能力

韧带和骨结构之间产生巨大的摩擦力。而大量的滑囊或充满液体的囊可以避免或限制这种破坏力。膝关节的三个滑囊:髌上囊、腘窝囊和腓肠肌囊并非独立存在,而是关节囊滑膜的延伸或通过小开口与关节囊的滑膜衬里相连(见图 11-11)。前方的髌上囊位于股四头肌腱和股骨前部之间,高于髌骨。后面的腘窝囊位于腘肌腱和股骨外侧髁之间。腓肠肌囊位于腓肠肌内侧头肌腱和股骨内侧髁之间,延续至半膜肌腱下方,保护它免受股骨内侧髁的摩擦。

上述三个通过关节囊滑膜衬里相连的滑囊允许润滑液在膝关节屈曲和伸展期间从一个凹槽移动到另一个凹槽。在伸展时,后囊和韧带绷紧,腓肠肌囊和腘窝囊受压,使滑液向前移动[164, 165]。屈曲时,髌上囊受压,向后挤压滑液。当膝关节处于半屈曲位置(如松弛位)时,滑液承受的压力最小。当由于损伤或疾病(关节积液)导致关节腔内液体过多时,半屈膝姿势有助于缓解关节囊内的压力,从而可以最大程度地减少不适。

除了与滑膜囊相通的滑囊外,还有其他几个与膝关节相关的滑囊(图 11-11)。髌前囊位于皮肤和髌骨前表面之间,在屈伸过程中允许皮肤在髌骨上自由移动。髌下囊位于髌骨下方,髌腱与上覆皮肤之间。髌下囊和髌前囊都可能因为膝关节前部的直接创伤或长时间下跪等活动而发炎。髌下深囊位于髌腱和胫骨粗隆之间,有助于减少髌腱和胫骨粗隆之间的摩擦[166]。该滑囊被髌下脂肪垫与关节滑膜腔分离[165, 166]。如果去除髌下脂肪垫,那么髌腱关节接触面积将减少,这就增加了关节的应力和接触表面受刺激的可能性[167]。还有几个与膝关节韧带相关的小滑囊,外侧副韧带和股二头肌腱之间常存在小滑囊[168]。在关节内侧,内侧副韧带浅部和深部均可发现小的滑囊,分别保护内侧副韧带深部以及**半腱肌腱和股薄肌腱**[40]。

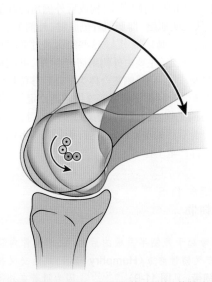

图 11-21 膝关节侧面观显示,膝屈和伸过程中,旋转中心沿内 - 外侧发生轴向变化

功能

关节运动学

胫股关节主要的角度运动(或旋转运动)是屈 / 伸,但也有少量的旋内 / 旋外和内翻 / 外翻(内收 / 外展)运动。角度运动的定义是远端(胫骨)相对于近端(股骨)的运动。这些运动中的每一个都发生在变化但可确定的轴上。股骨髁和胫骨平台之间复杂的骨结构导致了膝关节的旋转中心不断变化(图 11-21)。目前先进的运动分析追踪系统、肌肉骨骼建模技术和成像设备可以精准地呈现三维运动,包括胫股关节的全部

六个自由度（三个旋转，三个平移）。理解三个主要运动轴将为理解正常的膝关节运动学以及诊断和治疗异常的运动模式提供必要的框架。除了膝关节的角运动外，胫骨和股骨之间的前后平移在胫股间室中也很常见。尽管程度要小得多，但向内和向外的平移也可能发生，以顺应内翻和外翻的力量。正常膝关节若只有少量前后位移，是关节不一致性和韧带弹性异变的结果。重要的是，这些小的前后平移是正常关节运动所必需的。然而，过度的平移应被认为是异常的，通常表明韧带在某种程度上的功能不全。我们将关注正常的膝关节运动，包括骨运动学和关节运动学。

屈/伸

胫股关节屈伸的轴线可以简化为一条穿过两个股骨髁的水平线[2, 169]。虽然这个穿过股骨髁的轴准确估计了屈和伸的轴线[2, 169]，但也应该认识到，这个轴线并不是真正固定的，而会在整个关节活动过程中移动（图11-21）。膝关节旋转轴的移动很大程度上取决于股骨远端曲率半径的变化。

因一个关节面会在另一个关节面上滚动，所以滑动运动必须发生在股骨大关节面和相对较小的胫骨髁之间，以保持足够的关节接触。若让凸面的股骨髁在固定的、凹面的胫骨平台上向后滚动，股骨将"滚出"胫骨，结果是限制了屈曲。为了在屈曲增加时使股骨髁继续向后滚动，股骨髁必须同时在胫骨平台上向前滑动（图11-22A）。因此，膝关节刚开始屈曲时（0°~25°）主要发生的是股骨髁在胫骨上向后滚动，使股骨髁向后移动接触胫骨平台。随着屈曲的继续，股骨髁的滚动同时伴随着向前滑动，使之在屈曲25°后，股骨在胫骨后部发生近乎单纯的旋转，胫骨平台上的接触点只要少量线性位移。膝关节从屈曲位置开始伸展基本上是这一运动的反转

（图11-22B）。胫股关节刚开始伸展时，股骨髁在胫骨平台上向前滚动，使股骨髁回到胫骨平台上的中立位。股骨髁完成初始的向前滚动后，其向后的滑动刚好足以使股骨的伸展继续，就像股骨髁在胫骨平台上进行几乎单纯的旋转一样。这些相互依赖的骨运动学和关节运动学运动描述了股骨如何在固定的胫骨上运动（例如，在下蹲时）。当然，胫骨也能够在固定的股骨上运动（例如，在坐位伸膝或步态的摆动阶段；图11-23）。在这种情况下，对运动的描述略有不同，但代表着同样的相对运动。当胫骨在固定的股骨上屈曲时，胫骨在相对固定的股骨髁上向后滚动并滑动（图11-23A）。胫骨在股骨上伸展时，胫骨平台在固定的股骨上包含了向前的滚动和滑动（图11-23B）。重要的是要认识到，胫骨在股骨上向前滑动与股骨在胫骨上向后滑动代表着相同的运动。第一种情况我们只描述胫骨在固定的股骨上的运动（即非负重位），而第二种情况描述的是股骨在固定的胫骨上的运动（即负重位）。

> **拓展概念11-7**
> **胫股接触点**
>
> 诊断成像技术和生物医学建模技术的进步，提高了准确预测膝软骨接触点的能力。Li和他的同事使用先进的诊断成像技术，模拟了股骨和胫骨之间关节软骨的表面接触位置[170]。他们评估了三维运动以测量膝关节内侧和外侧间室内的软骨接触点。此研究认为，屈膝时，胫骨外侧软骨的接触点随着屈膝的增加会向后平移，而胫骨内侧的接触点则没有明显的平移。这些结果表明，与内侧间室相比，股骨外侧髁和胫骨平台外侧之间发生了更多的滚动，而股骨内侧髁和胫骨平台内侧之间则更多的是发生滑动[170]。

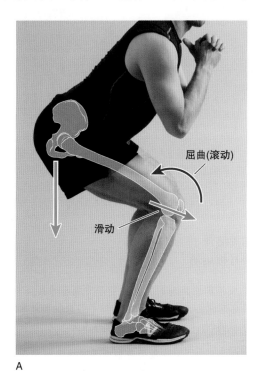

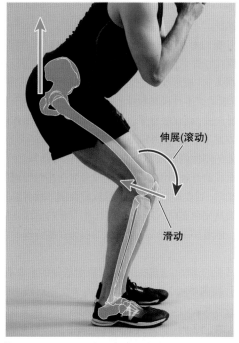

A

B

图11-22　A. 图示在负重姿势下屈膝时，股骨髁在固定的胫骨上滚动和滑动。股骨髁向后滚动，同时向前滑动。B. 伸展时股骨髁的运动。股骨髁向前滚动，同时向后滑动

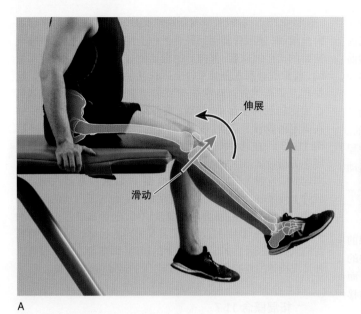
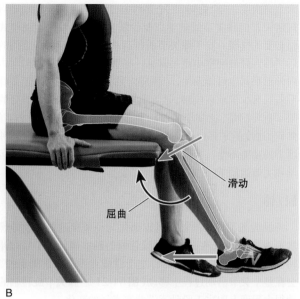

图 11-23　A. 图示在非负重姿势下伸膝时,胫骨平台在固定的股骨上滚动和滑动。胫骨平台向前滚动,同时向前滑动。B. 屈曲时胫骨平台的运动。胫骨平台向后滚动,同时向后滑动

交叉韧带和半月板在屈 / 伸中的作用

　　与胫股屈伸相关的关节运动学,一定程度上是由交叉韧带决定的(图 11-24)。若假设交叉韧带是长度固定的刚性节段,则在负重屈膝时,股骨向后滚动会导致“刚性”的前交叉韧带收紧(像被拉住的缰绳)[171]。股骨持续滚动会导致前交叉韧带绷紧,同时对股骨髁部产生向前平移的力(图 11-24A)。在膝关节负重伸展时,后交叉韧带将以类似的方式发挥作用。股骨髁在胫骨平台上向前滚动,直到“刚性”后交叉韧带检测到股骨的进一步向前伸展,在股骨髁上形成一个向后平移的力(图 11-24B)。

　　半月板的形状可进一步促进负重屈曲时股骨向前滑动。当股骨髁在胫骨平台上向后滚动时,由于半月板在胫骨平台周围形成圆弧状“楔形物”,它们必须在膝关节负重屈曲时“朝上坡”进行滚动。半月板在股骨上的斜向接触力有助于在屈曲时引导股骨向前,而在胫骨平台上股骨对半月板的反作用力使半月板后方发生形变(图 11-25)[172]。半月板后方形变是由于半月板角处的刚性附着限制了半月板的整体移动能力[172]。在膝关节负重屈曲开始的滚动阶段,当股骨髁在相对平坦的胫骨平台上移动时,后方形变也允许半月板留在圆形股骨髁下。当膝关节开始从完全屈曲恢复到伸展时,半月板的后缘恢复到其中立位置。随着伸展的继续,半月板的前缘在股骨髁的前方发生形变。

　　半月板的运动(或扭曲)是胫骨股骨屈伸的重要组成部分。由于半月板需要减少摩擦力并吸收施加在相对较小的胫骨平台上的股骨髁的力量,所以半月板必须留在股骨髁下以继续这些功能。在屈曲时,半月板的后部变形由肌肉机制辅助,以确保适当的半月板运动发生。例如,在屈膝时,半膜肌对内侧半月板施加向后的拉力(图 11-26),而腘肌则协助外侧半月板后方变形[40,44]。

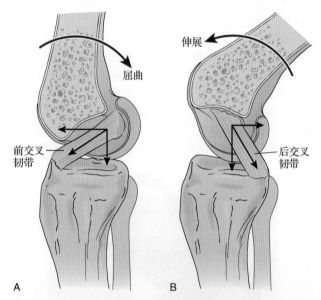

图 11-24　膝关节的横断面与矢状面。A. 在股骨屈曲时,股骨髁向后滚动,使“刚性”的前交叉韧带(ACL)产生张力,导致前交叉韧带在股骨上施加了向前平移的力。B. 在股骨伸展时,股骨髁向前滚动,使“刚性”的后交叉韧带(PCL)产生张力,这导致后交叉韧带在股骨上施加了向后平移的力

拓展概念 11-8
半月板运动

　　半月板不能在正确的方向上变形可能会导致关节运动受限或半月板受损。如果股骨在屈曲时卷起楔形半月板(既没有股骨前部的滑动,也没有半月板后部的变形),半月板厚度的增加和向后滚落将会导致屈曲受限。或者,半月板(尤其是活动较少的内侧半月板)上的压力可能会导致半月板撕裂。同样,半月板在伸展过程中没有前方的变形,会导致厚厚的前缘在伸展的最后阶段嵌在股骨和胫骨之间,从而限制伸展运动。

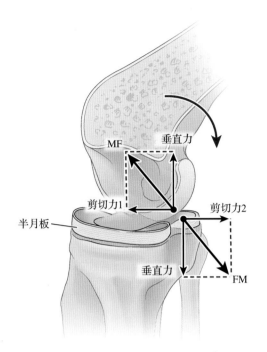

图 11-25 股骨与楔形半月板的斜向接触,产生了半月板 - 股骨(MF)和股骨 - 半月板(FM)的力。这些可以分解为垂直力和剪切力(剪切力 1 和剪切力 2)分量。剪切力 1 帮助股骨在屈曲时向前滑动,剪切力 2 帮助半月板在屈膝时向后移动

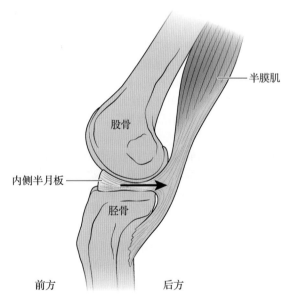

图 11-26 半膜肌及其与内侧半月板的连接示意图。箭头表示屈曲时内侧半月板上肌肉的拉力方向

屈 / 伸运动范围

膝关节被动屈曲范围通常认为在 130°～140°[173]。然而,在深蹲等活动中,膝关节屈曲可能像髋部一样达到 160°。因为髋关节和膝关节都弯曲,体重叠加在关节上[174]。在水平地面上的正常步态大约需要屈膝 60°～70°,而上楼梯大约需要80°,坐在椅子上或从椅子上起来需要屈膝 90° 或更多[173]。超过 90% 的人表现出膝关节伸直(或过伸)超过 0°,最多可达 5°～10°[175]。过度的膝过伸称为**膝反张**[176]。

许多作用于膝关节的肌肉是双关节肌肉,不仅横跨膝关节,而且横跨臀部或脚踝。因此,髋关节或踝关节的位置可以影响膝关节活动度。例如,如果髋关节由于股直肌被动不足而同时伸展,屈膝角度会限制在 120° 或更少(图 11-27)。需要注意的是,被动不足是指双关节肌肉不能充分延伸以同时完成两个关节的完全关节活动度。当下肢处于负重状态时,其他关节(如踝关节)的活动度受限可能会导致膝关节屈曲或伸展受限。

拓展概念 11-9
负重状态下踝关节与膝关节的相互作用

当脚在地面上时,为了防止膝关节完全伸展,滑雪靴通常将脚踝保持在背屈状态(图 11-28)。这会导致屈膝步态模式或用脚后跟行走(图 11-28A)。踝足复合体的固定背屈畸形也会造成类似的问题。相反的情况发生在背屈受限的情况下:踝关节背屈不足(例如,由于跖屈肌过紧所致)可能会限制在将脚跟抬离地面之前膝关节的屈曲角度。例如,踝关节的跖屈肌过紧会导致胫骨在负重时不能向前移动,并导致站立状态下膝关节过度伸展畸形(膝反张)(图 11-28B)。通过利用脚在地面时的踝关节和膝关节位置之间的关系,有意改变踝关节运动(例如,通过抬起脚跟或踝足矫形器),可以限制或控制膝关节运动。

旋内 / 旋外

膝关节的旋内和旋外(**轴向**),是绕着穿过或靠近胫骨内侧髁间结节的纵轴所发生的角运动[3]。因此,内侧髁作为枢轴点,而外侧髁则与旋转方向无关,通过更大的运动弧线移动(图 11-29)。当胫骨在股骨上旋外时,尽管胫骨外侧髁在相对固定的股骨外侧髁上向后移动较大,胫骨内侧髁在相对固定的股骨内侧髁上仅轻微移动。在胫骨旋内时,胫骨内侧髁再次仅轻微旋转,而外侧髁向前移动更大的弧度。当旋转中心位于胫骨平台内侧时,接触力集中在股骨内侧和胫骨髁上较小的区域,而分布在股骨外侧和胫骨髁上较大的区域。在旋内和旋外时,膝关节的半月板都会在相应股骨髁部的运动方向上发生变形。因此,就像他们在屈曲和伸展时那样,保持与股骨髁部的关系。例如,当胫骨在股骨上旋内(或股骨在负重时在胫骨上旋外)时,内侧半月板将在胫骨髁上向后变形,以保持在相对向后移动的股骨内侧髁下方,而外侧半月板将向前变形,以保持在向前移动的股骨外侧髁下方。通过这种方式,半月板继续减少摩擦力和分散力量,而不会限制股骨的运动。

松弛的韧带和膝关节独特的骨骼解剖允许轴向旋转,其大小取决于膝关节的屈 / 伸位置。当膝关节完全伸展时,韧带绷紧,胫骨结节卡在髁间切迹内,半月板紧紧地夹在关节面之间。因此,轴向旋转非常小。当膝关节向 90° 屈曲时,关节囊和韧带松弛程度增加,胫骨结节不再位于髁间切迹内,胫骨和股骨髁部可以自由移动。因此,屈膝 90° 时轴向旋转量最大。在 90° 时,总旋内 / 旋外约为 35°,旋外的范围(0°～20°)略大于旋内的范围(0°～15°)[177]。随着膝关节接近完全屈曲,轴向旋转的幅度再次减小。

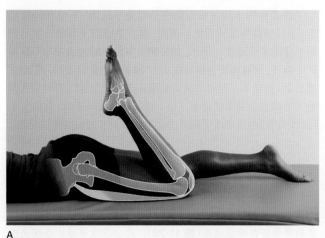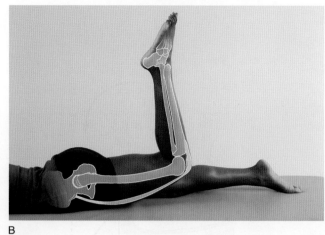

图 11-27 A. 当髋关节处于中立位置时,股直肌能够充分延长,以允许膝关节屈曲的活动范围。B. 由于髋关节处于伸展位置,股直肌被动不足限制了膝关节的屈曲

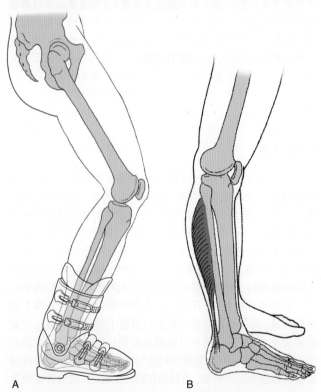

图 11-28 A. 当脚踝被滑雪靴固定在背屈状态时,如果不把前足抬离地面,膝关节就不能完全伸展。B. 当脚踝 / 脚有固定的跖屈畸形时,脚平放在地面上,膝关节会被迫过度伸展

外翻(外展)/内翻(内收)

膝关节在冠状面的运动虽然很小,但确实存在,且有助于维持胫股关节的正常功能。冠状面的关节活动度在完全伸展时通常仅为 8°,在屈膝 20° 时为 13°[56,178]。冠状面过度运动可以提示韧带功能不全。横跨膝关节的肌肉有能力产生和控制实质性的外翻和内翻扭矩[179-181]。当韧带松弛时,过多的内翻 / 外翻运动可能会增加间室的峰值应力(例如,外侧间室在外翻运动期间会受到更大的应力)。因此,膝关节周围肌肉的活动可能会增加,以控制这种过度的运动。然而,更多的肌肉活动会产生更大的关节挤压,也可能在关节上产生更大的峰值应力[18,181]。

耦合运动

典型的胫股运动并不像我们所描述的那样简单。事实上,由于运动轴相对于股骨和胫骨纵轴的是倾斜的,关节内可以发生双平面运动。真正的屈 / 伸轴并不垂直于股骨和胫骨的轴线[182]。因此,屈和伸不是纯粹的矢状面运动,而是包括冠状面和水平面的耦合运动(类似于脊柱侧弯和轴向旋转时发生的耦合)。如前所述,股骨内侧髁位于股骨外侧髁的稍远端,这使得伸膝的生理性外翻角度与肘部存在的生理性外翻角度相似。当膝关节围绕倾斜方向的轴线完全弯曲时,胫骨从稍微偏于股骨的位置移动到略偏于股骨内侧的位置。也就是说,脚在屈膝时接近身体中线,就像手在屈肘时接近身体中线一样。因此,伸展被认为与外翻运动相耦合,而屈曲与内翻运动相耦合。

在膝关节伸展的最后阶段,胫骨会伴随非自发的,非肌肉力量产生的强制性的旋外。这种耦合运动(旋外和伸展)称为自动旋转或末端旋转。我们已经注意到,膝关节的内侧关节面比外侧关节面长(有更多的关节面)(见图 11-5)。因此,在非负重膝关节伸展的最后 30°(从 30° 到 0°)中,较短的股骨外侧髁 / 胫骨平台对,在相对较长的内侧关节面之前完成滚动 - 滑动运动[183]。随着伸展的继续,在胫骨外侧平台停止滚动和滑行后,较长的内侧平台继续滚动并向前滑行。胫骨内侧平台在股骨内侧髁上的持续向前运动导致胫骨在股骨上旋外,这种运动在伸展的最后 5° 时最为明显[182]。随着膝关节接近完全伸展,膝关节韧带,特别是交叉韧带的张力增加,也可能导致强制性旋转运动,使膝关节进入紧凑或锁定的位置,胫骨结节嵌在髁间切迹内,半月板紧密地夹于胫骨和股骨髁之间,韧带紧绷[136,184]。因此,自动旋转也被称为膝关节的锁定或回旋机制。要从完全伸展开始屈膝,膝关节必须首先"解锁"。也就是说,旋外的胫骨不能简单地屈曲,而必须在屈膝开始时同时旋内。屈曲力将自动导致胫骨旋内,因为较长的内侧会先于较短的外侧移动。膝关节的自动旋转或锁定被认为在承重和非承重膝关节功能过程中都会发生。在负重时,这需要在伸膝最后 30° 时,自由活动的股骨在相对固定的胫骨上旋内。进行屈曲

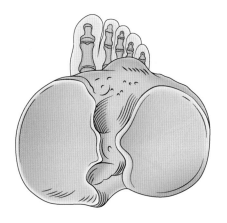

A 胫骨处于中立位

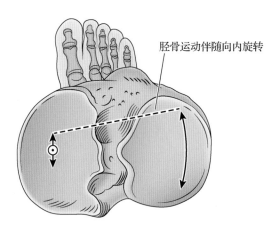

胫骨运动伴随向内旋转

B 向内旋转

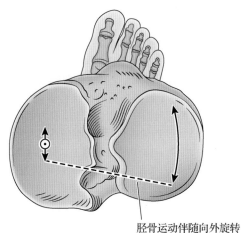

胫骨运动伴随向外旋转

C 向外旋转

图 11-29 A-C. 胫骨旋内 / 旋外时,胫骨外侧髁在两个方向上的运动均大于胫骨内侧髁的运动,也就是说,胫骨旋内 / 旋外的纵轴近乎位于胫骨内侧平台上

之前,需要股骨在胫骨上旋外解锁。

膝关节的运动(不包括自动旋转)在很大程度上是由横跨关节的肌肉产生的。我们强调肌肉在产生和控制膝关节运动中的作用,将通过首先检查肌肉的个体贡献来完成对胫股关节的检查。然后,我们将结合膝关节的被动关节结构重新检查肌肉,作为这个非常复杂关节的稳定结构。

肌肉

横跨膝关节的肌肉通常被认为是屈肌或伸肌,因为屈和伸是胫股关节的主要运动。弯曲和伸展膝关节的每一块肌肉都有一个力臂,能够产生冠状面和水平面运动,尽管后者的力臂一般都很小。因此,尽管被归为屈肌和伸肌,我们也将针对每一块肌肉在控制冠状面和水平面运动中的作用进行讨论。

屈膝肌群

有七块肌肉:半膜肌、半腱肌、股二头肌(长头和短头)、缝匠肌、股薄肌、腘肌和腓肠肌,横跨膝关节后方,因此具有屈膝的能力。跖肌可能被认为是第八块屈膝肌,但它通常不发挥此项功能。除了股二头肌短头和腘肌外,所有的屈膝肌都是双关节肌肉。作为双关节肌肉,在膝关节产生有效力量的能力受到肌肉交叉的另一个关节的相对位置的影响。五个屈肌(半膜肌、半腱肌、缝纫肌、股薄肌和腘肌)有可能在固定的股骨上使胫骨旋内,而股二头肌有一个力臂可以使胫骨旋外[185]。外侧肌肉(股二头肌、腘肌和腓肠肌的外侧头)能够在膝部产生外翻(外展)力矩;而在关节内侧的肌肉(半膜肌、半腱肌、缝匠肌、股薄肌和腓肠肌的内侧头)可以产生内翻(内收)力矩[180]。

半腱肌、半膜肌和股二头肌的长头和短头统称为腘绳肌。除股二头肌短头起始于股骨后方外,每一块肌肉都与骨盆坐骨结节近端相连。半腱肌通过与缝纫肌和股薄肌共同的肌腱与胫骨前内侧远端相连。常见的肌腱因其形状而被称为鹅足肌腱(鹅足意为"鹅掌状",见**图 11-14**)。半膜肌插入胫骨后内侧(如前所述,有附着于内侧半月板的纤维,可促进屈膝时内侧半月板的后部形变)[40]。股二头肌的两个头部都附着在腓骨头部的远端,并滑向胫骨外侧。股二头肌的短头不越过髋关节,因此只作用于膝关节。其余的腘绳肌横跨髋部(作为伸肌)和膝关节(作为屈肌);因此,它们在膝部产生力量的能力受到髋部角度的影响。髋部屈曲时,腘绳肌沿臀部被拉长,腘绳肌可产生更大的力量[148]。当双关节的腘绳肌需要随着臀部的伸展和膝关节的弯曲而收缩到 90° 或更多时,臀部和膝关节的腘绳肌都要缩短。当膝关节屈曲接近腘绳肌最大缩短位置时(主动不足),腘绳肌产生的力更小,而且腘绳肌还必须克服延长的股直肌产生的张力(被动不足)[186]。在非负重活动中,腘绳肌产生胫骨相对于股骨的后剪切力,且随着屈膝的角度增加而增加,在屈膝的 75°~90° 之间达到峰值[187]。尽管增加了后交叉韧带的张力,但是这个后剪切力可以减少前交叉韧带的张力[140]。

腓肠肌的两个头起始于股骨内侧和外侧髁的后侧,并与跟腱远端连接。除了较小且经常缺失的跖肌外,腓肠肌是唯一横跨膝关节和踝关节的肌肉。就像腘绳肌与髋关节的相互作用一样,腓肠肌产生膝关节屈肌扭矩的能力依赖于踝关节的位置。腓肠肌对膝关节屈曲扭矩的贡献相对较小,而它能产生较大的踝关节跖屈肌扭矩。当膝关节处于完全伸展状态时,它能产生最大的膝关节屈曲扭矩[188]。屈膝时,腓肠肌产生膝关节屈曲扭矩的能力显著降低[188]。腓肠肌通常更像是膝关节的稳定肌而不是运动肌。例如,在步态中,因为膝关节在早期站立阶段接受身体的重量,腓肠肌与股四头肌协同工作以增加关节刚度,稳定膝关节[114]。

缝匠肌从髂前上棘前方发出,穿过股骨,插入胫骨骨干的前内侧表面(最常见的是鹅足肌腱的一部分,见**图 11-14**)。缝匠肌远端附着的变异并不少见,可能与功能有关。当缝匠肌连接在其典型位置的前部时,缝匠肌的运动线可能落在膝关节轴线的前面,起到温和的膝关节伸展作用,而不是屈膝。然而,缝匠肌的典型功能是胫骨的屈肌和旋内肌。尽管缝匠肌对膝关节有潜在的作用,但缝匠肌的活动在髋关节运动时比在膝关节运动时更常见。在步态中,缝匠肌通常只有在摆动阶段才活跃[189]。股薄肌起源于耻骨联合,远端附着在鹅足总腱上(见**图 11-14**)。股薄肌的功能主要是髋关节屈肌和内收肌,但也可使膝关节产生微弱的屈曲,并使胫骨产生轻微的旋内。鹅足肌的三块肌肉似乎作为一个整体有效地发挥作用,以抵抗外翻的力量,并为膝关节前内侧提供动态稳定。

腘肌是一种相对较小的单关节肌,附着在股骨外侧髁的后外侧,并向下和向内侧走行,附着在胫骨近端的后内侧表面。腘肌的主要功能是使股骨上的胫骨旋内[185]。在膝关节早期屈曲时,膝关节旋内的解锁作用被归因于腘肌。然而,应该注意的是,解锁是自动旋转的一部分,部分原因与关节轴的倾斜度和关节面的解剖结构有关。膝关节在早期屈曲时的强制性旋内是一种偶合运动,即使在腘肌麻痹的情况下也有可能发生。腘肌也附着在外侧半月板上,在主动屈膝时对外侧半月板的后方变形起作用[27]。半膜肌和腘肌群的活动共同导致各自的半月板在胫骨平台上的后移和变形,同时也在膝关节上产生屈曲扭矩。然而,即使在被动屈曲时,半月板也会在胫骨髁上向后移动。半膜肌和腘肌的共同作用确保了在整个屈膝范围内胫骨和股骨的最大一致性,协助保持两个半月板位于股骨髁下。这种主动辅助半月板运动,可最大限度地减少半月板夹闭后限制屈膝与半月板损伤风险的可能性。

比目鱼肌和臀大肌不跨越膝关节。尽管如此,在负重活动中,两者仍然可以影响膝关节的功能。比目鱼肌起源于胫骨和腓骨近端的后方,远端附着于跟腱。在负重活动中,当脚固定在地面上时,比目鱼肌的收缩可以通过向后拉动胫骨来帮助膝关节伸展(**图 11-30**)。如前所述,负重腿上比目鱼肌的后拉也可以帮助腘绳肌抑制胫骨的过度前移[114]。臀大肌和比目鱼肌一样,能够在负重活动中协助伸膝。众所周知,臀大肌的大肌群具有良好的髋关节伸展功能。当脚平放在地上屈膝时,臀大肌的收缩也会通过产生膝关节伸展和踝关节屈曲来影响更多的远端关节。然而,臀大肌也可以在胫骨上产生股骨的后部剪切力(或胫骨在股骨上的相对前部剪切力),这将增加前交叉韧带的张力,但是不会抵消其他肌肉的共同收缩。

伸膝肌群

膝关节的四条伸肌(股直肌、股外侧肌、股内侧肌和股中间肌)统称为股四头肌。股四头肌唯一横跨两个关节的部分是股直肌,它从髂前下棘的近侧起始处横跨髋部和膝部。股中间肌、股外侧肌和股内侧肌起源于股骨,并与股直肌汇合成股四头肌总腱。股四头肌肌腱插入髌骨近端,然后向远端穿过髌骨,在那里它被称为髌腱(或髌韧带)。髌腱从髌骨顶端延伸到胫骨粗隆的近端。股内侧肌和股外侧肌也通过关节囊的支持

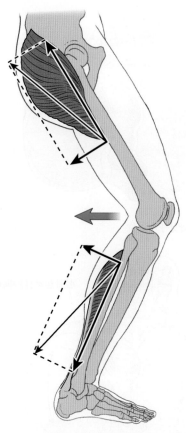

图 11-30 臀大肌和比目鱼肌的活动会影响膝关节负重时的运动。虽然它们不跨越膝关节,但这些肌肉能够在脚着地的情况下协助伸膝

纤维直接插入髌骨的内侧和外侧(见**图 11-12**)。

股四头肌的四块肌肉共同起到伸展膝关节的作用。每块肌肉的方向不同,导致相对于股骨干的拉力不同(**图 11-31**)。生物力学测试显示股外侧肌拉力与股骨长轴的夹角为35°,股内侧肌拉力与股骨长轴的夹角为内侧40°(**图 11-31A**)[190]。股中间肌的拉力与股骨干平行,使其成为股四头肌中最纯粹的膝关节伸肌[191]。由于股四头肌的羽状性质,并不是每块肌肉内的所有纤维都朝向同一方向。例如,股内侧肌的上部纤维与股骨干成15°~18°的夹角,而远端的纤维与股骨干成50°~55°的夹角[119,192]。由于股内侧肌上、下纤维的方向截然不同,有时被称为股内长肌,而下部纤维被称为股内斜肌。股内侧肌远端的倾斜度已经成为髌股疼痛患者关注的焦点,因为临床医生和研究人员试图优先募集股内斜肌,以最大限度地增加其对髌骨的内侧拉力。然而应该注意的是,尽管股内斜肌和股内长肌的纤维方向不同,但这些纤维仅仅是同一肌肉的一部分,共同由股神经支配[192,193]。股内斜肌的单独萎缩在髌股疼痛患者中不发生,也不可能选择性地激活这些纤维[194]。Lieb 和 Perry 发现,股四头肌的四部分合计拉力在外侧7°~10°,相对于股骨长轴向前3°~5°。Power 和他的同事报道了股外侧肌和股内侧肌的后部附着部位,会导致伸膝的后方合压力或压力平均为55°(**图 11-31B**)[190]。这些肌肉对髌骨的压力存在于整个关节活动范围中,但在完全伸展时最小,并随着屈膝角度的增加而增加。

髌骨对股四头肌功能的影响

股四头肌的功能受到髌骨的显著影响(髌骨又受到股四

圆的股骨髁部。在屈膝约 50° 时，股骨髁会将髌骨推到离膝关节旋转轴最远的地方。随着持续的伸展，力矩臂将再次减小[196]。当在整个 ROM 中测量膝关节伸展力量时，变化的力矩臂对股四头肌扭矩产生的影响是显而易见的。峰值扭矩通常出现在屈膝大约 45°～60° 时，这一区域的力矩臂和肌肉的长度 - 张力关系都达到最大[197]。

虽然在膝关节伸展的最后阶段，髌骨对股四头肌的力矩臂的影响会减弱，但髌骨对关节扭矩的微小改善在这里可能是最重要的。股四头肌处于接近末端伸展范围的缩短位置，这降低了它产生主动张力的能力。股四头肌产生主动力量的能力下降，使得力矩臂的相对大小对膝关节伸展最后 15° 的扭矩产生至关重要。

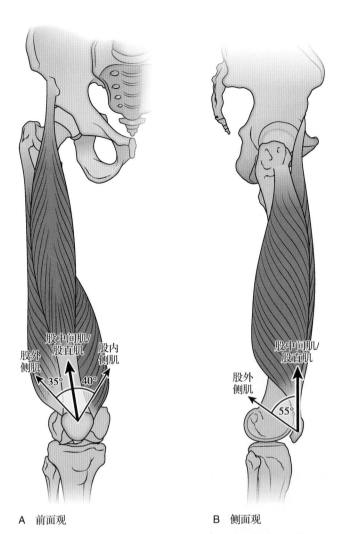

图 11-31 A. 根据 Powers 及其同事的数据，图示股四头肌四个组成部分的方向，包括股外侧肌、股中间肌、股直肌和股内侧肌[190]。B. 即使是在完全伸膝位，股外侧肌和股内侧肌的后向矢量（图中股外侧肌箭头）也可形成髌骨对胫骨的合压力

头肌的显著影响，稍后将讨论）。从力学优势的角度来看，髌骨通过增加股四头肌肌腱和髌腱与膝关节轴线的距离来延长股四头肌的力臂。髌骨起着解剖滑轮的作用，使股四头肌的作用线偏离关节中心，并增加对胫骨的拉力角度，以增强股四头肌产生伸展扭矩的能力。然而，髌骨的功能并不像一个简单的滑轮。在一个简单的滑轮中，滑轮两侧的张力相等；相反，髌骨下侧的髌腱张力很少与髌骨上部的股四头肌肌腱的张力相等[195]。

膝关节的几何形状和髌骨共同决定了膝关节在屈曲和伸展时股四头肌对胫骨的拉力角度（图 11-32）。当膝关节处于伸展位置时，髌骨在增加股四头肌的拉力角度方面起主要作用。在膝关节完全屈曲时，髌骨作为滑轮的功能明显减弱，因为髌骨牢牢固定在股骨的髁间切迹内。尽管如此，股四头肌仍然能够在膝关节完全屈曲时产生相当大的扭矩，因为股骨髁部的圆形轮廓形成了一个巨大的力矩臂。髁突偏转肌肉的作用线，随着旋转轴的后移，出现一个相对较大的力矩臂，而髌骨的贡献很小（图 11-21）。当膝关节从完全屈曲到伸展时，随着髌骨离开髁间切迹，股四头肌的力臂延长，并开始向上移动，越过圆

拓展概念 11-10
股四头肌迟滞

如果存在股四头肌无力或髌骨因外伤被切除（称为髌骨切除术），股四头肌可能无法产生足够的扭矩来完成最后 15° 的非负重膝关节伸展。患者不能完全伸展膝关节在临床上被称为"股四头肌迟滞"或"伸膝迟滞"。例如，患者在进行直腿抬高时，可能难以保持膝关节的完全伸展（图 11-33）。当胫股关节处于较大屈曲状态时，去除髌骨或股四头肌的弱点对股四头肌产生伸展扭矩的能力影响较小，因为①股骨髁也可作为滑轮增加股四头肌的力矩臂；②由于其在长度 - 张力曲线上的位置，相对延长的肌肉，可以产生更大的力。患者在负重活动中很可能不会有"伸膝迟滞"，因为当脚固定后，比目鱼肌和臀大肌可以帮助股四头肌伸展膝关节。

髌骨在增加股四头肌对胫骨的拉力角度方面的作用增强了扭矩的产生，但也能产生负面的副作用（图 11-34）。根据任务的不同，在不同的屈膝角度下，股四头肌肌群不仅产生伸展扭矩，也在股骨上产生胫骨前部剪切力（图 11-34A）[118]。股四头肌施加的这种前剪切力必须通过主动产生的胫骨后剪切力来抵抗，或者被动地通过被动约束来抵抗胫骨的向前平移。前交叉韧带对股四头肌施加的胫前平移是最显著的被动约束。股四头肌拉力角度的增大和减小伴随着前交叉韧带应力的增大和减小[118]。当膝关节接近完全伸展时，前交叉韧带的两束张力通常会增加。在没有被动稳定装置（如前交叉韧带）的情况下，股四头肌在接近完全伸展时有可能产生较大的胫骨向前平移，患者可以将其描述为膝关节"无力感"或"失稳"[107]。当屈膝超过 60° 时，股四头肌的剪切分量从最大值开始减少，因此股四头肌收缩引起的前交叉韧带应变显著减小（图 11-34B）。

在负重活动中，股四头肌的活动受到许多其他因素的影响。比目鱼肌和臀大肌等肌肉能够帮助膝关节伸展。在直立站立姿势时，股四头肌的活动量很小，因为重力线正好通过膝关节轴线进行屈 / 伸，产生一个伸展扭矩来维持关节的伸展。后关节囊、韧带和后部肌肉抵消了小的外部伸展扭矩，阻止了膝关节的进一步伸展。在负重时膝关节略微弯曲，如下蹲时或当某人不能完全伸展膝关节时（例如屈膝收缩），重力线将经

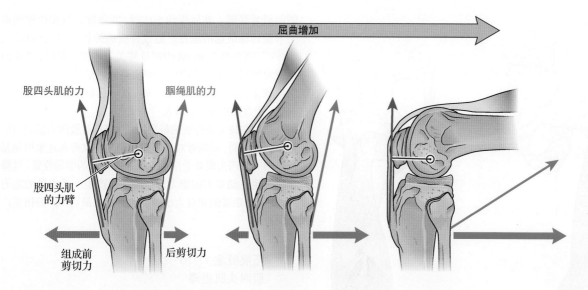

屈曲增加

股四头肌的力　　腘绳肌的力

股四头肌
的力臂

组成前
剪切力　　后剪切力

图 11-32　髌骨作为产生股四头肌力量的滑轮。膝关节旋转中心和髌骨在股沟内位置的变化会影响股四头肌的力臂的大小

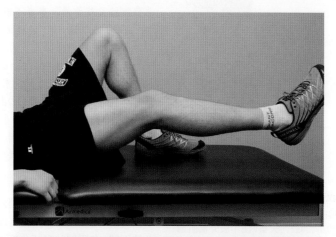

图 11-33　在直腿抬高练习中,严重的股四头肌无力可能导致股四头肌滞后。接近完全伸展时,髌骨只能略微增加力矩臂,已经减弱的股四头肌的长度 - 张力关系下降,使股四头肌不能产生足够的扭矩来完成伸展运动范围

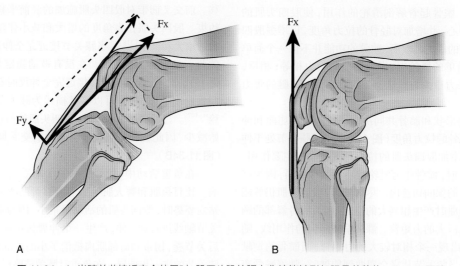

Fx

Fy

Fx

A　　　　　　　　　　　　　　　　B

图 11-34　A. 当膝关节接近完全伸展时,股四头肌的强力收缩能够引起胫骨前移位。B. 一旦屈膝到 60° 以上,几乎不会发生前移位

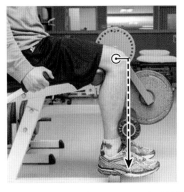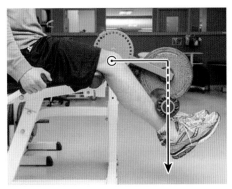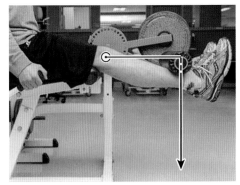

图 11-35　在非负重运动中,当膝关节接近完全伸展时,股四头肌必须产生更多的扭矩(和更多的力),以克服阻力不断增加的力矩臂(和扭矩)

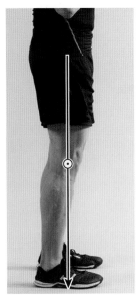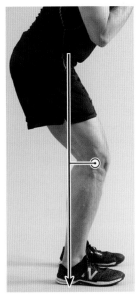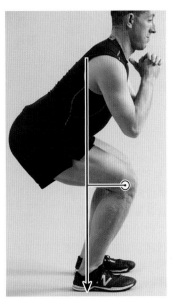

图 11-36　在负重运动中,随着屈膝的增加,股四头肌必须产生更多的扭矩(和更多的力),以控制膝关节叠加体重的不断增加的力矩臂(和扭矩)

过膝关节轴线后方。重力扭矩会促进膝关节屈曲,而股四头肌的活动是对抗重力扭矩,是保持膝关节平衡所必需的。因为股四头肌负责支撑体重和抵抗重力,它通常比腘绳肌强 50% 以上[197]。虽然当臀部有一个重力屈曲力矩时,腘绳肌在支撑体重方面起到了类似的作用,但在这一功能上,腘绳肌得到了臀大肌的帮助。相比之下,股四头肌是支撑膝关节抵御重力施加的巨大外力的主要肌肉[198]。

不同的活动和锻炼条件对股四头肌的生物力学要求不同,因此股四头肌的功能也不同。在坐位(非负重)膝关节伸展过程中,屈膝 90° 时,阻力的力矩臂(例如,腿的重量加上外部阻力)最小,但随着膝关节伸展角度的增大而增大(图 11-35)。因此,当膝关节接近完全伸展时,需要更大的股四头肌力量。相反的情况发生在负重活动中:在站立下蹲时,阻力的力臂(例如,重力对身体质心的影响)在膝关节伸展时最小,并随着屈膝角度的增加而增加。因此,在下蹲等负重活动中,股四头肌必须在屈膝较大的位置产生更大的力量(图 11-36)。

拓展概念 11-11
股四头肌力量训练:负重与非负重

负重运动通常在前交叉韧带、后交叉韧带或髌股关节损伤后进行,前提是这些运动对关节的压力较小,更像是功能性运动,而且比非负重运动更安全。Wilk 和他的同事通过计算估算了负重和非负重练习中膝关节的前后剪切力、压力和伸肌扭矩,这些练习通常用于加强股四头肌的肌肉力量。下蹲和压腿的负重股四头肌训练导致了整个膝关节的胫骨后部剪切力,峰值在膝关节屈 83°~105° 之间。后部剪切力可能会增加后交叉韧带上的应力。而在非负重伸膝运动中,股四头肌主动伸膝从屈 40° 到 10° 时出现前剪切力,在屈 20°~10° 之间出现最大前剪切力。前部的剪切力可能会增加前部交叉韧带的应力。如果这些韧带受损或最近手术进行重建,在某些类型的负重和非负重运动中对后交叉韧带和前交叉韧带的应力实际上可能对愈合过程有害[199, 200]。

Beynnon 和他的同事在体内测量了前交叉韧带的张力值,以比较在通常进行的治疗练习中的张力值。无论是在负重还是非负重活动中,都发现了相似的前交叉韧带张力值。例如,负重单腿坐到站立,弓步,上台阶和下台阶产生的前交叉韧带张力值与积极的非负重膝关节伸展运动相似。无论是闭链运动还是开链运动,股四头肌在屈膝 50°~0° 之间收缩时,前交叉韧带拉伤都较高[201, 202]。

这些在交叉韧带中计算出的力和实验测量的张力,让人对基于负重或非负重方案本来就更好、更安全或更有效的康复训练理论基础产生了怀疑。相反,结合两种类型的锻炼和患者的功能需求的康复计划,可能才会最大程度地提升股四头肌的力量。

膝关节的稳定装置

在整个章节中，我们已经确定了被动（囊膜）和主动（肌肉）力量在促进胫股关节稳定方面的作用。关节囊膜结构和肌肉结构对维持适当关节稳定性的作用取决于膝关节和周围关节的位置、外力的大小和方向。个体之间（以及同一个体的膝关节之间）也可能有相当大的差异，这有助于临床医生和研究人员观察到多样性的结果。虽然不可否认过于简化，但**表 11-1**总结了不同结构对限制前后平移、膝关节过度伸展、内翻/外翻和膝关节旋内/旋外的潜在作用。

表 11-1 用单平面运动来描述稳定性。实际上，如**表 11-2**所示，通常会发生更复杂的组合运动，需要耦合稳定性或旋转稳定性（单面运动的组合）。例如，后外侧角受伤（如后外侧关节囊、腘肌、弓状韧带）会导致后路不稳和胫骨过度旋外。这被称为后外侧不稳定。相反，后斜韧带、腘绳肌内侧、内侧副韧带和后内侧关节囊的损伤导致后内侧不稳定。关节囊的各个部分提供了前内侧和前外侧的稳定性，且其与形成了髌骨两侧伸肌支持带的股四头肌伸展部分融合在一起。

髌股关节

髌骨是嵌入股四头肌肌腱内的三角形扁平骨骼，是人体最大的籽骨（**图 11-37**）[203]。髌骨是一个顶端指向下方的倒三角形。后表面由垂直的脊线分开，并被关节软骨覆盖。这个垂直的脊线于髌骨的中心，将关节面分成大小大致相等的内侧和外侧平面。内、外侧关节面两侧平坦至略有凸起。大多数髌骨还

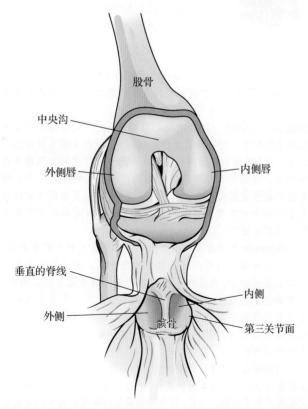

图 11-37 髌骨后方和股骨的关节面。注意关节的股骨面外侧有发达的外侧唇

图中标注：股骨、中央沟、外侧唇、内侧唇、垂直的脊线、内侧、外侧、髌骨、第三关节面

表 11-1 膝关节稳定装置汇总表 *

稳定装置	结构	功能
前后向/过伸稳定装置	前交叉韧带	限制胫骨前（或股骨后）平移
	髂胫束	
	腘绳肌	
	比目鱼肌（负重时）	
	臀大肌（负重时）	
	后交叉韧带	限制胫骨后（或股骨前）平移
	板股韧带	
	股四头肌	
	腘肌	
	腓肠肌内侧头和外侧头	
内翻/外翻稳定装置	内侧副韧带	限制胫骨外翻
	前交叉韧带	
	后交叉韧带	
	后斜韧带	
	鹅足肌群：缝匠肌、股薄肌、半腱肌	
	半膜肌	
	腓肠肌内侧头	
	外侧副韧带	限制胫骨内翻
	髂胫束	
	前交叉韧带	
	后交叉韧带	
	弓状韧带	
	股二头肌	
	腓肠肌外侧头	
内侧/旋外稳定结构	前交叉韧带	限制胫骨旋内
	后交叉韧带	
	后内囊	
	板股韧带	
	股二头肌	
	后外侧囊	限制胫骨旋外
	腘肌	
	鹅足肌群：缝匠肌、股薄肌、半腱肌	
	半膜肌	
	内侧副韧带	
	外侧副韧带	

* 肌肉和囊韧带结构的作用取决于膝关节和相邻关节的位置、外力的大小和方向，以及次级限制的有效性。考虑到测试条件，研究人员的发现各不相同。

有第二个朝向内侧边缘的垂直隆起，将内侧关节面与一个极端的内侧边缘分开，为第三关节面（odd facet）[203]。在伸展膝关节中，髌骨的后表面位于股骨远端前方的股骨沟（或髌骨表面）上。股骨沟有一个中央槽（髁间）沟，与髌骨后部的正中嵴相对应。股骨槽沟将骨沟分为内侧和外侧两个小平面，分别与髌骨的内侧和外侧小平面连接。重要的是，股骨沟的外侧面比内侧面稍微凸出一些，其外侧边缘的嘴唇也比内侧面更发达[203]。外侧小关节的较大相对尺寸对于髌骨力学和病理力学很重要。

表 11-2　旋转稳定性成分

	内侧	外侧
前侧	前内侧稳定性 *	前外侧稳定性 †
	内侧副韧带	前交叉韧带
	后斜韧带	外侧副韧带
	后内侧囊	后外侧囊
	前交叉韧带	弓形复合体 / 髂胫束
后侧	后内侧稳定性	后外侧稳定性
	后交叉韧带	后交叉韧带
	后斜韧带	弓形复合体 / 腘肌
	内侧副韧带	外侧副韧带
	半膜肌	股二头肌
	后内侧囊	后外侧囊
	前交叉韧带	

* 表示以下主动和被动稳定装置能够抵抗以下一种或多种情况：胫骨前移、外翻或旋外。

† 显示以下主动和被动稳定装置能够抵抗以下一种或多种情况：胫骨前移位、内翻或胫骨旋内。

髌骨通过髌腱与胫骨粗隆下方相连。髌股关节是人体内最不一致性的关节之一，因为其关节面的形状和髌骨的关节表面积比股骨小得多。

髌骨的主要功能是作为股四头肌的解剖滑轮而存在[203]。将髌骨插入股四头肌肌腱和股骨髁之间也能减少摩擦，因为股骨髁会接触光滑的透明软骨覆盖的髌骨后表面，而不是摩擦股四头肌肌腱。髌骨在不限制膝关节运动的情况下执行其功能的能力，取决于其移动性。由于髌股关节的骨性不一致性，髌骨的稳定性依赖于静态和动态结构。奇形怪状的髌骨及其所处的凹凸不平的表面有助于确定伴随着胫股运动的髌骨的运动，并使髌骨和髌骨表面易受巨大力量的影响。在执行看似相对简单的功能时，关节的复杂表面也可能导致许多潜在问题。当理解了影响髌股功能的结构和力后，就很容易理解常见的髌股关节临床问题，因其试图满足灵活性和稳定性这一对相矛盾的要求。

髌股关节面和关节匹配性

膝关节完全伸展时，髌骨位于股骨槽[203]。由于髌骨尚未进入髁间沟，在此位置骨支撑很小，这表明与屈膝位相比，髌骨不稳定的可能性更大。在完全伸膝位，内外侧支持带和关节囊为髌骨提供被动稳定[203]。髌骨在股骨槽上的垂直位置与髌腱的长度有关。髌腱长度与髌骨对角线长度的比值称为 Insall-Salvati 指数，通常接近 1：1[204]。明显短的肌腱使髌骨在股骨槽处的位置异常低，称为低位髌骨。相反，较高的髌骨被称为高位髌骨，这会增加了髌骨不稳定的风险[203]。在这种情况下，股骨槽的外侧唇并不一定发育不全（尽管可能发育不全），但相对较高的位置使髌骨靠近高位外侧股骨突，使髌骨不太稳定，更容易下翻。对于高髌骨患者，在髌骨向下平移并啮合髁间沟之前，胫股关节必须更屈曲，从而留下较大的膝关节活动度，髌骨在该范围内相对不稳定。

由于髌股关节不匹配性，髌骨和股骨之间的接触在整个膝关节活动度中不断变化（图 11-38）。膝关节伸展、髌骨位于股骨槽时，只有髌骨的下极与股骨接触[203, 205, 206]。当膝关节（即胫股关节）开始弯曲时，髌骨沿股骨向下滑动，表面接触面积增加。髌骨和股骨之间的第一次持续接触，发生在屈膝 15°～20° 时，沿着髌骨内侧和外侧面的下缘。随着胫股关节继续屈曲，接触面积增加，并从髌骨最初的低位移动到更高位置（图 11-39）[206]。当接触区沿髌骨后部向上移动时，它也会横向扩展，覆盖内侧和外侧关节面。屈膝 90° 时，髌骨的所有部分都经历了一些（尽管不一致）接触，但第三关节面除外[206]。当屈曲持续超过 90° 时，因为较小的第三关节面第一次与股内侧髁接触，接触区域再次向下移动。在完全屈曲时，髌骨卡在髁间沟，于外侧面和第三关节面发生接触，而不再在内侧面[203]。

髌骨运动

在膝关节运动中，股骨、胫骨和髌骨表面之间的相对运动，比简单的铰链关节所代表的要复杂得多。髌骨和股骨之间的接触随着膝关节运动改变时，髌骨同时在股骨髁上平移和旋转。这些运动受髌骨与股骨和胫骨关系的影响，并反映髌骨与股骨和胫骨的关系。当股骨固定，屈膝时，髌骨（通过髌腱固

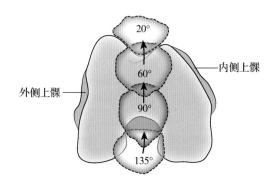

图 11-38　接近完全伸展时，只有髌骨下极与股骨接触。随着屈曲的继续，接触区沿髌骨向上移动，然后向外侧移动。完全屈曲时，只有外侧和第三关节面与股骨接触

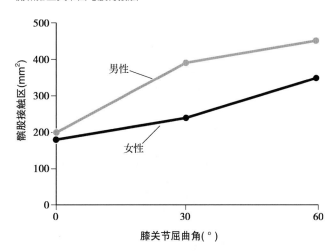

图 11-39　膝关节完全伸展时，髌股与股骨关节面接触最小。髌股接触面积随着膝关节从膝关节伸展到膝关节屈曲的进展而增加（*Data from Besier TF, Draper CE, Gold GE, et al: Patellefemoral joint contact area increases with knee flexion and weightbearing. J Orthop Res 23: 345, 2005.*）

定在胫骨结节上)被胫骨向下拉,向下滑动并在股骨髁上旋转,髌骨远端尖向后移动。当髌骨沿股骨髁间沟向下移动时,髌骨的矢状面旋转被称为髌骨屈曲。膝关节伸展使髌骨恢复到其在股骨槽内的原始位置,髌骨尖端在正常活动度的末端指向下方。这种髌骨向上滑动并绕股髁旋转的运动被称为髌骨伸展。

除了髌骨的屈伸外,髌骨还绕着纵轴(通过髌骨的近端到远端)倾斜,在冠状面内向内侧和外侧移动,并绕着前后轴(垂直于髌骨)旋转或转动。沿纵轴倾斜称为髌骨外侧/内侧倾斜,由髌骨前表面相对于股骨髁移动的方向得名(图 11-40)。髌骨外侧边缘接近股外侧髁表面时发生髌骨外侧倾斜,髌骨内侧边缘向股骨内侧髁移动时发生髌骨内侧倾斜[207]。髌骨倾斜的方向和程度受周围膝关节结构的影响,如股骨髁的不对称,胫骨内侧或旋外的程度,以及外侧支持带等软组织的紧密程度[208-210]。

髌骨向外和向内移动是发生在一个运动平面上的平移(滑动),而不是围绕一个轴旋转(图 11-41)[20]。髌骨外移是指髌骨在冠状面向股骨外侧髁移动。髌骨外移通常用在髌骨恐惧试验中,用以评估髌骨在股骨槽内的稳定性[211]。

髌骨前后轴的旋转(称为髌骨旋内/旋外)与髌骨远端尖端的运动有关(图 11-42)。旋内是指髌骨围绕前后轴旋转,髌尖(底端)指向股骨内侧髁,髌底(头端)向股骨外侧髁移动[207]。当股骨在胫骨上进行轴向旋转时,髌骨旋转和髌骨倾斜一样,是髌骨维持在股骨髁之间的必要条件。因为髌骨的底端通过髌腱与胫骨"锚"在一起,髌骨下极在与股骨一起运动时始终指向胫骨粗隆[212]。因此,当膝关节处于一定屈曲状态,且胫骨在固定的股骨上进行旋内时,髌骨下极会伴随着髌骨旋内指向膝内侧。同样,当胫骨旋外时,髌骨也会旋外,以保持髌尖与胫骨粗隆对齐。屈膝时,髌骨伴随着胫骨旋内而旋内,从而

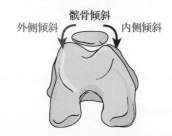

图 11-40　髌股关节的上面观。内侧和外侧倾斜以髌骨前表面倾斜的方向命名,内侧倾斜时内侧表面接近股骨内侧髁,反之外侧倾斜时亦然

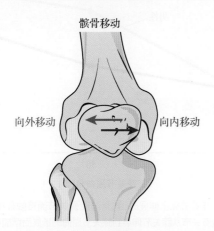

图 11-41　向内和向外移动是根据髌骨向股骨内侧和外侧髁移动的方向来命名的

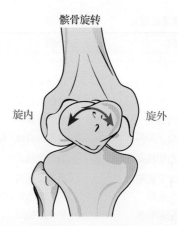

图 11-42　红色所示为髌骨旋内。胫骨旋内时,髌骨下极跟随胫骨粗隆。蓝色所示为髌骨旋外。胫骨旋外时,髌骨下极也跟随胫骨粗隆

"解锁"膝关节。由于股骨髁的不对称结构,当膝关节从 20° 屈曲至 90° 时,髌骨会旋外约 5°[209]。

尽管髌骨与软组织稳定结构(如伸肌支持带)紧密相连,但髌骨仍可进行平移运动,而这个活动范围也取决于胫股关节的活动度。髌骨分别在膝关节伸展和屈曲时向上和向下平移。了解这些动作很重要,因为它们会影响膝关节功能。例如,在主动伸膝过程中,如果髌骨上滑受限,股四头肌功能就会受累,膝关节伸展也可能受限。在胫股关节屈曲时,髌骨会向下滑动。因此,下滑受限可能限制屈膝。髌骨内-外侧滑移时,同时伴髌骨上-下滑动[209]。膝关节完全伸展时,髌骨通常位于股骨槽稍外侧。当膝关节开始屈曲,髌骨被形态较大的股骨外侧髁推向内侧。当屈膝超过30°,髌骨可能会轻微向外侧移位,或由于髌骨与股骨髁牢固结合而保持相对稳定。所以,当膝关节从完全伸展位开始屈曲时,髌骨首先向内侧移动,然后向外侧移动。髌骨若不能进行合适的滑动、倾斜、旋转或滑移,将可能导致膝关节活动度受限、髌股关节运动轨迹不良或髌关节面受压引起疼痛。因此,临床上应评估髌骨的被动和主动活动,以确定股骨是否存在活动过度或活动不足。

> **病例应用 11-3**
>
> 　　Steven 是一名 68 岁的男性患者,有 10 年的右膝疼痛病史。3 年前的 X 线片显示髌股和胫股内侧间室骨关节炎。Steven 的主要症状是在日常生活活动中,比如系鞋带或蹲着从地板上捡东西时,膝关节屈曲功能受损。在他的初步评估期间,部分体格检查包括评估胫股关节活动度和髌股关节灵活性。哪些限制因素可能会导致 Steven 的主诉?
>
> 　　Steven 可能表现出右膝屈曲活动度的损伤。被动活动度的缺陷在大小上与主动活动度的缺陷相似,表明肌肉激活和力量的可能缺陷并不是导致活动受限的原因。正常关节活动受限可能发生在胫股关节和髌股关节的任意一个或两个关节上。由于日常生活活动需要膝关节屈曲,髌骨下滑损伤伴髌骨向内或向外滑移损伤,可能导致 Steven 膝关节屈曲损伤和活动受限。以恢复关节活动为目的的有针对性的髌骨活动,可以改善膝关节屈曲活动度,并改善患者功能。

髌股关节应力

髌股关节在日常生活活动中承受非常高的压力，使其成为退行性变化和骨关节炎发生的常见部位。关节受力的改变或关节表面接触面积的变化，会影响到关节应力（单位面积的力）[213-215]。髌股关节反作用（接触）力受股四头肌力的大小和膝关节角度的影响。当股四头肌收缩时，髌骨被股四头肌肌腱向上拉，髌腱对抗下拉。这些牵拉的结合产生髌骨对股骨向后的压力，该压力随屈膝程度的不同而变化[203]。在膝完全伸展时，由于股内侧肌和股外侧肌起于股骨后部，此时股四头肌对髌骨产生的向后压力最小。尽管在完全伸展时髌骨和股骨之间的接触面积很小，但这种最小的向后压力使髌股关节在完全伸展时所承受的应力很低[190]。这较低的关节应力水平，为通过直腿抬高运动来改善股四头肌力量提供了理论依据，因其不会造成或加剧髌股关节疼痛。

随着膝关节从完全伸展位开始屈曲，股四头肌肌腱与髌腱之间的拉力角度减小，关节反作用力增大，进而产生更大的髌股关节压力（图 11-43）[203]。在屈膝时，无论股四头肌是主动的还是被动的，都会增加这种压力。如果股四头肌不活动，那么随着屈膝的增加，股四头肌肌腱和髌腱内的弹性张力单独增加。如果股四头肌是活动的，那么主动张力和被动弹性张力都将促成关节压力的增加。因此，关节的总反作用力受股四头肌主动和被动拉力的大小以及屈膝角度的影响。

髌股关节的反作用力在日常活动中可以变得非常高。在步行的支撑期，当最大膝关节屈曲仅为约 20° 时，髌股压力约为体重的 25%～50%[144]。随着膝关节屈曲和股四头肌活动的增加，如在跑步时，髌股间压力估计达到体重的 10 倍以上[216]。需要大量股四头肌激活的深屈膝运动，也能显著增加这些压力[216]。股四头肌产生的巨大压力，分布在相对较小的髌股关节接触区域，因此会导致髌股关节承受较大的关节应力。在正常的髌股关节中，由于关节接触面积较小，内侧关节面承受的应力比外侧关节面大[203]。有几种机制有助于减少或消散髌骨上的髌股关节压力，特别是内侧面的压力。在完全伸展时，髌骨上的压力最小；因此，不需要补偿机制。随着屈膝的进行，髌骨接触面积逐渐增加，增加的压力分散。这种同时增加的接触面积和压力有助于最小化髌股关节应力，直到屈曲约 90°。具体来说，从屈曲 30° 到 70°，在靠近中央嵴的内侧关节突的厚软骨处，接触力的大小更高。该关节软骨是人体最厚的透明软骨之一，使其能够承受通过髌骨内侧面传递的巨大压力。同样在这个活动范围中，因股四头肌力臂是其在全活动范围中最大的，此时髌骨就像滑轮一样有着最大的作用。产生同等的力矩，力臂越大，所需的股四头肌力量就越小，从而最大限度地减少髌股关节的压迫。随着屈曲的进行，力臂减小，这就需要增加股四头肌所产生的力量[190,203]。当膝关节屈曲持续超过 90° 时，髌股应力将随着髌骨接触面积再次减小而增加。然而，髌骨上所增加的部分压力，会因股四头肌肌腱此时接触股骨髁而有所消散[217]。

髌骨的垂直位置也会显著影响髌股关节的应力。Singerman 和同事证实，在高位髌骨存在的情况下，股四头肌肌腱和股骨髁之间的接触有所延迟[217]。随着屈曲的增加，髌股的压力将持续升高。相比之下，在低位髌骨时，股四头肌肌腱和股骨髁之间的接触在活动范围内发生得更早，导致髌股接触力的大小随之减少[217-219]。

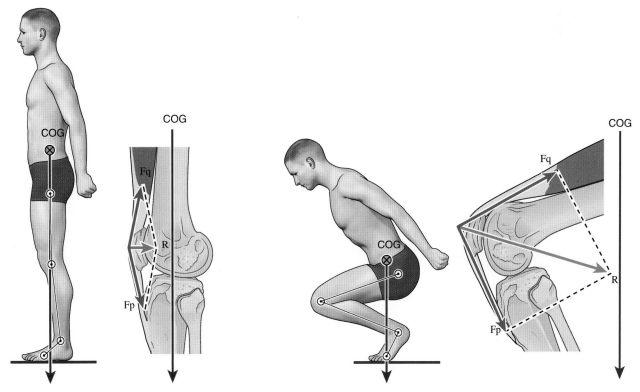

图 11-43　髌股关节反作用力可由屈膝角度作部分解释。随着膝关节进一步屈曲，髌股受压负荷增加。COG，重心

髌股关节冠状面稳定性

在膝关节接近完全伸展时,髌股关节可能会出现冠状面不稳定。在伸膝位,由于髌骨位于股骨槽上方的浅面,而此处的骨稳定性和来自股四头肌的髌股间压力有限,此时不稳定性增加。此外,由于通常存在于胫骨和股骨之间的生理性外翻,股四头肌和髌腱的活动线并不一致,导致髌骨轻微地受到向外牵拉(图 11-44)。因为髌骨的向外拉动导致骨稳定性降低,所以软组织稳定结构必须在伸展位为内 - 外侧稳定性承担更多。一旦膝关节开始屈曲,髌骨开始滑入股骨槽(屈曲约20°),骨稳定性的存在大大增加了内外侧稳定性。然而,伴随而来的是髌骨对股骨髁的压迫增加,可导致关节疼痛和退行性变。无论髌骨是否存在不稳定或压迫增加的风险,髌骨在冠状面的位置、灵活性和控制都是最受关注的问题,并受到髌骨纵向和横向稳定结构相对张力的影响。

髌骨的纵向稳定结构包括上方的股四头肌肌腱和下方的髌腱。髌胫韧带是伸肌支持带的一部分,加强关节囊,也被认为是纵向稳定结构(见图 11-12)[74]。纵向稳定结构被动增加髌股间压力(见图 11-43),进而帮助髌骨在内侧 - 外侧方向稳定。在膝关节伸展位中,髌股间压力最小,髌骨处于相对不稳定的位置。当伸展过度,如膝过伸时,股四头肌和髌腱的拉力实际上可能使髌骨偏离股骨槽,进一步增加冠状面髌骨不稳的可能性。

髌股关节的横向稳定结构由伸肌支持带的浅表部分组成。支持带通过股内侧肌和股外侧肌与髌骨的直接连接提供主动的稳定。内侧支持带最厚的部分是髌股内侧韧带(如前所述),它提供了大约 60% 髌骨向外平移(向外滑移)的被动拮抗力[70]。过度的内侧平移受到髌股外侧韧带的限制,髌股外侧韧带将髌骨连接到髂胫束外侧[74]。另一个重要的被动稳定结构是股骨槽的前突外侧唇,它作为支撑髌骨外侧过度移位(见图 11-37)。只要股骨槽的外侧唇有足够的高度,即

使侧向力很大也不会使髌骨脱位或半脱位。股骨切迹呈扁平状,称为滑车发育不良,由于施加在髌骨上的相对较小的侧向力,可导致髌骨半脱位或完全脱位[203]。因此,纵向和横向结构都会影响髌骨的内外侧位置,使其保持在股骨槽内,同时也会影响髌骨沿股骨髁滑下并进入髁间沟时的髌骨轨迹。

髌骨活动度过大可能导致髌骨半脱位或脱位,而由于髌股应力过大导致的活动度太小则可能而引起疼痛。当膝关节完全伸展和股四头肌放松时,髌骨的被动活动达到最大。冠状面上不平衡的被动张力(例如,松弛的内侧髌股韧带)或动态结构的力线改变,可以影响和改变髌骨的方向,而这些通常要在伸膝位和髌骨位于相对浅而高的股骨槽时更加注意。然而,即使髌骨在屈膝位处于髁间沟内更安全的位置,异常的力还是可能会影响髌骨的偏移。

如前所述,主动收缩或被动牵伸时股四头肌的张力会造成髌骨和股骨之间的压力,这增加了髌股关节的稳定性。作用在髌股关节上的合力,是由构成股四头肌的四块肌肉的合力和髌腱的合力所决定的。因股四头肌每个节段沿着股骨的方向都有所不同,因此它们都有助于维持冠状面的灵活性和稳定性。如前所述,股外侧肌的拉力通常在股骨长轴外侧 35°,而股内侧肌(股内长肌)近端拉力在股骨干内侧约 15°~18°,远端纤维(股内斜肌)向内侧 50°~55°(图 11-31A)[190, 191]。

因为股内侧肌和股外侧肌不仅牵拉股四头肌肌腱,也通过它们的支持带连接髌骨并施加拉力,所以这种补充功能是极其重要的。股四头肌的无力可显著增加髌骨上的向外合力[194]。股四头肌方向的解剖学变异也可能导致髌骨受到不对称的拉力。一般来说,股内斜肌止于髌骨内上方,大约是内侧边的 1/3 到 1/2 处。在髌骨对线不齐的情况下,股内斜肌止点可能位于髌骨内侧边不到四分之一的位置,因此,股内侧肌不能有效抵消髌骨的向外运动[220]。

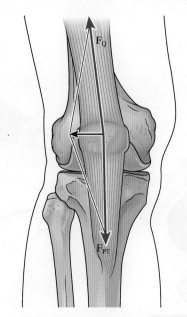

图 11-44　由于股骨长轴和胫骨之间的倾斜(生理外翻角),股四头肌(F_Q)的拉力和髌腱(F_{PT})的拉力彼此之间有一个轻微的角度,对髌骨产生轻微的侧向力

病例应用 11-4

Lauren 是一名 17 岁的青少年,有右髌骨不稳病史,并接受了远端对线复位手术。远端对线复位手术的目的是提高髌骨在股骨槽内的稳定性。这是通过移动胫骨结节,从而改变髌腱的力线来实现的。手术中伸肌腱的破坏可能会影响她术后使用股四头肌的能力,并可能进一步导致伸肌的无力。每次收缩股四头肌时,都会拉扯到髌腱,而如果感到酸痛,她会减少股四头肌的活动以避免疼痛。术后股四头肌激活不良,可能导致股四头肌比术中已表现出的肌力更弱、肌肉更萎缩。如果没有适当的股四头肌激活以完成髌骨向上滑动,术后预后可能会很差,髌周会有持续疼痛和功能障碍。没有适当的股四头肌功能,髌骨的动态控制可能仍然不足,髌骨不稳定的情况也可能仍然存在。髌骨控制不佳也可导致髌骨活动不足,伴有内外或上下滑动受限。实现主动的股四头肌收缩和髌骨向上滑动,是 Lauren 术后早期的重要目标,也是为了实现远端对线复位手术的预期结果。

过往认为股内斜肌薄弱会导致髌骨内侧滑动减少，因此我们尝试设计运动方案来选择性加强股内斜肌力量。然而，股内侧肌的两部分，像股四头肌的其他部分一样，受股神经支配，不可能优先激活股内侧肌而不是其他股四头肌（如股外侧肌）[221]。此外，髌股疼痛患者不仅股内侧肌萎缩，而是整个股四头肌萎缩[194]。在没有证据支持股内斜肌差异化募集的情况下，如果存在激活缺陷，股内侧肌中的股内斜肌部分的力量加强，可以通过整个股四头肌的力量加强来实现，例如可使用生物反馈或神经肌肉电刺激等技术。这样可以确保股四头肌，特别是股内侧斜肌有充分负荷，以促进肌肉力量增长和肌肥大。

髌股关节稳定的不对称性

股四头肌的合拉力相对于髌腱的拉力方向，提供了关于髌骨在冠状面上的合力信息。股四头肌和髌腱拉力的合效应，临床上可通过测量股四头肌角（Q角）进行评估。Q角是髂前上棘至髌骨中点连线（代表股四头肌牵拉方向）与胫骨粗隆至髌骨中点连线之间的夹角（图11-45）。膝关节完全伸展或轻微屈曲时，Q角为10°~15°是正常的[222]。力线改变导致的Q角增大，可能会增加髌骨向外的力。这种外向力的增加，可能会增加髌骨外侧面和股骨槽外侧面之间的压力。若有足够大的外向力，当股四头肌于膝关节伸展位被激活时，髌骨实际上可能会在股骨槽上发生半脱位或脱位。Q角通常是在膝关节完全伸展位或接近完全伸展位时测量的，因为在这个位置上髌骨的

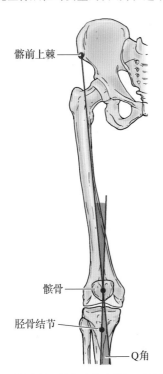

图11-45　Q角是髂前上棘至髌骨中点连线与胫骨结节至髌骨中点连线延伸之间的夹角

外向力通常会有问题。当膝关节屈曲时，髌骨向后压力更大，且髌骨在股骨槽深处更牢固，即使对髌骨施加非常大的外向力也不太可能导致脱位。此外，当胫骨相对于股骨旋内时，Q角将随着膝关节屈曲而减小。

据推测，因女性有更宽的骨盆、更大的股骨前倾角和相对更大的膝外翻角，所以女性的Q角比男性略大。然而，其他作者对此有不同看法，Q角存在性别差异仍然是一个争议性问题[222,223]。虽然过大的Q角（20°或更多）通常是某些结构对齐不良的标志，但表面上正常的Q角并不一定能确保没有问题。太大的Q角被认为会对髌骨产生过多的外向力，可能使髌骨易于发生病变。用Q角来测量髌骨所受到的向外拉力存在一个问题，那就是髂前上棘和髌骨中点的连线只是股四头肌力线的估计，不一定反映实际的力线。如果患者的股内、外侧肌之间存在严重的不平衡，因股四头肌的实际力线不再沿着估计的力线，Q角可能会错误估计髌骨的外向力。遗憾的是，我们无法单独分离股内侧肌和股外侧肌的力。此外，由于力量的不平衡，髌骨位于股骨槽外侧异常的位置，更接近髂前上棘和胫骨粗隆，从而会使Q角更小。

有几种异常情况会增加髌骨的外向力。股外侧肌和股内侧肌之间的不平衡可能会改变髌骨冠状面的稳定性。对髌股关节疼痛患者的一些活体神经生理学研究表明，他们的股内侧肌的肌肉激活时间和大小与股外侧肌相比有延迟[224]。然而，肌肉激活并不提供有关作用于髌骨肌肉力量的直接信息。由于各个肌肉的横截面积不同，激活水平相同的肌肉也可以产生不同水平的肌肉力量。此外，用于测量每块肌肉激活情况的电极放置位置，也会影响肌肉的延迟激活。因此，肌肉激活不均衡不是肌肉力量不平衡的证据。尽管有这些限制，人们仍经常研究肌肉激活情况，因为尚不存在可直接测量单个肌肉力量的非侵入性实验技术。髌股关节疼痛患者的股内侧肌和股外侧肌的力量是否存在差异目前尚不清楚[224]。此外，如前所述，髌股关节疼痛患者的股内侧肌与其他股四头肌相比，并没有选择性萎缩[194]。目前，股内侧肌活动减少、膝关节疼痛和髌骨排列不良之间的相互作用及其对髌股关节功能障碍的影响仍存在争议。

髂胫束的紧张会限制屈膝时髌骨进行正常向内滑移的能力，这将增加髌骨外侧面下的应力[72]。屈膝时，髂胫束会对髌骨施加一个向外的拉力。在屈膝活动范围中段，承受负荷的髂胫束会使髌骨外移和向外倾斜[72]。髌骨向外倾斜会将髌股关节间压力集中在髌骨外侧面，从而增加关节压力。膝外翻可进一步增加股骨的倾斜度（见图11-5B），并同时增加股四头肌的外侧向拉力。相比之下，膝内翻患者股骨倾斜度较小（图11-5C），因此股四头肌的外侧向拉力较小。股骨向内扭转（或股骨前倾角）在水平面上的偏移，通常导致股骨髁内翻（旋内）。朝向内侧的股骨槽将髌骨往内移动并增加了Q角的大小。同样，因髌腱倾角增加而导致的胫骨向外扭转，也会使Q角增大。当股骨向内扭转和胫骨向外扭转同时存在时，Q角会显著增大，导致髌骨受到相当大的外向力（图11-46）。我们将在第12章看到，足部过度或长时间旋内会导致下肢过度或长时间旋内，从而使髌骨向内侧移动，使Q角增大并促进更大的外向力作用在髌骨上，类似于股骨向内扭转的方式。以上每一种情况都可能导致髌骨外向应力过大或向外半脱位或脱位。

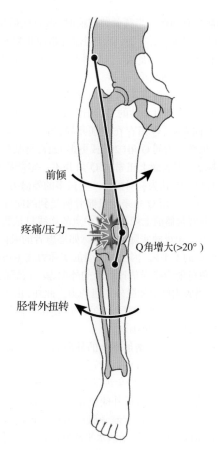

前倾

疼痛/压力

Q角增大(>20°)

胫骨外扭转

图 11-46 股骨向内扭转(股骨前倾)和胫骨向外扭转的增加,将导致更大的 Q 角和髌骨上的外侧向力增加

除了股四头肌各个部分的位置排列和力量平衡之外,其他因素也会影响髌骨的位置。内侧支持带的松弛或外侧支持带的适应性缩短可能导致股骨槽上的髌骨向外侧倾斜。目前尚不清楚这种被动结构的变化是原发的还是继发于异常的动态稳定结构。

负重对比非负重运动对髌股关节疼痛的影响

对于髌股关节疼痛患者,负重和非负重运动都能有效地减轻疼痛[225]。根据膝关节在活动度中的位置不同,每种锻炼方式对髌股关节的影响不同。股四头肌肌力加强需要在无痛活动范围内进行[225]。我们之前留意到,非负重伸膝练习如坐位伸膝,随着伸展的进行,股四头肌力矩也随之增加(股四头肌的力量随着屈膝角度的减小而增加;见图 11-35)。在接近膝完全伸直时,股四头肌力矩增加是必要的,以补偿阻力臂的增加。然而,股四头肌收缩增加所产生的更大压力对髌股关节疼痛患者是有害的,特别是如果受刺激的组织位于髌骨下极,而这恰好是膝伸直时髌骨与股骨接触的位置。相比之下,负重练习通常需要股四头肌激活更多,以及因阻力臂增加而需要更大的屈膝角度(例如,深蹲至最低时)(见图 11-36)。在负重运动中,较大的膝关节屈曲角度会增加髌股关节的压力,这既是由于对股四头肌的力量需求增加,也是由于在较大的膝关节屈曲位置中髌股关节的压力增加。髌股关节极大的压力可加重髌股关节疼痛。通过膝关节负重和非负重运动以及屈膝角度可改变

髌股关节的应力,我们可基于此对髌股关节疼痛患者作出运动建议(图 11-47)。建议患有髌股关节疼痛的患者在做负重伸膝运动时,避免屈膝太深,而在非负重伸膝运动时避免最后 30°的伸展[214, 226]。

> ### 拓展概念 11-13
> ### 髌股关节疼痛:负重运动对比非负重运动
>
> 负重运动有时会被宣传为比非负重运动更安全以及"更具功能性"[226]。然而,我们一天中有许多活动是在非负重位下进行的[226]。尽管在负重的情况下,其他肌肉被迫同时工作来控制其他关节,但这并不总是最好的力量强化策略。使用非负重运动分离目标肌肉可能使力量强化更有效[227, 228]。关于安全性(例如髌股关节应力),必须考虑关节应力和组织应变在整个膝关节活动度中如何变化[214]。例如,非负重的股四头肌运动在接近完全伸展时产生较大的髌股关节应力[214]。相反,在负重伸膝运动中,髌股关节应力在完全伸展时最小,但随着屈曲的增加而增加(图 11-47)。使用负重和非负重股四头肌力量强化运动的康复计划,可使髌股关节疼痛患者的疼痛水平显著降低,并且建议两种策略都应用,从而提供股四头肌特定的力量强化训练和功能特定的训练[225, 229]。

生命周期和临床方面的考虑

膝复合体关节,像身体的其他关节一样,也会有发育缺陷、经受损伤和遭受疾病过程。然而,许多因素使膝关节在各种病理的发展中具有独特性。与肩、肘和腕不同,膝关节必须

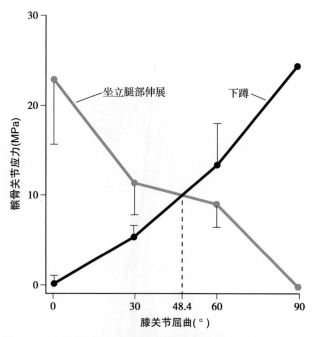

图 11-47 当膝接近伸展时,非负重运动中的髌股关节应力大于负重运动中的髌股关节应力。然而,在负重运动中,当屈膝超过大约 50° 时,髌股关节应力较非负重运动高(Data from Powers CM, Ho KY, Chen YJ, et al: Patellofemoral joint stress during weightbearing and non-weightbearing quadriceps exercises. J Orthop Sports Phys Ther 44: 320, 2014.)

支撑身体的重量,同时提供相当大的灵活性。由于身体中最长的两个杠杆位于膝关节复合体,因此其所具有的解剖复杂性是必要的,以消散通过关节所受的巨大力量。

股胫关节损伤

贯穿膝关节的巨大力量有可能导致许多伤害和退行性损伤。此外,在所有年龄层和男女人群中,参加含有跳跃、旋转、剪切或重复周期性负荷的身体活动和运动,都有可能增加半月板、韧带、骨骼、滑囊和肌肉肌腱结构损伤的风险。

半月板损伤很常见,通常发生于屈膝时股骨突然旋转于固定的胫骨上。内侧半月板损伤比外侧半月板损伤更常见,部分原因是屈膝时轴向旋转的轴心点是通过内侧半月板发生的。也因为内侧半月板附着更牢固,使其更容易受到突然载荷的影响。韧带的损伤可能源于一个力使关节超过了它的正常关节活动度。虽然过大的力可能导致韧带撕裂,但低能量作用力同样可能因衰老、疾病、制动、类固醇或血管功能不全而引起韧带断裂。周期性负荷(无论是短期、剧烈的还是长期的)也会影响韧带的黏弹性和刚性。这些潜在问题解决后,脆弱的韧带也可能需要10个月或更长时间才能恢复正常的刚性。韧带损伤或重建后,必须保护新生的或受损的组织,以尽可能减少愈合组织所承受的过度应力。然而,组织缺乏应力也是不利的,因为新生组织在无负荷条件下不会适应和变得更强。因此,修复或重建的韧带的康复是一种平衡的过程,需要避免施加过大或过小的应力。

胫股关节的骨和软骨结构可能在几种情况下受损:一个是直接受到较大的力的作用,例如在扭转或跌倒时;另一个是由于异常的韧带和肌肉所产生的力,形成反复的、较低的负荷。膝关节骨性关节炎常见于老年人,在女性中尤为常见。这种关节软骨的渐进性侵蚀可能是由以前的创伤性关节损伤、肥胖、对中不良、关节不稳或股四头肌无力等因素导致的。当通过关节施加较大的轴向负荷时,可发生胫骨平台骨折。膝关节不稳定,常见于前交叉韧带损伤后,可导致关节软骨、半月板和其他韧带尝试限制关节活动增加的进行性变化。韧带不稳定的存在会引起通过关节的力的异常,并可能在关节面产生过多的剪切力。韧带损伤后出现的过度松弛必须加以控制,以避免无力感的发生。由于膝关节的骨性一致性较差,在缺少一条或多条韧带的情况下,肌肉必须对胫股关节的所有细微和粗大运动提供更大的动态控制。然而,肌肉共同收缩的增加可能使经过关节的压力更大,从而导致关节软骨退变。因此,为松弛的关节提供动态稳定性的一种改进方法是,根据需要产生单独的肌肉收缩,而不是通过大量的共同收缩使关节稳固。

膝关节的许多滑囊和肌腱也容易受损。造成这些结构损伤的原因,可能是直接的撞击、长时间的挤压或拉伸应力。钝挫伤或重复低强度挤压后常见滑囊发炎或滑囊炎,因为这些会刺激到组织。髌前囊、髌下浅囊(发炎时称为**女仆膝**)和鹅足下囊是常见的损伤部位。肌腱的急性炎症或肌腱炎,是由肌腱组织遭受重复的低强度应力而引起的。它通常源于受影响肌肉的过度使用,也可能因过往的韧带损伤而产生反应。肌腱变性是一种没有炎症的慢性肌腱退化,可由未愈合的肌腱炎引起。膝关节疼痛和功能障碍的另一个潜在来源是对髌骨皱襞的刺

激。典型症状包括长时间坐位、爬楼梯和抗阻伸膝运动时的疼痛。膝屈曲时,髌内侧皱襞被拉过股骨内侧髁,会于髌骨下方受到挤压,从而引起炎症。如果发炎的皱襞纤维化,它可能会在股骨髁周围产生继发性滑膜炎,并可能发生髁软骨的恶化。增厚或发炎的上皱襞可能侵蚀髌骨内侧面的上方。

髌股关节损伤

髌股关节的异常病理机制可易使膝关节发生髌股功能障碍,如髌骨外侧面压力过大、外侧半脱位或外侧脱位。髌骨不稳和髌股压力增加通常与膝关节疼痛、持续被动屈膝(如长时间坐着)耐受性差、膝关节"无力感"以及屈膝位下反复使用股四头肌而加重症状有关。因此,股四头肌使用减少往往导致肌肉萎缩和髌骨控制的进一步恶化。随着肌肉功能下降,髌股关节功能障碍可能会加重,需要在可控的情况下在膝活动范围内使股四头肌肥大,从而使疼痛最小化。

髌骨外侧压力增加可由髂胫束紧张、Q角增大(如膝外翻或股骨前倾伴胫骨向外扭转)、股内侧肌相对无力或髌骨活动度低引起。髌骨过度活动可能是因为内侧结构松弛或股骨外侧髁短,这两种情况都增加了髌骨外侧半脱位或脱位的风险。髌骨外侧半脱位或脱位后,因髌骨偏离或滑过股骨槽或髁外侧唇,内侧支持带会被拉伸或撕裂。外侧脱位的髌骨回到股骨槽后可能悔影响髌骨内侧(偶尔导致骨软骨骨折)。髌股关节周围还可能发生许多其他疾病,包括髌股外侧韧带疼痛、髌内侧皱襞炎症(前述已讨论)、股四头肌肌腱和髌腱疼痛。

髌外侧关节出现的软骨改变曾被认为是髌股功能障碍的诊断方法,并命名为**髌骨软化症**(软骨软化)。由于在无症状的膝关节中也可以发现类似的软骨改变,以及髌内侧关节的软骨也可以有更大的变化且没有症状或软骨进展性恶化,因此开始使用更多的诊断名称,包括**髌股关节痛**或**髌股关节疼痛综合征**。更具泛化的术语表明,这种损伤其范围超出了关节软骨。软骨是无神经的,因此不会是疼痛的原因[230]。相反,髌股关节疼痛患者会因软骨下骨、滑膜、韧带或肌腱结构的损伤而感到不适。影像诊断技术的进步使我们可以跟踪髌骨在动态活动中的轨迹。在治疗髌股关节损伤和疼痛患者时,股骨和胫骨旋转对髌骨位置的影响需要适当的干预,从而来控制髋、骨盆和踝的运动。因此,一个全面的多关节评估是必要的,以确定可能产生的各种各样膝关节问题下,潜在的病理力学。

总结

- 对膝关节正常结构和功能的全面了解,可以用来预测或了解特定损伤的直接影响和对整体结构的继发影响。
- 通过膝关节复合体传递的各种力都来源于重力(负重力)、肌肉、韧带和其他被动软组织结构。膝关节解剖结构的任何改变都能极大地影响这些力,并对膝关节的功能产生显著影响。
- 胫股关节或髌股关节的损伤,可能是源于快速的大负荷或较小的重复负荷的积累。
- 了解损伤的主要和次要影响,对于充分了解膝关节疾病的发病机制很重要。

问题思考

1. 描述胫股关节的一致性。哪些骨和软组织因素会加强或降低其稳定性？
2. 膝外翻如何改变下肢的机械轴？这对每个胫股腔内关节软骨的压力负荷有什么影响？
3. 描述膝关节半月板，包括其功能、形状和附件。
4. 哪些膝关节韧带被认为是囊状韧带？膝关节的哪些韧带是囊外韧带？
5. 什么是髌骨皱襞，它们对膝关节功能障碍有什么影响？
6. 哪些膝关节韧带有助于膝关节前后稳定？
7. 哪些韧带有助于膝关节的内外侧稳定性？
8. 识别并描述哪些肌肉能够改变前交叉韧带的张力。
9. 确定膝关节的主要滑囊。哪些是与膝关节滑膜囊相连的？
10. 描述膝关节在负重和非负重位置从完全伸展到屈曲时股骨和胫骨的关节内运动。
11. 描述膝关节运动时半月板的运动和形状变化。他们的附件是如何促成运动的？
12. 描述膝关节的自动轴向旋转结构，包括导致其发生的结构。
13. 在膝关节活动度的哪个点轴向旋转最大？哪些肌肉产生主动的旋内？旋外？
14. 哪些是穿过膝关节的双关节肌？髋关节和踝关节的位置是如何改变这些肌肉在膝关节中的功能？
15. 髌骨在膝关节中起什么作用？
16. 髌骨相对于股骨的正常运动是如何运动的？如果髌骨活动度低，会如何影响膝关节功能？
17. 描述髌骨在完全伸展状态下与股骨的接触。随着屈曲的进行，接触位置和由此产生的关节接触应力如何变化？
18. 髌骨在膝关节活动范围内的所有点上是否与解剖滑轮一样有效？在什么情况下最有效？最低效？
19. 膝关节的 Q 角是多少？它和膝关节的其他肌肉和韧带特征是如何影响髌股关节的冠状面稳定性的？
20. 为什么上楼梯常被认为会引起膝关节疼痛？将此与髌股关节压力联系起来。

（盛尧 贺沛辰 译 王欣 刘楠 审）

参考文献

1. Majewski M, Susanne H, Klaus S: Epidemiology of athletic knee injuries: A 10-year study. Knee 13:184, 2006.
2. Churchill DL, Incavo SJ, Johnson CC, et al: The transepicondylar axis approximates the optimal flexion axis of the knee. Clin Orthop Relat Res 356:111, 1998.
3. Iwaki H, Pinskerova V, Freeman M: Tibiofemoral movement 1: The shapes and relative movements of the femur and tibia in the unloaded cadaver knee. J Bone Joint Surg Br 828:1189, 2000.
4. Dhaher YY, Francis MJ: Determination of the abduction-adduction axis of rotation at the human knee: Helical axis representation. J Orthop Res 24:2187, 2006.
5. Smith PN, Refshauge KM, Scarvell JM: Development of the concepts of knee kinematics. Arch Phys Med Rehabil 84:1895, 2003.
6. Martelli S, Pinskerova V: The shapes of the tibial and femoral articular surfaces in relation to tibiofemoral movement. J Bone Joint Surg Br 84:607, 2002.
7. Siu D, Rudan J, Wevers HW, Griffiths P: Femoral articular shape and geometry. A three-dimensional computerized analysis of the knee. J Arthroplasty 11:166, 1996.
8. Cicuttini FM, Wluka AE, Wang Y, et al: Compartment differences in knee cartilage volume in healthy adults. J Rheumatol 29:554, 2002.
9. Bowers ME, Trinh N, Tung GA, et al: Quantitative MR imaging using "LiveWire" to measure tibiofemoral articular cartilage thickness. Osteoarthritis Cartilage 16:1167, 2008.
10. Harvey WF, Niu J, Zhang Y, et al: Knee alignment differences between Chinese and Caucasian subjects without osteoarthritis. Ann Rheum Dis 67:1524, 2008.
11. Heijink A, Gomoll AH, Madry H, et al: Biomechanical considerations in the pathogenesis of osteoarthritis of the knee. Knee Surg Sports Traumatol Arthrosc 20:423, 2012.
12. Sharma L, Song J, Dunlop D, et al: Varus and valgus alignment and incident and progressive knee osteoarthritis. Ann Rheum Dis 69:1940, 2010.
13. Babazadeh S, Dowsey MM, Bingham RJ, et al: The long leg radiograph is a reliable method of assessing alignment when compared to computer-assisted navigation and computer tomography. Knee 20:242, 2013.
14. Teichtahl AJ, Davies-Tuck ML, Wluka AE, et al: Change in knee angle influences the rate of medial tibial cartilage volume loss in knee osteoarthritis. Osteoarthritis Cartilage 17:8, 2009.
15. Lewek MD, Rudolph KS, Snyder-Mackler L: Control of frontal plane knee laxity during gait in patients with medial compartment knee osteoarthritis. Osteoarthr Cartil 12:745, 2004.
16. Brouwer GM, van Tol AW, Bergink AP, et al: Association between valgus and varus alignment and the development and progression of radiographic osteoarthritis of the knee. Arthritis Rheum 56:1204, 2007.
17. Johnson F, Leitl S, Waugh W: The distribution of load across the knee. A comparison of static and dynamic measurements. J Bone Joint Surg Br 62:346, 1980.
18. Andriacchi TP: Dynamics of knee malalignment. Orthop Clin North Am 25:395, 1994.
19. Mündermann A, Dyrby CO, D'Lima DD, et al: In vivo knee loading characteristics during activities of daily living as measured by an instrumented total knee replacement. J Orthop Res 26:1167, 2008.
20. Yamabe E, Ueno T, Miyagi R, et al: Study of surgical indication for knee arthroplasty by cartilage analysis in three compartments using data from osteoarthritis initiative (OAI). BMC Musculoskelet Disord 14:194, 2013.
21. Foroughi N, Smith R, Vanwanseele B: The association of external knee adduction moment with biomechanical variables in osteoarthritis: A systematic review. Knee 16:303, 2009.
22. Mündermann A, Dyrby CO, Andriacchi TP: Secondary gait changes in patients with medial compartment knee osteoarthritis: Increased load at the ankle, knee, and hip during walking. Arthritis Rheum 52:2835, 2005.
23. Bonasia DE, Governale G, Spolaore S, et al: High tibial osteotomy. Curr Rev Musculoskelet Med 7:292, 2014.
24. Amis AA: Biomechanics of high tibial osteotomy. Knee Surg Sports Traumatol Arthrosc 21:197, 2013.-
25. Fox AJS, Wanivenhaus F, Burge AJ, et al: The human meniscus: A review of anatomy, function, injury, and advances in treatment. Clin Anat 28:269, 2015.
26. Messner K, Gao J: The menisci of the knee joint. Anatomical and functional characteristics, and a rationale for clinical treatment. J Anat 193:161, 1998.
27. Rath E, Richmond JC: The menisci: Basic science and advances in treatment. Br J Sports Med 34:252, 2000.
28. Greis PE, Bardana DD, Holmstrom MC, et al: Meniscal injury: I. Basic science and evaluation. J Am Acad Orthop Surg 10:168, 2002.
29. Gilbert S, Chen T, Hutchinson ID, et al: Dynamic contact mechanics on the tibial plateau of the human knee during activities of daily living. J Biomech 47:2006, 2014.
30. Makris EA, Hadidi P, Athanasiou KA: The knee meniscus: Structure-function, pathophysiology, current repair techniques, and prospects for regeneration. Biomaterials 32:7411, 2011.
31. Riener R, Rabuffetti M, Frigo C: Stair ascent and descent at different inclinations. Gait Posture 15:32, 2002.
32. Robon MJ, Perell KL, Fang M, et al: The relationship between ankle plantar flexor muscle moments and knee compressive forces in subjects with and without pain. Clin Biomech 15:522, 2000.
33. D'Lima DD, Steklov N, Patil S, et al: The Mark Coventry Award: In vivo knee forces during recreation and exercise after knee arthroplasty. Clin Orthop Relat Res 466:2605, 2008.
34. Kuitunen S, Komi P V, Kyröläinen H: Knee and ankle joint stiffness in sprint running. Med Sci Sports Exerc 34:166, 2002.
35. Cleather DJ, Goodwin JE, Bull AMJ: Hip and knee joint loading during vertical jumping and push jerking. Clin Biomech 28:98, 2013.
36. Masouros SD, McDermott ID, Amis AA, et al: Biomechanics of the meniscus-meniscal ligament construct of the knee. Knee Surg Sports Traumatol Arthrosc 16:1121, 2008.
37. McCarty EC, Marx RG, DeHaven KE: Meniscus repair: Considerations in treatment and update of clinical results. Clin Orthop Relat

Res 402:122, 2002.

38. Wang Y, Yu J, Luo H, et al: An anatomical and histological study of human meniscal horn bony insertions and peri-meniscal attachments as a basis for meniscal transplantation. Chin Med J (Engl) 122:536, 2009.

39. Dirim B, Haghighi P, Trudell D, et al: Medial patellofemoral ligament: Cadaveric investigation of anatomy with MRI, MR arthrography, and histologic correlation. AJR Am J Roentgenol191:490, 2008.

40. De Maeseneer M, Shahabpour M, Lenchik L, et al: Distal insertions of the semimembranosus tendon: MR imaging with anatomic correlation. Skeletal Radiol 43:781, 2014.

41. Fujishiro H, Tsukada S, Nakamura T, et al: Attachment area of fibres from the horns of lateral meniscus: Anatomic study with special reference to the positional relationship of anterior cruciate ligament. Knee Surg Sports Traumatol Arthrosc 25:368, 2017.

42. Gupte CM, Bull AM, Thomas RD, et al: A review of the function and biomechanics of the meniscofemoral ligaments. Arthroscopy 19:161, 2003.

43. Osti M, Tschann P, Künzel KH, et al: Posterolateral corner of the knee: Microsurgical analysis of anatomy and morphometry. Orthopedics 36:e1114, 2013.

44. Simonian PT, Sussmann PS, Wickiewicz TL, et al: Popliteomeniscal fasciculi and the unstable lateral meniscus: Clinical correlation and magnetic resonance diagnosis. Arthroscopy 13:590, 1997.

45. Radin EL, de Lamotte F, Maquet P: Role of the menisci in the distribution of stress in the knee. Clin Orthop Relat Res 185:290, 1984.

46. Weiss WM, Johnson D: Update on meniscus debridement and resection. J Knee Surg 27:413, 2014.

47. Hommen JP, Applegate GR, Del Pizzo W: Meniscus allograft transplantation: Ten-year results of cryopreserved allografts. Arthroscopy 23:388, 2007.

48. Pasa L, Pokorný V, Kalandra S, et al: [Transplantation of deep frozen menisci]. Acta Chir Orthop Traumatol Cech 75:40, 2008.

49. Verdonk PCM, Verstraete KL, Almqvist KF, et al: Meniscal allograft transplantation: Long-term clinical results with radiological and magnetic resonance imaging correlations. Knee Surg Sports Traumatol Arthrosc 14:694, 2006.

50. Mascarenhas R, Yanke AB, Frank RM, et al: Meniscal allograft transplantation: Preoperative assessment, surgical considerations, and clinical outcomes. J Knee Surg 27:443, 2014.

51. Hunter DJ, Niu J, Felson DT, et al: Knee alignment does not predict incident osteoarthritis: The Framingham osteoarthritis study. Arthritis Rheum 56:1212, 2007.

52. Sharma L, Dunlop DD, Cahue S, et al: Quadriceps strength and osteoarthritis progression in malaligned and lax knees. Ann Intern Med 138:613, 2003.

53. Gray JC: Neural and vascular anatomy of the menisci of the human knee. J Orthop Sports Phys Ther 29:23, 1999.

54. Hauger O, Frank LR, Boutin RD, et al: Characterization of the "red zone" of knee meniscus: MR imaging and histologic correlation. Radiology 217:193, 2000.

55. Mine T, Kimura M, Sakka A, et al: Innervation of nociceptors in the menisci of the knee joint: An immunohistochemical study. Arch Orthop Trauma Surg 120201, 2000.

56. Markolf KL, Graff-Radford A, Amstutz HC: In vivo knee stability. A quantitative assessment using an instrumented clinical testing apparatus. J Bone Joint Surg Am 60:664, 1978.

57. Ralphs JR, Benjamin M: The joint capsule: Structure, composition, ageing and disease. J Anat 184:503, 1994.

58. LaPrade RF, Engebretsen AH, Ly TV, et al: The anatomy of the medial part of the knee. J Bone Jt Surg Am 89:2000, 2007.

59. Thawait SK, Soldatos T, Thawait GK, et al: High resolution magnetic resonance imaging of the patellar retinaculum: Normal anatomy, common injury patterns, and pathologies. Skeletal Radiol 41:137, 2012.

60. Berumen-Nafarrate E, Leal-Berumen I, Luevano E, et al: Synovial tissue and synovial fluid. J Knee Surg 15:46, 2002

61. Lee SH, Petersilge CA, Trudell DJ, et al: Extrasynovial spaces of the cruciate ligaments: Anatomy, MR imaging, and diagnostic implications. AJR Am J Roentgenol 166:1433, 1996.

62. Smith MD: The normal synovium. Open Rheumatol J 5:100, 2011.

63. Dodds JA, Arnoczky SP: Anatomy of the anterior cruciate ligament: A blueprint for repair and reconstruction. Arthroscopy 10:132, 1994.

64. Petersen W, Tillmann B: Structure and vascularization of the cruciate ligaments of the human knee joint. Anat Embryol (Berl) 200:325, 1999.

65. Diepold J, Ruhdorfer A, Dannhauer T, Wirth W, Steidle E, Eckstein F: Sex-differences of the healthy infra-patellar (Hoffa) fat pad in relation to intermuscular and subcutaneous fat content—data from the Osteoarthritis Initiative. Ann Anat 200:30, 2015.

66. García-Valtuille R, Abascal F, Cerezal L, et al: Anatomy and MR imaging appearances of synovial plicae of the knee. Radiographics 22:775, 2002.

67. Schindler OS: "The Sneaky Plica" revisited: Morphology, pathophysiology and treatment of synovial plicae of the knee. Knee Surg Sports Traumatol Arthrosc 22:247, 2014.

68. Dupont JY: Synovial plicae of the knee. Controversies and review. Clin Sports Med 16:87, 1997.

69. LaPrade MD, Kennedy MI, Wijdicks CA, et al: Anatomy and biomechanics of the medial side of the knee and their surgical implications. Sports Med Arthrosc 23:63, 2015.

70. Nomura E, Horiuchi Y, Inoue M: Correlation of MR imaging findings and open exploration of medial patellofemoral ligament injuries in acute patellar dislocations. Knee 9:139, 2002.

71. Tom A, Fulkerson JP: Restoration of native medial patellofemoral ligament support after patella dislocation. Sports Med Arthrosc 15:68, 2007.

72. Merican AM, Amis AA: Anatomy of the lateral retinaculum of the knee. J Bone Joint Surg Br 90:527, 2008.

73. De Maeseneer M, Van Roy F, Lenchik L, et al: Three layers of the medial capsular and supporting structures of the knee: MR imaging-anatomic correlation. Radiographics 20:S83, 2000.

74. Fulkerson JP, Gossling HR: Anatomy of the knee joint lateral retinaculum. Clin Orthop Relat Res 153:183, 1980.

75. Kim YC, Chung IH, Yoo WK, et al: Anatomy and magnetic resonance imaging of the posterolateral structures of the knee. Clin Anat 10:397, 1997.

76. Sekiya JK, Jacobson JA, Wojtys EM: Sonographic imaging of the posterolateral structures of the knee: Findings in human cadavers. Arthroscopy 18:872, 2002.

77. Wijdicks CA, Griffith CJ, LaPrade RF, et al: Radiographic identification of the primary medial knee structures. J Bone Joint Surg Am 91:521, 2009.

78. Griffith CJ, LaPrade RF, Johansen S, et al: Medial knee injury: Part 1, Static function of the individual components of the main medial knee structures. Am J Sports Med 37:1762, 2009.

79. Harfe DT, Chuinard CR, Espinoza LM, et al: Elongation patterns of the collateral ligaments of the human knee. Clin Biomech 13:163, 1998.

80. Grood ES, Noyes FR, Butler DL, et al: Ligamentous and capsular restraints preventing straight medial and lateral laxity in intact human cadaver knees. J Bone Joint Surg Am 63:1257, 1981.

81. Kanamori A, Sakane M, Zeminski J, et al: In-situ force in the medial and lateral structures of intact and ACL-deficient knees. J Orthop Sci 5:567, 2000.

82. Battaglia MJ, Lenhoff MW, Ehteshami JR, et al: Medial collateral ligament injuries and subsequent load on the anterior cruciate ligament: A biomechanical evaluation in a cadaveric model. Am J Sports Med 37:305, 2009.

83. Miyamoto RG, Bosco JA, Sherman OH: Treatment of medial collateral ligament injuries. J Am Acad Orthop Surg 17:152, 2009.

84. Frank CB, Hart DA, Shrive NG: Molecular biology and biomechanics of normal and healing ligaments—a review. Osteoarthritis Cartilage 7:130, 1999.

85. James EW, LaPrade CM, LaPrade RF: Anatomy and biomechanics of the lateral side of the knee and surgical implications. Sports Med Arthrosc 23:2, 2015.

86. Recondo JA, Salvador E, Villanúa JA, et al: Lateral stabilizing structures of the knee: Functional anatomy and injuries assessed with MR imaging. Radiographics 20:S91, 2000.

87. Coobs BR, LaPrade RF, Griffith CJ, et al: Biomechanical analysis of an isolated fibular (lateral) collateral ligament reconstruction using an autogenous semitendinosus graft. Am J Sports Med 35:1521, 2007.

88. Wroble RR, Grood ES, Cummings JS, et al: The role of the lateral extraarticular restraints in the anterior cruciate ligament-deficient knee. Am J Sports Med 21:257, 1993.

89. Kopf S, Musahl V, Tashman S, et al: A systematic review of the femoral origin and tibial insertion morphology of the ACL. Knee Surg Sports Traumatol Arthrosc 17:213, 2009.

90. Siegel L, Vandenakker-Albanese C, Siegel D: Anterior cruciate ligament injuries: Anatomy, physiology, biomechanics, and management. Clin J Sport Med 22:349, 2012.

91. Giuliani JR, Kilcoyne KG, Rue J-PH: Anterior cruciate ligament anatomy: A review of the anteromedial and posterolateral bundles. J Knee Surg 22:148, 2009.

92. Bach JM, Hull ML, Patterson HA: Direct measurement of strain in the posterolateral bundle of the anterior cruciate ligament. J Biomech 30:281, 1997

93. Gabriel MT, Wong EK, Woo SL-Y, et al: Distribution of in situ forces in the anterior cruciate ligament in response to rotatory loads. J Orthop Res 22:85, 2004.

94. Torzilli PA, Greenberg RL, Insall J: An in vivo biomechanical evaluation of anterior-posterior motion of the knee. Roentgenographic measurement technique, stress machine, and stable population. J Bone Joint Surg Am 63:960, 1981.

95. Wascher DC, Markolf KL, Shapiro MS, et al: Direct in vitro measurement of forces in the cruciate ligaments. Part I: The effect of multiplane loading in the intact knee. J Bone Joint Surg Am 75:377, 1993.

96. Li G, Papannagari R, DeFrate LE, Yoo JD, et al: The effects of ACL deficiency on mediolateral translation and varus-valgus rotation. Acta Orthop 78:355, 2007.

97. Arms SW, Pope MH, Johnson RJ, et al: The biomechanics of anterior cruciate ligament rehabilitation and reconstruction. Am J Sports Med 12:8, 1984.

98. Markolf KL, Burchfield DM, Shapiro MM, et al: Combined knee loading states that generate high anterior cruciate ligament forces. J Orthop Res 13:930, 1995.

99. Markolf KL, Gorek JF, Kabo JM, et al: Direct measurement of resultant forces in the anterior cruciate ligament. An in vitro study performed with a new experimental technique. J Bone Joint Surg Am 72:557, 1990.

100. Andriacchi TP, Mundermann A, Smith RL, et al: A framework for the in vivo pathomechanics of osteoarthritis at the knee. Ann Biomed Eng 32:447, 2004.

101. Quatman CE, Kiapour AM, Demetropoulos CK, et al: Preferential loading of the ACL compared with the MCL during landing: A novel in sim approach yields the multiplanar mechanism of dynamic valgus during ACL injuries. Am J Sports Med 42:177, 2014.

102. Kaeding CC, Pedroza AD, Parker RD, et al: Intra-articular findings in the reconstructed multiligament-injured knee. Arthroscopy 21:424, 2005.

103. Quatman CE, Kiapour A, Myer GD, et al: Cartilage pressure distributions provide a footprint to define female anterior cruciate ligament injury mechanisms. Am J Sports Med 39:1706, 2011.

104. Feagin JA, Lambert KL: Mechanism of injury and pathology of anterior cruciate ligament injuries. Orthop Clin North Am 16:41, 1985.

105. Dürselen L, Claes L, Kiefer H: The influence of muscle forces and external loads on cruciate ligament strain. Am J Sports Med 23:129, 1995.

106. Withrow TJ, Huston LJ, Wojtys EM, et al: The relationship between quadriceps muscle force, knee flexion, and anterior cruciate ligament strain in an in vitro simulated jump landing. Am J Sports Med 2006;34:269, 2006.

107. Hirokawa S, Solomonow M, Lu Y, et al: Anterior-posterior and rotational displacement of the tibia elicited by quadriceps contraction. Am J Sports Med 20:299, 1992.

108. Fujiya H, Kousa P, Fleming BC, et al: Effect of muscle loads and torque applied to the tibia on the strain behavior of the anterior cruciate ligament: An in vitro investigation. Clin Biomech 26:1005, 2011.

109. Fleming BC, Renstrom PA, Ohlen G, et al: The gastrocnemius muscle is an antagonist of the anterior cruciate ligament. J Orthop Res 19:1178, 2001.

110. MacWilliams BA, Wilson DR, DesJardins JD, et al: Hamstrings' cocontraction reduces internal rotation, anterior translation, and anterior cruciate ligament load in weightbearing flexion. J Orthop Res 17:817, 1999.

111. O'Connor JJ: Can muscle co-contraction protect knee ligaments after injury or repair? J Bone Joint Surg Br 75:41, 1993.

112. Withrow TJ, Huston LJ, Wojtys EM, et al: Effect of varying hamstring tension on anterior cruciate ligament strain during in vitro impulsive knee flexion and compression loading. J Bone Joint Surg Am 90:815, 2008.

113. Pandy MG, Shelburne KB: Dependence of cruciate-ligament loading on muscle forces and external load. J Biomech 30:1015, 1997.

114. Elias JJ, Faust AF, Chu Y-H, et al: The soleus muscle acts as an agonist for the anterior cruciate ligament. An in vitro experimental study. Am J Sports Med 31:241, 2003.

115. Tsai L-C, McLean S, Colletti PM, et al: Greater muscle co-contraction results in increased tibiofemoral compressive forces in females who have undergone anterior cruciate ligament reconstruction. J Orthop Res 30:2007, 2012.

116. Woo SL, Hollis JM, Adams DJ, et al: Tensile properties of the human femur-anterior cruciate ligament-tibia complex. The effects of specimen age and orientation. Am J Sports Med 19:217, 1991.

117. Butler DL, Kay MD, Stouffer DC: Comparison of material properties in fascicle-bone units from human patellar tendon and knee ligaments. J Biomech 19:425, 1986.

118. Escamilla RF, Macleod TD, Wilk KE, et al: Anterior cruciate ligament strain and tensile forces for weightbearing and non-weightbearing exercises: A guide to exercise selection. J Orthop Sports Phys Ther 42:208, 2012.

119. Adams, D, Logerstedt, DS, Hunter-Giordano A, et al: Current concepts for anterior cruciate ligament reconstruction: A criterion-based rehabilitation progression. J Orthop Sports Phys Ther 42:601, 2012.

120. Eastlack ME, Axe MJ, Snyder-Mackler L: Laxity, instability, and functional outcome after ACL injury: Copers versus noncopers. Med Sci Sport Exerc 31:210, 1993.

121. Moksnes H, Snyder-Mackler L, Risberg MA: Individuals with an anterior cruciate ligament-deficient knee classified as noncopers may be candidates for nonsurgical rehabilitation. J Orthop Sport Phys Ther 38:586, 2008.

122. Noyes FR, Matthews DS, Mooar PA, et al: The symptomatic anterior cruciate-deficient knee. Part II: the results of rehabilitation, activity modification, and counseling on functional disability. J Bone Jt Surg Am 65:163, 1983.

123. Rudolph KS, Eastlack ME, Axe MJ, et al: 1998 Basmajian Student Award Paper: Movement patterns after anterior cruciate ligament injury: A comparison of patients who compensate well for the injury and those who require operative stabilization. J Electromyogr Kinesiol 8:349, 1998.

124. Chmielewski TL, Hurd WJ, Rudolph KS, et al: Perturbation training improves knee kinematics and reduces muscle co-contraction after complete unilateral anterior cruciate ligament rupture. Phys Ther 85:740, 2005.

125. Hartigan E, Axe MJ, Snyder-Mackler L: Perturbation training prior to ACL reconstruction improves gait asymmetries in non-copers. J Orthop Res 27:724, 2009.

126. Risberg MA, Holm I, Myklebust G, et al: Neuromuscular training versus strength training during first 6 months after anterior cruciate ligament reconstruction: A randomized clinical trial. Phys Ther 87:737, 2007.

127. Fitzgerald GK, Axe MJ, Snyder-Mackler L. The efficacy of perturbation training in nonoperative anterior cruciate ligament rehabilitation programs for physically active individuals. Phys Ther 80:128, 2000.

128. Grindem H, Eitzen I, Moksnes H, et al: A pair-matched comparison of return to pivoting sports at 1 year in anterior cruciate ligament-injured patients after a nonoperative versus an operative treatment course. Am J Sports Med 40:2509, 2012.

129. Ardern CL, Taylor NF, Feller JA, et al: Fifty-five per cent return to competitive sport following anterior cruciate ligament reconstruction surgery: An updated systematic review and meta-analysis including aspects of physical functioning and contextual factors. Br J Sport Med 48:1543, 2014.

130. Frobell RB, Roos HP, Roos EM, et al: Treatment for acute anterior cruciate ligament tear: Five year outcome of randomised trial. BMJ 346:f232, 2013.

131. Smith TO, Postle K, Penny F, et al: Is reconstruction the best management strategy for anterior cruciate ligament rupture? A systematic review and meta-analysis comparing anterior cruciate ligament reconstruction versus non-operative treatment. Knee 21:462, 2014.

132. Voos JE, Mauro CS, Wente T, et al: Posterior cruciate ligament: Anatomy, biomechanics, and outcomes. Am J Sports Med;40:222, 2012.

133. Harner CD, Höher J, Vogrin TM, et al: The effects of a popliteus muscle load on in situ forces in the posterior cruciate ligament and on knee kinematics. A human cadaveric study. Am J Sports Med 26:669, 1998.

134. Amis AA, Gupte CM, Bull AM, et al: Anatomy of the posterior cruciate ligament and the meniscofemoral ligaments. Knee Surg Sport Traumatol Arthrosc 14:257, 2006.

135. Saddler SC, Noyes FR, Grood ES, et al: Posterior cruciate ligament anatomy and length-tension behavior of PCL surface fibers. Am J Knee Surg 9:194, 1996.

136. Fanelli GC, Beck JD, Edson CJ: Current concepts review: The posterior cruciate ligament. J Knee Surg 23:61, 2010.

137. Matava MJ, Ellis E, Gruber B: Surgical treatment of posterior cruciate ligament tears: An evolving technique. J Am Acad Orthop Surg 17:435, 2009.

138. Kurosawa H, Yamakoshi K, Yasuda K, et al: Simultaneous measurement of changes in length of the cruciate ligaments during knee motion. Clin Orthop Relat Res 265:233, 1991.

139. Race A, Amis AA: Loading of the two bundles of the posterior cruciate ligament: An analysis of bundle function in a-P drawer. J Biomech 29:873, 1996.

140. Li G, Gill TJ, DeFrate LE, et al: Biomechanical consequences of PCL deficiency in the knee under simulated muscle loads--An in vitro experimental study. J Orthop Res 20:887, 2002.

141. Piziali RL, Seering WP, Nagel DA, et al: The function of the primary ligaments of the knee in anterior-posterior and medial-lateral motions. J Biomech 13:777, 1980.

142. Li G, Papannagari R, Li M, et al: Effect of posterior cruciate ligament deficiency on in vivo translation and rotation of the knee during weightbearing flexion. Am J Sports Med 36:474, 2008.

143. Van Dommelen BA, Fowler PJ: Anatomy of the posterior cruciate ligament. A review. Am J Sports Med 17:24, 1989.

144. Loredo R, Hodler J, Pedowitz R, et al: Posteromedial corner of the knee: MR imaging with gross anatomic correlation. Skeletal Radiol 28:305, 1999.

145. LaPrade RF, Morgan PM, Wentorf FA, et al:. The anatomy of the posterior aspect of the knee. An anatomic study. J Bone Joint Surg Am 89:758, 2007.

146. Aronowitz ER, Parker RD, Gatt CJ: Arthroscopic identification of the popliteofibular ligament. Arthroscopy. 17(9):932–939. doi:10.1053/jars.2001.25960.

147. Petersen W, Loerch S, Schanz S, et al: The role of the posterior oblique ligament in controlling posterior tibial translation in the posterior cruciate ligament-deficient knee. Am J Sports Med 36:495, 2008,

148. Crespo B, James EW, Metsavaht L, et al: Injuries to posterolateral corner of the knee: A comprehensive review from anatomy to surgical treatment. Rev Bras Ortop 50:363, 2014.

149. Lunden JB, Bzdusek PJ, Monson JK, et al: Current concepts in the recognition and treatment of posterolateral corner injuries of the knee. J Orthop Sports Phys Ther 40:502, 2010.

150. Nagasaki S, Ohkoshi Y, Yamamoto K, et al: The incidence and cross-sectional area of the meniscofemoral ligament. Am J Sports Med 34:1345, 2006.

151. Kennedy MI, Claes S, Fuso FAF, et al: The anterolateral ligament: An anatomic, radiographic, and biomechanical analysis. Am J Sports Med 43:1606, 2015.

152. Pomajzl R, Maerz T, Shams C, et al: A review of the anterolateral ligament of the knee: Current knowledge regarding its incidence, anatomy,

biomechanics, and surgical dissection. Arthroscopy 31:583, 2015.

153. Smith JO, Yasen SK, Lord B, et al: Combined anterolateral ligament and anatomic anterior cruciate ligament reconstruction of the knee. Knee Surg Sports Traumatol Arthrosc 23:3151, 2015.

154. Tavlo M, Eljaja S, Jensen JT, et al: The role of the anterolateral ligament in ACL insufficient and reconstructed knees on rotatory stability: A biomechanical study on human cadavers. Scand J Med Sci Sports 26:960, 2016.

155. Sonnery-Cottet B, Thaunat M, Freychet B, et al: Outcome of a combined anterior cruciate ligament and anterolateral ligament reconstruction technique with a minimum 2-year follow-up. Am J Sports Med 43:1598, 2015.

156. Saiegh Y Al, Suero EM, Guenther D, et al: Sectioning the anterolateral ligament did not increase tibiofemoral translation or rotation in an ACL-deficient cadaveric model. Knee Surg Sports Traumatol Arthrosc 25:1086, 2017.

157. Spencer L, Burkhart TA, Tran MN, et al: Biomechanical analysis of simulated clinical testing and reconstruction of the anterolateral ligament of the knee. Am J Sports Med 43:2189, 2015.

158. Yamamoto Y, Hsu W-H, Fisk JA, et al: Effect of the iliotibial band on knee biomechanics during a simulated pivot shift test. J Orthop Res 24:967, 2006.

159. Fairclough J, Hayashi K, Toumi H, et al: The functional anatomy of the iliotibial band during flexion and extension of the knee: Implications for understanding iliotibial band syndrome. J Anat 208:309, 2006.

160. Muhle C, Ahn JM, Yeh L, et al: Iliotibial band friction syndrome: MR imaging findings in 16 patients and MR arthrographic study of six cadaveric knees. Radiology 212:103, 1999.

161. Goh L-A, Chhem RK, Wang S, et al: Iliotibial band thickness: Sonographic measurements in asymptomatic volunteers. J Clin Ultrasound 31:239, 2003.

162. Hamill J, Miller R, Noehren B, et al: A prospective study of iliotibial band strain in runners. Clin Biomech 23:1018, 2008.

163. Terry GC, Hughston JC, Norwood LA: The anatomy of the iliopatellar band and iliotibial tract. Am J Sports Med 14:39, 1986.

164. Rauschning W: Anatomy and function of the communication between knee joint and popliteal bursae. Ann Rheum Dis 39:354, 1980.

165. Saavedra MÁ, Navarro-Zarza JE, Villaseñor-Ovies P, et al: Clinical anatomy of the knee. Reumatol Clín 8:39, 2012.

166. LaPrade RF: The anatomy of the deep infrapatellar bursa of the knee. Am J Sports Med 26:129, 1998.

167. Bohnsack M, Wilharm A, Hurschler C, et al: Biomechanical and kinematic influences of a total infrapatellar fat pad resection on the knee. Am J Sports Med 32:1873, 2004.

168. LaPrade RF, Hamilton CD: The fibular collateral ligament-biceps femoris bursa. An anatomic study. Am J Sports Med 25:439, 1997.

169. Asano T, Akagi M, Nakamura T: The functional flexion-extension axis of the knee corresponds to the surgical epicondylar axis: In vivo analysis using a biplanar image-matching technique. J Arthroplasty 20:1060, 2005.

170. Li G, DeFrate LE, Park SE, et al: In vivo articular cartilage contact kinematics of the knee: An investigation using dual-orthogonal fluoroscopy and magnetic resonance image-based computer models. Am J Sports Med 33:102, 2005.

171. Fuss FK: Anatomy of the cruciate ligaments and their function in extension and flexion of the human knee joint. Am J Anat 184:165, 1989.

172. Thompson WO, Thaete FL, Fu FH, et al: Tibial meniscal dynamics using three-dimensional reconstruction of magnetic resonance images. Am J Sports Med 19:210, 1991.

173. Rowe PJ, Myles CM, Walker C, et al: Knee joint kinematics in gait and other functional activities measured using flexible electrogoniometry: How much knee motion is sufficient for normal daily life? Gait Posture 12:143, 2000.

174. Hemmerich A, Brown H, Smith S, et al: Hip, knee, and ankle kinematics of high range of motion activities of daily living. J Orthop Res 24:770, 2006.

175. Shelbourne KD, Urch SE, Gray T, et al: Loss of normal knee motion after anterior cruciate ligament reconstruction is associated with radiographic arthritic changes after surgery. Am J Sports Med 40:108, 2012.

176. Loudon JK, Goist HL, Loudon KL: Genu recurvatum syndrome. J Orthop Sports Phys Ther 27:361, 1998.

177. Almquist PO, Arnbjörnsson A, Zätterström R, et al: Evaluation of an external device measuring knee joint rotation: An in vivo study with simultaneous Roentgen stereometric analysis. J Orthop Res 20:427, 2002.

178. Markolf KL, Bargar WL, Shoemaker SC, et al: The role of joint load in knee stability. J Bone Joint Surg Am 63:570, 1981.

179. Buchanan TS, Lloyd DG: Muscle activation at the human knee during isometric flexion-extension and varus-valgus loads. J Orthop Res 15:11, 1997.

180. Zhang LQ, Xu D, Wang G, et al: Muscle strength in knee varus and valgus. Med Sci Sports Exerc 33:1194, 2001.

181. Chang AH, Lee SJ, Zhao H, et al: Impaired varus-valgus proprioception and neuromuscular stabilization in medial knee osteoarthritis. J Biomech 47:360, 2014.

182. Colle F, Lopomo N, Visani A, et al: Comparison of three formal methods used to estimate the functional axis of rotation: An extensive in-vivo analysis performed on the knee joint. Comput Methods Biomech Biomed

Engin 19:484, 2016.

183. Kim HY, Kim KJ, Yang DS, et al: Screw-home movement of the tibiofemoral joint during normal gait: Three-dimensional analysis. Clin Orthop Surg 7:303, 2015.

184. Moglo KE, Shirazi-Adl A: Cruciate coupling and screw-home mechanism in passive knee joint during extension--flexion. J Biomech 38:1075, 2005.

185. Buford WL, Ivey FM, Nakamura T, et al: Internal/external rotation moment arms of muscles at the knee: Moment arms for the normal knee and the ACL-deficient knee. Knee 8:293, 2001.

186. Mohamed O, Perry J, Hislop H: Relationship between wire EMG activity, muscle length, and torque of the hamstrings. Clin Biomech 17:569, 2002.

187. Shelburne KB, Pandy MG: A musculoskeletal model of the knee for evaluating ligament forces during isometric contractions. J Biomech 30:163, 1997.

188. Li L, Landin D, Grodesky J, et al: The function of gastrocnemius as a knee flexor at selected knee and ankle angles. J Electromyogr Kinesiol 12:385, 2002.

189. Knutson L, Soderberg G: Gait analysis: Theory and application. In Craik R, Oatis C (eds.). Mosby-Year Book, Inc, (ed 1). Philadelphia, Elsevier, 1995.

190. Powers CM, Lilley JC, Lee TQ: The effects of axial and multi-plane loading of the extensor mechanism on the patellofemoral joint. Clin Biomech 13:616, 1998.

191. Lieb FJ, Perry J: Quadriceps function. An anatomical and mechanical study using amputated limbs. J Bone Joint Surg Am 50:1535, 1968.

192. Hubbard JK, Sampson HW, Elledge JR: Prevalence and morphology of the vastus medialis oblique muscle in human cadavers. Anat Rec 249:135, 1997.

193. Glenn LL, Samojla BG: A critical reexamination of the morphology, neurovasculature, and fiber architecture of knee extensor muscles in animal models and humans. Biol Res Nurs 4:128, 2002.

194. Giles LS, Webster KE, McClelland JA, et al: Atrophy of the quadriceps is not isolated to the vastus medialis oblique in individuals with patellofemoral pain. J Orthop Sports Phys Ther 45:613, 2015.

195. Im HS, Goltzer O, Sheehan FT: The effective quadriceps and patellar tendon moment arms relative to the tibiofemoral finite helical axis. J Biomech 48:3737, 2015.

196. Kellis E, Baltzopoulos V: In vivo determination of the patella tendon and hamstrings moment arms in adult males using videofluoroscopy during submaximal knee extension and flexion. Clin Biomech 14:118, 1999.

197. El-Ashker S, Carson BP, Ayala F, et al: Sex-related differences in joint-angle-specific functional hamstring-to-quadriceps strength ratios. Knee Surg Sports Traumatol Arthrosc 25:949, 2017.

198. Escamilla RF, Fleisig GS, Zheng N, et al: Biomechanics of the knee during closed kinetic chain and open kinetic chain exercises. Med Sci Sport Exerc 30:556, 1998.

199. Wilk KE, Escamilla RF, Fleisig GS, et al: A comparison of tibiofemoral joint forces and electromyographic activity during open and closed kinetic chain exercises. Am J Sport Med 24:518, 1996.

200. Stuart MJ, Meglan DA, Lutz GE, et al: Comparison of intersegmental tibiofemoral joint forces and muscle activity during various closed kinetic chain exercises. Am J Sports Med 24:792, 1996.

201. Heijne A, Fleming BC, Renstrom PA, et al: Strain on the anterior cruciate ligament during closed kinetic chain exercises. Med Sci Sports Exerc 36:935, 2004.

202. Beynnon BD, Fleming BC: Anterior cruciate ligament strain in-vivo: A review of previous work. J Biomech 31:519, 1998.

203. Fox AJS, Wanivenhaus F, Rodeo SA: The basic science of the patella: Structure, composition, and function. J Knee Surg 25:127, 2012.

204. Biyani R, Elias JJ, Saranathan A, et al: Anatomical factors influencing patellar tracking in the unstable patellofemoral joint. Knee Surg Sports Traumatol Arthrosc 22:2334, 2014.

205. Komistek RD, Dennis DA, Mabe JA, et al: An in vivo determination of patellofemoral contact positions. Clin Biomech 15:29, 2000.

206. Kobayashi K, Hosseini A, Sakamoto M, et al: In vivo kinematics of the extensor mechanism of the knee during deep flexion. J Biomech Eng 135:81002, 2013.

207. Bull AMJ, Katchburian M V, Shih Y-F, et al: Standardisation of the description of patellofemoral motion and comparison between different techniques. Knee Surg Sports Traumatol Arthrosc 10:184, 2002.

208. Lin F, Makhsous M, Chang AH, et al: In vivo and noninvasive six degrees of freedom patellar tracking during voluntary knee movement. Clin Biomech 18:401, 2003.

209. Mizuno Y, Kumagai M, Mattessich SM, et al: Q angle influences tibiofemoral and patellofemoral kinematics. J Orthop Res 19:834, 2001.

210. Moro-oka T, Matsuda S, Miura H, et al: Patellar tracking and patellofemoral geometry in deep knee flexion. Clin Orthop Relat Res 394:161, 2002.

211. Ahmad CS, McCarthy M, Gomez JA, et al: The moving patellar apprehension test for lateral patellar instability. Am J Sports Med 37:791, 2009.

212. Hefzy MS, Jackson WT, Saddemi SR, et al: Effects of tibial rotations on

patellar tracking and patello-femoral contact areas. J Biomed Eng 14:329, 1992.

213. Heino Brechter J, Powers CM: Patellofemoral stress during walking in persons with and without patellofemoral pain. Med Sci Sports Exerc 34:1582, 2002.

214. Powers CM, Ho K-Y, Chen Y-J, et al: Patellofemoral joint stress during weightbearing and non-weightbearing quadriceps exercises. J Orthop Sports Phys Ther 44:320, 2014.

215. Kobayashi T, Papaioannou G, Mirzamohammadi F, et al: Early postnatal ablation of the microRNA-processing enzyme, Drosha, causes chondrocyte death and impairs the structural integrity of the articular cartilage. Osteoarthritis Cartilage 23:1214, 2015.

216. Kernozek TW, Vannatta CN, van den Bogert AJ: Comparison of two methods of determining patellofemoral joint stress during dynamic activities. Gait Posture 42:218, 2015.

217. Singerman R, Davy DT, Goldberg VM: Effects of patella alta and patella infera on patellofemoral contact forces. J Biomech 27:1059, 1994.

218. Hirokawa S: Three-dimensional mathematical model analysis of the patellofemoral joint. J Biomech 24:659, 1991.

219. Meyer SA, Brown TD, Pedersen DR, et al: Retropatellar contact stress in simulated patella infera. Am J Knee Surg 10:129, 1997.

220. Grelsamer RP, Weinstein CH: Applied biomechanics of the patella. Clin Orthop Relat Res 389:9, 2001.

221. Smith TO, Bowyer D, Dixon J, et al: Can vastus medialis oblique be preferentially activated? A systematic review of electromyographic studies. Physiother Theory Pract 25:69, 2009.

222. Livingston LA, Mandigo JL: Bilateral within-subject Q angle asymmetry in young adult females and males. Biomed Sci Instrum 33:112, 1997.

223. Horton MG, Hall TL: Quadriceps femoris muscle angle: Normal values and relationships with gender and selected skeletal measures. Phys Ther 69:897, 1989.

224. Hug F, Hodges PW, Tucker K: Muscle force cannot be directly inferred from muscle activation: Illustrated by the proposed imbalance of force between the vastus medialis and vastus lateralis in people with patellofemoral pain. J Orthop Sports Phys Ther 45:360, 2015.

225. Barton CJ, Lack S, Hemmings S, et al: The "best practice guide to conservative management of patellofemoral pain": Incorporating level 1 evidence with expert clinical reasoning. Br J Sports Med 49:923, 2015.

226. Fitzgerald GK. Open versus closed kinetic chain exercise: Issues in rehabilitation after anterior cruciate ligament reconstructive surgery. Phys Ther 77:1747, 1997.

227. Mikkelsen C, Werner S, Eriksson E: Closed kinetic chain alone compared to combined open and closed kinetic chain exercises for quadriceps strengthening after anterior cruciate ligament reconstruction with respect to return to sports: A prospective matched follow-up study. Knee Surg Sports Traumatol Arthrosc 8:337, 2000.

228. Snyder-Mackler L, Delitto A, Bailey SL, et al: Strength of the quadriceps femoris muscle and functional recovery after reconstruction of the anterior cruciate ligament. A prospective, randomized clinical trial of electrical stimulation. J Bone Joint Surg Am 77:1166, 1995.

229. Crossley KM, Bennell KL, Cowan SM, et al: Analysis of outcome measures for persons with patellofemoral pain: Which are reliable and valid? Arch Phys Med Rehabil 85:815, 2004.

230. Dye SF, Vaupel GL, Dye CC: Conscious neurosensory mapping of the internal structures of the human knee without intraarticular anesthesia. Am J Sports Med 26:773, 1998.

第 12 章　踝和足复合体

RobRoy L. Martin PT, PhD, CSCS

章节大纲

解剖概览

踝和足的肌肉活动			
表格关键词：主动肌　协同肌			
矢状面		**背屈**	**跖屈**
	踝关节	胫骨前肌	腓肠肌
		趾长伸肌	比目鱼肌
		跨长伸肌	跖肌
		第三腓骨肌	胫骨后肌
			跨长屈肌
			趾长屈肌
			腓骨长肌
			腓骨短肌
		屈	**伸**
	跖趾关节	蚓状肌	趾长伸肌（第2~5）
		跨短屈肌	趾短伸肌
		骨间肌	跨短伸肌（第1趾）
		小趾短屈肌	
		趾长屈肌（第2~5趾）	
		趾短屈肌（第2~5趾）	
		跨长屈肌（第1趾）	
	近端趾间关节	趾长屈肌（第2~5趾）	趾长伸肌（第2~5趾）
		趾短屈肌（第2~5趾）	趾短伸肌
		跨长屈肌（第1趾）	跨短伸肌（第1趾）
	远端趾间关节	趾长屈肌（第2~5趾）	趾长伸肌（第2~5趾）
			趾短伸肌
冠状面		**内翻**	**外翻**
		胫骨前肌	腓骨长肌
		胫骨后肌	腓骨短肌
		趾长屈肌	第三腓骨肌
		跨长屈肌	趾长伸肌

解剖概览

足踝肌肉附着点		
肌肉	近端附着点	远端附着点
胫骨前肌	胫骨外侧髁和胫骨前外侧的上 2/3 及小腿骨间膜	内侧楔骨的内侧和足底面及第 1 跖骨基底
趾长伸肌	胫骨外侧髁和腓骨内侧面的上 3/4 及小腿骨间膜	第 2～5 中节和远节趾骨
踇长伸肌	腓骨前表面的中间部分和骨间膜	第 1 远节趾骨基底背侧(踇趾)
腓骨长肌	腓骨头和腓骨外侧面的上 2/3	第 1 跖骨基底和内侧楔骨
腓骨短肌	腓骨外侧面的下 2/3	第 5 跖骨基底外侧结节背面
第三腓骨肌	腓骨前表面的下 1/3 和骨间膜	第 5 跖骨基底背侧
腓肠肌	外侧头:股骨外侧髁的外侧	借由跟腱附着在跟骨的后表面
	内侧头:股骨的腘面;股骨内侧髁的上部	
比目鱼肌	腓骨头后部和腓骨后表面的上 1/4;胫骨内侧缘的中 1/3	借由跟腱附着在跟骨的后表面
跖肌	股骨外侧髁上缘的下端;腘斜韧带	借由跟腱附着在跟骨的后表面
踇长屈肌	腓骨后表面的下 2/3 和骨间膜	第 1 远节趾骨基底(踇趾)
趾长屈肌	胫骨后表面比目鱼肌线以下的内侧部分	第 2～5 远节趾骨基底
胫骨后肌	骨间膜;胫骨后表面比目鱼肌线以下;腓骨后表面	舟骨粗隆,楔骨,距骨,跟骨载距突;第 2～4 跖骨基底
蚓状肌	趾长屈肌的肌腱	第 2～5 趾骨内侧面扩展部
踇短屈肌	骰骨足底部分和外侧楔骨	第 1 近节趾骨基底两侧
骨间足底肌	第 3～5 跖骨干内侧足底面	第 3～5 远节趾骨基底内侧面
骨间背侧肌	第 1～5 跖骨干相邻侧	第 2 近节趾骨内侧面;第 2～4 近节趾骨外侧面
小趾短屈肌	第 5 跖骨基底	第 5 近节趾骨基底
趾短屈肌	跟骨结节内侧结节;足底筋膜	第 2～5 中节趾骨两侧
趾短伸肌	跟骨外侧面远端,腓骨短肌沟前	第 2～4 长伸肌腱

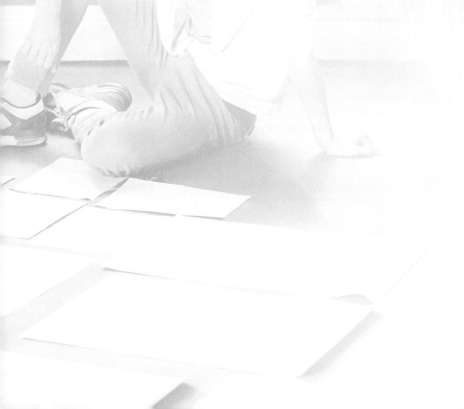

概述

　　踝足复合体在结构上类似于上肢的腕手复合体,其适应性改变是为了最大化其承重功能。踝足复合体的补充结构可根据当前需求实现稳定性和灵活性。足能够同时承受巨大的负重应力,并适应各种表面和各种活动。足必须是稳定的,以提供足够的支撑面,并在行走、奔跑或跳跃时作为刚性杠杆进行推离。相反,足也必须是灵活的,以适应不平坦的地形,在触地时吸收冲击,并控制下肢更近端关节施加的力。踝足复合体由 28 块骨头构成 25 个关节,并通过它们的整体运动来满足这些不同的需求。这些关节包括近端和远端胫腓关节、距上关节(踝关节)、距跟关节(距下关节)、距舟关节和跟骰关节(跗横关节)、5 个跗跖关节、5 个跖趾关节和 9 个趾间关节。

　　为了便于描述和理解踝足复合体,传统上一般将足的骨头分为三个功能节段。它们分别是:后足,包括距骨和跟骨;中足,包括舟骨、骰骨和三块楔骨;前足,包括跖骨和趾骨(图 12-1)。这些术语通常用于描述踝足复合体的功能障碍和畸形,对于理解正常的踝和足的功能也同样有用。

　　踝关节或足部的病理可能与踝足复合体的综合多功能结构有关,以及对这些结构的稳定性和灵活性要求。此外,踝足复合体不仅必须对来自地面的力做出反应,而且也必须对脊柱、骨盆、髋和膝施加的力做出反应。异常的结构不仅会导致关节之间运动的改变,还会对踝足复合体产生可以造成损伤的过度应力[1]。

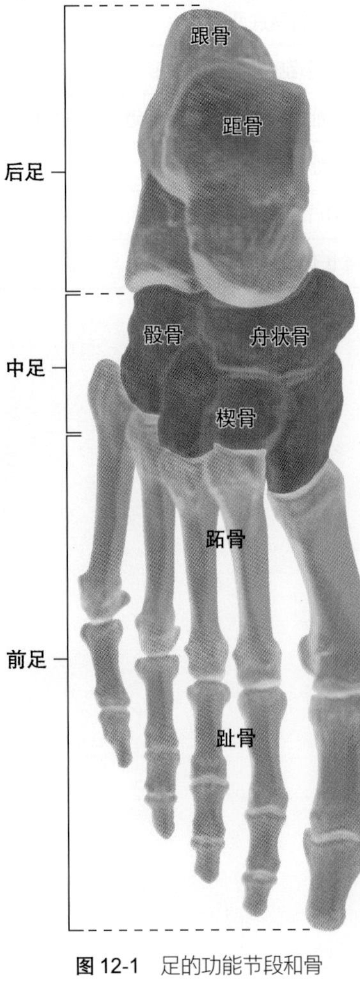

运动的定义

　　踝和足的运动使用一组独特的术语来进行描述,踝和足的大部分关节都使用相同的术语。因此,从一开始就对它们进行描述是很有用的。正如我们在其他关节复合体看到的,很少有任何关节轴位于基本平面上,更常见的关节轴是倾斜的,并贯穿所有三个运动平面。关节轴的倾斜角以及它对运动和功能的影响,将在我们介绍各个关节时详细描述。

　　踝足复合体的三种运动发生的(近似)基本面和轴分别是背屈/跖屈、内翻/外翻、外展/内收(图 12-2)。

　　背屈和跖屈基本是踝足复合体围绕冠状轴发生在矢状面上的运动。背屈减小了腿和脚背之间的角度,而跖屈增加了这个角度。在脚趾处,围绕类似轴的运动称为伸(使脚趾向上),而相反的运动称为屈(使脚趾向下或卷曲脚趾)。内翻和外翻大约是围绕着贯穿足部长度的纵轴[前后向(A-P)]发生在冠状面上的运动。内翻发生在节段的足底面靠近中线,外翻的运动则正好相反。外展和内收大概是围绕垂直轴发生在水平面上的运动。外展是指节段的远端远离身体中线(或脚趾远离足的中线);内收则相反。

　　足的旋前和旋后是围绕着一个轴发生的运动,该轴与背屈/跖屈、内翻/外翻和外展/内收的基本运动的每一个轴都成一定的角度。因此,旋前和旋后是描述复合运动的术语,这些运动是基本运动的组合。在非负重情况下,旋前是围绕一个轴产生背屈、外翻和外展的耦合运动。同样,旋后是围绕一个轴产生跖屈、内翻和内收的耦合运动。每一个耦合运动对旋前/旋后的贡献比例取决于旋前/旋后关节轴的角度,并随着旋前/

図 12-1　足的功能节段和骨

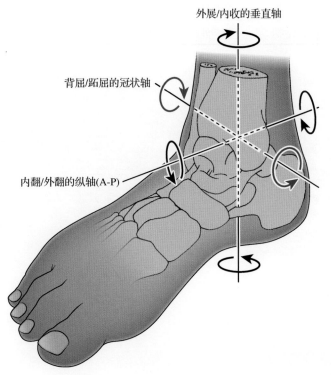

図 12-2　踝足复合体运动的"基本"轴

旋后关节轴的角度变化而变化。

　　外翻和内翻可以多种形式来描述踝足复合体，这取决于语境。我们在其他章节讨论其他关节时使用的定义不会改变。也就是说，外翻是两块骨头之间的夹角增加（或者远端节段远离中线的运动），内翻指的是相反的情况。然而，外翻和内翻有时候被用来指踝足复合体的固定畸形，而在其他时候，这些术语被用来描述其他正常运动或作为描述其他正常运动的同义词。一个常用的例子是，在跟骨固定和负重的位置去描述它与小腿后中线的关系，两条参考线之间的角度增加是跟骨外翻，而角度减少则是跟骨内翻（图 12-3）。当我们在描述踝足复合体的结构和功能时，遇到这些术语，我们将定义它的用法和背景。

> **基本概念 12-1**
> **踝 / 足术语**
>
> 　　正如我们在其他关节看到的，用于描述关节周围运动或节段运动的术语在研究人员中往往不一致。踝足复合体的情况就是如此，因为腿的前面和足的顶部都来自胎儿的背侧，背屈也可称为伸（extension），跖屈也可称为屈（flexion）[2]。虽然屈和伸术语通常用于脚趾，但它也可能适用于踝关节。一些资料使用术语"内翻 / 外翻"指"旋后 / 旋前"的复合运动。当我们继续描述关节及其运动时，我们将会看到，术语的差异的问题并不像最初看起来那样严重。

关节结构

踝关节

　　术语**踝关节**具体指的是距小腿关节，定义为胫骨和腓骨远端接近处与距骨体近端的关节（**图 12-4**）。踝关节是一个滑膜铰链关节，包括一个关节囊和相关的韧带。

近端关节面

　　踝关节的近端关节面由胫骨远端凹面（称为胫骨板）以及胫骨和腓骨踝的凹面组成。三个面形成了一个几乎连续的凹面关节面，其中外侧的腓骨比内侧的胫骨向远端延伸的更多（**图 12-4**），且胫骨的后侧较前侧延伸的更多。胫骨远端和两个类踝状结构组成的整体被称为榫眼。榫眼的一个常见例子是

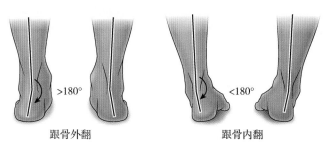

图 12-3　外翻（或跟骨外翻）一词是指跟骨和小腿之间的内侧角增加，内翻（或跟骨内翻）一词是指跟骨和小腿之间的内侧角减小

扳手抓紧的地方，任何一个扳手都可以被固定（仅安装一个尺寸的螺栓）或者调节（允许扳手用于各种尺寸的螺栓）。一个可调节的榫眼比一个固定的榫眼更复杂，因为它结合了灵活性和稳定性功能。踝关节的榫眼是可调节的，依赖于近端和远端胫腓关节来允许和控制榫眼宽度的变化。

　　近端胫腓关节和远端胫腓关节（**图 12-5**）在解剖学上不同，但在与踝关节功能相互联系。与上肢对应的关节（即近端和远端桡尺关节）不同，胫腓关节不会为远端踝关节和足增加任何自由度。然而，胫腓关节确实对整个踝关节的运动有所贡献。桡尺关节融合术对腕关节的活动度影响不大，而胫腓关节

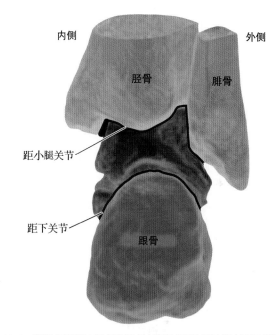

图 12-4　踝关节近端由胫骨和腓骨（榫眼）接近处远端由距骨端构成，本后视图展示的是距骨近端的距小腿关节和距骨远端的距下关节

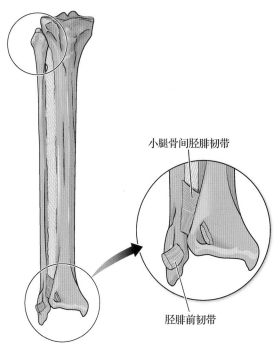

图 12-5　近端和远端胫腓关节

融合术可能会影响踝关节的正常功能。

近端胫腓关节

近端胫腓关节是一个平面滑膜关节，由腓骨头和胫骨的后外侧形成关节连接。近端胫腓关节的关节面十分平坦，个体之间的结构可能有所不同。一般来说，一个凸的胫骨面和一个凹的腓骨面是最常见的关节模式[3]。近端胫腓关节被关节囊包裹，由前后胫腓韧带加固。虽然通常认为近端胫腓关节在解剖学上是与膝关节分开的，但这些关节之间依然可能存在联系[4]。对近端胫腓关节运动的研究显示，在踝关节背屈时，腓骨的平移和旋转发生变化[5]。这个关节处的运动始终很小，然而，该区域在创伤后会出现不稳定的症状[6]。当我们讨论踝关节运动时，将会看到近端胫腓关节和远端胫腓关节运动的相关性。

远端胫腓关节

远端胫腓关节由胫骨的凹面和腓骨的凸面形成的韧带连接，或纤维连接。胫骨远端和腓骨远端并没有相互接触，而是被纤维组织分开。虽然没有关节囊，但有一些相关的韧带。由于近端和远端胫腓关节是相连的（胫骨、腓骨和胫腓关节是闭合链的一部分），因此位于胫骨和腓骨之间的所有韧带都有助于维持两个关节的稳定性。

远端胫腓关节的韧带主要负责维持一个稳定的榫眼。前后胫腓韧带和骨间膜为远端胫腓关节提供支持[7]，而骨间膜直接为近端和远端胫腓关节提供支持。虽然远端胫腓关节是一个非常坚固的关节，但当距骨在踝关节榫眼内被强行进行背屈和外展时，可能会发生损伤[8]。这些损伤会损害关节的完整性，导致腓骨和胫骨的分离，并被诊断为踝关节高位或联合损伤。如果应力继续存在，可能导致远端胫腓韧带腓骨端断裂[9]。

踝关节（距小腿关节）的功能依赖于胫腓榫眼的稳定性。如果胫骨和腓骨可以分离，或榫眼的一侧缺失，那么踝关节的榫眼将无法抓牢和抓住距骨。这与扳手类似，如果每次对扳手施加力时两个钳形部分分开移动，则扳手无法执行抓取螺栓的功能。相反，对于正常的功能，踝关节榫眼也必须有一些灵活性，而榫眼的灵活性主要依靠腓骨。通常认为腓骨几乎没有负重功能。一项研究发现，腓骨承担不超过10%的负重[10]。然而，通过腓骨的轴向负荷量可能与其位置有关，当踝关节处于外翻位时，会通过腓骨传递更大的重量[11]。由于腓骨是灵活的，近端胫腓关节和远端胫腓关节的运动也必须是相关联的。

远端关节面

距骨体（图12-6）构成了踝关节的远端关节面。距骨体有三个关节面：一个大的外侧面、一个小的内侧面和一个滑车面。大的、突出的滑车表面，有一个中央凹槽，与距骨的头部和颈部有一个轻微的角度。距骨体的前边比后边宽，这使它看起来呈楔形。覆盖滑车的关节软骨是连续的，它们覆盖了更

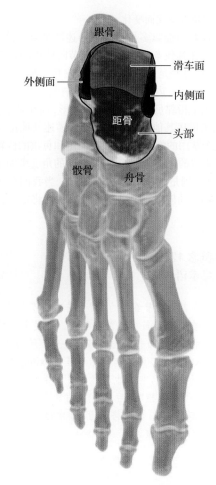

图12-6 距骨体及其滑车（上）面、内侧（胫骨）面和外侧（腓骨）面构成踝关节的远端

广泛的外侧关节面和更小的内侧关节面。

除了骨关节外，踝关节的结构完整性是通过许多支持性的软组织结构在全活动范围（range of movement, ROM）内来维持的。

关节囊和韧带

踝关节的关节囊相当薄，前后非常薄弱。因此，踝关节的稳定性取决于韧带结构的完整性。支撑近端和远端胫腓关节的韧带（小腿胫腓骨间韧带、前后胫腓韧带和胫腓骨间膜）对榫眼的稳定性很重要，因此，对踝关节的稳定性也很重要。另外两个主要的韧带复合物保持榫眼和距骨的接触和一致，并控制踝关节内外侧的稳定性。这些韧带分别是内侧副韧带（medial collateral ligament, MCL）和外侧副韧带（lateral collateral ligament, LCL）。这些韧带的一部分也能为它们跨过的距下关节提供支持[12]。因此，踝关节侧副韧带的功能很难与其在距下关节的功能分开。

MCL通常称为三角韧带，顾名思义，三角韧带是扇形的。它有来自胫骨内踝边缘的浅部和深部纤维，从前到后连续插入舟骨、距骨和跟骨（图12-7）[13]。三角韧带作为一个整体非常坚固，这也部分解释了这些韧带损伤率相对较低的原因。踝关节和距骨的外翻或旋前（即足向外旋与胫骨向内旋相结合）可

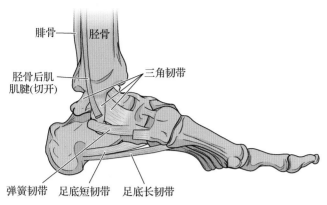

图 12-7　后踝 / 足复合体内侧韧带

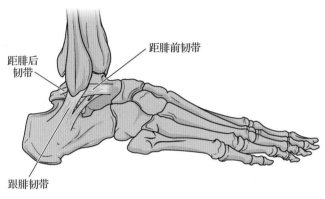

图 12-8　后踝 / 足复合体外侧韧带

损伤三角韧带[14,15]。然而，这些力实际上可能在三角韧带撕裂之前就已发生胫骨内踝骨折和移位。

　　LCL 由三条不同的带组成，它们通常被称为分离韧带。它们分别是距腓前韧带、距腓后韧带和跟腓韧带（图 12-8），前距腓前韧带和后距腓韧带处于相当水平的位置，而较长的跟腓韧带几乎是垂直的[16]。与 MCL 相比，LCL 帮助控制踝关节和距骨的内翻和旋后（即足向内旋与胫骨向外旋相结合）[14,17]。LCL 的组成部分比 MCL 更脆弱，更容易受到损伤。

▶ **基本概念 12-2**
LCL 应力调查研究摘要

1. 和其他两条构成 LCL 的韧带相比，前距腓韧带是最薄弱和最常受伤的[18]。当踝关节进入更大程度的跖屈、内收和内翻位置，它会受到应力[19]。前距腓韧带断裂通常会导致踝关节前旋外不稳定[20]。
2. 踝关节背屈和内翻时，跟腓韧带受到应力，而踝关节背屈和外展时，后距腓韧带受到应力[19]。后距腓韧带很少单独撕裂，但在更严重的脱位中可能受伤。
3. LCL 的每一条韧带对距骨在榫眼中运动的贡献取决于踝关节的位置[14,17]。因此，为了评估这些韧带，需要在踝关节的多个位置和平面上进行测试。前抽屉和距骨倾斜试验分别是临床上评估前距腓韧带和跟腓韧带的韧带应力测试。虽然这些测试很常用，但在确定韧带断裂程度或涉及的特定韧带方面，诊断准确性似乎很低[21]。

　　除了 MCL 和 LCL 外，踝关节伸肌支持带和腓骨支持带也被认为有助于踝关节的稳定性[22,23]。腓骨上支持带（图 12-9）的下束靠近并平行于跟腓韧带，似乎加强了该韧带[23]。由于踝关节侧副韧带和支持带也有助于距下关节的稳定性，它们将在距下关节的章节再次讨论。

距下关节

　　距跟关节或距下关节，是由上方的距骨和下方的跟骨之间的三个独立的平面关节形成的复合关节。距下关节的关节面变化很大，但后部关节始终是在距骨和跟骨之间发现的三个关节中最大的。后部关节是由距骨体下表面的凹面和跟骨体上的凸面形成的，较小的前部和中部距下关节由距骨体下部和颈部的两个凸面与跟骨上的两个凹面构成（图 12-10）。因此，前部和中部距下关节的关节内结构与后部关节相反。在后部关节与前部和中部关节之间，在距骨下部和跟骨上部有一条沟（凹槽）形成的骨隧道。这条漏斗型的隧道，被称为跗管，斜穿过足部。它大的一端（跗骨窦）正好位于腓骨外踝的正前方（图 12-11），小的一端位于胫骨内踝的后方和跟骨上一个被称为载距突的骨突上（图 12-10）。跗骨管和贯穿跗骨管全长的韧带，把后部关节与前部和中部关节分成两个独立的、非连通的关节腔。后部关节有独立的关节囊，而前部和中部关节与距舟关节共用一个关节囊[24]。

　　Wang 及其同事们发现，距关节面虽然比踝关节面要小，但在其他因素相同的情况下，关节面接触的比例相似[25]。这些研究人员发现，后部关节接受了 75% 的通过距下关节传递的应力。考虑到后部关节的接触面积较大，故可认为前部和中部关节承受的应力相似。与踝关节一样，除非受到高强度应力的损伤（例如，骨折），距下关节很少发生退行性改变。

韧带

　　距下关节是一个稳定的关节，很少发生脱位，它有一个一体化的骨性解剖结构以及强大的韧带支持。距下关节同时接受支持踝关节的韧带结构以及仅穿过距下关节的韧带的支持[24]。Harper 通过解剖学研究，描述了许多有助于外侧支持

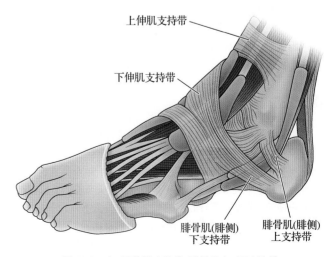

图 12-9　上、下伸肌支持带，腓骨肌上、下支持带

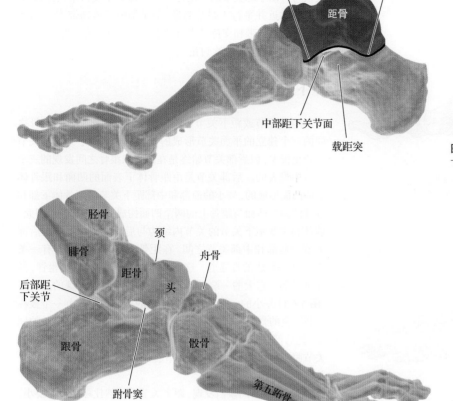

前部距下关节面　后部距下关节面

距骨

中部距下关节面

载距突

图 12-10 足的内侧观,显示距骨位于跟骨(距下关节)上

胫骨

腓骨

颈

距骨

舟骨

后部距下关节

头

跟骨

骰骨

跗骨窦

第五跖骨

图 12-11 足的外侧观,显示距骨位于跟骨上(距下关节);跗骨窦是跗管的外侧开口

距下关节的结构[26]。这些结构从浅到深包括:跟腓韧带、距跟外侧韧带、颈部韧带和距跟骨间韧带。颈部韧带(cervical ligament)(**图 12-12**)是距下关节最强大的结构[26,27],它位于跗骨窦前部,并连接距骨颈部和跟骨颈部(因此得名)。距跟骨间韧带位于跗骨管的更内侧,沿着一条从距骨到跟骨的斜向路径走行(**图 12-12**)[28]。下伸肌支持带的分离以及通过跗骨管内的连接,表面上也为距下关节提供了稳定性[28]。虽然距下关节一般被认为是非常稳定的,但关于骨性结构和相关韧带(跟腓韧带、颈韧带和骨间韧带)的支持程度仍然存在争议[29]。

跗横关节

跗横关节,也称为跗中关节或 Chopart 关节,是一个由距舟关节和跟骰关节组成的关节(**图 12-13**)。

距舟关节

距舟关节的近端关节由距骨头部的前部构成,远端关节由舟骨后部的凹面构成。我们之前也注意到,距骨头与跟骨的前部、中部在下方相连接,作为距下关节的前部。单个关节囊包裹距舟关节和距下关节的前部及中部关节面。关节囊的下部由距舟足底韧带(弹簧韧带)构成,它位于距骨头正下方,跨越跟骨与舟骨之间的间隙。关节囊内侧由三角韧带加固,外侧由分歧韧带加固。考虑到这些结构关系,距骨头部的大凸起可以被认为是由一个大"窝"接收的"球"。这个"窝"在前方由舟骨的凹

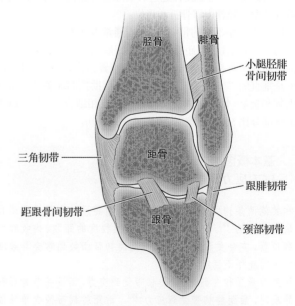

胫骨　腓骨

小腿胫腓骨间韧带

三角韧带

距骨

距跟骨间韧带

跟腓韧带

跟骨

颈部韧带

图 12-12 距下关节韧带(后部切面视图)

面形成,下方由跟骨前部、中部的凹面和跟舟足底韧带形成,内侧由三角韧带形成,外侧则由分歧韧带形成(**图 12-14**)。

弹簧韧带(跟舟足底韧带)(**图 12-7** 和**图 12-14**)是一条三角形的韧带结缔组织,起源于跟骨的距骨支撑部,插入舟骨下部。弹簧韧带与踝关节三角韧带的一部分在内侧延续,并与分歧韧带的内侧带横向连接[30]。最近的证据表明它由三条带组

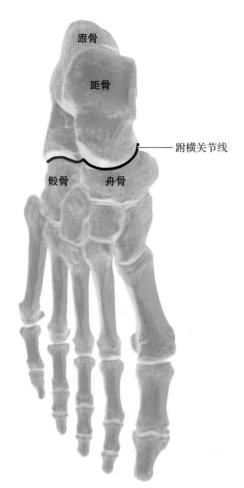

图 12-13 距舟关节和跟骰关节形成一个复合关节,称为横断足部的跗骨关节线

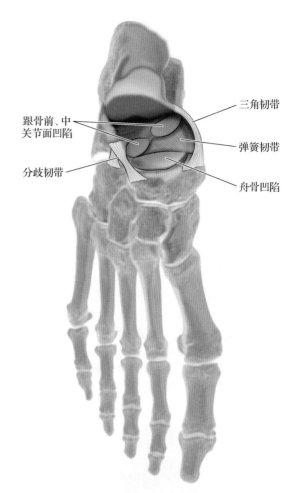

图 12-14 取下距骨后,上面观显示由舟骨前部、内侧三角韧带、外侧分歧韧带的内侧带和下方的弹簧韧带(跟舟足底韧带)形成的凹陷(窝)

成:上内侧带、中足底斜带和下足底纵带[31-33]。弹簧韧带在支持距骨头部和距舟关节方面起着重要作用,同时也是内侧纵弓的主要静态或被动稳定器之一[30,34]。

我们已经注意到距舟关节面和位于前方的距跟关节面共用一个关节囊,距下关节大的后部关节面被包裹在它独立的关节囊,并通过跗骨管和管内韧带与距舟关节所在的关节囊物理分离。然而,距舟关节和距下关节在负重足是相关联的。在距下关节旋后、旋前期间,负重足距骨在跟骨上外翻、内翻和外展、内收,涉及距骨头部在相对固定的舟骨上同步移动。因此,在负重时,距舟关节和距下关节在解剖学和功能上都是关的[35]。

> **基本概念 12-3**
> **距骨连接**
>
> 由于距骨与它下方和前方结构的解剖和功能联系,距下关节和距舟关节被称为距跟舟关节[2]。然而,我们可以认为,即使是这个复合词也是不完整的。负重时的距骨也可以看作是三个关节之间的滚珠轴承:①上方的胫腓骨榫眼(踝关节);②下方的跟骨(距下关节);③前面的舟骨(距舟关节)。负重旋后、旋前时,胫骨/腓骨(踝关节榫眼)在距骨上背屈和跖屈。在旋后、旋前期间,距骨的外展、内收和内翻、外翻不仅发生在跟骨和舟骨上,也会影响距骨体旋外和旋内时榫眼的位置。

距舟关节的韧带包括弹簧韧带和分歧韧带。此外,距舟关节也由距舟背侧韧带支持,并接受距下关节的韧带包括 MCL、LCL、下伸肌支持带结构、颈韧带和距跟骨间韧带的支持。距舟关节还接受加固相邻的跟骰关节的韧带的支持,它构成跗横关节的其余部分,并与距舟关节在功能上相关联。

跟骰关节

跟骰关节近端由跟骨前部构成,远端由骰骨后部构成(图 12-13)。跟骨和骰骨的关节都很复杂,从一边到另一边、从上到下凹凸相互交错,交错的形态使得跟骰关节的活动比球窝形的距舟关节更加受限。跟骰关节与距舟关节一样,在负重时与距下关节相关联[35]。负重足距下关节旋后、旋前时,跟骨在距骨上内翻、外翻,使得跟骨在相对固定的骰骨上同步移动。在负重活动中,跟骨在距下关节处移动,它必须满足相互冲突的关节内相对的鞍状关节面的需求,这会导致扭转运动。

跟骰关节有独立的关节囊,并由几条重要的韧带加固。关节囊被分歧韧带(也称为跟骰韧带)的侧带横向加固,背侧靠跟骰背侧韧带加固,下方靠跟骰足底韧带(足底短韧带)和足底长韧带加固。足底长韧带是这些韧带中最为重要的,因为位于下方的足底长韧带横跨跟骨和骰骨,然后继续向远端延伸至第2、第3和第4跖骨的基底。因此,足底长韧带为跗横关节和足的外侧纵弓提供了支撑[36]。足的外部肌肉也为跗横关节提供了重要支撑,因为它们通过关节的内侧、外侧和下方。

跗跖关节

跗跖(tarsometatarsal, TMT)关节为平面滑膜关节,由一排远端跗骨和跖骨基底构成(图12-15)。第1(内侧)TMT关节是由第1跖骨基底与内侧楔骨连接构成的,它有独立的关节囊。第2 TMT关节由第2跖骨基底与一个榫眼连接构成,榫眼是由中间楔骨与内侧和外侧楔骨的侧面形成。该关节比其他TMT关节处于更靠后的位置,运动受到限制。第3 TMT关节由第3跖骨和外侧楔骨构成,与第2 TMT关节共用一个关节囊。第4和第5跖骨基底与骰骨的远端面,构成第4和第5 TMT关节,这两个关节也有一个共同的关节囊。跖骨基部之间存在着小的平面关节,允许一块跖骨在另一块跖骨上运动。大量的背侧、足底和骨间韧带加固每一个TMT关节。此外,在足底表面有一个横跨跖骨头部的跖骨深横韧带,与手部的韧带相似[37,38]。正如掌骨深横韧带有助于近端腕掌关节(carpometacarpal, CMC)的稳定性一样,跖骨深横韧带通过防止跖骨头过度运动和分离,也有助于近端TMT关节的稳定性[39]。

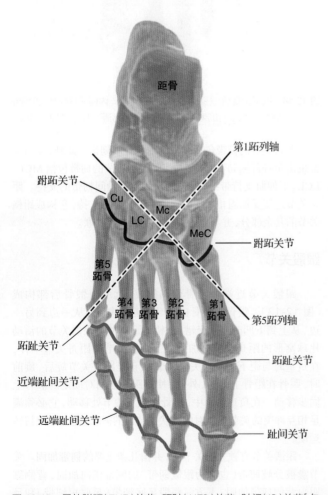

图12-15 足的跗跖(TMT)关节、跖趾(MTP)关节、趾间(IP)关节[包括近端(PIP)和远端(DIP)趾间关节]、第1和第5 TMT关节轴。Cu,骰骨;LC,外侧楔骨;Mc,中间楔骨;MeC,内侧楔骨

跖趾关节

五个跖趾(metatarsophalangeal, MTP)关节为髁状滑膜关节,有两个自由度:伸/屈(或背屈/跖屈)和外展/内收。跖趾关节的近端由跖骨的凸面形成,远端由近节趾骨的凹面基部形成(图12-15)。

> **拓展概念 12-1**
> **跖骨长度**
>
> 五块跖骨的长度可能因人而异,并被分为三种类型。"埃及足"的特点是第1跖骨比第2跖骨长,其余三块跖骨的长度逐渐减少。"希腊足"(或称 Morton 足)的特点是第2跖骨最长,然后依次为第1、第3、第4和第5跖骨[40]。据推测,Morton 足会导致通过第2跖骨的应力增加,从而使第2跖骨容易受伤,如应力性骨折。然而,跖骨长度和损伤模式之间的关系尚不清楚,因为文献尚未完全支持对运动员的这一假设[40,41]。

MTP关节的结构类似于手部掌指(metacarpophalangeal, MCP)关节,除了少数例外。与MCP关节不同,MTP关节的伸展活动度超过了它的屈曲活动度。所有跖骨头在站立时都承受重量,因此,关节软骨必须远离跖骨头足底的负重面。这种结构要求限制了MTP关节屈曲的可用范围。同样与手不同,第1 MTP关节没有对指活动,踇趾只在其与其他四个脚趾相同的平面上运动。

第1 MTP关节有两个籽骨,位于第1跖骨头的足底部(图12-16)。这些籽骨类似于MCP关节掌侧表面的籽骨。在第1 MTP关节的中立位,籽骨位于跖骨头上的两个凹槽中,由籽骨间嵴隔开[42,43]。与籽骨相关的韧带形成一个三角形的团块,稳定籽骨凹槽内的籽骨[42,44]。籽骨充当踇短屈肌的解剖滑轮,并保护踇长屈肌肌腱免受负重损伤。踇长屈肌通过由籽骨和连接籽骨与足底面的籽骨间韧带构成的隧道时受到保护[42,45]。与拇指的籽骨不同,第1跖骨的籽骨与相对较大的四边形的第1跖骨头部一起吸收负重应力[44-46]。当脚趾伸展超过10°时,籽骨不再位于凹槽中,可能变得不稳定。籽骨的慢性外侧不稳定可能导致MTP关节畸形[46]。

> **拓展概念 12-2**
> **籽骨炎**
>
> 籽骨及其支撑结构可能因过度负荷而受到创伤,导致急性骨折、应力性骨折、骨坏死或软骨软化。导致第1跖骨头下方疼痛的籽骨炎症状态,通常称为籽骨炎[47]。参加长时间跑步、跳跃或体操的活跃人士可能更容易受到影响,尤其是存在诸如高弓足的畸形[47-49]。保守治疗的重点是:通过修改活动、穿鞋调节和矫正装置保护该区域免受持续的压力。如果发现骨折或症状没有改善,可能需要手术切除部分或全部籽骨[45,48,50]。

MTP 关节的稳定性由关节囊、跖板、副韧带和跖骨深横韧带提供。跖板在结构上与手掌板相似。四个小脚趾中的纤维软骨结构，分别从远端与近节趾骨的基底相连，并在近端与关节囊融合。四个小脚趾的跖板通过跖骨深横韧带和足底腱膜相互连接[51,52]。MTP 关节的副韧带，像 MCP 关节的副韧带一样，有两个组成部分：平行于跖骨和趾骨的趾骨部分，以及从跖骨头到跖板倾斜走行的附属部分[51-53]。跖板保护跖骨头的负重面，并和副韧带一起为 MTP 关节提供稳定性。因此，跖板作为一个具有纤维软骨成分的中心稳定结构，使其能够承受压缩载荷[51,52]。在第 1 MTP 关节处，籽骨和厚的足底滑囊代替了在其他脚趾处发现的跖板[44]。

趾间关节

脚趾的趾间（interphalangeal, IP）关节是个滑膜铰链关节，具有一个自由度：屈/伸。其中大脚趾只有一个 IP 关节，连接两块趾骨；而四个小脚趾均有两个 IP 关节（近端和远端 IP 关节），连接三块趾骨（见**图 12-16**）。每块趾骨的结构几乎与手上对应的指骨相同，但长度要短得多。因此，读者参考第 9 章拇指和手指指间关节结构的详细信息，以了解脚趾趾间关节的结构。脚趾的作用是在步态中使重量平稳地转移到另一只脚上，并在站立时紧贴地面，帮助保持稳定性。IP 关节的损伤相对少见，但可能包括脱位和骨折。

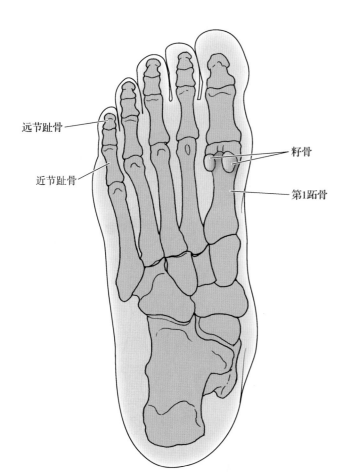

图 12-16　两块籽骨位于第 1 跖骨头

关节功能

踝关节

距小腿轴

在踝关节中立位，关节轴大致穿过腓骨外踝和距骨体，并穿过或略低于胫骨内踝（**图 12-17**）[54]。腓骨外踝及其相关

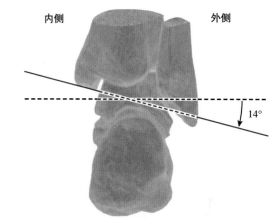

A　后视图

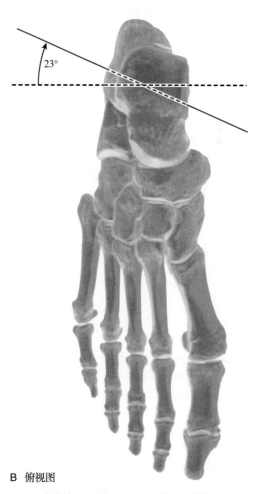

B　俯视图

图 12-17　踝关节轴。A. 后视图显示距骨体周围的榫眼和与水平面平均倾斜 14° 的踝关节轴。B. 俯视图显示踝关节轴从冠状面平均旋转了 23°

的距骨上的腓骨面较胫骨内踝及其相关的胫骨面,处于更远(图 12-17A)、更靠后(图 12-17B)的位置。腓骨外踝更靠后的位置是由于胫骨远端相对于胫骨近端平台的正常扭转或旋转。胫骨扭转(或胫腓骨扭转,因为胫骨和腓骨都与水平面的旋转有关)证明了正常站立时脚尖处于向外的位置[55]。胫骨扭转与股骨干的扭转相似,但通常方向相反。从出生到 10 岁,胫骨向外侧扭转的程度都会增加[56]。随着胫骨扭转程度的增加,踝关节的关节轴在水平面上的位置更偏。尽管存在差异,但临床测量结果显示,成年男性和女性的横向扭转值约为 19°[57,58]。应该注意的是,在使用计算机断层扫描的研究中,胫骨扭转值较大[56]。

踝关节通常被认为只具有一个自由度,即在距骨和榫眼之间发生背屈/跖屈。在踝关节,背屈是指距骨头部(见图 12-6)向背侧(或向上)移动,而距骨体在榫眼中向后移动。跖屈是距骨头部和距骨体的相反运动。因为腓骨外踝的位置较低,踝关节轴在外侧下降。一项经典的解剖学研究发现,这种向下的角度平均为 14°[59]。然而,个体之间的角度差异可能很大。Stiehl使用一个带有水平指示器的简单铰链模型,来演示一个在侧面朝向更远和更后方的轴如何围绕一个固定的轴运动,而产生跨三个平面的运动[60]。他展示了足绕着一个典型方向的踝关节轴背屈,不仅会使足向上,同时也会使其稍微偏向腿外侧,并使足纵向转离中线。反之,围绕同样单一踝关节斜轴跖屈,将会使足向下,移向腿的内侧,并似乎将足纵向转向中线。当足负重时,胫骨和腓骨在固定的足上运动时,也存在相同的相对运动模式。当负重的踝关节背屈时,腿部(胫骨和腓骨)将向前、向外侧移向足,并似乎在水平面上旋内。相反的情况则发生在当负重的踝关节跖屈时。

然而,需要注意的是,虽然纯铰链模型(如转角测量法)有助于解释踝关节运动,但解剖学研究表明,踝关节的瞬时旋转轴在整个 ROM 范围内都会发生变化[54,61-63]。榫眼内距骨的旋转,无论是在绕垂直轴的水平面,还是在绕 A-P 轴的冠状面,都必须发生以保持胫距一致[64]。然而,与矢状面的背屈和跖屈运动相比,这些旋转相对较小。例如,有文献报道,在水平面上,距骨向内旋转只有 7°,而向外旋转为 10°。在冠状面上,距骨的旋转平均为 5° 或以下[65-68]。显然,踝关节的大部分运动(但不是全部)都发生在矢状面上。

拓展概念 12-3
踝关节置换术

踝关节置换术(全踝关节置换术)更常用于治疗踝关节炎。自 1970 年首次引入全踝关节置换术的长期结果,显示了不可接受的失败率。约束性设计的铰链式假体和固定踝关节轴的使用,被认为是导致第一代假体松动的原因。在 1990 年,第二代全踝关节置换术被开发出来。这些较新的假体是为了更好地代表正常的踝关节解剖学和关节运动学而设计的,包括允许距骨在多个平面上旋转[69,70]。

一篇常被引用的参考文献中指出,正常的踝关节 ROM 是

背屈 20°,跖屈 50°[71]。根据测量技术和受试者的特征,个体之间的踝关节运动可能存在很大的差异[72]。技术上的差异包括用来确定何时结束 ROM 的力的大小和是否孤立了踝关节的运动[73]。此外,10 度的踝关节背屈被认为是自由行走而无偏差所需的最小 ROM[74]。

踝关节背屈/跖屈时,距骨体的形状有利于维持关节的稳定性。距骨滑车的表面前部较后部宽(见图 12-17B)。当足部负重时,胫骨在固定的距骨上向前旋转会发生背屈。当胫骨在距骨上向前旋转时,凹的胫腓部分在距骨滑车表面向前滑动。距骨较宽的前部将"楔入"榫眼,分隔胫骨和腓骨,以增强踝关节的稳定性。相比之下,当距骨体较窄的后部和榫眼接触时,踝关节松弛的位置是处于跖屈位。踝关节的跖屈不太稳定,这与踝关节外侧韧带损伤的典型机制(即跖屈和内翻)一致[14]。踝关节分配负重应力的能力与胫距关节软骨的机械特性相结合,可降低踝关节骨关节炎的风险[69]。然而,创伤可能导致踝关节炎,这不只是因为造成的直接软骨损伤,结构的变化导致的生物力学异常也是原因之一。因此,创伤后关节炎是踝关节最常见的关节炎类型[75]。

踝关节外侧和内侧关节面的大小和方向的不对称性,导致了踝关节背屈过程中榫眼的变化。外侧面明显大于内侧面,且其表面略微倾斜向内侧面(见图 12-17)。Inman 和 Mann 提出,距骨体可以被认为是一个侧卧的圆锥的一部分,它的底部朝向侧面[76]。圆锥体应被视为"截断"或在两端以略微不同的角度切断(图 12-18)[55]。关节面的大小和方向的不对称意味着,当胫骨和腓骨在背屈过程中一起移动时,在距骨较大的外侧面上移动的远端腓骨必须经历比胫骨大的位移(在一个稍微不同的平面上)。与胫骨内踝相比,腓骨外踝的运动弧度更大,导致了腓骨的上、下运动和旋内、旋外需要足够的近端胫腓关节和远端胫腓关节的灵活性。

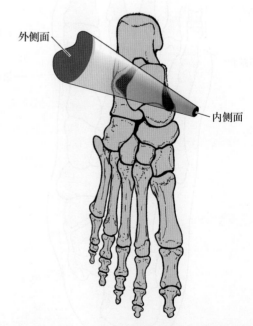

外侧面

内侧面

图 12-18 距骨的三个关节面(滑车、较小的内侧面和较大的外侧面)可以被想象成一个圆锥体的一部分,圆锥体的末端被切断(圆锥体较大的末端朝向外侧面)

尽管在踝关节跖屈和背屈时，腓骨的运动可以发生在水平面、矢状面和冠状面上，但在个体之间运动量似乎有很大的差异[77]。腓骨运动的差异可能与胫腓关节近端关节面的方向有关，更垂直的关节面具有更多的灵活性。然而，腓骨在胫腓关节的运动应该被认为是正常踝关节运动的一个组成部分。

拓展概念 12-4
胫腓骨和踝关节的连接

腓骨在近端和远端胫腓关节似乎都需要一些活动，以便在踝关节背屈时，距骨向后完全旋转到踝关节榫眼中。破坏支持远端胫腓关节的韧带的损伤可以导致腓骨运动增加[78]。然而，腓骨运动在踝关节完全背屈中的作用尚不清楚。在临床上，长期固定后或用切开复位内固定（open reduction internal fixation, ORIF）手术固定胫腓远端关节时，可以看到踝关节背屈受限。许多时候，这种缺乏运动的情况被归因于腓骨运动的减少。然而，这与尸体研究结果不一致，尸体研究发现，手术固定远端胫腓关节不会影响踝关节背屈ROM[79]。因此，腓骨（或榫眼）运动受限的功能影响目前还不清楚。

踝关节背屈和跖屈运动主要受到软组织的限制。小腿三头肌（腓肠肌和比目鱼肌）的主动或被动张力是背屈的主要限制因素。通常情况下，与屈膝姿势相比，伸膝时踝关节背屈的 ROM 较小。这可以归因于当膝关节伸展时，腓肠肌在两个关节上都被拉长[80]。当膝关节屈曲时，踝关节背屈受到比目鱼肌和踝关节后部关节囊的限制。胫骨前肌、踇长伸肌和趾长伸肌的张力是跖屈的主要限制因素。在背屈和跖屈过程中，踝关节内侧和外侧副韧带处于恒定张力下，因此有助于引导矢状面的运动[81]。这些韧带更重要的功能似乎是尽量减少榫眼中距骨的侧向运动或旋转。韧带的功能由经过踝关节两侧的肌肉协同完成。胫骨后肌、踇长屈肌和趾长屈肌有助于保护踝关节内侧，而腓骨长肌和腓骨短肌则有助于保护踝关节外侧。除非极端的过度活动（如在体操运动员和舞蹈演员中可能发现）或一个或多个其他限制系统出现故障，否则很少进行任何潜在踝关节运动的骨骼检查。稍后将对穿过踝关节的肌肉的功能进行更全面的分析，因为踝关节的所有肌肉至少穿过踝和足的两个关节，通常是三个或更多关节。

距下关节

虽然距下关节由三个关节组成，但交替的凹凸关节面限制了关节的潜在活动性。这三个关节面共同提供了一个围绕单个关节轴的三平面运动。当距骨在跟骨的后部关节面上移动时，理论上距骨的关节面滑动的方向应与骨运动的方向相同——凹面在稳定的凸面上运动。然而，在中间和前部关节，理论上距骨的关节面应该向与骨运动相反的方向滑动——凸面在稳定的凹面上运动。因此，距骨在跟骨上的运动是一种复杂的扭转或螺旋状运动，只有当关节面能够适应在关节面间进行同步和相反的运动时，才能发生。结果是距骨围绕单个斜关节轴进行三平面运动，产生旋后/旋前运动。

距下关节轴

距下关节的旋后/旋前关节轴是许多研究的主题，这些研究表明，即使在没有损伤的健康个体中，关节轴也存在很大的差异（图 12-19）。Manter 报告说，平均的距下关节轴：①在水平面上，向前上方倾斜 42°（个体间的范围很广，从 29° 到 47°；图 12-19A）；②在矢状面上，向内侧倾斜 16°（个体间的范围很广，从 8° 到 24°；图 12-19B）[82]。显然，围绕这个斜轴的运动将跨越所有三个平面。与三平面的踝关节运动一样，距骨旋后/旋前运动也可以由一个斜铰链的关节来模拟[83]。虽然距下关节旋前/旋后的三平面运动可用其三个基本运动来描述，但这些距下关节的基本运动是耦合的，不能独立发生。当跟骨（或距骨）在距下关节的三个关节面上扭转时，耦合运动必须同时发生。

为了理解距下关节旋前/旋后的成分，我们可以考虑下距下关节轴是如何从图 12-2 所示的基本轴变化而来的。如果距下关节轴是垂直的，围绕该轴的运动将产生外展/内收；如果距下关节轴是纵向的，产生的运动将是内翻/外翻；而如果距下关节轴是冠状面的，产生的运动将是跖屈/背屈。实际上，距下关节轴处于纵向和垂直方向的中间位置。因此，旋前/旋后包括大约同等程度的外翻/内翻和外展/内收。距下关节轴仅略微向冠状轴倾斜（约 16°），因此仅有一小部分背屈/跖屈。每一个耦合运动对旋后或旋前的贡献，在很大程度上取决于距下关节轴倾斜角的个体差异。举例来说，如果距下关节轴只向上倾斜 30°（而不是平均的 42°），那么内翻/外翻的相对运动量将远远大于内收/外展，因为关节轴更接近于纵向。我们现在要研究的是，在非负重和负重的情况下，距下关节组成部分的运动是如何耦合在一起的，以产生复杂的旋前/旋后运动。

非负重距下关节运动

在非负重的旋后和旋前运动中，距下关节的运动是通过其远端节段（跟骨）在相对静止的距骨和小腿上的运动来描述的，其中跟骨上的参考点是位于其前方的头部（见图 12-6）。非负重旋后由内收、内翻和跖屈的跟骨耦合运动组成；而非负重旋前是由跟骨在固定的距骨和小腿上的外展、外翻和背屈的耦合运动组成（表 12-1）。在旋前和旋后期间，最容易观察到的跟骨耦合运动分别是外翻和内翻（图 12-20）。跟骨的这些运动通常在受试者俯卧且脚和小腿位于底座末端时，在跟骨后部观察到。外翻（图 12-20A）也称为跟骨外翻运动，而内翻（图 12-20B）也称为跟骨内翻运动。旋前/旋后的外翻和内翻部分似乎是单独发生的。然而，跟骨外展和背屈的耦合成分必须同时伴随外翻，跟骨内收和跖屈的耦合成分则必须同时伴随内翻。

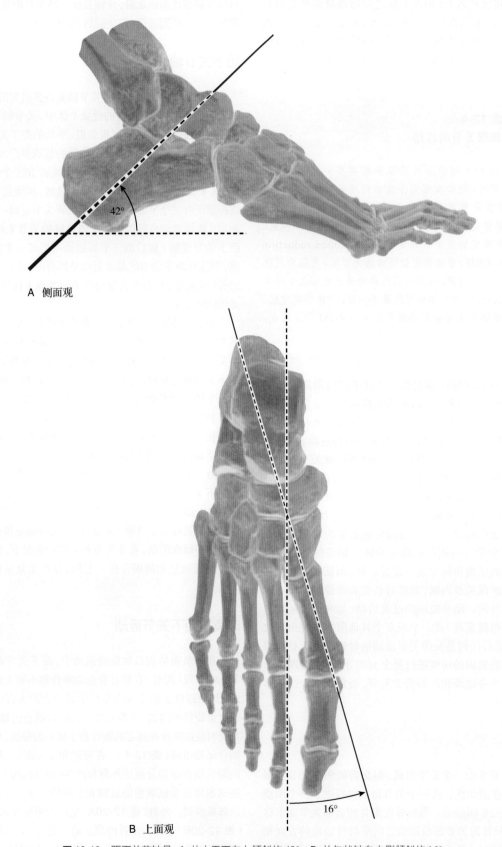

A 侧面观

42°

B 上面观

16°

图 12-19　距下关节轴是：A. 从水平面向上倾斜约 42°。B. 从矢状轴向内侧倾斜约 16°

表 12-1　距下关节耦合运动概述：距下关节旋前 / 旋后耦合运动

	非负重	负重
旋后	跟骨内翻	跟骨内翻
	跟骨内收	距骨外展
	跟骨跖屈	距骨背屈
		胫腓骨外旋
旋前	跟骨外翻	跟骨外翻
	跟骨外展	距骨内收
	跟骨背屈	距骨跖屈
		胫腓骨内旋

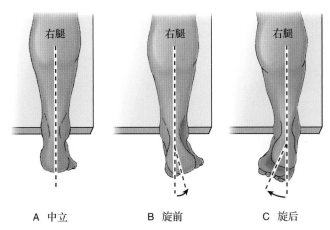

图 12-20　右侧距下关节的非负重运动。A. 右后足中立位。B. 虽然跟骨背屈和外展的耦合运动必须发生，但跟骨外翻（外翻运动）时仍可以观察到明显的距下关节的旋前。C. 虽然跟骨跖屈和内收的耦合运动必须发生，但跟骨的内翻（内翻运动）时仍可观察到明显的距下关节的旋后

▶ **基本概念 12-4**
重新审视术语

　　虽然旋前 / 旋后和外翻 / 内翻这两个术语互换用来描述距下关节的复合单轴运动明显是相互矛盾的，但术语上的"分歧"并不像最初出现的那样不一致。当复合术语"旋前"用于描述距下关节运动时，"外翻"的跟骨耦合成分将始终是运动的一部分。当复合术语"外翻"用于描述距下关节运动时，"旋前"的其他跟骨耦合成分（即外展、背屈）也将始终是运动的一部分。因此，"旋前"和"外翻"总是联系在一起的，不管术语的参考来源如何。旋后和内翻也是如此，无论用作复合术语还是组成术语，"旋后"和"内翻"总是联系在一起的。如果接受一个通用的定义框架，肯定不会那么麻烦。然而，严谨的读者如果了解旋后 / 旋前和内翻 / 外翻之间的联系，就可以推断出作者没有公开提出的定义。

负重距下关节运动

　　当一个人负重时，距骨和跟骨之间的相对运动与非负重时相同，但对哪一部分是正在运动的描述是不同的。通常，在负重运动期间，我们描述近端部分在远端部分上的运动。然而，

在足部，当跟骨在地面上时，它通常仍然可以绕纵轴（内翻 / 外翻）自由运动，但由于叠加的体重，其绕冠状轴（跖屈 / 背屈）和垂直轴（内收 / 外展）运动的能力有限。因此，参与旋前 / 旋后的耦合运动不能完全由跟骨完成，相反，也被描述为距骨在跟骨上的运动。虽然在负重时跟骨将继续参与距下关节运动的内翻 / 外翻耦合成分，但距下关节运动的其他两个耦合成分（外展 / 内收和背屈 / 跖屈），将通过更牢固的跟骨上的距骨运动（以距骨的头部作为参考），而不是在相对固定的距骨上的跟骨运动来完成。提醒一下，无论是关节远端部分还是近端部分运动，围绕给定轴在任何关节完成的相对运动都保持不变。然而，在足部，术语经常被修改，来描述一个部分如何相对于其在空间中的原始位置运动。在该方案中，当近端部分在远端部分上运动时，近端部分的运动被描述为与远端部分发生的运动相反。具体的说，在负重距下关节运动时，距骨在空间中参与的耦合运动的方向与距骨在空间中参与的耦合运动方向相反，尽管各部分之间发生相同的相对运动。我们认识到，这种足部术语的差异可能会令人困惑。对于已经习惯于将运动视为一部分相对于另一部分（例如，膝关节屈曲表示胫骨在股骨上或股骨在胫骨上向后滚动）的读者来说，考虑用关节运动术语来描述空间中一个部分的运动（例如，在相对固定的跟骨上，距骨在空间中外展，以产生距下关节内收）可能会变得很有挑战性。请注意，该术语是指部分在空间中的运动（如距骨）还是指在关节处的相对运动（如距下关节），这将提供有关什么是在运动的重要信息。

　　负重旋后时，跟骨继续参与内翻。然而，跟骨在负重时不能内收和跖屈，因此距下关节旋后的其余耦合成分是通过距骨头部在空间的外展和背屈完成。请注意，这些距骨运动（距骨在空间外展和背屈）的描述与之前在非负重场景中讨论的跟骨内收和跖屈的相对运动相同。因此，负重距下关节旋后（见**表 12-1**）时可以观察到跟骨内翻，而距骨头部在空间中的背屈和外展则反应在内侧纵弓的抬高和中足背外侧的凸起上。虽然距下关节旋后是一种正常的足部运动，但固定在这个位置的足通常被称为"旋后"或穴居足。

　　负重距下关节旋前由跟骨外翻和距骨头在空间中跖屈、内收的耦合运动来完成（见**表 12-1**）。站立时，可以观察到跟骨外翻（或外翻运动），而距骨在空间中内收和跖屈反映在内侧纵弓降低和中足足底内侧凸起或凸出。虽然距下关节旋前是一种正常的足部运动，但固定在这个位置的足通常被称为"旋前"，即平足。

　　足部最关键的功能发生在负重时，当足负重且头相对位于一只脚或两只脚上方时，下肢关节有效地形成闭合链。因此，距下关节的运动学和动力学将影响并受到更多近端和远端关节的影响。闭链式距下关节功能的一个重要结果，可以从其与下肢或腿部旋转的相互依存关系中看出。

负重距下关节运动及其对腿部的影响

　　在负重距下关节旋后 / 旋前期间，距骨头在空间中的背屈 / 跖屈和外展 / 内收的耦合运动成分也需要距骨体的运动（**图 12-21**）。当然，距骨体是卡在其上榫眼内的。距骨头的背屈需要距骨体在榫眼内向后滑（**图 12-21A**），而距骨头的跖屈需要距骨体在榫眼内向前滑动。只要踝关节可以自由活动，胫

骨（腿部）就不会受到距骨背屈 / 跖屈运动的影响。然而，踝关节不能在不影响腿部的情况下吸收距骨外展 / 内收的耦合运动成分。因此，当距骨在空间中负重内收 / 外展时，可以观察到胫骨在足部旋内 / 旋外。

在负重距下关节旋后时，当距骨头在空间中外展，距骨体必须在水平面旋外（见**图 12-21B**）。当负重距下关节旋前时，当距骨头内收，距骨体必须在水平面旋内。由于距骨体最多只能在榫眼内作微小的旋转，只有当位于其上的榫眼与距骨一起移动时，距骨体才能在负重时发生旋转。当距下关节负重旋后时，距骨外展的耦合成分使榫眼（胫骨和腓骨）旋外，从而产生

腿部的旋外。相应地，负重距下关节旋前包括距骨内收，距骨体旋内，并将叠加的胫骨和腓骨旋内。

通过距骨外展和内收的耦合运动成分，负重距下关节运动直接影响距骨以上的部分和关节。保持在负重距下关节旋前位（如平足），可在腿上产生可能影响膝关节和髋关节的旋内的力。正如负重距下关节旋前和旋后可能对腿部施加旋转力，腿部旋转也可能影响距下关节。当在负重腿上施加侧向旋转力时（就像你绕着站立的右脚向右旋转时），腿的侧向运动会将榫眼和与之配合的距骨体带向侧边。距骨体的侧向旋转（距骨头部外展）不能在没有距骨背屈和跟骨内翻这两个耦合成分的情

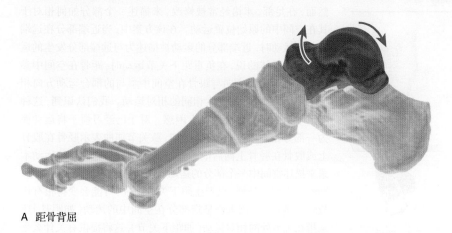

A　距骨背屈

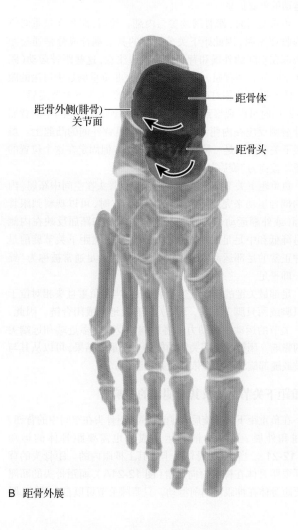

距骨外侧(腓骨)—
关节面

距骨体

距骨头

B　距骨外展

图 12-21　A. 负重距下关节旋后时，距骨头部的背屈使距骨体在胫腓榫眼内向后滑动。B. 负重距下关节旋后时距骨头部外展，使距骨体旋外，可能同时使胫腓榫眼与其一同运动

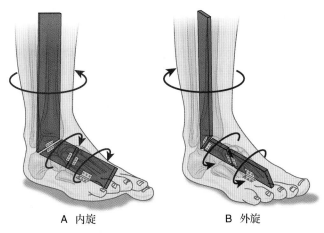

图 12-22　距下关节可视为腿和足之间的斜接铰链。A. 负重腿的内旋使远端距下关节旋前。B. 小腿近端外旋使远端距下关节旋后

况下发生,这会产生距下关节的旋后。施加在负重腿上的旋内力必然导致距下关节旋前,因为距骨通过旋转的胫腓榫眼向内旋转(内收),并带着距骨跖屈和跟骨外翻的耦合成分。Inman 和 Mann 用距下关节作为斜接铰链的概念,机械地展示了腿和距骨的相互依存关系[76]。这个斜接铰链概念(图 12-22)很好地展示了腿和足通过斜距下关节相互依存的概念。

当存在异常时,这种运动学耦合被认为在下肢损伤中起着重要作用[84]。尽管这种铰链模型有助于理解下肢关节和腿部之间的运动,但体内研究发现,运动耦合中存在大量的个体差异[85-87]。

 病例应用 12-1

　　Arnold Benson 是一名 63 岁的男子,他正在为右脚疼痛寻求干预。Benson 说,他的脚"很平",这在过去几年里似乎已经恶化。当脚在负重时保持一个更旋前的位置,就像 Benson 一样,下肢可能会有一个持续的旋内力,这种力可能会导致膝关节和髋关节旋内。然而,可能很难确定是距下关节旋前导致了下肢的旋内,还是旋前是来自髋关节或膝关节的自上而下的近端力的结果。

距下关节 ROM 和距下关节中立位

　　距下关节旋后和旋前的范围很难客观地确定,因为运动的三平面性质以及各耦合运动成分的贡献随距下关节轴的倾斜角而变化。距下关节运动的跟骨内翻/外翻(内翻/外翻)成分,可以在负重和非负重位通过使用跟骨后部和腿部后中线作为参考线来测量。这种技术假设中立位(0°)是两条后中线对齐形成一条直线的地方(见图 12-20)。据报道,对于没有损伤的人,跟骨外翻(外翻)5°～10°,跟骨内翻(内翻)20°～30°,总范围为 25°～40°[88-90]。然而,这种测量技术存在问题,因为在临床上从胫距关节运动中分离出距下关节运动很困难,因此,这种测量技术可能存在与可靠性相关的问题[91-97]。虽然跟骨内翻/外翻的范围在大小上与距下关节旋后/旋前的范围不相等,但两者的范围应成正比。

　　Manter 描述的距下关节轴倾斜角的变化,直接影响距下关节耦合运动的范围[82]。如果关节轴向上倾斜小于平均值 42°(见图 12-19A),距下关节轴将更接近沿脚长的纵轴,跟骨内翻/外翻作为距下关节运动的一部分比例将增加,而耦合成分跟骨(或距骨)外展/内收的比例将减少。由于距下关节轴倾斜角的变化将影响负重时足和腿的位置,因此人们对确定个人的距下关节轴与平均轴(标准轴)的差异给予了相当多的关注。这导致人们试图定义个人距下关节的中立位置,并将其作为"正常"或"理想"足部位置的参考。然而,一个人距下关节的中立位可能偏离跟骨后部的中线和后腿的中线重合点,该角度的内侧增加被称为外翻,减少被称为内翻(见图 12-3)。

　　不同的研究者对距下关节中立位的定义不同,并提出了一些有关概念或测量技术的适当性问题。Root 及其同事将距下关节中立位定义为跟骨内翻角度是其外翻角度的两倍[89]。Bailey 和同事利用放射性证据证明,距下关节的中立位并不总是在最大旋后位的三分之二处,尽管他们的受试者距下关节的中立位平均值接近这个值[98]。Elveru 和他的同事建议,在距下关节旋后和旋前的同时,触诊距骨的内侧头和颈部,距下关节中立位是距骨在手指之间的位置相等的点[93]。这种技术是相当主观的,而且测量者之间的可靠性通常很差[93,99]。只有一项研究指出,在采用标准化方法和实践作为方法的一部分时,可靠性是可以接受的[100]。然而,这项研究尚未重复。

　　Cornwall 和 McPoil 的工作可以用来突出围绕距下关节中立位这一术语的定义和应用所存在的一些争论[101]。Cornwall 和 McPoil 描述了 153 名年龄在 18～41 岁、没有足部损伤史的受试者在行走时的跟骨运动。他们报告说,在足跟着地时,跟骨相对于胫骨内翻 3.0°(±2.7°),然后在站立阶段的 55% 时外翻 2.2°(±2.4°)。经过一段时间的外翻后,在足离开地面之前,运动被反转为 5.5°(±3.2°)的内翻[101]。当观察研究的总体结果时,很明显,在行走过程中距下关节的功能并不在中立位,而实际上更多的是在外翻位发挥作用[101]。这一发现与他们之前的工作结果一致[102-104]。他们得出结论,在步行周期中,后足的"中立"位更好地体现在负重时跟骨相对于小腿的休息位,而不是触诊的距下关节中立位。在他们的一组受试者中,双侧放松站立时,跟骨的休息位平均约为 3.5° 的跟骨外翻[102]。这些发现似乎支持 Åstrom 和 Arvidson 的结论,他们指出,正常负重的足比以前认为的更加旋前,依赖触诊的距下关节中立位可能导致过度距下关节旋前的过度诊断[90]。还应该承认,很少有人真正拥有"理想"的足部位置,临床检查可能无法预测动态足部功能[105-107]。

　　由于测量策略相对容易,距下关节运动的跟骨内翻/外翻耦合成分受到了广泛的关注。在负重距下关节运动中,距骨的背屈/跖屈和外展/内收成分是一个更难测量的指标。对距骨外展/内收的估计是通过测量胫骨的旋转来实现的,这种旋转

伴随着距骨在负重时的外展 / 内收[101]。使用骨质锚定标记物对行走过程中的距下关节运动进行了体内测量。最近的一项研究发现，在行走过程中，距下关节的总运动量在矢状面、冠状面和水平面的平均值分别为 6.8°、9.8° 和 7.5°[86]。应该注意的是，这项研究还发现，受试者之间的运动差异很大[86]。

> **基本概念 12-5**
> **距下关节中立位总结**
>
> 足病学家 Morton Root 描述了足和踝关节问题的理论管理方法，重点是距下关节中立位[89]。该方法的一个基本前提是，在支撑中期时，距下关节应处于中立位。对几种足部畸形进行干预的方法包括使用矫形器"平衡足部"，并在支撑中期达到明确的距下关节中立位。然而，如上所述，这种方法存在许多问题。这些问题包括距下关节在支撑中期实际上不处于中立位、测量的可靠性差以及无法通过静态测量预测动态功能。此外，虽然距下关节位置可能有助于我们理解足的结构和功能，但距下关节位置的影响必须与其他相互依存的因素一起考虑，包括骨性异常（即股骨或胫骨旋转）；外在因素，如鞋类、跑步的表面和活动水平（大小和变化）；以及生理因素，如肥胖或疾病等[1, 108]。

当距下关节不承重时，距下关节和腿的运动是独立的，不会相互影响。当足部负重时，距下关节的主要功能是吸收行走和其他负重活动中发生的下肢水平面的旋转。否则，这种旋转会使足在地面上旋转，或通过在榫眼内旋转距骨而破坏踝关节。旋后时，韧带张力将距下关节面拉在一起，导致关节面锁定（紧密堆积）。相反，在负重旋前时发生的距骨内收和跖屈会导致邻近跗骨的伸展（分离），从而允许一定程度的跗骨间活动（即休息位）。然而，韧带在距下关节的灵活性或稳定性中的作用是有一些争议的[29]。Sarrafian 认为，颈韧带和距骨间韧带的位置是沿着距下关节轴的，这使这些结构在旋前和旋后时可以保持牢固[88]。根据这一前提，关节轴或韧带位置的个别变化可以解释其他研究者不一致的发现。

距下关节位于踝关节近端和跗横关节远端之间。我们已经讨论过，在负重状态下，距下关节的运动是如何与小腿和踝关节的运动相关联的。现在我们将重点关注距骨和舟骨之间以及跟骨和骰骨之间的运动。根据不同的作者，这些关节有不同的分类，但本章的方法将重点讨论作为中足的主要运动功能单位的跗横关节。我们还将看到，距下关节的运动是如何影响跗横关节运动的。

跗横关节

由距舟骨和跟骰骨形成的两个关节共同呈现出 S 形的关节线，横穿足部，将后足与中足和前足分开。足负重时，舟骨和骰骨在本质上被认为是不可移动的。因此，跗横关节的运动被认为是距骨和跟骨在相对固定的舟骰骨单元上的运动。然而，复合的横跗关节的运动比相对简单的关节线所显示的更复杂，并且与距下关节的运动同步发生[35]。

跗横关节轴

跗横关节的运动比踝关节或距下关节的运动更难研究，因为涉及多个节段和运动轴。尽管距舟关节和跟骰关节有一些独立的运动，但由于功能、骨骼和韧带连接，其中一个关节的运动通常至少伴随着另一个关节的一些运动。我们继续依赖 Elftman、Manter 和 Hicks 的经典作品，他们提出了距骨和跟骨在相对固定的舟骰骨单元上围绕其纵轴和斜轴运动（**图 12-23**）[59,82,109]。纵轴几乎是水平的，在水平面上向上倾斜 15°（见**图 12-23A**），在矢状面上向内侧倾斜 9°（见**图 12-23B**）[48]。跗横关节纵轴的方向主要产生内翻 / 外翻运动。然而，围绕该轴的运动是三平面的，产生旋后 / 旋前运动，其耦合成分（少量的背屈 / 跖屈和外展 / 内收）与距下关节相似，但现在同时包括距骨和跟骨在舟骨和骰骨上运动的成分。

跗横关节的斜（横）轴也有助于在跗横关节处观察到的运动（**图 12-24**）。该轴位于水平面上方 52°（**图 12-24A**）和矢状面内侧约 57°（见**图 12-24B**）[82]。作为一个三平面轴，斜轴也提供了旋后 / 旋前运动，并有距骨和跟骨部分在舟骨和骰骨上一起运动的耦合运动成分，但背屈 / 跖屈和外展 / 内收运动相比内翻 / 外翻运动占主导地位。关于纵轴和斜轴的运动难以分离和量化。纵轴和斜轴共同提供距骨和跟骨的旋后 / 旋前的总范围，约为距下关节可达范围的三分之一到一半[59]。

所提出的跗横关节的纵轴和斜轴表明，跗横关节的功能与距下关节相似。事实上，如前所述，距下关节和跗横关节是机械连接的，因此任何负重距下关节运动都会导致距舟关节和跟骰关节同时移动。当距下关节旋后时，其与跗横关节的连接导致距舟关节和跟骰关节开始旋后。当距下关节完全旋后并锁定（骨性表面被拉在一起）时，跗横关节也被拉到完全旋后，其骨性表面也同样被拉在一起进入锁定位置。距下关节处于旋前松弛状态时，跗横关节也可活动且是松弛的。

跗横关节是后足和前足之间的过渡连接，用于：①增加距下关节旋前 / 旋后功能的范围；②补偿前足的后足位置。在这种情况下，补偿指的是前足在地面上保持平放（相对不动），而后足（距骨和跟骨）根据地形或腿部施加的旋转而旋前或旋后的能力。跗横关节的第一个功能（增加旋后 / 旋前的范围）可以发生在负重足或非负重足，第二个功能则需要更详细的分析。

负重后足旋前和跗横关节运动

在负重位时，胫骨的旋内（例如，如果有人以固定的足为支点）会使距下关节内旋。如果旋前的力继续通过足的远端，则足的外侧边缘将倾向于从地面抬起，降低支撑基底的稳定性，导致负重不均，并在多个关节处施加应力。如果前足保持平放在地面上，可以避免负重时距下关节旋前的不良影响。如果跗横关节是可活动的，并且能够有效地"吸收"后足旋前，则这种情况可能发生（允许后足运动，而不将运动传递到前足）。当距骨和跟骨在基本固定的舟骰骨单元上运动时，跗横关节远端的骨相对旋后（由后足旋前施加），结果是前足在地面上保持相对水平。跗横关节保持前足的正常负重，同时允许后足（距下关节）吸收下肢的旋转。Inman 和 Mann 的力学模型

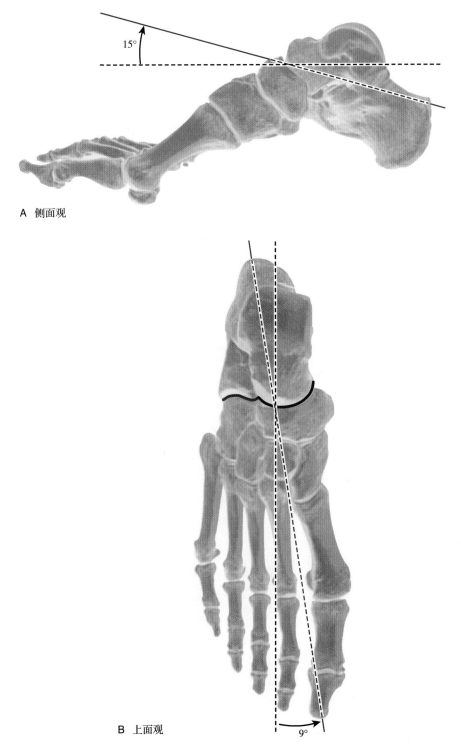

A 侧面观

B 上面观

图 12-23 跗横关节纵轴为：**A.** 从水平面向上倾斜 15°。**B.** 从矢状面向内侧倾斜 9°

（**图 12-25**）很好地描述了施加在腿上的旋内的力如何通过距下关节的斜轴和跗横关节作用，从而将前足保持在相对固定的位置[76]。请注意，固定的前足已经有效地在一个与后足相反的方向上运动。

Inman 和 Mann 的模型表明，当负重后足（距下关节）旋前时，跗横关节将旋后（向与后足相反的方向移动）[76]。然而，在现实中，跗横关节相对自由地进入旋前或旋后位（取决于地形要求）。在水平的地面上的双侧站立位时，距下关节和跗横关节略微旋前（见**图 12-25B**），可能是为了让足吸收身体的重量。由于旋前，腿上会有轻微的旋内力。当一个人进入单腿支撑并开始行走时，距下关节将继续旋前，但由于前足必须保持平放在地板上，跗横关节将承担等量的相对旋后，以保持前足的适当负重。需要提醒的是，本例中跗横关节的相对旋后是由距骨和跟骨（后足）的运动产生的。

在不平坦的地形上行走时，只要后足处于旋前状态，前足就可以根据地形的需求，向旋后或旋前方向移动。例如，如果

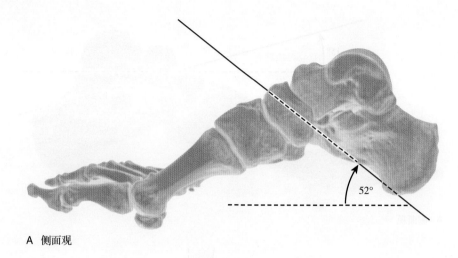

A 侧面观

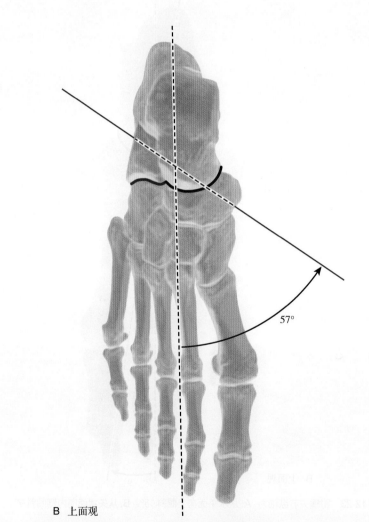

B 上面观

图 12-24 跗横关节斜轴:A. 从水平面向上倾斜 52°。B. 从矢状面倾斜 57°

行走时前足内侧下方有岩石,则跗横关节可能会进入更大的旋后位,以保持前足与地面的适当接触(见图 12-25C)。如果在跗横关节处没有旋后的范围,岩石也会使后足进入旋后位(使外侧副韧带处于受伤风险中)。对于其他地面要求,例如在陡坡上侧身站立,上坡脚必须充分旋前以保持与地面接触。因此,距下关节和跗横关节可能需要旋前。只要距下关节处于一定程度的旋前,距下关节和跗横关节就可以相对运动,可以自

由进行代偿性改变(在关节 ROM 内),以保持足与地面的接触。

负重后足旋后和跗横关节运动

如 Inman 和 Mann 的力学模型所示,腿上的旋外力将在负重距下关节中产生距下关节旋后,并使跗横关节相对旋前(前足的反向运动),以在水平面上保持适当的负重(图 12-26)[76]。

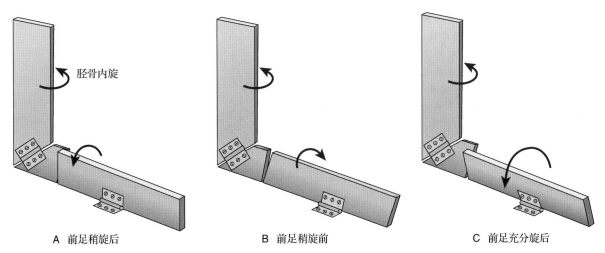

图 12-25　通过腿部内旋，距下关节发生旋前，跗横关节可自由：A. 稍旋后以保持前足相对固定的位置。B. 正常站立时稍旋前。C. 充分旋后以保持前足在不平坦地形上适当负重

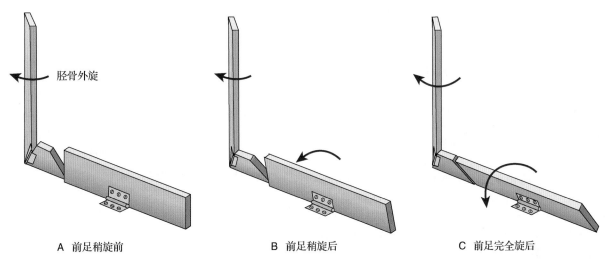

图 12-26　A. 通过腿的外旋，距下关节发生旋后，跗横关节旋前以保持前足相对固定的位置的能力有限。B. 跗横关节将开始旋后，距下关节旋后和腿的外旋范围将更大。C. 跗横关节完全旋后，距下关节完全旋后和叠加腿的最大外旋

然而，距下关节的旋后只能进行到跗横关节也开始旋后的某一点。随着距下关节的骨和韧带结构将距骨和跟骨拉近（变得越来越紧密），舟骨和骰骨也被拉向距骨和跟骨。也就是说，随着距下关节向完全旋后运动，跗横关节的活动度越来越有限。随着距下关节旋后程度的增加（由地形或腿部旋外力增加引起），跗横关节无法吸收额外的旋转，而是开始向旋后方向运动（见图 12-26B）。

在距下关节完全旋后时，例如当胫骨在负重足上最大程度地旋外时，旋后不仅锁定距下关节，而且也锁定跗横关节（见图 12-26C）。在完全旋后时，距下关节和跗横关节将倾向于将前足的负重完全转移到足的外侧缘。除非有其他代偿机制，否则当地形需求超过足部的代偿能力时，足部的整个内侧缘可能会抬起，并且，除非足部外侧和足踝的肌肉处于活跃状态，否则可能会发生外侧韧带的旋后（通常称为内翻）扭伤。当锁定的距下关节和跗横关节无法吸收负重肢体或不平坦地面叠加的旋转时，旋转力必须在踝关节处消散，而过度应力可能导致踝关节结构受伤。高弓足者的距下关节倾向于旋后位，而旋前运动受限。这种旋后位也限制了跗横关节的代偿能力。因此，

高弓足相对更坚硬，可能更容易受到撞击式伤害，尤其是在足的侧面[110, 111]。

> ### 病例应用 12-2
>
> 　　Jackie Montgomery 是一位 65 岁的女性，她抱怨右脚疼痛，并报告说她并不总是有"扁平足"。Montgomery 夫人可能患有成人获得性扁平足，这被定义为动态和静态内侧纵弓支撑的逐渐丧失[112]。在扁平足（平足或外翻足）畸形中，负重时足通常保持在距下关节过度旋前的位置。胫骨后肌腱功能障碍通常与成人获得性扁平足有关。Montgomery 夫人抱怨足主动跖屈和内翻时疼痛。随着胫骨后肌功能的丧失，增加的应力被施加在内侧纵弓的其他支撑结构上。这导致足部逐渐变平，内侧足弓高度降低，距骨向足底旋内，后足外翻和前足外展。由于下肢旋内，外踝的位置比正常位置更靠前。此外，第一跖骨的负荷增加，支撑内侧纵弓的韧带的应力增加[113-116]。研究发现，与成人获得性扁平足相关的畸形会影响步态，因为步幅、步

频和行走速度都会减少，而站立时间则会延长[117]。成人获得性扁平足的分类方案和治疗指南是根据畸形的严重程度提供的[118]。这包括评估畸形是灵活的还是固定的。Montgomery 夫人的畸形能够被动地矫正到中性，因此被定义为灵活。许多成人获得性扁平足的危险因素已经被确定。其中，肥胖似乎是最重要的因素[119]。矫形器和锻炼可在早期阶段有效用于治疗灵活的畸形[120]。然而，当“扁平足”变得僵硬，且畸形无法被动恢复时，可能需要进行手术干预[121]。

跗跖关节

跗跖关节轴

每个 TMT 关节都被认为有一个唯一的，尽管不是完全独立的运动轴。Hicks 检查了五条跖列的轴线[59]。一条跖列被定义为一个功能单位，由跖骨和（第 1 条至第 3 跖列）相关的楔骨构成。因为楔骨在楔舟关节处的运动量较小且相对不重要，因而作为 TMT 跖列运动单位的一部分被包括在内。因此，楔舟关节运动在功能上成为可用 TMT 运动的一部分。第 4 和第 5 跖列仅由跖骨形成，因为这些跖骨与骰骨共用一个关节。

根据 Hicks 的说法，第 1 和第 5 跖列显示了 TMT 关节的大部分运动[59]。第 1 和第 5 跖列的轴线如**图 12-15** 所示。因为每条轴线都是倾斜的，因此也是在三个平面的。在 TMT 关节中，第 1 TMT 关节的 ROM 最大。第 1 跖列的轴线是倾斜的，因此第 1 跖列的背屈也包括内翻和内收，而跖屈伴随外翻和外展，且外展 / 内收成分通常是最小的。第 5 跖列绕其轴线的运动更受限制，并以相反的成分排列：背屈伴随外翻和外展，跖屈伴随内翻和内收。

第 3 跖列的轴线几乎与日冕轴线重合，因此，主要的运动是背屈 / 跖屈。第 2 和第 4 跖列的轴线不是由 Hicks 确定的，而是分别被认为是第 1 和第 5 跖列相邻轴线之间的中间轴线[59]。第 2 跖列围绕一个轴线运动，该轴线向第 1 轴线倾斜，但不像第 1 轴线那样斜。第 4 跖列围绕一条轴线运动，这条轴线与第 5 跖列轴线类似，但没有那么陡峭。第 2 跖列被认为是五条跖列中活动性最小的一条。

TMT 关节的运动是相互依存的，手部 CMC 关节的运动也是如此。与手部的 CMC 关节一样，TMT 关节可能导致足部凹陷和扁平化。然而，与手相比，TMT 关节运动在负重时的相关性最大。负重时，TMT 关节的功能主要是增强跗横关节的功能；也就是说，TMT 关节试图调节跖骨和趾骨（前足）相对于负重面的位置[122]。只要跗横关节的运动足以代偿后足的位置，就不需要进行相当大的 TMT 关节运动。然而，当后足处于其可达到 ROM 的终点，或跗横关节不足以提供完全代偿时，TMT 关节可旋转以提供前足位置的进一步适应[89]。

旋后扭转

当后足在负重状态下基本旋前时，跗横关节通常会在一定程度上旋后，以反向旋转前足，并保持足底与地面接触。如果

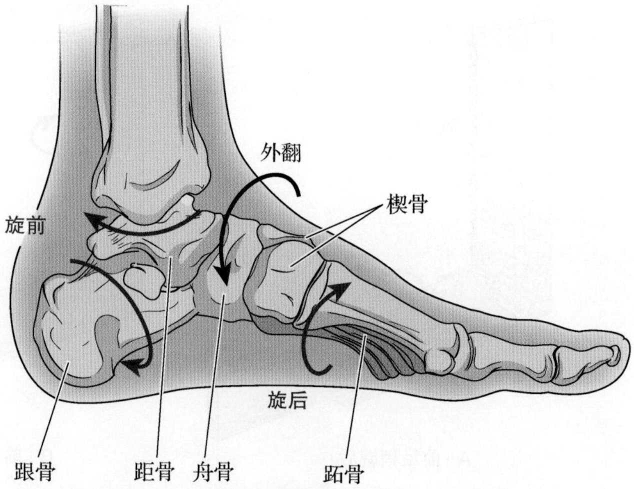
外翻
楔骨
旋前
旋后
跟骨
距骨
舟骨
跖骨

图 12-27 距下关节的极度旋前伴随着距骨头内收和跖屈、跟骨外翻，以及（在某些情况下）由于距骨迫使舟骨向下而导致的跗横关节的旋前。如果前足要保持在地面上，跗跖关节必须进行旋后扭转

跗横关节旋后的范围不足以满足后足旋前的需求（或者如果跗横关节无法有效发挥此功能），则前足内侧将压向地面，前足外侧将倾向于抬起。第 1 和第 2 跖列将被地面反作用力推向背屈，控制第四条和第五条序列的肌肉将跖屈 TMT 关节，试图保持与地面接触。第 1、第 2 跖列的背屈和第 4、第 5 跖列的跖屈都包括跖列内翻运动成分。因此，整个前足（每条跖列及其关联的脚趾）在第 2 跖列处围绕假定的轴进行内翻旋转。这种旋转称为 TMT 关节的旋后扭转[59]。

作为前足旋后扭转的一个例子，**图 12-27** 显示了足各部分对跨越距下关节的强大旋前力矩的反应，这可能是由于腿部的强大旋内力或足弓支撑不足引起的。在负重旋前时，跟骨外翻，距骨在空间内跖屈和内收。充分旋前时，舟骨被距骨头的运动向下推动，从而限制跗横关节充分旋后的能力。第 1 和第 2 跖列将背屈并内翻，而第 4 和第 5 跖列将跖屈并内翻。这导致 TMT 关节的旋后（内翻）扭转，以尝试充分调整前足。由于五个 TMT 关节具有一定的独立性，因此前足在旋后扭转时的形态，可以根据足的负重需求和地形而变化。

旋前扭转

当后足和跗横关节都处于旋后锁定时，前足位置的调整必须完全留给 TMT 关节。后足旋后，前足倾向于从内侧抬离地面，并从外侧压向地面。控制第 1 和第 2 跖列的肌肉将使序列跖屈与地面保持接触，而第 4 和第 5 跖列则在地面反作用力的作用下被迫背屈。因为外翻同时伴随着第 1、第 2 跖列的跖屈和第 4、第 5 跖列的背屈，所以前足作为一个整体会经历旋前扭转[59]。

旋前扭转和旋后扭转一样，在形态上可能有所不同。虽然旋前扭转可以为适度的后足旋后提供足够的反向旋转，但它可能不足以在极度旋后时保持前足的稳定性。在**图 12-28** 中，距下关节旋后导致跟骨内翻，伴有距骨背屈和外展。跗横关节几乎没有旋前运动的能力，因为舟骨和骰骨随后足运动而移动。第 1 和第 2 跖列将是跖屈和外翻，而第 4 和第 5 跖列将是背屈

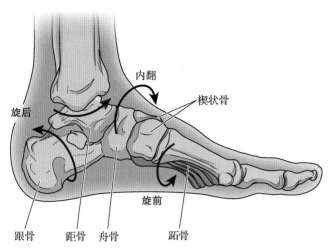

图 12-28 距下关节极度旋后伴有距骨头外展和背屈、跟骨内翻和跗横关节被迫旋后。如果前足要保持在地面上,跗跖关节必须进行旋前扭转

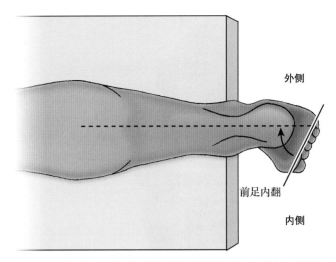

图 12-29 通过人工将非负重跟骨置于距下关节中立位(未显示操纵手)并确定前足在冠状面上是否偏离跟骨平分线,可识别前足内翻畸形

和外翻,这将导致 TMT 关节旋前(外翻)扭转,以尝试充分调整前足。

只有当跗横关节功能不足时:即当跗横关节不能反向旋转或跗横关节范围不足以完全代偿后足位置时,才会发生 TMT 关节的旋前扭转和旋后扭转。

后足过度旋前与前足内翻畸形有关。负重时后足旋前,前足必须在 TMT 关节处旋后,以保持适当的重量分布在跖骨头上。如果适应性组织变化导致持续的 TMT 关节旋后,这种畸形称为前足内翻(实际上与固定的旋后扭转相同)。对于长期旋前的足,明智的做法是寻找前足的适应性变化。前足内翻可以通过评估前足在冠状面上相对于后足距下关节中立位的位置(通常在非负重位置)来识别。当人工把距下关节(跟骨)保持在中立位时,如果前足相对于冠状面内翻,则认为存在前足内翻畸形(图 12-29)。鉴别前足内翻可能是一个挑战,因为在后足旋前时确定距下关节中立位存在问题,可能最好的办法是通过视觉来鉴别是否存在[93, 99, 123]。

跖趾关节

虽然在少数情况下,多个自由度可能对 MTP 关节有用,例如当足参与抓取活动时,这些关节的主要运动功能是屈曲和伸展。在步行的站立后期阶段,在 MTP 关节处的脚趾伸展允许脚掌越过脚趾,而跖骨头和脚趾通过内在和外在的脚趾屈肌活动,加上脚内施加的被动刚性,帮助平衡叠加的身体重量。MTP 关节有两个自由度,但屈 / 伸运动范围远大于外展 / 内收运动,且伸展运动范围超过屈曲。尽管 MTP 关节运动可以在负重或非负重状态下发生,但 MTP 关节的主要作用是当用脚

趾站立或行走时,通过 MTP 关节伸展(称为跖骨骨折)使负重脚在脚趾上方旋转。

跖趾关节伸展和跖骨骨折

跖骨骨折的名称来源于当足跟抬起且跖骨头部和脚趾保持负重时,发生在 MTP 关节处的绞锁或骨折。跖骨骨折发生在 MTP 关节绕着通过第 2 到第 5 跖骨头的单一斜轴伸展的时候(图 12-30)。轴的倾斜度是由第 2 到第 5 跖骨的长度逐渐减少而产生的,并且在个体之间有所不同。发生跖骨骨折的轴与足部长轴的角度可能在 54°~73° 之间[124]。MTP 关节的伸展范围将取决于 TMT 关节的背屈 / 跖屈运动范围、个人的年龄、以及评估运动时是负重还是不负重而有所不同[125-127]。一项研究报告,年轻人群(平均年龄 21 岁)的第一 MTP 关节伸展平均为 81°,而老年人群(平均年龄 80 岁)的 MTP 关节伸展平均为 56°[126]。步态研究报告了行走过程中 MTP 关节伸展的平均角度在 36°~65° 之间[126-128]。第一 MTP 关节的有限伸展 ROM 会影响跖骨骨折,称为跗趾僵直症。

为了足跟在负重时上升,踝关节跖屈肌肉组织必须积极收缩。大部分跖屈肌也有助于距下关节和跗横关节的旋后。跖屈肌肉组织通常不能完全抬起足跟,除非后足和中足的关节旋后并锁定,使足部成为从跟骨到距骨的刚性杠杆。然后这个刚性的杠杆将围绕 MTP 关节轴旋转("断裂")。当 MTP 关节伸展时,凸形跖骨头在凹形跖板和由支撑面稳定的趾骨上沿足底方向滑行。跖骨头部和脚趾成为支撑的基础,身体的重力线(LoG)必须在该基础内移动才能保持稳定。跖骨骨折的轴线倾斜,使得重量在跖骨头和脚趾上的分布比真正的冠状轴线更均匀。如果身体重量通过足部向前传递,并且跖骨骨折发生在冠状面 MTP 关节轴周围,那么过多的重量将被置于第 1 和第 2 跖骨头。这两个脚趾也需要非常大的伸展范围。跖骨骨折的倾斜轴使重量横向移动,使前两个脚趾上的大负荷最小化。

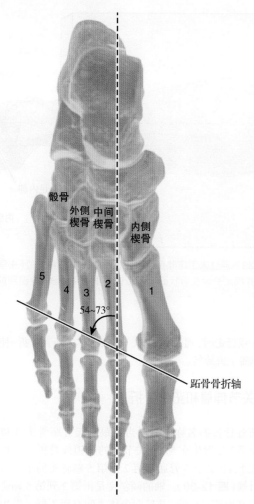

骰骨
外侧楔骨　中间楔骨
内侧楔骨
5　4　3　2　1
54~73°
跖骨骨折轴

图 12-30　跖骨骨折发生在穿过四个小跖骨头部的斜轴周围，与足部长轴成一定角度，个体差异很大，从 54° 到 73°

　　静止状态下 MTP 关节过度伸展称为锤状趾畸形。在一组平均年龄为 56（±11）岁、无足部问题的 20 名健康受试者中，第 1 MTP 关节的休息位伸展角度为 11°（±5°），第 2 至第 5 MTP 关节的休息位伸展角度为 23°～42°[129]。糖尿病和周围神经病变患者的 MTP 关节角度通常较大（**图 12-31**），可能是因为稳定 MTP 关节的内在足部肌肉薄弱[130]。据推测，由于脚趾不能正常参与负重，锤状趾畸形与跖骨头下的压力增加有关，可能导致疼痛或皮肤破裂[129]。

跖趾关节屈曲、外展和内收

　　MTP 关节处的屈曲 ROM 可能在中立位出现有限的程度，但在负重脚中的作用相对较小，除非支撑地面在跖骨头远端下降。大多数 MTP 关节屈曲发生在从伸展回到中立位时。然而，用脚趾屈肌产生足够力量的能力是相当重要的，应该与功能上不太相关的 MTP 关节屈曲 ROM 区分开来。MTP 关节的外展和内收，似乎有助于吸收跖骨在旋前或旋后扭转时施加在脚趾上的一些力。第 1 足趾通常在第 1 跖骨上内收约 15°～19°[46,129]。第 1 MTP 关节正常外翻角度的增加称为踇趾外翻，可能与第 1 跖骨在 TMT 关节处内翻角度有关，称为跖骨内翻（**图 12-32**）。

　　Jared Brown 最近去看医生，抱怨他右脚第 1 MTP 关节处疼痛。经检查，他有明显的踇趾外翻畸形。踇趾外翻可导致或可能与第 1 MTP 关节 ROM 降低、跨越第 1 MTP 关节的趾屈肌肌腱逐渐外侧半脱位、踇趾负重降低和第 1 跖骨头负重增加有关[131]。这些结构变化会导致步行时疼痛和困难。有旋前足的人，在行走过程中可能会以超过正常的踇趾内收肌力矩将踇趾推到外翻（MTP 关节内收）位。第 1 MTP 关节内侧或背侧的局部肿胀和疼痛可能与内侧滑囊发炎有关，通常称为踇囊炎。踇外翻畸形的病因可能是多因素的，与第 1 MTP 关节受到重复应力有关[131]。像 Brown 先生这样的平足和过度旋前的人，可能会有不稳定和第 1 跖列的过度活动，从而导致踇趾外翻畸形[132]。尽管已经研究了家族性倾向、窄鞋、扁平足和第 1 TMT 关节活动不良，但没有足够的证据证明或反驳它们与踇趾外翻的关系[131]。

　　内翻和外翻通常分别指内侧角的减少或增加。但是，在足和脚踝中，参考线和角度的位置不断变化。在后足，我们已经注意到，内翻 / 外翻可以是跟骨内翻 / 外翻的同义词（见**图 12-20**），也可以是指固定位时距下关节过度旋后或旋前（见**图 12-3**）。在这两种情况下，参考线是后腿和一条平分跟骨的线。现在，我们所说的距骨内翻表现为距骨长轴和足部长轴之间的内侧角减小的畸形（或距骨内收）；踇趾外翻表现为距骨长轴和近端趾骨长轴之间的内侧角增大的畸形（近端趾骨外收；见**图 12-32**）。我们还将前足内翻定义为前足相对于中立位的距下关节的固定旋后扭转。在这种情况下，内侧角是由一条穿过距骨头的线和一条将"中立"的距下关节一分为二的线形成的（见**图 12-29**）。不幸的是，这里的术语可能有冲突。

　　对于经常评估正常足畸形的人（如在病例应用 12-2 中对 Montgomery 夫人所做的）来说，前足内翻即为前足旋后。对于经常评估偏瘫患者或先天性畸形的人来说，前足内翻一词可能指所有距骨和踇趾的距时发生内翻。在这两种用法中的旋转平面是不同的。在术语标准化之前，文稿的上下文中必须给予读者相关线索，让他们知道文章所用的是哪种方法。

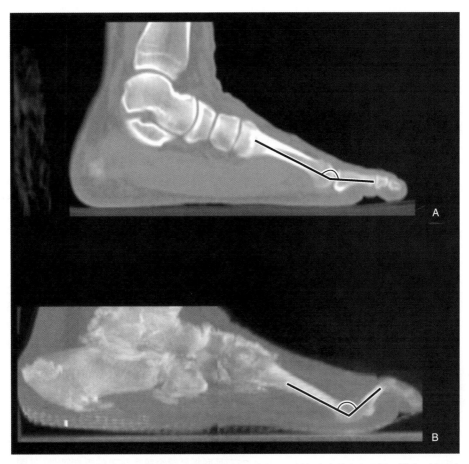

图 12-31　A. 健康受试者的足部 X 线片。B. 患有糖尿病和周围神经病变的患者足部 X 线片。糖尿病足呈现为锤状趾畸形（MTP 关节过伸，IP 关节屈曲）

足弓

虽然我们已经单独检查了足部关节的功能，并讨论了每个关节对相邻关节的影响，但复合功能好通过观察足弓的行为来研究。足部的典型特征是具有三个弓：内侧和外侧纵弓以及横弓。内侧纵弓是最大（largest）的，也是最常被讨论的。虽然我们可以把这三个弓看作是相互独立的，但它们实际上是联合在一起的（类似于一个分段式的连续拱顶），以增强足部的动态功能。人类通常在刚出生时并未具备足弓结构，随着负重的增加足弓逐渐形成[133]。在小于 5 岁的婴幼儿中经常可以看到扁平的纵弓，当步态参数逐渐变得与成人（5 岁左右）相似时，大多数儿童将发育出正常的足弓。一项研究发现，在 3 岁的儿童中扁平足的患病率为 54%，但到 6 岁时，患病率将降至 25%[134]。除了年龄之外，扁平足患病率还与体重和性别有关[134, 135]。

足弓的结构

纵弓起于跟骨后方和距骨头前方（图 12-33）。纵弓在外侧（图 12-33A）和内侧（图 12-33B）面均为连续结构。然而，由于纵弓内侧比下外侧部分高，故内侧弓通常作为参考侧。距骨位于足部的拱顶，被认为是拱顶的"拱心石"。所有从身体转移到脚跟或前脚的重量必须通过距骨。

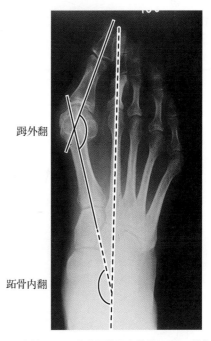

蹈外翻

距骨内翻

图 12-32　图示为第 1 MTP 关节蹈外翻合并第 1 TMT 关节距骨内翻。第 1 距骨头的骨质增生是关节对线异常造成的压力所致

横弓与纵弓一样，是一个连续的结构（图 12-34）。在远端距骨附近被观察到横弓结构，第二跖骨凹入其榫眼，位于足弓的顶端。从中足 TMT 关节水平来看，中间楔形骨形成了拱形的拱顶。

骨的形状和排列可对足弓的稳定性产生影响。如**图 12-34**所示，楔形的中跗骨（wedge-shaped midtarsal bones）为横弓提供了内在稳定性。尤其是在站立时，跟骨和第一跖骨的倾斜也有助于维持内侧纵弓的稳定性（见**图 12-33B**）。虽然跗骨的结构为足弓提供了一定的自稳定性，但足弓的维持仍需韧带和肌肉的额外支持。

因为三个足弓可以被认为是一个分段式拱顶或一组连续的相互依赖的连接体，所以对系统中任意一点的支持均有助于支持整个系统。跟舟足底韧带（弹簧韧带）、距跟骨间韧带、

三角韧带和足底筋膜均可为内侧纵弓的提供重要的被动支撑（**图 12-35**）[136, 137]。跟周足底韧带的"关节"部分（上内侧）直接为距骨头提供支撑，是最重要的静态稳定器[35, 115, 136]。位于外侧的长、短足底韧带为外侧纵弓提供支持，同时也可能间接地为内侧纵足弓提供支持。

足弓的功能

虽然足弓的弓状结构与掌弓相似，但两个系统的作用却大不相同。手弓的结构主要是为了方便抓握和精细操作，以及在偶尔的负重情况中协助手部发挥功能。相比之下，大多数人的脚很少进行抓握活动。足弓具有独特的适应性，可在移动和稳定负重两种截然不同的功能中发挥作用[138]。首先，足部在支撑初期承受负重，并适应各种支撑面。为了完成负重运动功能，足弓必须足够灵活，使脚可以①缓冲负重，②对额外的足踝旋转动作进行缓冲，③适应支撑面的变化。为了满足负重稳定性功能的需求，足弓必须可以①通过足部完成负重的重新分配，使各部位承受适当的重量；②将灵活的足部转换为刚性杠杆。负重足的足弓灵活 - 稳定功能可以通过观察足底筋膜的作用和在不同活动中足底压力分布进行评估。

足底筋膜

足底筋膜是一条质密的筋膜，几乎覆盖整个足部。它起自跟骨内侧结节后方，以指状向前方附着于足底板，然后通过足底板延续至每个足趾的近端趾骨（见**图 12-35**）[39, 53, 139]。在整个步态周期的站立相中，足底筋膜的张力持续增加，最大张力平均可达到体重的 96%[140]。随着压力从跟腱传递到前足时，这种张力依然持续增加[140]。在 X 线活体实验中，足底筋膜在步态站立阶段的变形或伸展率为 9%～12%[141]。因此，在一些经典文献的描述中，将足底筋膜支持足弓的功能与桁架上拉杆的功能进行了比较[142]。桁架与拉杆组成一个三角形（**图 12-36**）；桁架的两个支架形成三角形的两边，拉杆是底边。

距骨和跟骨形成后支架，其余的跗骨和跖骨形成前支架。当身体的重量压在三角上时，足底筋膜作为连接杆，将前后支架连接在一起。这种结构设计对于负重脚来说是一种高效的结构，因为这使支架（骨骼）承受压缩力，而拉杆（筋膜）承受

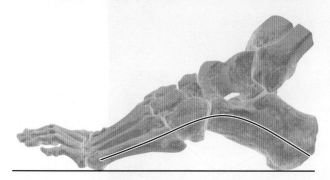

A　外侧观

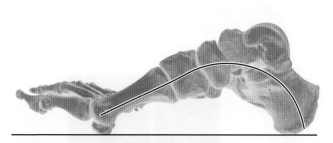

B　内侧观

图 12-33 从足外侧（A）观察到的纵弓形态较足内侧（B）偏低

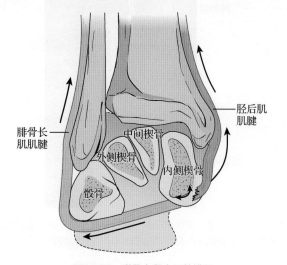

图 12-34 跗骨中段水平的横弓

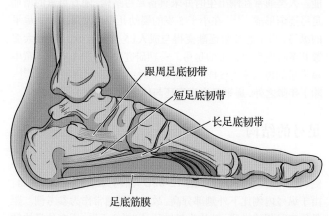

图 12-35 内侧纵弓及相关的韧带支持结构，包括足底筋膜。较外侧的跖短韧带通常在内侧观不可见，但示意图中其走行似乎"穿过"足部

张力,将可能造成伤害的骨弯曲力矩被减到最小。我们发现,当足负重时,足底筋膜处会产生相当大的张力,而跟舟足底韧带和长足底韧带处的张力较小[143]。各个 MTP 关节的纤维软骨性足底结构(fibrocartilaginous plantar plates)共同抵抗来自距骨头部的承担的压力,并抵抗可能通过紧张的足底筋膜对此处施加的拉力[53]。因此,每个生物结构的存在都是为了最大程度的优化其最佳的负重模式,同时最大程度地降低损伤风险。

足底筋膜及其在足弓支撑中的作用和足底筋膜与 MTP 关节的关系有关。当脚趾伸展 MTP 关节(无论主动或被动运动、负重或不负重),且当近端趾骨相对于跖骨背侧滑动或当跖骨头相对于固定的脚趾向距骨方向滑动时,足底筋膜被拉得越来越紧。在这一过程中,跖骨头充当了滑轮的角色,牵引并收紧足底筋膜(图 12-37)。当筋膜随着 MTP 的伸展而绷紧,拉杆结构缩短时,跟骨与 MTP 关节相互靠近,抬高足弓,导致脚掌旋后。这种现象,被称为卷扬机制(windlass mechanism),这种机制使足底筋膜在脚跟提起或在负重时围绕 MTP 关节在跖骨分界线附近进行旋转,可以更好地支持足弓[144]。

如果在该三角形结构变平(即距下关节和横跗骨关节旋前)时尝试主动或被动进行 MTP 伸展,则可观察到明显的负重

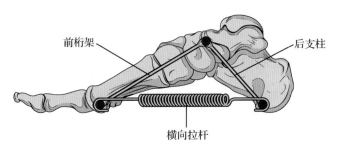

图 12-36　足可以被看作一个桁架和拉杆的组合,跟骨和距骨作为后支柱,跗骨和跖骨的其余部分作为前支柱,足底筋膜作为绷紧的拉杆。足部承重会压紧桁架,并在拉杆上产生额外的张力

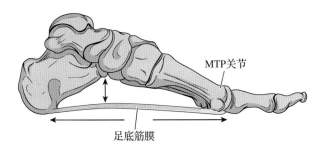

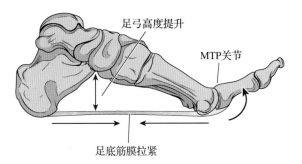

图 12-37　当足底筋膜包绕跖骨头并将筋膜两端相互拉近时,足弓将会升高同时伴足趾伸展

足的足底筋膜(拉杆)张力增加。在本例中,由于足底筋膜已经开始承受负重,MTP 的伸展范围将受到限制。或者,通过在杆上的作用提高三角形的高度,可以降低拉杆负荷。例如,当胫骨受到旋外的力时,后足会旋后,后支架变得更为倾斜,内侧纵弓的高度会增加,足底筋膜(拉杆)的负荷就会相对降低。足底筋膜张力的降低将增大 MTP 关节的伸展范围。

通过 MTP 关节对足底筋膜的滑轮效应,足底筋膜与后足关节相互作用,在距骨分界线附近足跟上升时,足底筋膜有助于提高纵弓(足旋后),从而将足部转换为一个刚性杠杆,以实现有效的蹬离。收紧的足底筋膜也增强了 MTP 关节的被动屈肌肌力,防止过度足趾伸展对 MTP 关节可能造成的压力,或使重力线向前移至足趾。最后,受拉的足底筋膜的被动屈曲力将协助主动趾屈肌组织将足趾压紧地面,以在有限的支撑面上承担身体重量。

> **基本概念 12-7**
> **拉杆与桁架关系归纳**
>
> ● 由 MTP 关节伸展引起的跖腱膜张力(拉杆)可以将后足和前足(支架)拉在一起,提高纵弓(足旋后)。
> ● 通过腿的外旋或对跟骨施加内翻力,使负重足产生的旋后动作会减少整个架构之间的角度(提高三角顶点),并释放拉杆(足底筋膜)的张力。
> ● 负重时三角(足旋前)变平会增加足腱膜(拉杆)的张力,限制 MTP 关节的伸展。

> **病例应用 12-4**
>
> Stacy Miller 自述右足跟痛一周,疼痛在早上起床时最为严重。这种疼痛在行走数步后即可减轻,但当行走距离大于两个街区以上时,疼痛会再次加重。这些症状均为足底筋膜炎(足底筋膜的炎症反应)的典型症状[145]。这种疼痛通常发生在跖腱膜的跟骨内侧结节止点处。在慢性病例中,疼痛可延足趾筋膜远端向下扩散。伸展足趾也会加重疼痛,因为足趾的伸展会对筋膜施加额外的张力。既往研究中基本明确了足底筋膜炎的风险因素,包括踝关节背屈 ROM 受限及体重指数(body mass index, BMI)过高。足弓贴扎或矫形器(预制或定制的足矫形器)均可用于支持内侧纵足弓并减少足底筋膜的应力。

压力分布

由于足弓是一个灵活的结构,而非固定的拱形,压力分布与许多因素有关,比如足弓的形状,和该时刻重力线的位置。因为距骨承受所有通过腿部向下传递的重量,上部叠加的身体重量压力分布从距骨开始向下传递。因此,在双侧站立时,每侧距骨分别承受 50% 的体重,单侧站立时,距骨承受 100% 的体重。距骨所承受的重量 50% 以上通过较大的后距下关节到达跟骨,50% 及以下的重量通过距舟关节和跟骰关节向前传

递。通过观察足部骨小梁可以看到整个足部的重量分布模式（图 12-38）。由于距骨头位于更内侧的位置，通过距舟关节的重量大约是通过跟骰关节的两倍。相对于位于内侧的距舟关节，位于外侧的长、短跖韧带在支撑纵弓方面的作用较小，这可能是由于通过跟骰关节减轻的负重压力所致[146]。

通常在安静站立时，后足和前足承受了大部分的压力。当单独比较这两个区域时，研究发现后足的载荷更大，峰值压力几乎是前脚的两倍[147]。然而，负重的分布根据足型的不同，平足型、高弓足型还是"正常"足型，区别是很大的。

行走时的足底压力远高于站立，最高的压力区通常出现于跖骨头下，发生在行走的推离阶段（站立相 80%），此时只有前足接触地面，推动身体加速前进[148]。行走时的足底压力是多种因素复杂的相互作用[149]。这些因素包括身体特征，如年龄、体重和身高，以及足部结构，如足弓高度、跖趾长度和关节运动[149-153]。步态和肌肉动作也会影响足底压力[149]。当步行发展为跑步，足底压力和峰值压力均会有所增加。步行与跑步相比，最大足底压力从 1.11 倍体重增加到 2.14 倍[154]。过大的足底压力即使在健康人群中也可导致疼痛和损伤，或导致糖尿病和周围神经病变患者的皮肤破裂。结构和功能因素，如锤状趾畸形、软组织增厚、蹈外翻、足型和行走速度，已被证明是糖尿病患者行走过程中前足足底压力的重要预测因素[129]。

肌肉对足弓的贡献

肌肉活动在维持和支持足弓方面的作用尚未明确。外在肌肉包括胫骨后肌、胫骨前肌、腓骨长肌、趾长屈肌和第三腓骨肌均在动态足弓支持中发挥作用[136,155,156]。胫骨后肌已被证明在内侧纵弓支持中具有最稳定的功能[136]。

足内在肌包括蹈外展肌、蹈短屈肌、趾短屈肌、小指外展肌和背侧骨间肌在行走时均被激活[157,158]。传统概念中认为，肌肉活动对正常静态足弓的支撑作用不大。然而，最近的研究证据表明，这些内在肌确实在静态站立时为足弓提供了有力的支持[159,160]。

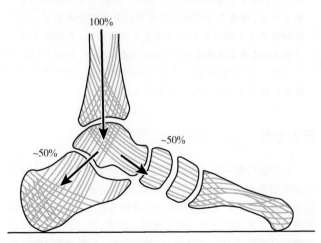

图 12-38　脚内侧的骨小梁显示，距骨承受 100% 的力量，50% 的力量传到后方的跟骨，50% 的力量向前通过距舟关节和跟骰关节传递到前足

踝关节和足部的肌肉

正如本章所讨论的，肌肉活动对于足部多个关节的动态稳定性和运动整合至关重要。所有脚踝和足部肌肉横跨并作用于不止一个关节；所有肌肉至少作用于两个关节或关节复合体。肌肉的功能不仅取决于肌肉的结构，也取决于肌肉相对于每个关节轴穿过的位置。踝/足肌肉关于距小腿关节轴和距下关节轴的相对位置如图 12-39 所示。正如图中所示，所有经过距小腿（踝）关节前部的肌肉都会产生背屈的力或力矩，而穿过轴后方的肌肉会产生跖屈力矩。走行于距下轴内侧的肌肉将在距下关节产生旋后力矩，而走行于距下轴外侧的肌肉将产生旋前力矩。当然，肌肉可以（也将）同时产生力矩作用于踝关节和距下关节。例如，胫骨前肌在距小腿关节轴前方和距下关节轴内侧穿过，因此它将在踝关节处同时产生背屈力矩并在距下关节处产生旋后力矩。了解肌肉相对于轴的位置对于了解其功能至关重要。本章将对肌肉功能进行简要概述，并对第 13 章和第 14 章中所述的肌肉进行了更综合地描述。外在踝/足肌肉是指起自脚踝附近并止于足部的肌肉。足部内在肌从足部内部产生（不穿过脚踝），并止于足部。外在肌肉进一步将小腿分为三个腔室：后侧、外侧和前侧腔室。

外在肌群

后侧腔室肌群

后侧腔室的肌肉走行均通过距小腿关节轴的后方，因此都属于跖屈肌群，包括腓肠肌、比目鱼肌、足底肌、胫骨后肌、趾长屈肌和蹈长屈肌。腓肠肌的两个头均起自股骨髁，汇合形成跟腱止于跟骨的最后面。比目鱼肌位于腓肠肌深层，起始于胫骨和腓骨后侧，与腓肠肌一同止于跟骨后部。腓肠肌的两个头和比目鱼肌一同被称为小腿三头肌，是踝关节跖屈肌群中最强壮的肌肉。小腿三头肌的大体积与其产生扭矩的能力密切相关（$r^2=0.69$）[161]。跟腱垂直止于跟骨，处于一个相对远离踝关节轴的位置（见图 12-39）。这种高效的连接为产生跖屈力矩提供了较长的力臂。跟腱也被称之为旋后肌；然而，最新的研究证据表明，小腿三头肌在额状面的功能是多变的，取决于距下关节内翻或外翻的位置[162,163]。当距下关节外翻时，小腿三头肌产生内翻力矩，当距下关节内翻时，产生外翻力矩[162]。因为足部在站立中期处于外翻状态，负重足的腓肠肌和比目鱼肌的活动有助于通过距下关节的直接旋后和跗横关节的间接旋后作用将足内旋并锁定于刚性杠杆结构中。持续的跖屈力将抬高足跟并升高足弓（随着 MTP 关节的伸展，足底筋膜的张力也可为这一动作提供助力）。当大多数人在负重足主动跖屈、足跟抬离地面时，可以观察到小腿三头肌将足弓升高。

比目鱼肌和腓肠肌离心收缩共同控制踝关节的背屈动作，同时在足部负重的站立相中使距下关节旋后。这些肌肉提供旋后力矩，这有助于把足变成一个适于蹬离的刚性杠杆，并在地面反作用力作用于跖骨头和脚趾时以及在足跟上升和踝部跖屈的过程中继续提供跖屈力矩。

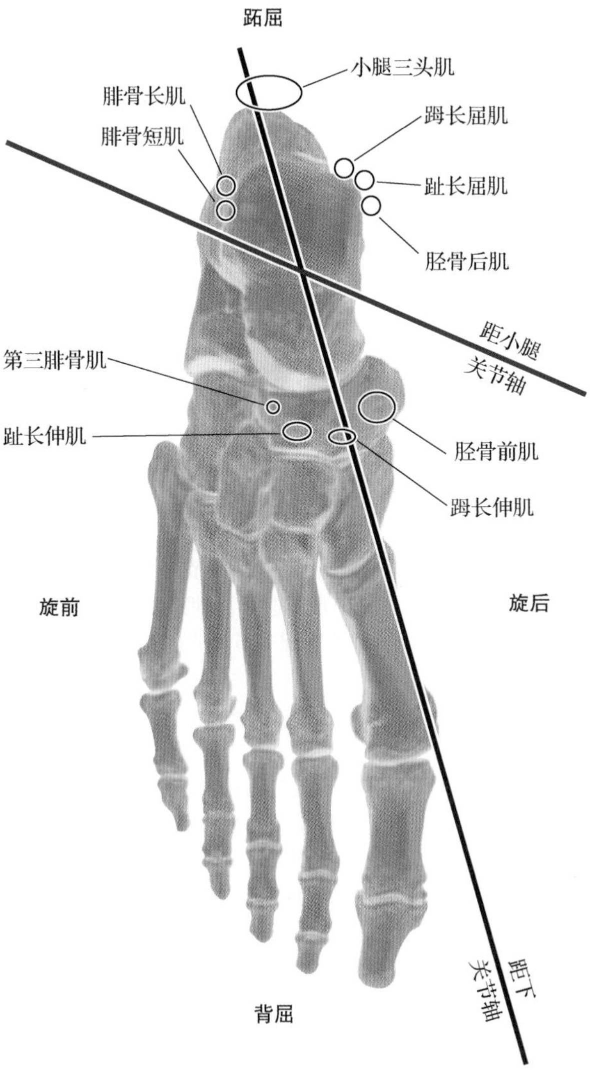

跖屈力矩臂非常小，它们仅提供踝关节处总跖屈力的 5%[164]。跖肌非常小，其功能基本上可以忽略。

胫后肌肌腱穿过内踝后方，距下关节内侧（见**图 12-39**），止于舟骨和足底内弓。胫后肌是继小腿三头肌之后最大的外源性足部肌肉，在距下关节和跗横关节旋后运动中具有相对较大的力臂[162]。胫后肌是足弓支撑动力的重要贡献者，在步行周期控制和阻止足旋前运动中具有重要作用[136,155,162]。当足部在行走时支撑前期负重时，胫后肌离心激活，控制距下和跗骨横向旋前。当足部开始旋后并跖屈时，胫后肌继续向心收缩。由于其沿足底内侧纵弓走行，故胫后肌功能障碍是获得性平足或称扁平足中需要处理的关键问题[136,155,162]。

姆长屈肌和趾长屈肌从胫后肌和内踝后方穿过，跨越内侧纵弓，在步行中协助支撑足弓。由于肌腱通过距下关节内侧，外在趾屈肌也有助于距下关节的旋后。这些肌肉附着在每个足趾的远端趾骨上，通过它们的动作使足趾弯曲。趾长屈肌肌腱在分裂并走行止于四个小脚趾的远端趾骨之前，均绕内踝走行。肌腱的拉力线是倾斜的，在没有帮助的情况下，会导致足趾同时弯曲并向脚的内侧方向偏移。足底方肌（quadratus plantae muscle）是从跟骨下两侧产生的内在肌，止于趾长屈肌肌腱的外侧缘和足底表面。这块内在肌和趾长屈肌一起产生一条拉力合力力线，形成一个并行的力学系统，以最小的偏移弯曲足趾。

虽然足趾实际上很少需要弯曲，但当重力线向跖骨头和足趾移动时，趾屈肌在平衡中起着重要作用。趾屈肌通过在站立末期离心控制 MTP 伸展，主动强化了足底筋膜在步态中的被动作用，防止重力线向前运动过远。在更静态的情况下，只要趾屈肌足够强壮，能够抵抗 MTP 伸展并牢牢地压入地面，足趾就可以有效地延长姿势摆动的支撑面，并在活动中（如前倾以接触或拾取物体）进行支撑（**图 12-40**）。

姆长屈肌使姆趾 IP 关节屈曲，将脚趾压向地面（**图 12-40A**）。趾长屈肌对四个小脚趾的远端和近端 IP 关节的屈曲产生爪形抓握（IP 屈曲的 MTP 伸展），类似于手指近端指骨未通过内在肌稳定时发生的情况（**图 12-40B**）。正如手部一样，骨间肌的活动可以稳定 MTP 关节，防止 MTP 过度伸展。导致骨间肌无力的病理学原因（如周围神经病变）可导致 MTP 关节失稳、锤趾畸形（MTP 关节过度伸展），以及跖骨头下出现应力过大[130]。应力过大可导致缺乏保护性感觉的人（即周围神经病患者）跖骨头下的疼痛（即跖骨痛）或皮肤破裂。

图 12-39　踝 / 足肌肉与踝关节（距小腿关节）轴和距下关节轴的相对位置。经过距小腿（踝）关节前部的肌肉都会产生背屈的力或力矩，而穿过轴后方的肌肉会产生跖屈力矩。走行于距下关节内侧的肌肉将在距下关节产生旋后力矩，而走行于距下轴外侧的肌肉将产生旋前力矩

图中标注：跖屈、小腿三头肌、腓骨长肌、姆长屈肌、腓骨短肌、趾长屈肌、胫骨后肌、距小腿关节轴、第三腓骨肌、趾长伸肌、旋前、旋后、胫骨前肌、姆长伸肌、距下关节轴、背屈

拓展概念 12-8
腓肠肌和比目鱼肌缩短术

由于腓肠肌和比目鱼肌从踝关节后方通过，肌肉长度的限制（如肌肉紧张）可导致踝关节背屈活动度受限。此外，腓肠肌也从膝关节后方通过，因此当膝关节伸直时，腓肠肌的短缩可能进一步限制踝关节背屈活动度。由于腓肠肌短缩而导致的背屈 ROM 受限可能会在坐位伸膝并背屈脚踝时引起膝关节后方的拉伸感。紧绷的腘绳肌也可能加重膝后这种拉伸的感觉，这两种情况可以通过伸展髋关节（可以缓解腘绳肌，但不能缓解腓肠肌上的张力）与腓肠肌短缩区分开来。小腿三头肌肌群短缩导致的背屈活动度受限被认为是距下关节过度旋前的原因，并与中足和前足疼痛有关。

其他踝关节跖屈肌还包括跖肌、胫骨后肌、姆长屈肌和趾长屈肌。尽管这些肌肉均位于踝轴的后方，但由于这些肌肉的

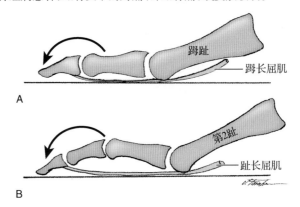

图 12-40　A. 姆长屈肌的活动使姆趾远端趾骨压在地面上。B. 趾长屈肌的活动使其余四个脚趾抓地

外侧腔室肌群

腓骨长肌和腓骨短肌通过距下关节外侧，由于其具有较长的力臂，他们是距下关节的主要旋前肌（外旋肌）[162]。他们的肌腱通过踝轴后方但靠近踝轴，因此可以产生少量跖屈的动作。腓骨长肌肌腱绕过外踝，在骰骨下方，穿过横弓，止于中间楔骨和第 1 跖骨底部（图 12-41）。在步态的支撑末期，肌肉收缩有助于把身体重量从脚的外侧转移到内侧，并在地面反作用力试图将跗趾结构第 1 跖列背伸时稳定整个结构，主动促进 TMT 关节的旋前扭转，同时增大后足的旋后动作[102]。由于其走行穿过足弓，腓骨长肌肌腱也被认为是横向和外侧纵向足弓的重要支撑，因为它可以在足跟触地后产生外翻动作，并在足跟抬起后稳定前足[165]。

外踝处每个腓骨肌腱的稳定性取决于分别位于踝关节上方和下方的腓骨上下支持带的完整性（见图 12-9）。腓骨支持带支持踝关节外侧和距下关节的结构，踝关节外侧结构的扭伤可能影响腓骨支持带。上支持带松弛可导致急性或慢性腓骨肌腱半脱位，引起踝关节外侧疼痛，可能产生不稳定感[166]。

前侧腔室肌群

小腿前侧腔室的肌肉包括胫骨前肌、跗长伸肌、趾长伸肌和腓骨肌。小腿前侧腔室中的所有肌肉都经过伸肌支持带下方（见图 12-9），并止于距小腿关节轴前方（见图 12-39）。在踝关节处，胫前肌既是一块强壮的背外侧肌，还同时向距下轴

内侧走行，成为距下关节和跗横关节的关键旋后肌。胫前肌控制后足跖曲从足跟着地到 10% 支撑相，以及 10% 站立相到支撑中期之间的旋前运动[165]。跗长伸肌肌腱穿过距下关节轴附近，充其量是一个薄弱的足旋后肌。此外，当足跟初次接触地面时，跗长伸肌在步行过程中被激活，以控制地面反作用力在踝关节产生的强大足跖屈力矩。当足部离开地面或使保持足部向上对抗跖屈力矩时，胫前肌和跗长伸肌均被激活以使踝关节背屈。

趾长伸肌和第三腓骨肌的肌腱穿过伸肌支持带下方，止于踝关节轴前方和距下关节轴外侧；因此，这些肌肉是足踝的背伸肌和后足的旋前肌。趾长伸肌也同时伸展其余四趾的 MTP 关节，当脚离开地面时，与跗长伸肌一起将脚趾带起。MTP 和 IP 关节的趾长伸肌的结构和功能与手的指总伸肌的结构和功能完全相同。

产生足部旋后的外在肌群比产生旋前的肌肉更强。这一现象可能是由于重力线通常落在距下关节内侧，产生了需要控制的强大的外旋力矩[167]。类似地，跖屈肌比背屈肌更强壮，因为负重状态下重力线通常位于踝关节轴的前方。

内在肌群

足部内在肌最重要的功能是①在步态过程中稳定足趾和②动态支撑横弓和纵弓。跗趾的内在肌直接或间接地附着在籽骨上，帮助稳定负重骨。足趾的伸肌机制与手指的伸肌机制相似。腰肌、骨间跖屈肌和背屈肌的活动可以在弯曲 MTP 关节的同时伸展 IP。这有助于在行走过程中稳定 MTP 关节，使脚趾保持负重，同时减少跖骨头部的负荷[44]。屈肌共同作用在步行站立相抵抗脚趾伸展，而外展肌通过前足摆位调整中外侧压力[168]。此外，许多内在肌起自后支架（跟骨）上，止于纵弓的前支架（跖骨）上，因此有助于主动增强足底腱膜的横拉杆功能[158]。站立时的周期性收缩和步行站立相的持续收缩有助于缓解支撑纵弓的被动结缔组织结构上的应力。

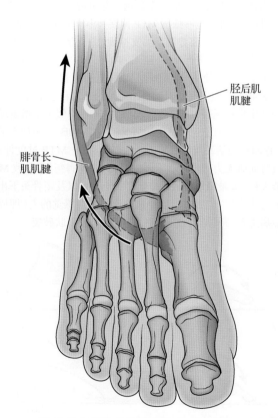

图 12-41　腓骨长肌肌腱横过足下插入第 1 跖骨基底部。该肌肉的主动收缩可以支撑足弓和第 1 跖趾关节。胫后肌肌腱穿过关节内侧，产生旋后动作并通过离心收缩控制旋前动作

胫后肌肌腱

腓骨长肌肌腱

> ### 病例应用 12-5
> #### 扁平足疼痛
>
> 就像 Montgomery 夫人（病例应用 12-2）的情况一样，Wyatt Michaels 也是扁平足，他常抱怨自己的脚经常在一天生活结束时出现疼痛。虽然这种整体的足部疼痛可能由于多种原因造成，但主要原因可能是与正常或高弓足相比，他的内在肌必须更努力、用更长时间来稳定扁平足的足弓。尤其是高弓足可以获得大量的被动支撑（及骨骼排列和韧带的支撑），而平足可能更依赖于内在肌的主动收缩，这会导致过度使用、肌疲劳和一天结束时的"疼痛感"，随着时间的推移可能会进一步导致炎症反应。
>
> 通过将每一块足部肌与其对应的手部肌对比，可以更好地理解和鉴别足部内在肌的特定功能。尽管大多数人不能像使用手部肌肉那样使用足部肌肉，但类似功能的潜力仅受限于无法改变的跗趾和脚趾的长度。表 12-2 总结了足部内在肌的具体功能。

表 12-2　足的内在肌群

肌肉	功能	类比手内在肌
趾短伸肌	伸 MTP 关节	无
跗展肌	跗指 MTP 关节外展和屈	拇短展肌
趾短屈肌	屈四个脚趾的 PIP 关节	指浅屈肌 *
小指展肌	外展屈小脚趾	小指展肌
足底方肌	调整趾长屈肌斜拉力,使之与指长轴一致	无
蚓状肌	屈 MTP 关节,伸四个小脚趾的 IP 关节	蚓状肌(手部)
跗短屈肌	屈跗指的 MTP 关节	拇短屈肌
跗收肌	斜头:跗趾 MTP 内收和屈曲 横头:横向内收跖骨头	拇内收肌
小指屈肌	屈曲小脚趾的 MTP 关节	小指屈肌(首部)
跖侧骨间肌	内收第 3 至第 5 趾的 MTP 关节,屈 MTP 关节,伸四个小脚趾的 IP 关节	掌侧骨间肌
背侧骨间肌	外展第 2 足趾的 MTP,外展 MTP 关节,第 3、4 脚趾,屈 MTP 关节,伸四个小脚趾的 IP 关节	背侧骨间肌

* 趾浅屈肌是外在肌,而趾短屈肌是内在足部肌。IP 关节,指(趾)间关节;MTP 关节,跖趾关节;PIP 关节,近端指(趾)间关节。

生命周期及临床方面的考虑

足部和踝关节的复杂相互依赖性使得几乎不可能仅在一个关节或结构中出现功能障碍或异常。虽然足和踝关节疾病可在整个生命周期内随时发生,但在儿科人群中不太常见。随着儿童在运动中变得更加活跃,并慢慢进入青春期和青年期,扭伤等创伤性踝关节损伤变得更加常见。这些损伤可导致足踝生物力学的异常和改变,其影响可能会同时涉及近端和远端关节。随着时间的推移和患者年龄的增长,如果没有得到有效的治疗,这些异常可能造成关节活动受限以及肌骨结构的进行性恶化。

例如,创伤后踝关节炎患者可能需要全踝关节置换来恢复功能。随着人类寿命的持续延长,老年人群中出现足部和踝关节损伤的人数可能会越来越多。肌骨功能的下降(包括关节活动度和肌肉功能),以及疼痛和僵硬程度的增加,与步态和平衡的受限有关[169]。由于平足、肌肉失衡和年龄相关的创伤的存在,关节炎和前足、中足和后足的骨畸形在这类人群中很普遍[170]。这些病理疾患可以对老年人群的长期踝关节问题产生显著影响。

足踝问题再论

尽管本章中已经提到了一些问题,但本书中仍无法对大量的先天性和后天性踝 / 足问题进行逐一描述。踝关节(特别是距小腿关节)是一个滑膜铰链关节,具有帮助关节稳定的关节囊和相关韧带结构。这些结缔组织结构最有可能受到损伤并导致疼痛。支撑下胫腓关节近端和远端的韧带(小腿下胫腓骨间韧带、前胫腓韧带和后胫腓韧带以及下胫腓骨间膜)对于榫眼的稳定性以及踝关节的稳定性非常重要。破坏支撑远端胫腓关节的韧带损伤可导致腓骨运动增加[78]。尽管远端胫腓关节是非常稳固的关节,但当距骨被强行背屈并在踝穴内外旋时,仍可能造成损伤[8]。踝关节的关节囊相当薄,前后方向尤其脆弱。因此,踝关节的稳定性大多依赖于完整的韧带结构维持。踝关节和距骨过度外翻或旋前可造成三角韧带损伤[14, 15]。然而,这些力实际上可能会在三角韧带撕裂前就造成胫骨踝骨折和移位(撕脱)。前、后距腓韧带在几乎水平的方向运动,而较长的跟腓韧带则处于接近垂直的方向[16]。与三角韧带相比,外侧韧带结构有助于控制踝关节和距骨的内翻或旋后,并且更弱,更容易受伤[14, 17]。

与导致过度运动的损伤相反,长时间固定后或采用切开复位内固定(ORIF)手术固定远端胫腓关节时,背屈运动会受限。挛缩,尤其是腓肠肌 / 比目鱼肌复合体的挛缩,可导致踝背屈被动 ROM 的减少。这种损伤在许多神经肌肉损伤或疾病后尤其普遍,如卒中或脊髓损伤。由于存在直接的软骨损伤以及导致生物力学异常的结构变化,踝关节的物理创伤可导致踝关节炎的发生。因此,创伤后关节炎是踝关节最常见的关节炎类型[75]。

距下关节旋后是常见的足运动;固定在这个位置的足被称为"旋后"足或高弓足。同样,距下关节旋前也是一种常见的足部运动;固定在这个位置的脚通常被称为"旋前"足或扁平足。研究指出,约 60% 的个体有正常的足弓高度,20% 的个体足弓较低,20% 的个体足弓较高[171, 172]。相比高弓足,高内侧纵弓与跟骨内翻有关。当患者的脚向前方站立时,由于跟骨内翻,观察者可以看到内侧跟骨垫(heel pad),这一现象也称为"躲猫猫(peek-a-boo)"征[173]。距下关节和跗横关节过度旋后,使得这些关节无法活动参与减震或不平的地形的适应性改变。后足旋后通常与腿部的外旋应力和重心向外侧转移有关。复发性踝关节扭伤、腓骨肌腱病变、跖骨痛和第五跖骨应力性骨折均归因于这种应力外移[174]。尽管高弓足畸形可由腓骨肌萎缩症(Charcot-Marie-Tooth Disease)引起,但也可能是特发性的。最终,这种畸形可导致肌肉挛缩、跖骨头下压力增加以及与跖骨痛相关的疼痛[175]。

在扁平足(平足或外翻足)畸形中,负重时脚通常保持距下关节过度旋前的位置。胫后肌腱功能障碍通常与成人获得性扁平足有关。距下关节负重时保持内旋(如平足 / 平足)可在腿部产生内旋应力,并影响膝关节和髋关节。后足过度内旋也与前足内翻畸形有关。如果手动将距下关节保持在中立位置时,前足在额平面内发生内翻,则认为存在前足内翻畸形(图 12-29)。

脚的结构可以改变通过脚的应力分布。例如,假设 Morton 型结构会导致通过第 2 跖骨的应力增加,从而使该跖骨容易受伤,如发生应力性骨折。籽骨炎是发生在籽骨和相关支持结构的炎性改变。这些结构可能因过度负荷而受到创伤,导致急性骨折、应力性骨折、骨坏死或软骨软化[47]。

MTP 关节的屈曲 ROM 在中立位有一定程度的受限，但在负重足上，除了支撑面移至跖骨头远端外，它的作用相对较小。休息位下 MTP 关节的过度伸展称为锤状趾畸形，导致脚趾无法正确参与负重[129]。锤趾畸形与跖骨头下压力增加有关，可产生疼痛或发生皮肤破裂。第 1 MTP 关节正常外翻角度的增加称为踇趾外翻，其发生可能与第 1 跖骨在 TMT 关节发生内翻有关，这也被称为跖骨内翻（图 12-32）。踇趾外翻可导致或可能与第 1 MTP 关节活动度降低、穿过第 1 MTP 关节的趾屈肌肌腱逐渐向外侧脱位、踇趾负重下降以及第一跖骨头的负重增加有关[131]。跖筋膜炎（跖筋膜炎症反应）与足底腱膜的跟骨内侧结节止点处的疼痛相同[145]。在慢性病例中，疼痛可沿筋膜向脚趾远端扩散。足趾的伸展也可能加剧疼痛，因为伸展足趾会对筋膜施加额外的张力。足底筋膜炎的危险因素包括踝关节背屈活动度受限和身体质量指数（BMI）过高[145]。

小腿的外在肌肉分为三个部分：后侧、外侧和前侧腔室。每个腔室都容易发生损伤，从而限制功能。在后侧腔室中，由于小腿三头肌肌群较短而导致的背伸 ROM 受限是导致距下关节过度旋前的原因，并与中足和前足疼痛有关[74]。当足旋后并且进行跖屈时，胫后肌向心收缩。由于其止点沿足底内侧纵弓走行，胫后肌功能障碍是处理获得性平足或扁平足相关问题的关键[136,155,162]。与手一样，骨间肌的活动可以稳定 MTP 关节并防止 MTP 过度伸展。导致骨间肌肉无力的病理学原因（如周围神经病变）可导致 MTP 关节失稳、锤趾畸形（MTP 关节过度伸展），以及跖骨头下产生过度应力[130]。这些过度应力可导致缺乏保护性感觉的人（即周围神经病患者）产生跖骨头下的疼痛（即跖骨痛）或皮肤破裂。在外侧腔室中，腓骨长肌和腓骨短肌从外侧穿过距下关节，并且由于其作为主要力臂，他们是距下关节的主要旋前肌[162]。外踝关节结构的扭伤可能影响腓骨支持带，这是支持外侧踝关节和距下关节的结构。上支持带松弛可导致急性或慢性腓骨肌腱半脱位，引起踝关节外侧疼痛，并可能伴发不稳定感[166]。

总结

- 足和踝均由复杂的结构和关节组成，这些结构和关节使脚在步行站立中期具有灵活性，但在站立后期又相对稳定。他们之间相互关系的复杂性使其正常功能很容易遭到破坏或容易超出构成踝/足复合体的主动、被动组织的负荷。
- 研究各种足部类型或对线与下肢损伤之间的关系的研究显示二者很少或基本没有相关性。考虑到诸多可能导致特定组织健康或损伤的因素，这并不奇怪[1]。
- 然而，本章的重点是考虑各种结构和结构偏差如何影响相邻结构和组织的运动和应力。虽然小组研究可以最大限度地减少特定结构问题对功能障碍的明显影响，但不应排除该问题作为个体病例中疼痛或功能障碍的一个因素，甚至是主要原因。
- 分析特定的对线和突然的力矩情况产生不良压力的运动机能学影响时，应综合考虑个体情况、他/她的健康状况、他/

她的运动水平及运动目标。

问题思考

1. 明确构成踝关节（距小腿关节）近端和远端关节面的成分。什么是关节分类？
2. 描述近端和远端胫腓关节，包括其分类及复合功能。
3. 明确胫腓关节的支撑韧带包括哪些。
4. 描述踝关节的支撑韧带，包括相关组成部分的名称。
5. 为什么踝关节运动被认为是三平面运动？
6. 为什么腓骨在踝关节背屈/跖屈时移动？
7. 踝关节运动的主要检查是什么？
8. 穿过脚踝的哪些肌肉是单关节肌肉？
9. 描述距下关节的三个关节面，包括关节囊的排列情况。
10. 哪些韧带为距下关节提供支撑？
11. 描述距下运动的轴。围绕这个轴发生了什么运动，这些运动是如何定义的？
12. 当足负重时，距下关节的跟骨部分（远节）在各个方向均不能自由运动。描述在负重时距下旋后/旋前的动作。
13. 距下关节紧缩位是什么？胫骨的哪个动作会锁住负重的距下关节？
14. 描述距下关节和距舟关节之间关于关节面、轴和运动的关系。
15. 描述跗横关节。
16. 相对于距下关节，跗横关节的一般功能是什么？
17. 什么是跗跖关节跖列（TMT rays）？描述第 1 和第 5 跖列轴和发生在每个轴上的运动。
18. TMT 关节相对于距下关节和跗横关节的功能是什么？
19. TMT 关节旋前与距下关节旋后有什么关系？
20. 哪些韧带有助于支撑足的内侧纵弓？
21. 单腿支撑站立时，从踝关节到跖骨头的压力分布是怎样的？
22. 跖趾（MTP）关节的伸展如何有助于脚的稳定？
23. 从结构上比较足部的跖趾关节与手指的掌指关节。
24. 什么是跖骨分界线（metatarsal break）？它什么时候会出现，以及它与足纵弓有什么关系？
25. 小腿三头肌群在所穿过的每个关节处的作用是什么？
26. 距下关节和横跗骨关节的非负重位是什么？
27. 除了小腿三头肌，还有哪些肌肉对踝关节的跖屈有影响？这些肌肉的主要功能是什么？
28. 哪些肌肉可以帮助支撑足弓？
29. 足底方肌的功能是什么？这块肌肉在手部的类似肌肉是哪个？
30. 在脚和手之间做一个类比，描述每一个内在和外在的足部肌肉的功能。
31. 如果一个人患有扁平足，请描述两种可能的原因。
32. 明确至少三种扁平足可能带来的影响。
33. 明确过度外旋或内旋足的三个主要征象。

（刘洋 宋佳凝 译 王茂源 刘楠 审）

参考文献

1. Mueller MJ, Maluf KS: Tissue adaptation to physical stress: A proposed "physical stress theory" to guide physical therapist practice, education, and research. Physical therapy. 82:383, 2002.
2. Williams P: Gray's Anatomy, 38th ed. New York: Churchill Livingstone, 1999.
3. Espregueira-Mendes JD, da Silva MV: Anatomy of the proximal tibiofibular joint. Knee Surg Sports Traumatol Arthrosc 14:241, 2006.
4. Bozkurt M, Yilmaz E, Atlihan D, et al: The proximal tibiofibular joint: An anatomic study. Clin Orthop Relat Res 406:136, 2003.
5. Soavi R, Girolami M, Loreti I, et al: The mobility of the proximal tibio-fibular joint. A roentgen stereophotogrammetric analysis on six cadaver specimens. Foot Ankle Int 21:336, 2000.
6. Sekiya JK, Kuhn JE: Instability of the proximal tibiofibular joint. J Am Acad Orthop Surg 11:120, 2003.
7. Hermans JJ, Beumer A, de Jong TA, et al: Anatomy of the distal tibiofibular syndesmosis in adults: A pictorial essay with a multimodality approach. J Anat 217:633, 2010.
8. Teramoto A, Kura H, Uchiyama E, et al: Three-dimensional analysis of ankle instability after tibiofibular syndesmosis injuries: A biomechanical experimental study. Am J Sports Med 36:348, 2008.
9. Williams GN, Jones MH, Amendola A: Syndesmotic ankle sprains in athletes. Am J Sports Med 35:1197, 2007.
10. Takebe K, Nakagawa A, Minami H, et al: Role of the fibula in weight-bearing. Clin Orthop Relat Res 184:289, 1984.
11. Funk JR, Rudd RW, Kerrigan JR, Crandall JR: The line of action in the tibia during axial compression of the leg. J Biomech 40:2277, 2007.
12. Kong A, Cassumbhoy R, Subramaniam RM: Magnetic resonance imaging of ankle tendons and ligaments: Part I - anatomy. Australas Radiol 51:315, 2007.
13. Mengiardi B, Pfirrmann CW, Vienne P, et al: Medial collateral ligament complex of the ankle: MR appearance in asymptomatic subjects. Radiology 242:817, 2007.
14. Fujii T, Kitaoka HB, Luo ZP, et al: Analysis of ankle-hindfoot stability in multiple planes: An in vitro study. Foot Ankle Int 26:633, 2005.
15. Hintermann B, Valderrabano V, Boss A, et al: Medial ankle instability: An exploratory, prospective study of fifty-two cases. Am J Sports Med 32:183, 2004.
16. Masciocchi C, Barile A: Magnetic resonance imaging of the hindfoot with surgical correlations. Skeletal Radiol 31:131, 2002.
17. Bonnel F, Toullec E, Mabit C, et al: Chronic ankle instability: Biomechanics and pathomechanics of ligaments injury and associated lesions. Orthop Traumatol Surg Res 96:424, 2010.
18. Safran MR, Benedetti RS, Bartolozzi AR, 3rd, et al: Lateral ankle sprains: A comprehensive review: Part 1: etiology, pathoanatomy, histopathogenesis, and diagnosis. Med Sci Sports Exerc 31:S429, 1999.
19. Colville MR, Marder RA, Boyle JJ, et al: Strain measurement in lateral ankle ligaments. Am J Sports Med 18:196, 1990.
20. de Asla RJ, Kozanek M, Wan L, et al: Function of anterior talofibular and calcaneofibular ligaments during in-vivo motion of the ankle joint complex. J Orthop Surg Res 4:7, 2009.
21. Fujii T, Luo ZP, Kitaoka HB, et al: The manual stress test may not be sufficient to differentiate ankle ligament injuries. Clin Biomech 15:619, 2000.
22. Abu-Hijleh MF, Harris PF: Deep fascia on the dorsum of the ankle and foot: Extensor retinacula revisited. Clin Anat 20:186, 2007.
23. Hatch GF, Labib SA, Rolf RH, et al: Role of the peroneal tendons and superior peroneal retinaculum as static stabilizers of the ankle. J Surg Orthop Adv 16:187, 2007.
24. Keener BJ, Sizensky JA: The anatomy of the calcaneus and surrounding structures. Foot Ank Clin 10:413, 2005.
25. Wang CL, Cheng CK, Chen CW, et al: Contact areas and pressure distributions in the subtalar joint. J Biomech 28:269, 1995.
26. Harper MC: The lateral ligamentous support of the subtalar joint. Foot Ankle 11:354, 1991.
27. Stephens MM, Sammarco GJ: The stabilizing role of the lateral ligament complex around the ankle and subtalar joints. Foot Ankle 13:130, 1992.
28. Li SY, Hou ZD, Zhang P, et al: Ligament structures in the tarsal sinus and canal. Foot Ankle Int 34:1729, 2013.
29. Keefe DT, Haddad SL: Subtalar instability. Etiology, diagnosis, and management. Foot Ankle Clin 7:577, 2002.
30. Golano P, Farinas O, Saenz I: The anatomy of the navicular and periarticular structures. Foot Ankle Clin 9:1, 2004.
31. Patil V, Ebraheim NA, Frogameni A, et al: Morphometric dimensions of the calcaneonavicular (spring) ligament. Foot Ankle Int 28:927, 2007.
32. Taniguchi A, Tanaka Y, Takakura Y, et al: Anatomy of the spring ligament. J Bone Joint Surg Am 85:2174, 2003.
33. Mengiardi B, Zanetti M, Schottle PB, et al: Spring ligament complex: MR imaging-anatomic correlation and findings in asymptomatic subjects. Radiology 237:242, 2005.
34. Tryfonidis M, Jackson W, Mansour R, et al: Acquired adult flat foot due to isolated plantar calcaneonavicular (spring) ligament insufficiency with a normal tibialis posterior tendon. Foot Ankle Surg 14:89, 2008.
35. Sammarco VJ: The talonavicular and calcaneocuboid joints: Anatomy, biomechanics, and clinical management of the transverse tarsal joint. Foot Ankle Clin 9:127, 2004.
36. Ward KA, Soames RW: Morphology of the plantar calcaneocuboid ligaments. Foot Ankle Int 18:649, 1997.
37. Lee CA, Birkedal JP, Dickerson EA, et al: Stabilization of Lisfranc joint injuries: A biomechanical study. Foot Ankle Int 25:365, 2004.
38. Kura H, Luo ZP, Kitaoka HB, et al: Mechanical behavior of the Lisfranc and dorsal cuneometatarsal ligaments: in vitro biomechanical study. J Orthop Trauma 15:107, 2001.
39. Stainsby GD: Pathological anatomy and dynamic effect of the displaced plantar plate and the importance of the integrity of the plantar plate-deep transverse metatarsal ligament tie-bar. Ann R Coll Surg Engl 79:58, 1997.
40. Drez D, Jr., Young JC, Johnston RD, et al: Metatarsal stress fractures. Am J Sports Med 8:123,1980.
41. Davidson G, Pizzari T, Mayes S: The influence of second toe and metatarsal length on stress fractures at the base of the second metatarsal in classical dancers. Foot Ankle Int 28:1082, 2007.
42. Brenner E, Gruber H, Fritsch H: Fetal development of the first metatarsophalangeal joint complex with special reference to the intersesamoidal ridge. Ann Anat 184:481, 2002.
43. Brenner E: The intersesamoidal ridge of the first metatarsal bone: anatomical basics and clinical considerations. Surg Radiol Anat 25:127,2003.
44. McCarthy DJ, Grode SE: The anatomical relationships of the first metatarsophalangeal joint: A cryomicrotomy study. J Am Podiatry Assoc 70:493, 1980.
45. Lee S, James WC, Cohen BE, et al: Evaluation of hallux alignment and functional outcome after isolated tibial sesamoidectomy. Foot Ankle Int 26:803, 2005.
46. Yoshioka Y, Siu DW, Cooke TD, et al: Geometry of the first metatarsophalangeal joint. J Orthop Res 6:878, 1988.
47. Cohen BE: Hallux sesamoid disorders. Foot Ankle Clin 14:91, 2009.
48. Biedert R, Hintermann B: Stress fractures of the medial great toe sesamoids in athletes. Foot Ankle Int 24:137, 2003.
49. Dedmond BT, Cory JW, McBryde A, Jr: The hallucal sesamoid complex. J Am Acad Orthop Surg 14:745, 2006.
50. Saxena A, Krisdakumtorn T: Return to activity after sesamoidectomy in athletically active individuals. Foot Ankle Int 24:415, 2003.
51. Gregg J, Silberstein M, Schneider T, et al: Sonographic and MRI evaluation of the plantar plate: A prospective study. Eur Radiol 16:2661, 2006.
52. Gregg J, Marks P, Silberstein M, et al: Histologic anatomy of the lesser metatarsophalangeal joint plantar plate. Surg Radiol Anat 29:141, 2007.
53. Deland JT, Lee KT, Sobel M, et al: Anatomy of the plantar plate and its attachments in the lesser metatarsal phalangeal joint. Foot Ankle Int 16:480, 1995.
54. Lundberg A, Svensson OK, Nemeth G, et al: The axis of rotation of the ankle joint. J Bone Joint Surg Br 71:94, 1989.
55. Seber S, Hazer B, Kose N, et al: Rotational profile of the lower extremity and foot progression angle: Computerized tomographic examination of 50 male adults. Arch Ortho Trauma Surg 120:255, 2000.
56. Kristiansen LP, Gunderson RB, Steen H, et al: The normal development of tibial torsion. Skeletal Radiol 30:519, 2001.
57. Shultz SJ, Nguyen AD: Bilateral asymmetries in clinical measures of lower-extremity anatomic characteristics. Clin J Sport Med 17:357, 2007.
58. Nguyen AD, Shultz SJ: Sex differences in clinical measures of lower extremity alignment. J Orthop Sports Phys Ther 37:389, 2007.
59. Hicks JH: The mechanics of the foot. I. The joints. J Anat 87:345, 1953.
60. Stiehl J: Biomechanics of the ankle joint. In: Stiehl J, ed. Inman's joints of the ankle, 2nd ed. Baltimore: Williams & Wilkin, 1991.
61. Komistek RD, Stiehl JB, Buechel FF, et al: A determination of ankle kinematics using fluoroscopy. Foot Ankle Int 21:343, 2000.
62. Michelson JD, Schmidt GR, Mizel MS: Kinematics of a total arthroplasty of the ankle: Comparison to normal ankle motion. Foot Ankle Int 21:278, 2000.
63. Sheehan FT, Seisler AR, Siegel KL: In vivo talocrural and subtalar kinematics: A non-invasive 3D dynamic MRI study. Foot Ankle Int 28:323, 2007.
64. Barnett CH, Napier JR: The axis of rotation at the ankle joint in man; Its influence upon the form of the talus and the mobility of the fibula. J Anat 86:1, 1952.
65. Rasmussen O, Tovborg-Jensen I: Mobility of the ankle joint: Recording of rotatory movements in the talocrural joint in vitro with and without the lateral collateral ligaments of the ankle. Acta Orthop Scand 53:155, 1982.
66. Lundberg A, Svensson OK, Bylund C, et al: Kinematics of the ankle/foot complex--Part 2: Pronation and supination. Foot Ankle 9:248, 1989.
67. Lundberg A, Goldie I, Kalin B, et al: Kinematics of the ankle/foot complex: Plantarflexion and dorsiflexion. Foot Ankle 9:194, 1989.

68. Lundberg A, Svensson OK, Bylund C, et al: Kinematics of the ankle/foot complex—Part 3: Influence of leg rotation. Foot Ankle 9:304, 1989.

69. Martin RL, Stewart GW, Conti SF: Posttraumatic ankle arthritis: An update on conservative and surgical management. J Orthop Sports Phys Ther 37:253, 2007.

70. Conti S, Lalonde KA, Martin R: Kinematic analysis of the agility total ankle during gait. Foot Ankle Int 27:980, 2006.

71. Surgeons AAoO: American Academy of Orthopaedic Surgeons: Joint Motion: Method of Measuring and Recording. Chicago: AAOS; 1965.

72. Martin RL, McPoil TG: Reliability of ankle goniometric measurements: A literature review. J Am Podiatr Med Assoc 95:564, 2005.

73. Moseley AM, Crosbie J, Adams R: Normative data for passive ankle plantarflexion–dorsiflexion flexibility. Clin Biomech 16:514, 2001.

74. DiGiovanni CW, Kuo R, Tejwani N, et al: Isolated gastrocnemius tightness. J Bone Joint Surg Am 84-A:962, 2002.

75. Saltzman CL, Salamon ML, Blanchard GM, et al: Epidemiology of ankle arthritis: Report of a consecutive series of 639 patients from a tertiary orthopaedic center. Iowa Orthop J 25:44, 2005.

76. Inman V, Mann R: Biomechanics of the foot and ankle. In: Mann R, Ed. DuVries Surgery of the Foot, 4th ed. St. Louis: CV Mosby, 1978.

77. Bozkurt M, Tonuk E, Elhan A, et al: Axial rotation and mediolateral translation of the fibula during passive plantarflexion. Foot Ankle Int 29:502, 2008.

78. Beumer A, Valstar ER, Garling EH, et al: Effects of ligament sectioning on the kinematics of the distal tibiofibular syndesmosis: A radiostereometric study of 10 cadaveric specimens based on presumed trauma mechanisms with suggestions for treatment. Acta Orthop 77:531, 2006.

79. Tornetta P, 3rd, Spoo JE, Reynolds FA, et al: Overtightening of the ankle syndesmosis: Is it really possible? J Bone Joint Surg Am 83-A:489, 2001.

80. De Monte G, Arampatzis A, Stogiannari C, et al: In vivo motion transmission in the inactive gastrocnemius medialis muscle-tendon unit during ankle and knee joint rotation. J Electromyogr Kinesiol 16:413, 2006.

81. Di Gregorio R, Parenti-Castelli V, O'Connor JJ, et al: Mathematical models of passive motion at the human ankle joint by equivalent spatial parallel mechanisms. Med Biol Eng Comput 45:305, 2007.

82. Manter J: Movements of the subtalar and transverse tarsal joints. Anat Rec 80:397, 1941.

83. Sangeorzan B: Biomechanics of the subtalar joint, 2nd ed. Baltimore: Williams & Wilkins, 1991.

84. DeLeo AT, Dierks TA, Ferber R, et al: Lower extremity joint coupling during running: A current update. Clin Biomech 19:983, 2004.

85. Pohl MB, Messenger N, Buckley JG: Forefoot, rearfoot and shank coupling: Effect of variations in speed and mode of gait. Gait Posture 25:295, 2007.

86. Lundgren P, Nester C, Liu A, et al: Invasive in vivo measurement of rear-, mid- and forefoot motion during walking. Gait Posture 28:93, 2008.

87. Pohl MB, Buckley JG: Changes in foot and shank coupling due to alterations in foot strike pattern during running. Clin Biomech 23:334, 2008.

88. Sarrafian SK: Biomechanics of the subtalar joint complex. Clin Orthop Relat Res 290:17, 1993.

89. Root M, Orien WP, Weed JH: Normal and abnormal function of the foot: Clinical biomechanics, vol II. Los Angeles: Clincial biomechanics corp; 1977.

90. Åstrom M, Arvidson T: Alignment and joint motion in the normal foot. J Orthop Sports Phys Ther 22:216, 1995.

91. Taylor KF, Bojescul JA, Howard RS, et al: Measurement of isolated subtalar range of motion: A cadaver study. Foot Ankle Int 22:426, 2001.

92. Pearce TJ, Buckley RE: Subtalar joint movement: Clinical and computed tomography scan correlation. Foot Ankle Int 20:428, 1999.

93. Elveru RA, Rothstein JM, Lamb RL: Goniometric reliability in a clinical setting. Subtalar and ankle joint measurements. Physical Therapy 68:672, 1988.

94. Bovens AM, van Baak MA, Vrencken JG, et al: Variability and reliability of joint measurements. Am J Sports Med 18:58, 1990.

95. Menadue C, Raymond J, Kilbreath SL, et al: Reliability of two goniometric methods of measuring active inversion and eversion range of motion at the ankle. BMC Musculoskelet Disord 7:60, 2006.

96. Keenan AM, Bach TM: Clinicians' assessment of the hindfoot: A study of reliability. Foot Ankle Int 27:451, 2006.

97. Buckley RE, Hunt DV: Reliability of clinical measurement of subtalar joint movement. Foot Ankle Int 18:229, 1997.

98. Bailey DS, Perillo JT, Forman M: Subtalar joint neutral. A study using tomography. J Am Podiatry Assoc 74:59, 1984.

99. Evans AM, Copper AW, Scharfbillig RW, et al: Reliability of the foot posture index and traditional measures of foot position. J Am Podiatr Med Assoc 93:203, 2003.

100. Diamond JE, Mueller MJ, Delitto A, et al: Reliability of a diabetic foot evaluation. Physical Therapy 69:797, 1989.

101. Cornwall MW, McPoil TG: Motion of the calcaneus, navicular, and first metatarsal during the stance phase of walking. J Am Podiatr Med Assoc 92:67, 2002.

102. McPoil T, Cornwall MW: Relationship between neutral subtalar joint position and pattern of rearfoot motion during walking. Foot Ankle Int 15:141, 1994.

103. McPoil TG, Cornwall MW: The relationship between static lower extremity measurements and rearfoot motion during walking. J Orthop Sports Phys Ther 24:309, 1996.

104. McPoil TG, Cornwall MW: Relationship between three static angles of the rearfoot and the pattern of rearfoot motion during walking. J Orthop Sports Phys Ther 23:370, 1996.

105. Garbalosa JC, McClure MH, Catlin PA, et al: The frontal plane relationship of the forefoot to the rearfoot in an asymptomatic population. J Orthop Sports Phys Ther 20:200, 1994.

106. Van Gheluwe B, Kirby KA, Roosen P, et al: Reliability and accuracy of biomechanical measurements of the lower extremities. J Am Podiatr Med Assoc 92:317, 2002.

107. Pierrynowski MR, Smith SB, Mlynarczyk JH: Proficiency of foot care specialists to place the rearfoot at subtalar neutral. J Am Podiatr Med Assoc 86:217, 1996.

108. McPoil TG, Hunt GC: Evaluation and management of foot and ankle disorders: Present problems and future directions. J Orthop Sports Phys Ther 21:381, 1995.

109. Elftman H: The transverse tarsal joint and its control. Clin Orthop 16:41, 1960.

110. Williams DS, 3rd, Tierney RN, Butler RJ: Increased medial longitudinal arch mobility, lower extremity kinematics, and ground reaction forces in high-arched runners. J Athl Train 49:290, 2014.

111. Williams DS, 3rd, McClay IS, Hamill J: Arch structure and injury patterns in runners. Clin Biomech 16:341, 2001.

112. Pinney SJ, Lin SS: Current concept review: Acquired adult flatfoot deformity. Foot Ankle Int 27:66, 2006.

113. Arangio GA, Chen C, Salathe EP: Effect of varying arch height with and without the plantar fascia on the mechanical properties of the foot. Foot Ankle Int 19:705, 1998.

114. Kitaoka HB, Luo ZP, An KN: Three-dimensional analysis of flatfoot deformity: Cadaver study. Foot Ankle Int 19:447, 1998.

115. Deland JT, de Asla RJ, Sung IH, et al: Posterior tibial tendon insufficiency: Which ligaments are involved? Foot Ankle Int 26:427, 2005.

116. Richie DH, Jr: Biomechanics and clinical analysis of the adult acquired flatfoot. Clin Podiatr Med Surg 24:617, 2007.

117. Ness ME, Long J, Marks R, et al: Foot and ankle kinematics in patients with posterior tibial tendon dysfunction. Gait Posture 27:331, 2008.

118. Lee MS, Vanore JV, Thomas JL, et al: Diagnosis and treatment of adult flatfoot. J Foot Ankle Surg 44:78, 2005.

119. Holmes GB, Jr., Mann RA: Possible epidemiological factors associated with rupture of the posterior tibial tendon. Foot Ankle 13:70, 1992.

120. Kulig K, Reischl SF, Pomrantz AB, et al: Nonsurgical management of posterior tibial tendon dysfunction with orthoses and resistive exercise: a randomized controlled trial. Physical Therapy 89:26, 2009.

121. Alvarez RG, Marini A, Schmitt C, et al: Stage I and II posterior tibial tendon dysfunction treated by a structured nonoperative management protocol: An orthosis and exercise program. Foot Ankle Int 27:2, 2006.

122. Okita N, Meyers SA, Challis JH, et al: Midtarsal joint locking: New perspectives on an old paradigm. J Orthop Res 32:110, 2014.

123. Somers DL, Hanson JA, Kedzierski CM, et al: The influence of experience on the reliability of goniometric and visual measurement of forefoot position. J Orthop Sports Phys Ther 25:192, 1997.

124. Morris JM: Biomechanics of the foot and ankle. Clin Orthop Relat Res 122:10, 1977.

125. Scott G, Menz HB, Newcombe L: Age-related differences in foot structure and function. Gait Posture 26:68, 2007.

126. Halstead J, Redmond AC: Weight-bearing passive dorsiflexion of the hallux in standing is not related to hallux dorsiflexion during walking. J Orthop Sports Phys Ther 36:550, 2006.

127. Hopson MM, McPoil TG, Cornwall MW: Motion of the first metatarsophalangeal joint. Reliability and validity of four measurement techniques. J Am Podiatr Med Assoc 85:198, 1995.

128. Nawoczenski DA, Baumhauer JF, Umberger BR: Relationship between clinical measurements and motion of the first metatarsophalangeal joint during gait. J Bone Joint Surgery Am 81:370, 1999.

129. Mueller MJ, Hastings M, Commean PK, et al: Forefoot structural predictors of plantar pressures during walking in people with diabetes and peripheral neuropathy. J Biomech 36:1009, 2003.

130. Robertson DD, Mueller MJ, Smith KE, et al: Structural changes in the forefoot of individuals with diabetes and a prior plantar ulcer. J Bone Joint Surg Am 84-A:1395, 2002.

131. Easley ME, Trnka HJ: Current concepts review: Hallux valgus part 1: Pathomechanics, clinical assessment, and nonoperative management. Foot Ankle Int 28:654, 2007.

132. Glasoe WM, Allen MK, Saltzman CL: First ray dorsal mobility in relation to hallux valgus deformity and first intermetatarsal angle. Foot Ankle Int 22:98, 2001.

133. Gould N, Moreland M, Alvarez R, et al: Development of the child's arch. Foot Ankle 9:241, 1989.

134. Pfeiffer M, Kotz R, Ledl T, et al: Prevalence of flat foot in preschool-aged children. Pediatrics 118:634, 2006.

135. Mickle KJ, Steele JR, Munro BJ: Is the foot structure of preschool children moderated by gender? J Pediatr Orthop 28:593, 2008.

136. Thordarson DB, Schmotzer H, Chon J, et al: Dynamic support of the human longitudinal arch. A biomechanical evaluation. Clin Orthop Relat Res 316:165, 1995.

137. Kitaoka HB, Ahn TK, Luo ZP, et al: Stability of the arch of the foot. Foot Ankle Int 18:644, 1997.

138. Van Boerum DH, Sangeorzan BJ: Biomechanics and pathophysiology of flat foot. Foot Ankle Clin 8:419, 2003.

139. Moraes do Carmo CC, Fonseca de Almeida Melao LI, Valle de Lemos Weber MF, et al: Anatomical features of plantar aponeurosis: Cadaveric study using ultrasonography and magnetic resonance imaging. Skeletal Radiol 37:929, 2008.

140. Erdemir A, Hamel AJ, Fauth AR, et al: Dynamic loading of the plantar aponeurosis in walking. J Bone Joint Surg Am 86-A:546, 2004.

141. Gefen A: The in vivo elastic properties of the plantar fascia during the contact phase of walking. Foot Ankle Int 24:238, 2003.

142. Lapidus PW: Kinesiology and mechanical anatomy of the tarsal joints. Clin Orthop Relat Res 30:20, 1963.

143. Crary JL, Hollis JM, Manoli A, 2nd: The effect of plantar fascia release on strain in the spring and long plantar ligaments. Foot Ankle Int 24:245, 2003.

144. Hicks JH: The mechanics of the foot. II. The plantar aponeurosis and the arch. J Anat 88:25, 1954.

145. Martin RL, Davenport TE, Reischl SF, et al: Heel pain-plantar fasciitis: Revision 2014. J Orthop Sports Phys Ther 44:A1, 2014.

146. Sarrafian SK: Functional characteristics of the foot and plantar aponeurosis under tibiotalar loading. Foot Ankle 8:4, 1987.

147. Birtane M, Tuna H: The evaluation of plantar pressure distribution in obese and non-obese adults. Clin Biomech 19:1055, 2004.

148. Kelly VE, Mueller MJ, Sinacore DR: Timing of peak plantar pressure during the stance phase of walking. A study of patients with diabetes mellitus and transmetatarsal amputation. J Am Podiatr Med Assoc 90:18, 2000.

149. Morag E, Cavanagh PR: Structural and functional predictors of regional peak pressures under the foot during walking. J Biomech 32:359, 1999.

150. Hessert MJ, Vyas M, Leach J, et al: Foot pressure distribution during walking in young and old adults. BMC Geriatr 5:8, 2005.

151. Hills AP, Hennig EM, McDonald M, et al: Plantar pressure differences between obese and non-obese adults: A biomechanical analysis. Int J Obes Relat Metab Disord 25:1674, 2001.

152. Weijers RE, Walenkamp GH, van Mameren H, et al: The relationship of the position of the metatarsal heads and peak plantar pressure. Foot Ankle Int 24:349, 2003.

153. Burns J, Crosbie J, Hunt A, et al: The effect of pes cavus on foot pain and plantar pressure. Clin Biomech 20:877, 2005.

154. Chuckpaiwong B, Nunley JA, Mall NA, et al: The effect of foot type on in-shoe plantar pressure during walking and running. Gait Posture 28:405, 2008.

155. Kitaoka HB, Luo ZP, An KN: Effect of the posterior tibial tendon on the arch of the foot during simulated weightbearing: Biomechanical analysis. Foot Ankle Int 18:43, 1997.

156. O'Connor KM, Hamill J: The role of selected extrinsic foot muscles during running. Clin Biomech 19:71, 2004.

157. Mann R, Inman VT: Phasic activity of intrinsic muscles of the foot. J Bone Joint Surg Am 46:469, 1964.

158. Wong YS: Influence of the abductor hallucis muscle on the medial arch of the foot: A kinematic and anatomical cadaver study. Foot Ankle Int 28:617, 2007.

159. Headlee DL, Leonard JL, Hart JM, et al: Fatigue of the plantar intrinsic foot muscles increases navicular drop. J Electromyogr Kinesiol 18:420, 2008.

160. Fiolkowski P, Brunt D, Bishop M, et al: Intrinsic pedal musculature support of the medial longitudinal arch: An electromyography study. J Foot Ankle Surg 42:327, 2003.

161. Gadeberg P, Andersen H, Jakobsen J: Volume of ankle dorsiflexors and plantar flexors determined with stereological techniques. J Appl Physiol 86:1670, 1999.

162. Klein P, Mattys S, Rooze M: Moment arm length variations of selected muscles acting on talocrural and subtalar joints during movement: An in vitro study. J Biomech 29:21, 1996.

163. Lee SS, Piazza SJ: Inversion-eversion moment arms of gastrocnemius and tibialis anterior measured in vivo. J Biomech 41:3366, 2008.

164. Leardini A, Stagni R, O'Connor JJ: Mobility of the subtalar joint in the intact ankle complex. J Biomech 34:805, 2001.

165. Hunt AE, Smith RM, Torode M: Extrinsic muscle activity, foot motion and ankle joint moments during the stance phase of walking. Foot Ankle Int 22:31, 2001.

166. Ogawa BK, Thordarson DB: Current concepts review: Peroneal tendon subluxation and dislocation. Foot Ankle Int 28:1034, 2007.

167. Perry J: Anatomy and biomechanics of the hindfoot. Clin Orthop Relat Res 177:9, 1983.

168. Reeser LA, Susman RL, Stern JT, Jr: Electromyographic studies of the human foot: Experimental approaches to hominid evolution. Foot Ankle 3:391, 1983.

169. Bryant JL, Beinlich NR: Foot care: Focus on the elderly. Orthop Nurs 18:53, 1999.

170. Lee DK, Mulder GD: Foot and ankle surgery: Considerations for the geriatric patient. J Am Board Fam Med 22:316, 2009.

171. Subotnick SI: The biomechanics of running. Implications for the prevention of foot injuries. Sports Med 2:144, 1985.

172. Ledoux WR, Shofer JB, Ahroni JH, et al: Biomechanical differences among pes cavus, neutrally aligned, and pes planus feet in subjects with diabetes. Foot Ankle Int 24:845, 2003.

173. Manoli A, 2nd, Smith DG, Hansen ST, Jr: Scarred muscle excision for the treatment of established ischemic contracture of the lower extremity. Clin Orthop Relat Res 292:309, 1993.

174. Manoli A, 2nd, Graham B: The subtle cavus foot, "the underpronator." Foot Ankle Int 26:256, 2005.

175. Combs DB, Martin RL, Wukich DK: Pes cavus deformities. Orthopaedic Physical Therapy Practice 21:54, 2009.

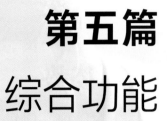

第五篇

综合功能

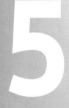

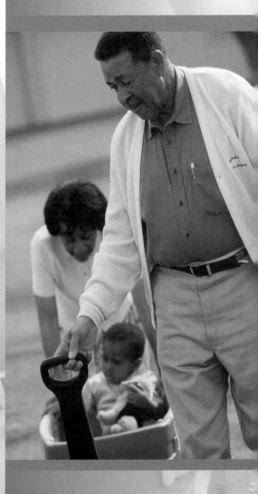

13

第 13 章 姿势

Lee N. Marinko, PT, ScD, OCS, OMT, FAAOMPT；Cynthia C. Norkin, PT, EdD

章节大纲

概述

　　本章的重点是探索身体的不同结构如何协同工作，使身体作为一个整体在运动过程中保持特定姿势或从一种姿势（或力学对线）转变到另一种姿势。本章简要回顾了与姿势控制相关的综合机制，并将单个关节和肌肉的结构与功能的理论知识作为确定每个机制如何在理想姿势下促进平衡和稳定性的基础。考虑了作用在身体上的与各种姿势方向相关的内力和外力，以及初始对线偏差如何改变关节的运动和功能。本章首先讨论各种静态姿势的理想力学对线方式，其次是一些常见的姿势偏差如何带来物理治疗实践中遇到各种改变或最终导致的功能

障碍。姿势控制和维持平衡的寿命差异也将得到解决。

姿势和平衡的定义

姿势

　　姿势是人体的方位或对线方式，包括静态和动态。在**静态姿势**（static posture）中，身体及其各部分以保持身体平衡的方式排列。站立位、坐位或卧位都是身体休息时的静态姿势。**动态姿势**（dynamic posture）是指身体或身体各部分运动的姿势——行走、跑步、跳跃、投掷和举重都是动态姿势。所有成功的人体

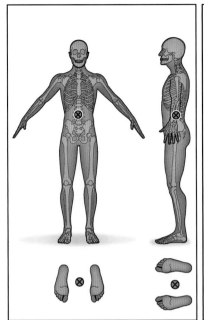
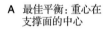
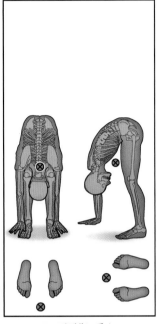
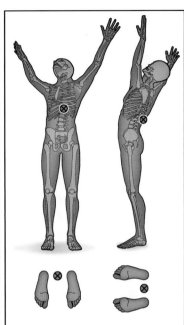
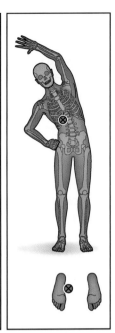

A 最佳平衡：重心在　　　　　B 不平衡：重心　　　　C 临界平衡：重心位　　　D 平衡：重心在
支撑面的中心　　　　　　　　位于支撑面外　　　　　于支撑面的边缘　　　　　支撑面内

图 13-1　重心（CoM）和支撑面（BoS）对稳定性的影响。当重心在支撑面外时，将会影响稳定性

运动都是从静态姿势开始的，并通过多个系统的整合来维持。

重力直接影响人的稳定性。为了保持稳定，重心（center of mass，CoM）和从该点开始的垂直投影——重力线（the line of gravity，LoG）必须保持在支撑面（base of support，BoS；见第 1 章）内。稳定性直接关系到将重心移出支撑面的难易程度，因为一旦重心移出支撑面，可能会摔倒。可以通过采用增加支撑面的面积或将重心降低到更靠近支撑面的位置来提高稳定性，以避免摔倒。人体骨骼由多个关节组成，它可以有一定数量的位置的排列方法。这样的重新排列会影响身体重心和支撑面的位置，从而影响身体的稳定性（图 13-1）[1,2]。

平衡

平衡是保持直立姿势的过程。姿势控制负责实现、维持或恢复适当的平衡[3]。当力处于平衡状态时，身体通常是在休息或保持静止，并被认为是稳定的状态。平衡不仅仅是一个简单的力学问题，它需要多个系统来确保身体保持平衡。维持身体的重心在支撑面的边界内是保持稳定或平衡的要求，也是姿势控制的最终目标。在直立位下，人的支撑面是以脚跟后部围绕脚趾尖的区域为界，重心大致位于矢状面第二骶骨的水平面（见图 13-1）。在坐位中，支撑面则包括脚的边界以及个人所坐物品的边界。坐位时，平衡取决于头部、手臂和躯干的重心，因为骨盆和下肢接受了外界的支撑。因此，坐位时，重心向上移动到腋窝正下方的区域（图 13-2）。如图 13-1 所示，肢体的重新分布将改变个体重心和支撑面的位置。年龄、

身高和体重等特征可能会改变重心，因此会改变稳定性的要求[4]。人体平衡还需要骨骼肌肉系统的机械特性和中枢神经系统（central nerve system，CNS）的完整性之间的复杂的相互作用。

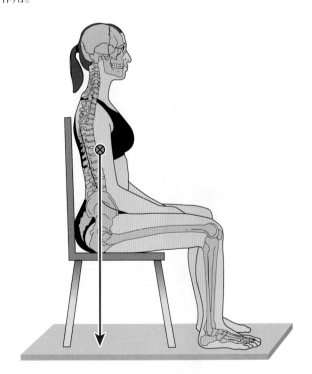

图 13-2　坐位时，重心在腋窝下，支撑面包括脚的边界以及椅子的边界

病例应用 13-1

闭目难立征（romberg test）和闭目难立征加强试验（sharpened romberg test）是对个体平衡的临床测量，两者的区别在于脚的位置不同。在闭目难立征中，个体双脚并拢站立；在闭目难立征加强试验中，个体将一只脚的脚后跟直接放在另一只脚的脚尖前面（串联站姿）。与解剖姿势（双脚相距约与肩同宽）相比，这两种姿势都减少了站立时的支撑面。在闭目难立征中，冠状面的支撑面已从解剖位置减少。在闭目难立征加强试验中，冠状面的支撑面进一步减少；然而，矢状面上的支撑面增加了。因此，闭目难立征加强试验与正常站立相比，具有更大的前后方向稳定性，但会显著降低内外横向的稳定性，需要更大的努力来保持稳定性。这一测试进一步说明了改变支撑面如何影响个体的稳定性。

感觉运动控制在姿势平衡中的作用

姿势控制是指在静止状态下、运动过程中或在个人、环境或任务的约束下，通过改变位置来保持平衡的行为。所有成功的动作都需要姿势控制。临床医生过去认为，姿势控制仅仅是中枢神经系统表现出的反射功能。现在它被理解为一种复杂的运动技能，包含了多个系统参与的多个过程，并且可以学习或获得[6]。Scholz 及其同事在姿势控制的实验研究中证明，当稳定性在不同条件下受到干扰时，个体始终将其重心和身体部

分重新排列到干扰前的位置，为姿势控制的主要目标是维护身体重心和重心作用线在支撑面内提供了证据支持[5]。尽管维持稳定直立的站姿只需要很少量的肌肉活动，但姿势的维持是复杂的，这也是身体运动控制系统的一部分。姿势控制要求周围神经系统和中枢神经系统的完整和适当的神经肌肉整合。具体而言，信息来自视觉系统、前庭系统、躯体感觉系统（本体感受器、皮肤和关节）和骨骼肌肉系统（关节和肌肉；图 13-3）[5,7]。

人体使用两种主要机制来维持稳定性：预期姿势调整（anticipatory postural adjustments，APA）和代偿姿势调整（compensatory postural adjustments，CPA）。预期姿势调整被描述为躯干和四肢肌肉在自我施加平衡扰动或重心运动之前的前馈激活。前馈表示肌肉在运动前收缩，而不是运动后收缩。

案例 13-1

举一个简单的例子，想象一下在站立时将手臂笔直地举起。在举起手臂之前，踝关节跖屈肌应收缩，将胫骨和身体其他部位向后拉，使重心稍微向后移动以准备举起手臂，使重心在手臂提升时始终维持在支撑面的中间位置。因此，预期姿势调整允许身体为即将到来的运动做准备，以便在预期运动结束时将重心保持在支撑面的中心。

预期姿势调整的作用是减少预期运动的任何已知的负面后果；如在案例 13-1 中，如果没有预期姿势调整那么将会向前摔倒。因此，要使预期姿势调整取得成功，必须事先了解任务和环境[9]。代偿姿势调整是当平衡受到干扰时发生的运动补偿（肌肉收缩）（也称为反馈运动策略）。代偿姿势调整会对预测或无法预测的干扰时的感觉反馈信息做出反应[10]。如果姿势受到意料外的干扰，代偿姿势调整是中枢神经系统恢复平衡的主要策略。在已知有干扰或计划变动的情况下，预期姿势调整和代偿姿势调整则协同工作。简单地说，预期姿势调整为身体运动做好准备，代偿姿势调整在运动期间和之后进行调整。

感觉信息对姿势控制至关重要。有助于姿势控制的感觉信息的主要来源是视觉、前庭和本体感觉系统。例如，视觉在控制预期姿势调整方面起着重要作用。为了证明视觉的重要性，Mohapatra 和 Aruin 测量了不同视觉条件下躯干干扰时的预期姿势调整。他们观察到，当受试者有视觉信息时，预期姿势调整显著增加；但当视力完全受阻时，预期姿势调整没有出现。这支持了视觉系统在预期姿势调整躯体应对干扰因素时，是一个必不可少的因素。前庭系统也参与了姿势调整的触发，它在同时存在躯体感觉或视觉信息时是必要的[12]。前庭系统作为重力的空间参考系统而发挥作用。在这种作用下，前庭系统对空间中头部和躯干方向的变化做出反应，但不受支撑面变化的影响[13,14]。最后，本体感觉信息为中枢神经系统提供有关身体相对于支撑面位置的信息，以及身体与支撑面的相互关系，身体各部在空间中的位置和运动。特定的感觉细胞（机械感受器）位于皮肤、关节和肌肉结构内，提供有关触摸、关节运动、肌腱和肌肉拉伸以及肢体运动速度的信息（见图 13-3）。当有足够的视觉信息和稳定的支撑面时，大多数平衡控制是来

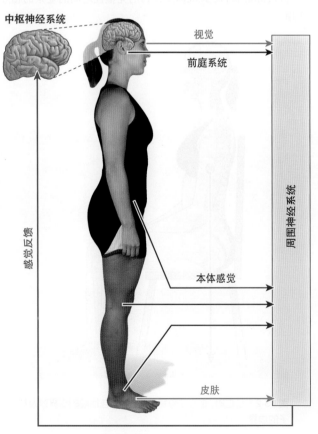

图 13-3 姿势控制需要周围和中枢神经系统的整合

表 13-1　姿势控制

姿势控制的参与者	作用
视觉系统[5,15] 三种不同的眼动系统为中枢神经系统提供与身体和环境相关的视觉信息	● **平滑追踪**：缓慢移动的目标的稳定提供了有关物体与身体位置关系的信息 ● **扫视系统**：当注视点改变时，负责双眼同时进行快速的小动作，提供有关物体与身体位置关系的信息 ● **视动系统**：当整个视野移动时，用于稳定视网膜上的图像，提供身体如何相对于环境移动的信息，如行走
前庭系统[12]	● 耳半规管内专门的机械感受器传递有关运动速率或角位移的信息，以及头部相对于重力的位置
本体感觉系统[5]	● 与疼痛、温度、触觉和本体感觉（关节位置）相关的来自周围的感觉信息 ● **肌梭**：检测瞬时肌肉长度（静态）和肌肉长度变化（动态） ● **高尔基体肌腱器官**：检测瞬时肌张力（静态）和肌张力变化（动态） ● **关节受体**：检测关节囊和相关韧带内张力的变化
预期姿势调整（APA）[8]	● 在给定任务所需的实际运动之前发生的姿势肌肉的离散性肌肉收缩。根据经验和感觉统合，运动输出被认为可以使身体为即将到来的任务相关的自我干扰做好准备
代偿姿势调整（CPA）[8]	● 肌肉的激活和运动模式是作为对感觉信息或反馈的反应。它们包括姿势肌肉激活或运动策略，主要目标是恢复平衡或恢复姿势控制

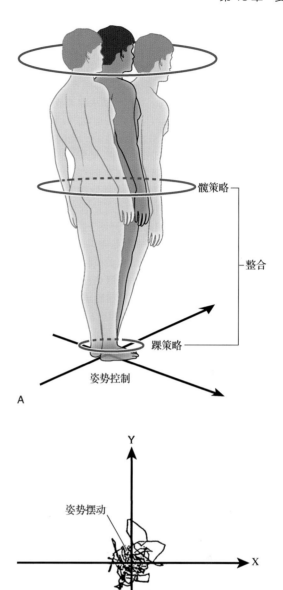

图 13-4　姿势摆动和稳定极限。A. 稳定性的维持是由踝、髋策略以及这两者的结合控制的。B. 记录了受试者站立在稳定平面上 60s 压力中心的运动轨迹

自下肢关节的本体感觉提供的信息。在不稳定的支撑面上，中枢神经系统将较少依赖来自视觉和前庭系统的本体感觉和重力信息，阐述了姿势控制中感觉信息的协调整合。总的来说，在观察静息姿势和运动时，了解多个系统的协同作用是很重要的，因为偏离力学对线可能表明了存在潜在的感觉、视觉或前庭障碍。认识到这些障碍可能有助于预测静态和动态姿势缺陷。**表 13-1** 总结了姿势控制的要素。

静态状态下控制姿势

　　静态姿势控制的稳定性在一定程度上取决于个体的支撑面。虽然本章强调静态姿势，但 "静态" 二字可能会有误导。除非身体的每个部分都支撑在固定的表面上，否则重力和惯性的影响会产生恒定的外力，从而在稳定极限内产生运动。这些运动的幅度是微小的，通常在视觉上难以察觉，被称为姿势摆动。因此，静态姿势不是一个单一的点，而是个体可以在其支撑面内维持重心和重力线的一个区域，并且无需调整支撑面的大小或迈步（**图 13-4**）[6]。静态姿势的维持取决于身体各部分的方向和完整性、静息肌张力和小幅度的肌肉激活。在静态直立姿

势下，尽管上颈椎是脊柱最灵活的区域但头部依然保持稳定（见第 4 章，脊柱）。这可能是由于小脑内丰富的肌梭及其与视觉和前庭系统的直接联系[15]。在直立站姿中—相对较小的支撑面和较高的重心之间的距离，导致了需要姿势控制的机制。它受支撑面、可用关节的活动度、肌肉控制和完整的感觉信息的影响。

姿势控制策略

　　三种基本的运动策略可以在相对静止的姿势下保持稳定

性：踝策略、髋策略以及两者的结合。**踝策略**通常是启用的第一种策略，用于对抗较小的外界干扰。作为最简单的策略，踝策略将身体的运动描述为围绕踝关节的倒立钟摆运动[16]。当姿势摇摆发生在前后方向时，观察到与摇摆方向一致的离散的远端到近端的肌肉激活模式。肌肉活动从踝关节开始，然后是大腿，最后是躯干。例如，当身体向后运动时，肌肉活动是从胫骨前肌开始，依次到股直肌、腹直肌[17]。当向前运动时，肌肉活动从腓肠肌开始，依次到股二头肌、竖脊肌。

第二种策略是**髋策略**，通常当外界干扰较大或支撑面更小时启动[1,17]。该策略的功能类似于多线钟摆，运动主要发生在髋部，因此肌肉激活由近端到远端[13,17]。在这种策略中，当姿势摇摆发生在前后方向时，肌肉激活开始于腹肌，之后是股四头肌。当摇摆从后向前时，由竖脊肌开始激活，之后是腘绳肌[17]。

虽然根据对身体的不同要求，髋关节和踝关节策略被描述为发生于不同的情况下的独立事件，但 Creath 及其同事认为这些策略在一定程度上始终存在，因此推断出第三种运动策略——同时发生的踝关节和髋关节策略的组合。所有这些策略中的肌肉激活模式都取决于环境的任务或需求，因此人们可以展示不同程度的踝、髋策略。

病例应用 13-2

平衡障碍通常与干扰正常体感整合的中枢或周围神经系统相关的病理学有关，如多发性硬化症或周围血管疾病等都会增加跌倒风险。这些病变会破坏踝关节的正常感觉处理，因此会限制踝策略的姿势稳定性。故可以采用髋策略进行以平衡训练为目标的康复，以适应这些远端的损伤。

有支撑和无支撑的直立坐姿

坐在椅子上会比站着更稳定。坐在椅子上提供了一个更大的支撑面，它包括了人和椅子的脚。同样，坐位的重心比站位更低。因此，支撑面越大，重心越低，稳定性越高。减少支撑面，坐姿就会相对不太稳定。从地板上抬起一只脚或两只脚，或减少椅子的支撑面，都会造成不稳定的环境。例如，坐在健身球上比坐在椅子上的环境更不稳定。

坐在固定的平面上比直立站立更稳定。在姿势要求上，无支撑坐姿（无躯干支撑）比有支撑坐姿要求更高，静止站立比无支撑坐姿要求更高。在坐姿中，大多数摆动是在前后方向观察到的。该系统被建模为单个倒立摆，旋转轴位于臀部，因此躯干和上部躯干被视为一个单一的刚性单元[18,19]。关于坐姿控制的最新证据表明，坐姿与静态站立相比，存在姿势摆动减少和代偿反应延迟的情况[18-20]。坐姿中姿势摆动的减少可归因于几个因素：①与椅子接触的身体部位的皮肤反馈更多，②坐姿支撑面更大，③重心和摆锤轴之间的距离相对较小。站立时，确定稳定性的距离是重心（骶骨中央附近）和脚踝处的轴心之间的距离。坐着时，确定稳定性是重心（胸骨中部）和髋关节的轴心之间的距离。

此外，关键的前庭和体感信息是在坐位下，通过对头部和颈部的扰动感知的。与视觉和前庭系统的直接连接以及关于头部相对于身体的位置和运动的信息的快速传递可能导致对内部和外部力矩的更快速的响应[21]。

病例应用 13-3

颈椎内视觉、前庭和躯体感觉系统之间的关系是一个相对较新的研究领域，涉及慢性颈痛、脑震荡、颈源性眩晕和挥鞭样相关疾病（whiplash associated disorder, WAD）。颈椎受伤的患者表现出平衡障碍和本体感觉受损。他们经常抱怨头晕，平衡或姿势控制有问题。研究发现，对颈部姿势控制起作用的肌肉进行特定的肌肉训练可以改善这些缺陷和症状[15]。

运动中的姿势控制

有时身体的运动是可以预期的（有计划的/能控制的），例如当一个人爬到架子上弯腰去拿东西，或者走到厨房。在其他情况下运动是无计划的，例如当一个人被从后面推了一下，在人行道上的裂缝上绊倒，或者站在地铁上时列车突然加速。与静态姿势控制一样，在运动期间计划内和计划外的情况下都需要姿势控制。最近的证据表明，预期和计划的运动策略涉及多个阶段的运动适应和肌肉的协同作用，这些与预先计划的运动直接相关，比保持直立姿势更复杂。预期姿势调整（APA）主要适用于保持姿势稳定性，并在计划运动前约100ms时出现[22-24]。

预期协同调整（anticipatory synergy adjustments, ASA）是在计划运动期间出现的另一种运动策略，其发生甚至早于预期姿势调整。这些协同作用通常有两种不同的模式，其中一个用于维持预期任务或动作的运动输出，另一个用于中断运动。预期协同调整是在计划移动前约250～300ms发生的运动协同效应或输出[25]。各种神经系统状况将影响运动协同作用的分离控制，并可能导致姿势控制不良或明显的运动协调障碍。

拓展概念 13-1
静止站立

虽然静止站立被认为是自动的，但最新的研究表明，皮层活动先于姿势（前馈）肌肉反应[26]。在从静止状态开始的运动中检查个体的姿势时，偏离理想状态和肌肉活动增加可能表明有姿势控制缺陷，可能需要后续检查。

拓展概念 13-2
保护受伤组织的姿势策略

急性肌肉骨骼损伤与肌肉激活模式的改变有关，从而使肌肉更早地被激活以保护受伤的组织。如果长时间保持这些运动策略，由于通过关节的负荷增加，运动和运动可变性降低，它们会对关节造成问题。这已经在患有慢性肌肉骨骼疾病的个体中得到证实，如腰痛、颈部疼痛、肩部撞击、外侧上髁炎和髋关节和膝关节骨关节炎[27]。

基本概念 13-1
姿势和平衡概述

- **姿势**：人体在空间中的方向或排列。姿势可以是静态的（即身体静止不动，如站立或坐着），也可以是动态的（即身体运动，如行走或跑步）。
- **平衡**：身体保持直立姿势，需要感觉运动、视觉或前庭反馈。
- **姿势控制**：维持、达到和恢复身体平衡的行为。
- **预期姿势调整**：在计划或预期的运动之前发生的特定躯干和四肢姿势肌肉激活，如伸手去拿桌上的杯子。预期姿势调整使身体为计划的运动做好准备，并在运动发生前约100ms进行。
- **代偿姿势调整**：代偿姿势调整是当平衡受到干扰时发生的肌肉激活，以恢复平衡或减少运动方向上的运动误差。代偿姿势调整对反馈（如视觉线索、关节和肌肉感觉受体）作出反应以确保运动的准确性。
- **预期协同调整**：当个体知道运动计划时，在预期姿势调整之前发生的运动策略。这些肌肉激活可能有两个目的：①维持任务或动作所需的运动；②提供允许运动中断的肌肉激活（为干扰做好准备）。这些发生在计划移动前约250～300ms。

姿势和姿势控制的动力学和运动学

在检查姿势和姿势控制时，我们需要考虑动力学和运动学的概念以及它们对骨骼肌肉系统的影响。作用在人体上的力通常被描述为发生在内部或外部。先前描述的平衡和姿势控制的肌肉反应是内部产生力的例子。需要提醒的是，内力是在体内产生的，可由主动肌肉收缩或被动组织张力（如静息肌张力、被动肌肉僵硬和关节囊和韧带的张力）产生[28]。外力是来自身体或身体部位之外的力，如重力（**图13-5**）。外力的其他例子包括手上携带的物体、与环境的物理接触（如地板、床）以及与另一个人的物理作用。在正常的日常活动中，重力作为恒定的外力作用于身体某一部分或身体的重心，产生微小的干扰和姿势摆动。在静态站立或坐姿中，来自主动肌肉和被动结缔组织的净内力和力矩负责抵消重力和其他物体施加的外力和力矩，以保持头部和眼睛保持水平的直立姿势。

病例应用 13-4

患有脑血管事件（即中风）及其伴随的脑损伤使一侧肌肉失去控制的个体通常表现出无法保持直立姿势。这种姿势控制的缺乏是因为无法产生足以抵消外部重力的主动内部肌肉力。每当治疗师检查患者时，都应考虑所有可能导致姿势异常的潜在因素。

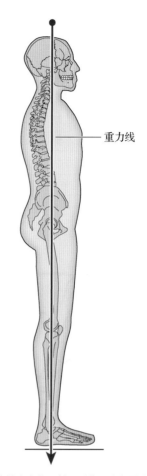

重力线

图13-5 最佳站立姿势下地面反作用力矢量和重力线形成的合力线的位置

地面反作用力

当身体与地面接触，或肌肉作用于关节产生关节压缩时，会产生一个相等且相反的力。在关节处，这种力称为**关节反作用力**（joint reaction force，JRF），而在站立或步行时地面产生的力被称为**地面反作用力**（ground reaction force，GRF）。该力有三个方向分量，分别对应于每个主平面。

地面反作用力的测量可以通过力传感器或测力板上产生的力的三维绘图来完成[29]。关于姿势控制和平衡的许多研究使用与**压力中心**（center of pressure，CoP）相关的测力板来测量。虽然整个脚部都与地面接触，但我们可以估计出一个作用点，它代表所有接触压力的总和。因此，压力中心是接触面上的计算应用点（理论）。压力中心测量已用于表示**地面反作用力矢量**（ground reaction force vector，GRFV）的相对位置和直立姿势下重心的位置。压力中心在时间序列中的路径或地图用于表示姿势摇摆期间重心的运动（**图13-6**）。在安静姿势下，地面反作用力矢量和重力线有重合，在人体关节上产生相等和相反的外力（见第1章）。

由于跨关节施加的内力和外力的组合，在关节处产生关节反作用力。肌肉激活，尤其是拮抗肌肉的协同激活是最大的内力，而重力是影响关节反作用力的最大外力。关节反作用力的总体增加可能导致涉及下肢的常见疼痛症状，如骨关节炎。

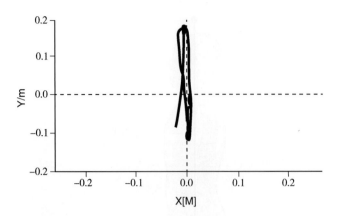

A　有控制的摆动

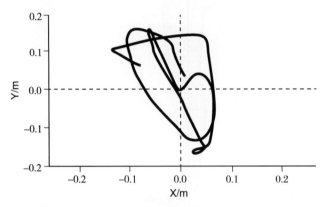

B　无控制的姿势摆动

图 13-6 　直立姿态下压力中心(CoP)的路径。A. 对站在稳定平面上的人的压力中心进行追踪显示, 在大约 30 秒的站姿期间, 前后摆动曲线呈正常节律。B. 对相对不受控制的姿势摆动的追踪

内、外力矩

　　站立或坐着时作用于身体各部分的内力和外力的总体影响, 由身体各部重心中重心作用线相对于关节旋转轴的位置决定。当重心作用线直接通过关节时, 不会产生力矩。但是, 如果重心作用线在偏离旋转轴一定距离处通过, 则会产生外部力矩。除非被动组织张力或肌肉收缩产生的内部力矩与关节相反, 否则该关节将发生旋转。外部或内部力矩的大小取决于施加的力和力矩臂的大小。需要注意的是, 力矩臂是关节旋转轴和施加力矢量之间的垂直距离(见第 1 章)。外部力矩的方向取决于重心作用线相对于关节轴的位置。

案例 13-2

　　如果重心作用线位于膝关节轴的后方, 则重力会在胫骨上方将股骨向后拉(膝关节屈曲), 从而产生一个膝关节外部的屈曲力矩。为了保持平衡, 身体必须产生相等且相反的内部伸展力矩(由股四头肌收缩产生)。这很容易通过进行部分下蹲来体验, 此时重心作用线位于膝关节轴的后方(即膝关节外部屈力矩)。如果你自己尝试, 你应该能够感觉到股四头肌被激活以保持这个姿势。在这种静态姿态下, 内外力矩之和为零。

基本概念 13-2
与姿势动力学和运动学相关的关键点

- 地面反作用力(GRF)是与地面接触期间作用在身体或身体部位上的相等和相反的力。
- 压力中心(CoP)测量是地面反作用力和地面反作用力矢量的理论应用点, 用于测量姿势控制和摇摆。
- 重心作用线和地面反作用力矢量是在静态直立姿势中相等和相反的重合向量。
- 力矩臂是从关节旋转轴到力矢量的垂直距离。

姿势评估 / 身体对位对线在物理治疗中的作用

　　通常情况下, 在任何医疗机构对个人进行的临床检查都是从视诊开始的。在物理治疗中, 视诊通常从观察病人的姿势开始。例如, 治疗师应该注意在进行治疗前, 病人是以怎样的方式躺在床上或坐在椅子上的, 或者病人是如何从椅子上转移到治疗师身旁的。在临床检查过程的早期, 这种初始视诊可用于帮助制定临床假设[33]。尤其重要的是, 治疗师经常通过对姿势的视诊提出三个主要问题: 患者可以做什么, 他 / 她是怎么做的, 以及他 / 她为什么这样做[33]? 问题的答案来自观察患者身体对位对线以及身体各部分的相对运动。将观察到的与标准身体对位对线和运动策略进行比较, 可以为临床决策提供信息。

　　姿势控制也被用作发育成熟的婴儿以及儿童运动和认知发展的预测因子[34]。评估各种姿势任务中的运动变化有助于确定对婴儿和儿童的干预措施[34]。姿势摆动和压力中心测量的评估也可作为对各种人群所有风险的决定因素[35,36]。此外, 对静息姿势的评估有助于确定骨骼肌肉系统疼痛的潜在原因[37,38]。观察姿势控制和静息状态的身体对位对线, 是所有对人体运动感兴趣的临床医生应在实践中发展的一项基本技能, 了解透彻身体对位对线是重要的第一步。

理想站立位的对位对线

　　理想的直立姿势是身体所有节段相对垂直对齐排列, 并且重力线穿过或尽可能靠近关节轴的位置(图 13-7)。重力线离旋转轴越近, 外部力矩越小, 因此需要的反向内部力矩越小。这对于以尽可能少的能量消耗保持直立姿势很重要。然而, 由于关节形状和结构的固有变异性, 重力线基本不可能直接穿过所有关节轴的位置。因此, **最佳姿势**是通过使外部力矩尽可能小而使内部力矩最小化的位置。此位置可能因身高、体重、年龄和性别等人体测量特征而异[39,40]。在与最佳对位对线发生较大偏差时, 可能会增加被动支撑结构的应变或需要高水平的激活肌肉, 因此识别和纠正这些偏差非常重要。

站立位姿势分析

　　临床上最常用的姿势评估是根据与重力线或铅垂线(一端有重物的线)相对应的垂直线对身体进行视诊。视诊通常从矢

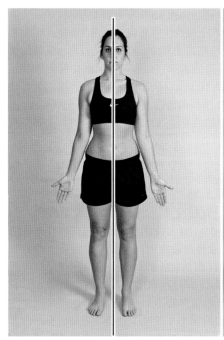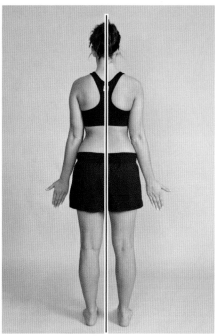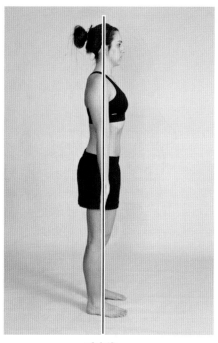

重力线　　　　　　　　重力线　　　　　　　　重力线

图 13-7　理想的直立姿势。身体所有节段相对垂直对齐排列，并且重力线穿过或尽可能靠近关节轴的位置

状面和冠状面两个角度进行。视诊评估已被证实仅具有有限的可靠性，因此在临床实践中，最好使用影像评估[41]。此类测量对于确定脊柱和四肢的角度方向有非常大的帮助[8,42]。照片也可以用来显示随着疾病发展、生长发育或治疗效果而发生的姿势变化。

　　一般来说，当从侧面观察人体时，重力线应该将身体分成相对相等的前后两部分。某些可目测的骨性标志将有助于观察相对于该重力线的姿势方向[43,44]。虽然正常姿势摆动意味着重力线与身体各节段的关系不是固定的，但本文将使用单一描述来确定身体各节段的理想方向。从侧面看，重力线将落在①耳朵正前方或与颞骨乳突对齐，②肩峰正前方，③通过髂骨中线，将髂前上棘和髂后上棘（anterior and posterior superior iliac spines, ASIS&PSIS）一分为二，④通过大转子，⑤股骨髁稍前方（髌骨后方），以及⑥外踝前方。当从正面或背面观察个体时，重力线应将身体等分为对称的左右两半[39]。头部应垂直，眼睛水平，肩部（锁骨）、骨盆（髂嵴）、髋部（大转子）和膝盖（髌骨）高度相等，重量均匀分布在双脚上。

站立位姿势分析：侧面观

　　通常在矢状面观察头部和脊柱的方向及角度。**表 13-2** 显示了按年龄段划分的脊柱在矢状面的平均角度。如**图 13-8** 所示，重要测量包括以下各项：
- **骨盆投射角**：从髋轴到骶骨终板中点的直线与垂直于骶骨终板中心的直线的夹角
- **骶斜率**：一条平行于骶骨终板的线和水平线形成的夹角
- **骨盆倾斜角**：水平线与髂后上棘和髂前上棘间连线所形成的夹角

表 13-2　按年龄段划分的脊柱在矢状面的平均角度[45,46]

节段	20~39岁	40~59岁	60岁+
颈椎	约9°前凸	约7°前凸	约22°前凸
胸椎	约38°后凸	约36°后凸	约45°后凸
腰椎	约61°前凸	约60°前凸	约56°前凸
骨盆投射角	52°	约54°	约53°
骶斜率	约40°	约40°	约36°
骨盆倾斜角	约8.74°(21~30岁)	约9.55°(31~50岁)	约9.54°(51~65岁)

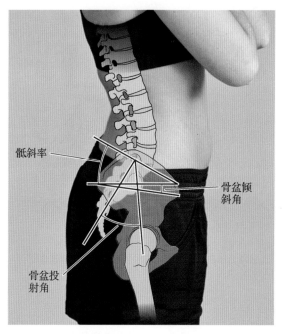

骶斜率　　　骨盆倾斜角　　骨盆投射角

图 13-8　图中骨盆投射角、骶斜率和骨盆倾斜角，演示了测量骨盆方位的各种方法

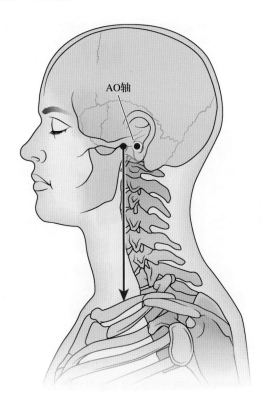

图 13-9 理想的头部对位对线显示耳朵应该与锁骨对齐

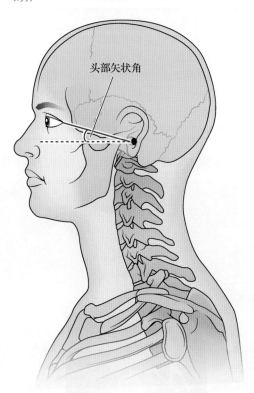

图 13-10 头部矢状角表明了头部在空间中的对位对线情况

头

在理想的对位对线中,头部应位于肩部上方,这样耳朵才能与锁骨对齐。重力线将正好穿过外耳道的正前方,或直接穿

过外耳道,接近颞骨的乳突(**图 13-9**)。它在 C_1 到 C_2 处旋转轴的稍前方,从而在颈椎上段产生颅骨的外部屈曲力矩。在水平方向上,眼睛的角度应略高于耳朵。这个角度被称为**头部矢状角**,由一条穿过外耳道的水平直线和一条从眼角外侧穿过的直线计算得出(**图 13-10**)[47]。头部应直接在身体重心上方对齐,重心正好位于 S2 节段的前面[45]。通过重力产生的外部屈曲力矩和头颈深部伸肌的主动肌力之间的平衡,维持头部在中立位。

脊柱

从颈椎到腰椎,脊柱应显示出不同程度的前凸和后凸(参见第 4 章的图 4-1)。通常使用 Cobb 角来描述脊柱量化的角度,Cobb 角是通过测量放射图像上椎体终板之间的区域特定角度来确定的(**图 13-11**)[48]。**表 13-2** 列出了脊柱区域角度的平均值。每个脊柱区域的脊柱弯曲度是相互影响的。例如,T_1 椎体终板角度的增加会导致颈椎前凸的程度增加。骨盆或骶骨倾斜度的增加或减少也会导致腰椎前凸角度的增加或减少[49,50]。**表 13-2** 所列出的与标准值的偏差已在许多疼痛性脊柱疾病中得到印证,并可能与健康相关生活质量的缺陷有关[51]。因此,脊柱曲度的视诊偏差可能需要进一步的放射学检查,因为恢复正常角度是许多脊柱外科干预的目标。

在冠状面上,重力线应该直接穿过躯干中线。在颈椎和腰椎,头部和躯干的重力线在脊椎前凸的关节轴略后方通过,而在胸椎,在脊柱后凸的情况下,头部和躯干的重力线恰好在关节轴线的前面通过。**表 13-3** 显示了在中立位和前移位之间,椎间盘上的应力和肌肉激活所产生的力的变化。

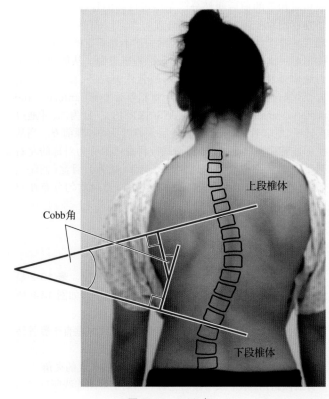

图 13-11 Cobb 角

表 13-3 中立位和前移位下椎间盘应力和肌肉激活的百分比增加情况[52]

节段	压缩强度 /kPa	剪切力 /kPa	肌力 /N
颈椎	+12%	−101%	+331%
胸椎	+29%	+87%	+55%
腰椎	+92%	+609%	+942%

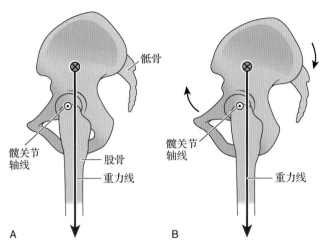

图 13-12 髋关节的理想对位对线、重力线和内力矩。A. 重力线穿过大转子，位于髋关节轴线的后方。B. 重力线后方位置在髋关节处产生外部伸展力矩，使得骨盆有在股骨头上有向后旋转的趋势。箭头表示重力矩的方向

骨盆和髋

骨盆和骶骨斜坡的矢状排列可以预测颈椎、胸椎和腰椎的方向[3,45,50,53]。在理想的站立姿势下，重力线应正好穿过骶骨前方（脊柱 X 线片上的 S₁），并位于髋关节旋转轴（股骨头）稍后方[39]。骨盆的髂前上棘（ASIS）通常很难触诊和观察到，但据描述它略低于髂后上棘（PSIS），使骨盆位于略微前倾的位置[54]。因此，重力线位置在骶骨上产生外部屈曲力矩（回旋）并在髋关节上产生外部伸展力矩[55]。在正常安静站立时，髋关节外力矩被髋部屈曲肌群的活动抵消（图 13-12）[56]。

膝

在膝关节处，重力线在关节轴（股骨髁）稍前方和髌骨后方穿过，产生一个膝外部伸展力矩[55]。这个小的外力矩臂几乎不需要腘绳肌的激活，但可通过激活腓肠肌近端附着的肌肉来控制。

踝

在最佳直立姿势中，踝关节处于跖屈和背屈之间的中立位置。重力线在踝关节旋转轴（外踝）前方通过[57]。这个外部力臂产生一个外部背屈力矩，被腓肠肌 / 比目鱼肌群的内部肌力抵消[55,56]。比目鱼肌持续在收缩，并包含许多 I 型肌纤维，

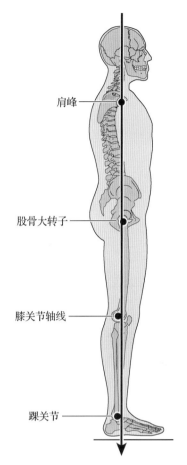

图 13-13 标有骨性标志的理想站立位姿势

所以它有作为姿势稳定器的作用。此外，腓肠肌的作为跨双关节肌肉，其近端附着于膝关节轴近端，能同时促进脚踝处的跖屈内力矩和膝关节屈曲内力矩[58]。

图 13-13 展示了标有骨性标志的理想站立姿势（侧面观）。表 13-4 概述了站立时矢状面的对位对线。

站立位姿势分析：冠状面

无论在冠状面的前面或后面观察姿势时，重力线应将身体分成相等且对称的两半，身体各节段的高度和位置相同。在前面观和后面观中，头部位置应该是垂直的，没有明显的倾斜或旋转，面部应该被分成相等的两半。眼睛、耳朵、锁骨和肩膀应该在各自在同一平面并保持水平。

从后面观看，肩胛骨应与胸部齐平，位于第 2 至第 7 肋骨之间，两侧肩胛下角高度相等且与脊柱等距。髂嵴应水平并与地面平行。髂前上棘和髂后上棘均应与重力线以及髋、膝和踝关节轴保持水平并等距。当观察每个身体节段时，股骨和胫骨应该是垂直的，两髌骨高度相等并朝向前方，两内踝和两外踝彼此等高，脚朝向正前方。在冠状面上，通过左右两侧的平衡以及四肢内外侧的肌肉力量来维持稳定性[58,59]。

表 13-5 和 13-6 概述了前面观和后面观中站立姿势的对位对线情况。

表 13-4 直立位在矢状面上的对位对线[3]

关节	重力线	外力矩	被动反作用力	主动反作用力
颅颈 C_0-C_1	稍前方	屈	项韧带和翼状韧带;覆膜寰枕后膜	头后大直肌和头后小直肌,头半棘肌和颈半棘肌,头夹肌和颈夹肌
颈椎	后方	伸	前纵韧带,前纤维环纤维,关节突关节关节囊	前斜角肌,头长肌和颈长肌
胸椎	前方	屈	后纵韧带,棘上韧带和棘间韧带,关节突关节关节囊,后纤维环纤维	胸最长肌,胸髂肋肌,胸棘肌,胸半棘肌
腰椎	后方	伸	前纵韧带和骶腰韧带,前纤维环纤维,关节突关节关节囊	腹直肌,腹外斜肌和腹内斜肌,腹横肌
骨盆(骶髂)	前方	屈(回旋)	骶结节韧带,骶棘韧带,骶腰韧带,骶髂前韧带	腹外斜肌和腹内斜肌,腹横肌
髋关节	后方	伸	髂股韧带	髂腰肌
膝关节	前方	伸	后关节囊	腘绳肌,腓肠肌
踝关节	前方	背屈	跟腱僵硬	比目鱼肌,腓肠肌

表 13-5 站立姿势的对位对线:前面观

身体部位	重力线	视诊
头	直接穿过额头、鼻子、下巴中间	眼睛和耳朵水平且对称
颈/肩/手臂	在颈部会厌中线处一分为二	左右肩颈之间的夹角对称,锁骨对称,双臂自然下垂并与躯干等距,手掌朝向大腿,拇指向前
躯干	穿过胸骨和脐的中线	胸腔及肋骨角度对称,腰部角度对称
骨盆/髋	将骨盆一分为二,直接通过耻骨联合	髂前上棘水平
膝	通过两膝之间,与两侧股骨内侧髁等距	髌骨对称,朝向前方
踝/足	通过两踝之间,与两侧内踝和第一趾骨等距	踝关节对称,脚与脚趾都在一条直线上垂直对齐,没有重叠或偏移

表 13-6 站立姿势的对位对线:后面观

身体部位	重力线	视诊
头	直接穿过头部中间	眼睛和耳朵水平且对称
颈/肩/手臂	将颈部一分为二	左右肩颈之间的夹角对称,肩胛骨与胸部齐平,高度相等。双臂自然下垂并与躯干等距,鹰嘴朝后
躯干	穿过脊柱的中线,将躯干一分为二	胸腔及肋骨角度对称,腰部角度相等
骨盆/髋	将骨盆一分为二,通过臀裂,与两髂后上棘等距	髂后上棘水平
膝	通过两膝之间,与两膝内侧关节等距	腘窝对称,朝向后方
踝/足	通过两踝之间,与两侧内踝等距	跟骨和跟腱垂直

基本概念 13-3
姿势评估

临床上的姿势评估是从侧面和前后面进行的。在侧面观中,重力线应将身体一分为二,身体分成相等的前部和后部。在前面观和后面观中,重力线将身体分成两个对称的部分。使用照片可以提高姿势测量的可靠性和准确性,并能捕捉到随时间变化的改变。放射学图像更准确,可用于测量脊柱曲度。然而,X 线辐射暴露可能是不必要的。

理想坐姿

坐姿受个体就坐位置表面所影响。坐姿的整体目标是保持身体的力线稳定,同时最大限度地减少能量消耗和对身体结构的压力。坐姿有许多种不同类型;四种常见的如**图 13-14** 所示。主动直立坐姿,即一个人在无支撑下尝试尽可能坐直的姿势,通常被认为是理想的坐姿。这种姿势对力量的影响与放松直立坐姿、松垮和懒散坐姿不同。在某种程度上,坐姿比站姿更复杂。与站姿一样,必须考虑相同的重力力矩。但此外,我们还必须考虑当身体的各个部分,例如头部和背部,与椅子的

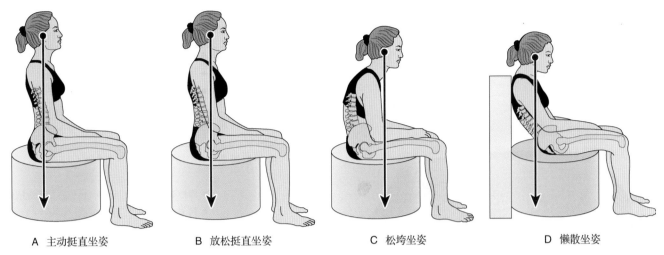

A　主动挺直坐姿　　　　B　放松挺直坐姿　　　　C　松垮坐姿　　　　D　懒散坐姿

图 13-14　常见坐姿

各个部分接触时产生的接触力,例如脚踏板和座椅靠背。椅子或凳子为身体各个部分提供支撑的位置和数量可能会改变身体部位的位置,从而改变身体结构上的应力大小。

尽管经常提倡理想的坐姿,但支持该姿势的定量数据有限[60]。在主动直立坐姿时,重力线穿过靠近头部和脊柱关节轴。与主动或放松直立坐姿相比,在松垮坐姿下,重力线在颈椎、胸椎和腰椎的关节轴上更靠前的位置。因此,可以假设,与其他坐姿相比,松垮坐姿需要更多的肌肉活动。与这些预期相反,研究人员发现,与放松直立坐姿和无支撑的松垮坐姿相比,保持主动直立坐姿需要更多的躯干肌肉参与并且其中一些肌肉的激活程度增加[61]。屈曲放松(flexion relaxation)现象或许提供了一个为什么松垮坐姿比主动直立坐姿需要更少的肌肉活动的可能原因。屈曲放松是肌肉活动的停止,被证明了不论在坐姿或站立姿势下,躯干屈曲期间背部后伸肌群的肌电处于静息状态。

与无支撑坐在前倾座椅上相比,在有座椅靠背的标准办公椅上就坐会导致骨盆后倾姿势增加以及腰椎前凸变平[62]。有趣的是,尽管存在靠背支持,坐在办公椅上会导致姿势摇摆和肌肉激活程度增加。在背部支撑位置下肌肉激活增加的这一发现很有趣,因为大多数其他关于坐姿和疼痛的研究调查了无支撑坐姿的影响,因此可能没有考虑在标准办公椅上对脊柱的需求[61,63,64]。

> ### 病例应用 13-5
>
> 在美国,腰痛是导致残疾的主要原因之一[65]。许多腰痛的人表示说在坐姿时症状加重。与站立姿势相比,疼痛的加剧可能来源于坐姿中腰椎和骨盆姿势改变。例如,患者描述坐在标准椅子上会加剧他/她的腰痛,这可能是因为前凸曲度的减少而加剧了疼痛。询问患者加重和缓解疼痛的姿势可能有助于深入洞察机械性腰痛的根本原因。

理想力线的常见偏移

疼痛的影响

在病理学和针对健康个体进行的实验研究中,有大量的

文献是关于疼痛在姿势和运动的作用。疼痛的存在会改变肌肉活动并导致姿势或动作的改变。出现疼痛时这些姿势的改变或许可以被视为急性损伤后立即产生的积极(保护)作影响或慢性病中的不良(代偿)影响[66]。例如,通常很容易通过观察一个人的姿势来识别疼痛的肢体或节段。当疼痛出现在负重肢体时可以经常观察到负重从疼痛侧转移出去。在脊柱中,疼痛可能随着正常脊柱曲线的变化而出现。Harrison 及其同事对比了健康(n=72)、急性颈部疼痛(n=52)和慢性颈部疼痛(n=70)受试者的颈椎前凸情况[67]。他们发现,与健康受试者相比组,疼痛受试者的前凸减少,慢性疼痛组表现出最小的前凸。脊柱角度线性排列的变化,如头部前倾或懒散姿势,与腰椎间盘的压力和张力的变化以及维持该姿势所需的肌肉活动的变化息息相关[52,68]。保持这一异常脊柱位置需要在重力产生的外部力矩与结缔组织结构(被动)或肌肉支撑(主动)产生的内部力矩之间取得平衡。重要的是,肌肉激活引起的内部力矩进一步增加与关节内和关节外结构的压力增加有关。其他实验性疼痛研究表明,在出现腰痛和颈部疼痛时,脊柱的稳定性肌群激活增加,同时姿势摇摆增加[69-72]。实验性的下肢肌肉疼痛也会改变姿势控制并对姿势稳定性造成挑战,可能表现为使用上肢进行支撑或难以在姿势之间转换[73,74]。

脊柱侧弯

脊柱中常见的姿势偏移就是脊柱侧弯,这是一种导致脊柱过度弯曲的病症。脊柱侧弯最容易在冠状面观察到(见图 13-10);然而,我们必须认识到侧弯是三维的。例如,脊柱侧弯经常发生在横断(旋转)、矢状(屈/伸)和冠状(侧屈)面。这些交叉平面上的侧弯的发生是因为脊柱小关节并不处在一个平面上。因此,冠状面中的侧弯将导致水平面上的相联变化。这是经典的描述肋骨驼峰状隆起所应用的基础,通常作为脊柱侧弯早期诊断的检测(图 13-15)。侧弯通常以凸面的方向和异常的位置来命名,比如右胸椎脊柱侧弯表明侧凸的峰值出现在脊柱胸椎段的右侧(图 13-16)。脊柱侧弯实质上可能是结构性或功能性的,可以发生在任何年龄,但成人发病较少见。结构性脊柱侧弯的特征是不可逆的骨和软组织变化。结构性脊柱侧弯最常影响胸椎并导致同侧肋骨驼峰式隆起(见图 13-15),同时

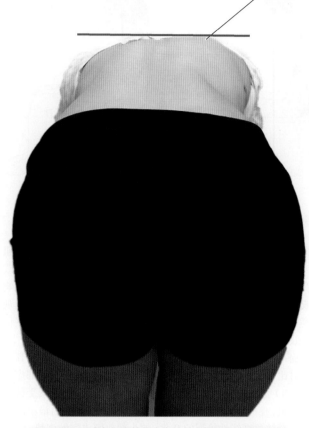

右侧肋骨驼峰状隆起

图 13-15 一名年轻脊柱侧弯女性其右侧肋骨驼峰状隆起

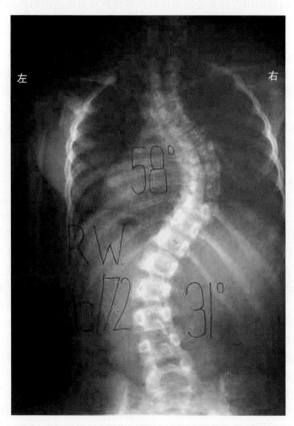

图 13-16 脊柱 S 形侧弯，腰椎左侧侧弯和胸椎右侧侧弯

表 13-7 脊柱侧弯的分类

类型	发病年龄	风险因素和并发症	替代分类
先天性	胚胎发育期间发展	● 在男孩中更常见 ● 婴儿期确诊 ● 可能直到晚期才会被人注意到	早发性脊柱侧弯 5 岁以下发病
婴儿期	3 岁及以前诊断 胸部位置最常见	● 弯曲角度超过 30° 有呼吸系统并发症的风险	
儿童期	4～10 岁	● 脊柱弯曲度大于 10° ● 特发性、先天性或神经肌肉性 ● 在 25°～50° 之间考虑矫形器	迟发性脊柱侧弯 6 岁以后发病
青少年	10～18 岁	● 脊柱弯曲大于 10° ● 女孩患病率较高 ● 原因是特发性或多因素的，包括遗传、激素、代谢状况 ● 在 25°～50° 之间考虑矫形器	
成年	骨骼发育完全成熟后 总体在 18 岁之后	● 特发性是骨骼成熟后青少年脊柱侧弯的进展 ● 退行性脊柱侧弯是椎间盘退变和小关节退变导致脊柱楔形畸形的结果	

脊柱其他区域出现代偿性反向弯曲。功能性脊柱侧弯与一些潜在原因有关，例如腿长差异，一旦原因得到纠正，就可以逆转。脊柱侧弯有许多种分类，主要是根据发病年龄来进行区分（**表 13-7**）。脊柱侧弯可能是特发性的（原因不明），也可能是由于神经肌肉、遗传、环境或代谢性继发性生长调节的化学因素等潜在原因，任何一种因素的循证支持都有限[75]。

脊柱异常

其他常见的脊柱异常包括过度后凸、脊柱关节退化和椎体滑脱。虽然后凸是胸椎的正常生理曲线，但老年人可能会出现胸椎过度弯曲的情况。这种情况被称为过度后凸，可能与椎体压缩性骨折有关或由其引起[76]。脊柱关节退化是指椎间盘厚度变薄及关节突小关节、关节囊和韧带肥大，通常与衰老相关。脊柱关节退化可能与疼痛性疾病，如脊髓病变或神经根病有关[77]。任何与颈部或背部相关的急性肌肉疾病也可能表现为颈椎或腰椎区域的前凸缺失；然而，这通常是短期的，不被认为是脊柱关节退化。椎体滑脱是一种上方椎体向前滑动到下方椎骨前侧的情况。可能由于椎体节段退行性病变、双侧椎弓根骨折或外伤所致。腰椎过度后伸（例如，通常见于体操运动员和足球边锋）是此类损伤的常见机制。通常，这类损伤见于下腰段。这类损伤会导致各种不同腰椎姿态的出现，从腰椎过度前凸到腰椎变平[78]。

在颈椎处的头部前倾姿势也很常见，这往往与长时间处于肌肉控制不良的姿势有关。它的特点是头部位于肩带前方，同时包括了颅颈部后伸、颈椎下段屈曲和肩带处于靠前位置的一个综

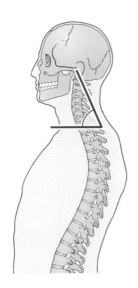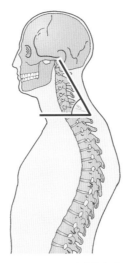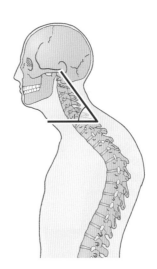

图 13-17 头前伸姿势

合姿态（图 13-17）。这个位置的测量已经通过数字化摄影进行验证，使用从 C₇ 最后面的点到地平线的线以及从 C₇ 到耳屏后部的线形成的角度[79,80]。许多疼痛性肌肉骨骼疾病，如颞下颌功能障碍、颈源性头痛和力学性肩痛，都与这种姿势有关[81-83]。

肩胛带

肩胛骨错位或异常运动在所有年龄段都很常见[84]。鉴于肩胛胸壁关节的稳定性取决于适当的肌肉力量（见第 7 章），这并不奇怪。翼状肩胛被定义为肩胛骨的整个内侧缘未与胸壁

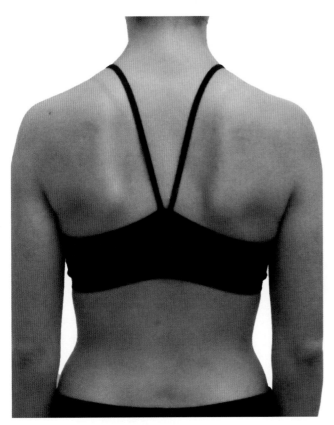

图 13-18 翼状肩胛骨

齐平，伴随着肩胛骨处于过度内旋的位置（图 13-18）[85]。该位置可能是由于前锯肌或菱形肌的肌肉无力引起的。肩胛骨过度前倾被认定为是指肩胛骨的下角远离胸腔和胸廓的位置，这也经常与胸小肌长度缩短有关[84,86]。许多肩部疼痛症状与肩胛骨不良对位和位置有关，因此对该区域进行彻底的临床检查至关重要。

腰 - 骨盆和髋关节的异常

在矢状面上通常可以观察到过度的骨盆前倾或后倾。这两种姿势都可能是肌肉长度不足的结果，骨盆前倾与髋屈肌长度减小相关，骨盆后倾与伸髋肌群（例如腘绳肌）长度减小相关。骨盆前倾通常会伴随腰椎前凸和髋关节屈曲的增加，从而对腰椎的关节突关节增加更大的压力（图 13-19）[87]。相反，有一种骨盆向前位移同时伴随着躯干上部向后位移（向后摇摆）的姿势经常被称为后摆姿态（图 13-20）。这种姿态的特点是腰椎前凸和胸椎后凸增加。髋部伸展的相应增加允许人能够将地面反作用力（GRF）保持在髋关节后方，并使用髋关节前侧韧带进行支撑。摇摆姿态通常与髋关节前侧疼痛的增加有关，并且导致对腰椎椎间盘的压力增加[37,87]。

膝盖

膝反弓（genu recurvatum）（站立时膝关节过伸）是膝关节处于伸展≥10° 的位置（图 13-21）[88]。在这个位置，重力线比典型位置距离膝关节轴更加靠前，从而增加了膝关节后关节囊和韧带结构的拉伸应力。有证据表明，膝关节以增加的松弛度进入到过伸状态可能会增加前交叉韧带损伤的风险[89]。膝关节在冠状面的常见偏移包括膝内翻和膝外翻（图 13-22）。膝内翻（弓形腿）是当双脚并拢时胫骨远端相对于股骨形成内侧成角。它通常涉及股骨和胫骨。新生儿到 3 岁左右的儿童中发现膝内翻是正常的[90,91]。然而，在成人中，膝内翻的出现是膝关节内侧间室骨关节炎发生或发展风险增加的预测因素[38,92]。在此对位排列中，重力线从内侧传递到膝关节轴，对内侧关节结构施加了更大的压力。内侧半月板和胫股关节表面的关节

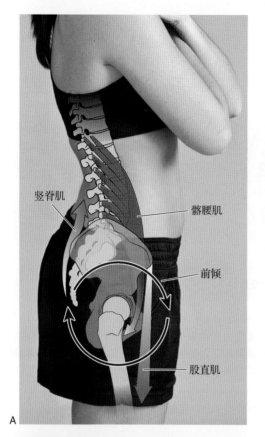

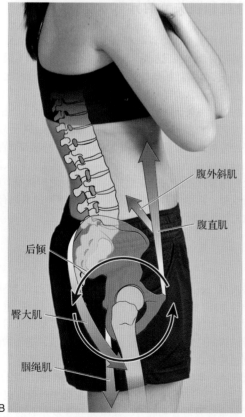

图 13-19　A. 骨盆前倾。B. 骨盆后倾（*From Houglum P,
Bertoti D. Brunnstrom's Clinical Kinesiology, 6E. Philadelphia,
PA: F. A. Davis; 2012, with permission. From Samuels V.
Foundation in Kinesiology and Biomechanics. Philadelphia,
PA: F. A. Davis; 2018, with permission.*）

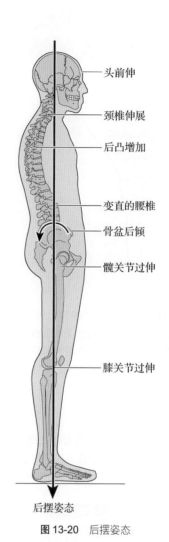

图 13-20　后摆姿态

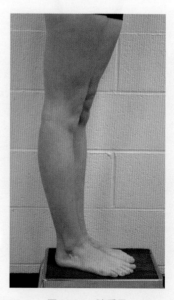

图 13-21　膝反弓

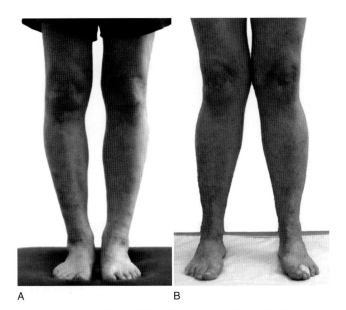

图 13-22　膝关节常见姿势偏移。A. 右腿内翻。B.膝外翻

负荷增加可能会造成超出组织耐受水平的物理应力，从而导致组织破坏，就如骨关节炎的发展或进程所示[38]。膝外翻（内扣膝）指的是胫骨远端相对于股骨形成外侧成角。膝外翻患者可能站立时膝盖相互接触，但双脚无法并拢。这种成角在 3～7 岁儿童中出现是正常的，但应在青春期左右消失[90,91]。膝关节外翻角的增加将重力线（LoG）置于膝关节轴的外侧，增加了对外侧关节结构的压力。在膝骨关节炎患者中，膝外翻与内侧间室软骨退化的进展和发育减少以及外侧间室的压缩负荷增加有关[38,93]。外翻成角在静态和动态活动期间可能与髌股关节的应力增加和疼痛有关，同时可能与 ACL 损伤的发生率增加有关[94-96]。

踝、足和趾

由于足的复杂性，姿势的线性对位可能非常的多变。足部姿势最常见的描述词是中立位（neutral）、足弓塌陷（pes planus）或弓形足（pes cavus）（图 13-23）[97]。有许多不同的方法可以对这些不同的足部类型进行分类，但对于姿势分析，只需要视诊即可[98]。处于中立位的足被描述为后脚（跟骨和距骨）和前脚都有良好的对位对线。在中立位，沿着胫骨后部中线和跟骨后部中线所画的两条线应该是平行的。扁平足是最常见的足部姿势异常[98,99]。足弓塌陷，也称为足旋前或扁平足，可以由低足弓伴足后跟（跟骨）外翻成角或低足弓伴前足内翻成角组成，亦或两者兼而有之。足部异常和足部姿态领域的研究表明，足的过度旋前与下肢损伤、腰痛发生率增加、步态动力学改变以及步行速度减慢和生活质量评分降低有关[98,100-102]。这些步态偏移可能会导致压力的增加，以及随之对动力链更远端的结构造成损伤或疼痛。此外，Molines-Barroso 及其同事在一项针对糖尿病和足部感觉障碍患者的横断面研究中发现，足旋前的人与足旋后或足部中立位的人相比，溃疡发生率更高[103]。这些研究表明足部旋前的可视化检查可能有助于识别有某些个体的损伤或疼痛症状的风险，这些风险可能会增加他们的残疾程度。

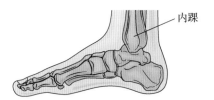

A　中立位

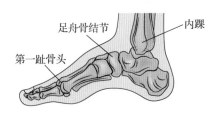

B　弓形足(高足弓)

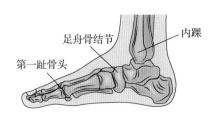

C　足弓塌陷(扁平足)

图 13-23　常见足部姿态

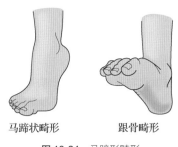

马蹄状畸形　　　跟骨畸形

图 13-24　马蹄形畸形

弓形足通常被称为足旋后或高足弓。该类型足部结构可以是足后跟内翻的高足弓、前足外翻的高足弓或两者兼有（见第 12 章）。与足旋前相比，关于弓形足的文献要少得多；然而，有一些证据表明，高足弓会增加踝关节的不稳定性和应力性骨折的发生率[104,105]。关于步态的运力学研究表明，与扁平足或中立足相比，站立相的弓形足在承重反应期和站立中期表现出较少的运动[101,106]。这种运动的减少可能会导致对地面反作用力的吸收减少，并增加足部、脚踝和下肢的压力。

马蹄足畸形通常与各种神经系统疾病和偏瘫有关（图 13-24）[107,108]。在脑瘫儿童中，这些畸形与明显的步态偏移和近端肢体代偿有关，如骨盆过度旋转、髋关节屈曲和内旋增加[109]。在一些人群中，与健康对照组相比，这些代偿导致了力学做功和能量消耗的增加[110]。在 49 名患有偏瘫和马蹄足畸形的成年人中，Manca 及其同事发现受试者表现出

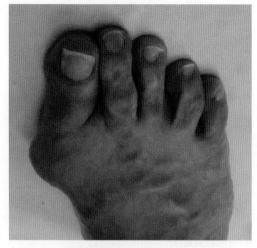

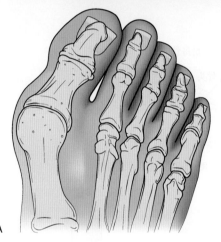

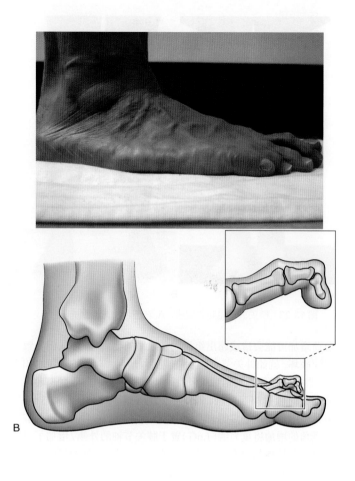

图 13-25 异常足趾力学对线

多种的不同步态偏移和速度变化[108]。脚踝和足部畸形的严重程度与较慢的步行速度和较大的上肢运动代偿有关。这组患者的步行速度与家庭和社区活动的受限有关。尽管神经系统疾病的复杂性促成了这些速度差异，但对于临床医生来说，了解马蹄足的位置可能对延缓步态进阶是很有必要的。

站立位时脚趾排列对位异常通常提示足部骨骼和软组织疾病（图 13-25）。踇外翻是第一脚趾常见的进行性畸形，表现为第一脚趾外展或向外侧偏移，同时第一跖骨向内侧偏移（图 13-25A）[111]。女性比男性更加常见，但患有扁平足和更高身体质量指数的男性比没有扁平足的男性风险更高[112]。它通常与踇趾囊肿有关，踇趾囊肿是第一脚趾底部的骨性肿块，可造成疼痛，通常需要手术矫正。除了影响第一脚趾外的其他畸形还包括槌状趾、锤状趾（图 13-25B）和爪状趾。这些畸形通常是足部内在和外在肌肉之间异常张力导致关节位置改变的结果（表 13-8）。诸如此类的畸形可能是由于外伤、不合脚的鞋子、结缔组织疾病、神经肌肉疾病或代谢疾病造成的[113]。应特别注意观察这些畸形，因为它们会导致姿势控制受损，并可能导致近端肢体异常的代偿压力[114]存在足部疼痛的老年人与没有足部疼痛的人相比，跌倒的风险更高[114]。

表 13-8 异常的足趾姿势

畸形	第一跖趾关节	近端趾间关节	远端趾间关节
杵状趾	中立位/伸位	中立位/伸位	屈位
锤状趾	中立位/伸位	屈位	中立位/伸位
爪形趾	伸位	屈位	屈位

影响姿势的神经系统疾病

保持直立姿势依赖于肌肉骨骼系统的机械特性和中枢神经系统的完整性之间的相互作用。影响这些系统中的任何一个的条件将导致姿势控制改变和异常力学对线。偏瘫是一种由于大脑、脑干或脊髓神经损伤而导致身体一侧肌力较弱的病症。患有左侧或右侧偏瘫的人会有直立姿势和躯干控制困难。姿势力学对线异常可能表现为身体向瘫痪（弱）侧倾斜或全身瘫软。这种偏瘫侧的倾斜归因于肌肉无力，因为较弱的肉无法抵消重力产生的外部力矩。倾斜可能会因身体在空间中位置的感官知觉受到额外损害而受影响。

影响脊髓的损伤或疾病也可能导致损伤平面远端的运动或感觉功能的完全或部分丧失，以及视觉和躯体感觉系统的重

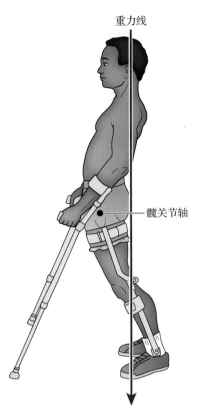

重力线

髋关节轴

图 13-26　截瘫患者通常通过向前移动骨盆来保持直立姿势，这将重力线置于髋关节轴的后方。外伸力矩被髋关节前韧带的内屈力矩(被动阻力)抵消

关节后部结构产生被动张力以保持直立。如有必要，可以使用额外的支撑来保持这些关节位置，以便在没有肌肉活动的情况下站立。在坐姿中，胸段上方的损伤通常会导致躯干弯曲的姿势，因此其稳定性来自脊柱后部韧带和关节囊的被动僵硬以及椎体的前部压缩。

全生命周期的姿势变化

姿势控制和平衡的缺失会对任何年龄的人的功能产生负面影响[114, 116]。姿势稳定性随年龄而变化。在一项针对 6～97 岁的 1 724 人的研究中，Schwesig 及其同事发现年龄与姿势稳定性之间存在显著的非线性关系[117]。他们发现在这个人群中，年轻人的姿势稳定性降低，在青春期和 30 多岁之间达到顶峰，并且在 40～70 岁之间下降幅度最大，在 80 岁之后出现显著限制[117]。该信息对临床医生很有价值，因为姿势稳定性下降与跌倒风险增加有关[114, 116, 118]。

成人和老年人

静态对位对线偏移可能是个人为促进姿势稳定性而采用的代偿机制的结果。例如老年人可能会通过前倾或用上肢寻求支撑。

脊柱、骨盆和下肢矢状线与年龄相关变化很常见(图 13-27)[119-124]。颈椎前凸的改变会影响成人胸椎的后凸量，或受其影响[50, 125, 126]。在事实上，与颈椎前凸正常的人相比，颈椎前凸减少的人的胸椎后凸减少了约 10°[125]。同样，Lee 及其同事使用放射学测量来证明 T1 椎体的斜率是确定颈椎矢状面对齐的关键因素[50]。保持这种力学对线对保持直立姿势和水平视线是不可或缺的一部分。许多研究表明，随着年龄的增长，脊柱相对于骨盆的前移增加[87, 119, 124, 127]。这种前移从七十到九十岁迅速增加[124]。脊柱相对于骨盆的前移变化可以通过腰椎骨盆脊柱或下肢位置的改变得到代偿[77, 121, 122, 128, 129]。常见的代偿包括腰椎前凸减少、胸椎后凸增加和骶骨倾斜度减少，骨盆后倾增加[77, 121, 122, 129, 130]。如果没有这些代偿，个体的重

组[115]。这部分患者可能依赖于肌肉骨骼的被动支持结构系统以保持直立姿势。不完全脊髓损伤患者通常通过向前移动骨盆来保持直立姿势，这样重力线比正常情况更靠近髋关节后部和膝关节前部，从而在两处都产生外伸力矩(图 13-26)。这使个人能够依靠被动的内部力矩来保持直立姿势。具体来说，一个人可以使用更大的髋关节前韧带来抵抗髋部的外伸力矩，而膝关节后侧关节囊和韧带可以用来抵抗膝部的外伸力矩。随着重力线通过踝关节前方，产生一个外部背屈力矩，使跟腱和踝

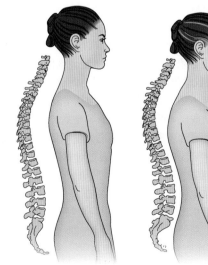
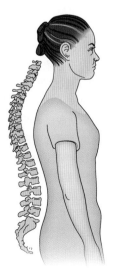
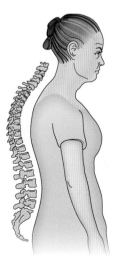
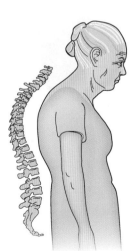

图 13-27　整个生命周期的姿势变化

心在支撑面内向前移动需要更多的肌肉发力来保持直立姿势。老龄化人口中伴随的肌肉丢失可能会增加跌倒的风险，并与40～70岁之间姿势稳定性的快速下降有关。这些姿势变化也与健康相关生活质量指标的降低有关，这表明姿势偏差的显著增加可能会影响整体幸福感。

妊娠

妊娠与许多生理变化有关，包括腹部和乳房的重量增加以及韧带和其他结缔组织的松弛[131]。这些生理变化通常与姿势力线的改变以及随后的腰、骨盆带和腿部的不适有关（图13-28）[131-133]。与未孕女性相比，孕妇表现出胸椎后凸的显著增加、腰椎前凸减少和骶骨的后倾[133,134]。随着腹部尺寸的增加，重心维持在支撑面上可能会导致颅颈区域和下肢的代偿性调整[135]。由于轴向负荷和向前的剪切力的增加，主诉为腰部和骨盆带的肌肉骨骼疼痛很可能与在腰椎和骨盆处增加的应力相关。子宫扩张导致腹部和盆底肌肉组织的扭曲也可能导致

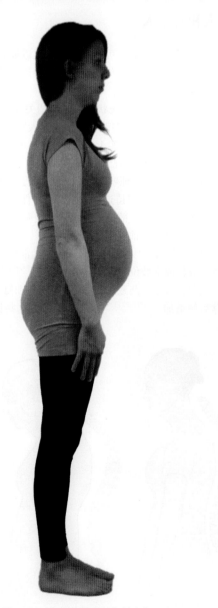

图 13-28　与怀孕相关的姿势变化

姿势稳定所必需的运动控制发生变化[136,137]。McCrory 及其同事发现，怀孕的女性走路初始触地时冠状面活动度更大，步宽增加，胸部伸展更大[138]。这些步态偏差可能因个体的特征（例如体重增加、重量分布和身高）而异。

> **基本概念 13-4**
> **整个生命周期的姿势变化**
>
> 姿势稳定性在整个生命周期中都会发生变化，稳定性的峰值出现在 18～30 岁，但在 40～70 岁迅速下降。
> - 有趣的是，女性前交叉韧带损伤的高峰年龄在 14～18 岁，是在姿势稳定性达到高峰之前。
> - 妊娠会导致重心向上和向前移动，身体可能会通过的增加腰椎前凸（后倾）来适应，以重新将重心置于支撑面上方。
> - 男性和女性髋部骨折的最高发生率发生在 50 岁以后，也就是在姿势稳定性迅速下降的时期。
> - 评估年轻女性或 50 岁以上成年人的直立姿势和平衡控制，可能是帮助识别肌肉骨骼损伤风险的一个很好的临床筛查工具。

动态姿势变化：运动学和动力学

在转移过程中控制身体力学对线对于日常生活中的功能活动至关重要。在检查动态活动时，需要了解正常的运动学和动力学功能。

从坐到站

从坐姿到直立姿势的成功转移需要足够的肌肉力量和关节活动度，而完成这种转移的能力可能是独立和失能之间的区别。老年人，或有肌肉骨骼或神经系统障碍的人，在不使用上肢支持或帮助的情况下，在从坐到站的转移过程中经常会遇到很大的困难。Yoshioka 及其同事评估了健康年轻人的从坐到站时的下肢运动学，发现为了成功完成这项任务，髋关节角度从屈曲 100° 移动到 0°，膝盖从屈曲 120° 移动到 0°，而踝关节从背屈 30° 到 0°[139]。成功完成该动作所需的髋-膝联合关节峰值力矩必须能够提升身体重量。该作者在最近的一项研究中，使用数学模型确定，如果没有足够的关节活动度或联合的下肢肌肉力量，就不可能成功地从坐到站起来[140]。任何适当关节运动或肌力的紊乱都会影响坐立转换。例如，膝关节骨关节炎患者通常表现出股四头肌力量不足。因此，他们在从坐到站时经常表现出偏差，包括通过对侧肢体的负重增加、躯干屈曲增加、膝关节伸展力矩减少和机械效率降低[141,142]。

从站立恢复到坐姿需要对腿部伸肌进行离心控制。与健康对照组相比，下肢力量有限的脊髓损伤继发性轻度瘫痪患者表现出上肢使用量增加，躯干倾斜度更高，完成任务的时间更长，或对座椅表面的冲击力更高[143]。座椅高度、扶手的存在和完成任务期间脚的位置都是影响个人成功执行坐到站任务能力的关键因素[144,145]。

病例应用 13-6

在股四头肌无力的情况下，个人可能难以从较低的座椅高度（例如带软垫的沙发）站起，但从较高的座椅或表面较硬的标准高度座椅（例如厨房椅子）站起完全没有困难。坐在沙发上时股四头肌无力的患者经常使用"冲力"或摇晃来达到直立的姿势，这有助于弥补四头力量的不足。此外，通过后路手术方法进行的全髋关节置换术在恢复的最初几周内，当髋关节屈曲超过 90° 时，存在脱位的风险。常用升高的马桶座圈或坐垫来限制达到坐姿所需的髋关节屈曲角度。

弓箭步

弓箭步是身体向前移动，一条腿在另一条腿前方的动作。这是需要伸进较低的柜子或贴近地面时必要的动作。弓步常用于帮助发展下肢力量、爆发力和平衡能力。无法进行弓步或在弓步期间无法保持最佳力学对位对线通常是下肢病变或肌肉无力的临床指标。弓步需要前后腿的膝关节屈曲大于 90°，踝关节背屈，前肢屈髋，后肢伸展。Hale 及其同事发现，进行弓步运动的男性和女性之间的肌肉激活模式不同[146]。具体而言，男性在股二头肌中表现出更大的激活，而女性则表现出更多半腱肌的激活。在整个任务中，两者都在股四头肌中表现出类似的激活模式。体重增加已被证明会增加弓步过程中的髋部伸展力矩，因此这可能是个人难以执行此任务的原因[147]。从正面观察弓步时，评估股骨的冠状面稳定性至关重要。无法保持股骨中立可能表明踝关节受限或髋部和躯干无力[148,149]。

病例应用 13-7

前交叉韧带撕裂和股髌关节疼痛综合征都是导致活动和参与受限的疼痛状况。一些证据表明，在下蹲、弓步或下台阶等功能性任务中，对股骨冠状面运动控制不佳的人发生这些疼痛状况的风险更高。观察这些功能可能有助于指导进一步检查。

跳跃

跳跃中起跳或着陆是体育赛事中的一项常见的动作任务，需要很强的力量和运动控制。包括前交叉韧带撕裂的下肢受伤情况，通常发生在跳跃过程中。在跳跃领域进行了广泛的研究，试图找出可能与更高受伤风险相关的变量。跳跃中的着陆需要下肢减弱地面反作用力，同时使身体减速。着陆技术会影响膝关节稳定性要求。在软着陆期间（膝关节最大屈曲角度 >90°），通过膝关节减弱的力小于在僵硬膝盖上着陆时的力[150-152]。观察个体在保持膝关节屈曲将膝关节保持在冠状面和横断面上对位对线的能力可以帮助临床医生识别可能导致受伤的潜在风险。

总结

- 静态和动态平衡通过整合来自视觉、前庭和躯体感觉系统的感觉信息来维持。姿势控制使用前馈和反馈响应系统维持重心在支撑面上。
- 最佳的站姿和坐姿通常是通过使重力线尽可能靠近关节轴线来实现，以最大限度地减少对关节内力矩的需要。
- 坐姿和站姿的观察是通过从多个角度（即前、后、侧）检查多个身体标志点完成的。
- 在坐姿和站姿期间，每个关节的内力矩和外力矩应保持平衡。
- 介绍了静态姿势和理想对位对线的评估，具体参考身体的各个区域，包括四肢和脊柱。描述了常见的姿势异常，介绍了可能影响理想姿势和全生命周期质量的各种情况。
- 介绍了动态功能运动中姿势调整的作用。

问题思考

1. 姿势和平衡有什么区别？
2. 以下每个姿势控制系统的作用是什么：视觉、前庭和本体感觉？
3. 什么是姿势摇摆，保持直立姿势有哪些不同的策略？
4. 在已知和未知的姿势扰动下，我们如何保持姿势？
5. 描述在固定支撑策略中，由于支撑面意外向前移动而作用于所有身体部位的力矩。描述使身体的重力线超过支撑面所需的肌肉活动。
6. 姿势评估在临床实践中的作用是什么？
7. 在理想的直立姿势下，重力线相对于以下每个区域：头部、脊柱、臀部、膝盖和脚踝的位置在哪里？这如何影响这些区域的肌肉活动？
8. 直立静止姿势下地面反作用力矢量、重力线、重心的关系是什么？
9. 对于直立姿势，识别会影响以下结构的应力类型：腰椎骨突关节、胸椎骨突关节囊、$L_5 \sim S_1$ 纤维环、胸椎前纵韧带，和骶髂关节。
10. 在直立时腘绳肌对以下结构的排列有什么影响：骨盆、腰骶角、髋关节、膝关节和脊柱的腰段？
11. 如何描述典型的特发性脊柱侧弯？
12. 脊柱侧弯筛查项目中常用的身体部位的变化。
13. 描述肩胛胸壁位置的各种异常以及可能涉及哪些肌肉。
14. 在椎间盘、韧带和关节结构上的应力方面比较弯曲腰椎姿势和伸展姿势。
15. 比较直立站姿与直立坐姿、懒散坐姿和放松坐姿的椎间盘内压力。
16. 描述膝内翻和膝外翻对内侧和外侧胫股间室的影响。
17. 扁平足有哪些风险？
18. 描述锤状趾、爪状趾和蹈外翻的跖趾、近趾和远趾关节的不同关节位置。
19. 解释缺乏下肢力量和姿势控制要素的人如何保持直立姿势。
20. 衰老如何影响脊柱的姿势对位对线，这将如何影响姿势控制?

21. 怀孕对直立姿势有什么影响,并确定这种姿势如何影响以下结构:头、脊柱、臀部、膝关节和踝关节?

22. 描述关节活动度在从坐到站和弓步活动中的作用,以及这如何影响肌肉需求?

(何佩珏　陈碧云　译　王欣　刘楠　审)

参考文献

1. Le Huec JC, et al: Pelvic parameters: Origin and significance. Eur Spine J 20:564, 2011.
2. Scholz JP, et al: Motor equivalent control of the center of mass in response to support surface perturbations. Exp Brain Res 180:163, 2007.
3. Pollock AS, et al: What is balance? Clin Rehabil 14:402, 2000.
4. Chen T, Chang CC, Chou LS: Sagittal plane center of mass movement strategy and joint kinetics during sit-to-walk in elderly fallers. Clin Biomech 28:807, 2013.
5. Shumway-Cook A, Woollacott M: Motor control: Translating research into clinical practice, 4th ed. Baltimore, MD: Lippincott Williams & Wilkins, 2012.
6. Horak FB: Postural orientation and equilibrium: What do we need to know about neural control of balance to prevent falls? Age Ageing 35: ii7, 2006.
7. Chiba R, et al: Human upright posture control models based on multi-sensory inputs; In fast and slow dynamics. Neurosci Res 104: 96, 2016.
8. Santos, M.J., Kanekar N, Aruin AS: The role of anticipatory postural adjustments in compensatory control of posture: 2. Biomechanical analysis. J Electromyogr Kinesiol 20:398, 2010.
9. Aruin A, Shiratori T: Anticipatory postural adjustments while sitting: The effects of different leg supports. Exp Brain Res 151:46, 2003.
10. Kanekar N, Aruin AS: Aging and balance control in response to external perturbations: Role of anticipatory and compensatory postural mechanisms. Age 36:9621, 2014.
11. Mohapatra S, Aruin AS: Static and dynamic visual cues in feed-forward postural control. Exp Brain Res 224:25, 2013.
12. Horak FB: Postural compensation for vestibular loss and implications for rehabilitation. Restor Neurol Neurosci 28:57, 2010.
13. Creath, R, et al: The role of vestibular and somatosensory systems in intersegmental control of upright stance. J Vestib Res 18:39, 2008.
14. Horak FB, Earhart GM, Dietz V: Postural responses to combinations of head and body displacements: Vestibular-somatosensory interactions. Exp Brain Res 141:410, 2001.
15. Kristjansson E, Treleaven J: Sensorimotor function and dizziness in neck pain: Implications for assessment and management. J Orthop Sports Phys Ther 39:364, 2009.
16. Schwab F, et al: Adult spinal deformity-postoperative standing imbalance: How much can you tolerate? An overview of key parameters in assessing alignment and planning corrective surgery. Spine 35: 2224, 2010.
17. Horak FB, Nashner LM: Central programming of postural movements: Adaptation to altered support-surface configurations. J Neurophysiol 55:1369, 1986.
18. Grangeon M, et al: Unsupported eyes closed sitting and quiet standing share postural control strategies in healthy individuals. Motor Control 19:10, 2015.
19. Vette AH, et al: Posturographic measures in healthy young adults during quiet sitting in comparison with quiet standing. Med Eng Phys 32:32, 2010.
20. Grangeon M, et al: Effects of upper limb positions and weight support roles on quasi-static seated postural stability in individuals with spinal cord injury. Gait Posture 36:572, 2012.
21. Forbes PA, et al: Task, muscle and frequency dependent vestibular control of posture. Front Integr Neurosci 8:94, 2014.
22. Klous M, Mikulic P, Latash ML: Early postural adjustments in preparation to whole-body voluntary sway. J Electromyogr Kinesiol 22:110, 2012.
23. Krishnan V, Aruin AS, Latash ML: Two stages and three components of the postural preparation to action. Exp Brain Res 212:47, 2011.
24. Latash ML, et al: Motor control theories and their applications. Medicina 46:382, 2010.
25. Zhou T, et al: Anticipatory synergy adjustments: Preparing a quick action in an unknown direction. Exp Brain Res 226:565, 2013.
26. Varghese JP, et al: Standing still: Is there a role for the cortex? Neurosci Lett 590:18, 2015.
27. Hodges PW: Pain and motor control: From the laboratory to rehabilitation. J Electromyogr Kinesiol 21:220, 2011.
28. Eby SF, et al: Shear wave elastography of passive skeletal muscle stiffness: Influences of sex and age throughout adulthood. Clin Biomech 30:22, 2015.
29. Pinsault N, Vuillerme N: Test-retest reliability of centre of foot pressure measures to assess postural control during unperturbed stance. Med Eng Phys 31:276, 2009.
30. Bouchouras G., et al: Kinematics and knee muscle activation during sit-to-stand movement in women with knee osteoarthritis. Clin Biomech 30:599, 2015.
31. Brechter JH, Powers CM: Patellofemoral joint stress during stair ascent and descent in persons with and without patellofemoral pain. Gait Posture 16:115, 2002.
32. Mills K, et al: A systematic review and meta-analysis of lower limb neuromuscular alterations associated with knee osteoarthritis during level walking. Clin Biomech 28:713, 2013.
33. Tyson SF, DeSouza LH: A clinical model for the assessment of posture and balance in people with stroke. Disabil Rehabil 25:120, 2003.
34. Dusing SC, Harbourne RT: Variability in postural control during infancy: Implications for development, assessment, and intervention. Phys Ther 90:1838, 2010.
35. Mignardot JB, et al: Postural sway, falls, and cognitive status: A cross-sectional study among older adults. J Alzheimers Dis 41:431, 2014.
36. Muir-Hunter SW, et al: Identifying balance and fall risk in community-dwelling older women: The effect of executive function on postural control. Physiother Can 66:179, 2014.
37. Lewis CL, Sahrmann SA: Effect of posture on hip angles and moments during gait. Man Ther 20:176, 2015.
38. Sharma L, et al: The role of varus and valgus alignment in the initial development of knee cartilage damage by MRI: The MOST study. Ann Rheum Dis 72:235, 2013.
39. Le Huec JC, et al: Equilibrium of the human body and the gravity line: The basics. Eur Spine J 20:558, 2011.
40. Smith A, O'Sullivan P, Straker L: Classification of sagittal thoraco-lumbo-pelvic alignment of the adolescent spine in standing and its relationship to low back pain. Spine 33:2101, 2008.
41. Puglisi F, et al: A photographic method for multi-plane assessment of adolescent posture. Ital J Anat Embryol 119:241, 2014.
42. van Niekerk SM, et al: Photographic measurement of upper-body sitting posture of high school students: A reliability and validity study. BMC Musculoskelet Disord 9:113, 2008.
43. de Oliveira Pezzan PA, et al: Postural assessment of lumbar lordosis and pelvic alignment angles in adolescent users and nonusers of high-heeled shoes. J Manipulative Physiol Ther 34:614, 2011.
44. Opila KA, et al: Postural alignment in barefoot and high-heeled stance. Spine 13:542, 1988.
45. Ames CP, et al: Cervical radiographical alignment: Comprehensive assessment techniques and potential importance in cervical myelopathy. Spine 38:S149, 2013.
46. Herrington L: Assessment of the degree of pelvic tilt within a normal asymptomatic population. Man Ther 16:646, 2011.
47. Tecco S, Festa F: Cervical spine curvature and craniofacial morphology in an adult Caucasian group: A multiple regression analysis. Eur J Orthod 29:204, 2007.
48. Nunez-Pereira S, et al: Sagittal balance of the cervical spine: An analysis of occipitocervical and spinopelvic interdependence, with C-7 slope as a marker of cervical and spinopelvic alignment. J Neurosurg Spine 23:16, 2015.
49. Lee CS, et al: Normal patterns of sagittal alignment of the spine in young adults radiological analysis in a Korean population. Spine 36: E1648, 2011.
50. Lee SH, et al: Factors determining cervical spine sagittal balance in asymptomatic adults: Correlation with spinopelvic balance and thoracic inlet alignment. Spine J 15:705, 2015.
51. Protopsaltis TS, et al: How the neck affects the back: Changes in regional cervical sagittal alignment correlate to HRQOL improvement in adult thoracolumbar deformity patients at 2-year follow-up. J Neurosurg Spine 23:153, 2015.
52. Harrison DE, et al: Anterior thoracic posture increases thoracolumbar disc loading. Eur Spine J 14:234, 2005.
53. Zhu F, et al: Analysis of L5 incidence in normal population use of L5 incidence as a guide in reconstruction of lumbosacral alignment. Spine 39:E140, 1976.
54. Kendal F, McCreary E, Provance P: Muscles testing and function with posture and pain, 5th ed. Baltimore, MD: Lippincott Williams & Wilkins, 2005.
55. Blondel B, et al: Postural spinal balance defined by net intersegmental moments: Results of a biomechanical approach and experimental errors measurement. World J Orthop 6:983, 2015.
56. Wang Z, et al: The degrees of freedom problem in human standing posture: Collective and component dynamics. PLoS One 9:e85414, 2014.
57. Danis CG, et al: Relationship between standing posture and stability. Phys Ther 78:502, 1998.
58. Torres-Oviedo G, Ting LH: Muscle synergies characterizing human postural responses. J Neurophysiol 98:2144, 2007.
59. Torres-Oviedo G, Ting LH: Subject-specific muscle synergies in human balance control are consistent across different biomechanical contexts.

J Neurophysiol 103:3084, 2010.

60. Claus AP, et al: Is 'ideal' sitting posture real? Measurement of spinal curves in four sitting postures. Man Ther14:404, 2009.

61. O'Sullivan PB, et al: Effect of different upright sitting postures on spinal-pelvic curvature and trunk muscle activation in a pain-free population. Spine 31:E707, 2006.

62. Grooten WJ, et al: Is active sitting as active as we think? Ergonomics 56:1304, 2013.

63. O'Sullivan K, et al: The effect of dynamic sitting on trunk muscle activation: A systematic review. Appl Ergon 44:628, 2013.

64. Waongenngarm P, Rajaratnam BS, Janwantanakul P: Perceived body discomfort and trunk muscle activity in three prolonged sitting postures. J Phys Ther Sci 27:2183, 2015.

65. Hoy D, et al: The global burden of low back pain: Estimates from the global burden of disease 2010 study. Ann Rheum Dis 73:968, 2014.

66. Hodges PW, Smeets RJ: Interaction between pain, movement, and physical activity: Short-term benefits, long-term consequences, and targets for treatment. Clin J Pain 31:97, 2015.

67. Harrison DD, et al: Modeling of the sagittal cervical spine as a method to discriminate hypolordosis: Results of elliptical and circular modeling in 72 asymptomatic subjects, 52 acute neck pain subjects, and 70 chronic neck pain subjects. Spine 29:2485, 2004.

68. Legaye J, Duval-Beaupere G: Gravitational forces and sagittal shape of the spine. Clinical estimation of their relations. Int Orthop 32:809, 2008.

69. Hodges PW, et al: New insight into motor adaptation to pain revealed by a combination of modelling and empirical approaches. Eur J Pain 17:1138, 2013.

70. Ruhe A, Fejer R, Walker B: Center of pressure excursion as a measure of balance performance in patients with non-specific low back pain compared to healthy controls: A systematic review of the literature. Eur Spine J 20:358, 2011.

71. Ruhe A, Fejer R, Walker B: Pain relief is associated with decreasing postural sway in patients with non-specific low back pain. BMC Musculoskelet Disord 13:39, 2012.

72. Ruhe A, Fejer R, Walker B: On the relationship between pain intensity and postural sway in patients with non-specific neck pain. J Back Musculoskelet Rehabil 26:401, 2013.

73. Hirata RP, et al: Experimental knee pain impairs postural stability during quiet stance but not after perturbations. Eur J Appl Physiol 112:2511, 2012.

74. Hirata RP, et al: Experimental muscle pain challenges the postural stability during quiet stance and unexpected posture perturbation. J Pain 12:911, 2011.

75. Alsiddiky AM: An insight into early onset of scoliosis: New update information - a review. Eur Rev Med Pharmacol Sci 19:2750, 2015.

76. Katzman WB, et al: Thoracic kyphosis and rate of incident vertebral fractures: The Fracture Intervention Trial. Osteoporos Int 27:899, 2016.

77. Diebo BG, et al: Sagittal alignment of the spine: What do you need to know? Clin Neurol Neurosurg 139:295, 2015.

78. Gille O, et al: Degenerative lumbar spondylolisthesis: Cohort of 670 patients, and proposal of a new classification. Orthop Traumatol Surg Res 100:S311, 2014.

79. Harrison AL, Barry-Greb T, Wojtowicz G: Clinical measurement of head and shoulder posture variables. J Orthop Sports Phys Ther 23:353, 1996.

80. Nam SH, et al: The intra- and inter-rater reliabilities of the forward head posture assessment of normal healthy subjects. J Phys Ther Sci 25:737, 2013.

81. Rocha CP, Croci CS, Caria PH: Is there relationship between temporo-mandibular disorders and head and cervical posture? A systematic review. J Oral Rehabil 40:875, 2013.

82. Farmer PK, et al: An investigation of cervical spinal posture in cervicogenic headache. Phys Ther 95:212, 2015.

83. Malmstrom EM, et al: A slouched body posture decreases arm mobility and changes muscle recruitment in the neck and shoulder region. Eur J Appl Physiol 115:2491, 2015.

84. Kibler WB, et al: Clinical implications of scapular dyskinesis in shoulder injury: The 2013 consensus statement from the 'Scapular Summit'. Br J Sports Med 47:877, 2013.

85. Khadilkar SV, et al: Is pushing the wall, the best known method for scapular winging, really the best? A comparative analysis of various methods in neuromuscular disorders. J Neurol Sci 351:179, 2015.

86. Scibek JS, Carcia CR: Validation of a new method for assessing scapular anterior-posterior tilt. Int J Sports Phys Ther 9:644, 2014.

87. Roussouly P, Pinheiro-Franco JL: Biomechanical analysis of the spino-pelvic organization and adaptation in pathology. Eur Spine J 20:609, 2011.

88. Kawahara K, et al: Effect of genu recurvatum on the anterior cruciate ligament-deficient knee during gait. Knee Surg Sports Traumatol Arthrosc 20:1479, 2012.

89. Myer GD, et al: The effects of generalized joint laxity on risk of anterior cruciate ligament injury in young female athletes. Am J Sports Med 36:1073, 2008.

90. Arazi M, Ogun TC, Memik R: Normal development of the tibiofemoral angle in children: A clinical study of 590 normal subjects from 3 to 17

91. years of age. J Pediatr Orthop 21:264, 2001.

91. Sabharwal S, Zhao C: The hip-knee-ankle angle in children: Reference values based on a full-length standing radiograph. J Bone Joint Surg Am91:2461, 2009.

92. Chapple CM, et al: Patient characteristics that predict progression of knee osteoarthritis: A systematic review of prognostic studies. Arthritis Care Res 63:1115, 2011.

93. Lerner ZF, et al: How tibiofemoral alignment and contact locations affect predictions of medial and lateral tibiofemoral contact forces. J Biomech48:644, 2015.

94. Graci V, Salsich GB: Trunk and lower extremity segment kinematics and their relationship to pain following movement instruction during a single-leg squat in females with dynamic knee valgus and patellofemoral pain. J Sci Med Sport 18:343, 2015.

95. Salsich GB, Graci V, Maxam DE: The effects of movement pattern modification on lower extremity kinematics and pain in women with patellofemoral pain. J Orthop Sports Phys Ther 42:1017, 2012.

96. Nguyen AD, et al: A preliminary multifactorial approach describing the relationships among lower extremity alignment, hip muscle activation, and lower extremity joint excursion. J Athl Train 46:246, 2011.

97. Hillstrom HJ, et al: Foot type biomechanics part 1: Structure and function of the asymptomatic foot. Gait Posture 37:445, 2013.

98. Tong JW, Kong PW: Association between foot type and lower extremity injuries: Systematic literature review with meta-analysis. J Orthop Sports Phys Ther 43:700, 2013.

99. Shibuya N, et al: Characteristics of adult flatfoot in the United States. J Foot Ankle Surg 49:363, 2010.

100. Menz HB, et al: Association of planus foot posture and pronated foot function with foot pain: The Framingham foot study. Arthritis Care Res 65:1991, 2013.

101. Buldt AK, et al: The relationship between foot posture and lower limb kinematics during walking: A systematic review. Gait Posture 38: 363.

102. Kothari A, et al: The relationship between quality of life and foot function in children with flexible flatfeet. Gait Posture 41:786, 2015.

103. Molines-Barroso RJ, et al: Forefoot ulcer risk is associated with foot type in patients with diabetes and neuropathy. Diabetes Res Clin Pract 114:93, 2016.

104. Bosman HA, Robinson AH: Treatment of ankle instability with an associated cavus deformity. Foot Ankle Clin 18:643, 2013.

105. Deben SE, Pomeroy GC: Subtle cavus foot: Diagnosis and management. J Am Acad Orthop Surg 22:512, 2014.

106. Buldt AK, et al: Foot posture is associated with kinematics of the foot during gait: A comparison of normal, planus and cavus feet. Gait Posture 42:42, 2015.

107. Krzak JJ, et al: Kinematic foot types in youth with equinovarus secondary to hemiplegia. Gait Posture 41:402, 2015.

108. Manca M, et al: Gait patterns in hemiplegic patients with equinus foot deformity. Biomed Res Int 2014:939316, 2014.

109. Stebbins J, et al: Gait compensations caused by foot deformity in cerebral palsy. Gait Posture 32:226, 2010.

110. Stoquart GG, et al: Efficiency of work production by spastic muscles. Gait Posture 22:331, 2005.

111. Steinberg N., et al: Relationship between lower extremity alignment and hallux valgus in women. Foot Ankle Int 34:824, 2013.

112. Nguyen US, et al: Factors associated with hallux valgus in a population-based study of older women and men: The MOBILIZE Boston Study. Osteoarthritis Cartilage18:41, 2010.

113. Shirzad K, et al: Lesser toe deformities. J Am Acad Orthop Surg 19: 505, 2011.

114. Stubbs B, et al: Pain and the risk for falls in community-dwelling older adults: systematic review and meta-analysis. Arch Phys Med Rehabil 95:175, 2014.

115. Kokotilo KJ, Eng JJ, Curt A: Reorganization and preservation of motor control of the brain in spinal cord injury: A systematic review. J Neurotrauma 26:2113, 2009.

116. Agrawal Y, et al: The modified Romberg Balance Test: Normative data in U.S. adults. Otol Neurotol 32:1309, 2011.

117. Schwesig R, Fischer D, Kluttig A: Are there changes in postural regulation across the lifespan? Somatosens Mot Res 30:167, 2013.

118. Ambrose AF, Paul G, Hausdorff JM: Risk factors for falls among older adults: A review of the literature. Maturitas 75:51, 2013.

119. Barrey C, et al: Compensatory mechanisms contributing to keep the sagittal balance of the spine. Eur Spine J 22:S834, 2013.

120. Lamartina C, Berjano P: Classification of sagittal imbalance based on spinal alignment and compensatory mechanisms. Eur Spine J 23:1177, 2014.

121. Mac-Thiong JM, et al: Age- and sex-related variations in sagittal sacropelvic morphology and balance in asymptomatic adults. Eur Spine J 20:572, 2011.

122. Roussouly P, et al: Classification of the normal variation in the sagittal alignment of the human lumbar spine and pelvis in the standing position. Spine 30:346, 2005.

123. Shamsi M, et al: Normal range of thoracic kyphosis in male school children. ISRN Orthop 2014:159465, 2014.

124. Yoshida G, et al: Craniopelvic alignment in elderly asymptomatic individuals: Analysis of 671 cranial centers of gravity. Spine 39: 1121, 2014.

125. Erkan S, et al: The influence of sagittal cervical profile, gender and age on the thoracic kyphosis. Acta Orthop Belg 76:675, 2010.

126. Yu M, et al: Analysis of cervical and global spine alignment under Roussouly sagittal classification in Chinese cervical spondylotic patients and asymptomatic subjects. Eur Spine J 24:1265, 2015.

127. Kim YB, et al: A comparative analysis of sagittal spinopelvic alignment between young and old men without localized disc degeneration. Eur Spine J 23:1400, 2014.

128. Barrey C, et al: Sagittal balance disorders in severe degenerative spine. Can we identify the compensatory mechanisms? Eur Spine J 20:626, 2011.

129. Vialle R, et al: Radiographic analysis of the sagittal alignment and balance of the spine in asymptomatic subjects. J Bone Joint Surg Am 87:260, 2005.

130. Araujo F, et al: Sagittal standing posture, back pain, and quality of life among adults from the general population: A sex-specific association. Spine 39:E782, 2014.

131. Casagrande D, et al: Low back pain and pelvic girdle pain in pregnancy. J Am Acad Orthop Surg 23:539, 2015.

132. Bergstrom C, Persson M, Mogren I: Pregnancy-related low back pain and pelvic girdle pain approximately 14 months after pregnancy—pain status, self-rated health and family situation. BMC Pregnancy Childbirth 14:48, 2014.

133. Okanishi, N, et al: Spinal curvature and characteristics of postural change in pregnant women. Acta Obstet Gynecol Scand 91:856, 2012.

134. Betsch M, et al: Spinal posture and pelvic position during pregnancy: A prospective rasterstereographic pilot study. Eur Spine J 24:1282, 2015.

135. Ribeiro AP, Joao SM, Sacco IC: Static and dynamic biomechanical adaptations of the lower limbs and gait pattern changes during pregnancy. Womens Health 9:99, 2013.

136. Inanir A, et al: Evaluation of postural equilibrium and fall risk during pregnancy. Gait Posture 39:1122, 2014.

137. Yoo H, Shin D, Song C: Changes in the spinal curvature, degree of pain, balance ability, and gait ability according to pregnancy period in pregnant and nonpregnant women. J Phys Ther Sci 27:279, 2015.

138. McCrory JL, et al: The pregnant "waddle": An evaluation of torso kinematics in pregnancy. J Biomech 47:2964, 2014.

139. Yoshioka S, et al: Computation of the kinematics and the minimum peak joint moments of sit-to-stand movements. Biomed Eng Online 6:26, 2007.

140. Yoshioka S, et al: The minimum required muscle force for a sit-to-stand task. J Biomech 45:699, 2012.

141. Turcot K, et al: Sit-to-stand alterations in advanced knee osteoarthritis. Gait Posture 36:68, 2012.

142. Anan M, et al: Do patients with knee osteoarthritis perform sit-to-stand motion efficiently? Gait Posture 41:488, 2015.

143. Chang SR, Kobetic R, Triolo RJ: Understanding stand-to-sit maneuver: Implications for motor system neuroprostheses after paralysis. J Rehabil Res Dev 51:1339, 2014.

144. Janssen WG, Bussmann HB, Stam HJ: Determinants of the sit-to-stand movement: A review. Phys Ther 82:866, 2002.

145. Ng SS, et al: Effect of arm position and foot placement on the five times sit-to-stand test completion times of female adults older than 50 years of age. J Phys Ther Sci 27:1755, 2015.

146. Hale R, Hausselle JG, Gonzalez RV: A preliminary study on the differences in male and female muscle force distribution patterns during squatting and lunging maneuvers. Comput Biol Med 52:57, 2014.

147. Singh B, et al: Biomechanical loads during common rehabilitation exercises in obese individuals. Int J Sports Phys Ther 10:189, 2015.

148. Wyndow N, et al: The relationship of foot and ankle mobility to the frontal plane projection angle in asymptomatic adults. J Foot Ankle Res 9:3, 2016.

149. Wilson EL, et al: Postural strategy changes with fatigue of the lumbar extensor muscles. Gait Posture 23:348, 2006.

150. Aerts I, et al: A systematic review of different jump-landing variables in relation to injuries. J Sports Med Phys Fitness 53:509, 2013.

151. Nagai T, et al: Knee proprioception and strength and landing kinematics during a single-leg stop-jump task. J Athl Train 48:31, 2013.

152. Walsh M, et al: Lower extremity muscle activation and knee flexion during a jump-landing task. J Athl Train 47:406, 2012.

第14章 步态

Michael A. Hunt, PhD, BHK, MPT, MSc; Sandra J. Olney, BSc (PT&OT), PhD, MD (hon); Janice J. Eng, PhD, BSR, (PT/OT), MSc

14

章节大纲

概述

在"正常"人体运动(步行、步态)中,读者有机会发现个体的关节和肌肉如何以综合方式发挥功能,目的是维持直立姿势并作为一个整体产生运动。对正常行走的运动学和动力学的知识为读者分析、识别和纠正步态异常提供了必要基础。

步行可能是被研究得最为透彻的人类运动,但是由于技术以及学科视角的多样性,产生了一个复杂且有时令人畏缩的领域。符合逻辑且易于理解是构成步态动作的基本生物力学要求。本章的目的是提供对于正常移动机制(包括行走、

跑步和爬楼梯)的理解,而这将作为分析正常和异常运动的基础。

步态分析

早期的步态分析涉及电影胶片和耗时的逐帧手动数字化标记,这些标记被放置在身体标志上以评估其运动学。还包括来自测力台的地面反作用力数据,用来估测关节动力学。尽管我们目前对正常人体运动的理解是通过这个早期研究直接获得的,但是数据的准确性和数量却受到数字化方法的限制。在

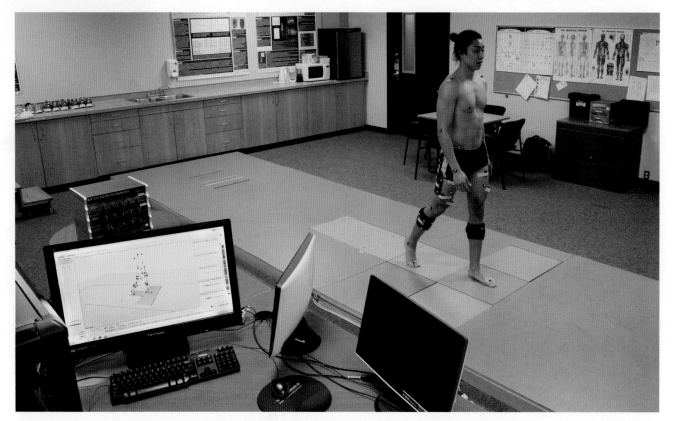

图 14-1 现代步态实验室

过去的 20 年里，运动分析技术取得爆炸性进步，从而能够快速可靠地收集和处理各种运动的庞大数据。步态分析的下一个重大进展已经开始，涉及临床或实验室环境之外（包括在社区里甚至在家庭中）的运动评估。

现代步态实验室（图 14-1）包括某种运动分析系统，它跟踪节段运动或精确的标记位置以生成三维解剖坐标数据，并随后用于建模具有关节中心和质点的多节段身体。它还囊括一个或多个测力平台，可提供包括地面反作用力的位置（压力中心）、大小和方向在内的同时的足 - 地板力。肌电图系统通过使用表面电极或留置电极同时提供肌肉活动的信息。至少来说，动力学数据（测力平台）和肌电数据通常以 600 或 1 200Hz（每秒采样）采样，而运动学（分段运动）数据以 60 或 120Hz 采样。在 Sutherland 的文章中可以找到一份关于临床步态分析（包括运动分析和肌电图）的优秀报告[1,2]。

人类的运动或步态可以描述为身体作为一个整体的平移过程，由身体各节段的协调旋转运动产生[3]。下肢交替运动主要是支撑和**移动**约占身体总重量 75% 的头部、手臂和躯干，其中头部和手臂约占身体总重量的 25%，躯干占剩余的 50%[4]。为了充分理解本章，您应该复习下肢的相关生物力学和解剖学，理解第 1 章中介绍的基本生物力学概念，下肢主要关节的相关运动，并全面了解下肢主要的肌肉群及其动作。

步态的主要任务

为了理解步态，让我们先确定其基本目的。Winter 提出了以下 5 个主要的步行步态任务[5]。

1. 吸收机械能，以减震和稳定或降低身体的前进速度
2. 保持直立姿势和身体平衡
3. 维持头部、手臂和躯干的支撑，即防止下肢塌陷
4. 产生机械能，以保持当前前进速度或增加前进速度
5. 控制足的轨迹，以达到安全的离地和平稳的足跟或足趾着地

在行走过程中保持平衡和稳定显然是很重要的，同时关于可能会破坏稳定的步态子任务的文献也越来越多。这些包括步态**启动和停止**、爬楼梯、转弯、跨越障碍物和通过凸起路面[6-14]。步态的开始和结束以及爬楼梯将在本章后面介绍。

步态周期的阶段

步态被划分为几个时间段，使得描述、理解和分析正在发生的事件成为可能。同一肢体的两个连续事件贯穿于一个步态周期，通常是下肢同支撑面的首次着地。步态周期按百分比进行划分，以便用于阐明各事件和阶段。以百分比而非原始时间单位为标准的步态周期使步态生物力学间的比较成为可能，与时间、速度或实际的运动任务无关。

图中显示了正常行走的数值。在一个步态周期中，每个肢体都会经历两个主要阶段：

● 一个**支撑相**，当足与地面部分接触时，占步态周期的 60%；
● 一个**摆动相**，当足不与地面接触时，占剩余的 40%（图 14-2）。

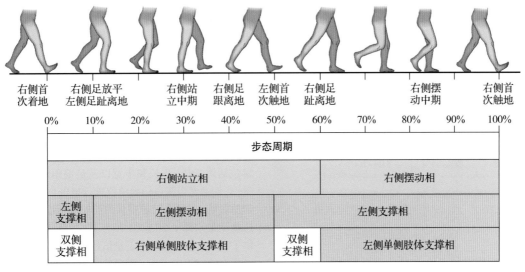

右侧首　　右侧足放平　　右侧站　　右侧足　　左侧首　　右侧足　　　　　　　右侧摆　　右侧首
次着地　　左侧足趾离地　　立中期　　跟离地　　次触地　　趾离地　　　　　　　动中期　　次触地

| 0% | 10% | 20% | 30% | 40% | 50% | 60% | 70% | 80% | 90% | 100% |

步态周期
右侧站立相	右侧摆动相
左侧支撑相	左侧摆动相	左侧支撑相
双侧支撑相	右侧单侧肢体支撑相	双侧支撑相	左侧单侧肢体支撑相

图 14-2　步态周期为参考肢体 (右侧) 的首次触地和同一肢体的再次触地的时间。步态周期以主要事件显示：每侧肢体的站立相和摆动相以及单支撑相和双支撑相周期。在正常步行速度下，站立相占步态周期的 60%，摆动相占周期的 40%。步行速度的增加或减少会改变每个阶段所用时间的百分比

当双脚接触地面时存在两个阶段的双支撑相，其发生在一只脚足跟着地和另一只脚足趾离开地面之间。在一个典型的步行速度下，每个双支撑约占步态周期的 10%，总的约占步态周期的 20%。实际上，完整肢体的步态周期 (100%) 可以细分为不接触地面的 40% 的摆动相和 60% 的站立相，其中站立相又由 20% 的双支撑相和 40% 的单支撑相 (对侧肢体处于摆动相) 组成。

站立相由各个时期进一步划分为亚阶段，这些时期标志着亚阶段的开始和结束。**图 14-3** 确定了将站立相划分为首次着地 (有时称为足跟接触或足跟着地) 和足趾离地。

支撑相事件

1. 首次着地是指前面肢体的足触地的瞬间。在正常步态中，足跟通常是接触点，而这一事件被称为足跟接触或足跟撞击。由于水平速度降低到大约 0.4m/s，而垂直速度只有 0.05m/s，"撞击" 这个词实际上是用词不当[15]。在不正常的步态或动作中，如跑步或爬楼梯，有可能是整个足或足趾而非足跟进行首次着地。因此，首次着地是一个更广泛的术语。

2. 在正常步态中，首次着地后，大约在 7% 步态周期出现足放平。这是站立时足平放在地面上的第一个瞬间。

3. 足跟离地是指参考肢体的足跟离地的时间点，通常在步态周期的 40%。

4. 足趾离地是指足趾离开地面的瞬间，通在步态周期的 60%。在未观察到明显的足趾离地的情况下，术语 "足离地" 可用于描述站立结束。

支撑相分期

1. 承重反应或重量接收阶段从首次着地开始，以足放平结束，只占步态周期的一小部分 (见**图 14-3**)。这一阶段从首次着地开始，在双支撑相阶段的末端，当对侧肢体离开地面时结束，约占步态周期的 10%。这个时期的特点是通过下肢的大冲击载荷，需要某种形式的减震来有效地消散这些载荷。

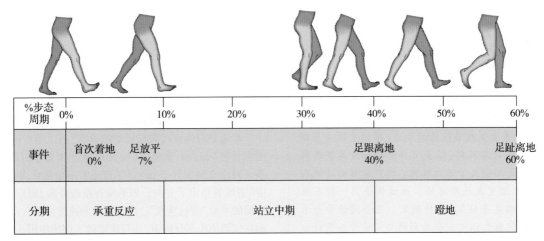

| %步态周期 | 0% | 10% | 20% | 30% | 40% | 50% | 60% |

事件	首次着地 0%	足放平 7%			足跟离地 40%		足趾离地 60%
分期	承重反应		站立中期			蹬地	

图 14-3　右下肢步态周期的支撑相。各分期的事件以完整步态周期的百分比显示和表示：首次着地、足放平、足跟离地和足趾离地。分期包括承重反应阶段、站立中期阶段和蹬离地阶段

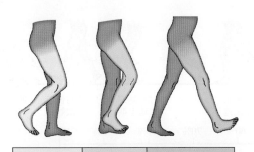

摆动初期 60%~75%	摆动中期 75%~85%	摆动末期 85%~100%

图 14-4　步态周期中的摆动相。摆动初期也称为初始摆动或加速阶段，摆动末期也称为终止摆动或减速阶段

2. 站立中期阶段开始于约 10% 步态周期时的足脚放平和对侧脚趾离地，结束于约 40% 步态周期时的足跟离地。这一亚阶段包括大部分的单侧肢体支撑，并维持身体的向前推进，这需要上半身在通过一只脚提供的小支撑基础时保持稳定。

3. 蹬离地阶段开始于在步态周期的 40% 的足跟离地，结束于在步态周期的 60% 左右的足趾离地（见图 14-3）。这个时期的特点是巨大的推进力，推动身体向前通过摆动阶段进入下一个步态周期。这段时间也可称为支撑末期或摆动前期。

摆动相

1. 摆动初期从足趾离开地面开始，一直持续到摆动中期，或摆动肢体直接在身体正下方时的时间点（图 14-4）。这个阶段也被称为初始摆动，或加速阶段。

2. 摆动中期大约发生在肢体直接经过身体正下方时，或从加速结束到减速开始时。这一阶段的主要任务是在脚趾向前经过身体下方时防止足趾碰地。足趾碰地会增加摔倒的风险。

3. 摆动末期发生在当肢体减速准备首次着地时，它也被称为终端摆动或减速阶段。

> **病例应用 14-1**
>
> Marlene Brown 是一位 63 岁的妇女，于 15 天前发生卒中，右臂和右腿瘫痪（无力）。她已经在康复中心待了 10 天，尽管她的步行速度只有 0.20m/s，但日见进展。对于她这个年龄的身体健全者来说，大约 1m／s 的值是典型的。患者下肢多组肌群无力，特别是踝关节跖屈肌群、踝关节背屈肌群、膝关节伸肌群和髋关节屈肌群，远端肌肉受影响大于近端肌肉。特别麻烦的是她在步态摆动相无法完成足蹬离地。她健侧手用一根基底座大的手杖（四足手杖）来保持稳定。当你阅读步态术语部分时，问问自己你可能会看到的与正常步态有什么不同。

步态术语

时间和距离术语

时间和距离是运动的两个基本参数，这些变量的测量为步态提供了基本但重要的描述。总之，它们通常被称为步态的时空特征。时间变量包括站立时间、单支撑和双支撑时间、摆动时间、步长和步幅时间、步频和速度。它们可以被报告为原始时间单位（秒或 s）或步态周期的百分比（%）。距离（空间）变量包括跨步长、步长和步宽以及足偏角的程度。作为距离测量，它们通常以米（m）为单位进行报告。尽管考虑到高度等因素的影响，但其有时被报告为腿长的标准化（腿长的百分比）。这些变量来源于 20 世纪 70 年代至 90 年代的经典研究，其提供了有关人步态的基本定量信息，同时这些变量应被包含在任一步态的描述中[16-18]。重要的是，这些值没有随着时间的推移而改变，任何学生或临床工作者都应该精通健康和病理人群的预期值。每个变量都可能受到年龄、性别、身高、骨骼部位的大小和形状、身体各部分的质量分布、关节活动度、肌肉力量、服装类型和鞋类等因素的影响。然而，对影响步态的所有因素的讨论超出了本文的范围。

时间变量

支撑相时间是一个步态周期中一侧肢体的站立阶段所经过的时间量。

单支撑相时间是指一个步态周期中只有一侧肢体在支撑面上时所经过的时间量。这个时间相当于对侧肢体的摆动时间。

双支撑相时间是指在一个步态周期中双脚着地的时间。老年人和有平衡障碍的人在双支撑上耗费的时间百分比可能会增加。在双支撑上耗费的时间百分比随着步行速度的增加而减少。

步长持续时间是指在单个步长中花费的时间量。当肢体无力或疼痛时，受影响一侧的步长持续时间可能会缩短，而未受影响（更强）或疼痛较轻一侧的步长持续时间可能会增加。

步频是一个人在单位时间内所走的步数。步频可以用每秒或每分钟的步数来衡量，但后者更为常见。在任何给定的速度下，步长越短步频越快[19]。随着步频的增加，双支撑相的持续时间减少。当步行步频接近每分钟 180 步时，双支撑周期消失，跑步开始。对于成年男性来说，大约每分钟 110 步的步频或节奏被认为是"典型的"；女性的典型节奏是每分钟 116 步[4]。有时作者报告的值意指步幅频率，步长频率正好是步幅频率的一半，是指每分钟跨步的步数。

步速是身体直线向前运动的速率，可以用米每秒（m/s）或厘米每秒（cm/s）、米每分（m/min）或千米每小时（km/h）来测量。科学文献偏好于 m/s。尽管通常不包括在内，但术语"速度"意味着指定了方向。如果没有报告方向，则应该使用更为正确的术语"步行速度"。由于部分的速度涉及方向的规范，故而在仪器化步态分析中，步行速度被人们所使用：

$$步速（m/s）=行走距离（m）/时间（s）$$

临床上,行走速度(步速)通常是通过 10 米步行测试来测量的。在这个测试中,患者行走 14m 的距离,其中前 2m 和后 2m 分别用于加速和减速。用秒表记录走中间 10m 所需的时间,速度计算为 10(m)/时间(s)。例如,如果一个病人走 10m 需要 9 秒,他们的行走速度将是

$$10(米)/9(秒)=1.11m/s$$

在同样的速度下,女性的步长往往比男性更短,步频更快,而这主要是因为身高和腿长的差异[19]。速度增加到 1.2m/s 是由步频和步幅的增加带来的,但超过 1.2m/s 后,步长不再变化,速度增加仅靠增加步频来实现。

一个人正常舒适的步态速度可以被称为首选、自然、自我选择或自由的。步态的慢速和快速指的是比人的正常舒适步行速度慢或快的速度,可以多种方式指定。

距离变量

步幅是步态中同一下肢完成的两个连续事件之间的线性距离[20]。通常,通过测量从同一肢体的一个首次着地点到下一个首次着地点的线性距离来确定步幅(图 14-5)。一个步幅包括一个步态周期的所有事件。步幅也可以通过使用同一肢体的其他事件(如足趾离地)来测量,但在正常步态中,通常使用两次连续的同侧首次着地。步幅包括两个步长,一个右步长和一个左步长。但是,因为左右步长可能不相等,步幅并不总是单个步长的两倍。不同个体的步幅差异很大,因其受腿长、身高、年龄、性别和其他变量的影响。步幅长度可以通过将步幅长度除以腿长或身体总高度来标准化,因此可以比较不同体型的人。在老年人中,步幅通常会减小,并随着步行速度的增加而增加[19,21-23]。

步幅持续时间是指完成一个步幅所需的时间。步幅持续时间和步态周期持续时间是同义的。对于正常成年人来说,一步幅大约持续 1 秒[24]。

步长是相对两侧肢体的两个连续接触点之间的线性距离。通常从一侧肢体的首次着地到对侧肢体的首次着地进行测量(见图 14-5)。左右步长的比较将指示步态的对称性。步长越相等,步态越对称。

步宽或行走基底面的宽度,可以通过测量冠状面上,即一只脚足跟的中点与另一只脚的同一点之间的直线距离来确定(见图 14-5)。研究发现,当侧向稳定性需求增加时,如老年人和幼儿,步宽也会增加。刚刚学会走路的幼儿和儿童的重心相对高于成年人,广泛的支撑基础对稳定性是必要的。在正常人群中,支撑底面的平均宽度约为 3.5 英寸(约 8.9cm),通常在 1～5 英寸(约 2.5～12.7cm)的范围内变化。

足偏角表示足的放置角度位置,可以通过测量每只脚的行进线和与足跟中心和第二脚趾相交的线形成的角度来得到。男性在自由速度行走时,通常与每只脚的行进线成 7° 角(见图 14-5)[21]。正常人脚趾向外的程度随着行走速度的增加而降低[21]。

运动学术语

运动学是用来描述在不考虑引起运动的内力或外力之下的运动的术语。这些测量可以包括身体部位或关节的位置、速度和加速度。精密设备首先是频闪摄影,其次是电影摄影和电子测角仪,近来,许多类型的计算机化运动分析系统提供了有关正常和异常步态下肢体位置及其运动的全面信息[1,2,25-27]。

然而,在临床环境中很难见到研究实验室中的精密设备。相反,观察步态分析是一个过程,观察者在其中不使用专用设备来判断特定的关节角度或运动是否与常模不同。使用标准化检查表有助于临床人员以系统的方法识别步态的重要方面。文献中提供了许多不同的检查表[28]。通常使用观察步态分析来推测偏差的原因并指导治疗目标。观察分析法的一个缺点是,它需要大量的训练和实践,才能识别出一个人在走路时的步态中某个特定关节角度偏离常模的部分。用摄像机、智能手机或平板电脑记录下动作,然后用慢速回放的方式观看,可以大大提高这一效果。观察步态分析方法的另一个缺点是,尽管一些报告已经确定在一些变量和条件下的可靠性是令人满意的,但是尤见于观察者之间,它的可靠性通常较低[29]。

轨迹,或身体部位在空间中的路径,是特别有趣的。例如,由于在摆动过程中脚趾离地面的距离可能低至 1.0～2.5cm,步态中脚趾的路径对于防止绊倒和跌倒很重要。

在步态分析中关节角度是最重要的。它们可以表示为空间中的绝对位置,或者更常见表示为相邻节段(如髋关节或膝关节)之间关节的相对角度。在大多数文献中,解剖位置称为关节的"零"位置。

动力学术语

动力学研究的是作用在物体上而引起运动的力。进行动力学分析,是为了理解支撑面作用在脚上的力、作用在关节上和穿过关节的力、肌肉产生的力、穿过关节的肌肉产生的力矩、这些肌肉产生或吸收的机械功率,以及行走时身体的能量模式。了解内力有助于指示由于改变行走模式而导致的关节负

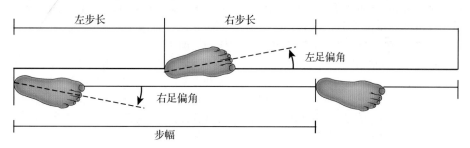

图 14-5 步幅、步长、步宽和足偏角位置显示。足跟的中点用作测量步宽的参考点

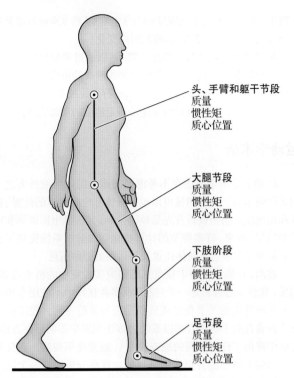

图 14-6 用于步态研究的半个人体的简单四连杆节段模型。对于确定的每个节段,应用时应知道质量、惯性矩和质心位置

头、手臂和躯干节段
质量
惯性矩
质心位置

大腿节段
质量
惯性矩
质心位置

下肢阶段
质量
惯性矩
质心位置

足节段
质量
惯性矩
质心位置

荷,并有助于解释甚至预测关节疼痛或退行性关节改变。虽然有一些手术放置侵入性关节检测装置的报告(例如膝关节置换手术来测量步行时的力),但这显然不是一种实用的方法[30]。另一种方法是使用物理学和数学知识,结合测量节段运动学和施加在身体上的外力,来估计产生身体可测量运动的"内部必然发生"的情况。这被称为逆动力学。

连杆段模型通常与逆动力学方法一起使用,以了解运动过程中的内力。这意味着我们将身体视为一系列以关节连接的节段(如足、小腿、大腿等)。我们使用牛顿力学,并从接触支撑表面(足)的节段开始分析(图 14-6)。我们必须通过步态周期了解身体标记的位置,而常是通过运动分析技术来做到这一点的。我们还需要知道作用在身体上的力,对于行走的人来说,这些力是来自力平台的地面反作用力、身体部位的重力(由于重力加速度)和身体部位的惯性[4,15,31]。转动惯量(惯性矩)(单位:kg·m²)是测量物体对其旋转速度变化的阻力。它是质量的旋转模拟。惯性在分析步态周期中身体快速移动的部位时尤其重要,例如摆动的肢体。

使用连接节段模型,我们可以确定在每个关节(例如脚踝)上作用了哪些力和力矩,以使具有特定质量和惯性矩的节段(例如小腿)随着测量的线性和角加速度而移动。因此,我们可以通过了解足的力、个体的人体测量以及每个节段如何移动来估计关节动力学。这一过程逐段向上推进,以便解决更近端的关节问题。大量的节段和三维分析比这更复杂,但原理是一样的。

地面反作用力(GRF)是在站立相时地面施加在脚上的力。这些力的大小相同,但方向与足施加在地面上的力相反。GRF使用垂直轴、前后轴和内外轴表示[4,15]。

如果我们在两个或三个平面上将力分量组合,则地面反作用力可单独表达为一向量和,称为地面反作用力向量(GRFV)。当我们提到单个分量时,例如垂直地面反作用力,将使用缩写GRF。如果将分量组合成单个向量(具有方向的力),则将使用GRFV。在步态中,我们经常使用矢状面GRFV。支撑面上足的压力中心(CoP)是所有地板-足合力作用的点。它在步态中沿着一条路径移动,并产生一种特征模式。本章后面的图14-10、14-11、14-12和14 显示了具有正常行走特征的GRFS、GRFV和CoP。

力的力矩,通常简称力矩,与第1章中介绍的扭矩相同。它被定义为力(如肌力或地面反作用力)和从其作用线到关节中心的垂直距离的乘积,称为力矩臂。它是力的角度等价物,可以使一个节段绕一个轴(即关节)旋转。

> **拓展概念 14-1**
> **了解如何研究步态动力学**
>
> 二维分析需要解三个方程。以下三个方程式适用于每段,且为标准方程:
>
> $$\Sigma F_x = ma_x (1) \quad \text{其中 x 表示水平方向}$$
> $$\Sigma F_y = ma_y (2) \quad \text{其中 y 表示垂直方向}$$
> $$\Sigma M_0 = I\alpha (3)$$
>
> 这里
> Σ 是指"所有项目的总和"
> $F_x=$ 指定 x 方向上的力,在这种情况下为水平力,单位为牛顿(N)
> $m=$ 人体测量表得出的节段质量,单位为千克(kg)
> $a_x=$ 根据位置和时间数据得出的 x 方向上节段 COM 的加速度,单位为米每二次方秒(m/s²)
> $F_y=$ 指定 y 方向上的力,在这种情况下为垂直力,单位为 N
> $a_y=$ 节段 COM 在 y 方向上的加速度,由位置和时间数据得出,单位为 m/s²
> $M_0=$ 关于选定点 0(COM)的力矩,单位为牛顿米(N·m),主要归因于肌肉活动,韧带、肌腱、关节囊和骨成分的参与程度较小
> $I=$ 惯性矩,测量物体对其旋转速率变化的阻力。它是质量的旋转模拟。由人体测量表得出,单位为 kg·m²
> $\alpha=$ 根据节段位置和时间数据得出的线段角加速度,以弧度每二次方秒(rad/s²)表示。弧度约为 57°。
>
> 如果我们参考图 14-7 中关于足节段的部分,方程(1)表示所有水平力的总和必须等于足的质量及其在水平方向上的加速度的乘积。方程(2)表示所有垂直力的总和必须等于足的质量及其在垂直方向上的加速度的乘积。方程(3)表示,关于任何指定中心(我们选择的是足的质心)的力矩之和必须等于惯性矩(可以可视化为旋转阻力)和节段的角(旋转)加速度的乘积。图 14-7 显示了我们不知道的三件事:踝关节的水平力(E)、踝关节的垂直力(B)和踝关节周围的力矩(M_a)。足-地板的力显示为 A 和 D,并从测力板导出。
>
> 因为我们有三个方程,我们可以解出三个未知数,但如果存在共同收缩,我们无法计算关节两侧的肌肉力矩。事实上,使用反向动力学的一个限制是,在存在共同收缩的情况下,计算的生物力学结果(特别是关节反作用力)可能在很大程度上

不准确。通过求解这三个方程，可以得到胫骨对足部（踝关节处）的水平力、胫骨对足部（踝关节处）的垂直力以及关于踝的力矩。换而言之，我们正在找出足在踝关节上所受的力和力矩，即具有特定质量和惯性矩的足在这些特定线性和角加速度下运动。现在，我们可以继续计算向上移动身体时的力矩和力，一段一段地计算，然后计算小腿、大腿、骨盆/躯干的力矩和力。大量的节段和三维分析比这更复杂，但原理是一样的。

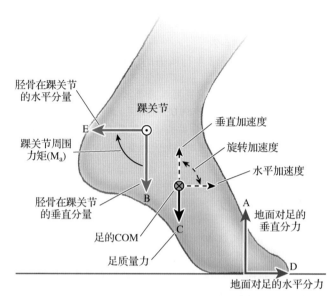

图 14-7　显示了近端关节（踝关节）和作用于该节段的所有力和力矩的足节段站立示意图。节段自由端不存在力矩。已知力及其位置包括地板对足的力（A 和 D）和足的重量引起的力（C）；关于 COM 可以计算的力矩是由 A 和 D 引起的力矩，以及足的惯性矩。未知力是踝关节上的关节反作用力（B 和 E），未知力矩是由肌肉引起的踝关节净力矩 M_a，在这种情况下，主要是踝关节足底屈肌

内部力矩是由内部结构（如肌肉、关节囊和韧带）的主动或被动力产生的力矩，用于抵消作用在身体上的外力。外力（如地面反作用力）会产生有关关节的外部力矩。例如，当重量在首次着地位于足后跟时（见**图 14-11**），GRFV 会引起外部跖屈力矩，从而使踝关节跖屈。这种外部跖屈曲力矩会受到由胫骨前肌产生的内部踝关节背屈肌力矩的对抗，以保持平衡。我们将在本章中使用这个内部力矩惯例。为便于阅读，除非另有说明，力矩一词将指内部力矩。

作者使用不同的力矩惯例来显示图片中的内力矩，但他们通过词语屈肌/伸肌、外展肌/内收肌或内旋转肌/外旋转肌来表示力矩的方向。本章中提供的力矩曲线图显示以下内力矩为正力矩：踝跖屈肌、膝伸肌和髋伸肌。

能量是做功的能力，功和能量都用相同的单位焦耳（J）表示。功是通过施加力来完成的，力产生物体及其各节段的加速和减速。肌肉利用代谢能将代谢能转化为机械能完成机械工作。运动的一个主要目标是以最少的能量消耗在空间中移动身体。

运动过程中产生的总代谢成本可以通过评估身体每单位路程的摄氧量或耗氧量（VO_2）来衡量。为了测量耗氧量，患者将氧气吐入一个面罩或管道，该面罩或管道连接到一个

称为代谢车的系统上，该系统分析许多参数，包括呼吸速率和吸入和呼出的空气量。如果走了很长一段距离，但只消耗了少量氧气，那么这种特定步态的代谢成本很低。20～30 岁的人在稳态条件下以舒适的速度行走需要大约 32% 的最大耗氧量；对于 75 岁的人，或者由于慢性疾病导致的机械工作增加时，这一比例上升到 48%[32,33]。代谢当量（metabolic equivalents，MET）也被用来表示活动的能量消耗为静息代谢率的倍数。以 4～5km/h 的速度行走的人的耗氧量平均为每分钟 100ml/kg 体重，通常为 2.5～4MET。当行驶单位距离所需的能量最少时，效率最高。当被要求以舒适的速度行走时，人们会选择他们能量效率最高的速度，如果行走速度偏离此速度或低于此速度，则单位行走距离的能量消耗会增加[32]。

当肌肉变短（向心收缩）时，就发生了功率的产生。它们做正功，增加身体的总能量。功率以瓦特（W）表示，是功或能量值（以 J 为单位）除以产生功的时间。通过逆动力学方法计算肌肉群步行的功率。通过一个关节产生或吸收的功率是通过关节的净力矩和净角速度的乘积[34]。如果两者处于同一方向（例如屈肌弯曲、伸肌伸展），则正功通过能量产生来完成。

当肌肉进行延长（离心）收缩时，就发生了功率的吸收。它们做负功，降低身体的能量。若关节运动和力矩方向相反，则通过能量吸收进行负功。

肌电图学

肌电图（EMG）是一种评估和记录肌肉激活信号的技术。EMG 是使用一种称为肌电图机的仪器进行的，目的是产生一种称为肌动电流图的记录，其中记录了一块肌肉或一组肌肉产生的电活动。电极可以放置在皮肤表面或插入肌肉中。有很多关于 EMG 的信息，可以使用的各种技术，以及步态中获得的模式[34-37]。肌电图常与测力台、测角仪或运动分析系统结合使用，将肌肉活动与步态周期中的其他事件联系起来。肌电图记录提供有关特定肌肉动作时间及其活动的相对水平或轮廓的信息。重要的是，它不能解释为什么肌肉在起作用，或者肌肉产生了多大的力量。鼓励读者阅读有关肌肉功能的文献进展，这些文献来源于精细的数学模拟，涉及精确的肌肉几何建模和人体测量学[38,39]。尽管这项工作在过去 20 年中取得了长足的进展，但关于肌肉和关节在体内的真实行为仍有许多未知的地方[40]。

病例应用 14-2

Brown 女士的步行速度为 0.20m/s，节奏为每分钟 25 步。在视诊中就发现，两个跨步的双重支撑相时间也明显比正常情况下长。站立相占患侧步态周期 60% 以上，但她在健侧站立的时间比例更大。她的左侧步长（健侧）比右侧（患侧）短，但步幅相等。这是为什么？如果你理解一个人在直线上行走的步幅必须相等，但步长可能不相等，那么你就理解了步长和步幅的概念。

正常步态特性

时间和距离特性

步行速度、步幅和步频的平均值和标准偏差见**表 14-1**。这些数据来自 Finley 和 Cody 的经典工作，他们测量了 1 100 名行人的步态，来自 Kadaba 及其同事，以及 Oberg 及其同事，获得了步态实验室测量结果[16-18]。如果想要识别异常步态，必须了解正常步态期间的数值范围。重要的是，能够独立社区步行的某些关键参数的最小阈值已被确定。例如，人们通常建议 0.8m/s 的步行速度是使一个人能够在社区中正常行走并完成如安全过街道等任务的最低速度[41]。

> ▶ **基本概念 14-1**
> **时间和距离步态变量的标准值**
>
> 记住大致的时间和距离测量值在临床实践中是有意义的。从**表 14-1** 中我们可以看出，一个步幅的长度通常在 1.25 米和 1.50 米之间；步行速度大约为 1.2～1.5m/s 的步幅（一步）；步频大约是每分钟 120 步，或者每两步长一个步幅，每秒一步幅。

矢状面关节角度

上文我们已经介绍了矢状面和冠状面的运动学和动力学，但由于关节位置的变化和所用具体方法的不同（例如，基于链接的模型定义），其在水平面的数据存在不一致，将不包括在本文内。

正常步态所需的矢状面的近似关节活动范围（ROM）以及每个主要关节最大屈／伸位置出现的时间可以通过检查**图 14-8** 中的关节角度曲线来确定。平均曲线（实线）周围的标准差条（虚线）表示存在多少个体间差异，其表明 67% 受试者的值落在所示范围内。正常步态研究的结果因受试者的年龄、性别、身高和步行速度以及分析方法而异。这里提供的数据来自三维分析[34]。为简单起见，图中所示的平均值为文中提及，取最接近的 5°，并且为了提醒读者这些不是固定值，将使用"约"。解剖位置定义为髋、膝和踝的 0° 位置，也称为中立位。在本文中，髋、膝关节的屈和踝关节的背屈为正值，而伸和跖屈为负值。

表 14-1 时间和距离变量的标准值

特性	男性均值（SD）	女性均值（SD）	来源
行走速度/ （m/s）	1.37（0.22）	1.23（0.22）	Finley and Cody[16]
	1.22～1.32*	1.10～1.29*	Oberg et al[18]
	1.34（0.22）	1.27（0.16）	Kadaba et al[36]
一步的长 度 /m	1.48（0.18）	1.27（0.19）	Finley and Cody[16]
	1.23～1.30*	1.07～1.19*	Oberg et al[18]
	1.41（0.14）	1.30（0.10）	Kadaba et al[36]
步频 /（步 数 /min）	110（10）	116（12）	Finley and Cody[16]
	117～121*	122～130*	Oberg et al[18]
	112（9）	115（9）	Kadaba et al[36]

*均值的范围。
SD，标准差。

在**图 14-8** 中可以看出，髋关节在 0% 步态周期的首次着地时达到最大屈曲（屈约 20°～30°），并在约 50% 步态周期的足跟离地和足趾离地之间达到其最大伸展的位置（伸大约 10°～20°）。在首次着地时，膝关节是伸直的（0°），在 40% 步态周期时脚跟离地之前，几乎再次是伸直的。在摆动相，膝关节在步态周期的约 70% 达到其最大屈度约 60°。还需注意的是在步态周期的 10% 时出现微小的膝关节屈曲阶段，在膝关节约 15° 时达到峰值。在大约 40% 的步态周期时，足踝在大约足跟离地时达到最大背屈约 7°，在足趾离地时达到最大跖屈（25°）（60%）。

> ▶ **基本概念 14-2**
> **髋、膝和踝正常步行所需的运动范围**
>
> 对于正常步行，我们需要髋关节活动度从大约 20° 伸到 20° 屈，膝关节活动度从伸到 0°～60° 屈，踝关节活动度从 25° 跖屈到 7° 背屈。如果这些关节活动范围不能满足要求，则步态模式可能会与正常步态有相当大的偏差。

冠状面关节角度

在站立相的初始 20% 中，对侧（摆动）的骨盆下降约 5°，导致同侧（站立相）髋内收（**图 14-9**）。然后髋关节平稳地外展约 5°，在足趾离地时达到最大角度，然后回到首次着地时恢复中立位。膝关节或多或少保持中立位，在摆动中期时除了短暂的外展约 7° 达到最大角度，然后回到中立位[27]。从图中可以看出，踝关节复合体在期站立相早期时从大约 5° 内翻到 5° 外翻，在蹬离时内翻大约 15°。

> ■ **病例应用 14-3**
>
> 从视频拍摄的关节角度的检查显示，Brown 女士在站立相早期时没有膝关节屈曲阶段，她倾向于在站立中期时完全伸展膝关节。她背伸脚踝的能力很弱，而且由于摆动相她的膝关节屈曲不超过几度，患肢很难离开地面。相反，摆动相时她倾向于抬起她的骨盆（"抬高"）来帮助患侧下肢离开地面。她受影响的髋关节伸展没有超出中立位。Brown 女士的关节角度曲线在站立和摆动相与正常人有什么不同？

地面反作用力和压力中心

从首次着地到脚趾离地期间，站立相的地面反作用力具有典型模式（**图 14-10**）[42]。在垂直方向上，刚开始时数值较低，但在站立早期和站立末期中，数值增加而大于体重，而在站立中期中，数值较低。第一个驼峰与身体向下速度减慢（身体质量向上加速）时的重量承受有关。第二个驼峰是因为足蹬离地，表明身体的重心正在向上加速，以增加其向上的速度。在前后方向，GRF 向后指向进行初始接触的足，防止足向前滑动。它作为一种"制动力"，使身体减速，并在重量接受后达到约为 20% 体重的最大值。在站立中期，力是垂直定向的，但当

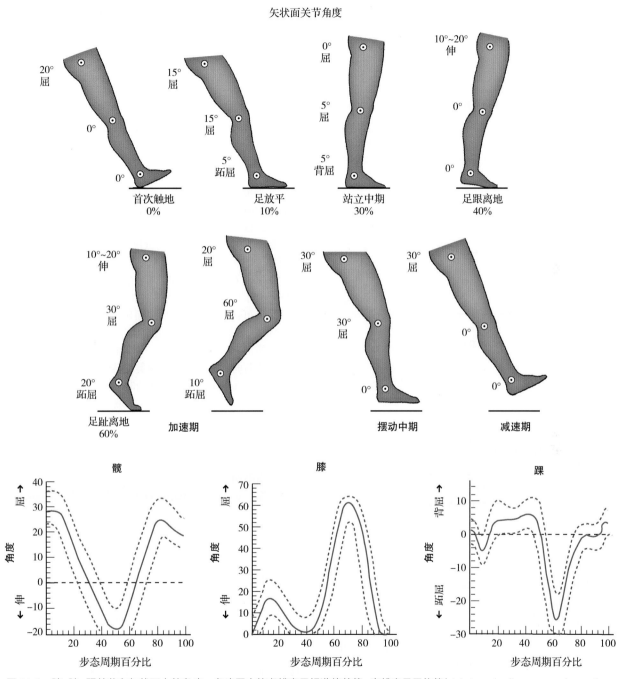

图 14-8　髋、膝、踝关节在矢状面上的角度。角度图中的虚线表示标准偏差值，实线表示平均值（*Joint angle diagrams redrawn from Winter DA, Eng JJ, Issbac MG: A review of kinetic parameters in human walking. In Craik RL, Otis CA [eds]: Gait analysis: Theory and application, pp 263-265. St. Louis, MO: Mosby-Year Book, 1994, with permission from Elsevier .* ）

关节角度冠状面

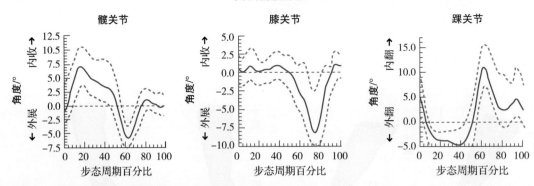

图 14-9 髋关节、膝关节和踝关节在冠状面上的角度(*Redrawn from Winter DA, Eng JJ, Isshac MG: A review of kinetic parameters in human walking. In Craik RL, Otis CA [eds]: Gait analysis: Theory and application, pp 263-265. St. Louis, MO: Mosby-Y ear Book, 1994, with permission from Elsevier.*)

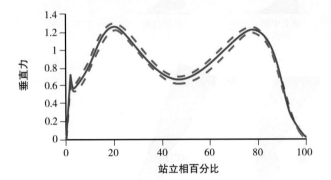

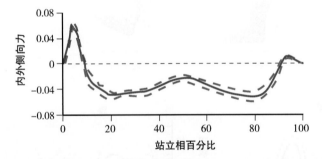

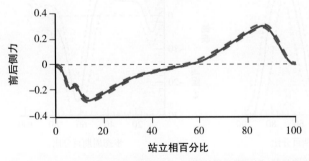

图 14-10 站立相时地面反作用力与体重的比例。正值表示地面作用在足上的向上力、侧向力和前向力(*Adapted and redrawn from Hunt AE, Smith RM, T orode M, et al: Intersegment foot motion and ground reaction forces over the stance phase of walking. Clin Biomech[Bristol, Avon]16: 592, 2001.*)

身体进入第二个站立相一半时,矢量向前指向足,并加速人向前。这通常被称为推进成分。内外侧力的大小很小,并且因人而异。一般来说,在足上往往会有一个小的向内侧方向的力。然而,如果有人在很宽的支撑面上行走,那么内侧方向的

力会变得更大。图 14-11 显示了相对于站立早期阶段关节位置的矢状面 GRFV。你可以看到,首次着地时的 GRFV 从踝关节后面经过(倾向于跖屈),但在膝关节和髋关节前面(倾向于伸膝和屈髋)。在站立相早期,GRFV 从膝关节后面经过(倾向于屈曲),然后向前移动,直到站立末期。大约在站立中期时(图 14-12),GRFV 经过髋关节后方并保持,直到摆动相开始。GRFV 相对于关节位置的含义将在后面详细讨论。

足上可认为产生的合成表面压力作用的单点称为压力中心(CoP)。该点是 GRFV 的起点。

支撑面上的足 CoP 产生一个特征模式(图 14-13)。正常人光脚步行时的模式与穿各种类型鞋时的模式不同[43]。在光脚行走中,CoP 在站立阶段开始时从足后跟的后外侧边缘开始,以近乎线性的方式穿过中足区域,保持在中线的外侧,然后沿着第一跖骨的底部以较大的集中力沿脚掌内侧移动。然后,CoP 在站立末期向第二个和第一个脚趾移动。

拓展概念 14-2
为什么髋、膝和踝的力矩数字对我来说不熟悉?

有时,当我们阅读杂志文章,其中包括步行时髋、膝或踝力矩的数字和解释时,这些形状似乎完全不熟悉,解释也没有意义。事实上,他们经常感觉"颠倒"。实际上,这正是发生的事情。报告力矩有两种方式。一些作者使用"外部"力矩,这是指由作用在关节周围的计算出的外力(例如重力、GRFV)产生的力矩。在这里,我们选择使用"内部"力矩,它指的是肌肉和关节周围其他内部结构产生的力矩。为了达到平衡,内部力矩与计算的外部力矩相等且相反,并且必须发生,以产生我们通过运动捕捉系统观察到的身体部分的运动和加速度。净角加速度(以及最终围绕关节的旋转)将是这些净力矩的结果。例如,如果 GRFV 在站立早期时"试图"屈曲膝关节,则会出现外部膝关节弯曲力矩,该力矩必须与股四头肌引起的内部膝关节伸展力矩相反。如果外部膝关节屈曲力矩大于内部膝关节伸展力矩,则将产生净屈曲力矩,从而在膝关节处产生屈曲。同样,内部外展肌力矩与外部内收肌力矩的大小相等,但方向相反。因此,内部力矩必须与外部力矩的大小相匹配,但方向相反,才能产生我们观察到的位置和运动。

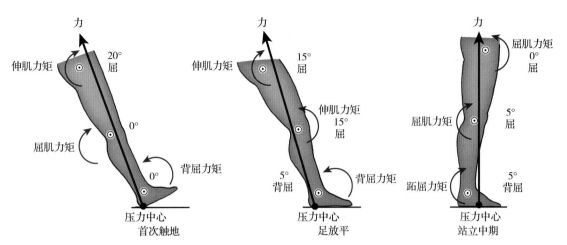

图 14-11 关节位置与压力中心、地面反作用力矢量（GRFV）和内部净力矩的关系图，用于步态周期事件的首次着地、足放平和站立中期

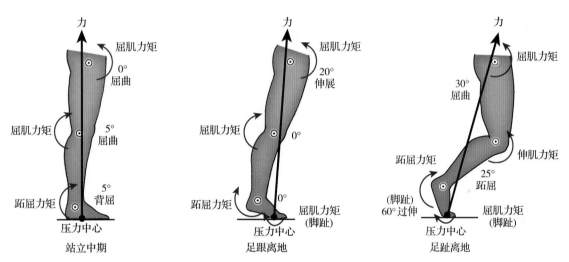

图 14-12 关节位置与压力中心、地面反作用力矢量（GRFV）和内部净力矩的关系图，用于步态周期事件的站立中期、足跟离地和足趾离地

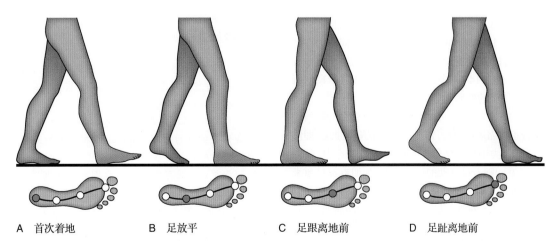

| A 首次着地 | B 足放平 | C 足跟离地前 | D 足趾离地前 |

图 14-13 压力中心（蓝点）路径由以下位置显示：A. 首次着地。B. 足放平。C. 足跟离地前。D. 足趾离地前

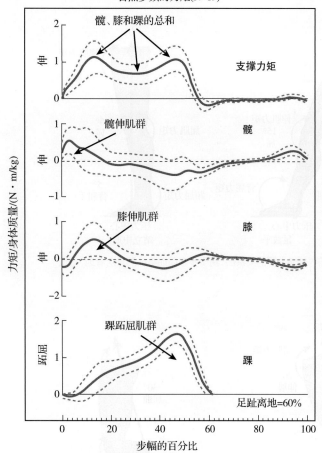

自然步频的力矩(N=19)

髋、膝和踝的总和

支撑力矩

髋伸肌群

髋

力矩/身体质量(N·m/kg)

膝伸肌群

膝

踝跖屈肌群

踝

足趾离地=60%

步幅的百分比

图 14-14 髋、膝和踝矢状面力矩的典型模式,展现为它们的代数和,即支撑力矩(*Redrawn from Winter DA: The biomechanics and motor control of human gait: Normal, elderly and pathological [ed. 2]. Waterloo, Ontario: Waterloo Biomechanics, 1991, with permission from David A. Winter.*)

矢状面运动

就髋、膝和踝的单个矢状面力矩而言之前,让我们思考一下支撑力矩的概念,这将有助于我们理解步态周期中的力矩模式。髋、膝和踝的力矩总和可防止腿部在站立期塌陷。也就是说,对于站立期的大部分,作用在髋、膝和踝的所有力矩总和是一个正向或伸肌力矩(**图 14-14**)。Winter 将这种全肢协同称为支撑力矩[5]。他发现伸肌支撑力矩对于正常人和残疾人的所有步行速度都是一致的。在**图 14-14** 中,髋伸展提供了支撑早期的所有正向力矩,但很快膝的伸肌力矩就加入其中。(请记住,力矩仅是识别肌肉群的"支撑性",并不意味着肌肉正在缩短或延长。要了解肌肉是否正在缩短或延长,需要参考关节角度曲线:即使关节角度没有变化,力矩仍可存在。例如,在正常步态中,膝伸肌群先延长后缩短。)随着站立期的进行,踝跖屈肌群提供越来越多的支撑,直到支撑末期成为唯一的支撑。支撑力矩在站立末期(步态周期的 55%~60%)从净伸肌力矩变为净屈肌力矩,而这与摆动的开始有关。在摆动后期,一个小的净伸肌力矩再次出现,来协助肢体的终末摆位以及为初始着地做准备[5,43]。

支撑力矩在临床上的一个重要特征是,只要这些力矩合力为伸肌力矩,身体就可以改变其完成支撑的方式。例如,若踝

跖屈肌群无力,髋伸肌群或膝伸肌群则可代偿。如果膝伸肌群收缩引起疼痛,髋伸肌群或踝跖屈肌群则会收缩更甚。支撑力矩有助于我们了解每个关节的关节力矩曲线。髋、膝和踝的矢状面力矩曲线如**图 14-15** 中的 GRFV 所示,关节角度曲线和肌肉做功如**图 14-16** 所示。

冠状面运动

尽管生物力学的概念是相同的,但与矢状面力矩相比,冠状面力矩的报道频率较低。**图 14-17** 显示了冠状面力矩曲线,**图 14-18** 显示了关节角度曲线和肌肉活动。形状相似的大外展力矩发生在髋部和膝部,而较小的力矩发生在踝部。这些主要是由跨越膝踝关节的韧带作用力所提供的,且因在大部分站姿中,身体的重心都位于足部支撑点的内侧而重要。膝关节外展力矩具有特别重要的临床意义——在文献中通常表示为膝关节外在的内收力矩——因其已被证明是膝骨性关节炎研究和治疗的重要生物力学结果[44,45]。它也被建议作为胫股关节负荷分布的有效代表,数值越高即等同于内侧间室膝骨性关节炎进展的风险更大[45]。

病例应用 14-4

Brown 女士的下肢普遍存在肌无力,尤见踝跖屈肌群、膝伸肌群以及程度较轻的髋伸肌群存在激活水平较低。这将使她难以形成足够的支撑力矩。而为了膝关节稳定,她倾向于将膝关节快速反扣。我们知道她髋部的损伤比脚踝小,因此我们鼓励在站立早期更积极地伸展髋部以协助支撑力矩,同时尝试刺激膝伸肌群。在卒中后的早期阶段,我们预计肌力会一定程度地自然增加,同时我们准备以此在功能性运动期间进行肌肉强化训练,以及可能通过电刺激在步态周期内进行激活(功能性电刺激)。若随着时间的推移,她无法提供足够的支撑,可使用踝关节矫形器来提供被动伸肌力矩,但是这可能会增加与矫形器相关的能量消耗。

拓展概念 14-3
踝足的运动学和运力学

由于踝关节、距下关节和跗横关节产生的复合运动的复杂性,对步态过程中足部生物力学的具体描述受到了阻碍。这些运动被称为旋前(背屈、外翻和外展的复合)及旋后(跖屈、内翻和内收的复合)。通常,足部运动被描述为站立早期的旋前,然后是渐进的旋后。然而,对小腿和足部的三维分析将足部建模为后足段和前足段(而非最常见的简化方法,将其视为一体),以便更深入地了解其在站立期间的行为[46,47]。尽管运动学和动力学变化很大且取决于受试者、足的位置、地形和分析方法,但是仍存在着一般特征。后足段在站立早期相对于小腿外翻,并在推进期内翻。在水平面上,后足段在站立早期相对胫骨外旋(外展),然后在推进期相对胫骨内旋(内收)。前足段大大增加了站立早期的背屈。

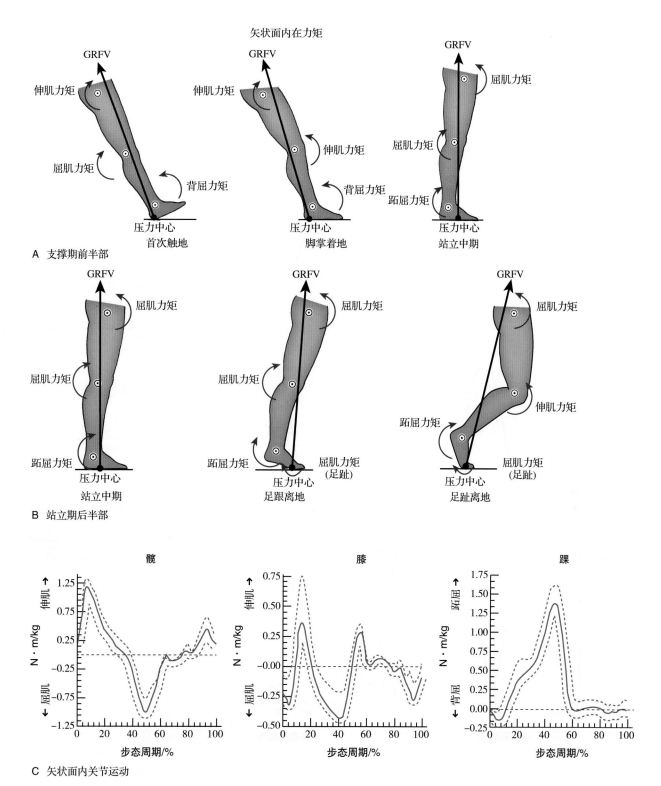

图 14-15 压力中心(CoP)和地面反作用力矢量(GRFV)的髋、膝和踝的矢状面内力矩模式。虚线代表标准差,实线代表平均值(*Diagrams of internal moments redrawn from Winter DA, Eng JJ, Isshac MG: A review of kinetic parameters in human walking. In Craik RL, Otis CA [eds]: Gait analysis: Theory and application, pp 263-265. St. Louis, MO: Mosby-Year Book, 1994, with permission from Elsevier.*).

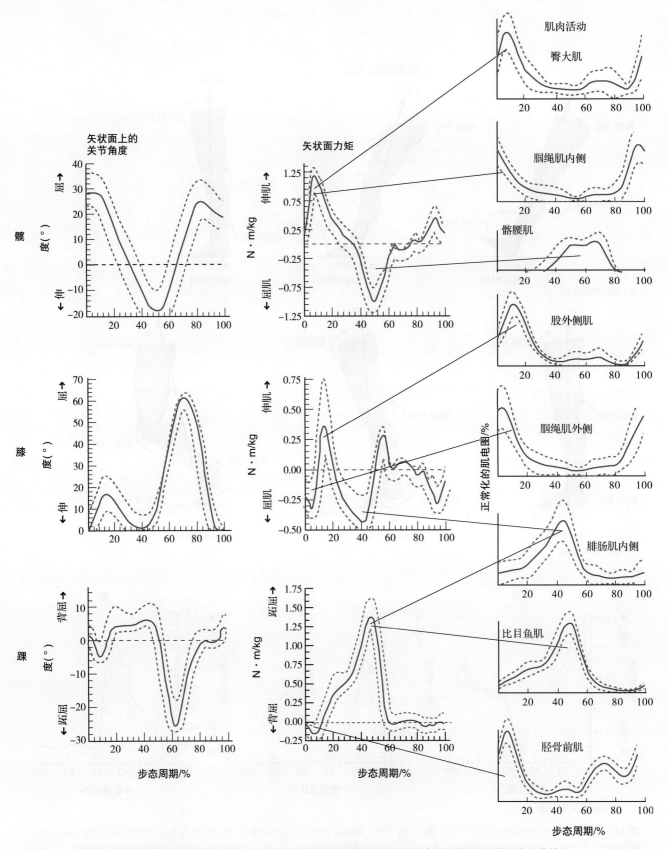

图 14-16 矢状面上的关节角度和净内部关节力矩，以及成人步态期间髋、膝和踝关节力矩主要贡献者展现的肌电图曲线（*Angle and moment profiles redrawn from Winter DA, Eng JJ, Isshac MG: A review of kinetic parameters in human walking. In Craik RL, Otis CA [eds]: Gait analysis: Theory and application, pp 263-265. St. Louis, MO: Mosby-Year Book, 1994, with permission from Elsevier. Muscle activity redrawn from Winter DA: The biomechanics and motor control of human gait: Normal, elderly and pathological [ed.2]. Waterloo, Ontario: , Waterloo Biomechanics, 1991, with permission from David A. Winter. Iliopsoas muscle activity redrawn from Bechtol CO: Normal human gait. In American Academy of Orthopaedic Surgeons: Atlas of Orthotics, p 141. St Louis, MO: CV Mosby, 1974, with permission from Elsevier.*）

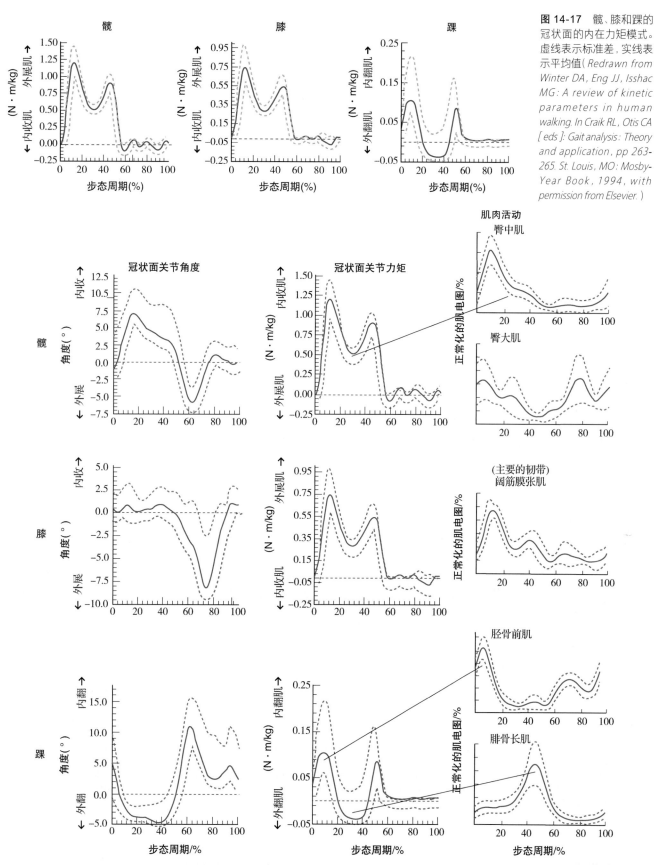

图 14-17 髋、膝和踝的冠状面的内在力矩模式。虚线表示标准差,实线表示平均值(*Redrawn from Winter DA, Eng JJ, Isshac MG: A review of kinetic parameters in human walking. In Craik RL, Otis CA [eds]: Gait analysis: Theory and application, pp 263-265. St. Louis, MO: Mosby-Year Book, 1994, with permission from Elsevier.*)

图 14-18 冠状面下的关节角度和净内部关节力矩,以及成人步态期间髋、膝和踝关节力矩主要贡献者展现的肌电图曲线(*Angle and moment profiles redrawn from Winter DA, Eng JJ, Isshac MG: A review of kinetic parameters in human walking. In Craik RL, Otis CA [eds]: Gait analysis: Theory and application, pp 263-265. St. Louis, MO: Mosby-Year Book, 1994, with permission from Elsevier. Muscle activity redrawn from Winter DA: The biomechanics and motor control of human gait: Normal, elderly and pathological [ed. 2]. Waterloo, Ontario: Waterloo Biomechanics, 1991, with permission from David A. Winter.*)

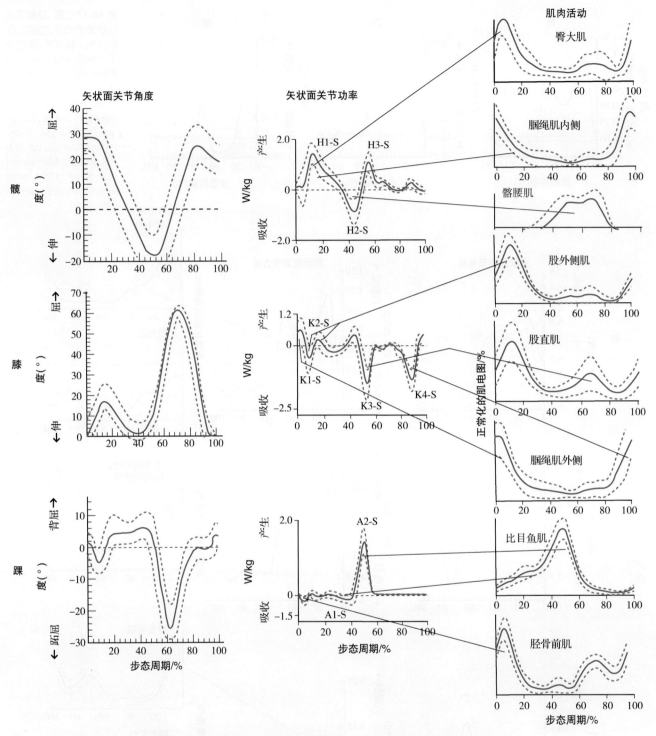

图 14-19 矢状面下的关节角度和关节功率,以及成人步态中髋、膝和踝关节力的主要贡献者展现的肌电图曲线(*Angle profiles redrawn from Winter DA, Eng JJ, Isshac MG: A review of kinetic parameters in human walking. In Craik RL, Otis CA [eds]: Gait analysis: Theory and application, pp 263-265. St. Louis, MO: Mosby-Year Book, 1994, with permission from Elsevier. Power profiles redrawn from Eng JJ, Winter DA: Kinetic analysis of the lower limbs during walking: What information can be gained from a three dimensional model? J Biomech 28:753, 1995, with permission from Elsevier. Muscle activity redrawn from Winter DA: The biomechanics and motor control of human gait: Normal, elderly and pathological [ed. 2]. Waterloo, Ontario: Waterloo Biomechanics, 1991, with permission from David A. Winter. Iliopsoas muscle activity redrawn from Bechtol CO: Normal human gait. In American Academy of Orthopaedic Surgeons: Atlas of orthotics, p 141. St Louis,MO: CV Mosby, 1974, with permission from Elsevier.*)

矢状面做功

图 14-19 中将髋、膝和踝的矢状面功率曲线同关节角度和主要肌肉活动曲线进行比较。完整步态周期中的功率产生和吸收阶段的总结见表 14-2。表 14-3 显示了从初始着地到站立中期里关节运动、GRF、力矩和肌肉活动的功率,而表 14-4 显示站立中期至足趾离地。尽管这些信息很复杂,但重要的事实却是直截了当的。最重要的是,步行时的大部分正功是由推进

期的踝跖屈肌群，站立早期的髋伸肌群，以及站立末期和摆动早期（"蹬离"）的髋屈肌群所提供的。其次，伸膝肌群通常所产生的功率很小，且主要作为吸收装置，特别见于站立早期的负重过程。为了能够比较受试者，功率值已通过将功率（瓦特）除以受试者的质量（千克）进行标准化。与关节、时间点和运动平面相关的重要节点已给出符号标记；例如，H1-S 指的是矢状面（Sagittal）中髋关节（Hip）的第一个（1）功率峰值，K2-F 指的是冠状面（Frontal）中膝关节（Knee）的第二个局部峰值。在步态周期的特定时间，这些峰值也可以被认为是能量产生或吸收的"爆发"。

表 14-2　全步态周期中功率的产生和吸收的主要阶段总结

产生（向心收缩）			吸收（离心收缩）		
爆发性功率的名称	主要肌肉或肌群	所对应步态周期	爆发性功率的名称	主要肌肉或肌群	所对应步态周期
H1-S	腘绳肌，臀肌	支撑早期	H2-S	腰大肌，骨直肌	支撑中期
K2-S（小）	股四头肌	支撑早期	K1-S	股四头肌	支撑极早期
H3-S	腰大肌，股直肌	支撑末期"推进"	K3-S	股直肌	支撑末期
A2-S	跖屈肌	支撑末期"推进"	K4-S	腘绳肌	摆动末期
			A1-S	跖屈肌	支撑早期和中期

H，髋；K，膝；A，踝；S，矢状面。

表 14-3　自初始着地到站立中期的步态特征总结

矢状面分析					
关节	运动	地面反作用力	内在力矩	功率	主要肌肉活动
髋	从 +20°~+30° 伸至 0°	前侧到后侧	伸肌到中立	产生（髋伸肌群）	臀大肌 腘绳肌
膝	从 0° 屈至 15°，再从 +10° 伸至 +5°	前侧到后侧再到前侧	屈肌，然后伸肌，最后为屈肌	产生（膝伸肌群） 吸收（膝屈肌群）产生（膝伸肌） 吸收（膝屈肌群）	腘绳肌 股四头肌 腓肠肌
踝	从 0° 跖屈至 −5°，再背屈至 +5°	后侧到前侧	背屈肌，而后跖屈肌	吸收（背屈肌群） 吸收（跖屈肌群）	胫骨前肌 比目鱼肌 腓肠肌
冠状面分析					
髋	从中立位内收至 +5°，再外展至 3°	内侧	外展肌	吸收（髋外展肌群） 产生（髋外展肌群）	臀中肌
膝	沿中立位少量变化	内侧	外展肌	少量产生（膝外展肌群）	阔筋膜张肌
踝	不一致				
水平面分析					
关节	运动		力矩	功率	主要肌肉活动
髋	旋外一定角度		旋外肌	吸收（旋内肌群）	阔筋膜张肌（韧带样） 臀中肌 臀小肌
膝	从一定角度的旋外，旋内至中立位		极少量旋外肌	吸收（旋外肌群）	
踝	不一致				

Redrawn from Eng JJ, Winter DA: Kinetic analysis of the lower limbs during walking: What information can be gained from a three dimensional model? J Biomech 28:753, 1995; and from Winter DA, Eng JJ, Isshac MG: A review of kinetic parameters in human walking. In Craik RL, Otis CA (eds): Gait analysis: Theory and application. St. Louis, MO: Mosby-Year Book, 1994.

Values are for young males.

表 14-4 自站立中期到足趾离地的步态特征总结

矢状面分析					
关节	运动	地面反作用力	内在力矩	功率	主要肌肉活动
髋	从 0° 伸至 −20°，再开始屈	后侧	屈肌	吸收（屈肌群） 产生（屈肌群）	髂腰肌 股直肌 髂腰肌 股直肌
膝	从 +5° 伸一定角度，再屈至 +45°	后侧	屈肌，然后伸肌	吸收（伸肌群） 少量产生（膝屈肌群） 大量吸收（伸肌群）	股肌 腓肠肌 股直肌
踝	从背屈 +5° 背屈一定角度，再快速跖屈至 −25°	前侧	跖屈肌	极少量吸收（跖屈肌群） 大量产生（跖屈肌群）	比目鱼肌 腓肠肌 比目鱼肌 腓肠肌
冠状面分析					
髋	从 +3° 平稳外展至 −5°	内侧	外展肌	产生（外展肌群）	臀中肌
膝	中立位，再外展至一定角度 −3°	内侧	外展肌	吸收（外展肌群）	阔筋膜张肌，韧带
踝	不一致				
水平面分析					
关节	运动		力矩	功率	
髋	从 −3°，旋外一定角度		旋内肌	极少量吸收（旋外肌群）	
膝	几乎接近保持在中立位		旋内肌	极少量吸收（韧带）	
踝	不一致				

Redrawn from Eng JJ, Winter DA: Kinetic analysis of the lower limbs during walking: What information can be gained from a three dimensional model? J Biomech 28: 753, 1995; and from Winter DA, Eng JJ, Isshac MG: A review of kinetic parameters in human walking. In Craik RL, Otis CA (eds): Gait analysis: Theory and application. St. Louis, MO: Mosby-Year Book, 1994.

Values are for young males.

在矢状面（见**图 14-19**），当髋伸肌群在站立早期（H1-S）向心收缩发生正功（能量产生）的爆发，而膝伸肌群则通过离心收缩（K1-S）在同一时期产生负功（能量吸收）来控制膝关节屈曲[48]。在初始着地时背屈肌群做一小段负功后，从脚掌着地到约 40% 的步态周期中，跖屈肌群（A1-S）通过腿在足上旋转而做负功。然而在此阶段伊始（K2-S），膝伸肌群做了少量的正功，使得在脚掌着地伸展膝关节[48]。推进期跖屈肌群的正功（A2-S：站立终期，约 40%～60% 的步态周期）和髋屈肌群在拉离时（H3-S：站立终期和摆动早期，约 50%～75% 的步态周期）增加了身体的能量水平。在步态周期的 40%～60% 期间，A2-S 和 H3-S 产生能量，同时膝伸肌群（K3-S）吸收能量。在摆动后期，膝屈肌群（K4-S）离心收缩以减速腿部来为初始着地作准备进而产生负功。新进的技术试图利用这种关系经由外部来源将身体的负功转化为正功。例如，Donelan 等人在研究参与者的下肢固定了一个膝关节支具，以在膝关节摆动末期（K4-S）的减速阶段获取动力，此类似于混合动力汽车中的"再生制动"[49]。此部分的步态周期中捕获的能量可能可被用于操作便携式设备，例如移动电话或动力假肢。

 病例应用 14-5

回想一下，Brown 女士在摆动相提高了受累侧（抬起受累的臀部和骨盆）来做足廓清。事实证明，随着上半身的全部重量升高和降低，而这会产生相当大的能量成本，并且无法通过动 - 势能交换来节省能量[50]。因无法充分足背屈，医生给她定了一个轻型踝足矫形器，以维持摆动期的踝中立位。同时矫形器还帮助她在站立期间提供足够的支撑。当其身体向前移动超过她的脚时，略硬的矫形器材质通过在站立期抵抗她的足踝背屈来实现这一点。她能够在站立后期弯曲膝盖，从而避免过度地抬高髋部。阅读有关功率和功的部分时，请注意可能存在的步态缺陷。如果矫形器在推进期间不允许任何的踝关节跖屈，那么她将失去原本由跖屈肌所提供的能量。

冠状面做功

在冠状面（**图 14-20**），髋外展肌（H1-F）的初始吸收阶段之

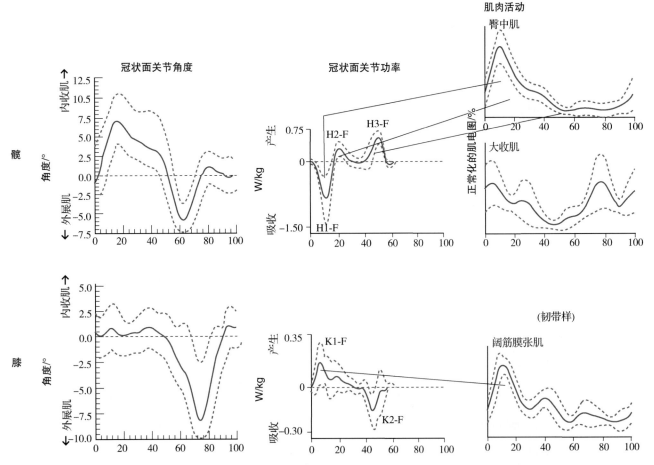

图 14-20　冠状面下的关节角度和关节功率，以及成人步态中髋和膝关节力的主要贡献者展现的肌电图曲线（*Angle profiles redrawn from Winter DA, Eng JJ, Isshac MG: A review of kinetic parameters in human walking. In Craik RL, Otis CA [eds]: Gait analysis: Theory and application, pp 263-265. St. Louis, MO: Mosby-Year Book, 1994, with permission from Elsevier. Power profiles redrawn from Eng JJ, Winter DA: Kinetic analysis of the lower limbs during walking: What information can be gained from a three dimensional model? J Biomech 28:753, 1995, with permission. Muscle activity redrawn from Winter DA: The biomechanics and motor control of human gait: Normal, elderly and pathological [ed. 2]. Waterloo, Ontario: Waterloo Biomechanics, 1991, with permission from David A. Winter*）

后紧随在站立期其余部分（H2-F，H3-F）中的两次爆发式正功。这些爆发提供了对身体质量中心内外位置的精细控制。在膝盖处，在站立前半段（K1-F）有一极小的能量产生，而后紧接着由外展肌引起的小吸收（K2-F）。因足踝功率模式较小且不一致，所以并未展示。

肌肉活动

可通过预测专项功能的肌肉群来简化步态的肌肉做功。肌肉做功是合乎逻辑的，读者已经知晓有两个主要特征将决定其模式：
- 需在站立期提供支撑力矩
- 需产生能量来移动

步态的 EMG 研究通过分段解析以增强理解，验证理论模型试图来解释为什么某些功能需要肌肉，并解释 EMG 发现的肌肉活动[37]。下述的 EMG 源自 Winter 的经典作品，并显示于**图 14-21** 和 14-22[51]。EMG 中，各关节角度和力矩见**图 14-16** 和 14-18，各关节角度和功率见**图 14-19** 和 14-20。

让我们遵循逻辑，若考虑所知的支撑力力矩，进而预期的

髋、膝和踝周围的肌肉做工为何（见**图 14-21** 和 14-22）。我们已经讨论过髋伸肌群在站立早期产生的伸肌力矩。膝伸肌群在负重过程中产生伸肌力矩，而后髋与膝在为摆动期做准备的站立末期而屈曲前产生屈肌力矩。当这两个肌肉群使此系统的各分段屈曲时，踝跖屈肌起了主导作用并提供支撑和向前推进。因而我们不该惊讶于发现站立早期髋伸肌群（腘绳肌）和膝伸肌群（股四头肌）几乎立即有活动，随后是踝跖屈肌（比目鱼肌、内外侧腓肠肌和其他次要肌群）收缩的平稳增加，并一直持续到推进中期，然后下降并在约周期的 60% 时停止。除站立终期的踝跖屈肌活动（主要与推进身体向前所需的强力推动有关），上述大部分肌肉做功与站立时支撑身体或离心控制由外力引起的关节旋转有关（例如，负重时激活股四头肌以控制膝关节屈曲率；有关进一步讨论，参见拓展概念 14-4）。

现在让我们寻找负责主要爆发性正功的做功肌肉，将**图 14-21** 和 14-22 中显示的肌肉做功与**图 14-19** 和 14-20 中显示的功率曲线相关联。在矢状面，我们注意到髋伸肌群（臀大肌、内侧腘绳肌和外侧腘绳肌）在站立早期（H1-S）时是活跃的；事实上，他们在那个时期起到了提供支撑的作用。站立早期达到峰值的少量的能量产生 K2-S 反映在股四头肌（股内侧肌、股外侧肌、股

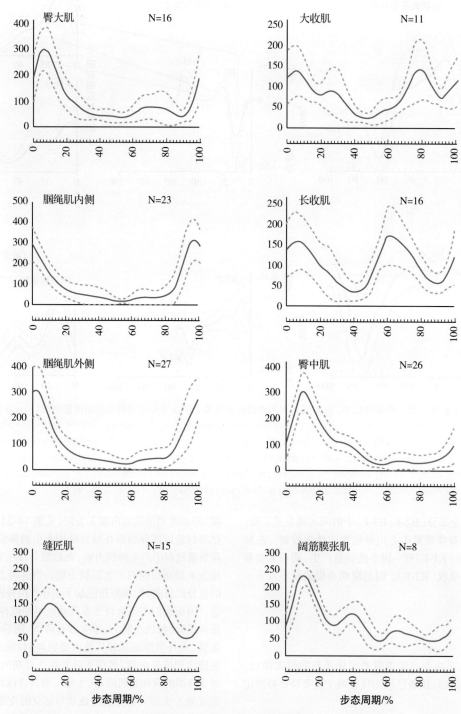

图 14-21　步态中一个步幅期间髋关节主要肌肉群的肌电图曲线。信号来自双极表面电极，取每个受试者的平均值作数据标准化。因表面电极无法触及，注意髋屈肌、髂腰肌的曲线缺失（*Redrawn from Winter DA: The biomechanics and motor control of human gait: Normal, elderly and pathological [ed. 2]. Waterloo, Ontario: Waterloo Biomechanics, 1991, with permission from David A. Winter.*）

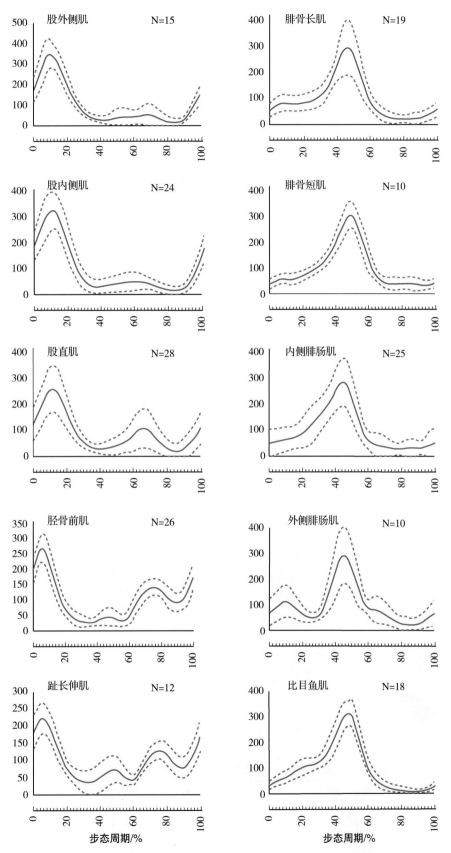

图 14-22 步态中一个步幅期间膝和踝关节主要肌肉群的肌电图曲线。信号来自双极表面电极,取每个受试者的平均值作数据标准化(*Redrawn from Winter DA: The biomechanics and motor control of human gait: Normal, elderly and pathological [ed. 2]. Waterloo, Ontario: Waterloo Biomechanics, 1991, with permission from David A. Winter.)*

中间肌和股直肌)的激活中。回顾一下,对步行做功的最大贡献来自于踝跖屈肌群(主要是比目鱼肌、内侧和外侧腓肠肌)。这些肌肉从站立早期到约40%的步态周期开始离心做功(延长),即为上身越过固定脚时,这些肌肉离心控制胫骨在距骨上向前运动。在约40%的步态周期时,其产生爆发性向心活动(A2-S),并结束于足趾离地。髋屈肌群(髂腰肌和股直肌)也发生了相类似先离心然后向心活动的顺序。首先,其延长并随着臀部的伸展(H2-S)而生成吸收能量的收缩;然后肌力克服来自地面反作用力的外部力矩并开始向心做功,导致产生能量的"拉离"阶段(H3-S)。髂腰肌是主要的髋屈肌,但其无法接触到表面电极。但是,股直肌是唯一跨过髋部的股四头肌,也显示出髋屈肌的功能,其在站立末期的活动与同期髂腰肌的活动相关。我们可以看到股直肌活动在周期的70%左右达到峰值,反映了此种髋屈肌功能。

拓展概念 14-4
足底屈肌肌腱单位在步态中的功能

尽管肌腱通常被认为是将肌肉力量传递至骨骼的刚性支柱,但实际情况是肌腱具有相当大的弹性。跟腱就是一个很好的例子。如前所述,足底屈肌肌腱单位(肌肉和肌腱)在整个站姿中都会被拉长,随后整个单位会迅速缩短。然而,在步行期间进行的超声研究表明,此时腓肠肌和比目鱼肌的肌肉纤维在很大程度上保持等长。我们的身体像弹簧一样使用跟腱,而非让肌肉纤维缩短和延长。因此,在站立期间,肌腱像弹簧一样被拉伸(延长),随着整个肌腱单位缩短,肌腱可以在推进期恢复储存的能量(图14-23)。这在代谢上比让肌肉纤维缩短和拉长以产生关节力量更加有效。

现在让我们看看主要的能量吸收阶段以及负责的肌肉群。K1-S发生在周期的20%之前,是膝伸肌群(股外侧肌、内侧肌、中间肌和股直肌)的离心阶段,其先于向心K2-S的能量产生阶段。我们已讨论了H2-S,既髋屈肌群(髂腰肌和股直肌)在站立中期和末期的离心动作。请注意膝伸肌和髋伸肌在摆动期结束时开始收缩,尽管其主要的力矩是由膝屈肌所提供的。K3-S是膝关节快速弯曲时(约50%~70%的周期)发生的少量能量吸收的膝伸肌力矩,其反映在股肌的低水平收缩上,尤见于股直肌。因其横跨髋和膝关节,故H3-S时作为髋屈肌而活跃。K4-S,膝屈肌群在摆动结束时的能量吸收,在EMG中反映为内外侧腘绳肌的激活。请注意,横跨膝踝关节的腓肠肌也在摆动后期开始活动。在踝关节我们已经讨论过,横跨站立早期和中期大部的A1-S吸收可归因于踝跖屈肌的活动。

现在让我们看看,通过从我们所知道的支持力矩和功率曲线中推断肌肉活动,我们是否遗漏了图14-21和14-22中所示的主要肌电图特征。首先,在矢状面,我们没有考虑到踝关节背屈肌群(胫骨前肌、趾长伸肌和踇长伸肌),其在脚掌着地前的站立早期中做离心活动,并起到控制脚掌下降着地的作用。在摆动期,其再次活跃,以便于使脚保持在一个中立的角度,进而防止脚趾拖地。同时,其在周期的其余时间显示出小而不同程度的肌肉活动,可能是足放置阶段。

到目前为止,我们还未注意到站立期外展髋的臀中肌连同臀小肌和阔筋膜张肌(未显示)一起的冠状面活动。这些肌肉控制骨盆向摆动腿侧下降。这些肌肉的活动在站立中期减弱,并在对侧肢体接触地面时停止[21]。除非以诸如躯干在支撑腿上倾斜的其他机制进行代偿,其作用是降低无力的髋外展肌所需要做的功,否则其无力将导致骨盆向对侧明显下降(Trendelenburg征阳性)。

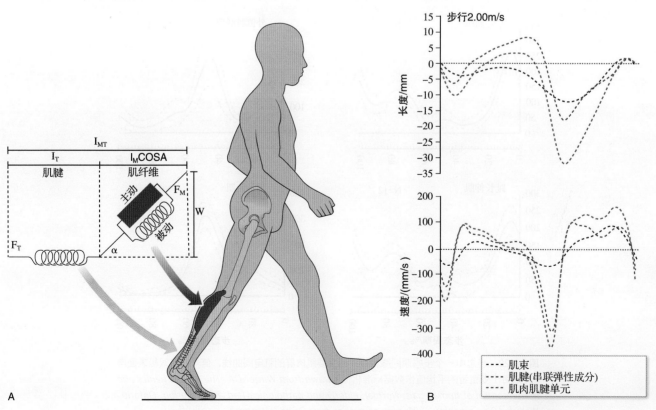

图14-23 A.肌肉肌腱单元显示为Hill型肌肉模型。B.跟腱的弹性性质表明肌束以等长方式作用以加载肌腱

基本概念 14-3
外力、内在力矩、肌肉激活和合成运动学间的关系

现在我们可以确定哪些肌肉是活跃的以及何时活跃,重要的是要知道它们为什么活跃。回想一下,特定关节的合成运动(称为运动学)由它所经历的净线性力和角向力决定。尽管肌肉激活是这些力的显著来源,但也包括诸如重力和 GRF 的外力。

考虑初始着地后的短暂时期。查**图 14-16**,可以看到踝关节跖屈大约为 5°。通常,人们会认为跖屈是小腿三头肌群(腓肠肌和比目鱼肌)的激活所引起。然而,细查矢状关节力矩图和 EMG 模式清楚可见背屈肌的活动此时尤甚。这该如何解释?首先,此时 GRFV 位于踝关节中心的后方并指向上方,从而产生趋向于使踝关节跖屈的外部跖屈力矩。其次,足部的重心位于踝关节前方并向下。这两种力共同产生了踝关节跖屈所需的外部力矩(**图 14-24**)。向心小腿三头肌激活中产生能量的效率并不高;相反,图中显示了能量吸收(在功率曲线中标识为 A-1S)和控制跖屈率的胫骨前肌离心活动。

相同的概念也普遍见于站立早期的膝关节屈曲(主要是由 GRFV 穿过膝关节后方所"引起",并趋于产生膝关节屈曲并需股四头肌的离心活动)。同时在整个站立中期的踝关节处,因 GRFV 处于前面关节位置而被动地产生了所需的背屈。事实上,回想一下,腓肠肌在约 40% 的步态周期前都是离心运动,以便控制胫骨在距骨上的运动,仅在踝需要开始跖屈时才会向心运动(且程度相当大)。此时腓肠肌活动的大量增加是因为需①产生力量来使踝关节跖屈,以及②克服由位于关节前侧的 GRFV 而产生的外在踝背屈力矩。

必须注意的是,这里所讨论的将用于理解外力与内部肌肉需求之间的关系。简单地通过将 GRFV 的大小乘以它到关节的力臂来计算内外部力矩的方法不应永远取代全逆动力学的方法。

病例应用 14-6

在足跟离地时(约 40% 的步态周期),倾向于伸展髋膝的 GRFV(见**图 14-12**)与髋屈肌力矩(髂腰肌和股直肌)连同膝屈肌力矩(腓肠肌)所提供的阻力一致(见**图 14-16**)。考虑比正常情况下更大的膝伸展趋势的影响,例如,当 Brown 女士将膝盖推回完全伸展状态以努力获得膝盖稳定性时(**图 14-25**)。由于当时活跃的膝屈肌(腓肠肌)未克服此过度力矩,所以 Brown 女士很难弯曲膝盖,而这阻止了髋踝的弯曲,并减少了踝在 A2-S 以及髋在 H3-S 时产生功的机会。通过在站立期结束时严苛鼓励膝屈曲以及临时使用踝足矫形器来避免这种"膝关节锁定",这在 Brown 女士的步态再教育中是很重要的。

拓展概念 14-5
什么步态信息是重要的?

鉴于有关步态信息的可用性,通常不清楚哪些信息对各类情况会有帮助。首先,确定您需要这些信息的原因很重要。通常原因包括以下一项或多项:①了解正常或病理步态,②协助动作诊断和识别病理步态的具体原因,③了解治疗选项,以及④来评估治疗的有效性。其次,您可能会问哪些步态措施对这种情况很重要。例如,如果您想知道踝关节矫形器是否降低了能量损耗,测量自行选择的步行速度可能就足够了。如果您想知道在治疗患有神经系统疾病的人时可以利用哪些肌肉群来提高步行速度,您可能需要查看功率分析或 EMG 评估。如果您想知道新的踝足矫形器是否真的在推进过程中恢复能量,您还需进行功率分析。如果您想确定胫腓骨重新对位的手术是否成功地减少了膝关节的内翻或外翻力矩,您需要在额平面上进行力矩分析。功率分析倾向于神经系统疾病而力矩分析则倾向于肌肉骨骼疾病,特别是那些涉及到疼痛的。

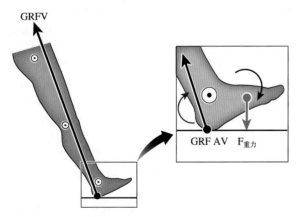

图 14-24 初始着地后地面反作用力矢量(GRFV)和重力以及所致踝关节矢状面旋转之间的关系。由于 GRFV 从踝关节中心后方通过并向上,从而产生外踝跖屈力矩。类似地,重力在足的质量中心向下作用,也产生了外部跖屈力矩。实际上由于此时踝是在进行跖屈,因此可以从这种情况中得出两个关键方面:①外部(在这种情况下为跖屈)力矩的大小大于任何内部力矩,以及②内部肌肉活动可能由背屈肌产生,以控制由外部力矩"引起"的跖屈。诚然,这在**图 14-19** 中的踝关节力量和 EMG 曲线中得到了很好的详细说明

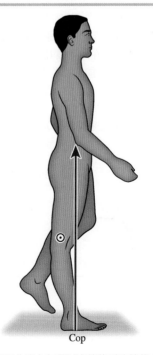

图 14-25 地面反作用力矢量过度前移到膝关节中心,使人难以弯曲膝关节。CoP,压力中心

到目前为止,我们还没有注意到在冠状面和矢状面都起作用的内收长肌和内收短肌,并且在约 10% 和 65%~80% 处的步态周期显示出两个相当等同的活动峰值。第一个峰值与髋外展肌群同时出现,可能是提供髋关节的稳定性;第二个发生在摆动的早期,协助髂腰肌和股直肌提供髋屈曲。进一步的信息可见文献[35, 36, 52]。躯干肌肉活动将在后面的部分中讨论。

步态的启动和终止

前几节将步态作为一项持续性活动进行了讨论。然而,开始行走和停止行走都需要一定顺序的动作节点。有趣的是,因为这些节点完全不同于持续的步态,所以其可能会破坏一个人的平衡,但同时又对行走的功能至关重要。

步态启动被定义为一种刻板活动,包括从动作启动到步态周期开始所发生的一系列节点。步态启动始于直立姿势,此时腓肠肌和比目鱼肌受抑制,紧接着胫前肌被激活[53]。胫骨前肌的双侧向心收缩(将胫骨向前拉过稳定的足)导致矢状力矩,使得身体从脚踝向前倾斜。最初,压力中心(CoP)从两脚间和踝关节前方的静止位置向后并短暂地向第一个摆动足移动(图 14-26)。当摆动足的足跟抬离地面时,CoP 迅速移动到站立足足跟;然后,随着摆动足足趾抬离地面,其向前推进到前脚掌[6]。

随着臀中肌的激活,摆动侧髋关节的外展几乎与胫骨前肌的收缩同时发生。当重量转移到站立肢体时,开始激活站立侧的臀中肌。据 Elble 及其同事所报道,支撑肢体的髋和膝轻度屈曲(3°~10°),同时 CoP 向前和向内移向支撑肢体[54]。一个健康的人可能会以右或左下肢来启动步态,且各节点的模式不会发生变化。相比之下,患者会倾向于特定的起动肢体,而这取决于肌肉力量、活动度和疼痛等因素。步态启动的时空模式在老年人中得到普遍保留,尽管有位移更小、速度更低以及小腿肌肉共同收缩增加的趋势[6, 53]。

步态终止所受的关注远少于步态启动(有关综述参见 Sparrow and Tirosh, 2005)[7]。甚至在初始着地之前,对停止的预期似乎就会影响 EMG 活动[55]。身体试图保持站立肢在整个身体重心的前面,这首先在站立肢开始,通过减少推离和激活髋伸肌群和膝伸肌群作为能量吸收器。站立肢推进的减少是通过抑制比目鱼肌和胫骨前肌的强烈激活来实现的[55]。在摆动肢中,通常首先激活股外侧肌[7]。然后在初始着地时通过摆动肢借由大比目鱼肌爆发来控制踝关节跖屈,并减少胫骨前肌

的活动以抑制踝关节背屈来产生制动力。为了保持膝关节伸展和稳定躯干,股外侧肌持续活动并激活竖脊肌。

病例应用 14-7

像 Brown 女士这样的偏瘫患者在步态启动时表现出一些差异,而这取决于是从受累肢体还是未受累肢体开始迈步。当患者站在未受累肢体上并用受累腿向前迈出时,各节点的时机和模式实际上与未受累的人相同,但当瘫痪的人尝试用未受累腿启动步态时,重量必须先转移到患侧。导致各节点的模式不稳定,其稳定性可能受到严重威胁[56]。

躯干和上肢

躯干

在仅变化 1.5° 的平地上以正常速度自由行走时,躯干基本上保持直立位置[57]。Krebs 和同事发现,在每回初始着地前后出现一个低幅度的前屈峰值,而在单腿支撑过程中出现一个低幅度的伸展峰值[58]。Winter 解释在初始着地时,头部、手臂和躯干的向前加速度非常大,且作用在距髋关节一定距离处而产生不平衡的力矩,进而在承重时产生强烈的作用使得躯干弯曲[51]。然而,髋伸肌群提供了几乎相等和相反的力矩(此于 H1-S 支撑和能量产生中的作用已为我们所见)。在冠状面也存在类似的情况。头部、手臂和躯干的质点始终位于压力中心的内侧,髋膝关节因此会施加相当大的力矩,而主要由来自支撑肢体的髋关节外展力矩来平衡(见图 14-18)并由髋关节的内侧线性加速度辅助。

现有的生物力学模型通常不区分骨盆和躯干。在矢状面,骨盆每走一步就以正弦曲线上下平移 4 或 5cm,低点与每只脚的初始着地契合,高点与伸展最大的站立中期契合。在早期到中期站立的冠状面,骨盆向站立肢侧向往复平移大致相同的量,并往双侧摆动肢向下旋转约 5°。在水平面上自上而下观察骨盆,在站立早期对侧骨盆向站立肢旋转 4°~8°,而在站立中期骨盆回到其中立位。然后在摆动期站立肢交替,骨盆继续旋转相同的量,但方向相反。

当骨盆旋转时,躯干相对于骨盆沿相反方向旋转,以保持躯干向前。躯干和骨盆的这种交替旋转对于保持稳定和减少耗能很重要(图 14-27)。当骨盆随着下肢的摆动而向前旋转时,对侧的躯干也随之向前旋转。实际上,在站立腿抬起后,胸部经历双相旋转模式并立即逆转。躯干在双足支撑时向后旋转,然后在单足撑时缓慢向前旋转。这种躯干运动有助于防止过度的身体活动,同时有助于平衡骨盆的旋转。Krebs 及其同事发现在自由步速下及每回初始着地后,在周期 10% 处的横向旋转最大可达到 9°[58]。躯干相对于骨盆的内外侧平移表现为侧向活动(倾斜)。例如,从右侧初始着地到左侧足趾离地期间,躯干侧倾或向右移动,直到右侧足趾离地时,躯干此时开始向左倾斜。躯干内外侧倾斜期间发生的平均总 ROM 为距离中立约 5.4cm[59]。Hirasaki 和同事使用跑步机和基于影像的运动分析系统来研究不同步行速度下的躯干和头部运动[60]。

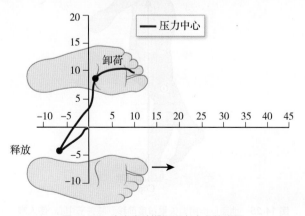

图 14-26 步态启动期间压力中心的路径

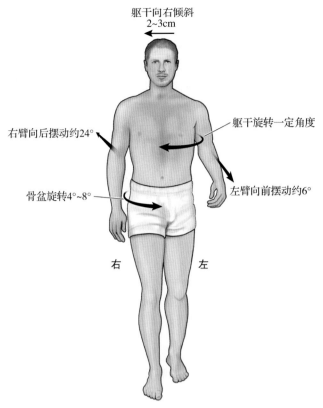

图 14-27 骨盆、躯干和手臂运动。请注意，躯干和手臂的旋转方向与骨盆的方向相反

躯干向右倾斜
2~3cm

躯干旋转一定角度

右臂向后摆动约24°

左臂向前摆动约6°

骨盆旋转4°~8°

右　左

这些作者发现步行速度与头部和躯干运动之间的关系在步行速度从 1.2 到 1.8m/s 的范围内是最为线性的。在高于和低于此范围的速度下，头部和躯干运动的协调性较差。

图 14-28 中显示了一些躯干肌肉的 EMG 曲线和可能的功能作用。鉴于许多肌肉相对于皮肤的深度，以及表面肌电图很难分离区域中的特定肌肉，从躯干肌肉组织中准确评估肌肉活性时富有挑战性的。最近对步态过程中躯干肌肉的 EMG 研究表明，对 EMG 数据使用聚类分析时，一些亚组人群表现出相似的肌肉活动模式[61]。腹内斜肌、腹外斜肌、腹直肌和腰部竖脊肌皆在此列。尽管大多数人在整个步态周期中表现出低水平的活动，但腹内斜肌和竖脊肌有更明显的爆发，而通常发生在接近初始着地的位置。一些研究人员已经展示了竖脊肌的两个活动期，一个是在初始着地时，另一个是在足趾离地时[62]。其功能被认为是对抗不平衡力矩，这种力矩在负重期间会强烈作用而引起躯干弯曲。

上肢

尽管几十年前进行了经典的肌电图广泛测量，但是正常步态期间上肢详细的动力学未有得到很好的报道[62,63]。不光下肢前后轮替运动，手臂也有节奏地摆动，并主要在肩胛胸壁关节周围肌肉的支持下受到肩部肌肉的控制。然而，手臂摆动方向与腿、骨盆相反，但与躯干相类似（见图 14-27）。右臂随着左下肢的向前摆动而向前，而左臂则向后摆动。手臂的这种摆动为腿的向前摆动提供了平衡作用，并有助于减缓因骨盆传递

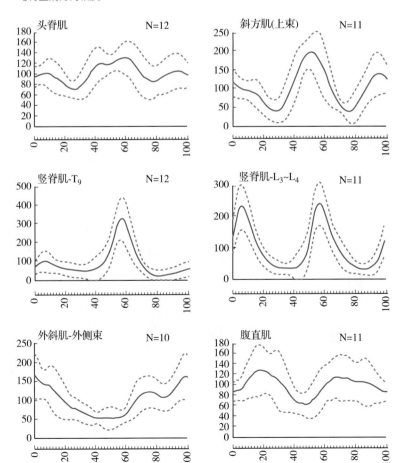

头脊肌　N=12

斜方肌(上束)　N=11

竖脊肌-T₉　N=12

竖脊肌-L₃~L₄　N=11

外斜肌-外侧束　N=10

腹直肌　N=11

步态周期/%　步态周期/%

图 14-28 步态中一个步幅期间躯干主要肌肉群的肌电活动曲线。信号来自双极表面电极，取每个受试者的平均值作数据标准化（*Redrawn from Winter DA: The biomechanics and motor control of human gait: Normal, elderly and pathological [ed.2]. Waterloo, Ontario: Waterloo Biomechanics, 1991, with permission from David A. Winter.*）

导致的身体旋转。由于肩关节的总 ROM 不是很大，在正常的自由速度下，只有大约 30°（伸 24°，屈 6°）的 ROM。然而，手臂运动的限制确实会增加以规定速度行走的能量成本[64]。

最近的研究支持了在行走过程中手臂和腿部运动的神经元协调性。Dietz 及其同事和 Wannier 及其同事报告了与两个耦联振荡系统相对应的手臂到腿部的行为[65,66]。结果与假设一致，即近端手臂肌肉与步态过程中手臂的摆动的关联乃是四足活动的残存功能。

跑步机、上下楼和跑步的步态

跑步机步态

用于步态测量和训练的跑步机具有许多优点，包括空间要求小、为患者安全提供重量支撑，同时可能包括同步代谢分析以及嵌入式力学平台在内的仪器日益精密复杂。在跑步机上行走与地上行走的比较表明，跑步机行走在类似的速度下会产生更高的步频和更短的站立时间，尽管其他人没有报道过这些差异[67-70]。关节活动度的差异也曾有过报道，但这些差异通常小于 2.5°，且并无显著性[71,72]。动力学比较显示跑步机和地上行走的关节力矩相似，然而推进力和最大地面反作用力在跑步机行走时通常较低，尤见前后方向[70,72]。而目前还不确定代谢损耗是否存在不同。尽管 Pearce 及其同事报告说，年轻人与老年人以相同速度行走时，跑步机步行与地面步行对比相关的氧气摄取量较低。但是 Parvataneni 及其同事最新的研究发现，当跑步机上的速度与地面上的速度相匹配时，健康的老年人在跑步机上的代谢成本明显提高[73,74]。这些发现与 Greig 及其同事报告的较高心率一致[69]。因此，需要更多的研究来评估不同年龄组跑步机和地面行走之间的能量差异，以确定其根源及临床意义。

上下楼步态

上下阶梯是进行日常生活活动时所需的基本身体运动。尽管水平地面运动和阶梯运动之间存在许多相似之处，但对于患者群体而言，两种运动模式间的差异可能是显著的。即便患者有足够的肌力和关节活动度来进行水平地面行走，但并不能确保其能够上下阶梯。走阶梯代表了额外的需求，同时可能会揭示出在平地行走中尤见于病态人群的不明显差异[75]。

阶梯上的运动类似于平地行走，因为阶梯步态包括摆动期和支撑期，同时身体也通过下肢的交替运动来向前推进。此外，支撑（64%）和摆动（36%）的相对时间与步行相似[76]。并且在阶梯和平地步态中，下肢必须平衡并带着头部、手臂和躯干前行。McFayden 和 Winter（使用 22cm 的阶梯台阶尺寸和 28cm 的踏板）对阶梯步态进行了矢状面分析[76]。这些研究人员在八项试验中收集了一名受试者的动力学和运动学数据。**图 14-29** 中的阶梯步态周期即是基于 McFayden 和 Winter 的研究数据[76]。虽然脚踝力矩与平地行走大致相同，但在阶梯上升和下降时膝关节伸肌力矩约为平地行走的三倍大。这可能会导致膝关节疼痛或无力的患者出现特殊的活动问题，这在骨关节炎和髌股关节疼痛综合征等病症中很常见。尽管膝关节在水平行走中主要具有吸收功能，但鉴于需要伸展膝盖以将身体抬高至每阶阶梯，其在上阶梯中具有很大的提升作用。一般而言，所有关节的联合力量在阶梯上升时主要为提升性，而下降时则为吸收性。

与平地行走类似，阶梯步态周期的支撑相可分为三个亚阶段而摆动相可分为两个亚阶段[76]。支撑相可细分为重量接收、拔升和持续推进。摆动期可细分为足廓清和放置。从图 14-29 中可以看出，重量接收约占前 14% 的步态周期，有点类似于步行步态里从初始着地到承重反应。然而与步行步态相反，足在阶梯上的初始接触点通常位于足前部，并在其承受身体重量时

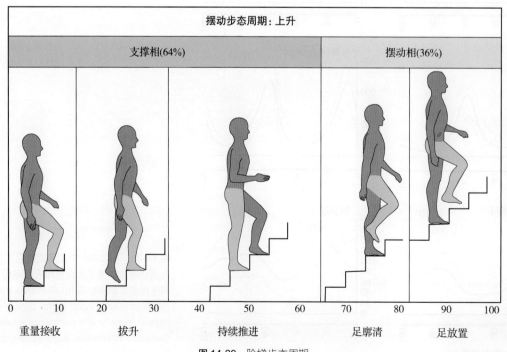

摆动步态周期：上升				
支撑相(64%)			摆动相(36%)	
重量接收	拔升	持续推进	足廓清	足放置

图 14-29 阶梯步态周期

向后移动到足的中部。拔升部分占步态周期约 14%～32%，且为一段单肢支撑时期。因为在拔升的最初部分时，髋、膝和踝皆为弯曲且所有体重都转移到了站立肢体上，所以此时是不稳定的。而这对于维持支撑力矩的能力具有极大的要求。在此期间，其任务是将身体的重量拔下一阶梯水平。膝伸肌负责完成拔升所需的大部分能量产生。持续推进约为步态周期的 32%～64%，大致对应于步行步态里站立中期到足趾离地。在此亚阶段，最大的能量是由踝关节跖屈肌所产生。表 14-5、14-6 和 14-7 中提供了有关上阶梯时关节活动度和肌肉活动的数据[76]。Protopapadaki、Costigan、Salsich 及其同事也报告了类似的发现[77-79]。研究之间的差异归因于阶梯尺寸、躯干倾斜度、足着地位置的差异和受试者特征（例如高度）以及方法学差异。

表 14-5　上楼梯的矢状面分析（图 14-29）：站立期 - 体重接收（站立期的 0%~14%）到拔升（14%~32% 的站立期）

关节	运动	肌肉	收缩
髋	伸：从屈 60° 至屈 30°	臀大肌 半腱肌 臀中肌	向心
膝	伸：从屈 80° 至屈 35°	股外侧肌 股直肌	向心
踝	背屈：从背屈 20° 至背屈 25°	胫骨前肌	向心
	跖屈：从背屈 25° 至背屈 15°	比目鱼肌 腓肠肌	向心

表 14-6　上楼梯的矢状面分析（图 14-29）：站立期 - 拔升（拔升终末）到持续推进（32%~64% 的站立期）

关节	运动	肌肉	收缩
髋	伸：从屈 5° 至屈 30°	臀大肌	向心和等长
	屈：从屈 5° 至屈 10°～20°	臀中肌 半腱肌 臀大肌 臀中肌	离心
膝	伸：从屈 10° 至屈 35°	股外侧肌	向心
	屈：从屈 5° 至屈 10°～20°	股直肌 股直肌 股外侧肌	离心
踝	跖屈：从背屈 15° 至跖屈 15°～10°	比目鱼肌 腓肠肌 胫骨前肌	向心 离心

表 14-7　上楼梯的矢状面分析（图 14-29）：摆动期（步态周期的 64%~100%）- 足廓清到足放置

关节	运动	肌肉	收缩
髋	屈：从屈 10°～20° 至屈 40°～60°	臀中肌	向心
	伸：从屈 40°～60° 至屈 50°		
膝	屈：从屈 10°～20° 至屈 90°～100°	半腱肌	向心
	伸：从屈 90°～100° 至屈 85°	股外侧肌 股直肌	向心
踝	背屈：从跖屈 10° 至背屈 20°	胫骨前肌	向心和等长

拓展概念 14-6
水平地面步态和阶梯步态之间的差异

表 14-5 显示，与正常水平地面行走相比，阶梯步态的初始部分需要更多的髋关节和膝关节屈曲。因此，与正常水平地面行走相比，患者爬楼梯（相同的阶梯尺寸和坡度）需要更大的可用 ROM。更重要的是，上楼时为了抵抗重力而抬升身体明显要求更高的肌肉力量。因此，缺乏足够的下肢肌力的人会发现爬楼梯更具挑战性。如果使用其他尺寸的楼梯，肌肉活动和关节 ROM 自然会发生改变。

上楼梯涉及大量的正向功，主要是通过下肢伸肌的向心动作来完成的。下楼梯主要是通过相同肌肉的离心活动来实现的，因此涉及能量吸收。上楼梯、下楼梯和平地行走过程中的支撑力矩表现出相似的模式；然而，阶梯步态的力矩幅度更大，因此需要更多的肌肉力量。

跑步步态

跑步是另一种类似于步行的移行活动，但仍需审视两者间的差异。同阶梯步态一样，能够在平地上行走的患者可能没有跑步的能力。与正常步行相比，跑步需要更大的平衡、肌力和活动度。平衡的需求更大是因为跑步的特点不仅包括支撑基础大大减少，而且没有正常行走中观察到的双足支撑期，同时存在双足不与支撑面接触的漂浮期（图 14-30）。图 14-2 中的步行步态周期可同跑步的步态周期进行比较。其主要区别是站立时间相对较少——跑步期间仅约 40%。同时，随着跑步速度的增加，站立与之减少，而漂浮期在步态周期中的占比与之增加。肌肉必须产生更大的能量，以将头部、手臂和躯干抬得比正常行走时更高，并在步态周期中保持平衡与支撑。肌肉和关节还必须能够吸收更多的能量继而承受和控制头部、手臂和躯干的重量。

例如，在正常水平地面行走中，初始着地时纵向 GRF 的大小约为体重的 70%～80%，在步态周期中的任何一点很少有超过体重的 120%[80]。然而在跑步的过程中，初始着地时的 GRF 已显示达到体重的 200%，并在跑步周期中增加到体重的 250%。此外，当足着地时，膝盖呈现约 20° 的屈曲。而这种屈曲程度有助于减缓冲击力，但也会增加作用在髌股关节上的力。再者，跑步的支撑基础明显少于步行。在步行时，步宽决定了支撑的基础，大约为 2～4 英寸（约 5～10cm）。而在跑步时，双脚都落在同一行进线上，因此身体的整个重心必须放在单独的一个支撑脚上。

跑步中的关节活动和肌肉活动

关节活动

ROM 在人群间差异很大，并且受到诸如跑步速度和足着地模式等因素的影响。一般来说，所有关节的 ROM 会随着跑步速度增加而增加。因此，很难在一组人中确定每个关节的特

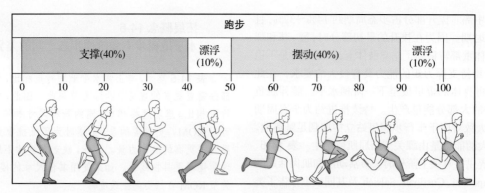

图 14-30　跑步步态周期

定值。下面列出的值提供了跑步步态参数的概述，并且仅为估计值。图 14-31 显示了关节角度、力矩和功率的一般比较，并提供了跑步和步行之间差异的一般概述[81]。一个主要区别是在跑步过程中足趾离地发生得更早——大约 40% 的步态周期，而步行则为 60%。另一个主要区别是双支撑期的消失，以及双脚不接触地面的"漂浮期"的出现。

在跑步（非短跑）的站立期开始时，髋关节在初始着地时处

于大约 45° 的屈曲，并在站立期的剩余时间里伸展，直到在足趾离地后达到大约 20° 的伸展角度[81]。随后在摆动后期髋屈曲达约 55°～60°。就在摆动期结束之前，髋略微伸展至约 45°，以便为随后的初始着地做准备。膝关节在初始着地时屈曲约 20°～30°，并在承重反应期间继续屈至 30°～40°。此后，膝盖开始伸展，在足趾离地前达到约 20° 的屈曲角度。在摆动期和漂浮早期，膝盖弯曲以在摆动期中间达到最大约 90°～100° 的

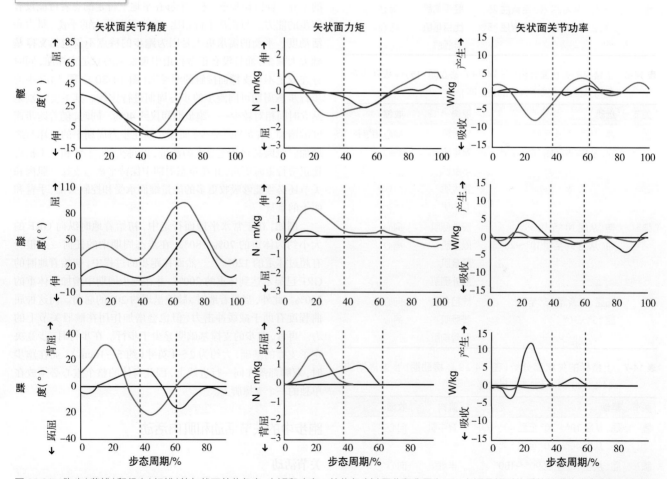

图 14-31　跑步（蓝线）和行走（红线）的矢状面关节角度、力矩和功率。关节角度以屈曲和背屈为正。力矩是相对体重的标准化内在力矩，以伸肌和跖屈肌为正。功率按体重标准化，以产生为正，以吸收为负。40% 步态周期附近的垂直蓝线代表跑步时足趾离地；60% 步态周期附近的垂直红线代表行走时足趾离地（*Joint angles, moments, and powers for running redrawn from Novacheck TF: The biomechanics of running. Gait Posture 7: 77, 1998, with permission from Elsevier.*）

角度。在摆动后期,膝盖伸展到20°~30°以便为初始着地做准备。在图14-31中,请关注关节角度同平地行走对比的这些差异。在每个关节,跑步的最大值都超过了步行的最大值。单就髋而言,其仅增加了屈曲范围。而跑步时的膝关节的角度变化范围与步行时的并无太大区别,但其整体屈曲皆有约25°的增加。

踝关节运动会显著受到所选的足着地模式的影响。两种主要的足着地模式为前足着地(前脚掌先着地)和后足着地(后脚掌/足跟先着地)。从初始着地到站立中期这段体重接收时期,这两种类型的足着地模式间的踝关节运动学存在显著差异。前足着地的跑者将在初始着地时以大约10°~15°的跖屈来着地,继而足踝背屈,并直到站立中期达到(或接近)全掌触地。相比之下,用后脚着地的跑者起始会表现出大约15°的背屈,随后进行跖屈直到站立中期全掌触地之时。而在摆动期的初始阶段,跖屈最大可达到25°。在摆动期的其余阶段,足踝开始背屈为初始着地做好准备(跖屈或背屈,取决于足着地的模式)。足着地模式也会影响膝的运动学,站立早期时前足撞击通常与更多的膝屈曲相关,后足着地与更多的膝伸展相关[82]。

整个肢体在摆动期开始内旋。而在初始着地时,肢体继续内旋同时伴有足旋前。当摆动腿在站立中期时越过站立腿时,站立腿开始外旋并伴有足旋后。与正常行走所需的ROM相比,跑步所需的下肢ROM见表14-8。两种活动间对于总ROM需求的最大差异似乎出现在膝关节和髋关节处。在膝关节处,短跑相比于步行需要额外的30°屈曲。而在髋关节处,短跑所需的运动量大约是正常步行所需的两倍。

肌肉活动

正如所料,由于与步行相比跑步相关速度和外力的增加,下肢肌肉组织的需求也随之增加。总的来说,肌肉激活模式是相似的,但其幅度更大。然而更重要的是,诸如足着地模式等因素会极大地影响跑步的生物力学特性[82]。臀大肌和臀中肌在站立期开始和摆动期结束时都很活跃。阔筋膜张肌在站立期开始和摆动期结束时以及摆动早期和中期之间也很活跃。大收肌在从站立终期到摆动早期约25%的跑步周期中都表现出活动性。髂腰肌活动在步态周期的占比与长收肌大致相同,但髂腰肌活动也在跑步周期的约35%~60%的摆动期发生。

表14-8 髋关节、膝关节和踝关节的典型运动值峰值:跑步和步行的比较[81]

跑步		步行	
髋关节		髋关节	
屈曲	55°~65°	屈曲	30°
伸展	10°~20°	伸展	0°~20°
膝关节		膝关节	
屈曲	90°~100°	屈曲	40°~50°
伸展	20°	伸展	0°
踝关节		踝关节	
背屈	10°~30°(后足着地)	背屈	10°
跖屈	20°~30°	跖屈	20°

股四头肌在初始着地前开始活动以便为承重做准备,随后其在站立期前10%~20%期间进行离心运动,以控制膝的快速屈曲。同时,股四头肌在站立的第一部分之后停止活动,直到摆动期的最后10%~20%才开始活动,此时向心活动开始以伸展膝关节(至屈40°)以准备初始着地。腘绳肌在初始着地前有20%~30%的时间活动,并且在整个站立期前20%~30%的期间都处于活动状态。在站立早期,膝屈曲以及髋伸展,而腘绳肌作用是伸髋并控制膝的活动。在摆动后期,腘绳肌离心收缩以控制膝关节伸展并重新使髋关节伸展。

如上所述,踝关节的运动学将根据初始着地时的足着地模式而存在不同。因此,相应肌肉的激活将存在不同。对于以跖屈方式着地者,腓肠肌会立即激活以离心控制脚跟下降(即背屈)的速率。相比之下,后足着地者在初始着地时表现出的背屈将伴随胫骨前肌的离心激活,以便在踝跖屈时控制前足的下降。尽管在跑步中激活的幅度会更大,但是这与在步行中所观察到的情况相类似。同样与步行类似,为确保足趾廓清,在大部分摆动期胫骨前肌呈现向心活动。

了解后足和前足着地模式在关节运动学和肌肉激活方面的差异是很重要的,因其对受伤存在影响。越来越多的文献依据足着地模式进行了损伤概率和更重要的损伤种类间的比较。事实上,虽然"跑步损伤"的研究已经确定了常见的跑步损伤种类,例如髌股关节疼痛综合征、胫骨应力综合征和足底筋膜炎,但近期的研究已将重点转移到探查不同着地模式间的承重率差异以及所致的损伤[83]。例如,后足着地时受到较高冲击载荷,可能会增加胫骨应力性骨折等受伤的风险,而前足着地中跟腱的重复离心载荷可能会增加跖屈肌肌腱病的风险[84,85]。一般来说,与前足着地者相比,后足着地者对伸膝肌的负荷往往更大,而前足着地者会增加踝跖屈肌的负荷。足踝和膝盖之间关节做功的传导对损伤和康复存在着影响。此外,随着最近五指鞋/赤脚跑步的兴起,不同鞋类的影响引起了人们的极大兴趣[86]。然而,这是一个新的研究领域,需要更长期的后续研究来确定其因果关系。

跑步中的力矩和功率

在图14-31中,请注意跑步相比于步行的内在力矩以及力量的差异(见图14-16和14-19)。跑步中的所有关节力矩都显著增加,尤见早期站立时的伸膝肌力矩。同样,所有的功率产生在跑步中都大大增强。主要的产生者同样是A2、H3和H1,但另一个源头K2现在则很重要。值得注意的是,站立早期(K2)的膝伸肌在跑步中是很重要的。相比于步行中典型的吸收阶段,跑步时其在所有关节都有所增加。

年龄和性别对步态的影响

年龄

相比成年人,对儿童步态的关注相对较少。一些较少对于儿童步态的研究已表明,独立行走开始的年龄因人而异,并且这种差异持续贯穿整个步行发育周期。Cioni及其同事发现,对于25名足月婴儿,其达到独立行走的年龄(在没有支撑的情况下连续移动 10 步的能力)介于 12.6~16.6 个月之间[87]。在独立行走的第一阶段,没有一个蹒跚学步的婴儿表现出足跟着地、手臂往复摆动或躯干旋转。然而,在实现独立行走的 4 个月后,近一半的儿童出现了足跟着地,而近三分之二的儿童出现了手臂往复摆动以及躯干旋转。

与正常的成人步态相比,蹒跚学步的孩子具有比成人更高的相对重心,并且走路时支撑基础更宽,单腿支撑时间更短,步长更短,速度更慢,步频更高。一项针对 3 岁和 5 岁儿童的研究表明,这些差异之间的某些关系与成人步态中发现的关系相似[88]。例如,3 岁和 5 岁的儿童作为一个群体,后者表现出了步幅的显著增加,以便在步态从慢速到自由速度以及从自由速度到快速之下,适应腿长、步长和步频的变化。在一项涵盖 6~13 岁儿童的研究中,Foley 及其同事报告说,下肢关节屈曲和伸展的 ROM 几乎与成人所测值相同[89]。然而,其还发现这些儿童的线性位移,速度和加速度始终大于成人[89]。

Sutherland 及其同事研究了 186 名 1~7 岁的儿童,提出以下五个步态参数可用作步态成熟度的指标:单足支撑的持续时间、步行速度、步频、步长和骨盆跨度同足踝分布的比率(足踝分布是指在双足支撑期间测量足踝间的距离,其表明了支撑的基础)[90]。除步频外上述所有参数的增加,都表示步态成熟度的提高。在 Sutherland 及其同事的研究中,单足站立的持续时间从 1 岁儿童步态周期的约 32% 增加到 7 岁儿童的 38%(成人正常平均值约为 40%)[90]。步行速度也稳步增加,而步频随着年龄的增长反而下降[90]。Beck 及其同事发现,时间和距离测量以及 GRF 测量取决于步态速度和孩子的年龄[91]。身高的增加是决定时间和距离随年龄而变化的主要因素。无论孩子的年龄如何,在 1.04m/s 的步行速度下,平均步幅为孩子身高的 76%。人们普遍认为,儿童的步态模式至少在 7 岁时已经成熟,而某些变量要更早[91,92]。涉及幼儿的研究很难进行,而且往往由于儿童的肌肉骨骼和神经系统皆于不同的发展阶段,从而使其变得更为复杂。

与幼儿步态研究的缺乏相反,衰老对步态的影响仍然是许多研究的主题[18,43,93]。对老年步态的这种关注,部分是由于老年群体遭受了大量跌倒和随后经历的髋部骨折。同时,影响步态功能的慢性疾病(如骨关节炎)的发病率也在增加。在髋部骨折前能够行走的老年人中,有 50% 在骨折后无法行走或独立生活[94]。此外据估计老年人至少每年跌倒两次,其中女性发生率更高,同时年龄越高比率越大[94,95]。身体摇摆的增加和生理的衰退被认为同跌倒相关,并且跌倒多发生于走路的同时伴头部转动[96]。因此,许多研究旨在探究正常老年步态的构成,以及跌倒是由运动功能或控制的缺陷所引起,还是由可能伴随正常衰老的其他缺陷所引起[97]。

由于研究人员选用了不同的年龄组和活动水平(久坐与活跃组),使其很难得出关于正常衰老影响的明确结论。关于时间和运动变量,老年组与年轻组相比,通常表现出自然步行速度的降低、步幅和步长的缩短、双足支撑的持续时间更长以及摆动与支撑的比率更小[18,98,99]。Himann 及其同事发现,在 19~62 岁时,男性和女性的正常步行速度每十年分别下降 2.5%~4.5%[98]。62 岁以后,正常步行速度加速下滑,即男性和女性步行速度分别下降 16% 和 12%[98]。Winter 和同事,将健康的老年受试者同年轻人进行了比较,发现老年人的自然

步频与年轻人平分秋色。然而,老年人的步幅明显更短,且站立时间和双足支撑时间也都更长[51]。也有报道显示初次着地时老年人有明显更高的水平向上的足跟速度,即便老年人的步态速度低于年轻受试者,其依然会增加滑倒的可能性。Kerrigan 及其同事发现,与年轻人相比,老年人的跖屈 ROM、髋关节伸展的峰值 ROM 皆减少,而骨盆前倾增加。其还指出,髋关节轻度屈曲挛缩和跖屈肌无力可能是致老年人关节变化的原因[99]。

还有报道也指出了步态动力学的测量差异。Winter 和他的同事在功率分析中报告了踝跖屈肌的强力推进的减少,Kerrigan 和他的同事的研究也是如此[99]。Mueller 和同事则发现跖屈肌峰值力矩和踝关节背屈是相互关联的[100]。这些作者认为步速和步长可能会通过增加踝关节跖屈肌峰值力矩和背屈 ROM 来得到改善[100]。

Lord 及其同事为 60 岁及以上的女性设计了锻炼计划,其研究成果与旨在改变动力学的力量和体能的训练成果相类似[101]。在该计划之后,作者发现受试者的步频和步幅显著增加,同时站立时间、摆动时间和站立周期有减少。然而,停训的效果也可能很显著。Connelly 和 Vandervoort 显示一组平均年龄为 82.8 岁老年人,在股四头肌训练计划结束一年后其力量下降了 68.3%[102]。该组的自主步态速度也下降了 19.5%。

尽管可能原因的重要性有待进一步研究,但是可以肯定低效的步态是衰老的典型特征。Winter 报告在老年步态周期中,踝跖屈肌的推进做功更低,与此同时膝伸肌(K3)的吸收水平更高[51]。虽然导致推进力降低可能的原因有很多,但是如活塞活动一般的强力推进可能会被认为是一种更不稳定的动作,并被年长的受试者所避免。如 Kuo 所示,足底屈肌的做功减少本身就可以解释为何老年人步态效率低下[103]。Kuo 通过使用一个简单的理论模型有说服力地表明,募集更多的足踝屈肌做功(A2)相较髋伸肌(H1)和髋屈肌(H3)这两个肌群更为有效,目的是产生步行的正功[103]。而典型的老年步行者踝跖屈做功较少以及髋部做功较多,因此预期效率会低很多。然而值得注意的是,Winter 也报告了膝伸肌吸收的增加也会导致步态效率降低[51]。还有越来越多的证据表明老年受试者步态中拮抗肌的共同收缩增加也会降低效率[104]。此外,与年龄相关的变化似乎会影响平衡,由此产生的代偿也可以部分解释老年人步行时能量消耗的增加[105]。

尽管步态的评估和表现对于年轻人的影响可能并不明显,但步行能力对老年人群的健康有着重要影响。步行的测量不仅是独立性和总体健康状况的指征,而且对未来的健康也有预测价值[106]。自定步态速度是最常见的步态结果测量,反映了身体适时地从一个地方转移到另一个地方的能力。Perry 及其同事建议,平均自定步速步行速度为 0.4m/s 是有限社区步行的最低标准,0.8m/s 是无限制社区步行的最低标准[41]。每日步数也是一种新颖流行的评估步行功能的方法。有人建议,每天少于 5 000 步反映了静态的生活方式,超过 12 000 步反映了高度活跃的生活方式[107]。健康老年人的平均值为每天 5 000~6 000[108,109]。同时,步行功能具有预测价值。在大量社区居住的老年人样本中,已发现步行 400 米的能力和所耗的时间是死亡率、心血管疾病以及活动失能的重要预测因素[110]。

众所周知,步行对骨骼健康很重要。例如,通过 6 分钟步行测试所测量的步行耐力较差,或卒中患者步行时地面反作用力较低,已被证实与瘫痪的髋骨密度降低相关,这种情况会导致髋部存在骨折风险[106]。快走似乎也有积极益处。成骨指数反映了垂直 GRF 峰值(或体重)、负重循环次数和步行次数,其在快速步行中比以自择步速更高,并可能更有效地促进骨骼健康[111,112]。

性别

关于步态中性别差异的研究与年龄相关的步态研究同样充斥着困难。各种研究中所选用的方法、技术和受试者之间的差异致使很难就性别的影响而得出多结论。就两性间的身高、体重和腿长的差异而言时,性别间的差异并不是很大。Oberg 及其同事发现,男女性在慢速、正常和快速的步态速度之下,站立中期和摆动期的膝屈曲/伸展存在显著差异[113]。他们发现随着步态速度的增加,关节角度也显著增加。例如,站立中期时的膝关节角度男性从 15° 增加到 24°,而女性从 12° 增加到 20°。然而,Oberg 和同事只关注膝和髋。在另一项研究中,作者研究了速度、步长和步频[18]。其发现女性的步态速度比男性慢(男性为 118 至 134cm/s,女性为 110 至 129cm/s),女性的步长比男性短。Kerrigan 及其同事发现,女性在步态启动时髋关节屈曲幅度更大,膝关节伸展幅度更小,站立期膝关节内力矩更大,而此刻(K3)膝关节的机械关节功率的吸收峰值更大[114]。上述动力学数据都是对身高和体重进行了标准化。这些作者还发现,女性的步幅与身高成正比,而且其步频比男性要快[114]。

异常步态

步态的定量和定性评估都可以有效评测人体功能。最重要的定量变量是步态速度,它已被证明与所有程度的残疾有关[115]。一个人的步态模式不仅可以反映身体或心理状态,还可以反映出下肢关节或肌肉存有的任何缺陷或损伤。在评估异常步态时,区别偏倚的单一或多个原因为结构障碍或功能障碍是有帮助的。功能障碍可按一般原因进而细分:是否直接由于肌肉/神经系统/控制的异常或疼痛所引起。虽然广泛的文献回顾超出本书内容范围,但所举的常见案例将提供一个检查异常步态的基本框架。

结构障碍

结构畸形分先天性,由损伤或继发于损伤发生的结构变化所引起。

一个常见的结构异常是腿长差异。Kaufman 及其同事进行了一项研究,以确定会导致步态异常的肢体长度不平等的程度[116]。在普通人群中可见许多轻微的肢体不均,但由于对步态的影响甚微,其大多无需任何特殊的治疗或干预。作者得出结论,2.0cm 的肢体长度差异会导致步态不对称,并潜在影响关节软骨。Song 及其同事评估了神经功能正常的儿童,这些儿童的肢体长度差异为长肢长度(0.6 至 11.1cm)的

0.8%~15.8%[117]。所观察到的代偿策略为短肢的踝足处于马蹄足位置(脚趾行走),并相对长肢垫脚(类似于跛行),而长肢的屈曲增加,同时呈画圈状。与正常对照组相比,使用脚趾走路的儿童在步态过程中身体重心的垂直移动更大。

结构性问题可能与跑步损伤有关。Q 角、胫骨扭转和足旋前的增加可能导致髌股关节综合征。跑步时的应力比步行时更大,因此受伤的可能性也随之增加。在对 1978 年至 1980 年间 1 650 名跑步患者的记录进行的调查中,确定了 1 819 例损伤[118]。而膝盖是跑步中最常受伤的部位,髌股关节疼痛是最常见的主诉。

在足部,高弓足(pes cavus)和扁平足(pes planus)会导致足底界面压力分布的改变,并可能导致髋关节或膝关节的异常应力。在高弓足中,重量主要由后足和跖骨区域承担,而中足仅提供最小的支撑。因此在跑步中,跖骨将承担异常比例的重量。在扁平足中,重量主要由中足承受,而不是像正常步行一样分布在后足、中足外侧、跖骨和脚趾之间。因而步态的推进期可能会严重受累。

功能障碍

无论是由肌肉或神经系统或其控制,还是疼痛或对异常或疼痛的代偿/适应的异常。该分组皆囊括了导致肌肉活动的时间或幅度异常的所有原因。

中枢神经系统异常是导致帕金森病、卒中和脑瘫等疾病的原因。这些都会产生很容易被训练有素的观察者所识别的特征性步态。帕金森步态的特点是步频加快、步幅缩短、缺乏足跟着地和足趾离地,以及手臂摆动减少。这种疾病的特点是肌肉僵硬而干扰了正常的运动模式[119]。卒中所致的步态异常是由于一侧下肢肌肉的力量和功率下降而引起的,通常远端会更差。这些缺陷可能会因灵活性和运动控制方面的缺陷而加剧。脑瘫儿童的脑部病变与卒中成人的病变相似;然而,孩子们有时双下肢都会受到影响,不成熟的系统会产生短缩的肌肉,跟不上骨骼的生长。相反,脑瘫儿童经常表现出卒中患者所不使用的代偿。

足底屈肌作为步态中产生机械能的主要来源,当其无法产生足够的力量时,其他关节的肌肉可能会进行代偿并提供超出正常步态的能量[4]。例如,Winter 发现膝下截肢术后并配备膝下假肢的患者,使用臀大肌、半腱肌和膝伸肌作为能量产生器来补偿足底屈肌的丧失[120]。Olney 及其同事发现在患有脑瘫的儿童中,单侧足底屈肌无力,其所受累的跖屈肌仅产生 33% 的能量,而正常步态下产生的能量为 66%[121]。

患有髌股疼痛的人通常会抑制股四头肌的收缩并产生在运动学上看似正常的步态。因为如果一个人的髋伸肌和跖屈肌正常,股四头肌的功能很容易得到补偿。臀大肌和比目鱼肌分别向后拉动股骨和胫骨,从而导致膝关节伸展。如果髋伸肌和踝跖屈肌活动不足,可以在初始着地后向前躯干弯曲来实现额外的代偿。重量的向前移动将 GRFV 移动到膝盖前方(在初始接触和承重反应期间)。其还可能迫使膝盖过伸从而消除任何对于股四头肌活动的需求。如果不通过步态训练加以纠正,这种倾向经常出现在卒中后的最初几周。

拓展概念 14-7
背屈肌麻痹

背屈肌在步态中的正常功能是：①保持脚踝处于中立状态，使足跟在初始着地时触地；②控制足跟触地时的外在跖屈力矩；③摆动初期做足背屈；④在摆动中期和摆动后期保持踝足背屈。如果没有这些功能，预计会发生以下情况：①整个脚或脚趾在初始着地时会撞击地面；②在摆动相，必须增加髋关节和膝关节的屈曲量，以进行足廓清。支撑足部的矫形器称为踝足矫形器（ankle-foot orthosis，AFO），常用于避免这些问题。在适当的时间将矫形器结合电刺激，称为功能性电刺激（functional electrical stimulation，FES）或功能性神经肌肉刺激（functional neuromuscular stimulation，FNS），也已被证明是有效的[122]。此外，最近的一项研究发现，在单独评测时，FES在步态速度或耐力等功能的成效方面与被动的 AFO 相当[123]。

疼痛

该分组包括导致疼痛的所有变异的主要原因。所有过度使用损伤和大多数关节病变都归于这类。患有髋股疼痛或膝骨关节炎的人通常会抑制股四头肌收缩并产生运动学上看似正常的步态。如果一个人的髋伸肌和跖屈肌正常，股四头肌的功能很容易得到补偿，这种情况可参见上述卒中相关事宜。

在骨关节炎中可见多种步态变化[124]。例如，髋关节疼痛会导致个体在单腿站立时降低髋外展肌（臀中肌）的收缩水平。这导致了一种称为 Trendelenburg 步态的典型模式。正常情况下，臀中肌在单肢支撑时通过控制骨盆下垂来稳定髋部和骨盆。如果站立腿侧的臀中肌活动减少，骨盆会伴随躯干向摆动侧过度下垂，导致失去平衡。为了防止躯干和骨盆向非支撑腿的一侧倒下，个体可以在初始着地时、承重反应期间和单腿站立时将躯干屈曲。这种躯干运动能够使重心更靠近髋关节，从而减少对大量髋外展肌收缩的需求，以及其引起的疼痛（见第 10 章）[125]。

在 20% 超 55 岁的膝骨关节炎患者中，膝关节疼痛是的主要临床问题。其中四分之一的人有着严重残疾，并伴有步态的广泛受限[126]。由于膝内翻（O 形腿）通常与对于内侧间室型膝骨关节炎相关，膝关节内在外展肌力矩（在文献中经常报道为外在内收肌力矩，或简称为内收肌力矩）也很高，并且与膝关节内侧间室异常巨大的压力有关。试图限制冠状面的膝关节受力包括步态调整（见下文解释）、减重、使用拐杖、"卸荷"护膝支具以及使用改变 GRFV 方向的足部矫形器。

疼痛似乎也是导致耗氧量增加的一个因素。随着疼痛加剧，有研究已发现了耗氧量的增加[127]。

拓展概念 14-8
对侧代偿

运动代偿并不总是发生在显现最初问题（例如，疼痛、无力、不灵活）的肢体上。相反，可能会见到对侧肢体的运动补偿。例如，在健侧的站立终期，人们可能会看到足踝过度跖屈。主要原因可能在另一肢：例如，由于膝关节屈曲不充分，在摆动相无法足廓清。而站立肢体的过度跖屈将是一种适应。

拓展概念 14-9
在摆动期适应膝关节的屈曲挛缩

一个稍微不同的有关适应的例子可能是由膝关节屈曲挛缩引起的。当受累肢体负重时，因为身体的重心已经降低，而未受影响的肢体将难以以正常方式摆动。故需要一种"平衡"腿长的方法，以使摆动腿在不碰到地板的情况下摆动。如前所述，在患侧推进期间额外的跖屈将是一种方法。在这种情况下，适应性运动没有结构或功能异常。或者，个体可以增加摆动未受影响一侧的臀部、膝盖和脚踝的屈曲量。同样，显示出适应的肢体没有结构或功能损伤。其他使摆动腿相对缩短的方法是髋关节上抬或腿部画圈。尽管增加了高于正常水平的能量需求，但这些代偿都使得步行成为可能。

步态紊乱的治疗

诚然，在了解步态正常和异常的功能时，对其精准的评估和分析是必不可少的。然而，同样重要的是要了解如何治疗就诊的步态障碍患者。幸运的是，有许多策略旨在提供某种形式的外部支持以解决神经肌肉或结构损伤，或改良患者的步态模式以优化功能。以下部分总结了一些治疗步态的常见策略，但并非是详尽的列表。

辅助器具

大多数人不太喜欢走路时使用辅助器具（拐杖、手杖和助行器）。然而在下肢骨折后，未愈合的骨骼无法承受全部体重时，或需作为更长久的平衡辅助器具以补偿肌肉缺陷或关节疼痛时，此类器具通常是必需的。复习第 10 章可知，手上很小的力就可以在站立的腿上产生很大的平衡力矩。因为从力的施加点到髋关节中心的垂直距离很长。此时，您可能希望查看第 10 章中有关手杖使用的部分和附图。手杖通常被置于健侧，以便减少作用在患侧髋部的力。原因是，若手在距髋中心点一定距离处的手杖上提供向上的力，则单腿站立时患侧的外展肌力减低就能更好地平衡上半身体重。Krebs 及其同事通过使用特殊的股骨头假体来测试手杖对减压的影响，该假体量化了髋臼软骨的接触压力[128]。该假体头包含 13 个非常敏感的压力传感器。手杖辅助与无辅助步态相比，一个传感器上的髋臼接触压力降低了 28%，而另一个传感器上的髋臼接触压力降低了 40%。与同速的无辅助步态试验相比，髋部压力的降低与 EMG 振幅的降低一致。作者得出结论，在对侧使用手杖可以增加支撑的基础，并减少作用在受累髋部的肌肉和地面反的作用力。髋外展肌力减少，臀大肌活动减少约 45%。在对侧使用手杖也被证明可以减少骨关节炎患者作用在膝盖上的力[129]。重要的是，剂量反应被研究者所发现，即通过手杖承受的重量越大，通过站立膝盖的力越小。

回忆一下我们的临床应用，Brown 女士在她未受累侧使用了四点拐杖，因为其手臂也受到了影响。对她来说，最重要的目标是获得平衡和稳定，而不是减少关节作用力。在卒中患者中使用手杖的另一个优点是它为地面提供了额外的支撑点，从而提高了稳定性。

矫形器

矫形器（例如，护膝、踝足矫形器或鞋带矫形器）在步态中的作用是改变行走的力学。其被用于支持正常力线、防止额外运动、帮助预防畸形、减少不需要的力或力矩，以及最近用于增加关节功率[130-133]。虽然对此完整细致的讨论超出了本书的范围，学生可以通过了解步态力学来推断各式设备的效果。在所有情况下，期望都是为了减少或防止不需要的运动或不需要的力，同时允许尽可能正常的力学。例如，如果脑瘫患儿的肌肉痉挛导致过度跖屈，可能希望将其限制。然而，这样做时，人们更愿意在推进期间鼓励踝关节跖屈肌（A2）的主动能量产生活动。虽然一些刚性矫形器不允许任何脚踝运动，但许多铰链式设计可通过使用后挡块来防止过度跖屈，并允许足踝在站立终期进行背屈。因此，脑瘫儿童能够通过随后的跖屈产生一定的力量。有证据表明，使用由弹性带组成的矫形器可降低卒中患者的髋、膝和踝的运动，进而降低能量损耗[134]。现代碳纤维弹性踝足矫形器和碳纤维膝踝足矫形器优化了储存在矫形器中的势能，目的改善步态以及在体育赛事中的表现。

就截肢者而言，假肢的设计和制造技术取得了长足的进步。尽管超出了本书的范围，假肢已经从笨重且相对固定的简单铰链形式转变为了由轻质碳纤维和钛制成的三轴、多关节、电子控制装置。新方法甚至开始通过假肢的神经控制，经由骨整合和神经肌肉系统来与骨骼系统相整合。事实上，戴着假肢的截肢者表现出相对正常的步态模式，肉眼无法分辨。

> ### 病例应用 14-8
>
> 回想一下，Brown 女士使用了一个踝足矫形器处方，以帮助在站立阶段提供足够的支撑力矩，并防止足下垂和由此产生的消耗能量的髋部抬高。但是，如果矫形器是刚性的，她将无法在终端站立时实现任何 A2-S 蹬离地。考虑了两种选择：①铰链式矫形器，允许无限制背屈但停止超过 10° 的跖屈，从而允许有限的推出；②一种灵活的踝足矫形器，在踝关节后方变窄，从而允许背屈和跖屈的范围有限。因为希望该设备的使用是暂时的，所以选择了后者。步态再教育包括随着力量的增加而无需使用矫形器的渐进式训练，并且在出院时，Brown 女士仅在户外使用她的矫形器。随着她稳定性的提高，她能够从四点拐杖发展到单根杖。当她从门诊治疗出院时，她以 0.55m/s 的速度行走。

步态再训练

尽管辅助器具和矫形器已被证明可有效改善许多患病人群的步态生物力学，但其仅旨在适应步态缺损（例如，通过提供额外的结构行支撑或调整下肢解剖力线）而非改变个人的固有步态特征。相反，重新训练步态的方法旨在直接改变步态的一个或多个缺损方面以优化动作表现。值得注意的是，许多伴

有疼痛或功能障碍的人已呈现出了步态代偿以达到改善功能的目的，而无需医疗专业人员的帮助。大多数代偿是在无意识的情况下进行的，如果干扰很轻微（例如足部过度旋前），本人可能不会意识到步态模式有任何异常。然而，大多数代偿会导致能量消耗的增加，并可能致使身体其他结构承受过大的应力[135]。

步态再训练最常见的目标是试图使步态正常化。例如，步长减少常见于包括卒中、帕金森病和许多肌肉骨骼损伤（如前交叉韧带断裂）许多疾病。这对步态速度和步态整体的对称性存在影响。因此，可尝试通过口头或视觉（例如，指导患者跨过地板上的线）提示来增加步长，而这些是患者治疗整体的一个重要组分。在某些情况下，需借助外部帮助才能使肌肉或关节实现这些变化。例如，对于某些神经系统疾病（如卒中），临床人员使用 EMG 生物反馈系统，进而通过步行过程中的听觉或视觉反馈来提醒患者一条或多条肌肉的激活情况。有证据表明 EMG 生物反馈训练可以改善卒中患者的步行[136]。

对于双侧下肢麻痹或瘫痪的患者（诸如由脊髓损伤引起的患者）步行通常需要使用长腿支具和拐杖。在这种形式的步态下，躯干和上肢肌肉必须完成行走的所有工作，从而导致行走的能量消耗比正常情况要大得多。因此，有人建议使用功能性电刺激来激活瘫痪的下肢肌肉，使这些肌肉能够为行走产生能量并产生"接近正常"的步态。然而，功能性电刺激诱发步行的能量消耗仍远高于正常步态[137]。一种新选项是动力外骨骼机器人设备，作为一种可穿戴技术可绑至腿上，并通过控制关节运动的电动马达来帮助因无力或瘫痪而无法正常步行的患者进行地面行走[138]。电动外骨骼已被用作康复训练工具，现已开发出家用版本来作为胸段脊髓损伤患者的辅助装置。显然在过去十年中，步态再训练的技术应用取得了巨大进步，目前正在探索降低成本和增加可及性的方法。

当存在增加受伤风险的异常应力时，通常需要改变一个或多个步态参数以尝试减少这些应力。对个体进行再训练以使相当异常的运动学或动力学参数在视觉上正常化，在这些情况下是可能的。例如，有人认为高垂直负荷率在跑步损伤的发展中起着重要作用，并且已经尝试指导人们"跑得更轻"或改变他们跑步步态的各个方面，例如改变着地模式，增加或减少步幅，或增加初始着地时的膝关节屈曲度[139-141]。使用反应跑步运动表现的实时生物反馈的大量研究（例如 Crowell 和 Davis 的研究）已经表明，跑步步态的离散测量可以通过训练来有效改良[142]。

膝骨关节炎的步态调整是文献中一个不断增长的领域。与跑者再训练类似，膝骨关节炎步态调整的目标是通过在运动学参数中产生其他异常变化来改变膝关节的负荷——特别是膝内外展肌力矩。由于能够减少外展肌力矩，因此对冠状面测量值的改变，例如同侧躯干倾斜和足部旋转（足尖朝外或足尖朝内），引起了广泛关注[143, 144]。躯干倾斜或外八字的增加已超出正常值的 100%，并已发现剂量反应的存在；即变化越大导致膝负荷越低[125]。近期探究步态改变对此人群长期影响的临床试验也显示了预期的临床结果，例如疼痛和功能[44, 145]。先进的实时生物反馈通常被用于实验室中，以便于提供参数变化的即时视觉反馈。然而在临床中，更简单、更便宜的方法（例如墙镜）可能便足矣[146, 147]。

总结

- 由于许多研究人员的努力,我们目前关于人类运动的知识体系是广泛的。然而,步态是一个复杂的主题,对于测量和定义运动学及动力学变量的方法,需要对其进行标准化。同时,开发廉价且可靠的临床步态分析方法,并拓展与儿童和老年人步态的运动学和动力学变量相关的有限知识。

- 量化步态变量的设备和方法的标准化,以及用于描述这些变量的术语的标准化,将有助于消除目前文献中的一些混淆,并使不同研究人员间的研究结果以一定的准确度进行比较成为了可能。运动分析系统的产商已经提供了一些标准化;因此,使用类似系统的研究人员往往会选用相同的惯例。

- 移动技术的进步允许人们在实验室环境之外和现实生活中轻松地进行步态评估(尽管不如实验室中的准确)。近年来随着可穿戴传感器技术的较大改进,将陀螺仪和加速度计与在线算法处理相结合的系统可以通过实时生物反馈功能准确地评估步态。此外,免费提供的软件允许快速估计简单的参数(如步幅、步速和二维运动学)。这些措施为客观评估患者的状态和检测整体的变化提供了一种简单的方法。步长的增加和步长时间的减少可用于记录患者向更正常步态模式所进展的过程;然而,正常的步态模式可能并不适合于所有的患者。虽然许多运动从业者认为最好在康复的早期阶段就开始把正常步态作为目标,但是确定人体灵活代偿缺陷的方法也尤为重要[5,50]。自动步态分析的计算机程序可以为临床人员提供与特定受试者或患者相关的所有运动学和动力学步态参数的信息。然而,研究人员或临床人员必须对正常步态的运动学和动力学有足够的了解,才能解释和使用这些信息来为患者谋福利。

- 步态分析的目的是确定其与常模的偏差,以及导致其发生原因。一旦确定原因,就可以采取纠正措施,以便提高动作表现、消除或减少异常应力以及减少能量损耗。有时,纠正措施可能很简单,例如在鞋中使用鞋垫来平衡腿长或制定锻炼计划以增加髋、膝或踝的力量或柔韧性。在其他情况下,纠正措施可能需要使用辅助器具,诸如支具、手杖或拐杖。然而,理解异常步态的复杂性、检测异常步态模式、确定这些偏倚原因的能力必须基于对正常结构和功能的理解。如同人体姿势的研究一样,人体步态的研究说明了结构和功能的相互依赖性以及姿势和步态的多样性。

问题思考

1. 正常行走中支撑相占步态周期的百分比是多少?步行速度的增加如何影响站立时间的百分比?

2. 步态周期中双足支撑占百分比多少?步行速度的增减对双足支撑有何影响?

3. 描述步行步态周期的支撑相和摆动相的分期。

4. 最大膝关节屈曲发生在步态周期的哪个阶段?

5. 膝关节、髋关节和踝关节正常步态所需的最大屈曲和伸展的近似值是多少?

6. 正常步态所需的髋、膝和踝的总活动度与跑步和楼梯步态所需的活动度相比如何?

7. 内在力矩和外在力矩有什么区别?

8. 支撑力矩的概念是什么,主要由哪些肌肉群负责?

9. 初次着地时髋、膝和踝受哪些力矩影响?就不同的步态节点回答相同的问题:全掌着地、站立中期、足跟离地和足趾离地。

10. 站立期膝关节内在外展肌力矩的主要影响因素是什么?

11. 腘绳肌在正常步态中的作用是什么?他们是为支撑还是为功率而做出贡献?

12. 哪些主要肌群对步行的正向做功有贡献,它们发生在步态周期中的什么时候?

13. 为什么走路比平常快,走路比平常慢,通常都会导致能源消耗的增加?

14. 为什么双足支撑时间过长一般会导致能源消耗增加?

15. 股四头肌在行走步态中的作用是什么?

16. 行走步态时跖屈肌有什么作用?

17. 正常行走步态中背屈肌的作用是什么?

18. 行走步态时,上肢的摆动与躯干、骨盆和下肢的运动有什么关系?

19. 比较步行步态中的肌肉作用和跑步步态中的肌肉作用。

20. 解释如果一个人的跖屈肌无力,在步行和跑步时会发生什么。你可能会见到何种代偿?

(张立超 陈铮威 译 李圣节 刘楠 审)

参考文献

1. Sutherland D: The evolution of clinical gait analysis. Part I: Kinesiological EMG. Gait Posture 14:61, 2001.
2. Sutherland D: The evolution of clinical gait analysis. Part II: Kinematics. Gait Posture 16:159, 2002.
3. Rowe P, Myles C, Walker C, et al: Knee joint kinematics in gait and other functional activities measured using flexible electrogoniometry: How much knee motion is sufficient for normal daily life? Gait Posture 12:143, 2000.
4. Rose J, Gamble J: Human Walking, 2nd ed. Philadelphia, PA: Williams & Wilkins, 1994.
5. Winter D: Biomechanics of normal and pathological gait: Implications for understanding human locomotor control. J Motor Behav 21:337, 1989.
6. Halliday S, Winter D, Frank J, et al: The initiation of gait in young, elderly, and Parkinson's disease subjects. Gait Posture 8:8, 1998.
7. Sparrow W, Tirosh O: Gait termination: A review of experimental methods and the effects of ageing and gait pathologies. Gait Posture 22:362, 2005.
8. Lewis J, Freisinger G, Pan X, et al: Changes in lower extremity peak angles, moments and muscle activations during stair climbing at different speeds. J Electromyogr Kinesiol 25:982, 2015.
9. Fino P, Lockhart TE: Required coefficient of friction during turning at self-selected slow, normal, and fast walking speeds. J Biomech 47:1395, 2014.
10. Patla A, Prentice S, Robinson C, et al: Visual control of locomotion: Strategies for changing direction and for going over obstacles. J Exp Psychol 17:603, 1991.
11. Patla A, Rietdyk S: Visual control of limb trajectory over obstacles during locomotion: Effect of obstacle height and width. Gait Posture 1:45, 1993.
12. Sparrow W, Shinkfield A, Chow S, et al: Gait characteristics in stepping over obstacles. Hum Mov Sci 15:605, 1996.
13. Begg R, Sparrow W, Lythgo N: Time-domain analysis of foot–ground reaction forces in negotiating obstacles. Gait Posture 7:99, 1998.
14. Alexander N, Schwameder H: Lower limb joint forces during walking on the level and slopes at different inclinations. Gait Posture 45:137, 2016.
15. Winter D: The biomechanics and motor control of human movement, 2nd ed. New York, NY: John Wiley & Sons Inc, 1991.
16. Finley F, Cody K: Locomotive characteristics of urban pedestrians. Arch Phys Med Rehabil 51:423, 1970.
17. Kadaba M, Ramakrishnan H, Wootten M: Measurement of lower extremity kinematics during level walking. J Orthop Res 8:383, 1990.
18. Oberg T, Karznia A, Oberg K: Basic gait parameters: Reference data for normal subjects 10–79 years of age. J Rehabil Res Dev 30:210, 1993.

19. Larsson L, Odenrick P, Sandlund B, et al: The phases of stride and their interaction in human gait. Scand J Rehabil Med 12:107, 1980.
20. Lamoreaux L: Kinematic measurements in the study of human walking. Bull Prosthet Res 10:3, 1971.
21. Murray M: Gait as a total pattern of movement. Am J Phys Med 46:290, 1967.
22. Murray M, Drought A, Kory R: Walking patterns of normal men. J Bone Joint Surg Am 46:335, 1964.
23. Crowinshield R, Brand R, Johnston R: Effects of walking velocity and age on hip kinematics and kinetics. Clin Orthop Relat Res 132:140, 1978.
24. Wernick J, Volpe R: Lower extremity function. In Valmassy R (ed). Clinical biomechanics of the lower extremities. St. Louis, MO: CV Mosby, 1996.
25. Soderberg G, Gavel R: A light emitting diode system for the analysis of gait. Phys Ther 58:4, 1978.
26. Herschler C, Milner M: Angle-angle diagrams in the assessment of locomotion. Am J Phys Med 59:3, 1980.
27. Lafortune M, Cavanagh P, Sommer H, et al: Three-dimensional kinematics of the human knee during walking. J Biomech 25:347, 1992.
28. Ferrarello F, Bianchi V, Baccini M, et al: Tools for observational gait analysis in patients with stroke: A systematic review. Phys Ther 93:1673, 2013.
29. McGinley J, Goldie P, Greenwood K, et al: Accuracy and reliability of observational gait analysis data: Judgments of push-off in gait after stroke. Phys Ther 83:146, 2003.
30. Zhao D, Banks S, Mitchell K, et al: Correlation between the knee adduction torque and medial contact force for a variety of gait patterns. J Orthop Res 25:789, 2007.
31. Eng J, Winter D: Kinetic analysis of the lower limbs during walking: What information can be gained from a three dimensional model? J Biomech 28:753, 1995.
32. Waters R, Mulroy S: The energy expenditure of normal and pathologic gait. Gait Posture 9:207, 1999.
33. Farris DJ, Hampton A, Lewek MD, et al: Revisiting the mechanics and energetics of walking in individuals with chronic hemiparesis following stroke: From individual limbs to lower limb joints. J Neuroeng Rehabil 12:24, 2015.
34. Winter D, Eng J, Isshac M: A review of kinetic parameters in human walking. In Craik R, Otis C, (eds).Gait analysis: Theory and application. St. Louis, MO: Mosby-Year Book, 1994.
35. Shiavi R: Electromyographic patterns in adult locomotion: A comprehensive review. J Rehabil Res Dev 22:85, 1985.
36. Kadaba M, Ramakrishnan H, Wootten M, et al: Repeatability of kinematic, kinetic and electromyographic data in normal adult gait. J Orthop Res 7:849, 1989.
37. Winter D, Yack H: EMG profiles during normal walking: Stride to stride and inter-subject variability. Electroenceph Clin Neurophys 67:402, 1987.
38. Zajac F, Neptune R, Kautz S: Biomechanics and muscle coordination of human walking. Part I: Introduction to concepts, power transfer, dynamics and simulations. Gait Posture 16:215, 2002.
39. Thelen DG, Won Choi K, and Schmitz AM: Co-simulation of neuromuscular dynamics and knee mechanics during human walking. J Biomech Eng 136:021033, 2014.
40. Kinney AL, Besier TF, D'Lima DD, et al: Update on grand challenge competition to predict in vivo knee loads. J Biomech Eng 135:021012, 2013.
41. Perry J, Garrett M, Gronley J, et al: Classification of walking handicap in the stroke population. Stroke 26:982, 1995.
42. Hunt A, Smith R, Torode M, et al: Inter-segment foot motion and ground reaction forces over the stance phase of walking. Clin Biomech 16:592, 2001.
43. Katoh Y, Chao E, Laughman R, et al: Biomechanical analysis of foot function during gait and clinical applications. Clin Orthop Relat Res 177:23, 1983.
44. Hunt M, Takacs J: Effects of a 10-week toe-out gait modification intervention in people with medial knee osteoarthritis: A pilot, feasibility study. Osteoarthritis Cartilage 22:904, 2014.
45. Bennell KL, Bowles KA, Wang Y, et al: Higher dynamic medial knee load predicts greater cartilage loss over 12 months in medial knee osteoarthritis. Annals Rheum Dis 70:1770, 2011.
46. Winter D, Patla A, Frank J, et al: Biomechanical walking pattern changes in the fit and healthy elderly. Phys Ther 70:340, 1990.
47. Rattanaprasert U, Smith R, Sullivan M, et al: Three-dimensional kinematics of the forefoot, rearfoot, and leg without the function of tibialis posterior in comparison with normals during stance. Clin Biomech 14:14, 1999.
48. Winter D, Quanbury A, Reimer G: Analysis of instantaneous energy of normal gait. J Biomech 9:253, 1976.
49. Donelan J, Li Q, V. N, et al: Biomechanical energy harvesting: Generating electricity during walking with minimal user effort. Science 319:807, 2008.
50. Olney S, Monga T, Costigan P: Mechanical energy of walking of stroke patients. Arch Phys Med Rehabil 67:92, 1986.
51. Winter D: The biomechanics and motor control of human gait: Normal, elderly and pathological, 2nd ed. Waterloo, ON: Waterloo Biomechanics, 1991.
52. Kleissen R, Litjens M, Baten C, et al: Consistency of surface EMG patterns obtained during gait from three laboratories using standardized measurement technique. Gait Posture 6:200, 1997.
53. Khanmohammadi R, Talebian S, Hadian MR, et al: Characteristic muscle activity patterns during gait initiation in the healthy younger and older adults. Gait Posture 43:148, 2016.
54. Elble R, Cousins R, Leffler K, et al: Gait initiation by patients with lower-half parkinsonism. Brain 119:1705, 1996.
55. Hase K, Stein R: Analysis of rapid stopping during human walking. J Neurophysiol 80:255, 1998.
56. Hesse S, Reiter F, Jahnke M, et al: Asymmetry of gait initiation in hemiparetic stroke subjects. Arch Phys Med Rehabil 78:719, 1997.
57. Thorstensson A, Nilsson J, Carlson H, et al: Trunk movements in human locomotion. Acta Physiol Scand 121:9, 1984.
58. Krebs D, Wong D, Jevsevar D, et al: Trunk kinematics during locomotor activities. Phys Ther 72:505, 1992.
59. Stokes V, Andersson C, Forssberg H: Rotational and translational movement features of the pelvis and thorax during adult human locomotion. J Biomech 22:43, 1989.
60. Hirasaki E, Moore S, Raphan T, et al: Effects of walking velocity on vertical head and body movements during locomotion. Exp Brain Res 127:117, 1999.
61. White S, McNair P: Abdominal and erector spinae muscle activity during gait: The use of cluster analysis to identify patterns of activity. Clin Biomech 17:177, 2002.
62. Basmajian J: Muscles Alive, 4th ed. Baltimore, MD: Williams & Wilkins, 1979.
63. Hogue R: Upper extremity muscle activity at different cadences and inclines during normal gait. Phys Ther 49:9, 1969.
64. Yizhar Z, Boulos S, Inbar O, et al: The effect of restricted arm swing on energy expenditure in healthy men. Int J Rehabil Res 32:115, 2009.
65. Dietz V, Fouad K, Bastiaanse C: Neuronal coordination of arm and leg movements during human locomotion. Eur J Neurosci 14:1906, 2001.
66. Wannier T, Bastiaanse C, Colombo G, et al: Arm to leg coordination in humans during walking, creeping and swimming activities. Exp Brain Res 141:375, 2001.
67. Warabi T, Kato M, Kiriyama K, et al: Treadmill walking and overground walking of human subjects compared by recording sole–floor reaction force. Neurosci Res 53:343, 2005.
68. Hollman JH, Watkins MK, Imhoff AC, et al: A comparison of variability in spatiotemporal gait parameters between treadmill and overground walking conditions. Gait Posture 43:204, 2016.
69. Greig C, Butler F, Skelton D, et al: Treadmill walking in old age may not reproduce the real life situation. J Am Geriatr Soc 41:15, 1993.
70. Riley P, Paolini G, Croce U, et al: A kinematic and kinetic comparison of overground and treadmill walking in healthy subjects. Gait Posture 26:17, 2007.
71. Alton F, Baldey L, Caplan S, et al: A kinematic comparison of overground and treadmill walking. Clin Biomech 13:434, 1998.
72. Lee H, Hidler J: Biomechanics of overground versus treadmill walking in healthy individuals. J Appl Physiol 104:747, 2008.
73. Pearce M, Cunningham D, Donner A: Energy cost of treadmill and floor walking at self-selected paces. Eur J Appl Physiol Occup Physiol 52:115, 1983.
74. Parvataneni K, Ploeg L, Olney S, et al: Kinematic, kinetic and metabolic parameters of treadmill versus overground walking in healthy older adults. Clin Biomech 24:95, 2009.
75. Rylander J, Shu B, Favre J, et al: Functional testing provides unique insights into the pathomechanics of femoroacetabular impingement and an objective basis for evaluating treatment outcome. J Orthop Res 31:1461, 2013.
76. McFadyen BJ, Winter DA: An integrated biomechanics analysis of normal stair ascent and descent. J Biomech 21:733, 1988.
77. Protopapadaki A, Drechsler W, Cramp M, et al: Hip, knee, ankle kinematics and kinetics during stair ascent and descent in healthy young individuals. Clin Biomech 22:203, 2007.
78. Costigan P, Deluzio K, Wyss U: Knee and hip kinetics during normal stair climbing. Gait Posture 16:31, 2002.
79. Salsich G, Brechter J, Powers C: Lower extremity kinetics during stair ambulation in patients with and without patellofemoral pain. Clin Biomech 16:906, 2001.
80. Nuber G: Biomechanics of the foot and ankle during gait. Clin Sports Med 7:1, 1988.
81. Novacheck T: The biomechanics of running. Gait Posture 7:77, 1998.
82. Almeida MO, Davis IS, Lopes AD: Biomechanical differences of footstrike patterns during running: A systematic review with meta-analysis. J Orthop Sports Phys Ther 45:738, 2015.
83. Taunton J, Ryan M, Clement D, et al: A retrospective case-control analysis of 2002 running injuries. Br J Sports Med 36:95, 2002.
84. van der Worp H, Vrielink JW, Bredeweg SW: Do runners who suffer injuries have higher vertical ground reaction forces than those who remain injury-free? A systematic review and meta-analysis. Br J Sports Med 50:450, 2016.
85. Lyght M, Nockerts M, Kernozek T, et al: Effects of footstrike and step frequency on Achilles tendon stress during running. J Appl Biomech 2016.
86. Lieberman DE, Venkadesan M, Werbel WA: Footstrike patterns and collision forces in habitually barefoot versus shod runners. Nature 463:531, 2010.
87. Cioni G, Duchini F, Milianti B, et al: Differences and variations in the

patterns of early independent walking. Early Hum Dev 35:193, 1993.

88. Rose-Jacobs R: Development of gait at slow, free, and fast speeds in 3 and 5 year old children. Phys Ther 63:1251, 1983.

89. Foley C, Quanbury A, Steinke T: Kinematics of normal child locomotion—A statistical study based upon TV data. J Biomech 12:1, 1979.

90. Sutherland D, Olshen R, Cooper L, et al: The development of mature gait. J Bone Joint Surg Am 62:336, 1980.

91. Beck R, Andriacchi T, Kuo K, et al: Changes in the gait patterns of growing children. J Bone Joint Surg Am 63:1452, 1981.

92. Hillman S, Stansfield B, Richardson A, et al: Development of temporal and distance parameters of gait in normal children. Gait Posture 29:81, 2009.

93. Blanke D, Hageman P: Comparison of gait of young men and elderly men. Phys Ther 69:144, 1989.

94. Rothstein J, Roy S, Wolf S: The rehabilitation specialist's handbook, 2nd ed. Philadelphia, PA: FA Davis, 1998.

95. Prudham D, Evans J: Factors associated with falls in the elderly: A community study. Age Ageing 10:141, 1981.

96. Overstall P, Exton-Smith A, Imms F, et al: Falls in the elderly related to postural imbalance. Br Med J 1:261, 1977.

97. Maly M, Costigan P, Olney S: Self-efficacy mediates walking performance in older adults with knee osteoarthritis. J Gerontol A Biol Sci Med Sci 62:1142, 2007.

98. Himann J, Cunningham D, Rechnitzer P, et al: Age-related changes in speed of walking. Med Sci Sport Exer 20:161, 1988.

99. Kerrigan D, Todd M, Della Croce U, et al: Bio-mechanical gait alterations independent of speed in the healthy elderly: Evidence for specific limiting impairments. Arch Phys Med Rehabil 79:317, 1998.

100. Mueller M, Minor S, Schaaf J, et al: Relationship of plantar-flexor peak torque and dorsiflexion range of motion to kinetic variables during walking. Phys Ther 75:684, 1995.

101. Lord S, Lloyd D, Nirui M, et al: The effect of exercise on gait patterns in older women: A randomized controlled trial. J Gerontol A Biol Sci Med Sci 51:M64, 1996.

102. Connelly D, Vandervoort A: Effects of detraining on knee extensor strength and functional mobility in a group of elderly women. J Orthop Sports Phys Ther 26:340, 1997.

103. Kuo A: Energetics of actively powered locomotion using the simplest walking model. J Biomech Eng 124:113, 2002.

104. Mian O, Thom J, Ardigò L, et al: Metabolic cost, mechanical work, and efficiency during walking in young and older men. Acta Physiol (Oxf) 186:127, 2006.

105. Dean J, Alexander N, Kuo A: The effect of lateral stabilization on walking in young and old adults. IEEE Trans Biomed Eng 54:1919, 2007.

106. Pang M, Eng J, Dawson A: Relationship between ambulatory capacity and cardiorespiratory fitness in chronic stroke: Influence of stroke-specific impairments. Chest 127:495, 2005.

107. Ashe M, Eng J, Miller W, et al: Disparity between physical capacity and participation in seniors with chronic disease. Med Sci Sport Exer 39:1139, 2007.

108. Michael K, Allen J, Macko R: Reduced ambulatory activity after stroke: The role of balance, gait, and cardiovascular fitness. Arch Phys Med Rehabil 86:1552, 2005.

109. Haeuber E, Shaughnessy M, Forrester L, et al: Accelerometer monitoring of home- and community-based ambulatory activity after stroke. Arch Phys Med Rehabil 85:1997, 2004.

110. Newman A, Simonsick E, Naydeck B, et al: Association of long-distance corridor walk performance with mortality, cardiovascular disease, mobility limitation, and disability. JAMA 295:2018, 2006.

111. Turner C, Robling A: Designing exercise regimens to increase bone strength. Exerc Sport Sci Rev 31:45, 2003.

112. Lau R, Pang M: An assessment of the osteogenic index of therapeutic exercises for stroke patients: Relationship to severity of leg motor impairment. Osteoporos Int 20:979, 2009.

113. Oberg T, Karsznia A, Oberg K: Joint angle parameters in gait: Reference data for normal subjects, 10–79 years of age. J Rehabil Res Dev 31:199, 1994.

114. Kerrigan D, Todd M, Della Croce U: Gender differences in joint biomechanics during walking: Normative study in young adults. Am J Phys Med Rehabil 77:2, 1998.

115. Teixeira-Salmela L, Nadeau S, Mcbride I, et al: Effects of muscle strengthening and physical conditioning training of temporal, kinematic and kinetic variables during gait in chronic stroke survivors. J Rehabil Med 33:53, 2001.

116. Kaufman K, LS. M, DH S: Gait asymmetry in patients with limb-length inequality. J Pediatr Orthop 16:144, 1996.

117. Song K, Halliday S, Little D: The effect of limb-length discrepancy on gait. J Bone Joint Surg Am 79:1690, 1997.

118. Clement D, Taunton J, Smart G, et al: A survey of overuse running injuries. Phys Sportsmed 9:5, 1981.

119. Scandalis T, Bosak A, Berliner J, et al: Resistance training and gait function

120. Winter D: Biomechanics of below knee amputee gait. J Biomech 21:361, 1988.

121. Olney S, MacPhail H, Hedden D, et al: Work and power in hemiplegic cerebral palsy gait. Phys Ther 70:431, 1990.

122. Kottink A, Oostendorp L, Buurke J, et al: The orthotic effect of functional electrical stimulation on the improvement of walking in stroke patients with a dropped foot: A systematic review. Artif Organs 28:577, 2004.

123. Bethoux F, Rogers HL, Nolan KJ, et al: Long-term follow-up to a randomized controlled trial comparing peroneal nerve functional electrical stimulation to an ankle foot orthosis for patients with chronic stroke. Neurorehabil Neural Repair 29:911, 2015.

124. Teixeira L, Olney S: Relationships between alignment, kinematic and kinetic measures of the knee of osteoarthritic elderly subjects in level walking. Clin Biomech 11:126, 1996.

125. Hunt M, Simic M, Hinman R, et al: Feasibility of a gait retraining strategy for reducing knee joint loading: Increased trunk lean guided by real-time biofeedback. J Biomech 44:943, 2011.

126. Mills K, Hunt M, Ferber R: Biomechanical deviations during level walking associated with knee osteoarthritis: A systematic review and meta-analysis. Arthritis Care Res 65:1643, 2013.

127. Gussoni M, Margonato V, Ventura R, et al: Energy cost of walking with hip impairment. Phys Ther 70:295, 1990.

128. Krebs D, Robbins C, Lavine L, et al: Hip biomechanics during gait. J Orthop Sports Phys Ther 28:51, 1998.

129. Simic M, Bennell K, Hunt M, et al: Contralateral cane use and knee joint load in people with medial knee osteoarthritis: The effect of varying body weight support. Osteoarthritis Cartilage 19:1330, 2011.

130. Crenshaw S, Pollo F, Calton E: Effects of lateral-wedged insoles on kinetics at the knee. Clin Orthop Rel Res 375:185, 2000.

131. Finger S and Paulos L: Clinical and biomechanical evaluation of the unloading brace. J Knee Surg 15:155, 2002.

132. Maly M, Culham E, Costigan P: Static and dynamic biomechanics of foot orthoses in people with medial compartment knee osteoarthritis. Clin Biomech 17:603, 2002.

133. Ounpuu S, Bell K, Davis R, et al: An evaluation of the posterior leaf spring orthosis using joint kinematics and kinetics. J Pediatr Orthop 16:378, 1996.

134. Thijssen D, Paulus R, van Uden C, et al: Decreased energy cost and improved gait pattern using a new orthosis in persons with long-term stroke. Arch Phys Med Rehabil 88:181, 2007.

135. Takacs J, Kirkham A, Perry F, et al: Lateral trunk lean gait modification increases the energy cost of treadmill walking in those with knee osteoarthritis. Osteoarthritis Cartilage 22:203, 2014.

136. Stanton R, Ada L, Dean C, et al: Biofeedback improves activities of the lower limb after stroke: A systematic review. J Physiother 57:145, 2011.

137. Marsolais E, Edwards B: Energy costs of walking and standing with functional neuromuscular stimulation and long leg braces. Arch Phys Med Rehabil 69:243, 1988.

138. Louie D, Eng J, Lam T: Gait speed using powered robotic exoskeletons after spinal cord injury: A systematic review and correlational study. J Neuroeng Rehabil 12:82, 2015.

139. Bredeweg S, Kluitenberg B, Bessem B, et al: Differences in kinetic variables between injured and noninjured novice runners: A prospective cohort study. J Sci Med Sport 16:205, 2013.

140. Napier C, Cochrane C, Taunton J, et al: Gait modifications to change lower extremity gait biomechanics in runners: A systematic review. Br J Sports Med 49:1382, 2015.

141. Zadpoor A, Nikooyan A: The relationship between lower-extremity stress fractures and the ground reaction force: A systematic review. Clin Biomech 26:23, 2011.

142. Crowell H, Davis I: Gait retraining to reduce lower extremity loading in runners. Clin Biomech 26:78, 2011.

143. Simic M, Hunt M, Bennell K, et al: Trunk lean gait modification and knee joint load in people with medial knee osteoarthritis: The effect of varying trunk lean angles. Arthritis Care Res 64:1545, 2012.

144. Simic M, Wrigley T, Hinman R, et al: Altering foot progression angle in people with medial knee osteoarthritis: The effects of varying toe-in and toe-out angles are mediated by pain and malalignment. Osteoarthritis Cartilage 21:1272, 2013.

145. Shull P, Silder A, Shultz R, et al: Six-week gait retraining program reduces knee adduction moment, reduces pain, and improves function for individuals with medial compartment knee osteoarthritis. J Orthop Res 31:1020, 2013.

146. Barrios J, Crossley K, Davis I: Gait retraining to reduce the knee adduction moment through real-time visual feedback of dynamic knee alignment. J Biomech 43:2208, 2010.

147. Hunt M, Takacs J, Hart K, et al: Comparison of mirror, raw video, and real-time visual biofeedback for training toe-out gait in individuals with knee osteoarthritis. Arch Phys Med Rehabil 95:1912, 2014.